Medical Tourism Service & Tourism Condition

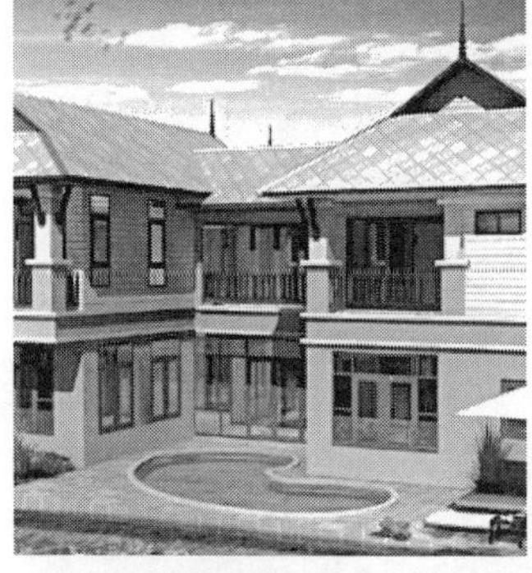

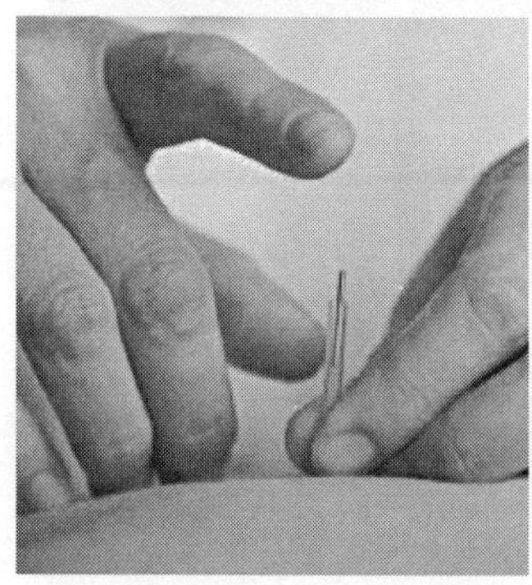

의료관광 서비스 및 관광여건

공학박사 나 승 권 저

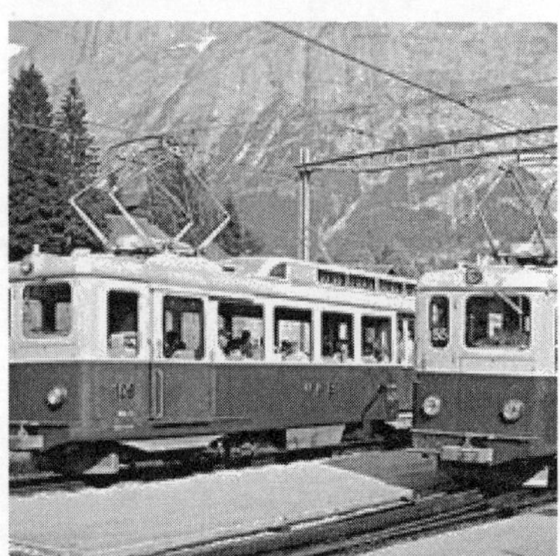

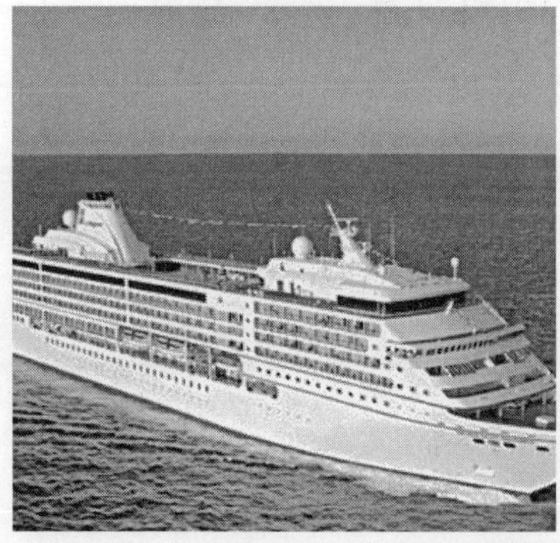

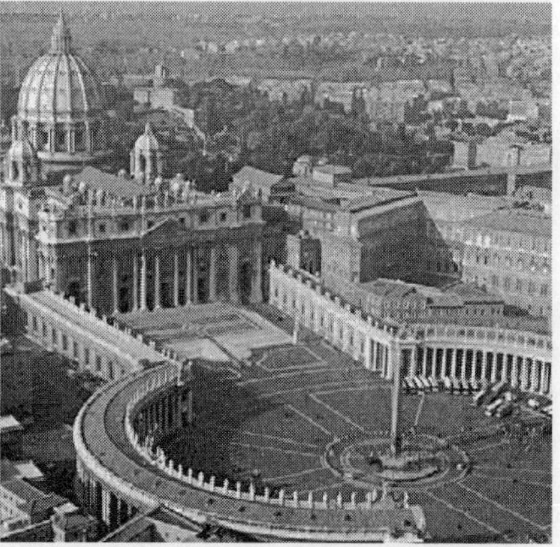

도서출판 상 학 당

欲爲大者 當爲人役

크고자 하거든 남을 섬기라

머리말

현대의학의 발달, 생활수준 · 환경의 개선으로 평균수명이 높아지면서 급격히 고령화 사회로 진행되고 있다. 이는 질병의 변화를 가져와 만성 퇴행성 질병이 많아짐에 따라 의료 서비스 수요가 큰 폭으로 증가하였고, 전세계가 네트워크화 되어 자국보다 양질의 의료 서비스를 원하는 수요자가 늘어났다.

의료 분야 뿐만 아니라 호텔 및 관광 분야에 걸쳐 의료의 이해, 병원 서비스의 관리나 이해, 의료 커뮤니케이션 등 다양한 분야를 수행할 수 있는 능력이 필요하기에 의료관광 서비스는 고급 인력으로 인정받는 직업이다. 그러므로 한국을 찾는 해외 환자들의 기대에 부응할 수 있는 수준 높은 서비스를 제공하기 위해서, 또한 의료 서비스와 관광을 병행하고자 하는 새로운 트렌드가 형성됨에 따라 의료관광(글로벌 헬스케어) 분야는 새롭게 각광받는 사업으로 떠올랐다. 이에 우리나라는 한류 열풍과 맞물려 해외 의료관광 수요자들이 급속하게 증가하고 있기에 의료법을 개정하여 새로운 의료관광산업에 대해 적극적으로 지원하고 있다. 따라서 국내 의료관광 서비스 산업에 필요한 인력들의 수요가 그만큼 증가하고 있으며 그 역할의 중요성 또한 높아지고 있다..

이 책은 제1장 의료 리스크 관리의 개념, 제2장 의료 서비스의 과정, 제3장 항공산업 및 수배업무, 제4장 관광교통, 제5장 숙박시설, 제6장 외식업, 제7장 관광쇼핑과 공연안내 서비스, 제8장 관광안내와 정보, 제9장 관광자원과 이벤트, 제10장 관광종사원으로 이루어져 있어 이해가 쉽도록 구성하였다.

끝으로 출판과정에 도움을 주신 도서출판 상학당의 남승우 사장님과 이 책에 관심과 애정을 주신 모든 분들께 감사의 말씀을 전한다.

공학박사 나 승 권 씀

차 례

제 1 장

의료 리스크 관리의 개념

제 2 장

의료 서비스의 과정

제3장

항공산업 및 수배업무

제4장 관광교통

제5장

숙박시설

제6장

외식업

제7장

관광쇼핑과 공연안내 서비스

제8장

관광안내와 정보

제9장 관광자원과 이벤트

제10장 관광종사원

제1장
의료 리스크 관리의 개념

01 의료 서비스의 정의 및 유형
02 의료 서비스의 특성
03 국가별 문화와 의료
04 의료관광의 정의 및 배경

서비스는 사람에게 물적인 제품이나 구조물이 아닌 편리를 제공하는 무형의 상품을 판매하는 것이다. 또한 소유권이 설정될 수 있는 독립된 실체가 아니고 그 생산과 분리하여 거래될 수 없으며, 소비자에게 제공이 완료되는 시점에서야 생산이 완료된다.

서비스는 주문에 따라 각각 다르게 생산할 수 있는 이질적인 산출물로, 의료학에서 의료 서비스는 기본적으로 인간의 생명을 다루는 특수한 서비스에 환자의 상태가 정상적으로 돌아오기까지 다양한 무형의 서비스를 제공하는 의료 서비스이다.

01 의료 서비스의 정의 및 유형

일반적으로 무형의 서비스에는 어떤 구성요소가 있으며, 서비스의 정의 및 유형을 살펴본다.

1. 서비스의 유형

서비스의 유형은 소비재 조건, 육체적 조건, 정신적 조건, 경제적 조건에 따라 분류할 수 있다. 서비스의 유형은 〈표 1-1〉과 같다.

〈표 1-1〉 서비스의 유형

분 류	내 용
소비재 조건	상품의 수송, 변형, 청소 등
육체적 조건	숙박, 의료, 운송, 미용 등
정신적 조건	상담, 교육, 정보, 오락 서비스 등
경제적 조건	금융중개, 보험, 보증 등

① 맥도프(Magdoff, H.)와 바인트라우프(Weintraub, D.)는 서비스를 5가지로 〈표 1-2〉와 같이 분류한다.

〈표 1-2〉 맥도프와 바인트라우프의 서비스 분류

- 통신, 도매업, 운수 등 이미 생산된 제품을 취급하는 산업
- 제1차 산업, 제2차 산업에서 관리 및 사무를 담당하는 직원층
- 관공서 등의 공무업
- 가사 노동, 자유업 등 개인적인 서비스만을 제공하는 산업
- 보험, 금융업 등 재산을 취급하는 산업

② 피셔(Fischer, A. G. B.)는 소비자의 욕구를 직접 충족시키는 서비스와 물적 생산과정에 밀접한 관련이 있는 종속적 혹은 보조적인 형태의 서비스로 나누었다.

2. 서비스의 특성

Bruhn과 Georgi는 서비스를 과정(Process)으로 정의하고, 서비스의 특성은 〈표 1-3〉과 같이 6가지로 제시했다.

〈표 1-3〉 Bruhn과 Georgi는 서비스

- 서비스는 무형이다(무형성) : 추상적이며 만질 수 없고, 서비스를 제공받기 전에는 직접 느낄 수 없기 때문에 서비스에 대한 인식, 가치, 평가가 어렵다.
- 서비스는 저장할 수 없고 사라지는 것(소멸성) : 재고로 보존할 수 없기 때문에 즉시 사용되지 않으면 사라진다.
- 서비스의 무형적인 특성 때문에 다른 곳으로 옮겨질 수 없다 (무형성) : 서비스는 형태가 없으며, 소멸되고 이질적인 특성으로 인하여 다른 곳으로 옮길 수 없다.
- 서비스는 소비와 생산이 동시에 일어난다(동시성) : 서비스 제공자의 생산과 고객의 소비가 동시에 일어나게 된다.
- 서비스는 이질적 속성을 가지고 있으므로 고객마다 서비스는 다를 수 있다(이질성) : 비표준적이며 매우 가변적이다. 서비스 생산과 분배의 과정에 사람이 개입하게 되므로 유형 제품처럼 표준화하기가 어렵다.
- 서비스에서는 소비자가 생산과정에 참여한다(비분리성) : 생산과 소비가 동시에 일어나며 소비자가 서비스 생산과정에 참여하게 되며, 누리거나 즐길 뿐 소유할 수는 없다.

3. 그 외 서비스의 특징

6가지 분류 외에도 서비스는 특유의 많은 특징을 가지고 있다. 서비스의 특징은 〈표 1-4〉와 같다.

〈표 1-4〉 서비스의 특징

- 기술이나 기능을 고객에게 직접 제공하고 인력에 의존하는 경우가 많다.
- 서비스 제공에 있어서 개인의 판단이 개입하게 된다.
- 서비스의 좋고 나쁨을 느끼는 것은 주관적인 판단에 의하여 이루어진다.
- 분산된 시설물이 고객 주위에 배치되고 생산계획이 불확실하다.
- 품질통제는 서비스 수행과정을 제외하고는 대부분 제한된다.
- 정보 및 커뮤니케이션 기술에 민감하고 서비스의 품질평가는 즉시 이루어진다.
- 시간, 장소, 수요조절에 많은 영향을 받는다.
- 유통경로가 존재하더라도 매우 짧은 경향을 보인다.

02 의료 서비스의 특성

과거의 의료 서비스는 의료행위이었고, 현대의 의료 서비스는 의료기관에서 제공하는 모든 물적, 인적, 제도적 행위이다. 또한 의료 서비스는 진단, 진료, 처방, 투약, 수술 등의 의료 본연의 행위와 의료행위로 의료외적인 부가적으로 생성하는 행위들이다.

의료행위는 물론이고 건강 유지 및 증진, 의료기관에서 제공하는 모든 행위로 의료업에 종사하는 모든 사람이 서비스의 공급자라고 할 수 있으며, 서비스의 효율을 위하여 공적 혹은 사적 조직, 국가나 지방의 행정기관이 관여하거나 주도한다.

1. 의료 서비스

인간의 건강, 생명을 다루기 때문에 높은 질적 수준의 서비스를 제공하고, 의료종사자는 고도의 지식, 전문적 능력, 기술, 봉사정신을 가지고 있어야 한다.

① 질적 수준뿐만 아니라 인적, 물리적 자원 등 물적 자원도 충분해야 한다.
② 의료 서비스는 일관성과 포괄성을 가져야 하며, 조직전체의 체계화와 조직화가 이루어져 있어야 한다.
③ 공급자와 소비자 간의 높은 신뢰관계가 형성되어야 한다.

2. 의료 서비스의 분류

의료 서비스는 의료행위와 의료외적인 행위로 분류된다.

1) 의료행위 서비스

진단 · 진료 · 처방 · 투약 · 수술 등이며, 고도의 전문성을 지니고 있기 때문에 의료의 질에 대한 객관적인 평가가 어렵다.

① 고객은 전문적 지식이 결여되어 있어서 제공받는 서비스에 대한 가치를 평가하기 어렵다.
② 수요가 공급자로부터 기인하는 이유로 과잉 진료 등의 문제가 발생할 수 있다.

2) 의료 외적인 서비스

의료인이나 직원들의 태도, 진료 절차, 시설, 진료환경 등 병원에서 제공하는 의료행위 외의 각종 서비스로 고객들이 직접 체험하여 서비스에 대한 만족, 불만족 등이 쉽게 평가할 수 있어 고객만족도에 많은 영향을 미친다.

3. 의료 서비스의 단계

의료 서비스는 마케팅 과정과 제공되는 시점에 따라 마케팅 단계, 제공시점에 따른 단계에 따라 각각 3단계로 분류된다.

1) 의료 서비스 마케팅 단계

의료 서비스는 마케팅 관점에서 가치 선택의 단계, 가치 제공의 단계, 가치 전달의 단계로 이루어진다.

① 가치 선택의 단계 : 고객의 욕구를 파악하고 고객의 가치를 분석하여 의료기관이 고객을 만족시킬 수 있는 서비스를 개발하는 것이다.
② 가치 제공의 단계 : 개발된 서비스를 고객이 이용할 수 있도록 고객 가까이 분배하는 단계이다.
③ 가치 전달의 단계 : 의료기관의 서비스를 고객에게 전달하는 단계로 서비스를 알리고 이용하게 한다.

2) 제공시점에 따른 단계

제공시점에 따른 단계에서 사전 서비스 단계, 제공시점 서비스 단계, 사후 서비스 단계로 이루어진다.

① 사전 서비스 단계 : 고객이 의료기관에 방문하기 이전에 실시하는 서비스로 병원에 대한 사전광고, 안내 등이다.
② 제공시점 서비스 단계 : 고객이 의료행위 혹은 의료외적 행위를 경험하게 되는 시점이다.
③ 사후 서비스 단계 : 서비스 제공 이후에 서비스를 제공받은 고객의 서비스 만족도를 조사하고 불만사항이 있으면 이를 검토 · 수정 · 해결하고, 서비스에 대한 안내인 해피콜이나 불만사항에 대한 조치 결과를 알려주는 것도 이에 해당한다.

4. 의료 서비스의 특성

의료 서비스는 서비스의 특성과 같이 무형의 특징이 있으며, 생명을 다루는 서비스이기에 매우 복합적이고 여러 특성을 지닌다.

1) 고객 기대와 성과의 불일치

환자 혹은 보호자가 기대하는 성과와 실제 성과가 불일치하는 경향이 많다.

① 투약, 치료, 수술 등에 있어 환자의 육체적 · 정신적 상태에 따라 의료 서비스 제공자는 치료 방법을 결정하게 된다.
② 일부 환자들은 의사의 직접적인 시술보다 대화를 더 선호하기도 한다.
③ 의료 서비스의 제공자는 환자의 상태와 욕구를 파악해야 하며 의료 서비스의 제공 또한 환자에 맞게 이루어져야 한다.

2) 의료 서비스에 대한 비용을 환자가 모두 부담하지 않는다

진료비 지불제도나 보험 등으로 의료 서비스에 대한 비용을 환자가 모두 부담하지 않는다.

① 선택적 외과 진료, 실험적 진료, 보험 여부에 따른 상호 지불 형태 등은 제외된다.
② 환자들은 가격탄력성을 가질 수 없고, 판매 시점에서 화폐에 대한 가치보증은 고려되지 않는다.

3) 수요 예측이 불가능하다

일반 서비스 또한 수요예측이 어려우나 의료 서비스는 일반 서비스보다 더 수요예측이 어렵고, 수요예측이 어렵거나 불가능할 경우 유휴자원을 최소화하기 어려워 의료 서비스의 특성상 갑작스런 상황으로 인하여 수요가 급상승할 수도 있으므로 적절한 탄력성과 그 질과 양을 유지하기가 어렵다.

4) 동시성

의료 서비스는 생산과 동시에 소비되고, 의료인 혹은 직원과 고객이 같은 시간, 같은 장소에 있어야만 서비스가 제공되므로 의료 서비스는 고객의 참여 하에 이루어진다.

5) 소멸성

의료 서비스를 사용하지 않으면 보관이나 저장을 할 수 없기 때문에 시간, 장소, 환자가 일치하지 않으면 소멸된다.

6) 이질성

의료 서비스는 거의 인적 요소에 의존하기 때문에 품질이 일정하게 유지하는 것이 어렵다.

① 같은 서비스를 제공하더라도 서비스 제공자와 시간, 장소, 상황에 따라 결과가 달라질 수 있다.
② 이질성 때문에 표준화나 체계화가 어려울 수 있고, 서비스 제공자의 숙련도와 전문성에 따라 서비스의 질에 차이가 난다.

7) 무형성

의료 서비스는 무형의 상품이며, 서비스를 제공 받기 이전에 경험하는 것은 물론이고 제공 받은 후에도 서비스에 대한 평가가 어렵다.

① 의료 서비스의 무형적인 특성과 고도의 전문성으로 고객이 가치를 판단하기 어렵기 때문이다.
② 고객들은 보통 어떠한 선택을 함에 있어 조심스러울 수밖에 없으며 타인의 경험담이나 과거의 경험, 규모나 시설 및 장비, 광고, 자격증, 의료인의 학력, 인터넷으로 정보를 얻고 평가하게 된다.
③ 고객이 의료 서비스의 가치를 객관적이고 정확하게 판단하는 것은 어렵고 고객 만족에 영향을 미치게 된다.
④ 마케터는 고객에게 정보를 제공, 심리적 안정의 유도, 신뢰감 형성 등의 행위를 통하여 고객의 만족도를 높여야 한다.
⑤ 고객의 만족도 상승은 고객을 마케터가 되게 하여 다른 잠재고객들에게 구전함으로써 더 많은 고객을 모을 수 있게 한다.

8) 다수의 의사결정

일반적으로 의사와 병원에 대한 선택권은 환자나 보호자에게 있지만 선택 이후에 제공되는 의료 서비스의 내용에 관해서는 의료 서비스 제공자에 의하여 결정되거나 큰 영향을 받는다. 즉 환자나 보호자는 의료 서비스 제공자를 선택하고 의료 서비스 제공자는 제공할 의료 서비스를 결정한다.

03 국가별 문화와 의료

국가별 문화의 이해는 의료활동에서 의료 서비스 만족에 영향을 주는 중요한 요소이다.

문화는 지역 및 지형, 국가 등 다양한 환경에 의하여 각기 다르게 발전하며, 문화적 차이를 인정하고 의료 서비스에 적극적으로 반영하여 의료 서비스의 질을 높이는 노력을 한다. 점점 세계화 되는 의료관광 분야에서 우위를 선점하기 위해 국가별 문화의 이해는 필수적이다.

1. 문화의 정의

어느 관점에서 어떻게 보느냐에 따라 매우 다양한 의미를 가지는 다 담론적인 개념이다. 문화(Culture)라는 용어는 경작이나 재배를 뜻하는 라틴어(Colore)에서 유래하였고, 문화는 자연 상태의 사물이 인간의 작용에 의하여 새롭게 창조하거나 변화되는 것으로 자연적 사물은 문화라고 할 수 없지만 인위적인 사물이나 상태라면 문화라고 할 수 있다(㉮ 야생동물 문화라는 용어는 없지만 목축문화라는 용어는 있다).

자연과 문화는 반대로 생각할 수 있으며, 문화는 인류가 이루어내고 살아가는 모든 역사와 현재이다. 복장, 언어, 외모, 정치, 경제, 종교 등에 이르기까지 인간의 모든 것이다. 문화는 인류의 삶과 역사 전체를 아우르는 매우 광범위 하지만 일반적으로 넓지는 않다. 문화를 어떻게 보느냐에 따라 수많은 방식으로 정의할 수 있지만 크게 5가지로 나눈다.

1) 교양으로서의 문화

19세기 매슈 아놀드(Mathew Arnold)는 문화는 인간 사고와 표현의 뛰어난 정수라고 정의하였다. 이것은 문학, 미술, 음악 등에 대한 지식과 정신적 완성의 추구이다(㉮ 문화인은 학문, 예술 분야에 종사하는 사람 혹은 교양이 있는 사람인데 교양은 문화의 개념과 같다).

2) 진보로서의 문화

문화는 한 사회의 물질적 · 정신적 발전의 상태로 문명이라는 개념과 같이 쓰이기도 하고, 문화를 사회진화론적 관점에서 바라본 것으로 서구 제국주의의 문화관이 이에 해당한다(㉮ 콜럼버스가 아메리카 대륙에 도착하기 이전부터 원주민들이 살면서 독자적인 문화를 가지고 살고 있었으나, 신대륙을 발견하였다고 표현하고 원주민 문화를 부정하거나, 문화가 없는 야만적인 존재로 여겼다).

3) 예술 및 정신적 산물로서의 문화

문화는 정신적, 지적, 예술적인 산물이다(예 문학, 예술, 종교, 방송, 영화, 패션, 교육, 학문 등이 있다).

4) 생활양식으로서의 문화

사회학이나 인류학에서는 일반적으로 문화를 인간의 생활양식이라 정의한다. 인간은 자신과 관련된 환경에 적응하면서 살게 된다. 사회의 질서나 규범, 의사소통, 상호작용 등 한 사회의 생활양식을 따르게 된다(예 우리나라의 경우 나이나 지위 등에 따라 말을 높이기도, 낮추기도 한다. 이러한 규범은 우리나라의 유교적 관습, 가부장적 위계질서 등을 따르게 되는 것이다).

5) 다른 관점에서 바라보는 문화

Schein은 문화를 "사회의 구성원들에게 너무나 당연시 여겨지고 무의식적으로 공유되어 있는 기본적 믿음과 가정"이라고 정의하였다.

① Strathern과 Keesing은 문화는 "인간 삶의 방식대로 표현하고 저변에 흐르는, 즉 공유된 생각, 개념, 규범과 의미의 체계"라고 정의하였다.
② 일반적으로 대중들이 생각하는 문화는 지역, 성별, 나이, 시대 등에 따라서 타 집단에서는 볼 수 없거나 차이를 보이고 집단 내에서는 동일한 특성이다.

2. 문화의 특성

문화의 특성은 공유성, 학습성, 전체성, 축적성, 변동성, 상대성, 다양성으로 요약할 수 있다.

1) 공유성

사회의 구성원들에게 공통적으로 나타나는 행동 및 사고방식으로 같은 문화를 공유하는 습성이다(예 우리나라의 금줄은 우리나라 사람들이 공통적으로 공유하는 문화 중 하나이다).

2) 학습성

문화는 생물학적 특성인 유전처럼 선천적인 것이 아니라 후천적인 학습에 의하여 얻어지는 것이다. 외국에서 태어나 우리나라에서 자라면 우리나라의 문화를 학습하고 우리나라에서 태어나 외국에서 자라면 외국의 문화를 학습하는 것과 같다.

3) 전체성

문화의 각 부분은 상호 밀접한 관련이 있어 체계적 · 종합적인 조화를 이루고 연쇄적인 변화를 일으킨다(예 조선시대 복장은 기후, 유교적 사고방식, 신분 등에 영향을 받았다).

4) 축적성

문화는 다음 세대로 전달되는 것으로 시대의 흐름에 따라 문화의 내용은 환경의 변화에 맞추어 같이 변하게 되거나 새로운 내용이 첨가되어 축적되기도 한다.

5) 변동성

문화는 어떤 규칙성이 존재하기는 하지만 영원불변하는 것은 아니고, 환경의 변화에 따라 문화 또한 변하게 된다.

6) 상대성

각 사회의 문화적 특성은 상대적인 것으로 자신의 문화와 비교하여 맞고, 안맞고, 좋고 나쁘다고 비교할 수 없다.

7) 다양성

문화는 한 사회의 자연환경, 역사, 사회적 상황에 따라 다양하게 나타난다.

3. 문화의 구성요소

문화를 구성하는 요소는 매우 다양하고 광범위하며 6가지로 요약할 수 있다.

1) 상 징

본래의 특징 이외에 다른 뜻이거나 대표하는 것으로, 인간에게만 부여되는 고도의 정신작용으로 문화를 구성하고 매개하는 역할을 한다(예 자연세계에서 까마귀는 새 중에 한 종류이지만 우리나라는 까마귀를 길조로 보기도 하고 흉조로 보기도 한다).

2) 언 어

생각이나 느낌을 나타내고 전달하기 위해서 사용하는 음성이나 문자로 몸짓 등을 포함하고, 인류를 다른 동물과 구별하는 특징으로 문화를 기록하거나 후세에 전달하는 역할을 한다.

3) 기 술

무엇인가를 새로 만들어 내거나 발전시키고 성취하는 것으로 인간의 생활에 있어 유용한 형태로 변화시키고 창조하는 능력이나 수단이다.

4) 가 치

인간의 생활에 있어 중요하다고 느끼게 되어 사회구성원들의 행동을 지배하는 생각이나 감정이다.

5) 규 범

사회의 구성원들이 수용하고 공유되어 인간생활의 질서를 지키기 위한 것으로 도덕 · 질서 · 제도 · 법률 등이다.

6) 예 술

인간은 예술적 창조 활동을 통하여 문화에 이바지한다.

4. 건강관리에서 고려되는 문화적 요소

건강관리를 위해서는 문화적 요소를 고려해야 하고, 환자의 신체적 · 심리적 · 생활환경 등을 고려해야 정확하고 효율적인 건강관리를 할 수 있다.

1) 생리학적 다양성

인간은 자신이 생활하고 있는 지역의 기후, 음식, 경제 등에 의하여 신체 구조, 피부, 신체 활력 징후 등이 다르다.

① 국가나 인종 등에 따라 많이 발병하는 질환이 다른 이유도 이 때문이다.
② 의료제공자는 문화별 생리학적의 다양성을 이해하고, 고객의 생리학적 특성을 파악할 수 있어야 한다.

2) 심리학적 다양성

같은 것을 보거나 느끼고 겪더라도 문화에 따라 다르게 해석할 수 있다.

① 일반적으로 인간은 타 문화 인간의 행동을 자신의 문화로 해석하는 경향이 있다.
② 의료제공자가 당연하거나 효율적이라고 생각하며 하는 행동을 타 문화의 고객은 이해하

지 못하거나 위험하다고 느끼고 의료제공자를 불신할 수도 있다.

3) 성 별

문화에 따라 성별마다 따르는 관습이 존재하기도 하며, 의료제공자는 이러한 성별에 따른 관습 등을 이해하고 가능한 지켜주기 위하여 노력하고 사전에 양해를 구해야 한다(예 사우디 아라비아 여성은 남성에게 피부를 보이는 것을 문화적으로 금기시 하고 있으며, 이러한 문제를 해결하지 않을 경우 치료가 불가능할 수 있다).

4) 신체접촉에 대한 반응

문화마다 남성이 여성과 신체접촉을 금하기도 하고, 어린이와 신체접촉에 대하여 엄격한 규율을 적용하기도 하고, 신체접촉이 필요할 경우 고객의 문화적 성향을 이해하고 상대방에게 신체접촉 이유를 설명하며 양해를 구해야 한다.

5) 공 간

공간은 고객과 의료제공자의 거리이며, 문화에 따라서 타인과 같은 공간에 있으면 불쾌한 경우가 있어서 고객의 문화를 이해하고 사적인 공간에 대한 배려를 할 수 있어야 한다.

6) 시 간

서양 문화에서는 정해진 약속을 정확하게 지키는 것을 예의로 보지만 어느 문화에서는 시간을 잘 지키는 것이 무례하게 받아들여질 수 있고, 문화에 따라 현재 · 과거 · 미래에 대한 이해가 다르기 때문에 고객을 응대함에 있어서 시간에 관한 문화를 파악하는 것이 필요하다.

7) 음 식

국가나 문화마다 음식에 차이가 있으며, 문화에 따라서 특정 음식을 기피 하는 경우가 있어 의료제공자는 고객의 음식문화를 이해하고 배려해야 한다.

어느 영양소를 반드시 섭취해야 하는 경우에는 고객이 기피 하는 음식을 피하고 다른 음식으로 영양소를 섭취할 수 있도록 한다(예 힌두교에서는 소고기를, 이슬람에서는 돼지고기를 먹지 않는다).

8) 통증에 대한 반응

문화마다 통증에 대한 반응이 다를 수 있고, 아프지만 되도록 참으며 표현하지 않는 것을 미덕으로 삼는 문화와 그 반대로 통증을 적극적으로 표현하는 문화가 있다.

통증은 건강에 어떠한 문제가 생겼다는 일종의 경고인데 통증을 표현하지 않는 경우 질환이나 수술, 치료 후에 생긴 문제에 대한 파악이 어려울 수 있다.

9) 사회문화적 가치

의학적인 판단에 의하면 아프면 병원에서 치료를 받아야 하는 것이지만, 실제로 아픈 사람이 모두 병원에 가지는 않는다. 의학적 판단보다 자신이 속한 사회의 관습이나 문화에 의하여 습득된 경험을 통하여 자신의 신체적 변화를 감지하고, 판단하는 결정을 내리게 되는 경향이 있는데 이를 사회문화적 모형이라고 한다.

Zboroswski는 유태인, 이탈리아인, 미국인을 대상으로 동일 증상에 대한 반응을 연구하였다. Zboroswski의 동일질환에 대한 문화별 반응연구는 〈표 1-5〉와 같다.

〈표 1-5〉 Zboroswski의 동일질환에 대한 문화별 반응연구

유태인	고통은 질병의 징조로 보기에 투약 시에 부작용을 걱정함으로써 이미 검증된 약의 효과를 반감시켰으며 회의적이고 의료진의 능력에 대하여 비판적이었다.
이탈리아인	고통을 제거하는 것에 관심을 보였고, 진통제의 사용을 원하고 환영하며, 진통제 사용으로 고통은 줄어들고 심리적으로도 치료된다고 느껴 치료에 긍정적인 영향을 미쳤다.
미국인	고통을 공개적으로 표현하는 것은 의료인이나 어느 누구에게도 도움이 되지 않는다고 생각하고 있었고, 과학적 근거나 높은 기술력에 의한 치료를 원하고 환영했다.

5. 타 문화의 이해

타 문화를 이해하기 위해서는 타 문화 사람이 되어 그들의 생각을 이해하는 것이 중요하고, 무엇보다 타 문화를 존중하는 마음가짐이 중요하다. 타 문화를 이해하는데 관점과 태도를 중심으로 설명한다.

1) 문화 이해의 관점

문화를 이해하는데 있어 어느 관점으로 보느냐에 따라 상대론적 관점, 총체론적 관점, 비교론적 관점으로 나누어진다.

① 상대론적 관점 : 문화는 있는 그대로 이해하는 관점으로 문화는 그것이 발생한 사회 속에서 의미와 가치를 지니고 있으며, 자연이나 사회적 · 역사적 환경을 고려하여 이해하는 것이다.

㉠ 문화의 다양성을 인정하고 문화의 우열을 가리지 않는다.
㉡ 모든 문화에 대하여 문화 형성 배경, 자연환경, 사회적 상황을 객관적으로 검토한다.
㉢ 문화의 차이를 이해하고, 다름을 인정하기 때문에 국제사회의 협조를 돕는다.
㉣ 각 문화의 특수성을 지나치게 강조하여 모든 문화현상을 상대론적 관점에서만 보면 인류의 보편적 가치가 무시될 경향이 있다.

② 총체론적 관점 : 문화현상을 부분적으로 이해하지 않고 전체적인 맥락 속에서 타 문화요소들과의 상호 관련성을 파악하고 이해하고자 하는 것이다.

③ 비교론적 관점 : 한 사회의 문화가 지닌 보편성과 특수성을 다른 사회의 문화와 비교하여 그 차이를 이해하고자 하는 것이다.
㉠ 비교를 통하여 자기 문화 혹은 타 문화의 보편성과 특수성을 잘 이해할 수 있다.
㉡ 자기 문화에 대하여 객관적이고 비판적으로 이해 가능하다.

2) 문화 이해의 태도

자 문화와 타 문화 중에 어느 것을 더 선호하거나 또는 동일시 여기는 지에 따라서 문화 상대주의, 문화 사대주의, 자문화 중심주의로 분류된다.

① 문화 상대주의 : 한 문화를 있는 그대로 이해하고자 하는 것으로 문화를 사회의 맥락 속에서 이해하고 평가하고자 하는 태도이다.
㉠ 문화의 형성 배경, 자연환경에 대하여 이해하고자 한다.
㉡ 문화 간에 우열을 가리지 않으며, 각 사회의 문화가 지니는 가치를 인정한다.
㉢ 극단적일 경우 인류 공통의 가치가 무시될 수 있다.

② 문화 사대주의 : 타 문화를 너무 높이 평가하고 맹목적으로 따르면서 자 문화는 낮게 평가하고 따르지 않는 것이다.
㉠ 선전 문화를 적극적으로 수용하여 자국의 문화발전에 기여할 수도 있지만 이것이 지나칠 경우 문화적 주체성을 상실하여 외래문화에 종속될 수 있다.

③ 자문화 중심주의 : 자신이 속한 문화를 가장 우수한 것으로 보며 자 문화를 기준으로 하여 타 문화를 바라보고 평가한다.
㉠ 문화는 자기 문화에 대한 자긍심과 주체성을 높이고 자 문화권의 사회통합이 이바지할 수 있지만 국제적인 고립이나 국수주의, 문화 제국주의로 변할 수 있고 자기 문화의 발전을 위한 비판적인 안목을 키우기 어렵다.

6. 타 문화 환자에 대한 의료 서비스 제공방법

각 고유한 문화를 파악하고 이해하며, 의료 서비스를 제공해야 고객의 만족도가 상승하며 치료관계가 성립될 수 있다. 그렇지 않을 경우 고객의 만족도는 떨어지고 치료를 거부하거나 의사소통 문제 등으로 인한 오해가 생기고 치료에도 문제가 생길 수 있으며, 고객의 문화를 이해하고 그에 맞추어 의료 서비스를 제공해야 한다.

1) 본인의 행동이나 태도

타 문화에 대한 이해를 하기에 앞서 의료 서비스 제공자 본인의 행동이나 태도를 생각해보고, 본인 스스로 또는 가까운 사람의 평가를 통하여 자신이 타인에게 부정적인 영향을 미칠 수 있는 행동이나 태도, 생각, 편견 등을 파악하고 고친다.

2) 고객의 문화적 특성

고객과의 관계에 영향을 줄 수 있는 문화적 특성을 파악하고, 의료 서비스 제공을 위한 문화적 특성 이해는 〈표 1-6〉과 같다.

〈표 1-6〉 의료 서비스 제공을 위한 문화적 특성의 이해

- 고객과 의료 서비스 제공자 간의 건강과 질병에 대한 생각의 차이를 파악한다.
- 환자가 이해 가능한 의사소통 방법을 이용한다.
- 건강, 질병, 치료에 대한 고객의 문화에 대하여 말할 수 있도록 유도한다.
- 환자의 특이성을 주의하고, 환자의 문화적 관습이나 신념 등을 파악한다.
- 환자 앞에서 피해야 할 행동이나 태도를 파악한다.
- 의료 서비스를 제공하기에 앞서 의료 서비스의 제공하는 이유를 알려주고 필요할 경우 의료 서비스 내용을 변경한다.

3) 고객의 문화적 요구를 위하여 의사 소통기법

고객의 언어적·비언어적 의사소통 문화를 파악하고 활용하여 환자의 불안이나 걱정, 혼란에 대하여 주의 깊게 관찰한다.

① 고객과의 의사소통을 문화에 맞추어 고객을 대한다.
② 고객의 동의 없이 타인과 환자의 문제를 상의하거나 알려주면 불쾌해하는 문화권의 고객일 경우 미리 환자에게 알리고 양해를 구하도록 한다.

4) 고객의 문화적 요구의 충족은 치료관계를 형성

고객의 문화적 요구를 파악하고 친절하고 존중하는 자세로 예의를 갖추고, 가능한 융통성을 발휘하여 문화적 차이로 인하여 생길 수 있는 문제를 최소화한다.

5) 언어소통이 어려울 시 다른 접근법

고객과 언어의 차이로 의사소통이 어려울 시에는 다른 방법으로 접근하여 고객의 이해를 돕고, 언어소통이 어려운 경우의 접근법은 〈표 1-7〉과 같다.

〈표 1-7〉 언어소통이 어려운 경우의 접근법

• 환자의 이해를 돕기 위하여 몸짓, 사진, 그림 등을 이용한다. • 할 말은 요점만 간단히 하고 반복하여, 상대방이 이해했는지 여러 번 확인한다. • 언어가 통하지 않더라도 말투나 표정으로 짐작하거나 오해할 소지가 있기에 상냥한 표정과 목소리를 이야기한다. • 환자가 이해하기 어려운 약어나 전문용어는 될 수 있는 한 자제하고, 꼭 말해줄 필요가 있을 경우 쉽게 풀어 이야기한다. • 천천히 또박또박 이야기하고 너무 큰 소리로 이야기하지 않는다. • 사전이나 번역기 등 의사소통에 도움을 줄 수 있는 것을 적극적으로 활용한다.

6) 통역사를 활용

원활한 의사소통을 위해서 통역사를 활용할 수 있는데, 원활한 의사소통은 물론이고 고객은 통역사에게 의지하면서 심리적 안정감을 가질 수 있으므로 통역사는 고객에 대한 문화를 이해하고 있어야 한다.

7. 국가별 의료제도와 특성

국가별 문화에 따른 의료제도는 어떤 것들이 있으며 특성은 어떤지 살펴보고, 해외환자에게 의료 서비스를 제공하는데 충분히 반영하는 노력이 필요하다.

1) 미 국

미국의 공공보건 관리체계는 선진국들 사이에서도 유일하며 자금, 구매, 의료 전달체계 등 양적 · 질적 면에서 매우 신뢰할 수 있는 체계를 갖추고 있다. 또한 비영리조직 병원이 70[%]를 차지하고, 병상당 의료지원 인력은 타국에 비하여 많으며 의료인의 질도 높다.

① 공공보건 지출은 연방정부와 지자체를 통하여 이루어지고 그 중 45[%] 정도가 Medicaid, Medicare라는 연방정부의 보건관리 서비스 체계를 통하여 장애인, 빈민층, 고령자 등을 위하여 쓰이고 있다.

㉠ 국민의 80[%]는 고용주나 개인보험이 가입되어 있지만 20[%]는 정부나 보험의 혜택을 받지 못하고 있어 불합리한 의료제도라는 불만이 많다.

㉡ 의료수가를 우리나라와 비교시 전체적으로 10~100배 정도의 차이가 있다(예 우리나라에서는 맹장 수술비가 30만원 정도인데 미국에서는 900만원이고, 슬관절치환술 같은 경우 우리나라에서는 50만원인데 비해 미국에서는 6600만원(우리나라 의료보험수가 기준)이다.

㉢ 불합리한 의료제도라는 불만을 해결하기 위하여 [그림 1-1]과 같이 '오바마 케어'가 시행되었다. 이 제도는 의료보험에 가입하지 않으면 벌금을 내는 제도이며, 강제성이라는 부정적인 관점과 통제 수단이 아닌지에 대한 의견이 분분하다.

㉣ 긍정적인 측면은 이전에는 보험에 가입하고 싶어도 보험사에서 거절하였던 사람들을 거부할 수 없게 됨에 따라 누구나 보험 혜택을 받을 수 있다.

㉤ 이전에 저소득층은 국가의 지원을 받고, 고소득층은 자신에게 맞는 의료보험을 택하면 되지만, 중산층은 의료 보험비는 비싸게 내고 정작 치료를 받고자 할 때는 비싼 추가 비용 때문에 제대로 치료를 받지 못하는 경우가 있었는데 이러한 중산층에게도 합리적인 의료 서비스를 제공할 수 있다.

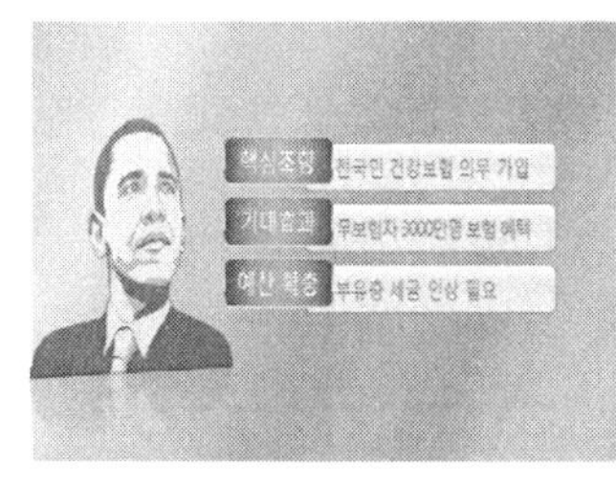

핵심 조항
전국민 건강보험 의무 가입
기대 효과
무보험자 3000만명 보험 혜택
예산 확충
부유층 세금 인상 필요

(a) 오바마 케어 내용

WE Obama Care
WE OBAMACARE
WE love OBAMACARE
PROTECTING OUR CARE

LOVE MY OBAMACARE
STOP
WE LOVE OBAMACARE
Hands off My OBAMACARE

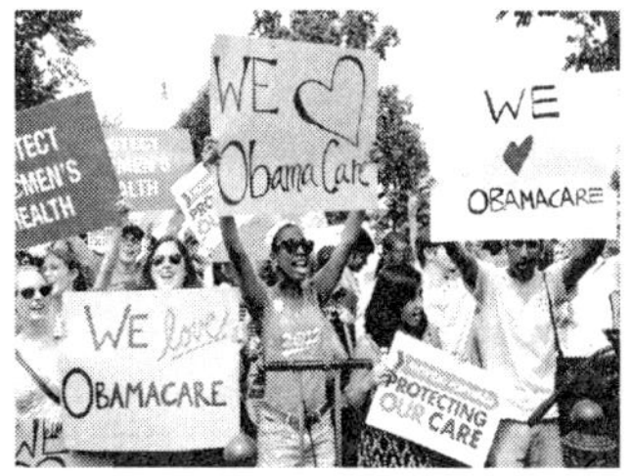

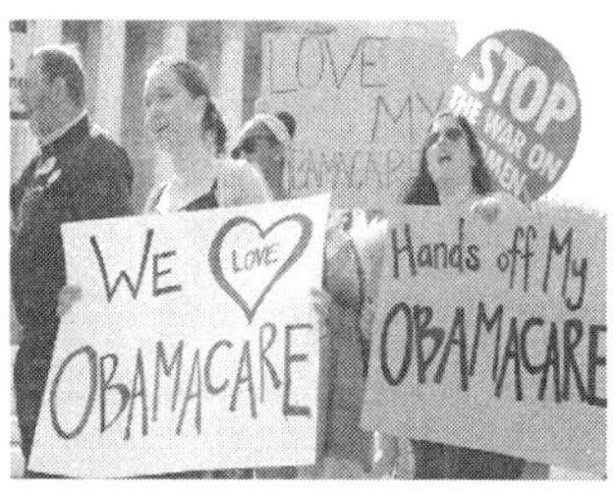

(b) 오바마 케어

[그림 1-1] 미국 의료제도

② 미국인의 주요 사망원인이 되는 질환은 허혈성 심질환(21[%]), 호흡기 질환(12[%]), 뇌혈관 질환(7[%])이다.

2) 러시아

구소련 시대에는 의료비를 전부 국가에서 부담하였었지만 1993년 고용자가 부담하는 건강

보험 제도가 도입되었다.

① 소련의 붕괴 이후 구코메콘 제국과의 분업체계가 무너지고, 외화 부족 등의 이유로 의료 기구, 의약품의 조달이 어려워졌다.

㉠ 실제 의료활동을 하는 인력은 대부분 여성들이며 남성들은 국가기관이나 병원의 유지 및 보수 활동에 집중되어 있다.

㉡ 주요 의료기관은 도시에 집중되어 있어 도시권이 아니면 최소한의 의료 서비스만 받을 수 있어 비합법적인 의료활동이나 의료인이 존재하고 민간요법이나 전통의학에 의존하는 경우가 많다(표 1-8).

〈표 1-8〉 러시아 의료제도

구 분	러시아 연방별 종합병원 수 (우크라이나 전쟁으로 추정)	러시아 연방별 외래진료소 수 (우크라이나 전쟁으로 추정)
러시아 연방 총합계	9,479	21,783
중앙 러시아 연방관구	2,076	5,745
서북부 러시아 연방관구	821	1,922
남부 러시아 연방관구	1,297	2,867
북부 러시아 연방관구	2,071	4,332
우랄 러시아 연방관구	678	1,589
시베리아 러시아 연방관구	1,696	3,641
극동 러시아 연방관구	830	1,687

- 사망자 중 18[%] 정도가 암에 의하여 사망한다.
- 강력범죄 등의 상해, 자살, 알콜중독으로 인한 사망이 10[%] 정도이고 가임여성 1명당 3~5번은 높은 낙태율을 기록한다.
- 남자의 평균수명은 미국이나 유럽보다 10세 이상으로 낮으며 러시아 여성에 비하여 15세 가량 낮다.
- 국민의 낮은 생활수준으로 후진국형 전염병인 결핵이나 콜레라 등이 전국적 으로 발생하고 있다.
- 결핵의 경우에는 영아 사망률의 50[%]를 차지하고 있다.

② 고위험 직업군에서 종사하는 사람과 만성질환에 대한 적절한 예방과 보호 대책이 부족하다.

3) 중 국

중국의 국가 보건복지 평균 예산은 전체 예산의 2[%]이며, 선진국 평균인 17[%]보다 매우 낮다. 도시에 사는 사람은 전체 인구의 30[%]에 불과한데 비해 80[%] 이상 의료자원이 도시에 집중되어 있어 의료혜택의 불균형이 매우 심하다(예 북경의 동인병원에 방문하는 사람의 60[%]가 지방에서 온 환자이고 병원에서 진찰권을 2천원에 팔고 있지만, 정상적으로 구하는 경우는 거의 없으며 20배 이상의 높은 가격으로 암암리에 판매되고 있고, 의료비용 또한 과도하게 상승하고 있는데 배경에는 공급의 불균형과 의약품 판매의 의존, 감시체계의 부실 등이 있다).

① 중국은 오래전부터 전통 의학이 발달하여 왔으며, 서양의학이 도입되면서 전통의학과 서양의학의 혼합으로 인하여 오용도(誤用度)가 높다. 인구수에 비하여 현대적인 의료시설이나 기술, 의료인력이 부족하고 비도심 지역의 경우 이러한 문제가 더욱 심각하다.
  ㉠ 평균 수명이나 건강 상태에 대한 통계 자료상으로는 양호한 편이지만 도심과 비도심, 서양의학과 전통 의학간의 수준차로 인하여 의료 상태를 정확하게 가늠하기 어렵다.
  ㉡ 비도심 지역의 경우는 전염성 질환이나 영양실조 등의 문제가 심각한 편이다.
  ㉢ 개도국에 비해서도 전염성 질환이나 만성질병의 증가율이 높다.

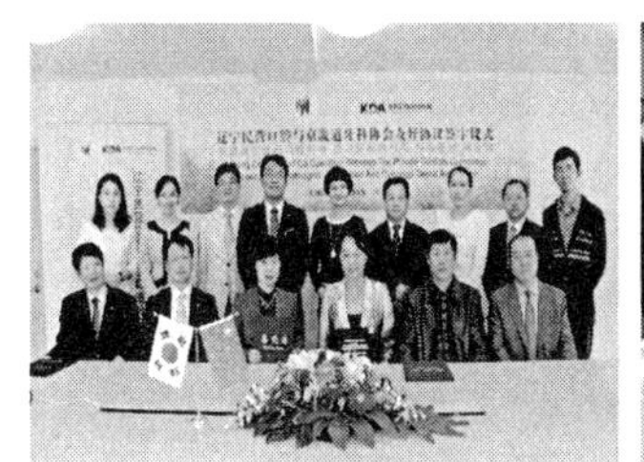
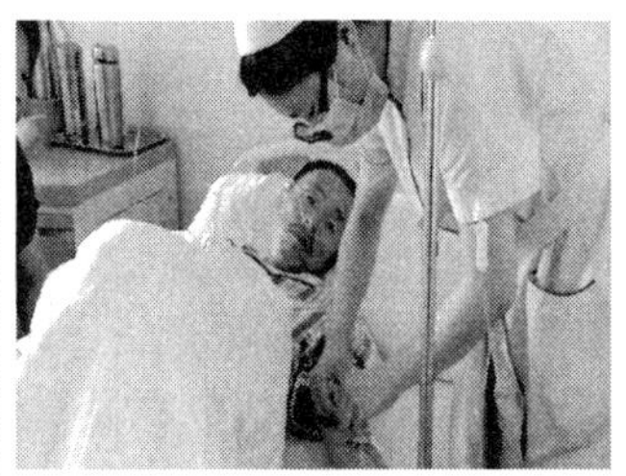
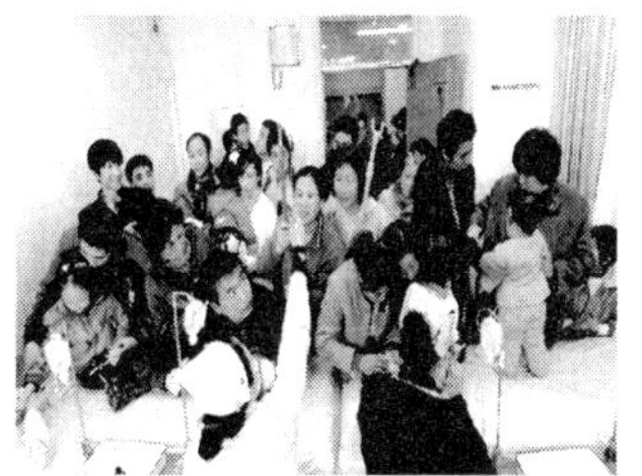

(a) 중국의 병원상황

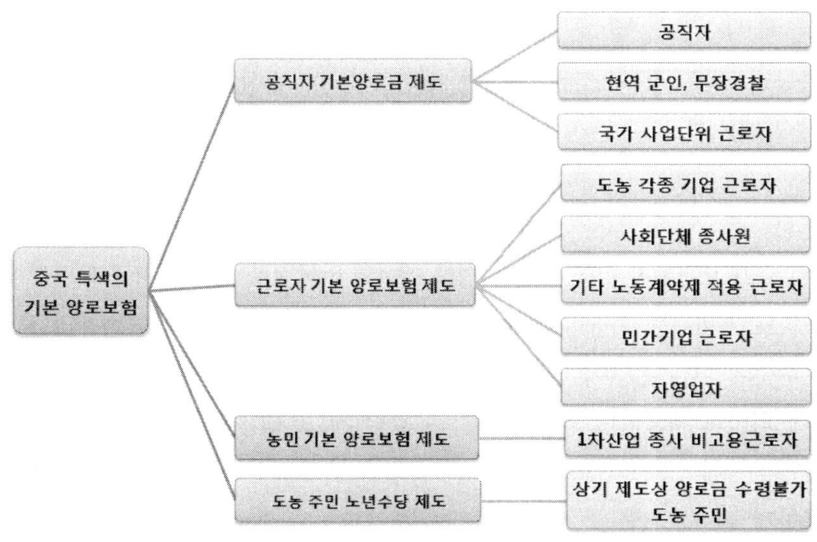

(b) 양로보험 제도체재

[그림 1-2] 중국의 의료제도

〈표 1-9〉 중국의 의료보험

특 징	도 시		농 촌
	도시근로자 기본 의료보험	도시주민 기본 의료보험	신형 합작 의료보험
행 정	시(municipal level)	시(municipal level)	2,176개 군(county)
책임기관	인력자원 및 사회보장부	인력자원 및 사회보장부	보건부, 주 건강국
지방정부권한	자격, 재원 조달, 급여 (지역별로 큰 편차)	자격, 재원 조달, 급여 (지역별로 큰 편차)	보험자면책 본인부담금, 상한 진료비 보상률, MSA
개시 년도	1995년 시범사업 1998년 시행	2007년 79개 시 시범 2010년 전 도시 예정	2003년
가 입	개인별로 가입강제	세대 단위 임의	세대 단위 임의
목 표	67[%](2008년 말)	60.4[%](2008년 말)	94.2[%](2009)
적응률	70[%]	50[%]	30[%]
보장률	16.54[%]	9.57[%]	63.72[%]
수입(10억위안)	270.9(398억 달러)	15.4(23억 달러)	94.435(139억 달러)
지출(10억위안)	201.6(296억 달러)	6.7(9.8억 달러)	92.292(136억 달러)
수입원	• 근로자 보수의 8[%](사업주 6[%]), 근로자 2[%]) • MSA가 외래진료비와 약제비를 커버(사업주 기여금+근로자 기여금의 30[%])	• 지역에 따라 다름 -성인은 245위안, 소수인종은 113위안 -2008년, 정부 기여금은 1인당 80위안 -서부지역과 중앙지역 정부 기여금은 40위안 -극빈자와 장애인은 연간 60위안을 추가로 보조받음(50[%])는 중앙정부 부담)	
국가보조금	없음	낙후지역 국가(중앙 및 지방정부) 보조	

② 중국의 주요 질환으로는 뇌혈관 질환(18[%]), 만성폐 질환(14[%]), 허혈성심 질환(7.7[%])이다.

4) 홍 콩

홍콩의 국가 보건복지 평균 예산은 전체 예산의 5.6[%]로 선진국 평균에 비해 낮다. 하지만 조세로 의료 서비스를 제공하기 때문에 다른 아시아 국가에 비하여 비용의 효율성이 높고 유럽의 수준에 비해 손색이 없다(표 1-10).

공공에 의하여 제공되는 의료 서비스는 입원 치료(90[%]), 외래 통원 치료(15[%]), 거의 모든 예방과 재활서비스가 포함되며 모든 국민은 무료 혹은 상당한 보조를 받아 의료 서비스를 이용하게 된다.

① 홍콩의 보건관리 체계는 접근성과 활용성, 자금, 자원의 분배 측면에서 합리적인 시스템을 가지고 있다. 1차 서비스, 민간과 공공의 효율적인 역할 분담, 예방과 치료의 서비스

분배가 잘 이루어져 있고, 의료 서비스가 단계적으로 잘 배분되어 있다.

② 의료지표를 보면 선진국과 동등하거나 우수한 것으로 나타나고 있다. 영아 사망률은 1천명당 1.7명 수준으로 선진국 수준이며, 평균 수명은 남자 80세, 여자 86세이다.

〈표 1-10〉 홍콩의 의료제도(병원에 따라 가격변동 있음)

서비스	홍콩 의료비용(HK$)
응급실	매번 진료 $100
입원 치료 (응급치료)	입원비 $50 매일 $100
입원치료 (회복 요양 및 정신과 치료)	매일 $68
전문과 진료	처음 진료 $100, 다음 매번 진료 $60, 매 종류약물 $10
보통과 진료	$45
약물외용 및 주사	$17
노인과 정신과 및 회복과 주간병원	$55

(a) 홍콩 의료비용

서비스	선진국 의료비용(HK$)
응급실	매번 진료 $570
입원 치료(응급치료)	매일 $3,300
입원 치료(회복 요양 및 정신과 치료)	매일 $1,200
특별 강화 치료부	매일 $18,100
강화치료부	매일 $13,900
중환자실	매일 $9,800
육아실	매일 $640
전문과 진료	매번 진료 $700
보통과 진료	$215
약물외용 및 주사	$70
노인과, 정신과 및 회복과 주간병원	$1,400
정신과 주간병원	$880

(b) 선진국 의료비용

③ 노인인구 비율이 급상승하고 있어 조세(租稅)로 인한 의료비는 줄어드나 퇴행성 만성질환은 급증하고 있다.

5) 일 본

일본의 의료제도는 매우 효율적이고 모든 국민은 건강보험에 의무적으로 가입되어 있어 건강보험증만 있으며 어느 의료기관에서도 보험진료를 받을 수 있다(표 1-11).

① 저가의 종합의료관리 시스템을 모든 국민에게 필수적으로 제공하고 있다.

② 비영리를 전제로 하는 의료체계이기 때문에 영리 목적의 병원이나 진료소를 운영할 수는 없으나 병원과 연관된 제약회사나 조제약국, 의약품 시장 등은 영리 목적으로 운영되고 있다.

③ 일본의 병원은 크게 6종류로 구별한다. 종류에는 요양소와 같은 수용형 병원, 지역보건법의 제한으로 인해 성장이 어려운 미분화 병원, 특정 질환에 특화된 전문병원, 지역 내에서 중심적으로 의료 서비스를 제공하는 지역 중핵병원, 지역 밀착형 병원인 외래형 소병원이다.

④ 일본은 전반적으로 건강 상태가 좋고 수명이 가장 높은 나라다. 건강지표 통계자료에서도 평균 수명(여성 평균 87세, 남성 평균 79세)이나 5세 이하의 영아 사망률이 지속적으로 줄어들고 있다.

⑤ 복잡한 사회환경의 영향으로 스트레스 수준과 자살률이 증가하고 있다.

㉠ 사망원인 비율은 암(28.5[%]), 뇌출혈(15.9[%]), 심장질환(15.1[%]), 폐렴(8.6[%])순이다.

㉡ 노인인구는 2020년부터 25[%]를 넘길 것으로 예상되며, 이에 따라 퇴행성 만성질환의 발병률도 상승하고 있다.

〈표 1-11〉 일본의 의료제도

보험구분	피보험자	보험자	보험료	급여수준
건강보험	직장가입자	정부관장 건강보험	사용자 : 피용자 50 : 50부담	본인부담 : 20[%] 피부양자 : 입원 20[%], 외래30[%]
		조합관장 건강보험		
국민건강보험	지역가입자	국민건강 보험조합	보험료(국민건강보험제), 국고보조	본인부담 : 30[%]
공제조합	국가공무원	국가공무원 공제조합	사용자 : 피용자 50 : 50 부담	단기 : 건강보험 장기 : 연금제도 • 건강보험보다 급여범위 상회 • 재해급여, 휴업수당, 임금급여 포함
	지방공무원	지방공무원 공제조합		
	사립학교 교직원	사립학교 교직원 공제조합		

(a) 일본의 의료보험

보험자	시정촌, 특별구(중앙정부, 도도부편, 의료보험자, 연금 보험자는 재정 및 사무 공동지원)	
피보험자	제1호 피보험자	65세 이상 노인
	제2호 피보험자	40세 이상 64세 이하의 의료보험 가입자
보험료	제1호 피보험자	시정촌별 소득된 계약정액
	제2호 피보험자	정액(전국동일, 사업주 또는 국비 50[%] 부담)
자격인정	개호연정심사회 심사결과에 따라 요개호, 요지원 자격인정	
급여범위	요개호	재택서비스, 시설서비스
	요지원	재택서비스
본인부담	10[%] 정불(요개호도에 따른 보험급여 상한액 설정, 초과금은 전액본인부담)	
재원	피보험자 50[%]	제1호 피보험자 17[%], 제2호 피보험자 33[%]
	공적부담 50[%]	중앙정부 25[%], 도도부편 12.5[%], 시정촌 12.5[%]

(b) 보험료 지원

6) 인 도

인도는 아시아의 다른 저개발국가들에 비하여 의료 서비스에 대한 정부의 지원율이 낮은 편이다. 20[%]정도가 공공자금으로 조달되며 니미지 80[%]는 환자가 직접 부남하게 된다.

① 건강관리 시스템은 국가나 지자체를 통하여 운영되지만, 산하의 의료시설들은 대부분 의료자원이나 시설, 관리의 부족 등의 이유로 의료의 질이 낮다.

② 의료시설과 의료자원의 부족, 금전적인 문제 등으로 민간요법이나 전통 의학에 의존하는 경향이 매우 높다(그림 1-3).

㉠ 국가는 적절한 대책을 세우지 못 하고 있는 실정이며 비도심 지역이나 빈민가는 일부 무허가 의사가 진료를 하고 있다.

㉡ 고급 사설의료기관은 도심에 밀집되어 있고, 소수의 상위 계층을 위한 역할을 수행하고 있기에, 중하위 계층은 실질적으로 소위 Nursing Home이라 하는 비의료 전문기관에서 진료를 받는다.

③ 인도 전 지역은 다양하고 방대한 전염성 질환이 만연하며 전체 질병 부담의 40[%]가량을 차지하고 있다.

④ 산모나 어린이의 건강 문제가 매우 심각하며 전체 인구의 22[%]를 차지하는 10대 청소년들도 70[%] 가량이 빈혈증에 시달리고 있다.

⑤ 인도인의 주요 사망원인으로는 전염성 질환과 산모의 건강 악화 및 영양결핍(36[%]), 심혈관질환(29[%]), 만성질환(15[%]), 암(7[%]) 순이고 자살률은 우리나라와 1, 2위를 다투고 있으며 통계상 1시간에 15명 정도가 자살하고 있다.

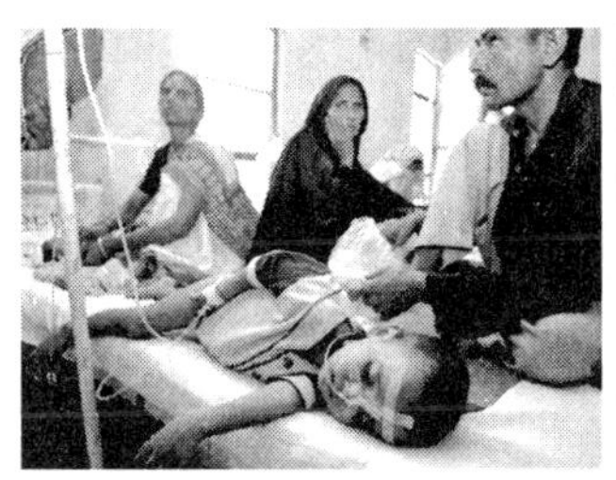
(a) 인도 의료시스템

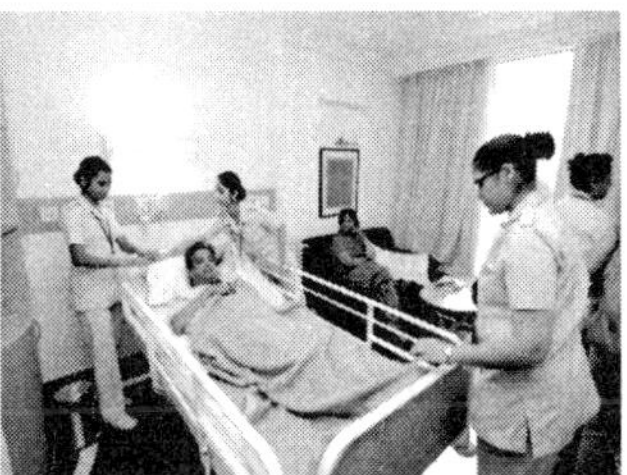
(b) 의료시설

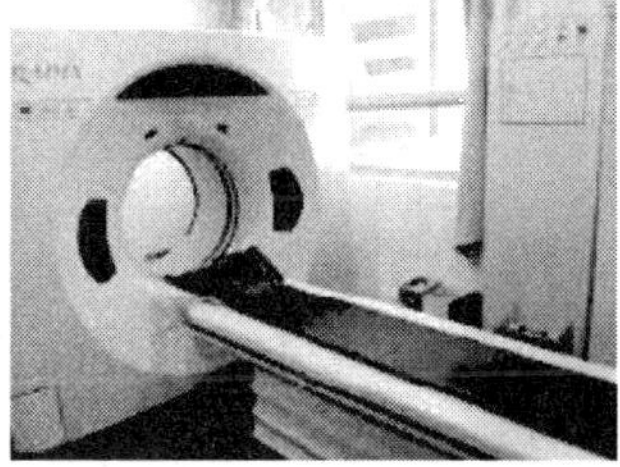
(c) 병원 내 CT 촬영실

[그림 1-3] 인도의 의료제도

7) 말레이시아

말레이시아 의료체계의 주 제공자와 자금은 국가에 의하여 조달되고, 기본 의료관리 체계가 발달 되어 있어 국민의 90[%] 이상이 혜택을 누리고 있다(그림 1-4).

① 우리나라와 달리 국가에서 제공하는 의료보험제도는 없고 민간보험이 있는데 지정된 병원에서만 보험 혜택을 받을 수 있다.

㉠ 사설 의료기관은 공공 의료기관에 비하여 높은 성장을 보이는데 의료기관이 도심에 집중되는 형상을 보인다.

㉡ 비도심 지역이나 저소득층은 발달된 의료기관에의 접근이 어렵고, 도심집중현상으로 공공 의료기관은 인력 부족에 시달리고 있으며, 말레이시아 전통 의료와 중국이나 인도 등의 민간요법이 다양하게 행해지고 있다.

② 말레이시아의 평균수명은 74세 이상이고 의료체계와 관리능력의 발달로 전반적으로 높은 수준의 건강을 유지하고 있다.

③ 말레이시아의 대표적인 질환은 허혈성심질환, 교통사고, 뇌혈관질환, 패혈증 등이 있다.

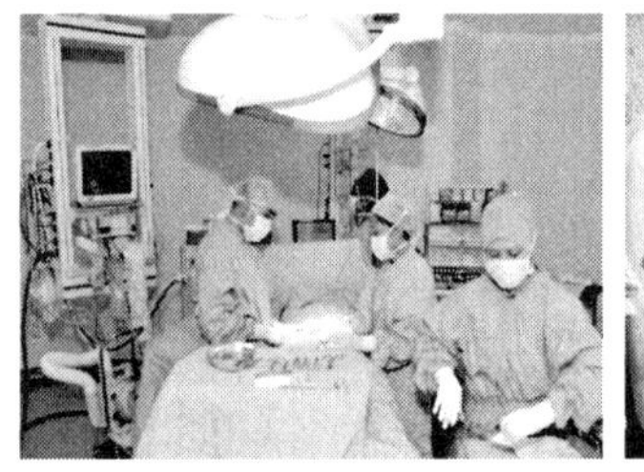
(a) 의료시설

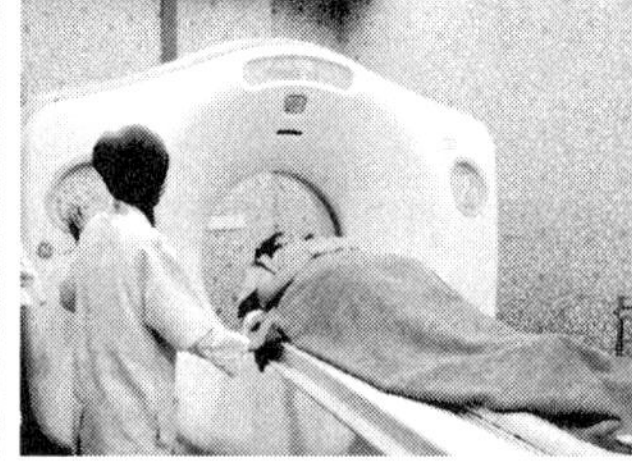
(b) 의료장비

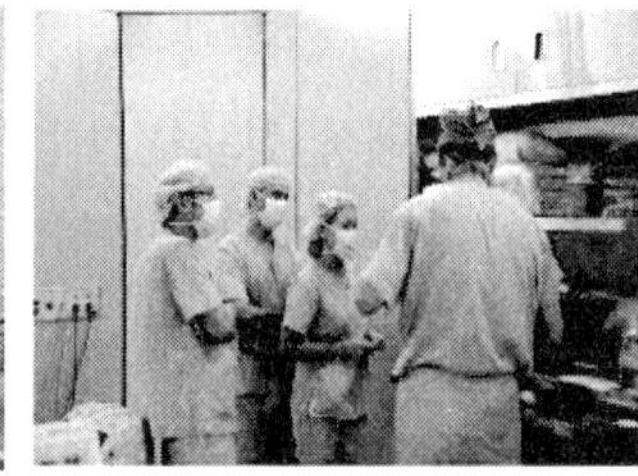
(c) 제활센터

[그림 1-4] 말레이시아의 의료제도

04 의료관광의 정의 및 배경

의료관광은 환자가 진료와 휴양, 관광을 병행하는 것으로 의료비용이 비교적 저렴하면서 동시에 선진국 수준의 의료 서비스와 자연경관이 수려한 인도나 아시아 지역의 개발도상국의 관광지에서 활발하게 이루어지고 있다. 의료관광 프로세스는 관광객 유치를 위한 홍보부터 시작하고, 효율적인 의료관광을 위해서는 의료와 관광이 연계되어 인프라를 구축하고 국가나 사회와도 인프라가 구축되어 있어야 한다.

1. 의료관광의 정의

의료관광은 의료에 관광을 접목시킨 것으로 의료목적으로 개인이 자신의 거주지를 벗어나 외국으로 이동하여 현지의 의료기관, 요양기관, 휴양기관에서 본인의 질병을 치료하거나 건강을 유지, 회복, 증진하고자 하는 것이다.

1) 의료관광

서비스 산업이며, 서비스 산업의 특성상 수요의 소득탄력성이 높으며 노동집약적인 특징을 지니고 있다.

① 의료산업은 고도의 기술과 의학적 속성이 강하고 진입장벽이 높은데 관광산업은 진입장벽이 높지 않은 편이다.
② 관광산업이 수요의 가격탄력성이 높은데 의료산업의 수요는 정확하고 합리적인 의사결정에 의하여 이루어진다.
③ 관광의 수요는 자신의 거주지를 벗어나 새로운 환경에 대한 상상에 의하여 이루어진다.
④ 의료와 관광은 서로 다른 특징을 가지고 있으므로 조화롭게 조합하는 것이 의료관광 산업의 성공의 열쇠라고 할 수 있다.
⑤ 의료관광은 의료를 목적으로 관광을 접목시킨 것으로 환자의 치료뿐만 아니라 휴양, 관광을 위한 것으로 뛰어난 의료기술, 가격경쟁력, 문화에 대한 이해, 관광에 대한 지식 등을 충분히 갖추어야 한다.

2) 우리나라의 의료관광에 대한 정의

보건산업 진흥원에서 정의한 의료관광은 "보건분야에서 관광자원으로 활용가능한 부분을 발굴, 개발하고 관광을 상품화하여 서비스 또는 제품을 제공하는 사업으로 우수한 보건 서비스와 관광이 결합된 보건 광고나 프로그램을 개발하여 재외 한국인을 포함하여 외국인에게 제공함으로써 관련 산업 분야의 발전을 꾀하고 아울러 외국인 유치를 통한 외화획득 등 국가경제에 이바지 하고자 하는 사업"이다.

① 한국관광공사에서 정의한 의료관광은 '의료 서비스와 휴양 콘텐츠, 레저, 문화활동 등 관광활동이 결합된 새로운 관광 형태'이다.
② 의료관광은 국경을 넘어 이루어지는 건강관리, 치료, 회복 등의 건강과 관련된 모든 수단과 대상을 포괄하고 다양한 의료관광 상품개발을 염두에 두는 것이다.

3) 의료관광의 역사와 학자들의 정의

의료관광에 대한 용어가 대중화 된 것은 근래지만 의료관광은 아주 오래전부터 존재하였고,

학자들의 정의가 다양하게 언급되어 왔다.

① 고대 그리스에서 환자와 장애자들은 그리스 신화에 의신(醫神)으로 등장하는 아스클레피오스의 성역으로 여행을 떠났는데 공기와 물이 깨끗하고 멋진 풍경을 가진 장소이었으며, 환자는 치료를 받으면서 휴식이나 기분전환을 할 수 있었다. 당시에는 의료관광을 하나의 산업으로 인식하지 않았지만 의료와 관광에 대한 욕구를 충족시키고자 여행지를 선택하여 자연경관을 감상하고 느끼는 동시에 의료 서비스를 받는 의료관광의 형태가 존재하였다.

② 1973년 세계관광협의회 : 의료관광을 "한 국가 내의 자연자원(自然資源)을 이용한 건강시설을 제공하는 관광", "건강관리 서비스 및 시설과 일반적인 관광시설이 결합된 것을 홍보함으로써 관광지를 관광시설과 목적지로 유치하기 위한 의도적 시도", "특별한 흥미가 있는 관광 중의 하나로 주요 동기가 건강과 관련 있는 관광"이라고 정의하였다.

③ 1987년 Goodrich : 의료관광을 공급자 시점에서 바라보고 "건강과 관련된 시설을 관광객에게 유인하는 관광 서비스 시설이나 목적지"라고 정의하였다.

④ 1989년 Kaspar : 의료관광과 유사한 개념인 웰니스 관광은 "건강증진을 위해 거주지와 직장의 영구적인 장소가 아닌 전문시설에 체재하며 정기적으로 건강관리 서비스를 받아 신체적 · 정신적 · 사회적 웰빙을 회복하는 것"이라고 하였다.

⑤ 1992년 Hall : 의료관광을 "특별한 흥미가 있는 관광 중의 하나로서 주요 동기가 건강과 관련 있는 관광"이라고 하였다.

⑥ 1996년 로한 : 의료관광을 "자신의 건강 상태를 개선시킬 목적으로 집을 떠나는 레저활동"이라고 정의하였다.

⑦ 1996년 Medlik : 의료관광은 "질병 치료부터 건강과 휴양프로그램을 포함하는 폭넓은 의미의 건강치료를 위해 다른 장소를 방문하고 여행하는 것"이라고 정의 하였다.

⑧ 2004년 Bennett와 Milner : 의료관광은 "스트레스 제거와 같은 어떠한 즐거움을 지향하는 관광으로 즐겁고 편안한 활동"이라고 좁은 의미로 정의하였다.

⑨ 2004년 굽타 : 의료관광을 "건강수술과 기타 전문적인 치료를 원하는 환자들에게 관광산업과 결합하여 저렴한 비용으로 효과적인 의료 서비스를 제공하는 것"이라고 정의하였다.

⑩ Pollock, Williams : Bennett와 Milner의 정의보다 좀 더 넓은 의미로 레저, 레크리에이션과 교육적 활동, 육체적 혹은 정신적, 사회적 웰빙에 초점을 맞추어 정의하였다.

의료관광은 "건강과 행복을 개선하고 유지할 수 있게 하는 관광상품과 서비스를 사용하기 위하여 직장과 가정의 혼란으로 부터 벗어나는 여가적 이고, 휴양적이며 교육적인 행동"이라고 정의하였다.

2. 의료관광의 배경

환자들이 자신의 거주지를 떠나 의료관광을 하게 되는 이유는 외국에서 관광 및 휴식과 연계된 의료 서비스를 제공받기 위해, 타국의 질적으로 우수한 의료 서비스를 받기 위해, 교육이나 사업과 관련되어 해외에 주둔 중에 치료 서비스를 받기 위해, 자국의 고가의 의료 부담으로 의료관광을 이용하게 된다.

1) 의료관광의 대중화와 진화 과정

접근성과 비용, 질적 측면의 배경을 지니고 있으며, 3가지 측면은 보건 의료제도를 평가하는 주요 구성요소이다. 국가는 국민의 건강 유지 및 증진을 위해서 적은 비용으로 높은 질의 의료 서비스를 누구나 쉽게 받을 수 있도록 노력하고 있으나, 아직 완벽한 의료 서비스가 마련되지 못한 실정이다. 많은 사람들이 자국의 부족한 요소로 인하여 타국으로 자신의 질병 치료를 위해 이동하고 있다.

(1) 접근성 측면

항공산업과 교통의 발달, 소득증대로 인한 해외여행 기회의 증가, 국제화 등의 이유로 외국으로 여행을 가는 일이 많아졌다.

① 정보기술의 발달은 누구나 외국에 대한 정보와 문화를 쉽게 얻을 수 있게 되어 예전보다 쉽게 해외여행을 가능하게 되었다.
② 국제보험, 국가 간의 의료기관 네트워크 구축은 외국인에게 의료 서비스를 제공하거나 외국에서 의료 서비스를 제공받는데 영향을 미쳤다.

(2) 비용 측면

의료기술의 발달과 생활수준의 향상은 노령인구의 상승을 가져왔으며, 이러한 변화는 의료비용의 상승을 가져왔다. 그리고 국가마다 개인이 부담하는 의료비용이 다르기 때문에 보다 저렴한 의료 서비스를 이용하기 위해 의료관광을 택한다.

(3) 질적 측면

의료의 질은 국가마다 다르며, 더 높은 의료 서비스의 질을 가진 국가에서 의료 서비스를 이용하고자 의료관광을 택하게 된다.

① 의료기술과 이를 뒷받침하는 경제력, 정보기술이 각국마다 다르고 국가마다 많이 발병하는

질환에 차이가 있기 때문에 국가마다 특정 질환에 특화되어 있는 경우가 있다.

② 의료 서비스의 질적 평가지표로 JCI(Joint Commission International)가 있다. JCI는 세계보건기구(WHO)에서 인증한 국제의료 인증기관으로 세계의료기관을 대상으로 국제표준 의료 서비스에 대한 국제의료기관 평가위원회의 심사를 통하여 의료기관에 발급하는 글로벌 인증제도이다.

3. 의료관광의 현황

의료관광의 국내외 현황을 살펴보면 다음과 같다.

1) 우리나라의 의료관광 현황

우리나라 의료법 제58조에 의하면 보건복지부 장관은 의료의 질과 환자 안전의 수준을 높이기 위하여 병원급 의료기관에 대한 인증을 하거나 위탁할 수 있다.

① 인증기준 : 환자의 권리와 안전, 의료기관의 의료 서비스 질 향상 활동, 의료 서비스의 제공과정 및 성과, 의료기관의 조직 및 인력관리 운영, 환자 만족도이다.

② 인증의 유효기간 : 4년으로 조건부 인증의 경우에는 유효기간이 1년이다.

③ 의료기관 평가인증 : 의료 서비스의 제공과정에 대한 일관된 규정을 제시하고 감독하고, 국제화에 발맞추어 기준을 제시하고 의료수준의 향상을 위한 목적에서 실시되고 있다.

④ 인증제도 : 공급자 중심의 의료 서비스 문화에서 소비자 중심의 의료 서비스로 전환시키고, 의료 서비스에 대한 국민의 관심이 증가함에 따라 의료 서비스의 질을 일정 수준 이상으로 유지하고 높은 질의 의료 서비스를 제공하기 위하여 시행되었다.

⑤ 의료 시스템을 체계화함으로써 국제적으로 경쟁력을 갖춘 의료기관을 확충할 수 있다.

⑥ 국제적인 기준을 제시하거나 외국인에게 유용한 정보를 제공하는 것은 이르다고 판단된다.

⑦ 국제적인 인정 및 인증기준을 획득하고 적극적인 마케팅을 통하여 활용할 필요가 있다.

⑧ 해외환자를 유치하기 위해서는 실질적으로 가장 중요한 것은 의료기술의 수준과 의료 서비스 내용이 타국에 비하여 얼마나 우위에 있으며 신뢰할 수 있는가이다.

⑨ 국내 의료 서비스 질적 수준, 제공되는 의료 서비스 내용, 의료 서비스 비용 등 일정한 평가를 통하여 소비자가 타국과 비교하여 합리적인 선택을 할 수 있는 기준이 필요하다.

⑩ 최근 우리나라는 JCI(Joint Commission International)와 같은 국제의료 기관평가와 인증제도에 적극 참여하고 있다.

㉠ 2007년 세브란스 병원에서 국내 최초로 JCI 인증을 받았고, 2010년 길병원 뇌건강 센터는

세계최초로 뇌질환분야에서 JCI 인증을 받았고 많은 병원이 JCI 인증을 통과하였다.

㉡ 2020년도 이전정책은 고부가가치 창출 산업인 Global Healthcare 산업을 차세대 신성장 동력산업으로 선정하였고 의료관광사업을 적극적으로 지원하였다.

㉢ 2023년 이후 정책은 의료관광사업은 고부가가치를 창출하여 국가 경제의 발전에 이바지하고, Global Healthcare 산업을 통한 고용 창출에 대한 기대효과 등 주요 산업으로 평가하고 있으며, 의료관광의 수요는 급증하고 있다.

⑪ 우리 나라에서 진료를 받는 외국인 환자를 진료과목별로 보면 내과가 가장 많았고, 특히 성형외과를 찾는 외국인 환자가 급증하고 있다.

⑫ 우리 나라에서 진료를 받는 외국인 환자는 주로 수도권에 집중돼 있다. 진료과목별과 지역별 현황은 〈표 1-12〉와 같다.

〈표 1-12〉 진료과목별과 지역별 현황(코로나 이후 변동 있음)

진료과목별 현황		지역별 현황	
진료과목	현황[%]	지역별	현황[%]
내과	14.9[%]	서울	62.1[%]
검진센터	11.6[%]	경기	12.3[%]
피부과	7.9[%]	부산	5.6[%]
성형외과	7.6[%]	대구	4.6[%]
가정의학과	7.5[%]	인천	4.1[%]
산부인과	5.3[%]		
정형외과	4.7[%]		
한의과	4.6[%]		
안과	3.8[%]		

⑬ 외국인 환자를 유치하는 의료기관은 종별로 상급종합병원이 가장 많았고, 그 다음 의원 · 종합병원 순서이며, 외국인 환자 현황은 〈표 1-13〉과 같다.

〈표 1-13〉 의료기관 종별 외국인 환자 현황(코로나 이후 변동 있음)

구 분	인 원	비중[%]
상급종합병원	62,395	40.1[%]
종합병원	31,355	20.1[%]
병원	15,436	9.9[%]
치과병원	3,270	2.1[%]
치과의원	1,638	1.1[%]
한방병원	5,597	3.6[%]
한의원	3,865	2.5[%]
의원	32,034	20.6[%]
기타(요양병원)	82	0.1[%]
합 계	155672	100[%]

2) 외국의 의료관광 현황

해외의 의료관광 현황은 나라별로 전문화 정도가 달라 각기 어떤 특징이 있는지 일본, 인도, 태국, 싱가포르를 중심으로 살펴본다.

(1) 일 본

일본은 자치단체가 지역개발의 일환으로 의료관광을 추진하고 있다(그림 1-5).

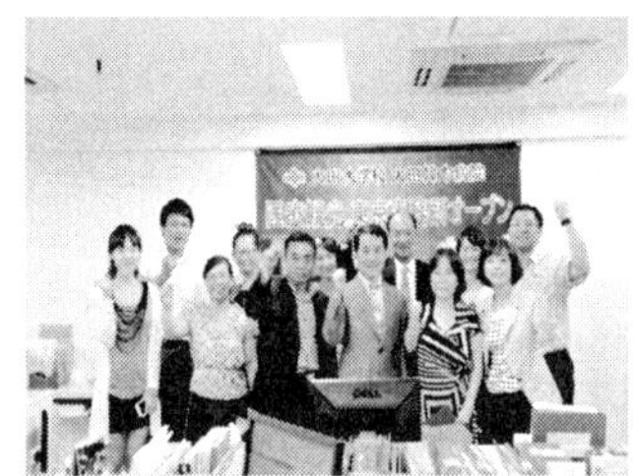

(a) 일본 의료관광센터

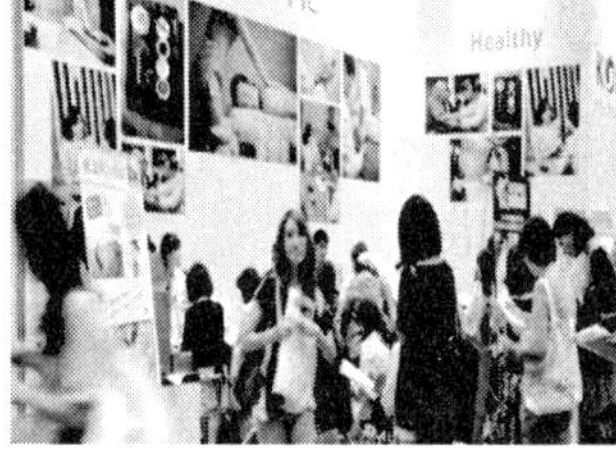

(b) 일본 의료관광

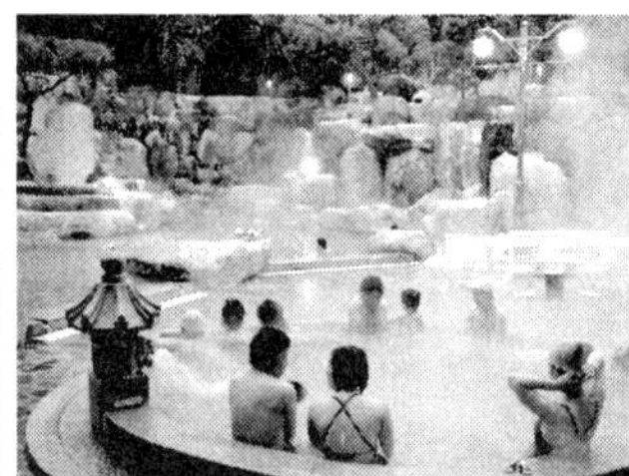

(c) 온천건강치료

[그림 1-5] 일본의료관광

① 의료 서비스의 질이나 구성면에서 아시아 국가 중 가장 높은 평가를 받고 있다.

② 세계에서 몇 대 없는 중성자치료기를 보유하고 있고 암 치료에서 경쟁력이 있으며 세계적인 의료기기업체도 보유하고 있다.

③ 의료관광 서비스와 지역진흥을 위해 Medical Tourism 또는 Health Tourism의 이름으로 시민병원을 재건축하고 명의를 초빙하기도 한다.

㉠ 동남아시아의 여러 국가가 고부가가치 창출과 국가 이미지 제고를 위하여 의료관광을 신성장 동력으로 삼고 있으며, 일본도 정부를 중심으로 하여 외국인 환자 유치를 위한 준비를 하고 있다.

㉡ 일본 후생노동성은 '신성장 전략'에 의료분야 핵심 정책으로 의료비자 신설을 하였고, 의료관광객 유치 확대를 위해 정부, 병원, 여행사 등이 공동으로 투자하는 의료관광 지원사를 신설할 방침이라고 발표도 있었다.

㉢ 의료관광 지원사는 우리나라와 인도를 찾은 해외 부유층을 대상으로 하여 연간 5만 명의 외국인 환자를 유치하고 1조엔대의 시장 창출을 목표로 하였다.

㉣ 의료관광 지원사는 2012년부터 중국과 러시아, 중동 등지의 의료기관들과 제휴를 통하여 일본의 의료기술과 시장을 홍보하는 역할을 하였다.

㉤ 2011년 의료관광객이 최대 6개월까지 머물 수 있는 의료비자 발급을 실시하였다. 단, 체제 기간이 90일 이내인 경우에만 복수비자 발급이 가능하며 90일 이상의 체제

는 입원 치료만 해당한다.

④ 동반인의 인정 범위로는 환자의 보호자, 가족, 친인척뿐만 아니라 필요할 경우 동반입국자도 동반인으로 인정한다.

(2) 인 도

역사가 깊고 독특한 문화를 가지고 있으며, "세계를 보고 싶은데 여건이 안 된다면 인도에 가라"라는 말이 있을 정도로 많은 관광객이 방문한다(그림 1-6).

① 인도는 IT 강국이며 저렴한 진료비, 짧은 대기시간, 선진 의료기술 그리고 인도의 문화, 인도 영화산업(발리우드)의 영향으로 인하여 많은 사람들이 의료관광을 위하여 인도를 찾게 된다.

② 수술비용은 선진국에 비하여 1/8 정도이면서도 비교적 높은 선진 의료기술을 확보하고 있다.

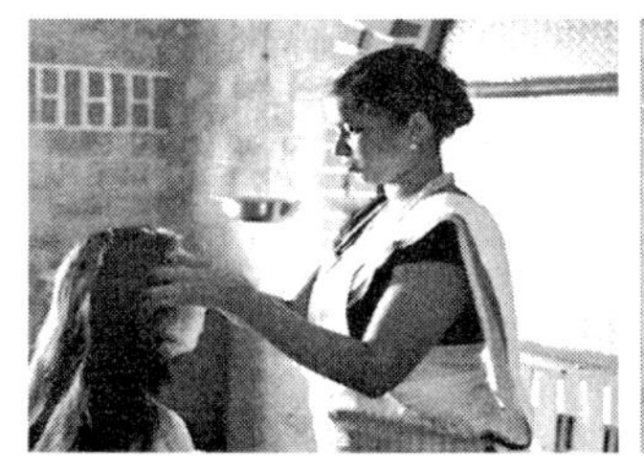

(a) 아유르베딕 마사지

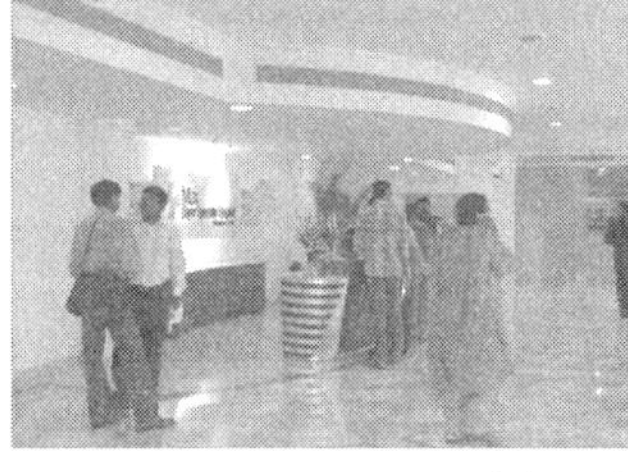

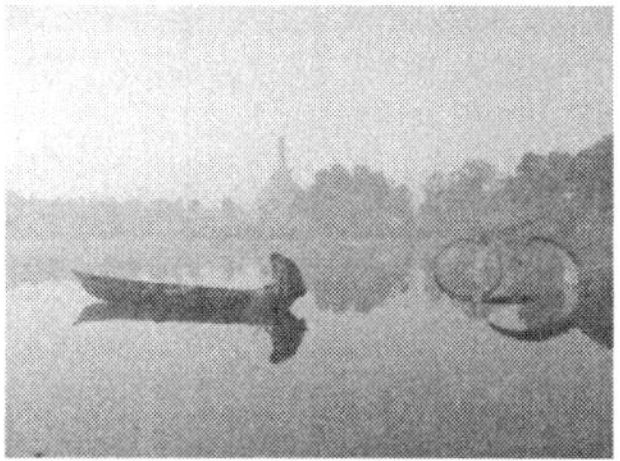

(b) 인도 의료관광

[그림 1-6] 인도 의료관광

③ 인도는 영어를 할 줄 아는 사람이 많기 때문에 의사소통이 자유로워 영어권의 환자들이 선호하는 장점이 있다.

㉠ 요가, 명상, 전통 의학 등 인도 특유의 문화와 의료 서비스가 결합된 의료관광이 존재하여 인도 문화에 관심을 갖고 있는 환자들이 많이 찾게 된다.

㉡ 인도는 세계적 수준의 의료인을 보유하고 있다.

㉢ 미국에 있는 의사의 5[%]는 인도인이고 의대생의 10~20[%]가 인도 혈통을 지니고 있다.

㉣ 많은 의사가 선진국에서 의료활동, 개업의 의사로 대부분 인도와 외국에서 교육을 받았으며 고국으로 돌아와 의료수준 향상에 기여하고 있다.

④ 인도는 의료관광의 활성화를 위해 의료관광 특별팀을 구성하여 의료관광 전문회사를 통하여 의료기관, 여행사, 전문 컨설턴트 등의 네트워크와 입국에서 출국까지 원스톱 서비스 시스템을 구축하였다.

⑤ 치료목적을 가진 외국인에게 의료비자를 발급하고 있으며, 그 기간에 따라 3~6개월

비자, 6~1년 비자가 있다.

⑥ 대부분의 인도 의료관광객은 의료비자가 아닌 일반 관광비자로 입국한다.

⑦ 인도에 의료목적으로 방문하는 사람의 국적은 유럽, 미국, 중동, 아프리카 순이었으며, 인도를 찾는 사람들의 수가 급상승하고 있다.

(3) 태 국

태국은 민간병원 의사의 임금이 공공병원 의사의 임금의 10배에 달하여 공공병원 의사들의 근무 기피와 낮은 수익구조, 낮은 운영비용 등으로 의료수준이 낮은 편이다. 또한 의료관광객 유치에 참여하지 않고 있으며, 의료관광을 위한 제도나 법은 없다.

① 태국은 5단계의 의료공급 체계는 〈표 1-14〉와 같다.

〈표 1-14〉 태국의 의료공급체계

단 계	의료기관
1	500병상 이상의 지역거점 병원
2	10~30병상 규모, 1~3명의 의사가 진료하는 지역병원
3	간호사가 진료하는 1차 진료센터
4	종합병원
5	자원봉사자로 운영되는 보건소

② 의료비자는 존재하지 않으며 비자 면제 대상국 이외의 환자의 경우도 공항에서 비자발급을 받을 수 있다.

③ 출입국 관리소에서 일주일에 한 번씩 주요 병원으로 출장을 나가 현장에서 비자 연장에 대한 업무를 처리하고 있다.

④ 공공병원의 낮은 의료수준과 의료관광객 유치 불참에 비하여 민간병원은 의료관광객 유치에 적극 참여하여 외화획득의 주요한 산업으로 성장하고 있다.

⑤ 의료관광 산업을 주도하고 있는 민간병원으로는 범룽랏병원, 사미티벳병원, 방콕병원이 있으며, 이 세 병원의 주도하에 약 30여 개의 민간병원이 의료관광객을 유치하고 있다.

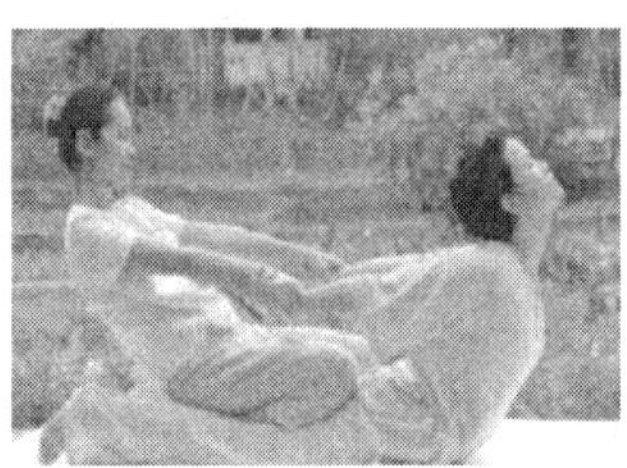

(a) 태국 마사지

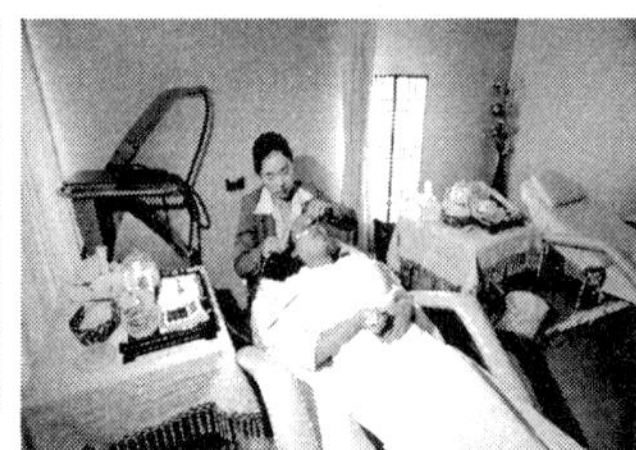

(b) 피부관리 서비스

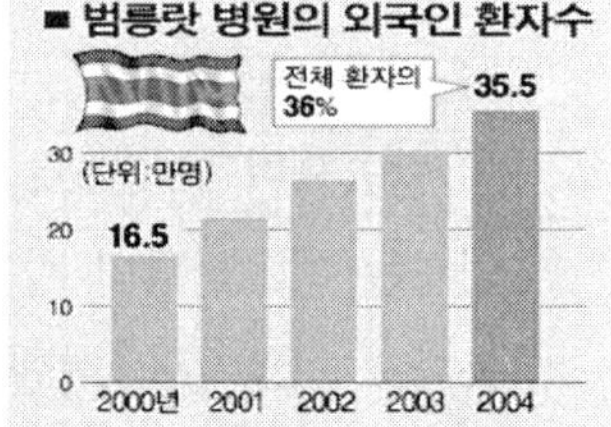

(c) 국제수준의 전문인력

[그림 1-7] 태국 의료관광

⑥ 유치한 해외환자의 수는 128만 명이었고, 그 이후로 공식통계를 집계하지 않고 있으나 200만명 이상이 의료를 목적으로 태국에 방문한다(그림 1-7).

(4) 싱가포르

다민족 국가이며, 지리적 배경과 역사적 배경 때문에 여러 종교와 독특한 문화를 가지고 있다. 의료수준이 높고 영어와 중국어를 공용어로 사용하며 서구적인 문화 및 사회적 규범, 다수의 병원이 JCI 인증을 통과하는 등의 이유로 인하여 태국이나 인도보다 우수하다고 평가받고 있다(그림 1-8).

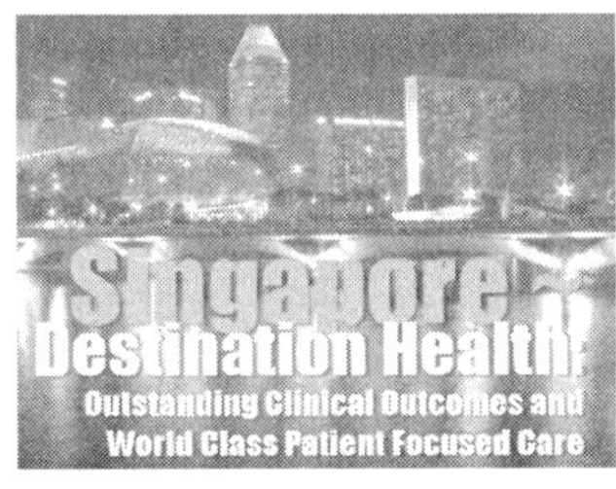

(a) 싱가포르 의료관광 포스터

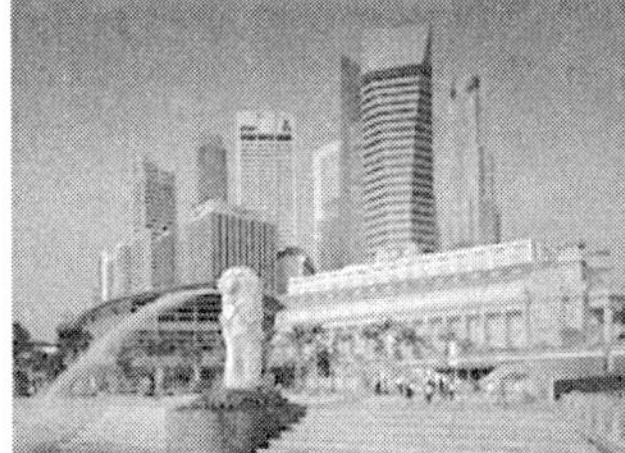
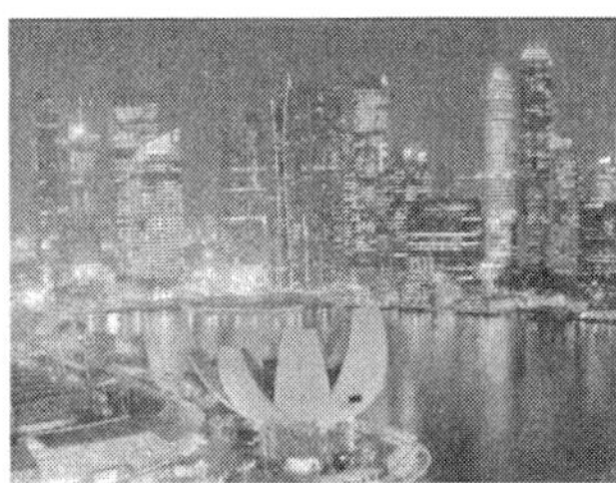

(b) 싱가포르 시내 관광

[그림 1-8] 싱가포르 의료관광

① 싱가포르 주변 국가인 말레이시아, 인도네시아에서 의료관광을 위해 많이 방문하고 있으며, 높은 의료수준으로 국가 브랜드 이미지 제고에 성공하여 미국이나 유럽, 중국 등에서 많은 환자들이 방문하고 있다.

② 의료목적으로 싱가포르를 찾는 환자에 대한 전문적인 의료비자는 존재하지 않으며, 입국 시에 사증허가서를 전달하면 도착 비자를 발급받을 수 있다.

③ 비자는 병원에서 신청 대행 서비스를 제공하여 쉽게 복수비자의 신청이 가능하고, 신청 시에 여권 사본과 수수료만 있으면 간편하게 신청 가능하다.

㉠ 단기 비자의 경우는 온라인으로도 신청할 수 있다.

㉡ 의료관광 국가브랜드로 Singapore Medicine을 개발하고 2000년부터 본격적인 지원하에 운영하고 있다. Singapore Medicine은 3개 정부 기관의 협의체로 부처간의 불필요한 경쟁을 방지하고자 협력과 경쟁의 조화를 강조하고 있다.

④ 싱가포르 정부는 민간부문과 공공부문의 확실한 구분으로 기초 의료의 보장과 차등 서비스를 제공하는 것을 원칙으로 한다.

⑤ 공공과 민간에 다양한 보험이 존재하며, 자국민이 의료 서비스에서 소외되지 않도록 노력하고 있다.

⑥ 의료비 지불방식으로는 기본적으로 개인이 책임지고 정부에서 보조해주는 방식으로 이

루어진다.

㉠ 입원 치료의 대부분은 공공병원에서 담당하고 외래 치료는 대부분 민간병원에서 담당한다.

㉡ 민간병원은 금융기관이나 투자자가 소유 지분에 참여 가능한 영리를 추구하는 병원이다.

㉢ Parkway병원, Raffles병원 등 6개의 의료지주회사가 주식이 상장되어 있다.

㉣ 민간병원에서는 환자는 물론이고 가족을 위한 각종 편의를 도모하고 최고급 서비스를 제공하고자 하며, 유럽이나 중동 등의 대부호와 왕족에게 귀족 마케팅을 실시 하고 있다.

⑦ 국가의료보험 체계는 메디실드, 메디세이브, 메디펀드, 엘더실드가 있다.

⑧ 싱가포르의 국가의료보험 체계는 〈표 1-15〉와 같다.

〈표 1-15〉 싱가포르의 국가의료보험체계

종 류	내 용
메디 실드	암 등의 중증질환 치료를 위한 선택형 의료보험
메디 세이브	일상생활 중의 의료기관 이용을 위한 보험
메디 펀드	메디 실드와 메디 세이브 등의 보험으로도 의료비 충당이 안되는 환자를 돕기 위한 보험
엘더 실드	저소득층과 노인층을 위한 선택형 의료보험

⑨ 경제개발원에서는 전반적인 정책 수립과 제도개선을 담당하고, 관광청에서는 의료관광에 대한 실무정책을 담당하고 있다.

⑩ 관광청은 각종 마케팅과 홍보를 하고 있으며 주요 병원 및 건강검진 패키지 등의 상품 안내 사이트를 운영하고 있다.

⑪ 의료관광 상품개발, 병원간의 협력 조정, 비자 발급절차, 의료광고 규제, 고객만족도 제고 등의 업무를 하고 있다.

⑫ 의료광고 규제에 관한 사항으로 싱가포르 내 의료행위와 관련된 광고는 신문, 의료 매거진, 전화번호부에 국한되어 있다. 또한 타 매체로 광고하기 위해서는 Medical Services Director로부터 사전 승인을 얻어야 한다.

⑬ 싱가포르 의료산업 자문단은 의료관광 활성화와 경쟁력 강화를 위한 방안으로 가격 투명성의 확보, 가격경쟁력 강화, 의사 인력확보, 해외환자 입국 절차 간소화, 적극적인 해외 마케팅을 제안하였다.

3) 의료관광의 문제점

의료관광에 있어서 생길 수 있는 문제점을 정부, 의료기관, 의료관광객 관점에서 다음과 같다.

(1) 정부 관점

의료관광은 자국민의 이동이 많아지면 공보험체계나 공공보험제도 등에 문제가 안 좋은 영향을 미쳐 의료수준이 낮아질 수 있고, 의료수준이 낮아지면 더 많은 자국민이 외국으로 의료관광을 떠나게 되는 악순환이 반복될 수 있다.

> 풍토병이나 전염병 환자가 타국으로 가거나 타국에서 자국으로 들어오면서 전염병을 세계적으로 확산시킬 수 있으며, 의료의 윤리적 문제를 일으킬 수 있다(예 우리나라는 임신기간이 24주 이내이면서 모자보건법 제14조에 의한 허용 사유를 제외하고는 낙태를 금하는데 러시아, 미국, 프랑스 등 많은 국가에서는 낙태를 우리나라보다 적은 조건하에 허락하고 있어 외국에 낙태 시술을 받으러 가는 등 윤리적 문제가 발생할 수 있다).

(2) 의료기관 관점

외국인을 위한 통역 인력, 식단, 시스템을 확보하는 데 있어서 많은 준비가 필요하고 의료분쟁이나 사고 발생시 해결이 쉽지 않고 재정적으로 많은 부담을 하게 된다.

(3) 의료관광객 관점

커뮤니케이션 문제로 의사전달에 오류가 생길 수 있으며, 의료사고나 분쟁이 발생하면 해결까지 오랜 시간이 걸릴 수 있다.

> • 장거리 여행을 하게 되는 경우 환자의 상태가 악화 될 수 있다.
> • 의료기관의 위생환경이나 청결의 문제로 2차 감염이 발생하거나 본인의 주거지를 떠나 기후나 식품 등 환경이 완전히 다를 수도 있는 외국에 머무르게 되므로 면역력이 낮아질 수 있다.
> • 해당 지역에 만연한 질환에 대하여 유전이나 예방접종 등의 이유로 현지인 보다 면역이 저하되어 치료하러 가서 오히려 병이 걸릴 수 있다.

4. 의료관광산업의 특징

의료관광산업의 특징은 경쟁성, 대응성, 개방성, 상호의존성, 다양성, 마찰과 부조화 등 6가지로 나눌 수 있다.

1) 경쟁성

진입장벽이 낮아 새로운 경쟁자가 얼마든지 생길 수 있기 때문에 경쟁이 심하다.

2) 대응성

변화하는 의료환경에 적절한 대응을 할 수 있어야 하고, 피드백을 통하여 지속적으로 개선해 나갈 수 있어야 한다.

3) 개방성

의료관광산업은 다른 산업에 비하여 개방적인 산업으로 환경이 끊임없이 변하기 때문에 의료관광산업의 혁신과 변화가 끊임없이 요구된다.

4) 상호 의존성

의료관광산업은 환자의 치료와 관광을 위하여 의료기관, 보험사, 관광업체 등이 서로 의존적이며 관련이 있다.

5) 다양성

의료관광산업은 매우 다양한 형태의 관련 업계가 존재하고 제공하는 서비스의 내용도 매우 다양하다.

6) 마찰과 부조화

의료관광산업은 의료기관, 환자, 보험사, 관광업체 등이 연관되어 있어서 상호 이해관계에 따라 마찰을 빚을 수 있다.

5. 의료관광의 이해관계자

의료관광 서비스의 구성은 의료 서비스를 받는 의료관광객을 시작으로 의료관광 에이전시, 의료관광 코디네이터, 의료기관, 의료인이 있다.

1) 의료관광객

의료관광을 제공받는 자로 자국을 떠나 타국에서 의료 서비스와 관광을 제공받는 사람이다.

2) 의료관광 에이전시

의료관광객에게 전문적으로 의료 서비스를 제공하는 대리인으로 의료관광객의 출발지에 설립되어 의료 서비스를 알선하기도 하고, 목적지에 설립되어 외국 의료관광객에게 의료 서비스를 알선하기도 한다.

3) 의료관광 코디네이터

의료관광객에게 우수한 의료진을 연결시키고 환자의 가족에게 관광, 통역을 제공하는 사람이다. 의학지식, 문화의 차이, 외국어 능력, 관광에 대한 지식을 지니고 있어야 한다.

4) 의료기관

의료 서비스나 조산 업무를 수행하는 곳으로 의료관광객 유치를 위한 인증 및 홍보 등의 시스템을 갖출 필요가 있다.

5) 의료인

의료 서비스를 제공하는 사람으로 환자의 인종, 국가에 대한 발병 질환에 대하여 이해하고 있어야 한다.

6. 의료관광의 효과

의료관광은 고부가가치 산업으로 경제적 효과, 사회적 효과, 정치적 효과, 관광적 효과를 창출한다.

1) 경제적 효과

의료관광산업은 국내 의료산업의 경쟁력이 향상되고 국내의 일자리 창출에 기여하고, 의료수입과 의료관광객의 숙식과 관광 및 쇼핑 등으로 인하여 국가 경제에 기여한다.

2) 사회적 효과

국제적인 친선을 도모하며 각국의 의료기술, 문화, 관광에 대한 이해를 높이게 되고, 질 높은 의료 서비스 제공으로 인한 국가 브랜드 향상에 기여한다.

3) 정치적 효과

국제적인 보건, 관광정책을 상호 구현하여 국제협력, 정치적 교류의 틀을 마련할 수 있으므로 국제평화에 기여한다.

4) 관광적 효과

관광산업을 발전시키고, 관광전문가를 양성하여 외국인이 쉽게 관광 올 수 있도록 기여하고, 의료관광산업과 관련된 숙박업, 항공업, 관광업, 통역업 등의 산업이 같이 성장하게 된다.

7. 의료관광의 유형

의료관광의 유형은 목적이나 지역, 계층마다 다르게 분류한다.

1) 목적에 따른 분류

목적에 따른 분류에는 순수 치료, 선택적 진료, 예방관리, 대체의학 체험, 비즈니스 목적, 간호목적 등으로 나눌 수 있다.

① 순수 치료 : 순수하게 질병 치료만을 목적으로 하는 유형으로 관광을 배제하고 의료 서비스만을 제공받기를 원하며, 환자들은 주로 자국에서의 치료가 용이하지 않거나 수준 높은 치료를 원하여 유명한 특정 병원이나 명성 높은 의사를 찾아간다.

② 선택적 진료 : 질병 치료가 아닌 선택진료를 목적으로 하는 유형으로 성형수술이나 개인의 심리적 만족을 위하여 의료 서비스를 받는 것으로, 현지 여행을 겸하여 성형수술, 안과 및 치과 진료 등을 받고 현지 문화를 즐긴다.

③ 질병예방관리 : 질병예방을 목적으로 하는 유형으로 현지의 문화체험을 우선하고, 건강검진이나 체질 감별, 식이요법 등의 예방의학 차원의 의료관광이다.

④ 대체의학 체험 : 관광을 목적으로 하여 현지 고유의 대체의학, 정신 수련 등의 서비스를 받고자 하는 형태이다.

⑤ 비즈니스 목적 : 출장이나 사업차 해당국을 방문하여 체류기간 중에 의료 서비스를 받는 경우이다.

⑥ 간호목적 : 환자의 가족이나 친구 등이 간병을 목적으로 입국하는 경우로 직접적인 의료 서비스는 받지 않지만 현지 관광을 겸한다.

2) 계층에 따른 분류

싱가포르 관광청은 의료관광의 목적과 서비스 유형의 계층에 따른 분류는 〈표 1-16〉과 같다.

〈표 1-16〉 계층에 따른 분류

Rest Seeker	휴양과 의료 서비스를 원하는 계층
Essential Seeker	필수적인 의료 서비스를 원하는 계층
Affordable Healthcare Seeker	자국에서도 의료 서비스를 받을 수 있지만 높은 비용 때문에 타국에서 의료 서비스를 받고자 하는 계층
Quality Healthcare Seeker	자국의 의료 서비스의 질이 낮아서 높은 질을 가지고 있는 타국의 병원이나 의사에게 가는 계층
Premium Healthcare Seeker	매우 고급적인 의료 서비스를 원하여 해외로 가는 부유 계층

3) 지역에 따른 분류

의료관광의 주체가 지역적으로 움직임에 따라 다음 3가지로 분류할 수 있다.

① 인 바운드(In-bound) : 밖에서 안으로 들어오는 것으로 외국인이 의료관광을 위해 자국을 방문하는 것이다.
② 아웃 바운드(Out-bound) : 안에서 밖으로 나간다는 것으로 의료관광을 위하여 자국을 떠나 다른 나라를 방문하는 것이다.
③ 인트라 바운드(Intra-bound) : 의료관광을 위해 자국 내에서 다른 지역으로 이동하는 것이다.

4) 워싱턴포스트지의 분류

워싱턴포스트지는 의료관광은 치료여행과 의료관광으로 나누어 설명하고 있다.

① 치료여행(Medical Travel) : 경제적 이유로 인하여 자국에 비하여 상대적으로 치료비가 저렴한 국가를 찾아 여행하는 것이다.

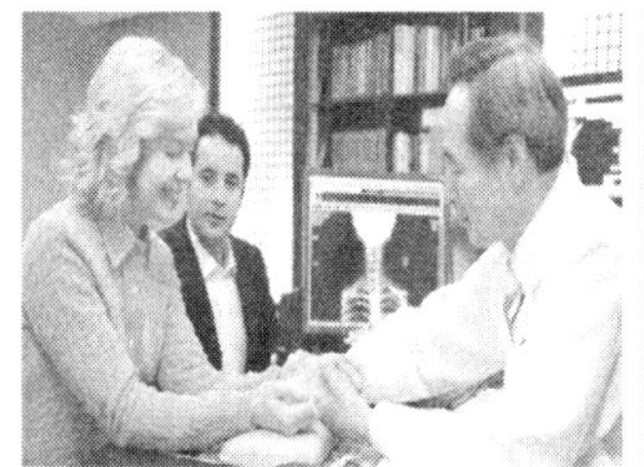
(a) 국내에서 진료받는 외국인

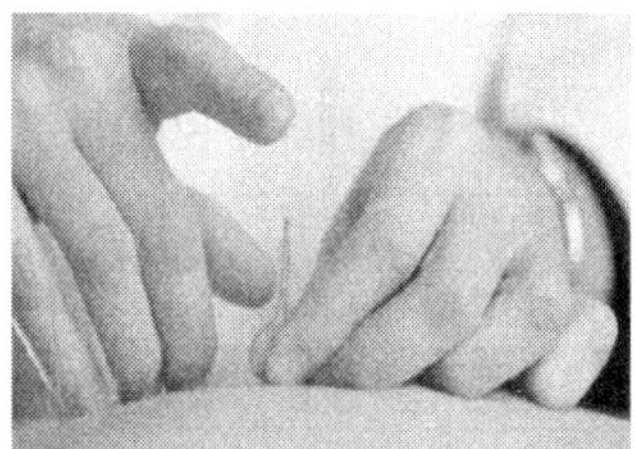
(b) 한방

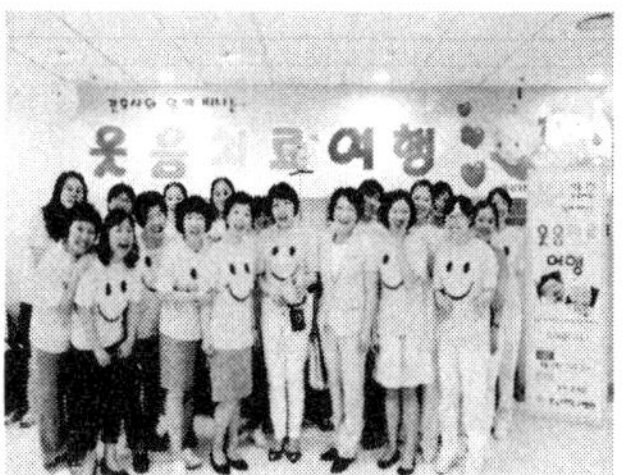
(c) 웃음치료

[그림 1-9] 치료여행

② 의료관광(Medical Tourism) : 상당 기간의 관광을 겸하는 것으로 [그림 1-10]과 같은 피부미용, 성형수술 등의 목적으로 타국을 방문하는 것이다.

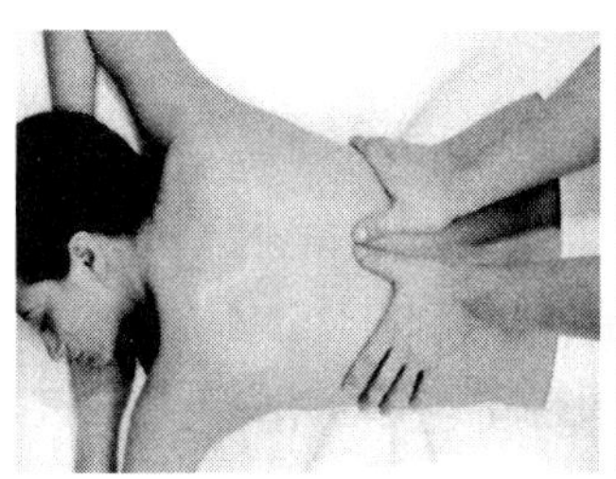
(a) 등관리

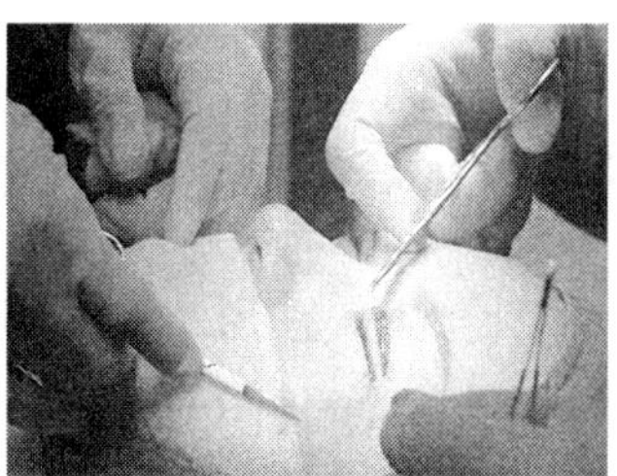
(b) 성형수술

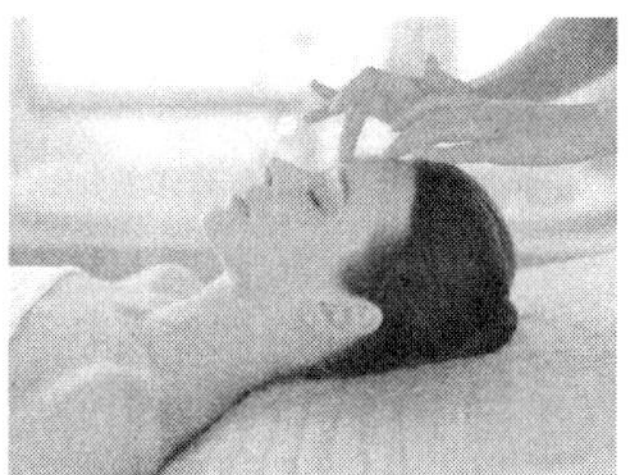
(c) 피부관리

[그림 1-10] 의료관광

5) Henderson의 분류

Henderson은 의료관광을 성형수술, 온천 및 대체요법과 대조되고 소비자의 요구에 따라 의료관광을 Medical Tourism, Cosmetic Surgery, Spa and Alternative Therapies로 구분하였다.

① Medical Tourism : 생명과 직결되는 것으로 암 치료, 심장수술, 장기이식 등과 같은 의료 서비스 유형이다.
② Cosmetic Surgery : 미용 목적의 수술로 지방흡입술, 가슴확대술 등을 행하는 의료 서비스 유형이다.
③ Spa and Alternative Therapies : 온천 및 대체요법, 전통 의학, 피부관리, 명상, 마사지, 요가 등으로 건강증진을 위한 의료 서비스 유형이다.

6) Smith와 Puczko의 분류

Smith와 Puczko는 의료관광의 유형을 신체적 치료, 미용치료, 휴식, 레저, 일의 균형, 심리적 치료, 정신적 치료로 구분하고 종류는 〈표 1-17〉과 같다.

〈표 1-17〉 계층에 따른 분류

구 분	종 류
신체적 치료	의료 스파, 목욕, 수술 관광, 재활센터
미용치료	성형수술 관광, 호텔, 데이-스파
휴식	팸퍼링 스파, 목욕, 웰니스 호텔, 해수욕장
레저	스파 리조트, 스포츠 휴가
일의 균형	전신센터, 직업 웰니스 워크숍
심리적 치료	전신센터, 워크숍
정신적 치료	명상센터, 요가센터, 성지순례

7) 기타 분류

Mckinsey & Company에 의한 분류로는 4가지가 있다.

① Western Value-seekers : 자국의 높은 의료비용 부담과 긴 대기시간으로 인하여 심혈관질환이나 정형외과 질환 치료를 위하여 어느 정도 의료의 질이 보장되는 곳으로 의료관광을 떠나는 유형이다.
② Asian Quality-seekers : 자국의 열악한 의료 서비스 대신에 타국의 높은 수준의 의료

서비스를 제공받고자 심혈관계 질환이나 중증질환의 치료를 위하여 의료관광을 떠나는 유형이다.

③ Cosmetic : 성형외과나 피부과 등 미용적 측면의 의료 서비스를 받기 위해서 의료의 질과 비용을 따져 의료관광을 떠나는 유형이다.

④ Leisure : 건강검진과 휴양을 겸하는 것으로 가격과 편의성, 경치 등을 비교하여 의료관광을 떠나는 유형이다.

8. 의료관광과 국제협정

우리나라는 의료관광 활성화를 위하여 국제보험사와 우리나라 의료기관과의 진료비 직접 청구에 대한 계약 및 협정을 체결하기 위하여 노력하고 있다.

① 우리나라 의료기관과 계약을 한 국제보험사는 시그나 보험, UHI 보험, 평안 보험, Daman 보험 등이 있으며, 이들 국제보험사에 가입된 외국인 환자에 대한 치료와 진료비용은 국제보험사에 직접 청구한다.

② 국제협력을 통하여 의료관광을 활성화 하고자 노력하고 있다.

③ 의료관광 활성화를 위한 국가 간의 협력은 〈표 1-18〉과 같다.

〈표 1-18〉 의료관광 활성화를 위한 국가간의 협력

협력, 제휴관계의 기관		내 용
인도의 워크하르트 병원, 두바이의 헬스케어시티	하버드 메디컬 인터내셔널	제휴
인도의 아폴로 병원, 파나마의 푼다파시피카병원	미국의 존스 홉킨스 인터내셔널	협력
피츠버그 대학	팔레르보, 키프로스, 카타르, 더블린	협력
코넬 의과대학	카타르	의학교육 협력
대한민국 보건복지부	UAE 보건부, 두바이 보건청	환자 유치 협약
대한민국	러시아	비자 면제 협정

9. 국제인증의 필요성과 기대효과

인간의 생명을 다루는 의료 서비스는 무엇보다도 안전을 기하여야 하며, 격변하는 의료시장의 규모 속에서 국제적 의료관광 서비스의 인증은 그 어느 때보다도 필요하게 되었다.

의료 서비스의 수요자는 각 나라별 의료 서비스의 질을 비교하려 할 것이고 더 좋은 서비스를 찾고자 할 것이기에, 국제인증의 필요성은 당연하다.

1) 국제인증의 필요성

항공산업의 발달과 낮은 비용, 양질의 서비스를 받고자 하는 환자들의 욕구는 의료관광객을 증가시켜 타국에서 치료받는 경우가 늘어나고 있다.

- 자국을 떠나 타국에서 치료를 받는 환자를 위해서 객관적인 국제적 기준에 의한 평가가 있어야 환자가 올바른 선택을 할 수 있다.
- 국제적인 기준에 의한 평가는 안전성, 의료수준, 객관성, 평가 기준의 타당성과 신뢰성, 누구에 의하여 평가되는지 등의 내용이 포함되어야 한다.

2) 국제인증의 기대효과

국제인증을 받게 되면 내국인, 외국인 환자를 유치함에 있어 좋은 이미지를 심어주어 광고효과를 얻게 될 수 있는 등의 장점이 있으며, 국제인증의 기대효과는 〈표 1-19〉와 같다.

〈표 1-19〉 국제인증의 기대효과

- 국제인증을 받은 의료기관은 광고효과, 병원에 대한 신뢰도, 인지도가 상승한다.
- 인증을 위한 준비과정을 통한 수준 향상, 의무기록 및 관리 향상된다.
- 부서간 상호 협력하는 분위기를 조성, 양질의 병원 환경 조성에 동기부여가 된다.
- 신규 고객 유치, 기존고객 유지 등 병원 수익의 증대가 일어난다.
- 의료관광객 유치를 위하여 보험사나 유치업체와 협상 시에 유리하다.

10. 의료관광 코디네이터의 역할

의료관광 코디네이터는 국내 의료기관에서 진료와 치료를 받고자 하는 외국인 환자에게 의료기관이나 의료인을 연결시켜 주는 다리 역할을 한다.

① 외국인 환자 혹은 가족이 체류하는 동안 일정이나 관광 등을 도와주는 일을 한다.
② 의료관광 코디네이터는 환자에게 일어날 수 있는 모든 일에 대한 지식과 기술, 적절한 태도를 가지고 있어야 한다.
③ 의료관광 코디네이터의 역할은 〈표 1-20〉과 같다.

〈표 1-20〉 의료관광 코디네이터의 역할

과 업	지 식	기 술	태 도
외국어 능력	환자가 사용하는 언어를 능숙하게 사용할 수 있어야 한다.	듣기, 말하기, 읽기, 쓰기	자세하지만 어렵지 않게 쉽게 이해하도록 설명하는 태도

과 업	지 식	기 술	태 도
비자 발급지원	비자 발급과 비자 연장에 대한 지식이 있어야 한다.	비자 발급, 비자 연장, 비자 유형변경	신속한 해결을 위한 적극적인 태도
항공예약	항공산업에 대하여 이해하고 있어야 한다.	예약, 예약확인, 예약 변경	신속한 해결을 위한 적극적인 태도
숙박예약	국내 숙박시설에 대하여 숙지하고 있어야 한다.	예약, 예약확인, 예약 변경	신속한 해결을 위한 적극적인 태도
여행업에 대한 이해	국내 관광지의 지식과 여행에 대한 지식이 있어야 한다.	관광지에 대한 이해 및 안내	자세하지만 쉽게 이해할 수 있도록 설명하는 태도
고객 서비스 유지 및 관리	고객관계 관리에 대한 지식이 있어야 한다.	기존고객에 대한 지속적인 관리	신속한 해결을 위한 적극적인 태도
문화별 서비스 제공	각국의 문화의 차이를 알고 조정할 수 있어야 한다.	환자의 문화에 대한 이해, 조정 능력	문화에 대한 환자의 요구에 적극적이고 이해하는 태도
관광안내	관광산업에 대하여 충분히 숙지하고 있어야 한다.	관광일정 관리, 안내, 관광상품 기획	친절하고 적극적인 태도
의료관광 상품상담	의료관광상품에 대한 이해와 설명, 기획할 수 있어야 한다.	상품기획, 상품개발, 상품상담	의료관광상품에 개발에 대한 적극적이고 창의적인 태도
일정관리	진료와 관광에 대한 일정을 관리할 수 있어야 한다.	일정에 대한 계획, 파악, 조정	환자에게 부담이 가지 않도록 하는 합리적인 태도
의료제도 및 보험안내	우리나라의 의료제도와 보험에 관한 지식이 있어야 한다.	의료제도의 차이 분석, 의료관광에 적용되는지의 여부 확인	신속한 해결을 위한 적극적인 태도
의학적 지식	의학용어, 질환에 대한 지식을 지니고 있어야 한다.	의학용어 구사 능력, 질환에 대한 지식	자세하지만 쉽게 이해할 수 있도록 설명하는 태도
고객편의 제공	교통, 음식 등 고객의 편의를 제공할 수 있어야 한다.	고객의 불편함 및 요구 파악	불편함을 느끼기 전에 사전에 해결하고자 하는 적극적인 태도
진료 및 치료에 대한 번역	의료행위에 있어 해당 상황을 환자에게 설명할 수 있어야 한다.	의학용어, 질환에 대한 지식, 통역 능력	자세하지만 쉽게 이해할 수 있도록 설명하는 태도
병원생활 안내	병원시설을 이용할 수 있도록 설명 및 안내를 할 수 있어야 한다.	병원에 대한 이해	자세하지만 쉽게 이해할 수 있도록 설명하는 태도
병원행정 업무처리	병원행정과 병원업무에 대한 지식이 있어야 한다.	병원 서식처리, 병원 안내	자세하지만 쉽게 이해할 수 있도록 설명하는 태도
분쟁조정	과실에 대한 문제, 의료법, 의료분쟁에 대한 문제해결 능력이 있어야 한다.	의료과실 파악, 분쟁조정 능력, 분쟁해결 능력	신속히 문제를 파악하고 합리적으로 해결하고자 하는 태도
리스크 상담	리스크에 대한 지식을 지니고 정보를 제공할 수 있어야 한다.	리스크 분석, 리스크 처리방법, 리스크 제거를 위한 노력	과학적이고 분석적인 태도
서비스 마인드	환자의 심리, 질환에 대한 지식을 지니고 있어야 한다.	환자의 불만, 요구 파악, 심리적 안정유도	환자를 우선하여 봉사하는 태도

제2장
의료 서비스의 과정

01 의료관광 프로세스
02 입국단계
03 초기 접촉과정
04 확인과정
05 서비스 단계
06 매뉴얼 작성법 및 실례

최근 많은 국가들이 의료 서비스 및 건강 증진활동을 관광사업과 연계하여 고부가가치 산업으로 발전시키고 있다. 선진국과 비교하여 비용이 저렴하면서 선진국 수준의 의료 서비스와 휴양시설을 갖춘 아시아 국가에서 의료관광산업이 활발히 추진 중이다.

우리나라도 2009년 의료법 개정으로 외국인 환자 유치행위가 허용된 이래 메디컬 비자 도입, 유치기관 등록제, 의료기관의 숙박업 및 부대사업인정 등 의료관광 활성화를 위한 다양한 지원정책을 시행하고 있으며, 이에 힘입어 아시아 주요 의료관광 국가로 부상하고 있다.

01 의료관광 프로세스

프로세스(Process)의 사전적인 뜻은 "어떠한 일을 함에 있어 그 일과 상호관계를 순서에 따라 파악하여 효율적이고 합리적으로 할 수 있는 체계"이다.

의료관광 프로세스는 관광객 유치를 위한 홍보부터 시작하여 의료관광 서비스의 제공을 지나 추후 관리까지 모두 포함하는 순서나 흐름, 체계이다.

의료관광 제공자와 의료관광객 각각의 입장에서 처음부터 끝까지 일어나는 의료관광 순서는 〈표 2-1〉과 같다.

〈표 2-1〉 의료관광 순서

순 서	의료관광 제공자	의료관광객
정보수집 및 상담	광고, 정보제공, 상담 등	의료기관 및 관광에 대한 정보수집 및 예약 등
출국준비 및 출국	여권 및 비자상담, 항공권 및 숙소예약, 일정 안내 등	출국준비, 입국, 숙소이동, 관광 및 쇼핑 등
의료 서비스	병원예약 및 상담, 통역 등	병원이동, 의료진 진료 및 시술, 입원 등
요양 및 관광	관광안내, 숙소예약, 교통편 제공 등	온천, 쇼핑, 시티투어, 체험 투어 등 각종 요양 및 관광
귀국	항공권 예약 등	귀국
사후관리	사고나 의료분쟁에 대한 법률지원, 건강에 대한 지속적인 관심과 관리	사후 건강관리, 추가진료

1. 의료관광 유치 등록과정

외국인을 대상으로 의료관광 서비스를 제공하기 위해서는 우선 해당 의료기관의 외국인 환자 유치에 대한 등록을 해야 한다.

1) 외국인 환자 유치사업 등록요건

「의료법」 제27조 2에 의하면 외국인 환자를 유치하고자 하는 자는 보건복지부령으로 정하는 규모 이상의 자본금을 보유할 것, 보증보험에 가입하였을 것, 기타 외국인 환자 유치를 위하여 보건복지부령으로 정하는 사항의 요건을 갖추어야 하고, 외국인 환자 유치사업 등록요건은 〈표 2-2〉와 같다.

〈표 2-2〉 외국인 환자 유치사업 등록요건

외국인 환자 유치 의료기관의 등록요건 (「의료법 시행규칙」 제19조의3)	외국인 환자를 유치하려는 의료기관은 외국인 환자를 유치하려는 진료과목별로 전문의 1명 이상을 두어야 한다. 다만, 진료과목이 「전문의의 수련 및 자격인정 등에 관한 규정」 제3조에 따른 전문과목이 아닌 경우에는 그러하지 아니하다.
외국인 환자 유치업자의 등록요건(「의료법 시행규칙」 제19조의3)	① 「의료법」 제27조의2 제2항 제1호에서 '보건복지부령으로 정하는 보증보험에 가입하였을 것'이란 다음 각 호를 모두 충족하는 보증보험에 가입한 경우이다. 다만, 그 보증보험에 가입한 후 외국인 환자에게 입힌 손해를 배상하여 보험계약이 해지된 경우에는 1개월 이내에 다시 가입하여야 한다. ㉠ 외국인 환자를 유치하는 과정에서 고의 또는 과실로 외국인 환자에게 입힌 손해에 대한 배상책임을 보장하는 보증보험일 것 ㉡ 해당 보험회사가 「보험업법」 제4조 제1항 제2호 라목의 보증보험에 대하여 금융위원회의 허가를 받은 보험회사일 것 ㉢ 보험금액이 1억원 이상이고, 보험기간을 1년 이상으로 하는 보증보험일 것 ② 「의료법」 제27조의2 제2항 제2호에서 '보건복지부령으로 정하는 규모'란 1억원(다만, 「관광진흥법」 제4조 및 같은 법 시행령 제2조 제1항 제1호 가목에 따라 일반여행업 등록을 한 경우에는 0원)을 이다. ③ 「의료법」 제27조의2 제2항 제3호에서 '보건복지부령으로 정하는 사항'이란 국내에 설치한 사무소를 의미한다.

2) 외국인 환자 유치사업 등록대상 및 접수

「의료법」 제27조 2에 따르면 [그림 2-1]과 같이 외국인 환자 유치사업 등록 대상은 외국인을 유치하고자 하는 의료기관으로 일정한 요건을 갖추어 보건복지부 장관에게 등록하여야 한다.

① 외국인 환자 유치사업 등록업무와 사업실적 보고는 한국보건산업진흥원이 위탁받아 수행한다.

② 외국인 환자 유치사업 등록접수는 접수일로부터 20일 이내에 등록 적합 여부를 검토하여 적합하면 등록증을 교부한다.

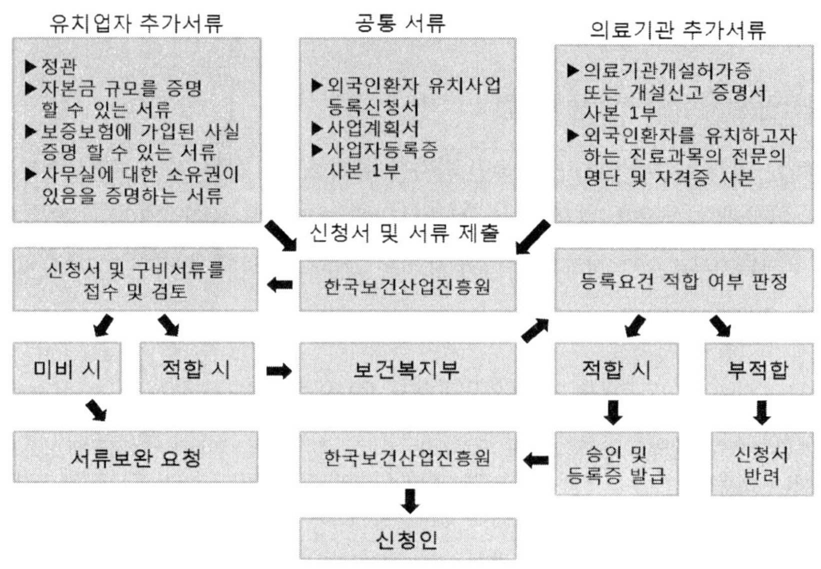

[그림 2-1] 외국인 환자 접수서류 및 등록절차

3) 외국인 환자 유치사업의 변경, 휴업 및 폐업, 취소

외국인 환자 유치사업을 등록한 의료기관 및 유치업자가 휴업 또는 폐업을 하면 다음과 같이 서류를 한국보건산업진흥원에 신청을 해야 한다.

① 외국인 환자 유치사업 변경 및 등록증 재발급 : 외국인 환자 유치사업을 변경하기 위해서는 변경신청서를 한국보건산업진흥원에 제출 및 등록증을 재발급받아야 한다.

㉠ 외국인 환자 유치사업 변경 : 의료기관명, 소재지, 대표자 등이 변경된 경우 변경 내용을 작성하여 한국보건산업진흥원에 제출해야 한다.

㉡ 등록증 재발급 : 「의료법 시행규칙」 제19조의7에 의하면 외국인 환자 유치 의료기관이나 업자는 발급받은 등록증을 잃어버렸거나 손상되어 못쓰게 된 경우에 등록증 재교부신청서와 등록증(손상되어 못쓰게 된 경우만 해당한다)을 첨부하여 한국보건산업진흥원에 제출하여야 한다.

㉢ 한국보건산업진흥원은 신청내용을 보건복지부 장관에 알려야 한다.

② 외국인 환자 유치사업의 휴업 및 폐업 : 외국인 환자 유치사업에 등록한 의료기관 및 유치업자 중 휴업이나 폐업, 영업을 재개하려는 자는 해당 서류를 구비 하여 한국보건산업진흥원에 신청한다.

㉠ 휴업, 폐업, 영업재개 신청 시 필요한 서류는 〈표 2-3〉과 같다.

㉡ 외국인 환자 유치사업을 등록 후에 영업을 시작하지 아니하는 경우도 휴업으로 본다.

〈표 2-3〉 휴업, 폐업, 영업 재개 신청시에 필요한 서류

휴 업	폐 업	영업재개
① 휴업신고서 / ② 등록증	① 폐업신고서 / ② 등록증	① 재개업신고서

㉢ 외국인 환자 유치기관이나 업자가 폐업, 휴업을 할 경우 현재 계약체결자 등 유치 또는 소개 중에 있는 환자가 없다면 본인 확인서를 제출하도록 한다.

㉣ 외국인 환자 유치사업의 변경, 휴업, 폐업을 대리인이 수행 하는 경우에는 대표자의 위임장 및 신분증 사본을 같이 제출해야 한다.

③ 외국인 환자 유치사업 취소 : 의료기관 또는 외국인 환자 유치업자가 등록요건을 갖추지 아니한 경우, 외국인 환자 유치허용 대상 외의 자를 유치하는 행위를 한 경우, 「의료법」 제63조에 따른 시정명령을 이행하지 아니한 경우, 상급종합병원이 병상 수의 100분의 5를 초과 하여 외국인 환자를 유치한 경우에 보건복지부 장관은 등록을 취소할 수 있다.

4) 외국인 환자 유치사업 실적 보고

「의료법」 제27조 2에 의하면 외국인 환자 유치업자 및 의료기관은 보건복지부령으로 정하는 바에 따라 매년 3월 말까지 전년도 사업실적을 보건복지부장관에게 보고하여야 한다. 외국인 환자 유치사업 실적 보고 내용은 〈표 2-4〉와 같다.

〈표 2-4〉 외국인 환자 유치사업 실적보고 내용(「의료법 시행규칙」 제19조의9)

구분	내용
외국인 환자 유치 의료기관의 경우	① 외국인 환자의 국적, 성별 및 출생년도
외국인 환자 유치 사업자의 경우	① 외국인 환자의 국적, 성별 및 출생년도 ② 외국인 환자의 방문 의료기관, 진료과목, 입원기간 및 외래 방문일수 ③ 외국인 환자의 입국일 및 출국일

02 입국단계

의료관광객은 해당 국가의 의료 서비스를 받기 위해 입국절차를 밟게 된다.

비자의 종류, 발급, 입국목적 사실확인서, 신원보증서, 체류기간 연장시 절차 등 편리를 도모하도록 자세히 이해하고 안내해야 한다.

1. 비자 발급

의료관광 비자 발급을 위해서는 현지 의사의 진단서, 지불능력 확인서, 의료관광을 제공할 의료기관의 진료예약 확인서가 있다. 외국인 진료예약 확인서는 〈표 2-5〉와 같다.

〈표 2-5〉 외국인 진료예약확인서

예약번호 : Reservation Number		환자성명 : Patient's Name	
국적 : Nationality		생년월일 : Year, Month and Date of Birth	
여권번호 : Passport Number		여권 만료일 : Passport Expiration Date	
보호자 성명 : Name of the Accompanying Person		환자와의 관계 : Relation to the Patient	
여권번호 : Passport Number		여권 만료일 : Passport Expiration Date	
주소 : Home Address		진단명 : Diagnosis	
전화번호 : Home Telephone Number		핸드폰 번호 : Mobile Phone Number	
진료과목 1 : Medical Department 1		진료과목 2 : Medical Department 2	
선택의사 1 : Physician in Charge 1		선택의사 2 : Physician in Charge 2	

* 성명은 여권에 나오는 대로 영문으로 작성하여야 한다.
* Names should be written with Latin letters according to the spelling given in passport.
* 위와 같이 대한민국 ○○○학교 ○○○병원에 진료 예약이 완료되었음을 확인함.
* 진료 예약 확인서는 대한민국에서 의료관광 활성화를 위해 치료목적의 환자와 동반 배우자, 자녀 또는 직계가족에게 방문 편의를 제공하고자 발급되는 확인서이다.
* This document confirms that 000 UNIVERSITY 000 HOSPITAL has received a reservation for treatment details of which are described above.
* In accordance with Korean medical tourism development program this confirmation is issued to facilitate the entry in the Republic of Korea of the patient and accompanying person.

20○○년 월 일

○○○대학교 ○○○병원 병원장

○○○ UNIVERSITY ○○○ HOSPITAL

※ 참고사항

1. 환자 또는 그 보호자는 사전에 제출한 진단 내용과 틀리거나 추가 진료가 필요하다는 담당 의사의 소견이 있을 경우 진료과목의 변경이나 추가 비용이 발생할 수도 있다.
2. 환자 또는 그 보호자가 요청 시 진료과목과 의사는 변경할 수 있다.
3. 만일 진료과실에 의한 의료사고발생 시 엄정한 한국 의료법에 준하여 보상 처리한다.

※ Additional Information

1. If in the process of medical treatment physicians in charge find an incorrectness in the preliminary diagnosis provided to the hospital by the patient, or come to a conclusion about the necessity of additional treatment, the program of treatment may be altered. This in turn may lead to additional expenses on the part of the patient.
2. Patient and his/her guardian have a right to request an alteration the treatment program and/or change of the physician in charge.
3. According to the Law on Medicine of the Republic of Korea, in cases when a mistake on the part of medical personnel of the hospital proves to be harmful to the patient's health, the hospital provides a patient with damage compensation.

2. 입국비자 종류

의료관광을 위하여 받을 수 있는 입국비자로는 사증 면제(B-1), 관광 통과(B-2), 단기종합(C-3), 기타 장기체류 비자(G-1), 메디컬 비자가 있다.

입국비자의 종류와 특징은 〈표 2-6〉과 같다.

〈표 2-6〉 입국비자 종류와 특징

구 분	단기체류				장기체류
	사증이 필요 하지 않는 국가		사증이 필요한 국가		
체류자격	B-1	B-2	C-3	C-2-M	G-1-M
주된 목적	의료, 관광	의료, 관광	관광〉의료	관광〈의료	치료
체류기간	90일	30일, 90일	30일, 90일	30일, 90일	6개월, 1년
발급기관	입국심사관	입국심사관	재외공관	출입국사무소, 재외공관	출입국사무소, 재외공관
심사기준	일반관광객과 동일	일반관광객과 동일	일반관광객과 동일	의료목적 중점 심사	의료목적 중점 심사
심사기간	-	-	없음	7일 내	7일 이내
신청자	외국인	외국인	외국인	지정업체, 외국인	지정업체, 외국인
사증발급 수수료	무	무	유	유	유
외국인등록	불요	불요	불요	불요	필요
건강보험	불가	불가	불가	불가	불가
간병인 동반	-	-	불가	제한적 가능	가능
기간 연장 - 단기	가능	가능	가능	가능	-
기간 연장 - 장기	G-1-M으로 변경	G-1-M으로 변경	G-1-M으로 변경	G-1-M으로 변경	체류기간 연장
신청 등 대리	불가	불가	불가	출입국 민원대리인	출입국 민원대리인
유치업자 알선	가능	가능	가능	가능	가능

1) 비영리 단기종합 비자(C-3)

관광, 통과, 요양, 친지 방문, 친선경기, 각종 행사나 회의 참가 또는 참관, 문화예술, 일반연수, 강습, 종교의식 참석, 학술자료 수집, 기타 이와 유사한 비영리적 목적으로 [그림 2-2]와 같이 단기간 체류하는 자에게 발급되며, 체류기간은 30일에서 90일까지로 영사의 판단에 의한다.

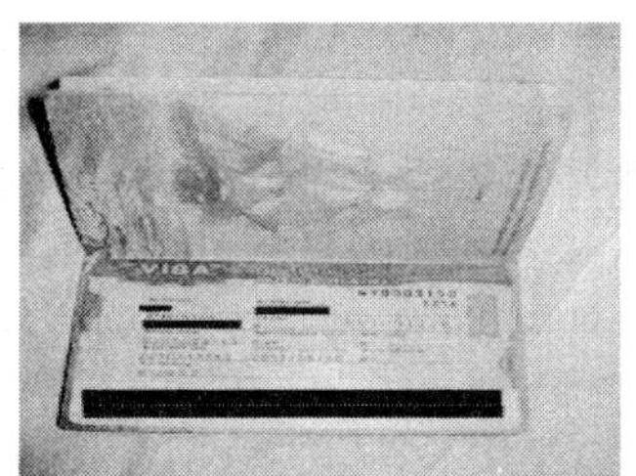
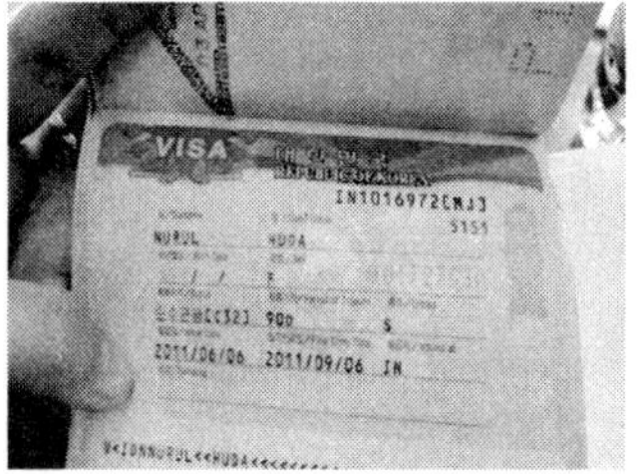

[그림 2-2] C-3(비영리 단기종합 비자)

2) 기타 장기체류 비자(G-1)

치료 · 소송을 목적으로 하는 자, 제주특별법에 따라 휴양시설을 소유하고 조건을 갖춘 외국인, 외국인 환자 유치 의료기관 혹은 유치업자로 등록된 자의 초청에 의하여 국내 의료기관에서 진료 또는 요양을 할 목적으로 입국하고자 하는 자에게 발급된다.

체류기간은 91일 이상이고, 치료 및 여행기간이 90일 이하인 경우에는 C-3(단기종합) 사증발급인정서가 발급된다(그림 2-3).

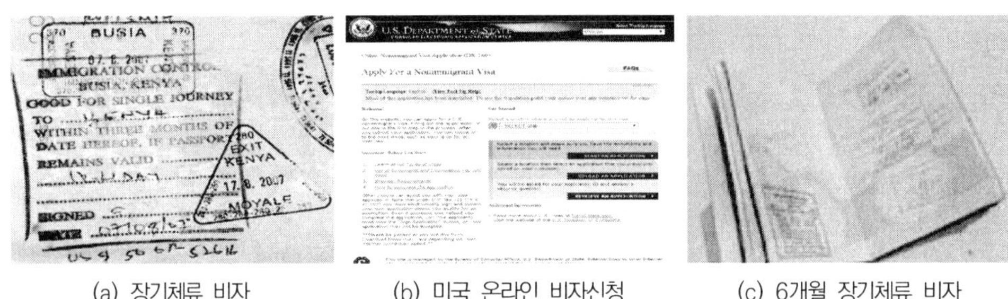

(a) 장기체류 비자 (b) 미국 온라인 비자신청 (c) 6개월 장기체류 비자

[그림 2-3] G-1(기타 장기체류 비자)

3) 메디컬 비자(C-2-M, G-1-M)

2009년 5월부터 메디컬 비자를 발급하기 시작하였다.

① 기존의 단기 종합(C-3)과 기타 장기체류(G-1)에 치료목적의 M(Medical)을 표기한다.
② 기존보다 좀 더 완화된 심사로 발급받을 수 있다.
③ 발급대상은 외국인 환자 유치기관의 초청에 의해 국내 의료기관에서 진료 또는 요양할 목적으로 입국하는 외국인 환자는 물론이고, 외국인 환자의 간병 등을 위해 동반 입국이 필요한 배우자 및 동반가족도 발급받을 수 있다(그림 2-4).

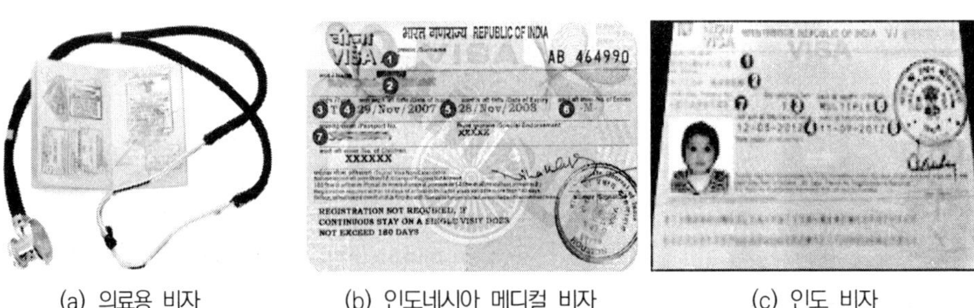

(a) 의료용 비자 (b) 인도네시아 메디컬 비자 (c) 인도 비자

[그림 2-4] C-2-M, G-1-M(메디컬 비자)

3. 입국 목적 사실확인서

비자발급 후 입국 목적 사실확인서를 고객에게 보내도록 하고, 입국목적 사실확인서는 국내 입국시에 의료관광 목적의 입국임을 증명하여 입국심사 때 원활한 통과를 위해서 제출하는 확인서이다. 입국 목적 사실확인서는 〈표 2-7〉과 같다.

〈표 2-7〉 입국 목적 사실확인서

신 원 보 증 서

국적 : Nationality		환자성명 : Name in Full	
여권번호 : Passport No.		생년월일 : Date of Birth	
보호자 / 동행인 Name of Guardian			

상기인은 한국의 우수한 의료관광을 목적으로 방문하신 분으로 신체적, 정신적으로 또는 언어소통에 어려움이 있을 수 있는 분이다. 따라서 원활한 입국심사 및 통과절차를 위해 세심한 배려와 협조를 당부 드리며 입국목적에 대해 다음과 같이 확인한다.

\- 다음 -

가. 입국예정일(Expected Date of Entry) :
나. 예약병원 : 홍길동 병원(서울특별시 동대문구 회기동)
다. 담당자 연락처 : 02) ○○○-○○○○, 010-○○○-○○○○(홍동길)

* 위 확인서는 환자 및 보호자의 입국심사 편의를 위한 것으로 비자 취득과는 무관하다.
* This certificate is only to help for entry, so this is not concerned with visa

병원명 (직인)

4. 신원보증서

신원보증서는 신원보증을 해준 외국인이 국내에 입국하여 발생하는 모든 법적인 책임을 보증함을 증명하는 서류이다. 해당 외국인이 책임을 회피할 시 모든 책임은 보증인에게 묻게 된다. 신원보증서 양식은 〈표 2-8〉과 같다.

〈표 2-8〉 신원보증서

신 원 보 증 서

1. 피보증 외국인

성(last name)		漢子			성별	남
이름(first name)						여
생년월일		국적		여권번호		
대한민국 내 주소				전화번호		
체류 목적						

2. 신원보증인

가. 인적 사항

성명			漢子	성별	남
					여
여권번호 또는 주민등록번호		국적			
		전화번호			
주소					
근무처		직위			
피보증인과의 관계		비고			

나. 보증기간

2025년 01월 28일부터 2027년 03월 28일까지

※ 보증기간의 최장기간은 4년으로 한다.

다. 보증내용

체류 중 제반 법규를 준수하도록 한다.

(1) 체류 중 제반 법규를 준수하도록 한다.

(2) 출국 여비 및 이와 관련된 비용에 대한 지불책임을 부담한다.

(3) 체류 또는 보호 중 발생하는 비용에 대한 지불책임을 부담한다.

위 신원보증인은 피보증 외국인이 대한민국에 체류함에 있어서 그 신원에 이상이 없음을 확인하고 위 사항을 보증한다.

20○○년 01월 01일

신원보증인 ______________ (서명 또는 인)

5. 체류기간 연장시 행정절차

의료관광을 목적으로 체류 중인 외국인 환자가 치료의 목적으로 체류기간을 연장하고자 할 때 체류기간 연장 허가를 받아야 한다.

1) 단기체류자 체류기간 연장 허가

사증면제(B-1), 관광통과(B-2), 단기종합(C-3) 등의 비자를 발급받아 90일 미만의 체류기간을 부여받고 90일 이내에서 체류기간을 연장하고자 하는 외국인에 해당하고, 단기체류자 체류기간 연장 허가는 〈표 2-9〉와 같다.

〈표 2-9〉 단기체류자 체류기간 연장 허가

구비서류	방문처리시 : 여권
수수료	3만원(정상적으로 접수 처리된 민원의 수수료는 반환되지 않음)
처리과정	• 전자민원 ① 신청 → ② 수수료 결재 → ③ 접수 → ④ 처리 • 방문 예약 ① 방문 예약 → ② 예약일에 관할 출입국관리사무소 또는 출장소 방문 → ③ 신청 → ④ 접수 → ⑤ 처리 ※ 단, 당일 처리되지 않은 민원처리 결과는 민원신청 현황에서 확인 가능
접수시간	• 접수시간 전자민원 : 평일 08 : 00부터 18 : 00(토, 일, 공휴일 제외) 방문 예약 : 연중무휴 • 처리시간 전자민원 : 3일 이내(72시간) 방문 처리시 : 즉시
처리기관	관할 출입국관리사무소 또는 출장소
소관 부처	법무부 출입국 외국인 정책본부 체류정책팀
관련법 / 제도	• 출입국관리법 제25조 • 출입국관리법 시행령 제31조
전화번호	02-2650-6399
기타	전자민원은 토, 일, 공휴일을 포함하지 않은 체류기간 만료 3일 이전까지 신청 가능하며, 방문 예약은 체류기간 만료일 1일 전까지 신청 가능

2) 기타 장기체류(G-1) 체류기간 연장허가

외국인 환자 유치 의료기관 또는 유치업자로 등록한 자의 초청에 국내 의료기관에서 진료 또는 요양을 할 목적으로 입국한 자로 기타 장기체류(G-1)비자를 발급받아 외국인 등록이 되어 있는 환자에 해당한다.

① 체류기간 연장을 위해서는 여권, 외국인 등록증, 체류기간 연장 허가신청서, 의료기관의 소견서, 진단서, 여행일정표 등 장기체류의 필요성을 입증할 수 있는 서류, 장기체류를 위한 비용을 조달할 수 있는 능력을 입증하는 서류, 수수료(3만원)를 제출해야 한다.
② 연장의 허가를 위한 심사기준은 사유의 진실성을 중점으로 본다.
③ 치료가 완치된 이유로 연장 사유가 소멸하는 경우에는 체류기간의 연장을 제한한다.

6. 공항 픽업

공항에 도착한 외국인 환자를 마중 나가는 편의 서비스로 보통 고객이 원하는 경우나 VIP 고객에 한하여 제공한다. 또한 외국인 환자가 우리나라에 도착하여 우리나라와 해당 의료기관에 대한 첫인상을 갖는 단계이기 때문에 약속 시간을 철저하게 지키고 격식을 갖춘 서비스를 제공하며, 공항에서 환자를 마중함에 있어서 여러 고려사항과 돌발 사항 대처 방법 등을 숙지하여 환자가 불편함을 겪지 않도록 해야 한다.

1) 공항 마중시 고려사항

공항 마중시 지켜야 할 고려사항은 다음과 같다.

① 약속시간보다 일찍 가서 기다린다 : 공항까지 가는 길 이 교통체증이나 환자의 항공기가 예정 시간보다 일찍 도착하는 경우가 있기때문에 약속 시간 보다 일찍 가서 기다려야 한다.
  ㉠ 첫 만남부터 환자를 기다리게 하면 환자는 불편하다.
  ㉡ 첫인상이 나쁘면 차후 서비스 제공에 대해서도 불신을 갖거나 사소한 잘못도 눈덩이처럼 커져 보이기 마련이다.
② 미팅 포인트 지정 : 인천공항의 경우 A부터 F까지 6개의 도착장이 있다.
  ㉠ 마중 나간 사람은 환자의 입국장 앞 도착 안내 대형 전광판을 통해 항공기의 도착 시각 및 지정 출구를 확인하도록 한다.
  ㉡ 환자가 지정 출구가 아닌 다른 출구를 통하여 1층 환영 홀로 입장하면 마중 나간 사람과 바로 만나지 못하기 때문에 사전에 만날 곳을 지정해야 한다.
  ㉢ 인천공항의 경우 입국장의 A, C출구 앞에 의료관광 안내지원센터가 있으므로 이를 활용하도록 한다.

③ 환자를 위하여 세심하게 배려하도록 한다 : 환자는 고국을 떠나 타국의 낯선 환경에 오게 되므로 불안을 느낄 수 있다.

㉠ 해당 언어에 능통한 사람이 마중하는 것은 물론이고 밝은 표정, 목소리, 진심으로 환영하는 자세로 환자를 맞이하도록 한다.

㉡ 겨울에 더운 지방에서 오는 외국인을 마중 나간다면 외투를 한 벌 준비해간다.

④ 손팻말(Placard)을 준비한다 : 환자가 바로 확인하여 만남에 지장이 없도록 하는 것이다.

㉠ Placard에 환자의 이름, 의료기관명 혹은 초청자 명을 기재하고 가능한 환자가 사용하는 언어를 쓰도록 한다.

㉡ 글씨 크기나 손팻말의 크기는 너무 크지도 작지도 않게 알아보기 쉽게 만든다.

㉢ 사전에 준비하지 못하였을 경우 종합 안내데스크에서 무료로 피켓을 대여하고 있으니 이를 이용한다.

㉣ 우리나라에서 피켓(Picket)은 본래 시위 때 사용하는 말이기 때문에 플래카드(Placard)라고 하거나 우리말로 손팻말이라고 해야 한다.

㉤ 우리나라에 걸려있는 커다란 현수막을 플래카드라고 하는데 본래 배너(Banner)이다.

2) 돌발상황시 대처법

공항 마중시 돌발상황이 발생하였을 때에는 당황하지 말고 침착하게 대처해야 한다.

① 환자가 출국장에 나오지 않을 경우 : 환자가 미팅 포인트에 나타나지 않는다면 항공기에 탑승하지 않았거나 입국심사에서 문제가 생길 수 있다.

㉠ 입국심사에 문제가 있는 경우 : 항공기 도착시간 이후로 1~2시간이 지나도 환자가 보이지 않을 경우 입국심사에서 문제가 발생할 수 있으니, 바로 출입관리사무소 물어보면 바로 확인 가능하다. 김포공항, 인천공항 출입국관리사무소는 〈표 2-10〉과 같다.

〈표 2-10〉 김포공항 · 인천공항 출입국관리사무소

기관명	관할 구역	주 소	전화 / 팩스	
인천공항 출입국관리사무소	• 인천국제공항 • 출입국 심사전담	인천광역시 중구 공항로 272	전화	032-740-7015~7,9
			팩스	032-740-7010
김포공항 출입국관리사무소	• 김포공항 출입국 • 출입국 심사전담	서울시 강서구 하늘길 38	전화	02-2664-6202
			팩스	02-2666-0533
인천공항 출입국관리사무소 도심공항 출장소	• 출입국 심사전담	서울시 강남구 아셈길 53	전화	02-551-8432
			팩스	02-551-6934

㉡ 항공기에 탑승하지 않았을 경우 : 환자가 항공기에 탑승하였는지에 대한 여부는 사실상 알기 어렵다.

- 항공사 마다 약간의 차이는 있으나 개인정보 누출을 방지하거나 시스템상에서 확인할 수 없는 이유로 알려주지 않는다.
- 환자가 보이지 않고 연락도 없을 경우 출입국관리사무소나 환자에게 연락하도록 한다.

② 마중이 늦었을 경우 : 마중을 나감에 있어서 항상 약속 시간보다 일찍 가 있어야 하지만 피치 못할 사정으로 마중에 늦는 경우가 생길 수 있으니 이를 대비하여 입국목적 사실확인서, 초청장, 진료예약 확인서 등에 담당자의 연락처를 기재하도록 한다.

㉠ 환자가 인천공항으로 입국시 의료관광 원스톱 서비스센터를 만나는 장소로 정하는 것도 좋은 방법이다.

㉡ 의료관광 원스톱 서비스센터에는 간호사 등 6명의 전문 인력이 있으며, 이들은 입국하는 외국인에게 관광지 정보, 국내 의료기관 혹은 유치업체에 대한 정보를 안내하며 잠재고객을 대상으로 상담을 하기도 한다.

㉢ 휴게공간이 있어 공항에서 무작정 기다리게 하는 것보다 환자의 불만을 줄일 수 있다.

㉣ 의료관광 안내지원 센터는 인천국제공항의 출국장 A와 C에 위치하여 있다.

03 초기 접촉과정

초기 접촉단계는 고객이 의료 서비스를 받고자 여러 가지 정보를 수집하고 의료기관에서는 필요한 정보를 제공하는 단계이다.

1. 최초 연락

최초 연락을 위한 준비와 최초 연락시 대응으로 나눌 수 있으며, 최초 연락과정의 정보수집과 제공은 〈표 2-11〉과 같다.

〈표 2-11〉 최초 연락과정의 정보수집과 제공

	정보수집	정보제공
고객	의료관광에 대한 정보수집	본인의 개인정보, 건강 상태, 진료기록, 진료비 지불방식 등
의료관광 제공자	고객의 개인정보, 건강 상태, 진료기록, 진료비 지불방식 등	의료관광에 대한 정보제공

1) 최초 연락을 위한 준비

고객의 수요를 이끌어 내기 위해서는 의료체계, 보험 등의 환경을 고려하여 경쟁력 있는 의료관광상품을 개발해야 한다. 그 후에 온라인 및 오프라인 광고 등을 통하여 의료관광을 고려하고 있거나 추후에 의료관광을 이용하게 될지도 모르는 모든 잠재고객에게 정보를 제공해야 한다.

① 최초 연락에 있어서 문의자는 환자, 보호자, 의사, 보험사, 여행사, 의료관광 에이전시 등 매우 다양하다.
② 환자나 보호자가 직접 알아보는 경우도 있지만, 여행사나 의료관광 에이전시 등 중개업체를 이용하기도 하기 때문이다.
③ 신뢰할 수 있는 에이전시를 확보하고 국제진료 협약이나 해외 의료기관과의 네트워크를 구축, 해외 의료사업 지원 등을 통하여 의료관광 수요를 촉진해야 한다.
④ 최초 연락을 위한 준비에서는 정보의 제공, 수집 그리고 해당 국가나 의료기관이 고객의 수요를 촉진하기 위한 인프라의 구축이 중요하다(그림 2-5).

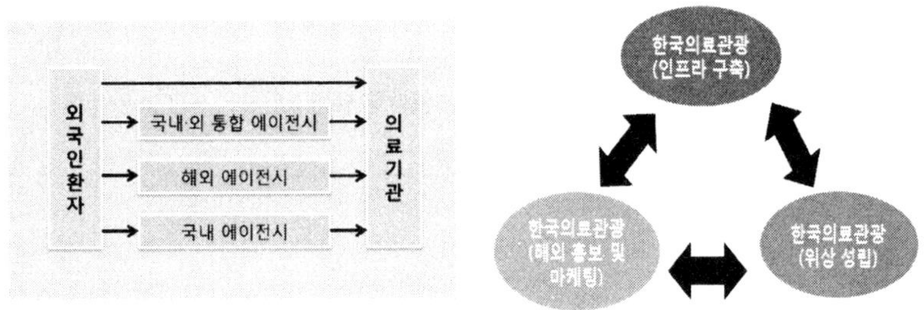

[그림 2-5] 최초 연락 유형

2) 최초 연락시 대응

고객이 해당 의료기관을 처음으로 접하여 첫 인상을 갖게 되는 단계이다.

① 최초 연락방법은 전화, 팩스, 메일 등이 있으며, 웹사이트를 언어별로 구축하고 언어별 코디네이터를 배치한다.
② 고객이 문의하면 신속하고 정확하게 답변하도록 하고 항상 친절한 태도로 대한다.
③ 문의가 접수되면 바로 문의가 정상 접수되었다는 사항을 알리고 예상 소요시간이나 진행 상황을 알려야 한다.
④ 고객의 연락처를 파악하고 문의자와 환자의 관계를 파악한다.
⑤ 신속하고 정확한 커뮤니케이션을 위하여 팩스, 전화(유선, 무선), E-mail 등 문의자가

쉽게 확인 할 수 있는 방법을 이용한다.

⑥ 미국 의료관광협회에서 발간하는 Medical Tourism Magazine에서는 사람들이 의료관광에 관한 정보를 어디서 얻는지 조사를 하였다.

㉠ 조사 결과 절반에 가까운 인원이 인터넷을 통하여 정보를 얻는다고 대답하였고, 국가나 병원에 대한 정보를 어디서 얻느냐는 질문에는 70[%] 이상의 인원이 인터넷을 통하여 정보를 얻는다고 하였다.

㉡ 의료관광에 관한 정보는 인터넷을 통하여 얻는 비중이 가장 높다.

㉢ 인터넷을 통하여 정보제공을 위한 웹사이트 구축이 필요하다.

⑦ 의료기관 웹사이트 구축시 고려사항은 〈표 2-12〉와 같다.

〈표 2-12〉 의료기관 웹사이트 구축시 고려사항

- 각 국가별 언어로 제작된 웹사이트를 구축한다.
- 의료기관에서 직접 구축하거나 의료기관에 대하여 잘 알고 있는 사람이 구축한다.
- 어려운 의학용어가 아닌 쉽게 이해 가능한 용어를 사용한다.
- 병원의 시설이나 장비 등에 대한 현황을 기재한다.
- 의료인에 대한 상세한 프로필을 기재한다.
- 병원에 대한 소식, 관련 기사, 보도자료 등을 기재한다.
- 인터넷 상담을 운영하고, 전화 문의를 위한 연락처를 기재한다.
- 이전 환자의 체험수기를 포함하고 병원의 사회적 활동, 성과에 대한 내용을 기재한다.
- 병원의 위치, 주변 환경에 대한 정보를 기재한다.

2. 병원접수

해외에서 환자가 국내 의료기관에 접근하는 경로는 메일, 홈페이지, 전화 등이 있다. 본인이나 가족이 직접 하거나 중개업체, 개인 혹은 단체 등 복잡해질 수 있기 때문에 항목별로 정리하고 체크하여 체계적으로 관리해야 한다.

접수시 항목별 체크리스트는 〈표 2-13〉과 같다.

〈표 2-13〉 접수시 항목별 체크리스트

항목 내용		상	중	하	비 고
인터넷 예약	고객의 데이터가 잘 관리되고 있는가?				정확하고 알아듣기 쉬운 번역
	접수된 예약내용을 확인하고 해당 부서에 지체하지 아니하고 전달하였는가?				
	전화 통화를 위하여 정보를 요청하였는가?				
	고객이 필요로 하는 정보가 충분히 전달되었는가?				

	항목 내용	상	중	하	비 고
진화 예약	친절하고 알아듣기 쉽게 대화하였는가?				자동녹음기 작동 확인
	전화 내용이 녹취되고 있다는 것을 알렸는가?				
	고객의 예약사항을 재확인하였는가?				
	기본적인 예약정보와 예약현황을 제공하였는가?				
	고객이 필요로 하는 정보를 모두 전달하였는가?				
팩스 예약	발신 후 수신 여부를 확인하였는가?				발신 및 수신서류 관리
	예약확인서, 감사 인사, 정보를 전달하였는가?				
	고객이 선택한 상품에 대한 설계가 되어 있는가?				
	해당 담당자와 수신 여부를 확인하였는가?				
단체 예약	전체적인 예약사항을 재확인하였는가?				대표자 인적사항 확인
	친절하고 신뢰를 줄 수 있는 태도로 응대하는가?				
	단체 접수된 예약내용을 확인하고 해당 부서에 지체하지 아니하고 전달하였는가?				
	예약현황을 확인하였는가?				
예약 변경	기존의 예약사항을 확인하였는가?				변경내용을 상호 확인함
	변경할 내용을 확인하고 해당하는 정보를 제공하였는가?				
	변경된 내용을 해당 부서에 지체 없이 전달하였는가?				
	변경 사항과 병실 이용 가능 여부를 고객에게 알리는가?				
병실 현황 관리	현재 예약률이 적정한가?				병실현황 항시 확인
	병실관리 인원과 항상 연락이 가능한가?				
	병실현황을 항시 확인하고 있는가?				
	예약변경이나 취소사항을 해당 부서에 전달하는가?				
예약 취소	예약정보를 확인하는가?				취소내용 확인 및 사후관리
	예약을 취소하는 이유를 파악하였는가?				
	예약취소 여부를 재확인 및 통보하였는가?				
	예약파일 삭제, 예약현황 등의 조치를 취하였는가?				

3. 상담 및 견적서 작성

고객 유치 초기단계에서는 진료비 및 치료계획과 코디네이터의 능력이 고객 유치 성과에 큰 영향을 미친다. 진료에 필요한 환자의 정보를 파악하고, 이를 토대로 치료계획을 수립하며 예상 비용을 산출하여 환자에게 제공한다. 이러한 단계 중 하나라도 환자의 마음에 들지 않으면 고객 유치가 어렵게 된다. 따라서 신속하며 정확하게 처리하는 것은 물론이고 친절하고 신뢰감을 줄 수 있어야 한다.

1) 정보수집

정보수집 단계는 환자의 정보를 정확히 파악하여 정보로 치료계획을 세운다.

① 환자에 대한 정보는 의료진의 정확한 판단을 도우며 정보 부족으로 인하여 생길 수 있는 문제를 최소화한다.
② 수집하는 정보의 종류는 환자의 개인정보, 환자의 상태, 진료기록, 진료비 지불방식 등이다.
③ 수집하는 정보의 종류는 〈표 2-14〉와 같다.

〈표 2-14〉 수집하는 정보의 종류

환자의 개인정보	이름, 성별, 생년월일, 국적, 사용언어, 경제적 정보, 문화적 정보 등
환자의 건강 상태	증상 또는 진단명, 해외여행 가능 여부, 여행시 필요 기기나 약품 등
진료기록	과거질병 내력, 타 병원의 기록, 검사결과, 의사소견서 등
진료비 지불방식	진료비 청구대상자 및 지불 주체, 보험 소지 여부

2) 정보수집 혹은 제공하는 방법

정보수집 혹은 제공하는 방법으로는 온라인과 오프라인으로 나눌 수 있다.

① 온라인 방법 : 병원 홈페이지, E-mail, 메신저, 웹하드 또는 병원 자체에서 시스템을 구축하는 방법 등이 있다.
㉠ 온라인을 이용하면 신속하고 장소에 크게 구애받지 않는다.
㉡ 개인정보가 누출될 수 있고, 시스템을 구축할 때 비용이 많이 들어가는 단점이 있다.
㉢ 온라인 데이터 전달을 위해서는 각 언어의 통역 및 번역에 능통한 코디네이터가 배정되어 있어야 한다.
㉣ 웹사이트의 경우 각 언어별로 구성되어 있어야 하고, 원격의료 상담 페이지가 구축되어 있어야 한다.
② 오프라인 방법 : 빠른우편, 일반우편 등이 있는데 온라인 방법보다 많이 사용된다.
㉠ 국가마다 인터넷 환경이 다르고 데이터의 호환성 문제, 고령층 혹은 저개발국가의 낮은 인터넷 보급과 이해도 때문이다.
㉡ 온라인 방법에 비하여 느리다는 점과 온라인의 경우 해석상의 문제나 애매모호한 설명이 있으면 바로 질문하거나 실시간 대화(메신저 등)로 물어보는 것이 가능하지만 오프라인의 경우 질문 전달과 답변이 오기까지 시간이 걸린다.
㉢ 오프라인으로 데이터 전달을 위해서는 주소를 정확하게 전달하고, 해당 언어나 업무

에 능통한 코디네이터를 배정한다.

③ 고객의 자료를 수집 : 고객의 자료를 수집하고 치료법이나 비용을 상담하는 순서(그림 2-6)은 환자 또는 에이전시에서 문의처에 문의하면 환자에 대한 자료를 수집하고 수집된 자료를 확인 및 입력을 하여 담당 부서로 전달되게 된다.

담당 부서에서는 진단과 치료방법 및 치료비용을 파악하여 환자문의처에 전달하고 환자문의처에서는 환자 혹은 에이전시에 해당 내용을 알려준다.

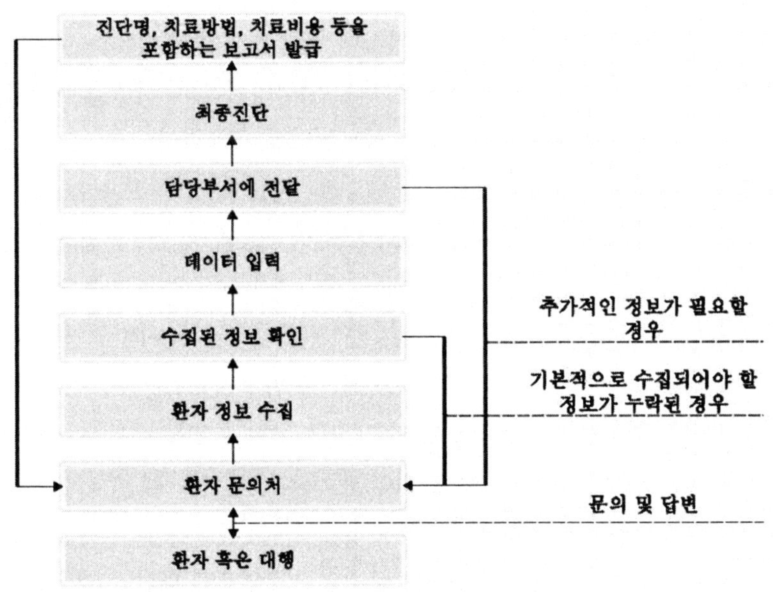

[그림 2-6] 고객자료 수집과 상담순서

3) 치료계획 수립

환자로부터 수집한 정보를 바탕으로 진료를 담당할 진료과 및 진료 의사를 정하고 의료진에게 치료 가능 여부, 치료계획, 진료일정, 사전 준비사항 등의 자문을 구한다. 또한 자문을 구할 때 환자는 해외에서 국내로 오는 특수한 상황이라는 것을 의료진에게 강조하여 가능한 환자의 편의를 도모하는 치료계획을 세우고, 의료진과의 토의로 치료계획이 확정되면 이를 바탕으로 예상 진료비, 체류 일정 및 재원일수, 제공가능한 서비스 등의 진료 프로세스를 설계하여 견적서를 작성하고 송부 한다.

(1) 내원 일정 수립

환자가 병원에 내원 하여 치료를 받을 시기를 정하고, 그에 대한 일정을 준비하는 단계로 최대한 환자의 입장을 고려하여 시기와 일정을 정하도록 한다.

① 치료를 받을 시기 : 의료진 및 관련 부서는 환자의 내원시 일정이 신속하고 원활하게 진행되도록 지원하고, 외국계 보험을 소지한 환자의 경우 해당 보험사에 고객의 등록 여부, 상품의 종류를 확인하여 지불보증을 받는다.

② 사전 준비사항 : 외국인 환자의 내원에 앞서 준비해야 할 사항으로는 외국인 환자에 대한 부서간의 네트워크 구축, 원무 시스템 구축, 다국적 보험회사들과의 네트워크 구축, 청구업무에 대한 이해 등이 있다.

㉠ 부서간 네트워크 구축 : 외국인 환자에 대한 부서간의 네트워크 구축은 외국인 환자의 문화에 대하여 이해 및 원활한 내원 일정의 수립과 시행을 위하여 의료진과 관련 부서 모두 협조하고 지원하도록 네트워크를 구축한다.

㉡ 원무 시스템 구축 : 내원 예정인 환자의 불편함을 최소화하고 신속한 업무처리가 가능하도록 원무 시스템을 구축하는 것으로, 예약·변경·취소·수납·각종 문서발급 등이 포함되고, 각종 검사를 실시함에 있어 미리 예약하여 대기시간을 줄이거나 바로 진행한다[㉮ MRI 촬영자료가 필요할 경우에 최근 내국에서 MRI 촬영(외국인 환자의 경우 전달된 자료는 최초 진단용이며, 최종 확진을 위해서는 병원에서 따로 검사를 실시한다)을 한 적이 없다면 MRI 촬영을 해야 하는데 MRI 촬영을 위해서는 상당한 대기시간이 필요하고, 대기시간이 길어지면 길어질수록 환자의 불편과 경제적 부담은 커진다. 따라서 필요할 경우 미리 예약하여 환자가 대기하지 않고 바로 검사받을 수 있도록 한다].

㉢ 다국적 보험회사들과의 네트워크 구축과 청구업무에 대한 이해 : 고객에게 보다 나은 의료 서비스를 제공하며 그에 대한 대가를 받기 위하여 다국적 보험회사들과 청구대행 서비스 업무와 관련된 계약을 맺고 네트워크를 구축하는 것으로 지불보증을 위한 절차는 [그림 2-7]과 같으며, 외래고객과 입원고객은 지불보증을 위한 절차에 차이가 있다.

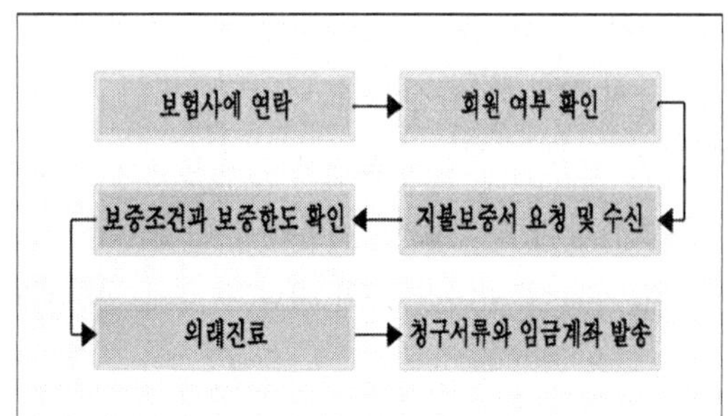

(a) 외래고객의 지불보증을 위한 절차

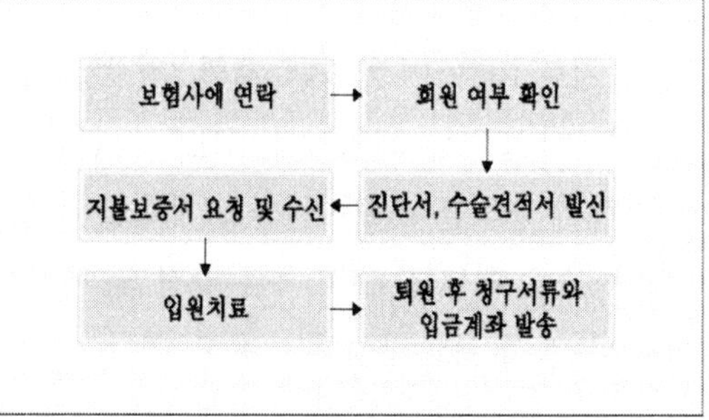

(b) 입원고객의 지불보증을 위한 절차

[그림 2-7] 지불보증을 위한 절차

③ 회원 확인 절차나 청구 절차는 보험회사마다 차이가 있으므로 반드시 확인 후에 진행하고, 내국인 환자와 외국인 환자의 진료절차는 차이를 보인다[예) 외국인 환자의 경우 방사선 검사(CT, X-ray 등)를 마치고 나서 외래진료가 진행된다. 외국인 진료를 위한 절차 수립, 방사선과 검사예약, 진료 혹은 수술 예약, 입원실 예약, 예상 비용 등이 내국인과 차이를 보일 수 있기 때문에 이러한 점을 이해하고 있어야 한다].

④ 방사선 검사예약은 환자의 일정을 최대한 고려하여 외래진료 전에 실시하고, 진료와 수술 예약 또한 환자의 일정을 최대한으로 고려하며 담당의의 일정도 고려하도록 한다. 입원 예약시에는 고객의 일정과 선호하는 병실을 고려하도록 한다.

(2) 진단 및 치료법 상담

환자로부터 전달받은 자료를 바탕으로 의료진이 진단과 치료법을 결정하는 단계이다.

① 환자의 증상, 질환명, 문의한 치료법 등을 고려하여 해당 의료진에게 문의한다.

㉠ 환자가 보내온 자료를 다른 자료와 혼동되지 않도록 ID를 부여하여 저장한다.

㉡ 생성된 ID와 자료는 해당 의료진에게 전달되고 해당 의료진은 가능한 한 빠른 시간에 답변한다.

② 고객의 인적사항을 원내 전산 시스템에 입력하고 환자가 보내온 자료는 영상의학과에 전달하고, 영상의학과에서는 의료진이 검토할 수 있도록 준비하여 의료진에게 전달한다.

㉠ 우선 ID 생성 체계와 데이터 입력, 이를 지원하는 전산 시스템이 필요하다.

㉡ 담당 의료진을 선정 하는데 있어서 우선적으로 임상경험이 가장 풍부하거나 유능한 의료진에게 1차적으로 문의를 하고, 진단이 어렵거나 타 부서의 의학적 소견이 필요하다면 다른 의료진과 토의하여 진행한다.

③ 최초 진단결과와 치료방법이 나오면 담당 코디네이터에게 전달되고, 담당 코디네이터는 최초 진단결과와 치료방법을 환자가 이해할 수 있는 언어로 번역하고 각종 설명자료나 예상 비용 등의 정보를 환자에게 제공한다.

④ 담당 의료진에 대한 이력서를 동봉하여 보내줌으로써 최초 진단결과와 의료진에 대한 신뢰를 확보하도록 한다.

⑤ 환자와 약속했던 상담결과의 통보시간을 준수하며, 어떠한 이유로 인하여 지연되었을 경우에는 사과와 지연이유를 설명하고 새로운 시간을 알려준다.

(3) 예상 진료비용 산출

이미 전달된 예상 치료비용에 대한 상세한 설명과 추가 서비스에 대한 조율을 하는 단계이다.

① 의료비용의 청구대상자와 지불 주체를 재확인하며, 지불 주체가 어떠한 방법으로 지불할지 확인한다.

② 예상비용의 변동 가능성에 대해 알려주며, 서비스 비용에 대하여 차등을 두어 환자가 원하는 수준 또는 비용에 따라 서비스 받을 수 있도록 운영한다.

③ 차등적인 서비스 비용은 〈표 2-15〉와 같다.

〈표 2-15〉 차등적인 서비스 비용

패키지	의료비용					서비스 비용									
						식사비		병실료			기 타				
	진찰 비용	검사 비용	수술 비용	약품 비용	재료 비용	고급식	일반식	특실	일반실	다인실	간병인	통역비	수수료	공항 교통비	기타 비용
1	○	○	○	○	○	○		○			○	○	○	○	○
2	○	○	○	○	○		○		○			○		○	○
3	○	○	○	○	○		○			○					○

④ 진료비용은 진료 수준과 더불어 환자가 의료관광을 선택하는데 가장 큰 영향을 미친다고 할 수 있다.

⑤ 정확하고 합리적인 예상 진료비용을 산출하여 의료분쟁을 미연에 방지하고, 환자 유치에 기여 하도록 해야 한다.

⑥ 진료비 산출시 고려사항은 〈표 2-16〉과 같다.

〈표 2-16〉 진료비 산출시 고려사항

- 최소에서 최대까지의 예상 진료비용을 사전에 통보하여 고객이 여유 있게 진료비용을 준비하게 한다.
- 주요 타깃 국가와 경쟁 국가의 진료비를 조사하여 경쟁력있는 가격을 제시하도록 한다.
- 진료비용에 대하여 항목별로 상세하게 작성하여 진료비용이 합리적이라는 인상을 주도록 하며, 식사나 병실비 등의 서비스에 대한 비용에 대해서도 정확한 정보를 제공한다.
- 병원의 서비스 옵션 리스트를 송부 하여 환자가 서비스 비용에 대한 산출과 이해를 할 수 있도록 돕는다.
- 동급 병원끼리도 가격 차이가 날 수 있으므로 사전조사를 통하여 적절한 진료비용을 산출하도록 한다.
- 치료비용은 환자의 질환 상태의 변화와 의사의 소견에 따라서 변화가 있을 수 있음을 사전에 알린다.
- 보험과, 원무과 등 긴밀한 업무협조를 통하여 누락 되거나 추가해야 할 항목을 미리 점검한다.

4. 초기 접촉단계에서 고려할 사항

환자를 처음 만나는 단계는 무엇보다 중요하고, 환자의 의료관광 서비스에 대한 궁금증 및 관심 분야에 대해서 사전에 충분히 자료를 준비하여 환자에게 알려줌으로써 신뢰를 얻어야 한며, 초기 접촉단계에서 고려할 사항은 6가지가 있다.

1) 환자의 질문이나 요구정보에 정확하고 신속하게 답변한다

환자가 질문, 정보요구, 의뢰 등을 하면 정확하고 신속하게 답변하도록 한다. 또한 어떠한 사정에 의하여 신속한 답변이 어려울 경우에는 해당 사정을 환자에게 알리고 가능한 빠른 시간에 답변하도록 하며 예상 응답시간을 알려주고 그 시간을 지킨다.

2) 담당 의료진에 대한 정보를 제공한다

의료진의 사진, 자격, 전문 분야, 업적 등의 의료진에 대한 정보를 제공하여 환자에게 높은 수준의 의료진에게 진료 및 치료를 받을 수 있는 것을 알리고 신뢰를 얻는다.

3) 의료기관에 대한 정보를 제공한다

의료진, 의료시설 및 설비, 서비스 내용, 주변 환경, 병원 내 편의시설 등의 기본적인 의료기관에 대한 정보와 외국인 환자의 만족을 위하여 어떠한 시설과 일들을 하고 있는지에 대한 정보를 제공한다.

4) 고객의 신뢰를 얻기 위한 노력을 한다

외국인 환자를 대(對)할 때 환자의 입장에서 생각하여 해당 문화에 맞는 친절한 태도와 행동을 하며, 각종 정보제공과 신속하고 정확하게 대응하고, 이러한 행동들을 통하여 환자가 대우받고 있다는 것을 느끼게 하여 환자의 신뢰를 얻도록 하며 환자의 신뢰는 환자 유치로 이어진다.

5) 환자가 구비해야 할 서류에 대하여 알려준다

외국인 환자가 국내에서 의료관광 서비스를 받기 위해서 필요한 서류에 대하여 알려주고, 필요한 이유나 발급방법에 대하여 정보를 제공하도록 한다.

외국인 환자가 구비해야 할 것은 〈표 2-17〉과 같다.

〈표 2-17〉 외국인 환자가 구비해야 할 것

- 여권 및 의료관광 비자, 환자의 본국 담당 의사의 소견서, 진료의뢰서
- 보호자, 친족 등의 동반 여부 확인(수술시에는 보호자가 동반한다는 것을 알린다.)
- 신용카드, 한국 돈 등 한국 체류 시에 필요한 경비에 대한 지불수단
- 진료 관련 기록 : 각종 검사기록 및 영상자료, 수술기록, 처방전 등 환자에 대한 진료기록
  (단, 이전의 기록이나 검사는 최초의 참고자료일 뿐이고 다시 검사를 해야 함을 사전에 알린다.)

6) 환자가 의료관광을 계획하는데 도움을 준다

대부분의 환자가 의료관광에 대한 정보를 인터넷에 얻는 만큼 의료관광에 대한 믿을 수 있는 자세한 정보나 계획 방법이 부족할 수 있으며, 타지를 떠나 외국에서 의료 서비스를 받는 것에 대하여 불안을 느낄 수 있어 환자에게 객관적이며, 정확한 자료를 제공하고 의료관광을 계획하는데 도움을 주도록 하여 환자의 신뢰를 얻도록 한다.

04 확인과정

환자가 의료기관에서 진료 혹은 치료를 받기로 결정하면 코디네이터는 상담자료를 참고하여 예약, 등록, 진료일정 등을 확인하고, 환자와 조정, 재확인을 통하여 확정 짓고 기타 외국인 환자 진료를 위한 제반 업무를 진행하게 된다.

환자가 E-mail로 문의하고 답변 받고자 하는 경우 E-mail은 실시간으로 바로 확인하여 대답하기 어려우므로 정보를 빠른시간 내에 구체화하여 답하고 되묻는 일이 없도록 해야 하고, 환자에게 문의 E-mail이 오면 우선 E-mail의 수신 여부를 알리고 감사의 인사를 담은 E-mail을 보내고 환자의 증상이나 질환에 대한 질문을 하도록 한다.

현지에서 받은 진단서나 검사기록이 있다면 첨부하여 보내게 하고, 환자에게 답변할 때는 가능한 빠른 시간에 답변하도록 하며 시간이 좀 걸릴 것이라고 예상되면 답변 예상 시간을 알린다.

1. 예약일시 확정

외국인 환자가 원하는 일시를 가능한 존중하며 일시를 정하도록 한다.

① 환자의 내원 목적에 맞는 진료부서와 담당 의사를 정하고, 담당 의사와 토의하여 예약일시를 확정하도록 한다.
② 입원진료가 필요하다고 예상되면 사전에 환자가 원하는 병실을 파악하고 대비해 둔다.
③ 환자의 체류기간 내에 진료 및 치료가 이루어질 수 있는 가능한 일정을 정한다.

2. 환자등록

환자가 내원을 결정하면 수집한 환자의 정보를 이용하여 환자를 등록한다.

① 환자의 개인정보를 의료기관 시스템에 입력하고, ID 및 등록번호를 부여한다.
② 재진 환자의 경우에는 환자의 개인정보 중 변경 사항이 있는지 확인한다.

3. 예약사항 안내

예약일시, 진료 및 치료에 대한 예약내용과 사전에 준비해야 될 사항에 대하여 안내하고 환자가 이해했는지 확인하도록 한다.

예약 변경과 취소는 환자와 해당 부서의 요청에 의하여 가능하며, 해당부서의 요청에 의하여 변경 또는 취소가 될 경우 환자에게 변경 또는 취소사유에 대한 설명과 예약 일자의 재조정 등이 필요하다.

4. 예약증 작성

환자의 해당 의료기관에 방문 사실 및 서비스 이용에 대한 상세 내역을 나타내는 것으로 의료기관을 이용하기 위해서 필요한 서류 중 하나이다.

본래 목적과 달리 활용 되어질 우려가 있기 때문에 확인절차에 따라 확인된 접수건이거나, 의료기관과 업무협약을 맺은 에이전시의 요청에 대해서만 발급한다.

5. 초청장 작성

초청장은 예약증과 마찬가지로 해당 의료기관에서 의료 서비스를 받는다는 서류이다.

환자가 입국비자를 발급받기 위해서 초청장 또는 예약증을 요구하는데 본래 목적과 다르게 활용될 우려가 있기 때문에 철저하게 확인하며 발급에 신중을 기한다.

6. 진료비 지불방식에 따른 안내

환자가 의료기관에 방문하여 진료 및 치료를 받고자 한다면 환자의 보험 소지여부를 확인하도록 한다.

① 개인이 부담하는 금액과 보험사에서 보증하는 지불범위를 확인하며, 진료비 청구에 필요

한 서류를 확인하고 환자에게 설명한다.

② 환자에게 설명하면서 차후 발생가능한 문제를 사전에 차단하기 위하여 설명에 대하여 환자가 이해했다는 서명을 받도록 한다.

③ 보험 미소지자의 경우에는 진료비용, 수납 절차를 설명하고 어떠한 방식으로 지불 할 것인지 확인한다.

7. 의료비용 견적서 확인

치료에 대한 구체적인 설계가 완료되면 서비스 옵션 선택에 따른 구체적인 비용이 산출되어야 한다.

① 서비스의 수준에 따라 비용이 천차만별이기 때문에 고객이 원하는 서비스를 골라 제공받게 해야 한다.

② 서비스에는 병실, 식사, 편의 서비스, 관광 등이 있다.

③ 서비스를 제공하는데 있어서 고객이 원하지 않는 옵션이 포함되어 있거나 원하지 않는 수준의 서비스를 받게 되는 경우 차후에 병원비 정산시에 논쟁이 될 우려가 있기 때문에 환자가 직접 원하는 옵션을 선택하게 한다.

④ 환자가 쉽고 비교 가능한 체크리스트를 만들어 제공해야 할 것이다.

⑤ 서비스 옵션 체크리스트는 〈표 2-18〉과 같다.

⑥ 체크리스트를 만들 때 고려할 사항으로는 체크리스트를 환자가 이해할 수 있는 언어로 번역하여 제공하거나 환자가 옵션 선택시에 옆에서 번역과 설명을 한다.

⑦ 옵션 체크리스트에는 존재하지 않지만 환자가 원하는 것이 있을 경우 이에 대한 정보나 서비스를 제공하는 등의 유연성을 발휘한다.

〈표 2-18〉 서비스 옵션 체크리스트

항 목		고객 체크란	사 진	위 치	금 액	비 고
입원실	특 실		·	병원내	·	보호자 침실제공
	1인실		·		·	보호자 침실제공
	2인실		·		·	
	4인실		·		·	
	6인실 이상		·		·	
	K 호텔		·	서울	·	1룸 2인실
	P 빌리지		·	강릉	·	1룸 2인실
	H 리조트		·	가평	·	2룸 4인실
식사		조 | 중 | 석	·		·	
	한식 특별식		·	병원내	·	
	한식 일반식		·		·	
	환자식		·		·	
	서양식		·		·	
	중국식		·		·	
	기타 국가별 맞춤 특식		·		·	상담 후 비용결정
기타 서비스	입원 시 필요 물품 세트(비누, 샴푸, 칫솔, 치약, 실내화)		·		·	원내 매점에서 따로 구매 가능
	항공권 예약 서비스		·	인천 국제공항	·	대한항공
	픽업서비스		·	공항과 병원	·	편도
	1. 병원차량	1	·		·	4인승
	2. 병원승합차	2	·		·	11인승
	3. 리무진	3	·		·	4인승
	4. 시보레익스프레스	4	·		·	9인승
	간병 서비스		·	병원내	·	간병 시간 협의
	마시지 서비스		·	병원근처	·	전신 1시간
	통역 서비스		·	병원내	·	
	인터넷 서비스		·		·	특실 무료 제공
	환전 서비스		·		·	소정의 수수료
	노트북 렌탈		·		·	특실 무료 제공
	우편, 팩스 서비스		·		·	국가별 가격 적용
	한강 유람선		·	서울	·	
	코엑스 아쿠아리움		·	서울	·	
	전통체험 서비스		·	북촌 한옥마을	·	전통한옥 숙박 시 추가 비용
	쇼핑 안내 서비스			명동		쇼핑비용은 개인부담
	그밖에 원하는 서비스가 있다면 적는다. (서비스 제공 여부는 상담 후 합의한다) ㉮ 저는 채식주의자이다. 육류, 생선, 해물은 먹지 않으며 달걀과 유제품은 먹는다. 저의 식단에 고려해 주기 바람.					

05 서비스 단계

환자가 병원에 도착하여 실제적으로 의료 서비스를 제공받는 단계로, 장시간 여행으로 인하여 지쳐있을 수 있는 환자를 고려하여 접수에서 치료까지 불편함이 없도록 서비스를 제공한다.

1. 도착 및 대기

환자가 의료기관에 도착하면 장시간 비행으로 인한 여독, 시차 적응, 낯선 환경 등으로 인하여 불안감이나 피곤함을 느낄 수 있어, 환자에게 최대한 배려하며 편의를 제공할 수 있어야 한다.

1) 인사법

환자의 문화권을 이해하고 해당 문화의 인사로 맞이하면 환자는 친근감을 느끼고 자신이 대우받고 있는 것을 느끼게 한다.

① 환자와 접촉하는 모든 부서가 해당 언어를 능숙하게 사용하는 것은 무리가 있지만 간략한 인사는 사전에 교육을 통하여 누구나 쉽게 할 수 있으며, 국가별 인사는 〈표 2-19〉와 같다.
② 많은 인사법이 존재하며, 키스, 포옹, 코비비기, 침뱉기 등이 있으며 같은 행위라도 국가마다 다른 행동이 있기 때문에 이러한 문화에 대한 이해가 필요하다.

〈표 2-19〉 국가별 인사법

인사말(안녕하세요?)		자세	바디랭귀지
영어	헬로우	악수	악수는 오른손으로 하며 상대와 시선을 마주치고 미소를 짓는다. 미국 : 손을 힘있게 잡고 3번 정도 흔든다. 독일 : 짧고 강하게 흔든다. 프랑스 : 손에 힘을 많이 주지 않는다.
일본어	곤니찌와		
중국어	닌 하오		
프랑스어	봉주흐		
스페인어	올라!		
독일어	구 - 텐 - 탁	고개숙여 인사	아시아의 유교 영향권 나라에서 주로 한다.
베트남어	씬 짜오		
러시아어	즈드랏스부이쩨	합장	두 손을 손바닥이 닿도록 모으는 것으로 인도, 태국, 스리랑카, 미얀마 등 불교 국가에서 많이 한다.
이탈리아어	부온 죠르노		
태국어	싸왓디 - 크랍		
인도네시아어	아빠 까바르?		
아랍어	마르하반		
몽골어	새-응 배-노		

③ 우리나라 인사법인 허리와 고개를 숙여 인사하는 것도 괜찮으나, 환자에게 허리와 고개를 숙이는 것이 우리나라의 전통 인사법이며 상대를 최대한으로 존중하는 자세라는 것을 이야기한다.
④ 의료관광객은 우리나라 문화 체험도 원하는 경우가 많기 때문에 우리나라 인사법을 좋아하기도 하지만 환자의 반응을 고려하여 인사법을 정하도록 한다.

2) 대기장소

환자를 영접, 대기하는 장소는 환자가 편안함을 느낄 수 있도록 배려한다.

① 환자가 사용하는 언어로 된 환영 메시지를 벽이나 입구에 걸어두며 해당 국가의 신문, 컴퓨터와 인터넷, 관광자료, 의료기관 홍보자료 등을 배치하도록 한다.
② 홍차, 커피 등의 환자 문화권의 음료와 한과, 전통 음료 등을 준비하나, 환자의 질환이나 검사를 위해 금식하는 경우에는 제외한다.
③ 환자가 비행 스케줄로 병원 업무시간 이후에 도착하거나 여독, 시차적응으로 인하여 휴식이 필요할 수가 있기에 사전준비로 바로 입원할 수 있도록 하거나 고객이 원할 경우 호텔로 안내한다.

2. 병원접수

환자가 입원실로 이동하기 전, 접수와 수납(선납)을 하게 되는데 반드시 예약확인서, 현지의 사진단서의 확인이 필요하며 환자 패스포트를 확인해야 한다.

1) 병원접수 담당자

환자가 예약했던 환자가 맞는지 진료예약서, 초청장, 여권 등으로 입국 날짜, 비자 종류, 보험가입 여부, 체류기간 등을 확인하고 진료일정 안내 및 일정표를 제공한다.

2) 환자 혹은 보호자에 제공되는 정보

환자 혹은 보호자가 이해할 수 있는 언어와 방법으로 제공하도록 한다.

① 통역사나 유치업체 직원이 함께 동행할 경우 차후 개인정보 보호 관련 문제가 생기는 것을 방지하기 위하여 의료정보공개 동의서를 받는다.
② 병원이용에 관한 설명과 각종 서약서를 받는다.

③ 환자의 지불방식을 확인하고 선불 혹은 보증금 납부 및 영수증을 발급한다.
④ 이전 병원의 진료기록의 유무를 확인하고, 영상자료와 함께 해당 부서에 맡겨 진료하는데 참고한다.
⑤ 진료는 가능한 한 이동동선을 짧게 하면 대기시간을 줄이도록 하며, 예약된 시간보다 진료가 지연되면 사정을 설명하며 양해를 구한다.
⑥ 병원이용 안내와 귀중품 보관요령, 기타 사전 약속된 보증급 납부 및 영수증 발급에 대하여 안내한다.

3. 진 료

외국인 환자의 진료, 검사, 입원 등 일반적인 내국인 환자와의 병원 동선과 같은 프로세스로 진행되지만 기본절차에서는 차이를 보인다. 또한 내국인 환자는 보통 진료를 받고 해당 검사를 받는 게 보통이지만, 외국인 환자의 경우에는 우선 기본 검사를 받고 검사결과를 토대로 진료를 하고 입원 결정 및 정밀검사를 한 후에 치료하게 된다.

1) 고려사항

진료를 할 때 사전검사도 충분히 필요하지만, 검사 이전에도 병력에 관한 사전조사가 이루어져 최고의 의료 서비스를 제공할 수 있는지 확인이 필요하다.

① 환자에 대한 정보확인과 진료일정 : 최상의 서비스를 위한 의료진과 환자의 병력을 다음과 같이 확인한다.
   ㉠ 환자에 대한 정보 확인 : 본인 확인절차를 걸쳐 환자 본인임을 확인한다. 또한 환자의 과거병력, 환자의 주거지의 주요 질환, 인종에 따른 발병 질환 등을 고려하고 특정 식품이나 약품, 수술 도구에 대한 알레르기가 있는지 확인하도록 하며 이전의 진단서 등을 참고하여 진단 및 치료계획을 세운다.
   ㉡ 진료 일정 확인 및 통보 : 환자의 기본정보와 질환 상태를 토대로 적절한 담당의나 부서에 배치되었는지 확인하고, 담당의가 진료 일정을 확인하였는지 진료를 받기까지 어느 정도의 시간이 걸리는지 파악해야 한다. 또한 진료 대기시간이 길거나 어떠한 문제로 인하여 진료 일정에 차질이 생기면 환자는 코디네이터의 능력을 의심하고 불신하게 된다.
② 사생활 보호 : 환자의 개인정보가 유출되거나 침해되면 차후 문제가 발생하여 의료기관에 악영향을 미칠 수 있고 환자의 만족도는 떨어지고 불만이 높아지므로, 환자의 사생활을

보호하기 위한 조치와 환자의 문화를 이해하고 배려하는 태도를 가진다.

㉠ 개인정보보호 : 진료실이나 진료 대기실 등에 환자의 이름, 진단명 같은 개인정보를 게시하지 않고 환자를 호출할 때 크게 이름을 부르거나 환자의 진단명, 처치명 등을 다른 사람이 있는 곳에서 말하는 행위를 삼간다.

- 진료실, 대기실, 접수창구를 각각 구분하여 진료나 상담내용이 타인에게 유출되지 않도록 한다.
- 환자와 관련된 내용은 허가된 사람만 접근할 수 있도록 하며, 전산자료는 패스워드를 설정하도록 하며 환자에 대한 내용을 열람하고 방치하지 않도록 한다.

㉡ 신체노출 : 진료에 있어 신체 노출은 최소화하도록 한다.

- 커튼 또는 스크린을 이용하여 관계자 외에는 볼 수 없게 하여 불안과 수치심을 최대한 줄이도록 노력해야 한다.
- 환자와 성별에 맞는 담당의가 진료하는 것이 좋으며, 불가피하게 환자와 성이 다른 담당의가 진료를 해야 할 경우에는 환자의 보호자 대동 또는 환자와 성이 같은 직원이 참석하도록 한다.
- 아랍권의 환자들은 문화상 노출을 금하고 있어서 사전에 진료를 위해서 필요하다는 설명과 환자와 보호자의 동의를 얻는다.

③ 각종 정보제공과 환자의 동의 : 진료일정, 치료계획 등에 대한 정보 제공함에 있어서 해당 언어도 번역 혹은 통역하여 제공하고, 진료나 치료를 위해 필요한 동의서 등도 해당 언어로 번역하거나 통역하여 설명한다.

㉠ 정보제공 : 진료, 검사, 수술 및 병원 생활에 대한 정보를 제공한다.

- 환자가 이해할 수 있는 언어로 번역, 통역한다.
- 안전사고에 대한 주의사항, 치료 행위상에 생길 수 있는 부작용에 대한 설명을 한다.
- 정보제공은 단순히 통보하는 것이 아니며, 효율적인 의사소통을 위하여 환자와 보호자가 제대로 이해했는지 확인하는 과정이 필요하다.

㉡ 환자의 동의 : 사전에 예고되지 않은 고가의 비용이 발생할 경우 환자에게 설명하고 동의를 받는다.

- 병원비는 일정 간격으로 중간 수납을 하는 것이 효율적이기 때문에 설명하고 동의를 받아낸다.
- 검사, 수술 및 시술에 대한 주의사항이나 부작용 가능성을 설명하고 검사, 수술 및 시술 동의서를 받는다.

2) 응급실 진료 의뢰

진료 중 의사가 환자의 상태가 위급하여 응급실 진료가 필요하다고 판단하면 안전하고 신속하게 응급실로 이송하도록 한다.

① 의사는 환자와 보호자에게 응급실 진료가 필요한 이유에 대하여 설명하며, 가능한 질문 사항에 대하여 답하면서 동의를 구한다.
② 환자 혹은 보호자에게 응급실 진료 절차를 설명하고, 응급실의 진료 및 치료과정을 확인하면서 환자에게 진료나 치료의 진행상황을 알려준다.
③ 환자가 보험사나 어떠한 기관에 소속되어 지불보증계약이 되어 있다면 해당 보험사나 기관에 연락하여 보험적용 여부를 확인하며 확인된 내용을 환자와 보호자에게 알린다.

3) 재진예약

재진이 필요할 경우 추후 진료일정에 따라 예약하고 안내하고, 환자의 귀국일정을 고려하도록 하며, 체류기간 연장을 위한 서류의 필요성 여부를 확인하고, 본국에 갔다가 다시 재입국해야 하는 경우에는 비자 발급을 위한 서류의 필요성 여부를 확인한다.

4) 진료내역 확인 및 설명

진료가 끝나면 담당자는 환자와 보호자에게 진료결과에 대하여 알려주고, 진료를 통하여 수립된 치료계획에 따라 추후 진료 일정과 투약, 검사, 수술 등을 안내한다.

① 일정이 차질없이 진행되도록 예약한다. 또한 진료비나 치료계획에 따른 예상 진료비에 대하여 환자나 보호자에게 알린다.
② 환자의 질환이나 주의사항, 치료에 관하여 설명하고 환자나 보호자가 제대로 알고 있는지 확인한다.

5) 입 원

병실에 입원시 필요한 행동요령 및 주의사항 등을 안내한다.

① 입원 준비 : 진료로 입원이 필요하다고 판단되면 입원결정서를 발급하고 입원 희망일을 확인하며 입원 절차 등에 대한 정보를 제공한다.
㉠ 당일 입원할 필요가 있으면 병실의 현황을 확인하고 병실을 배정한다.
㉡ 진료받기 이전부터 입원이 필요하다고 생각하여 병실을 미리 예약하여 예약병실을 이용한다.
㉢ 입원 기간은 치료계획에 따라 체류기간을 산출하여 정하도록 하고, 예상 진료비를 알려주고 보험사에 가입되어 있으면 보험사에 연락하여 지불보증을 받는다.
㉣ 환자에게 입원약정서를 받도록 하고, 입원약정서는 〈표 2-20〉과 같다.

〈표 2-20〉 입원약정서(앞)

등록번호	
성 명	

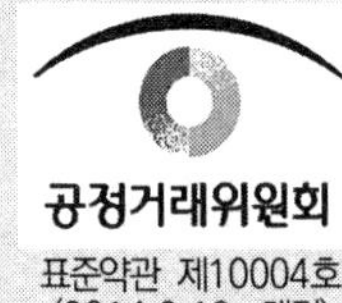

표준약관 제10004호
(2014.9.19. 개정)

입 원 약 정 서

환 자 성 명: (남, 여)
주민등록상의 생년월일 : 집전화 :
주 소: 핸드폰 :

1. 귀 의료기관에서 제시한 제반 규칙을 준수함은 물론, 치료와 퇴원 등 의사 및 간호사(또는 직원)의 정당한 지시에 따르겠습니다.
2. 환자가 의료기관의 정당한 진료지침이나 교육에 반하는 무단 외출 · 외박으로 인하여 발생하는 환자의 손해에 대한 책임은 원칙적으로 환자에게 있습니다.
3. 입원료 기타 입원기간 동안 발생하는 진료비는 귀 의료기관에서 정하는 납부기한 내에 납부(연대보증인이 있는 경우에는 환자와 연대보증인이 연대하여 납부)하겠으며, 정당한 이유 없이 체납될 때에는 채권확보를 위한 법적 조치에 이의가 없으며, 만일 본건 의료분쟁 등으로 인하여 소송을 제기할 경우 관할법원은 민사소송법에 따릅니다.
4. 입원기간 중에 환자 및 보호자가 귀 의료기관의 비품 또는 기물을 고의 또는 과실로 망실, 훼손한 때에는 이를 변상합니다.
5. 입원기간 중 환자 또는 보호자 등이 소지 중인 현금 기타 귀중품은 귀 의료기관이 지정한 보관 장소가 있는 경우에는 보관 장소에 보관하고, 보관 장소가 따로 없는 경우에는 귀 의료기관이 지정한 직원에게 보관을 의뢰합니다. 이를 이행치 아니하여 현금 기타 귀중품 등이 분실 및 훼손되어 발생한 손해에 대하여는 의료기관은 책임이 없습니다.
6. 입원기간 중 이루어진 진단, 검사, 치료 등 의료행위와 관련하여 분쟁이 생겼을 때에는 「의료사고 피해구제 및 의료분쟁 조정 등에 관한 법률」에 따라 한국의료분쟁조정중재원에 조정 · 중재를 신청하거나 「소비자기본법」에 따라 한국소비자원에 피해구제 등을 신청할 수 있습니다.

20○○년 01월 01일

위 약정인 : (서명 또는 기명날인)

입원약정서(뒤)

등록번호	
성 명	

대리인(환자의) : (서명 또는 기명날인)
주민등록상의 생년월일 : 집전화 :
주 소 : 핸드폰 :

연대보증인(환자의) : (서명 또는 기명날인)
주민등록상의 생년월일 : 집전화 :
주 소 : 핸드폰 :
보증채무 최고액 : 원 보증기간 : 년

※ 환자, 대리인, 연대보증인(연대 보증인이 있는 경우에 한한다.)이 각자 제출(첨부)하여야 할 서류(다음 중 하나에 의함)

1. 주민등록증 사본
2. 운전면허증 사본
3. 여권 사본
4. 외국인등록증 사본
5. 환자와 가족관계에 있는 경우, 가족관계증명서 등 가족관계에 있음을 증명할 수 있는 서류(원본 또는 사본)
6. 기타 대리인이 본인임을 증명할 수 있는 증서 또는 문서(원본 또는 사본)

※ (유의사항) 환자 등은 위 서류를 첨부함에 있어 주민등록번호 중 뒷자리 숫자 7개가 인식될 수 없도록 제출하여야 함(주민등록번호 전체가 표시되어서는 안 됨). 만약, 제출되는 서류에 주민등록번호 전체가 표시되어 있는 경우, 병원은 뒷자리 숫자 7개가 인식될 수 없도록 조치하여야 함.

____________________병원(의원)장 귀하

② 병실제공 : 사전 예약한 입원환자의 경우 환자가 선택한 병실이나 옵션이 모두 준비되어 있는지 병실에서 환자와 보호자에게 확인시키도록 하고, 당일 입원 등의 이유로 환자가 원하는 병실이 없을경우 우선 환자가 원하는 병실과 가장 가까운 형대의 병실을 제공하고 환자가 원하던 병실이 생기면 바로 이동한다.

㉠ 병실 내에는 병원에 대한 정보와 보도자료를 준비해 두고 병원의 안내지도, 건강이나 의학에 관련된 서적, 관광 안내 자료, 호텔에 대한 자료 등을 구비해 둔다.

㉡ VIP 고객의 경우 좀 더 특별한 병실을 준비할 필요가 있다. 또한 PC 혹은 노트북, 인터넷 연결, 환자 본국의 신문이나 매거진, 금고, 공기청정기, 보호자를 위한 침대, 환자의 문화에 맞고 원하는 음식을 제공(단, 질환이나 건강을 이유로 제한할 수 있다.), 다양한 사이즈의 환자복, 고급 침구와 세면도구 등을 준비한다.

㉢ 환자 본국의 시간과 우리나라 시간을 같이 나타내는 시계를 준비하도록 한다. 또한 환자가 원하는 것이 있을 경우 환자의 건강이나 타인에게 피해를 주지 않으면 들어준다.

③ 입원 생활 시 주의사항 안내 : 기본적인 입원 생활 안내서는 병원마다 있지만 한글로 쓰여 있는 경우가 많기 때문에 외국인 환자나 보호자가 이해하기 어렵다.

㉠ 통역사가 안내서를 보고 알려줄 수도 있지만 매번 확인할 때마다 물어보기 번거로우므로 환자나 보호자가 이해 가능한 언어로 번역하여 제공한다.

㉡ 하루에 적어도 두 번 이상 정규 방문을 통하여 환자의 요구사항을 파악하고 환자 혹은 보호자와 의료진 간의 중재 역할을 한다.

㉢ 입원안내 예시는 〈표 2-21〉과 같다.

〈표 2-21〉 입원안내서의 예시

- 본 병원은 입원 환자의 안전과 보안상의 문제로 밤 12시 이후로는 무인경비 시스템이 작동되고 있으며, 무인경비 시스템이 작동되는 시간에 병원 출입을 원하실 경우 지하의 출입문을 이용하세요.
- 병원 건물 내에서는 흡연하실 수 없으며, 환자의 건강과 쾌적한 환경을 위하여 반드시 지켜 주시기 바라며, 지정된 흡연 장소는 매점 옆에 있습니다.
- 병실 문을 안에서 잠그거나 병실에 들어오지 못하게 막는 행동을 금합니다.
- 무단으로 외출하거나 병실을 비우는 것은 환자의 안전과 진찰, 투약에 지장을 줄 수 있으므로 자제해 주세요.
- 주무시는 동안에는 낙상을 방지하기 위하여 침대 옆 보조 난간을 올리고 주무세요.
- 개인 사물함에는 귀중품이나 현금을 두지 마세요(귀중품이나 현금은 병원에 맡겨 주시고, 개인이 보관하다 분실한 귀중품이나 현금에 대한 책임은 병원에서 지지 않습니다).
- 침대의 위치는 임의로 변경하실 수 없으며 꼭 필요하시다면 간호사에게 말씀해 주세요.
- 화장실이나 샤워실에서 세탁은 금하고, 바닥이 미끄러울 수 있으니 주의해 주세요.
- 환자의 안정에 저해되는(음주, 취사, 고성방가, 취침 방해 등) 행동은 금지해 주세요.
- 통역사, 코디네이터가 퇴근 후에 통역이 필요하시다면 전화로 연결해 드립니다.

• 화재방지를 위하여 전열 기구와 취사기구 사용을 금지해 주세요.
• 병원 내 청결과 감염예방을 위하여 분리수거에 협조해주시고, 사용한 시트와 옷은 오물처리실에 있는 세탁물 통에 일반세탁물과 오염세탁물(혈액, 대소변 등)로 구분하여 넣고 사용한 패드나 기저귀 등 오염된 쓰레기는 오물처리실에 따로 마련된 쓰레기통에 버리세요.
• 이불은 한 장씩 제공되며, 더 필요하시거나 교환을 원하시는 경우 담당 간호사에게 이야기해 주세요.
• 응급상황 발생시 비상벨버튼을 눌러 주세요.
  - 비상벨 위치 : 침대 옆 보조 테이블 위, 화장실 변기 옆
  - 응급상황이 아닌 경우에는 자제해 주세요.

④ 식사시간 및 복약안내 : 식사시간과 복약에 대한 안내를 하도록 한다.

⑤ 식사 및 복약안내 예시문은 〈표 2-22〉와 같다.

〈표 2-22〉 식사 및 복약안내 예시

• 식사시간은 조식 07 : 00~08 : 00, 중식 12 : 00~13 : 00, 석식 18 : 00~19 : 00입니다.
• 식사 후 식판은 배선 카에 넣어 주시길 바랍니다(특실이나 움직임에 제약이 있는 분들의 경우 직접 수거해 갑니다).
• 메뉴에 대한 변경이나 요구사항이 있으시면 간호스테이션에 말해 주시기 바랍니다.
• 복약시간은 간호사의 지시를 따르도록 하십시오(식전, 식후, 식후 30분 등).

⑥ 병원 내 편의 시설안내 : 환자와 보호자가 입원 생활을 하면서 불편함을 느끼지 않고 지루함을 해소할 수 있는 시설을 구비하도록 하며 안내하도록 한다.

⑦ 병원 내 편의시설 안내는 〈표 2-23〉과 같다.

〈표 2-23〉 병원 내 편의시설 안내 예시

• 본관 2층에는 매점이 있으며 병원 생활에 필요한 물품과 식료품을 판매하고 있습니다.
• 본관 지하 1층에는 종교실이 구비되어 있습니다(기독교, 천주교, 불교, 이슬람).
• 본관 1층에 병원 은행이 있으며, 업무시간은 09 : 30~16 : 30까지이며 현금인출기는 24시간 이용 가능 합니다.
• 우편, 소포발송은 본관 2층 행정사무실에 문의하시기 바랍니다.
• 본관 지하 3층 영화실에서는 매주 화요일, 목요일, 토요일에 영화 상영을 합니다(상영 영화와 상영시간은 게시판을 참고해 주시기 바랍니다).
• 본관 지하 2층에서 매주 일요일 14 : 00시에 음악회를 열고 있습니다.
• 관광 안내 및 렌터카에 대한 문의는 본관 1층 인포메이션에 문의하시기 바랍니다.
• 배선실은 3층 402호에 위치해 있습니다.
• 배선실 내에는 공용 냉장고, 전자레인지가 있으며 공동으로 사용하는 것이기 때문에 깨끗이 사용해 주시기 바랍니다.
• 냉장고에 음식을 보관 하실 경우 뚜껑이 있는 용기를 사용하시고 너무 많은 공간을 차지하지 마시기 바랍니다. • 전자레인지는 음식을 데우는 용도로만 사용해 주시기 바랍니다.
• 본관 지하 2층에는 PC실이 구비되어 있습니다.

⑧ 외국의 환자를 위한 배려사항 : 외국인 환자의 문화를 이해하고 최대한 배려하도록 하고, 문화적 차이에는 종교, 생활 습관, 사회적 관념 등이 있다.

㉠ 이슬람교의 경우 하루에 5번의 기도를 의무로 하고 있기 때문에 기도시간에는 병실 출입을 삼가고, 기도에 방해되는 행위 또는 이상한 눈으로 쳐다보거나 수근거리는 행동을 하지 않도록 한다.

㉡ 스페인, 이탈리아, 그리스 등 지중해 연안의 국가에서 온 외국인 환자의 경우 시에스타(낮잠 시간)가 있는데 이러한 시간에는 병실 출입을 삼가고 낮잠에 방해되는 행위를 자제하도록 한다.

㉢ 의료목적상 꼭 필요하다면 코디네이터는 환자와 의료진 사이에서 적절히 중재하도록 한다. 외국의 특정 사회적 관념에 대한 이해도 필요하다(㉾ 남녀 간의 신체적 접촉을 금하거나 한 병실에 남녀 둘만 있는 것을 금하는 문화권의 환자가 있을 수 있으니, 가능한 한 환자와 동성인 의료진이 진료하며, 불가피할 경우 환자와 동성인 직원을 대동하고 환자와 보호자의 동의를 얻어야 한다).

4. 검 사

외국인 환자의 경우 이전 환자의 본국에서 한 검사결과는 초기 진료계획을 세우기 위한 참고사항이고, 병원에서 재검사를 받아야 하니 환자에게 잘 설명하지 않으면 하지 않아도 될 검사를 한다고 환자가 느끼거나 병원의 이익을 위해서 자신을 속인다고 생각할 수 있다. 검사는 기본 검사와 정밀검사로 나눌 수 있으며, 외국인 환자의 경우 기본검사는 진료 이전에 받는 것이 보통이고, 기본검사를 토대로 진료를 하며 필요할 경우 정밀검사를 하게 된다.

1) 기본검사

환자가 내원하기 전인 초기 접촉과정에서 제공되었던 진단명, 치료법, 비용에 대한 정보는 확정된 것이 아니고, 내원하여 받은 검사의 결과로 달라질 수 있고, 비용이나 치료계획이 달라질 수 있음을 환자와 보호자에게 설명하도록 한다.

① 기본검사 : MRI, CT, X-ray 등이 포함될 수 있는데 MRI 같이 대기시간이 몇 주 또는 몇 달이 되는 것도 있기 때문에 사전에 예약하여 대기시간을 줄이도록 한다.

㉠ 기존에 검사한 내용이 있다고 하더라도 정확한 진단을 위하여 병변의 변화의 관찰목적으로, 고객의 데이터 보관목적으로, 수술시 법적 요건 등을 위하여 새로 검사해야 될 필요를 환자와 보호자에게 알리고 이해를 구한다.

㉡ 양해를 구하는 행동은 환자의 불만을 줄이고, 환자의 안정과 이해를 할수 있는 점에서 단순히 통보가 아니어야 하고 환자의 마음을 이해하고 환자와 소통하는 자세가 중요하다.

② 검사과정 : 환자와 의사소통을 원활하게 하고, 환자와 접촉하게 되는 직원들이 해당 언어를 구사할 수 있는지, 해당 문화에 대하여 이해하고 있는지 확인하도록 한다.

㉠ 의료진이 해당 언어를 구사하지 못하는 경우 해당 언어가 가능한 코디네이터 혹은 직원이 통역하도록 한다.

㉡ 통역, 전달 과정에서 왜곡되지 않도록 주의해야 하며, 전문용어나 애매모호한 표현은 의료진에게 되물어 쉽게 풀어서 환자에게 전하도록 한다.

㉢ 해당 내용을 모두 전하고 나면 환자가 이해했는지 확인하도록 하고, 미흡하거나 환자가 궁금해 하는 내용을 의료진에게 물어보도록 한다.

2) 정밀검사

진단 후 좀 더 자세히 병변을 관찰하기 위하여 실시하며, 이때 정밀검사의 필요성에 대하여 환자와 보호자에게 설명한다. 대부분의 환자들은 정밀검사를 해야 한다고 하면 심각하게 받아들이는 경향이 있기에 환자의 불안을 해소하기 위해 노력해야 할 것이다.

① 외국인 환자의 경우 문화의 차이와 같은 낯선 환경과 외로움 등으로 인하여 불안을 느낄 요소가 항상 존재하며 불안과 질환에 대한 불안까지 더해져 심리적으로 큰 문제를 일으킬 수 있다. 이는 환자의 질환에도 악영향을 미칠 수 있으며, 추가 비용 문제까지 더해진다면 환자의 불안은 더욱 가중되고 심할 경우 의료관광을 포기하고 귀국할 수도 있다.

② 코디네이터 및 담당자는 정밀검사의 필요성을 상세히 설명하고 심각하게 이야기해서는 안 되고, 가능한 환자의 곁에 머무르면서 환자의 가족, 고향, 치료가 끝나면 가고 싶거나 먹고 싶은 것, 하고 싶은 것 등을 물어보고 경청하면서 환자가 스스로 긍정적인 생각을 할 수 있도록 유도한다.

3) 검사를 위한 준비

검사를 위한 대기시간을 줄이고 지장이 생기지 않도록 사전에 예약확인서, 현지 의사의 진단서, 패스포드, 입국날짜, 비자종류, 체류기간 등을 꼼꼼하게 확인하도록 한다. 또한 보험의 가입여부와 종류를 확인하고 병원 이용에 대한 서약서를 준비하여 서약을 받도록한다.

① 검사 진행시 환자의 불편은 최소화와 효율적인 의사소통을 위하여 해당 언어를 통역할

수 있는 직원을 해당 부서마다 배치하거나 통역이 가능한 직원에게 해당 환자에 대한 통역을 전담하게 한다.

② 환자가 검사를 받는데 있어 접촉하게 되는 직원들에게는 사전에 환자의 문화에 내한 교육을 시키도록 한다.

③ 환자의 문화에 따라 해선 안 될 행동을 숙지시키는 것은 물론이고 간략한 의사소통을 교육시키도록 한다.

④ 통역 가능한 코디네이터가 곁에 있다고 하더라도 검사를 실시하는 것은 결국 의료진 및 직원이기 때문에 검사를 실시하는 사람도 환자의 신뢰를 얻어야 할 것이다(㉾ 의료진이나 직원이 환자가 자신의 언어를 알아듣지 못한다고 해서 통역하는 사람만 바라보고 이야기하거나 환자가 없는 곳에서 따로 이야기하는 행동, 의료진과 통역하는 사람이 사담을 하는 행동 등은 자제하는 것이 좋다).

⑤ 의료진이나 직원이 해당 언어를 구사하지 못하여 다른 사람이 통역하는 경우에 의료진이나 직원과 환자가 직접적인 언어소통이 되지 않기 때문에 환자는 의료진이나 직원의 행동이나 태도를 보며 사람에 대한 느낌과 평가를 갖게 된다.

⑥ 의료진이나 직원은 자신의 말을 환자가 직접 알아듣지 못하여도 환자를 바라보고 이야기하며, 경우에 따라 밝은 표정 및 미소, 진지한 표정을 짓도록 한다.

⑦ 환자 문화권의 인사를 건네는 것은 간단하면서도 신뢰를 얻기 좋은 방법이다.

⑧ 작은 인사 하나에도 환자는 자신을 신경 써주고 있다는 느낌을 받을 수 있다.

5. 치 료

치료의 과정에는 생각지 못한 일 등으로 문제가 발생할 수 있으며, 수술이나 시술 등 부담이 큰 의료 서비스의 경우 반드시 의료 서비스에 대한 사전 안내와 동의서를 얻는 것이 중요하다. 또한 동의서 및 작성 방법에 대하여 알아보고 약 처방 및 조제 그리고 환자가 사망 했을 경우에 처리 방법에 대하여 설명한다.

1) 수술동의서

환자의 신체에 위해를 유발할 수 있는 모든 처치에 대하여 사전에 동의서를 받아야 하는데, 처치로는 수술, 시술, 검사, 마취, 의식하진정, 조영제 투여, 항암제 투여, 임상연구, 혈액제제 사용 등이 있다.

① 의료진은 수술법과 주의사항 유발 가능한 부작용을 상세히 설명하고 동의서를 받아야

하는데 수술에 필요한 각종 동의서를 언어별로 작성해야 하고, 수술 전후의 주의사항에 대한 정보를 전달해야 하며, 환자와 원활한 소통을 위한 시스템이 구축되어 있어야 한다.

② 의료진들은 환자의 상태를 미리 파악하고 설명하거나 이해시킬 필요가 있는 사항들을 미리 준비해 놓고, 각종 동의서는 차후 발생할 수 있는 의료분쟁 문제나 환자가 주의사항에 대한 이해 부족으로 생길 수 있는 문제를 줄일 수 있다.

③ 의료진이 해당 언어를 구사하지 못할경우 코디네이터들은 항상 동석하여 통역하고 보충설명을 덧붙이고, 고객이 충분히 이해하고 있는지 확인하여 원활한 의사소통이 이루어져야 한다.

④ 수술시 수술실과 의사소통 연락망이 구축되어 있어야 하고, 예정되었던 수술 시작시간에 따라 진행할 수 있도록 준비하며 수술시 주의사항에 대한 교육을 문서로 제공한다.

⑤ 수술일정이 지연되면 정확한 이유를 파악하여 환자와 보호자에게 설명하여 양해를 구하고, 대처방안을 모색한다. 새로운 수술시간을 가능한 한 빨리 정하고, 다시 정해진 시간을 확인하며, 환자와 보호자에게 바로 통보하여 수술 일정 지연에 따른 환자와 보호자의 불만을 줄여야 한다.

⑥ 환자를 부분마취 할 경우에 원활한 환자와 의료진의 의사소통을 코디네이터가 수술실에 같이 들어갈 수 있는데, 사전에 의료진으로부터 수술실에서의 주의사항에 대하여 교육받도록 한다.

⑦ 동의서 작성법 : 동의서는 동의가 필요한 의료행위 시마다 행위 전에 받는 것을 원칙으로 한다.

㉠ 동의서의 작성 : 환자가 사용하는 언어로 의사소통이 가능한 직원에 의하여 수행된다.

㉡ 동의서의 서명 : 환자 본인이 하는 것을 원칙으로 하나 환자가 의사결정을 내리기 어려운 상태, 미성년자인 경우에는 법정대리인이 동의하여 서명하게 된다.

㉢ 법정대리인이 서명 : 사유를 동의서에 표시해야 한다.

㉣ 수술(시술, 검사, 마취 의식하진정)동의서 표준약관은 〈표 2-24〉와 같다.

〈표 2-24〉 수술(시술, 검사, 마취, 의식화진정)동의서 표준약관

등록번호	
성　명	

□ 수술
□ 시술
□ 검사
□ 마취
□ 의식하진정

동의서

공정거래위원회
표준약관 제10003호
(2016.6.22. 개정)

1. 환자의 현재 상태(검사결과 및 환자의 고지에 따라 유/무/미상으로 나누어 기재)

진단명			
수술, 시술, 검사명			
참여 의료진	주치의 (집도의 1)	(이름:)	□전문의(전문과목:), □일반의(진료과목:)
	주치의 (집도의 2)	(이름:)	□전문의(전문과목:), □일반의(진료과목:)
시행예정일			

과거병력 (질병·상해 전력)		알레르기	
특이체질		당뇨병	
고 · 저혈압		마약사고	
복용약물		기도이상 유무	
흡연여부		출혈소인	
심장질환 (심근경색증 등)		호흡기질환 (기침·가래 등)	
신장질환 (부종 등)		기타	

* 수술참여 집도의가 다수인 경우 모두 기재해 주시기 바랍니다.
주치의(집도의1,2) 기재란 기재요령: 주치의(집도의 1) 항목에는 환자의 주치의(집도의) 정보를 기재, 주치의(집도의 2) 항목에는 당해 수술·시술 등에 있어 주치의(집도의 1) 이외에 추가적으로 주치의의 역할(주된 수술역할 등)을 담당하는 의사가 있는 경우에 한하여 작성

2. 설명사항

*** 각 항목의 구체적인 내용은 수술 · 시술 · 검사의 특성에 따라 개별적으로 기재할 수 있습니다.**

*** 개별적 기재 내용 중 중요한 사항에 대하여는 굵은 글씨로 표시하거나 밑줄을 강조하는 것이 바람직합니다.**

등록번호	
성 명	

가. 수술(시술 · 검사)의 경우 설명사항

① 수술(시술 · 검사)의 목적 및 효과

② 수술과정 및 방법, 수술(시술 · 검사)부위 및 추정 소요시간

③ 발현 가능한 합병증(후유증)의 내용, 정도 및 대처방법

④ 수술(시술 · 검사)관련 주의 사항(수술 후 건강관리에 필요한 사항)

⑤ 수술(시술 · 검사)방법의 변경 또는 수술 범위의 추가 가능성

수술(시술·검사) 과정에서 환자의 상태에 따라 부득이하게 수술(시술)·검사) 방법이 변경되거나 수술범위가 추가될 수 있습니다. 이 경우, 환자 또는 대리인에게 추가로 설명하여야 하는 사항이 있는 경우에는 수술(시술·검사)의 시행 전에 이에 대하여 설명하고 동의를 얻도록 합니다.

다만, 수술의 시행 도중에 환자의 상태에 따라 미리 설명하고 동의를 얻을 수 없을 정도로 긴급한 수술방법의 변경 또는 수술 범위의 추가가 요구되는 경우에는 이에 따른 수술의 시행 후에 지체 없이 그 변경 또는 추가의 사유 및 수술의 시행결과를 환자 또는 대리인에게 설명하도록 합니다.

⑥ 주치의(집도의)의 변경 가능성

수술(시술·검사) 과정에서 환자의 상태 또는 의료기관의 사정(응급환자의 진료, 주치의(집도의)의 질병·출산 등 일신상 사유, 기타 변경사유:)에 따라 부득이하게 주치의(집도의)가 변경될 수 있습니다. 이 경우 수술(시술·검사)의 시행 전에 환자 또는 대리인에게 구체적인 변경사유를 설명하고 서면동의를 얻도록 합니다.

다만, 수술의 시행 도중에 환자의 상태에 따라 미리 설명하고 동의를 얻을 수 없을 정도로 긴급한 집도의의 변경이 요구되는 경우에는 이에 따른 수술의 시행 후에 지체 없이 구체적인 집도의의 변경 사유 및 수술의 시행결과를 환자 또는 대리인에게 설명하도록 합니다.

⑦ 기타사항

등록번호	
성 명	

나. 의식하진정의 경우 설명사항

① 의식하진정의 목적 및 효과

진정제를 투여하여 환자를 어느 정도 진정상태에 도달하게 한 후 검사(시술)를 함으로써 검사(시술)에 따르는 불편함을 경감시켜주는 효과가 있습니다. 그러나 환자를 마취한 상태로 하는 검사(시술)는 아니며 환자의 협조가 가능한 진정 상태에서 검사(시술)를 합니다.

② 발현가능한 합병증(후유증)의 내용, 정도 및 대처방법

환자의 상태에 따라서는 적정량의 약제를 사용하였음에도 불구하고 수면이나 적정한 정도의 진정상태에 도달하지 못하거나 오히려 환자의 협조도가 낮아져 검사(시술) 자체가 어려워지는 수도 있습니다.
부작용은 호흡곤란 및 저산소증과 같은 호흡기계 합병증, 맥박이 빨라지는 등의 심혈관계 합병증, 낙상 등이 발생할 수 있으나 대개는 특별한 조치 없이 좋아집니다. 그러나 드물지만 호흡과 심장이 정지되어 생명이 위협받는 경우가 발생하기도 하며 과민 반응에 의한 응급조치가 필요한 경우도 있습니다. 따라서 호흡기 질환으로 폐기능에 장애가 있거나, 신장이나 심장질환이 있는 경우에는 주의를 요합니다.

③ 의식하진정시 주의 사항

의식하진정 후에는 완전한 회복을 위하여 안정이 필요하며 검사 당일에는 운전을 하지 말아야 하고 중요한 약속이나 업무는 피해야 합니다.

다. 마취의 경우 설명사항

① 현 환자상태에 적합한 마취방법

☐ 전신마취 ☐ 척추마취 ☐ 국소마취(마취부위 : ________) ☐ 기타

② 발현가능한 부작용(후유증)의 내용, 정도 및 대처방법

등록번호	
성 명	

③ 마취 방법의 변경 가능성

수술 준비 중 환자의 상태에 따라 부득이하게 마취방법이 변경될 수 있습니다. 다만, 이에 따라 환자 또는 대리인에게 추가로 설명하여야 하는 사항이 있는 경우 수술을 시행하기 전에 이에 대하여 설명하고 동의를 얻기로 합니다.

④ 기타 사항(예시: 환자가 특별히 원하는 마취방법의 위험성)

설 명 의 사 : ________________(서명 또는 날인)
설 명 의 사 : ________________(서명 또는 날인)

* 마취통증의학과 의사가 마취에 관한 사항을 별도로 설명하는 등 설명의사가 여럿일 경우 설명한 부분을 특정하여 각자 서명 또는 기명 · 날인할 수 있습니다.

나는 다음의 사항을 확인하고 동의합니다.

① 나(또는 환자)에 대한 수술(시술, 검사, 마취, 의식하진정)의 목적·효과·과정·예상되는 합병증·후유증 등에 대한 설명(필요시 별지 포함)을 의사로부터 들었음을 확인합니다.

② 이 수술(시술, 검사, 마취, 의식하진정)로서 불가항력적으로 야기될 수 있는 합병증 또는 환자의 특이체질로 예상치 못한 사고가 생길 수 있다는 점을 위 ①의 설명으로 이해했음을 확인합니다.

③ 이 수술(시술, 검사, 마취, 의식하진정)에 협력하고, 이 동의서 제1조의 환자의 현재 상태에 대해 성실하게 고지할 것을 서약하며, 이에 따른 의학적 처리를 주치의의 판단에 위임하여 이 수술(시술, 검사, 마취, 의식하진정)을 하는 데에 동의합니다.

④ 수술(시술·검사) 방법의 변경 또는 수술범위의 추가 가능성에 대한 설명을 이 수술(시술·검사·마취·의식하진정)의 시행 전에 의사로부터 들었음을 확인합니다.

⑤ 주치의(집도의)의 변경 가능성과 사유에 대한 설명을 이 수술(시술, 검사, 마취, 의식하진정)의 시행 전에 의사로부터 들었음을 확인합니다.

등록번호	
성 명	

20 년 월 일 시 분

환 자 명 : (서명 또는 날인)
주민등록상의 생년월일: 집전화:
주소: 휴대전화:

대리인(환자의): (서명 또는 날인)
주민등록상의 생년월일: 집전화:
주소: 휴대전화:

* 대리인이 서명하게 된 사유

☐ 환자의 신체적 · 정신적 장애로 인하여 약정 내용에 대하여 이해하지 못함
☐ 미성년자로서 약정 내용에 대하여 이해하지 못함
☐ 설명하는 것이 환자의 심신에 중대한 나쁜 영향을 미칠 것이 명백함
☐ 환자 본인이 승낙에 관한 권한을 특정인에게 위임함
(이 경우 별도의 위임계약서를 본 동의서에 첨부하여야 합니다)
☐ 기타

* 의사의 상세한 설명은 이면지 또는 별지를 사용할 수 있습니다.(이 동의서에 첨부함)

* 환자(또는 대리인)는 이 동의서 또는 별지 사본에 대한 교부를 요청할 수 있으며, 이 요청이 있을 경우 지체 없이 교부하도록 합니다. 단, 동의서 또는 별지 사본 교부 시 소요되는 비용을 청구할 수 있습니다.

* 수술(검사, 시술) 후 보다 정확한 진단을 위하여 추가로 특수 검사를 시행할 수 있으며, 이 경우 추가비용을 청구할 수 있습니다.

※ 환자, 대리인, 연대보증인(연대보증인이 있는 경우에 한한다.)이 각자 제출(첨부) 하여야 할 서류(다음 중 하나에 의함)
1. 주민등록증 사본
2. 운전면허증 사본
3. 여권 사본
4. 외국인등록증 사본
5. 환자와 가족관계에 있는 경우, 가족관계증명서 등 가족관계에 있음을 증명할 수 있는 서류(원본 또는 사본)
6. 기타 대리인이 본`인임을 증명할 수 있는 증서 또는 문서(원본 또는 사본)

※ (유의사항) 환자 등은 위 서류를 첨부함에 있어 주민등록번호 중 뒷자리 숫자 7개가 인식될 수 없도록 제출하여야 함(주민등록번호 전체가 표시되어서는 안 됨). 만약, 제출되는 서류에 주민등록번호 전체가 표시되어 있는 경우, 병원은 뒷자리 숫자 7개가 인식될 수 없도록 조치하여 함

____________병원(의원)장 귀하

2) 약 처방과 조제

원내 혹은 원외에서 처방한 약물은 의사 또는 간호사가 환자와 보호자에게 약물의 효능, 부작용, 복용 시간과 방법, 반납 불가에 대한 사항을 설명한다.

① 의사 또는 간호사가 환자와 언어소통이 불가능할 경우 환자와 언어소통이 가능한 코디네이터, 직원이 통역하도록 하고, 조심해야 할 것이 있는데 그것은 말을 전하는 과정에서 말이 바뀌거나 애매모호한 통역으로 잘못된 의사전달이 되지 않도록 한다.

② 의사 또는 간호사가 코디네이터나 직원에게 설명하고 정확히 이해했는지 확인하도록 한다. 이해한 내용을 코디네이터나 직원은 환자와 보호자에게 설명하고 환자와 보호자도 이해했는지 확인하는 과정이 필요하다.

3) 사망 처리

외국인 환자가 사망한 경우 국가별 행정 처리절차에 따르도록 한다.

① 외국인 환자 : 체류기간 동안에 사망하면 사망장소와 사망원인을 확인하고, 유족과 경찰에 알린다.

㉠ 유족이 타국에 있을 때는 유족이 입국하거나 유족이 위임하는 경우가 있다.

㉡ 유족이 입국하고자 할 경우 비자 발급에 필요한 서류를 제공하도록 하고, 사망진단서 등의 서류를 구비하여 제출하도록 한다.

㉢ 시신은 유족이 원하는 방법(화장, 방부제처리, 본국 이송, 국내 안치)을 존중하도록 한다.

㉣ 환자가 사망하게 되면 유족, 대사관, 화장시설, 국제방부처리 업체, 외무부 등에 연락하게 되고, 각종 서류를 구비한다.

② 일본 환자의 경우 : 사망진단서를 진료 담당의가 작성하게 되고, 사망한 환자의 보호자나 유족의 결정에 따라 화장, 방부제 처리하게 되는데 보통 화장을 하는 경우가 많다.

㉠ 화장을 할 경우 일본대사관에 유족과 대동하여 화장동의서 발급신청서를 작성하고, 사망진단서, 사망한 환자의 여권 유족 본인의 여권을 지참하도록 한다.
화장동의서를 받으면 담당자가 장례식 업자에게 연락을 하고 화장할 날짜를 정한다.

㉡ 화장의 경우 사후 24시간이 지난 후에 가능하다(그림 2-8).

- 방부제처리를 할 경우 국제 장례사에게 연락을 하고 국제 장례사가 필요한 서류, 검사, 공항 수송처리를 돕도록 한다.
- 일본대사관에서 방부 증명서를 발급받고, 24시간이 지난 후에 서울 적십자 병원으로 이송하여 유체를 검사하고 공항까지 수송하게 된다.

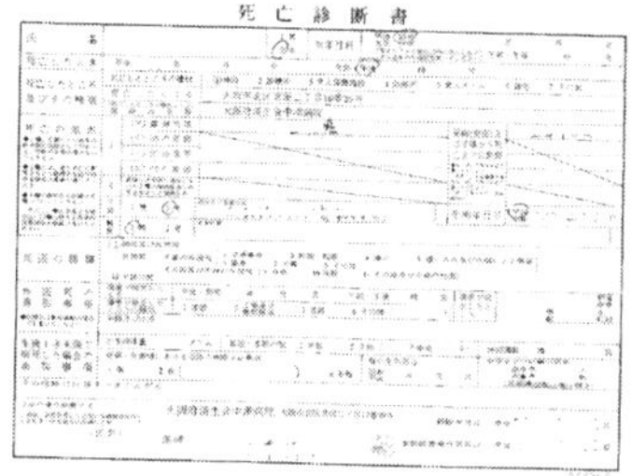
死亡診断書

(a) 일본의 사망진단서

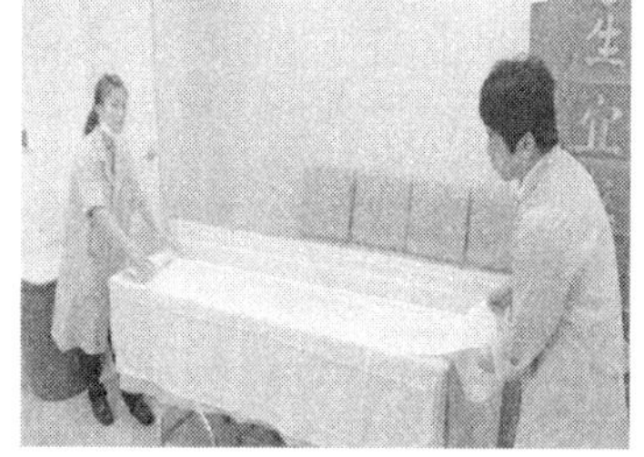

(b) 국제장례사

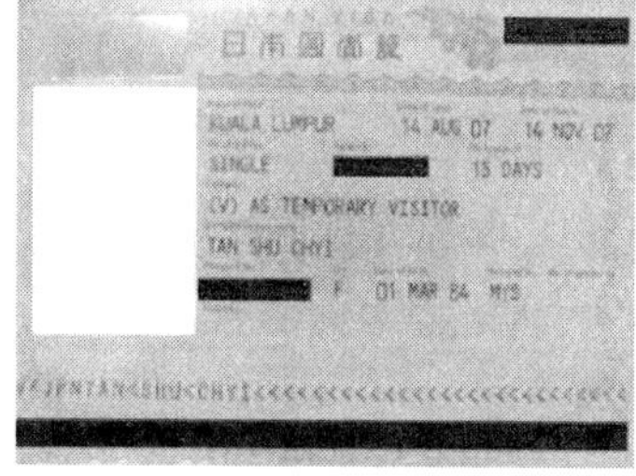

(c) 일본 비자

[그림 2-8] 일본 환자의 사망인 경우

③ 러시아 환자의 경우 : 러시아 대사관에 환자의 사망을 신고하고, 사망진단서 진료과장이 작성, 번역, 공증하고, 외무부에 아포스티유(협약에 따라 관인이나 서명을 대조하여 확인하고 발급하는 것)를 신청하여 발급받으며 러시아 대사관에 제출한다.

㉠ 사망한 환자의 유족은 시신을 화장할 것인지, 방부제처리를 할 것인지 결정한다.

- 유족이 화장을 원한다면 러시아 대사관에서 화장동의서 발급신청서를 작성하게 한다.
- 사망진단서와 사망한 환자의 여권과 유족의 여권을 지참하도록 한다(그림 2-9).

㉡ 러시아 영사의 심사가 끝나면 감염여부 확인서와 시신 확인서 서류를 발급받게 되고 러시아로 이송된다.

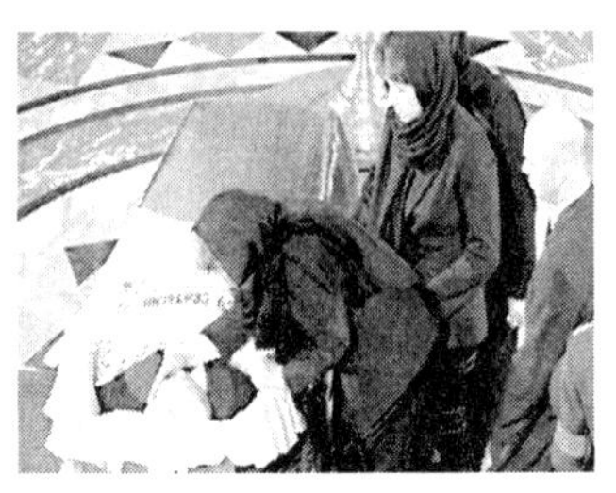

(a) 러시아 장례식

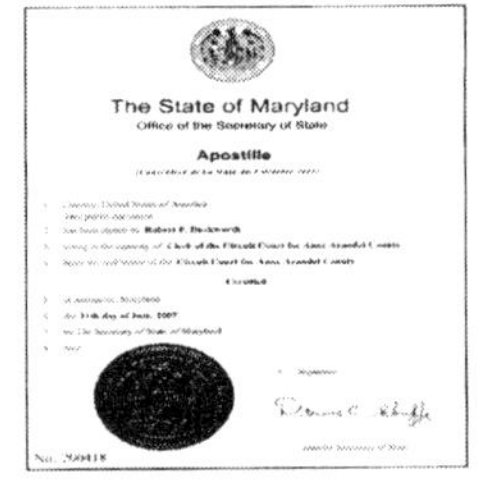
The State of Maryland
Office of the Secretary of State
Apostille

(b) 아포스티유

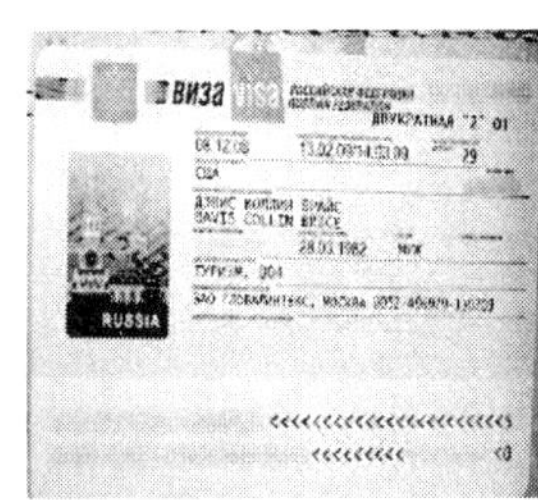

(c) 러시아 여권

[그림 2-9] 러시아 환자의 사망인 경우

6. 수술 후

수술이 끝나면 수술이 성공리에 끝났는지 발병했던 질환은 제거 혹은 완화되었는지 검진하는 과정을 거치는데 환자의 상태나 질환의 상태에 따라 그 기간은 상이하다.

수술이 끝나면 환자가 회복단계를 거치는데, 환자의 심신이 매우 예민하므로 각별한 주의가 필요하다. 회복단계가 되면 퇴원하는데 환자가 원하는 서류와 자료 등을 파악하여 제공하도록 한다(그림 2-10).

퇴원하면 관광을 즐기거나 귀국하게 되고 그 후에도 지속적인 사후관리를 통하여 고객과의 관계를 유지한다.

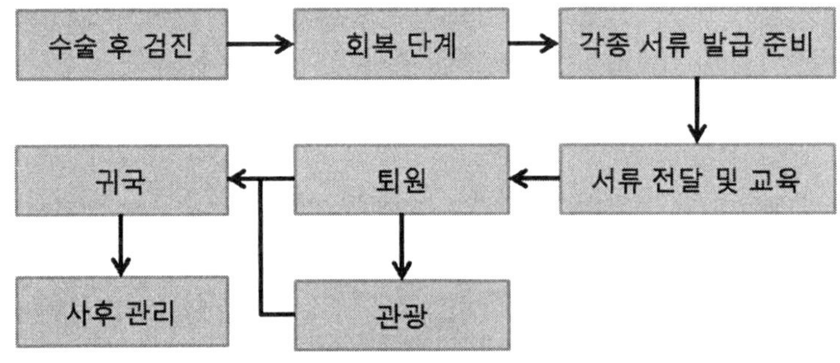

[그림 2-10] 수술 후 단계 프로세스

1) 회복단계

환자가 수술을 받고 안정을 취하는 단계로, 코디네이터는 담당의로부터 수술 결과와 주의사항을 정확하게 확인하여 환자와 보호자에게 환자의 상태를 상세히 이야기한다.

① 환자의 회복상태에 따라 사후관리에 변동이 생길 가능성이 있음을 설명한다.

② 수술결과나 주의사항이 일관되지 않으면 환자는 혼란스러워하고 담당의의 의견을 중심으로 하여 이야기한다.
③ 담당의의 소견이 환자와 접촉하는 모든 부서에 통일감 있게 전달할 수 있는 채널을 구축하도록 한다.
④ 수술 후 통증을 느끼거나 거동 하는데 불편하거나 음식 등을 가려먹어야 하는 이유로 환자는 수술 후에 매우 예민하기에 매우 각별한 관리가 필요하다.
⑤ 야간 및 주말 당직 근무자가 지원을 해야 할 필요가 있다.

2) 수술 후 주의사항

부작용이나 긴급사항을 대비하고 불편함을 해소하기 위하여 간호병동에서 환자와 의사소통이 가능한 당직 근무자를 지정하여 배치한다.

① 고객의 빠른 쾌유와 안전을 이유로 병동 생활을 권장하지만 수술 후 각별한 주의를 요하지 않고 환자가 회복을 겸한 휴양을 원한다면 휴양시설과 연계하여 리조트, 재활원, 장기요양시설, 호텔 등과 네트워크를 구축한다.
② 환자에게 발생할 수 있는 문제점이나 주의사항에 대하여 휴양시설에 알려 협조를 요청하며 수시로 환자와 보호자에게 연락 혹은 만남을 통하여 주의사항을 잘 지키고 있는지 환자의 상태는 어떠한지 파악한다.

7. 각종 서류, 자료준비 또는 발급

수술이 끝나고 회복이 완료될 시점에는 병원에서 제공한 의료 서비스 행위에 대한 증빙자료를 환자에게 제공하며, 진료비 및 약제비 수납 안내를 미리하여 퇴원 일정을 미리 준비할 수 있도록 한다.

1) 의무기록 사본, 영상자료 제공

환자가 귀가하기 전에 의무기록 사본과 영상자료 복사 신청 여부를 확인하도록 한다.

의무기록 사본 발급은 의무기록 종류에 따라 절차가 다르며, 상세한 내용은 해당 병원의 의무기록 사본 발급 지침을 따르고 구비서류를 준비한다. 의무기록 사본 발급을 위한 구비서류는 〈표 2-25〉와 같다.

〈표 2-25〉 의무기록 사본 발급을 위한 구비서류

신청자	구비서류
환자 본인	환자의 신분증
친족 (배우자, 직계존속 등의 친족 관계)	신청자의 신분증, 환자의 신분증 사본, 환자의 자필 동의서, 가족관계증명서 혹은 증명 가능한 서류
대리인 (친족 이외의 지정대리인)	신청자의 신분증, 환자의 신분증 사본, 환자의 자필 동의서, 환자의 자필 위임장

2) 증명서 발급

증명서는 입·퇴원 확인서, 상해진단서, 사망진단서, 사체검안서, 정신감정서, 장애 진단서, 의사 소견서, 향후 치료비 추정서 등이 있다. 발급시 각각 수수료를 납부하고, 수수료는 의료기관마다 차이가 있다. 증명서 발급은 환자의 사용 용도에 맞게 증명서 발급절차에 따라 발급한다.

3) 진료비 청구 서류 준비

환자와 보험사에 진료비를 청구하기 위한 서류를 준비하고, 진료비계산서, 진료비지급보증서 등의 필요 서류를 구비하고 진료비 및 약제비 청구서를 준비하며, 진료비 청구 작성 요령은 〈표 2-26〉과 같다.

〈표 2-26〉 진료비 청구서 작성요령

- 환자의 등록번호와 성명을 기재하고, 진료, 치료기간을 기재한다.
- 의료기관의 이름과 주소, 연락처를 기재한다.
- 진료비 청구서의 청구날짜와 기한을 기재한다.
- 진료 형태별 비용과 청구 건수를 기재한다.
- 총 진료비와 청구액, 환자부담 비용을 기재한다.
- 입원이나 외래 등 진료 형태별로 나타낸다.
- 청구인, 작성자, 대표자, 담당자의 성명과 연락처를 기재한다.
- 사용 약제, 소모품 등을 항목별로 비용과 건수를 기재한다.
- 납부 계좌나 방식에 대한 설명을 기재하고, 기타 주의사항에 대하여 기재한다.
- 납부시 필요한 서류에 대한 설명을 기재한다.
- 진료비 청구서의 내용은 환자와 보호자가 이해할 수 있는 언어, 용어를 사용한다.

8. 퇴 원

환자가 모든 치료를 받고 충분한 안정을 취한 뒤에 퇴원을 준비하는 단계로, 퇴원시에 준비할 사항으로는 입원진단서, 의무기록, 각종 검사자료, 예약확인서 등이 있다. 약은 환자의 상황에 따른 담당의의 판단에 따라 필요량을 제공하도록 한다.

1) 퇴원에 대한 계획

입원시점부터 수립하여 퇴원과정이 원활하게 진행될 수 있도록 한다.

① 환자에게 필요한 교육은 입원해 있는 동안 수시로 제공하여 환자의 이해를 돕도록 한다.
② 퇴원 후 환자가 바로 귀국할 예정이라면 의료진은 환자가 이용할 항공기의 소요시간을 고려하여 퇴원시기를 결정하도록 한다.

2) 퇴원관리

퇴원시 의료진과 코디네이터는 환자의 몸 상태를 파악하고 있어야 하고, 환자가 퇴원 할 시 필요한 교육과 정보, 주의사항에 대하여 알려주며 환자가 필요로 하는 서류를 제공하도록 한다.

① 환자가 의료기관을 떠날 때 적절한 차량을 준비하여 환자가 원하는 지점까지 배웅하도록 한다.
② 사전에 항공사에 연락하여 환자의 상태를 알리고 협조를 요청하고, 휠체어가 필요할 경우 미리 신청해 놓도록 한다.
   ㉠ 퇴원교육 : 퇴원하는 환자와 보호자에게 사전에 개별적인 퇴원교육과 관련 정보를 제공한다.

- 사전에 교육과 정보를 제공하여 퇴원시에 혼란이 생기지 않도록 한다.
- 환자의 이해를 돕기 위해 구두, 서면, 영상 등을 통하여 교육하고 환자의 퇴원 요구에 대해서도 파악한다.

   ㉡ 퇴원 후 주의사항 : 퇴원 후 부작용, 약물과 관련된 정보, 약 복용시와 같이 복용하면 안되는 약이나 음식에 대한 정보, 응급상황시 대처법, 담당의에게 보고할 증상과 연락처, 운동법, 식이요법, 운전이나 목욕 등과 같은 일상생활에 대한 정보 등 각종 주의사항과 추후 관리에 대한 정보를 환자와 보호자에게 제공하고 이해 여부를 확인한다.
   ㉢ 귀국 시 필요한 서류제공 : 귀국시 필요한 서류는 매우 다양할 수 있으며, 환자의 요구에 따라 추가될 수 있다.

- 의사 진단서는 환자가 귀국 후에 보험처리 등과 관련하여 도움이 될 수 있도록 하기 때문에 무료로 제공한다.
- 환자가 인공물을 신체에 삽입한 수술을 받은 경우에는 공항에서 검사대 통과를 원활하게 하기 위하여 인공물 삽입 부위의 사진이 포함된 수술확인증을 만들어 고객에게 제공한다.

3) 퇴원절차

퇴원 일자 전에 준비하고, 사전에 환자와 보호자에게 알려 퇴원이 원활하게 이루어질 수 있도록 하고, 퇴원 절차를 나타낸 것은 〈표 2-27〉과 같다.

〈표 2-27〉 퇴원절차

- 담당의가 퇴원을 결정한다.
- 환자와 보호자에게 퇴원일과 퇴실 예정 시간을 알리고 퇴원 가능 여부를 확인한다.
- 환자와 보호자가 원할 경우 시간을 조정 할 수 있다.
- 의료진과 코디네이터는 퇴원계획서를 같이 작성하여 환자에게 제공한다.
- 간호사실에서는 환자의 의무기록 및 퇴원결정서를 관련 부서로 보낸다.
- 환자와 보호자에게 퇴원금액을 통보하고 수납하도록 안내한다.
- 약을 제공 혹은 처방한다.
- 환자가 귀국하여 본국에서 구매가 가능한 약인지 확인한다.
- 약의 효능, 복용법, 주의사항에 대한 설명과 해당 언어로 번역하여 서면으로 제공한다.
- 보험심사팀에서 퇴원 심사가 완료되면 원무팀에서 환자의 병실로 연락을 하고, 환자는 본인이 직접 혹은 대행으로 코디네이터가 원무팀에 방문한다.
- 퇴원 수속이 완료되면 환자의 소지품을 챙기는 것을 돕고 교통수단을 확인하도록 한다.

4) 수 납

모든 진료와 검사일정 전후로 지불방식을 확인하고 수납하도록 돕는다.

① 외국인 환자의 경우 진료비수납의 편의를 위하여 다양한 지불방식(여행자수표, 자기앞수표, 신용카드, 현금 등)을 허용한다.
② 병원과 사전에 지불보증이 약속된 환자의 경우, 진료비 보증 한도에 따라 환자가 부담할 금액이 달라지므로 수납 이전에 보험담당자와 확인하도록 한다.
③ 수납이 완료되면 영수증을 발행하는데 영문이나 해당 언어로 제공한다.
④ 필요시 진료비 상세 내역을 제공한다.

5) 배 웅

가능한 환자와 보호자를 배웅할 때는 그 동안 담당했던 의료진이나 코디네이터가 동행하도록 한다.

① 거동이 불편하여 병원차를 준비해야 할 경우 사전에 미리 준비하여 배웅이 차질없이 이루어지도록 하고, 휠체어가 필요한 경우에도 미리 준비하며 공항에도 연락하여 휠체

어를 신청해 놓도록 한다.

② 배웅하면서 E-mail, 연락처, 주소 등을 물어보고, 연락하겠다고 이야기하는 등의 행위로 업무상 사후관리는 물론이고 개인적으로도 지속적인 관계를 유지할 것임을 환자와 보호자에게 알리면, 의료기관과 환자는 물론이고 개인적으로도 친밀관계를 쌓게 된다. 차후에 환자와 보호자 또는 환자나 보호자 에게 추천을 받은 다른 환자를 유치하는데 도움이 된다.

9. 관 광

병원에서 치료를 마치고 남은 체류기간에 환자와 보호자 등이 관광을 하는 단계로, 환자가 관광을 원하는 경우 각종 여행 및 관광정보를 제공하고, 환자와 보호자의 요청시 관련 업체와 연결해 존다.

① 관광은 의료관광의 활성화와 수익창출을 위해 매우 중요한 단계라고 할 수 있다.
② 의료기관에서 치료를 받고 각별한 주의를 요하거나 수술 후 바로 귀국하는 환자는 관광에 제약이 따르지만 의료관광은 단순한 진료나 작은 수술, 미용환자, 성형수술, 치과환자 등 간단한 시술이 포함되는 경우가 많기 때문에 관광업체와 네트워크 구축이 중요하다.
③ 네트워크를 구축하는데 있어서 관광업체는 많으면 많을수록 환자에게 제공할 정보가 많아지며 각종 패키지를 개발할 수 있다.
④ 관광업체를 안내함에 있어 관광업체에 환자와 의사소통이 가능한 사람이 있는지 확인한다.
⑤ 환자에 대한 주의사항을 관광업체 담당자에게 알리고 관광시에 생길 수 있는 모든 불상사에 대하여 책임 관계를 분명히 하도록 한다.

10. 추후관리

환자가 의료기관을 떠난 후 지속적인 연락을 통하여 문제가 없는지 확인하거나, 주의사항을 잘 지키고 있는지 확인을 하는 단계로 전화, 메일, 소식지, 자료 등을 제공한다.

① 추후관리는 치료계획에 따라 환자와 보호자에게 목적 및 필요성을 설명한다.
② 정보나 교육을 제공하는 것은 물론이고 환자가 궁금한 것이 있을 경우 연락할 방법 (E-mail, 주소, 팩스, 전화 등)을 제공한다.
③ 추후관리는 환자의 질환에 대한 정보제공에서 한 차원 넘어서 생각할 필요가 있다.
④ 정보제공은 한번 고객은 영원한 고객이라는 생각으로 지속적인 관리가 필요하다.

06 매뉴얼 작성법 및 실례

의료관광에서 매뉴얼(Manual)의 필요성을 이해하고, 실제 매뉴얼을 사용하는 곳의 예를 보고 어떻게 활용되고 있는지 살펴본다.

1. 매뉴얼의 개념

매뉴얼(Manual)은 2인 이상이 동일한 목표를 달성하기 위하여 활동기준이나 업무 수속들을 명확하고 표준화한 업무수행 지침서로, 외국인 환자를 효율적으로 관리하기 위해서는 업무를 단계별로 체계화하고 문서화하여 정보의 공유를 가능하게 할 것이다.

매뉴얼을 작성하는데 있어서 외국인 환자의 유치부터 진료, 퇴원까지 각 단계가 포함되어야 하고, 시작부터 끝까지 모든 과정을 최적화하고 표준화하여 일관된 서비스의 질을 제공하기 위한 것이다.

2. 매뉴얼 작성의 중요성 및 효과

종합적인 의료관광 매뉴얼은 환자에게 의료 서비스 만족도를 향상시키는 방법 중에 하나로, 다양한 환경에서 오는 시행착오를 통해 수정 보완하고 더 좋은 효과를 내도록 모든 조직들이 유기적으로 움직일 수 있어야 한다.

1) 매뉴얼 작성의 중요성

항공산업의 발달, 국가별 의료수준의 차이로 의료관광이 대두되고 있으며, 의료관광을 위하여 원활한 의사소통과 환자 중심의 시스템이 필요하게 되었다.

① 전체 병원 중 일부의 병원에서 국제진료센터 등을 운영하고 있고 운영 주체 또한 외국인 의사를 통하여 이루어지고 있다.

② 외국인 환자를 유치하고 의료 서비스를 제공하기 위한 설계를 위하여 매뉴얼을 작성할 필요가 있다.

③ 매뉴얼은 일회성 교육이나 방침이 아닌 지속적인 교육과 정보의 공유를 위한 것으로 의료관광을 위하여 의료진과 직원, 그와 연관된 모든 부서의 교육과 협조가 필요하다.

2) 매뉴얼 작성의 효과

적절한 매뉴얼을 작성하여 직원을 교육시키고 활용하면 정보의 사용과 공유의 극대화로 업무의 실이 향상되어 보다 큰 가치창출이 가능하다.

① 일관성 있는 서비스를 제공하여 고객의 혼란을 줄이고 고객의 신뢰를 얻을 수 있다.
② 매뉴얼을 한번 작성하고 그대로 계속 유지하는 것이 아니고 상황에 따라 지속적으로 개선하기 때문에 업무 또한 같이 개선할 수 있다.
③ 체계화된 매뉴얼의 활용은 의료분쟁을 예방하는 역할도 한다.

3. 매뉴얼 작성방법

매뉴얼은 쉽게 이해할 수 있으며, 실무에 도움이 되도록 짜임새 있게 구성되어야 하고, 업무적인 흐름이나 어떤 문제가 발생하였을 때 빠르게 업무에 도움이 될 수 있어야 한다. 매뉴얼의 구성조건을 이해하고 의료기간의 업무절차를 반영해야 한다.

1) 매뉴얼 구성조건

매뉴얼의 구성조건은 업무의 흐름, 업무의 목적, 설명, 문제점 해결방안, 예외사항 등이 있다.

① 업무의 흐름 : 업무의 흐름이 원활하지 않을 때 혼란을 방지한다.
② 업무의 목적 : 매뉴얼에 따라 업무를 수행하는 것은 직원의 동기부여와 협조를 돕는 역할을 한다.
③ 매뉴얼 : 간결하지만 필요한 사항이 누락되어 있어서는 안 되고, 업무수행시 생길 수 있는 문제점과 해결한 방안 등을 제시함으로써 문제발생시 혼란을 최소화한다.

2) 매뉴얼 작성절차

매뉴얼은 해당 의료기관의 상황에 맞는 실질적으로 실현가능한 내용이어야 하고, 아무리 좋은 매뉴얼이라도 의료기관의 상황에 맞지 않으면 필요 없게 된다.

① 의료기관 : 상황을 잘 알고 있으면서 해당 업무를 수행하는 각 담당자들이 매뉴얼을 만든다.
② 매뉴얼의 내용 : 의료기관에서 수행하는 방식대로 하는 것이 실제 적용할 시에 혼란과 문제발생을 줄일 수 있으나 업무가 개선될 수 있는 경우에는 예외로 한다.
③ 매뉴얼 : 우선 무엇을 만들 것인지 정해야 한다(그림 2-11).

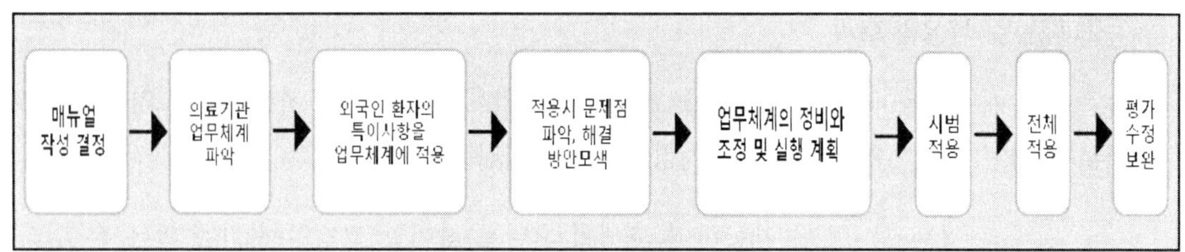

[그림 2-11] 매뉴얼 개발, 적용절차

④ 진료 매뉴얼, 서비스매뉴얼 등 어떠한 것을 만들지 결정하면 이후의 작성이 가능해진다.

⑤ 무엇을 만들지 결정되면 의료기관의 업무를 각각 나누어보고 다시 구체적인 업무를 나열한다.

⑥ 외국인 환자의 진료과정이나 특이사항 등을 파악하여 의료기관에서 실시하고 있는 업무체계에 적용하여 문제점이 있는지 파악하도록 한다.

⑦ 가능한 현재의 업무방식을 따르는 것이 좋지만, 현재의 업무체계에서 새로운 업무체계로 전환시에 잃는 것보다 얻는 것이 더 많게 전망되면 업무체계를 정비 혹은 조정을 한다.

⑧ 개발된 매뉴얼은 바로 적용하기 보다는 시범적으로 실시해보고 결과가 나쁘지 않다면 전체에 적용하도록 한다.

⑨ 실시결과를 파악하여 수정 및 보완을 한다.

3) 매뉴얼의 7가지 항목 및 특징

매뉴얼은 7가지 항목으로 짜며 〈표 2-28〉과 같은 특징이다.

〈표 2-28〉 잘 만든 매뉴얼의 특징

항목	특징
명확성	매뉴얼은 명확하고 자세히 작성한다.
적합성	사용목적과 사용자의 관점에 초점을 맞추도록 한다.
평이성	전문지식이 없는 사람도 쉽게 이해할 수 있어야 한다.
접근성	쉽게 접근하며 원하는 내용을 어디서나 쉽게 찾아볼 수 있어야 한다.
일관성	형식이나 내용을 일관된 흐름에 따라 작성한다.
해결성	실제 수행과정에서 생길 수 있는 문제에 대한 해결방안을 제시한다.
간결성	내용이 지나치게 길거나 복잡해서는 안된다.

4. 의료관광 매뉴얼의 실례

의료관광 매뉴얼인 부산 의료관광, 강남 메디컬 투어, 대구 의료관광 매뉴얼은 다음과 같다.

1) 부산 의료관광 매뉴얼

① 부산 의료관광의 원스톱 서비스는 [그림 2-12]와 같다.

BUSAN MEDICAL TOURISM
부산의료관광
부산의료관광 원스톱서비스
Dynamic BUSAN
해외환자 부산 방문절차
정보수집 · 상담
1 기본정보수집
2 상담 및 예약
3 관광정보
4 숙박정보
출국준비 · 출국
1 출국준비
2 입국
3 숙소이동
4 관광 및 쇼핑
의료서비스
1 병원이동
2 의료진 상담 및 시술
3 입원
요양 및 관광
1 휴양투어
2 체험투어
3 시티투어
4 크루즈투어
5 엔터테인먼트
6 음식/쇼핑
귀국
1 공항이동
2 귀국
사후관리
1 사후건강관리
2 추가진료상담
3 부작용 및 의료사고 법률 지원
국내
해외
여권 · 비자 상담
항공권 · 숙소 예약
병원 예약 및 상담
의료서비스
통역 · 간병
관광안내
의료관광특화병원 / 국제의료센터
에이전시 / 여행사 / 보험사 / 공공기관
의료 코디네이터 / 관광 코디네이터

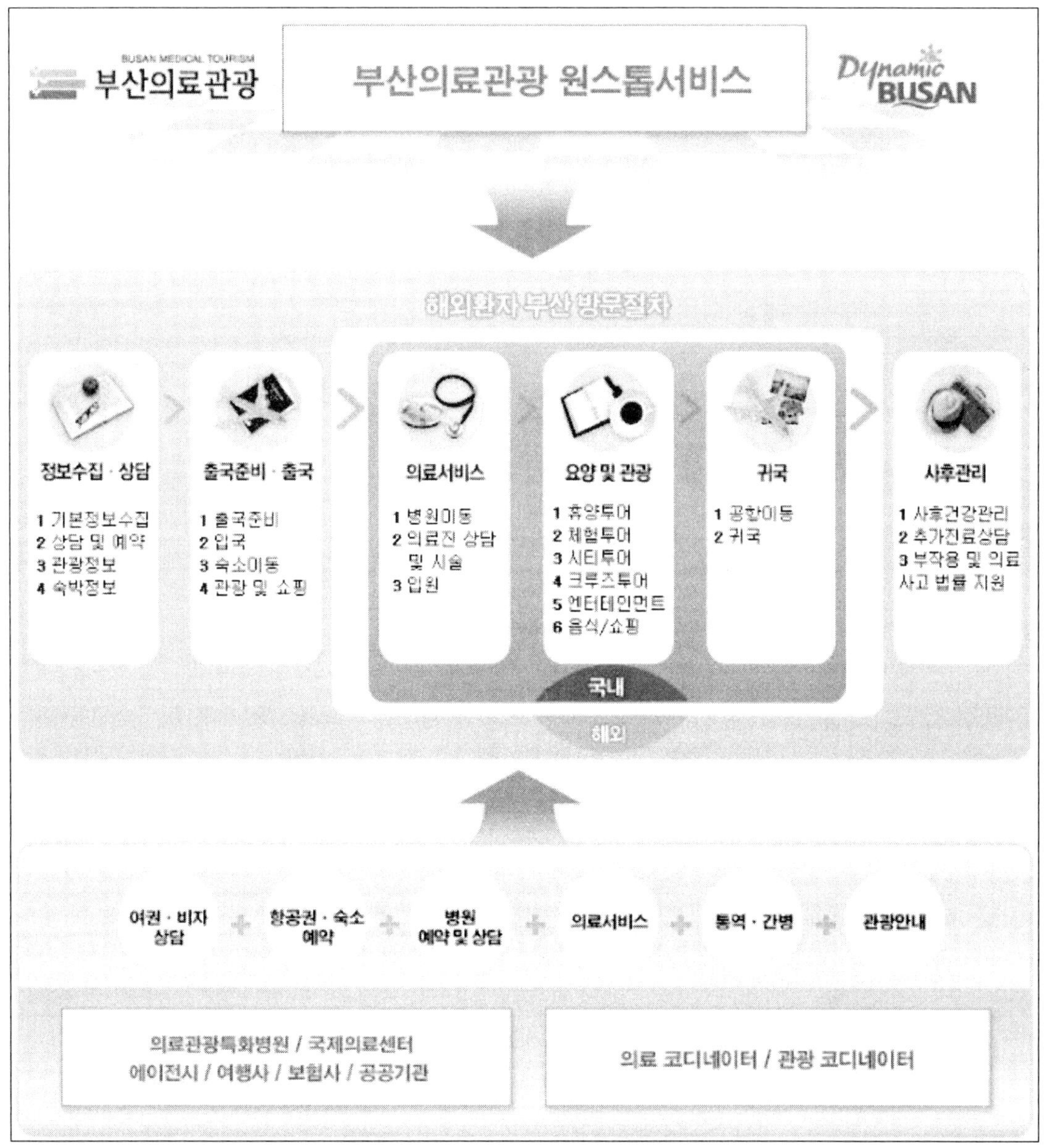

[그림 2-12] 부산 의료관광의 원스톱 서비스

② 부산의료관광 사이트(www.bsmeditour.go.kr)는 [그림 2-13]과 같다.

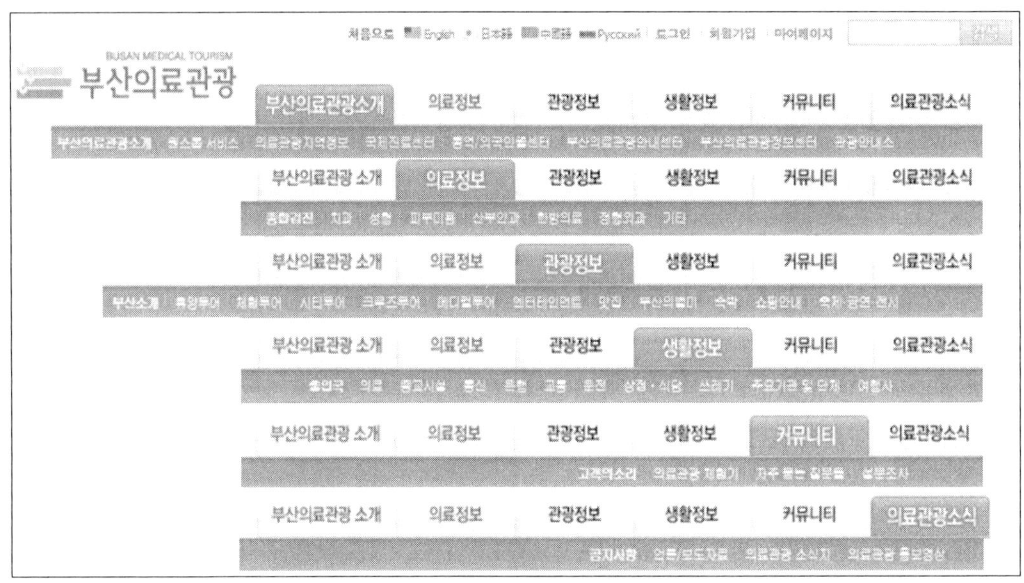

[그림 2-13] 부산 의료관광 사이트 구성

③ 부산의료관광의 각 항목별 내용은 〈표 2-29〉와 같다.

〈표 2-29〉 부산 의료관광 항목별 내용

항 목		내 용
부산 의료관광 소개	부산 의료관광 소개	부산 의료관광에 대한 개략적인 소개를 하고 있다.
	원스톱서비스	한 장소에서 관련한 업무를 일괄 처리하는 방식이며 의료관광의 처음부터 끝까지 관리한다.
	의료관광 · 지역정보	의료정보, 관광정보, 에이전시를 소개하고 있으며 관련 기관 / 회사명, 주소, 대표전화, 홈페이지를 제공하고 있다.
	국제진료센터	각 병원의 국제진료센터에 대한 소개가 있다.
	통역 / 외국인 콜센터	콜센터와 통역서비스를 소개하고 있다(전화번호, 지원 가능한 언어, 이용시간, 지원 사항, 홈페이지 등).
	부산의료관광 안내센터	부산 의료관광센터를 소개하고 있다(위치, 업무, 지원언어, 연락처, 운영시간 등).
	부산의료관광 정보센터	부산 의료관광 정보센터를 소개하고 있다(일반현황, 업무, 주소, 연락처, 홈페이지, 시설).
	관광안내소	12곳의 관광안내소 소개를 하고 있다(위치, 운영시간, 쉬는날, 운영기관, 연락처, 지원언어).
의료정보	종합검진	종합검진기관을 병원 분류별로 소개하고 있다(기관 / 회사명, 주소, 대표전화, 홈페이지).
	치과	치과에 대한 소개를 하고 있다(기관 / 회사명, 주소, 대표전화, 홈페이지).
	성형	성형외과에 대한 소개를 하고 있다(기관 / 회사명, 주소, 대표전화, 홈페이지).
	피부미용	피부과에 대한 소개를 하고 있다(기관 / 회사명, 주소, 대표전화, 홈페이지).

항 목			내 용
	산부인과		산부인과에 대한 소개를 하고 있다(기관 / 회사명, 주소, 대표전화, 홈페이지).
	한방의료		한방에 대한 소개를 하고 있다(기관 / 회사명, 주소, 대표전화, 홈페이지).
	정형외과		정형외과에 대한 소개를 하고 있다(기관 / 회사명, 주소, 대표전화, 홈페이지).
	기타		안과, 흉부외과, 남성전문, 신장내과, 건강검진, 대장전문, 비만클리닉에 대한 소개를 하고 있다(기관 / 회사명, 주소, 대표전화, 홈페이지).
관광정보	부산시청 사이트 연결	맛집	각종 맛 집에 대한 소개를 하고 있다(주소, 연락처, 교통정보, 주변정보, 평가/후기, 음식 사진).
		부산의 별미	돼지국밥, 복어요리, 생선회 등 부산의 별미와 업소에 대한 소개를 하고 있다(구군, 업소명, 메뉴, 주소, 연락처).
		숙박	숙박시설을 특급호텔, 관광호텔, 콘도 / 유스호스텔, 중저가 숙박, 비즈니스호텔, 중저가 모범 숙박, 청정 숙박업소, 녹색등급 숙박업소, 굿 스테이로 나누어 소개하고 있다(위치, 연락처, 교통정보, 주변정보, 평가 / 후기, 동영상, 사진).
		쇼핑안내	테마 쇼핑거리, 재래시장, 백화점, 대형 쇼핑몰, 대형서점, 기념품점, 사후면세점, 부산관광 기념품으로 나누어 소개하고 있다(위치, 연락처, 교통정보, 주변정보, 평가 / 후기, 동영상, 사진).
		축제, 공연, 전시	부산에서 열리는 축제, 공연, 전시회에 대한 소개를 하고 있다.
관광정보	부산소개		부산의 위치, 역사, 기후, 현황에 대한 소개를 하고 있다.
	휴양투어		해수욕장과 주변 휴양시설에 대한 소개를 하고 있다.
	체험투어		우리나라 고유 문화체험 시설에 대한 소개를 하고 있다.
	시티투어		시티투어 운행코스, 시간, 비용, 승차권 구입소, 승차안내에 대한 소개를 하고 있다.
	크루즈투어		각 크루즈투어의 코스, 대표전화, 시간, 요금, 주소, 홈페이지에 대한 소개를 하고 있다.
	메디컬투어		Anti-Aging Package, Oriental Package, Business Package, Wellness Package, Relaxation Package로 나누어 제공되는 서비스와 시설에 대한 소개를 하고 있다.(기관/회사명, 주소, 대표전화, 홈페이지)
	엔터테인먼트		아쿠아리움에 대한 소개를 하고 있다(대표전화, 시간, 요금, 주소, 홈페이지).
생활정보	출입국		사증의 종류와 발급절차, 의료관광 사증에 대하여 설명하고 있다.
	의료		병원예약방법, 의료비부담 등 의료체계에 대한 설명을 하고 있다.
	종교시설		종교시설에 대한 소개를 하고 있다(종교, 단체명, 주소, 연락처, 홈페이지, 예배 / 미사 언어와 시간).
	통신		초고속 인터넷 업체와 인터넷 카페에 대한 소개를 하고 있다(홈페이지, 연락처).
	은행		계좌개설, 현금카드, 인터넷뱅킹에 대하여 설명하고 있다(구비서류, 업무시간, 세금과 이자, 예금의 종류).
	교통		김해국제공항에 대한 소개와 자가용, 대중교통, 도시철도, 철도에 대하여 안내하고 있다.
	운전		운전면허의 종류에 대한 설명과 국제운전면허증, 외국면허증 국내면허갱신에 대하여 안내하고 있다.
	상점, 식당		아시아마트, 외국음식 전문점에 대한 안내를 하고 있다(주소, 상점명, 연락처).

항 목		내 용
	쓰레기	일반쓰레기, 음식쓰레기, 재활용쓰레기, 대형 생활폐기물을 구분과 처리방법에 대하여 안내하고 있다.
	주요 기관 및 단체	각 국가의 대사관에 대한 안내를 하고 있다(소재지, 전화번호, 팩스 번호).
	여행사	여행사에 대한 안내를 하고 있다(기관 / 회사명, 주소, 대표전화, 홈페이지).
커뮤니티	고객의소리	부산의료관광에 대하여 궁금한 점, 불편사항, 개선사항에 대한 글을 올릴 수 있다.
	의료관광 체험기	의료관광을 체험한 외국인 환자가 글을 올릴 수 있는 곳이다.
	자주 묻는 질문들	부산의료관광에 대하여 자주 묻는 질문들에 대한 답변이 있다.
	설문조사	부산의료관광에 대한 설문조사를 실시한다.
의료관광소식	공지사항	부산의료관광에 대한 공지사항이 있다.
	언론 / 보도자료	언론 / 보도 자료와 행사에 대한 정보가 있다.
	의료관광 소식지	의료관광에 대한 소식지를 제공한다.
	의료관광 홍보영상	의료관광에 대한 홍보영상을 제공한다.

2) 강남메디컬 투어

① 강남지역의 성형외과와 피부과는 서울시 전체의 70[%] 이상을 차지하고 있으며, 의료관광 활성화를 위하여 강남지역 의료관광협의회가 발족되고 [그림 2-14]와 같은 강남메디컬 투어 사이트가 만들어졌다.

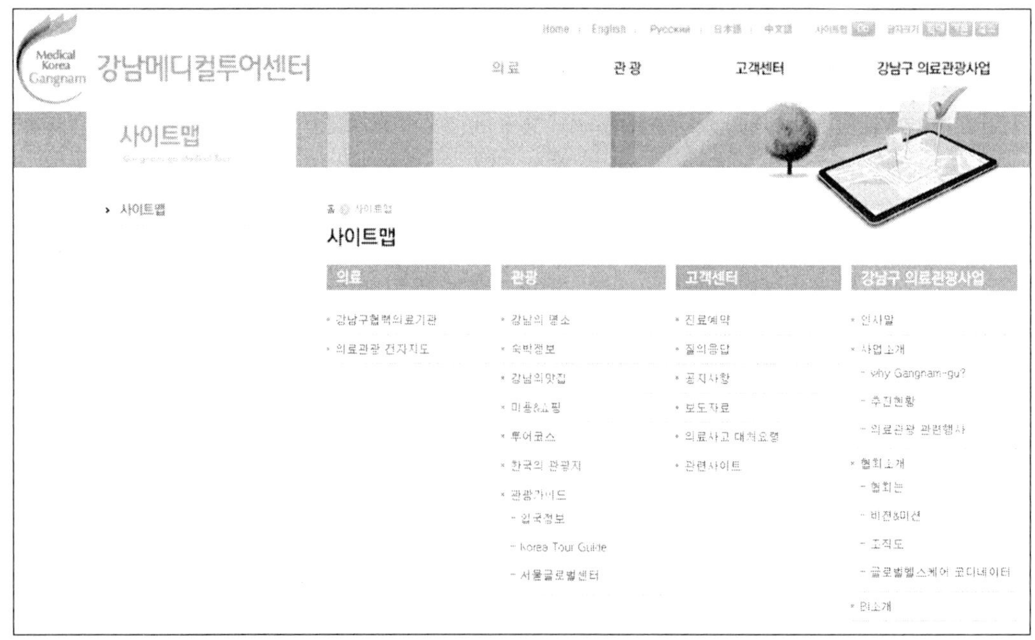

[그림 2-14] 강남메디컬 투어 사이트(http : //medicaltour.gangnam.go.kr) 구성

② 강남메디컬 투어의 각 항목별 내용은 〈표 2-30〉과 같다.

〈표 2-30〉 강남메디컬 투어 항목별 내용

항 목			내 용
의료		강남구 협력 의료기관	강남지역 지도와 협력 의료기관의 위치에 대한 안내를 하고 있다. 병원종류별로 나누어 원하는 병원을 쉽게 찾을 수 있게 구성되어 있다(위치 및 주소, 진료 분야, 연락처, 홈페이지, 지원언어).
		의료관광 전자지도	강남구 협력 의료기관 항목과 동일하다.
관광		강남의 명소	강남지역의 명소에 대한 테마 거리 및 공원, 공연, 전시로 나누어 안내를 하고 있다(유형, 연락처, 위치 및 주소, 홈페이지).
		숙박정보	강남지역의 숙박시설을 특급호텔, 일반호텔, 레지 던스로 나누어 안내하고 있다. (숙박시설 등급, 연락처, 위치 및 주소, 홈페이지)
		강남의 맛집	강남지역의 맛집을 한국, 이탈리아, 프랑스, 타이, 인도 등으로 나누어 안내하고 있다(유형, 연락처, 위치 및 주소, 홈페이지).
		미용 및 쇼핑	미용, 쇼핑, 스튜디오로 나누어 안내하고 있다(유형, 연락처, 위치 및 주소, 홈페이지).
관광		투어코스	메디컬투어와 씨티투어로 나누어 안내하고 있다. 의료기관과 숙박시설, 관광지 선택에 따라 구분하여 안내하고 있다(이동거리, 코스, 비용, 이동시간, 여행사).
		한국의 관광지	주변국과의 항공기로 이동시간, 설악산, 판문점, 롯데월드, 제주도, 명동, 인사동에 대한 소개를 하고 있다(연락처, 홈페이지. 위치 및 주소, 관광지에 대한 설명).
	관광가이드	입국정보	메디컬비자에 대한 설명을 하고 있다(시행일, 대상, 신청장소, 구비서류, 대행업무, 메디컬 비자 유형별 설명).
		Korea Tour Guide	한국관광공사 홈페이지로 이동한다.
		서울 글로벌센터	서울 글로벌센터 홈페이지로 이동한다.
고객센터		진료예약	진료예약신청 서비스를 제공한다. 개인정보와 진단명이나 증상, 희망예약일, 사진 등을 입력하고 의료기관을 선택할 수 있다.
		질의응답	의료관광에 대한 궁금한 사항을 물어보고 답하는 공간이다.
		공지사항	의료관광에 관한 공지사항이 올라와 있다.
		보도자료	강남지역 보도 자료와 소식이 올라와 있다.
		의료사고 대처요령	의료분쟁을 예방하는 방법과 의료분쟁 해결순서도가 안내되어 있다.
		관련 사이트	의학, 여행, 교통, 정부기관, 대사관의 사이트 안내되어 있다.
강남구 의료관광사업		인사말	강남구 의료관광에 대한 소개와 인사말이 있다.
	사업소개	Why Gangnam-gu	강남구의 유명병원 및 첨단의료장비, 성형 및 피부전문병원, 관광, 교통, 휴양시설의 장점에 대하여 소개하고 있다.
		추진현황	사업목적, 사업개요, 추진성과, 제도, 향후 계획 등이 안내되어 있다.
		의료관광 관련 행사	의료관광 관련 행사의 일시, 장소, 참석자, 행사내용, 사진이 소개되어 있다.
	협회소개	협회는	강남구 의료관광협회에 대한 소개와 연혁이 있다.
		비전 및 미션	협회의 비전과 미션에 대한 소개가 있다.
		조직도	협회의 조직구성과 임원진에 대한 소개가 있다.
		글로벌 헬스케어 코디네이터	글로벌 헬스케어 코디네이터 프로그램에 대한 소개와 현황에 대한 소개가 있다.
		BI 소개	브랜드 아이덴티티(Brand Identity), 심벌마크의 의미에 대하여 소개하고 있다.

3) 대구 의료관광 매뉴얼

대구는 우리나라에서 유치한 외국인 환자 수에서 서울과 수도권 다음으로 3위를 차지했다. 2012년에 대구를 방문한 의료관광객 수는 7117명으로 2011년에 비해 30[%]에 가까운 성장률을 보인다. 피부, 성형 특히 모발분야에서 세계적으로 기술력을 인정받고 있다. 또한 수도권에 비하여 진료비가 저렴한 장점을 지니고 있다.

① 대구 의료관광정보 시스템 사이트는 〈표 2-31〉과 같다.

〈표 2-31〉 대구 의료관광정보 시스템 사이트(www.meditour.go.kr/) 구성

대구의료관광소개	의료		관광	의료관광종합안내선	커뮤니티
· 대구의 의료 경쟁력 · 주요사업 · 대구의료관광 발전 협의회	· 선도 의료기관 · 종합검진 특징 종합검진종류 의료기관안내 종합검진후기 온라인상담 및 예약 자주하는질문 · 모발이식 특징 모발이식종류 의료기관안내 모발이식후기 온라인상담 및 예약 자주하는질문 · 치과 특징 치과종류 의료기관안내 치과후기 온라인상담 및 예약 자주하는질문 · 성형 특징 성형종류 의료기관안내 성형후기 온라인상담 및 예약 자주하는질문	· 피부미용 특징 피부미용종류 의료기관안내 피부미용후기 온라인상담 및 예약 자주하는질문 · 산부인과 특징 산부인과종류 의료기관안내 산부인과후기 온라인상담 및 예약 자주하는질문 · 한방의료 특징 한방의료종류 의료기관안내 한방의료후기 온라인상담 및 예약 자주하는질문 · 기타 특징 종류 의료기관안내 후기 온사인상담 및 예약 자주하는질문	· 패키지투어 2박3일코스 3박4일코스 · 체험관광 전통체험 학습체험 이색체험 · 테마관광 쇼핑/패션 환경/생태 건강/한방 전통/문화 · 시티투어 · 축제/공연 · 사이버투어 대구사계 명소체험 영상여행	· 소개 · 의료관광 코디네이터 · 통역사 · 교통정보 항공 기차 택시 지하철 시내버스 · 숙박정보 호텔 휴양림 · 음식정보 음식의거리 향토음식 한/중/일/양식 · 관광안내소 · 여행사	· 공지사항 · 자유게시판 · 언론/보도자료 · 멀티미디어존 · 뉴스레터 · 전자책 · 의료관광이란 · 사이트맵 · 개인정보처리방침 · RSS(Rich Site Summary) · 뷰어다운로드 · 배너모음

② 대구 의료관광정보 시스템의 항목별 내용은 〈표 2-32〉와 같다.

〈표 2-32〉 대구 의료관광정보 시스템 항목별 내용

<table>
<tr><th colspan="3">항 목</th><th>내 용</th></tr>
<tr><td rowspan="3">대구 의료 관광 개요</td><td colspan="2">대구의 의료경쟁력</td><td>대구의 의료수준, 낮은 진료비, 특화분야와 의료기관을 소개하고 있다.</td></tr>
<tr><td colspan="2">주요 사업</td><td>연도별 추진 사업에 대하여 소개하고 있다.</td></tr>
<tr><td colspan="2">대구 의료관광 발전협의회</td><td>대구 의료관광 발전협의회의 설립목적, 연혁, 이사회회원에 대하여 소개하고 있다.</td></tr>
<tr><td rowspan="13">의료</td><td colspan="2">선도 의료기관</td><td>대구시가 정책적으로 지원하기 위하여 지정한 의료기관을 소개하고 있다.</td></tr>
<tr><td rowspan="6">종합검진</td><td>특징</td><td>첨단장비와 저렴한 비용, 외국어가 능통한 의료진 등 장점을 소개하고 있다.</td></tr>
<tr><td>종합검진 종류</td><td>기본종합검진, 심장정밀검사, 우울증정밀검사, 뇌정밀 검사, 성별 정밀검사, 기억력 치매검사, 선택검사로 나누어 설명하고 있다.</td></tr>
<tr><td>의료기관 안내</td><td>종합검진을 실시하는 의료기관을 소개하고 있다(위치 및 주소, 연락처, 홈페이지, 온라인 상담 및 예약지원).</td></tr>
<tr><td>종합검진 후기</td><td>외국인 환자가 종합검진을 받고나서 후기를 올릴 수 있다.</td></tr>
<tr><td>온라인 상담 및 예약</td><td>온라인 상담 및 예약을 지원한다.</td></tr>
<tr><td>자주하는 질문</td><td>종합검진을 받고자 하는 환자가 자주하는 질문에 대한 답변이 있다.</td></tr>
<tr><td rowspan="6">모발이식</td><td>특징</td><td>경북대학교병원을 중심으로 한 세계적인 수준의 모발이식기술과 낮은 비용을 소개하고 있다.</td></tr>
<tr><td>모발이식 종류</td><td>모발이식, 남성모발, 여성모발, 기타 모발시술(흉터, 속눈썹, 눈썹, 무모증)에 대한 설명과 수술과정에 대하여 안내하고 있다.</td></tr>
<tr><td>의료기관 안내</td><td>모발이식을 실시하는 의료기관을 소개하고 있다(위치 및 주소, 연락처, 홈페이지, 온라인 상담 및 예약지원).</td></tr>
<tr><td>모발이식 후기</td><td>대구에서 모발이식을 한 외국인 환자가 후기를 올릴 수 있다.</td></tr>
<tr><td>온라인 상담 및 예약</td><td>온라인 상담 및 예약을 지원한다.</td></tr>
<tr><td>자주하는 질문</td><td>모발이식을 받고자 하는 환자가 자주하는 질문에 대한 답변이 있다.</td></tr>
<tr><td rowspan="8">대구 의료 관광 소개</td><td rowspan="6">치과</td><td>특징</td><td>높은 수준의 의료 서비스를 소개하고 있으며, 특히 마이크로 임플란트의 장점을 소개하고 있다.</td></tr>
<tr><td>치과종류</td><td>임플란트, 치아미백, 치아교정, 통증경감, 턱관절, 세렉, 보철치료, 치주치료, 사랑니발치에 대한 설명과 치료방법에 대하여 안내하고 있다.</td></tr>
<tr><td>의료기관 안내</td><td>대구 내의 치과를 소개하고 있다(위치 및 주소, 연락처, 홈페이지, 온라인 상담 및 예약지원).</td></tr>
<tr><td>치과후기</td><td>대구에서 치과진료를 받은 외국인 환자가 후기를 올릴 수 있다.</td></tr>
<tr><td>온라인 상담 및 예약</td><td>온라인 상담 및 예약을 지원한다.</td></tr>
<tr><td>자주하는 질문</td><td>치과진료를 받고자 하는 환자가 자주하는 질문에 대한 답변이 있다.</td></tr>
<tr><td rowspan="2">성형</td><td>특징</td><td>세계적 수준의 우수한 시술 력과 20~30[%] 저렴한 비용을 소개하고 있다.</td></tr>
<tr><td>성형종류</td><td>안면윤곽, 지방이식, 지방흡입, 쁘띠 시술, 눈, 가슴수술, 코, 고주파+보톡스의 설명과 성형 방법에 대하여 안내하고 있다.</td></tr>
</table>

항 목			내 용
대구 의료 관광 소개		의료기관 안내	대구 내의 성형외과를 소개하고 있다(위치 및 주소, 연락처, 홈페이지, 온라인 상담 및 예약지원).
		성형후기	대구에서 성형시술을 받은 외국인 환자가 후기를 올릴 수 있다.
		온라인 상담 및 예약	온라인 상담 및 예약을 지원한다.
		자주하는 질문	피부미용 시술을 받고자 하는 환자가 자주하는 질문에 대한 답변이 있다
	피부미용	특징	쾌적한 환경, 우수한 의료진, 저렴한 비용에 대하여 소개하고 있다.
		피부미용 종류	여드름, 모공, 홍조, 체모, 색소, 흉터, 액취증, 다한증, 다크써클, 피어싱, 백반증의 증상과 치료법에 대하여 안내하고 있다.
		의료기관 안내	대구 내의 피부과를 소개하고 있다(위치 및 주소, 연락처, 홈페이지, 온라인 상담 및 예약지원).
		피부미용 후기	대구에서 피부미용 시술을 받은 외국인 환자가 후기를 올릴 수 있다.
		온라인 상담 및 예약	온라인 상담 및 예약을 지원한다.
		자주하는 질문	피부미용 시술을 받고자 하는 환자가 자주하는 질문에 대한 답이 있다
	산부인과	특징	외국어가 가능한 전문 코디네이터와 의료진이 24시간 대기하고 우수한 시설을 갖추고 있다고 소개하고 있다.
		산부인과 종류	폐경기, 분만, 불임시술, 골다공증, 심혈관질환, 호르몬 대체요법에 대한 증상과 치료법에 대하여 안내하고 있다.
		의료기관 안내	대구 내의 산부인과를 소개하고 있다(위치 및 주소, 연락처, 홈페이지, 온라인 상담 및 예약지원).
		산부인과 후기	대구에서 산부인과 진료를 받은 외국인 환자가 후기를 올릴 수 있다.
		온라인 상담 및 예약	온라인 상담 및 예약을 지원한다.
		자주하는 질문	산부인과 진료를 받고자 하는 환자가 자주하는 질문에 대한 답변이 있다.
	한방의료	특징	서양의학과 한방 통합진료가 가능하고 각종 질환에 대한 치료와 예방이 가능하다고 소개하고 있다.
		한방의료 종료	성장, 다이어트, 한방내과, 한방소아과, 한방부인과, 침과 뜸, 한방신경정신과, 한방이비인후과에서 진료하는 질환의 증상과 치료법에 대하여 소개하고 있다.
		의료기관 안내	대구 내의 한방병원을 소개하고 있다 (위치 및 주소, 연락처, 홈페이지, 온라인 상담 및 예약 지원).
		한방의료 후기	대구에서 한방의료 진료를 받은 외국인 환자가 후기를 올릴 수 있다.
		온라인 상담 및 예약	온라인 상담 및 예약을 지원한다.
		자주하는 질문	한방의학 진료를 받고자 하는 환자가 자주하는 질문에 대한 답변이 있다.
	기타	특징	암, 관절, 소화기 질환 등 분야별 특화된 의료기술을 보유하고 있다고 소개하고 있다.
		종류	암, 척추, 관절, 위 및 대장 등 소화기질환, 안과에서 실시하는 시술에 대하여 안내하고 있다.
		온라인 상담 및 예약	온라인 상담 및 예약을 지원한다.

항 목			내 용
대구 의료 관광 소개	기타	자주하는 질문	환자가 자주하는 질문에 대한 답변이 있다.
	패키지 투어	2박 3일	성형부문, 피부진료, 산부인과, 모발이식 각각 5개의 장소 중에 3가지를 선택할 수 있으며, 특별 선택 가능 코스로 포항, 경주, 청도, 합천, 안동, 영천이 있다.
관광	체험관광	전통	김치 담그기, 한방다이어트, 사찰체험, 병영훈련체험이 있다(체험기간, 연락처, 진행기관, 참여인원, 코스, 옵션상품, 체험내용 등).
		학습	한방체험, 섬유산업사찰, 스키투어, 전통한방체험이 있다(체험기간, 연락처, 진행기관, 참여인원, 코스, 옵션상품, 체험내용 등).
		이색	패션모델체험, 미용기술연수, 팜스테이가 있다(체험기간, 연락처, 진행기관, 참여인원, 코스, 옵션상품, 체험내용 등).
	테마 관광	쇼핑 / 패션	백화점, 패션센터, 섬유개발연구원, 디자이너클럽 이 소개되어 있다.
		환경 / 생태	수목원, 가로수길, 측백수림, 정수장이 소개되어 있다.
		건강 / 한방	김치, 한방요리, 한방사우나, 온천이 소개되어 있다.
		전통 / 문화	대구약령시, 동화사, 대구향교, 도동서원, 녹동서원, 인흥 마을, 옻골 마을, 육신사가 소개되어 있다.
	시티투어		대구 시티투어는 기본 14개의 코스로 이루어져 있다(요금, 승차권구매방법, 통역안내 서비스, 운영주체, 운영주기 등 정보제공).
	축제 / 공연		축제와 공연에 대한 정보가 있다.
	사이버 투어	대구사계	봄, 여름, 가을, 겨울별로 나누어 각 계절마다 멋진 절경과 명소를 소개하고 있다(사진과 동영상 제공)
		명소체험	도심권, 팔공 산권, 앞 산권, 비슬 산권으로 나누어 주변에 유명한 명소를 소개하고 있다.
		영상여행	대구에서 열린 국제적인 축제, 박람회를 소개하는 영상이 있다.
의료 관광 종합 안내 센터	소개		교통, 음식, 숙박, 관광, 통역, 여행사, 의료관광코디네이터에 대하여 소개 및 정보를 제공하고 있다.
	의료관광 코디네이터		의료관광코디네이터에 대한 정보를 제공하고 있다.
	통역사		의료관광통역사에 대한 소개와 신청방법, 활동과정을 안내하고 있다.
	교통 정보	항공	대구공항의 시설현황과 위치, 타 공항과의 연계에 대하여 안내하고 있다.
		기차	대구역과 동대구역에 대한 설명과 운행정보를 안내하고 있다.
		택시	대구택시에 대한 안내와 업소명에 대한 소개가 있다.
		지하철	지하철1호선과 2호선에 대한 정보가 있다(배차간격, 운행거리 및 시간 등).
		시내 버스	시내버스와 지하철요금안내, 어린이 / 청소년 교통 카드안내, 기타 요금안내에 대한 정보가 있다.
	숙박 정보	호텔	특1급 호텔, 특2급 호텔, 1급 호텔, 2급 호텔로 나누어 호텔을 안내하고 있다(위치 및 주소, 연락처, 홈페이지, 소개, 사진, 부대시설).
		휴양림	비슬산자연휴양림을 소개하고 있다(위치 및 주소, 연락처, 메일, 홈페이지, 사진, 소개).
	음식 정보	음식의 거리	음식으로 유명한 거리를 각각 소개하고 있다.
		향토음식	전통 및 향토 음식점에 대한 소개가 있다.
		한 / 중 / 일 양식	한식, 중식, 일식, 양식으로 구분하여 안내하고 있다(음식점명, 위치 및 주소, 연락처, 주요 메뉴, 사진, 수용인원).

항 목		내 용
의료 관광 종합 안내 센터	관광안내소	관광안내소에 대한 정보를 제공하고 있다 (위치 및 주소, 연락처, 운영시간, 홈페이지, 주변 교통정보).
	여행사	여행사와 투어기관으로 나누어 안내하고 있다 (여행사명, 홈페이지, 연락처).
커뮤 니티	의료관광	의료관광에 대한 정의가 있다.
	사이트맵	사이트맵이 안내되어 있다.
	개인정보 처리방침	대구 의료관광정보 시스템의 개인정보처리방침에 대한 안내가 있다.
	RSS(Rich Site Summary)	Really Simple Syndication의 약자로 최신 정보를 쉽게 제공하는 서비스이다.
	뷰어다운로드	국가마다 사용하는 프로그램의 차이가 있을 수 있어 국내에서 사용하는 프로그램의 뷰어를 제공한다.
	배너모음	대구시 관련 사이트, 행사, 행정기관, 관련 기관 및 단체의 사이트를 제공한다.
	공지사항	대구의 의료관광에 대한 공지사항이 올라와 있다.
	자유게시판	자유롭게 글을 올릴 수 있는 공간이다.
	언론 / 보도자료	대구의 의료관광에 대한 언론 / 보도 자료가 올라와 있다.
	멀티미디어존	각종 홍보와 협약체결의 사진과 영상이 올라와 있다.
	뉴스레터	대구 의료관광 뉴스레터가 올라와 있다.
	전자책	대구 의료관광이나 의료기관 가이드북이 전자책으로 올라와 있다.

제3장
항공산업 및 수배업무

01 항공운송업의 정의
02 항공운송업의 현황과 유형
03 항공수배 업무의 정의
04 항공수배 업무의 특성
05 항공수배 업무의 변화

항공산업은 다양한 첨단산업분야가 복합적으로 결집되고 이루어지는 산업으로, 국내의 경우 고등훈련기 양산, 수출체제, 훈련기의 전투기 전환, 업무용, 레저용 항공기 개발 등을 들 수 있다. 또한 중국의 여객기 생산체제 돌입 등 군수, 민수용으로 항공 산업 및 부가 산업의 발달로 항공 산업이 점점 발전하고 있다.

항공예약 시스템 및 수배업무(Global Distribution System : GDS)는 항공편의 예약 및 항공권의 발행 등 여행에 필요한 각종 서비스를 제공하는 컴퓨터 예약 시스템(Computer Reservation System : CRS)이다. 전산단말기를 통해 항공예약, 발권운송은 물론 운임 및 기타 여행에 관한 종합적인 서비스를 제공하고, 우리나라에서는 CRS를 많이 쓰고 TOPAS, ABACUS, AMADEUS, SABER, WORLDSPAN, CALILEO 등이 있다.

01 항공운송업의 정의

우리나라 항공법 제2조 제1항은 '항공기'란 비행기, 비행선, 활공기(滑空機), 회전익(回轉翼) 항공기, 그 밖에 대통령령으로 정하는 것으로서 항공에 사용할 수 있는 기기(機器)이다.

항공운송업[1]은 관광교통업의 한 부문으로 "타인의 수요에 부응하고 항공기를 사용하여 유상으로 여객, 화물, 우편물을 수송하는 사업이다"라고 정의하고 있다.

항공기에 여객과 화물 및 우편물을 탑재하고 국내외의 공항항로로 다른 공항까지 운항하는 현대식 운송시스템에 대한 대가를 받아 경영하는 사업이다. 즉 항공운송사업은 항공법 제2조 제26호에 의하면 타인의 수요에 응하여 항공기를 사용하여 유상으로 여객 또는 화물을 운송하는 사업으로 규정하고 있고, 관광교통업의 한 부문으로 항공기에 여객과 화물 및 우편물을 탑재하고 국내외의 공항항로로 다른 공항까지 운항하는 현대식 운송시스템에 대한 대가를 받아 경영하는 사업이다.

우리나라의 항공법의 목적은 항공기의 안전운항 확보(항공기, 항공종사자, 항공로, 비행장, 항공보안시설, 항공기운항 등에 관한 안전성 확보방법), 항공운송사업의 질서 확립(사업의 공공성 확보, 사업감독 등), 항공기법의 국제적 통일(항공의 안정성, 능률성 확보를 위한 규제, 수속 등의 국제적 통일도모 등)에 두고 있으며, 항공법의 특성에는 국제성, 강제성, 국가성, 통일성이 있으며, 외국과 우리나라의 항공기의 발전상황은 다음과 같다.

1) 항공운송업의 정의 : 한국관광학회, 관광학총론, 백산출판사, pp.305~310, 2009.

1. 외국의 항공기 발전과정

여객 항공산업의 첫 시작은 1903년 12월 3일 미국의 라이트 형제가 동력에 의한 비행에 성공한 이후 1919년 독일에서 8명의 승객을 태우고 6,000[km] 상공을 비행한 것이다.

① 제1차 세계대전에서 전투기와 폭격기를 개발함으로써 항공기 발달이 크게 진보되었으며, 1920~1940년대에는 엔진과 프로펠러가 장착된 항공기들이 개발됨에 따라 장거리 운송이 가능해졌다.

② 1946년에는 영국에서 제트엔진 항공기 코메트 1호기를 생산하였고, 1952년에는 런던-요하네스버그 노선을 첫 취항하였다.

③ 1960년대에 미국의 보잉사는 B707 제트여객기를 대량 생산하였으며, 1969년 시애틀-뉴욕 장거리 시험비행에 성공하며 1회에 400명을 수송할 수 있는 대량 여행 항공수송시대를 열었다.

2. 우리나라 항공기 발전과정

우리나라는 1948년 10월 대한항공공사(Korean National Airlines : KNA)를 창설하여 1949년 7월 서울-강릉, 서울-광주-제주, 서울-옹진 각 국내선을 개설하였다.

① 항공행정의 방향제시, 항공안전, 항공시설, 항공운송사업의 질서, 외국항공사의 취항규정 등의 마련을 목적으로 1961년 3월 전문 10장 143조로 구성된 새로운 항공법을 제정하였다. 1963년에는 항공과를 항공국으로 승격시키고, 1979년 정부 간 각종 국제회의와 항공협정체결 및 개정 등 국제 민간항공발전을 위하여 국제항공을 전담하는 국제과를 신설하였다.

② 우리나라는 적자 운영 상태에 있던 대한항공공사가 1969년 2월 28일 한진 상사에 경영권을 인계하여 오늘의 대한항공을 설립하면서 항공운송사업이 발전하기 시작했다.

③ 항공경영을 합리화하려는 노력과 경제발전에 힘입어 획기적인 발전을 가져와 오늘의 전세계 항공사 중 항공여객수송 부문 10위, 화물운송부문 1위를 유지하고 있다.

④ 1988년 2월 항공 산업의 규제완화 및 국제경쟁력 제고 측면에서 아시아나 항공의 설립을 허가하였다.

⑤ 국제공항업무를 전문적으로 취급하기 위하여 1980년 5월 3일 한국공항공단을 설립하고, 국제항공 수요의 급증에 대처하기 위하여 1999년 2월 1일 인천국제공항공단을 출범시켰다.

02 항공운송업의 현황과 유형

항공기 산업의 항공운송의 현황과 항공운송의 유형은 다음과 같다.

1. 항공운송의 현황

최근 세계 항공운송업의 상황[2]이나 국내운송업의 상황은 유가의 가파른 상승으로 인한 유류할증료 부가와 노선조정 등 항공 산업계 전반의 경영환경이 크게 악화되고 있다.

저가 항공사가 일부노선의 운항을 확대하면서 해당 노선의 소비자들의 선택권이 넓어지고 있는 경향을 보이고 있으며, 저가 항공사들은 국내선 운항만으로는 이익을 내기 어렵기 때문에 수익을 낼 수 있는 국제선 시장의 경쟁에 몰입하고 있다.

2. 항공운송업의 범위

항공 운송업은 항공기를 사용하여 유상으로 여객 또는 화물을 운송하는 사업으로 항공기, 노선망, 인적 서비스, 정보서비스 등의 구성요소로 이루어진다. 운송지역, 운항형태에 따라 [그림 3-1]과 같이 분류한다.

① 항공운송사업 : 운송지역에 따라 국내 항공운송사업과 국제 항공운송사업으로 분류한다.[3]
  ㉠ 국내 항공운송사업 : 국내공항과 국내공항 사이를 운항한다.
  ㉡ 국제 항공운송사업 : 국내공항과 외국공항 사이 또는 외국공항과 외국공항 사이를 운항한다.

② 소형 항공운송사업 : 국내 및 국제 항공운송사업 이외의 항공운송사업이다.

③ 항공운송사업 : 운항형태의 정기(定期)성 여부에 따라 정기편 운항과 부정기편 운항으로 구분하고, 정기편 운항은 일정한 노선을 정하고 수요에 관계없이 정기적인 운항계획에 따라 운항하는 경우이고, 부정기편 운항은 정기편 외의 운항형태이다.

---

2) 항공운송업의 현황 : 한국관광학회, 관광학총론, 백산출판사, p.311, 2009.

3) 국내 및 국제항공 운송사업 : 항공법에 따라 일정규모 이상의 항공기를 이용하여 운항하여야 하며, 여기서 일정규모 이상의 항공기는 승객의 좌석 수가 20개 이상(화물만을 전용으로 운송하기 위한 항공기는 제외)이면서 조종실과 객실 또는 화물칸이 분리된 구조인 항공기이다(항공법 시행규칙 제14조의2).

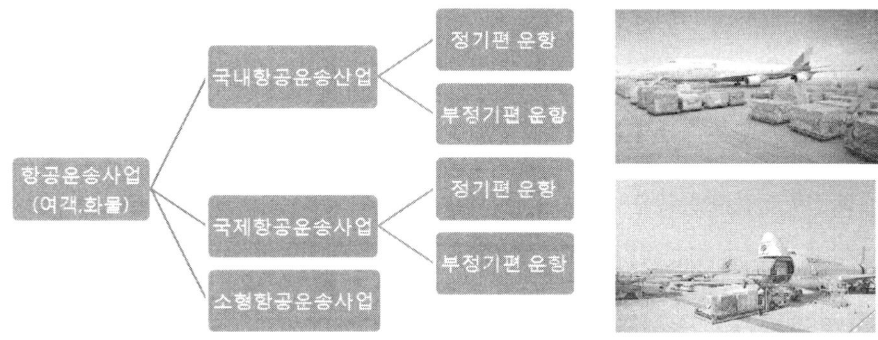

[그림 3-1] 항공운송업의 분류

④ 항공산업과 관련된 사업 : 항공기 또는 항공기 부품의 정비와 항공기정비업, 항공화물 또는 수하물 하역 등과 항공기 취급업, 공항구역이 아닌 곳에서 항공여객 및 항공화물의 수송 · 처리 등과 필요한 시설을 설치 · 운영하는 도심공항 터미널업 등이 있다.

3. 항공운송업의 특성

항공운송시장은 철강이나 자동차, 정유 산업 등과 함께 대표적인 독과점시장에 속한다. 항공사의 경제적 목적에 따라 운송 서비스가 이루어지지만 공공성을 지닌 운송기관으로서 각종 정부규제와 항공정책 등의 대상이 되며, 국제 운송시 국가를 대표하는 국적항공사로서 국익을 지향해야 하는 역할을 담당한다.

항공운송업은 여타의 육상, 해상운송과 마찬가지로 항공우주, 기계, 전자, 건설, 금융보험 등 전후방 관련 산업에 미치는 영향이 지대하며, 경제안보 측면에서도 중요하여 각 국은 최소한 1개 이상의 항공사를 육성하려고 한다.

후진국의 경우 국영항공사나 민간 항공사를 빠른 시일 내에 손익분기점에 도달시키기 위해 집중적인 지원을 하기도 한다. 항공운송업의 특성을 구체적으로 정리하면 다음과 같다.

1) 항공운송 시장의 특성

대규모의 자본투자와 고도의 기술적 노하우 등 높은 진입장벽의 존재로 인하여 신규 시장 참여자들의 시장진입이 쉽지 않고, 기존 항공사들은 신규 시장 참여자의 진입을 저지하기 위해 다양한 전략을 구사하며, 운임수준이나 마케팅 전략(부정기편 취항, 여행사 마케팅 등)을 설정할 때 경쟁사업자에 대한 영향을 고려하여 결정한다.

2) 일반적으로 과점시장

경쟁기업간의 상호의존성과 가격경쟁의 위험을 고려하여 대부분의 경우 가격 이외의 수단을 통한 경쟁에 의존하게 된다.

① 과점형태인 항공운송시장도 항공운임이 항공법의 각종 규제를 받고 있기 때문에 차세대 항공기 도입, 전문 인력확보, 기내식 등 서비스 차별화 등을 통해 마케팅이나 품질경쟁에 의존하는 경향이 높다.
② 국내 항공운송사업자의 경우 항공운임 결정 및 변경 시 20일 이상 사전예고를 하여야 한다.
③ 국제 항공운송사업자의 경우 해당 국제항공노선에 관련된 항공협정에서 정하는 바에 따라 국토교통부장관의 인가를 받거나 신고하여야 한다.

3) 대형 항공사들의 업무

전문성 및 규모의 경제 등 선도자로서의 이점을 바탕으로 항공운송 관련 사업에 활발하게 진출하고 있다.

실제로 한국공항과 아스공항의 계열회사가 지상조업[4]이나 항공권 좌석예약 등 컴퓨터 예약시스템(Computer Reservation System) 운영사업 등을 수행하고 있으며, 지상조업회사 매출액현황[5]은 〈표 3-1〉과 같다.

〈표 3-1〉 지상조업회사 매출액현황

(단위 : 백만원, [%])

회사명	년도별	국내선 지상조업점유율	국제선 지상조업점유율
한국공항	2011년 연간	54.3	57.6
	2012년 연간	55.5	57.7
	2013년 3분기	54.3	58.6
아스공항	2011년 연간	45.7	42.4
	2012년 연간	44.5	42.3
	2013년 3분기	45.7	41.4

출처 : 한국공항, 아스공항

4) 지상조업 : 항공기가 공항의 계류장에 머무르는 동안 항공기 운항에 필요한 제반 지원업무이며, 항공기 유도 및 견인, 화물과 승객 수하물 상 · 하역, 항공기 내 · 외부청소 등을 수행하는 업무도 포함한다.
5) KTB 제14호 구조조정조합 지분의 50[%]는 아시아나항공이 보유하고 있으며, 한편 토파스 여행정보는 주로 컴퓨터 예약 시스템 운영을 주로 담당하나, 아시아나 IDT는 기타 전산업무도 수행한다.

4) 항공운송 시장

자국의 항공운송산업 발전을 위한 정책적 지원과 동시에 항공안전과 산업의 공공성을 위한 규제를 통해 정부가 직접 시장에 개입하는 경우가 많다.

① 정부의 개입을 최소화하는 규제완화 추세가 지속되고는 있지만, 다른 산업에 비해 정부 규제가 많은 편이다.
② 항공운송 관련 규제는 항공법을 비롯하여 항공운송사업 진흥법, 항공기 저당법, 항공안전 및 보안에 관한 법률 등에 산재하고 있다.
③ 항공법에 규정된 항공운송사업 관련 규제현황은 〈표 3-2〉와 같다.

〈표 3-2〉 항공운송사업 관련 규제현황

구 분	규제 내용
면허취득 (제112조)	• 국내 또는 국제항공 운송 사업을 경영하고자 하는 자는 국토교통부장관의 면허를 받아야 한다. • 면허를 받은 자가 운항을 하려는 경우에는 국토교통부장관의 허가를 받아야 한다(정기편의 경우 노선별로 허가). • 면허 또는 허가의 내용을 변경하려는 경우에도 변경 면허 또는 변경 허가를 받아야 한다.
면허기준 (제113조)	국내 또는 국제항공 운송사업의 면허기준은 다음과 같다. • 해당 사업의 시작으로 항공교통의 안전에 지장을 줄 염려가 없을 것 • 사업계획서상의 운항계획이 이용자의 편의에 적합할 것 • 해당 사업에 사용할 항공기의 대수, 항공기당 좌석 수 및 자본금 등이 국토교통부령으로 정하는 기준[6]에 적합할 것
운항개시의무 (제115조)	국내 또는 국제항공운송사업의 면허를 받은 자는 면허신청서에 적은 날짜에 운항을 개시하여야 한다.
운항증명 (제115조의2)	국내 또는 국제항공운송사업자는 국토교통부령으로 정하는 기준에 따라 인력, 장비, 시설, 운항관리지원 및 정비 관리지원 등 안전운항체계에 대하여 국토교통부장관의 검사를 받아 운항증명을 받은 후 운항을 시작하여야 한다.
운항규정 및 정비규정(제116조)	국내 또는 국제항공운송사업자는 항공기의 운항에 관한 운항규정 및 정비에 관한 정비규정을 제정하거나 변경하려는 경우에는 국토교통부장관에게 신고하여야 한다.
운임 및 요금의 인가(제117조)	• 국내항공운송사업자의 경우 항공운임 결정 및 변경 시 20일 이상 사전예고를 한다. • 국제항공운송사업자의 경우 해당 국제항공노선에 관련된 항공협정에서 정하는 바에 따라 국토교통부장관의 인가를 받거나 국토교통부장관에게 신고하여야 한다.
운송약관 등의 비치(제119조)	국내 또는 국제항공운송사업자는 운임표, 요금표 및 운송약관을 영업소나 그 밖의 사업소의 이용자가 잘 볼 수 있는 곳에 국토교통부령으로 정하는 바에 따라 비치하여야 한다.
사업계획 (제120조)	• 국내 또는 국제항공운송사업자는 기상악화로 운항이 곤란하거나 그 밖에 부득이한 사유가 있는 경우를 제외하고는 사업계획으로 정하는 바에 따라 그 업무를 수행하여야 한다. • 사업계획의 결정 또는 변경시 국토교통부장관의 인가를 받아야 한다.

5) 항공운송 서비스

생산에 필요한 항공로나 공항 등을 정부가 건설 · 소유하므로 기반시설 투자비용이 상대적으로 적으나, 실제로 항공운송사업 수행을 위해 필수적인 시설인 공항은 인천국제공항의 경우 인천국제공항공사법에 따라 인천국제공항공사, 김포공항 등 나머지 14개 공항은 한국공항공사법에 따라 한국공항공사에서 운영하고 있으며 그 현황은〈표 3-3〉과 같다.

〈표 3-3〉 공항현황

구 분	국내공항	국제공항
민간전용	울산 · 여수공항	인천 · 김포 · 제주 · 양양 · 무안공항
군비행장	광주 · 사천 · 포항 · 군산 · 원주공항	김해 · 대구 · 청주공항

출처 : 인천국제공항공사, 한국공항공사

6) 항공운송 서비스는 일반적으로 공급탄력성이 매우 낮다

일반제조업의 경우에는 수요가 급증하면 재고품을 출고하거나, 조업률을 극대화하여 매출액을 늘릴 수 있으나, 항공사는 항공기의 운항횟수 등이 미리 정해져 있기 때문에 수요가 급격히 증가 또는 감소하는 경우[7], 운항횟수나 항공기 좌석의 공급규모를 신속히 조절하는 데 한계가 있다.

생산된 운송 상품(객실 공간)은 일반 제조품과는 달리 재고로 저장할 수 없는 특성을 지니고 있기 때문에 항공 운송업에 있어서 항공기의 효율적인 운영과 생산된 좌석의 유효한 판매가 항공사의 입장에서 무엇보다 중요한 경영상의 과제가 되고 있다.

---

6) 국내항공운송사업 또는 국제항공운송사업의 면허기준

<table>
<tr><th>구 분</th><th colspan="2">요 건</th><th>기 준</th><th>구분</th><th colspan="2">요 건</th><th>기 준</th></tr>
<tr><td rowspan="4">국내, 국제 (화물운송)</td><td colspan="2">자본금</td><td>법인 : 납입 자본금 50억원 이상
개인 : 자산 평가액 75억원 이상</td><td rowspan="4">국제 (여객운송)</td><td colspan="2">자본금</td><td>법인 : 납입자본금 150억원 이상
개인 : 자산평가액 200억원 이상</td></tr>
<tr><td rowspan="3">항공기</td><td>대수</td><td>1대 이상</td><td rowspan="3">항공기</td><td>대수</td><td>3대 이상</td></tr>
<tr><td>능력</td><td>• 계기비행능력 보유
• 쌍발 이상의 항공기
• 조종실과 객실, 화물칸 분리구조
• 자동위치 확인능력 보유</td><td>능력</td><td>• 계기비행능력 보유
• 쌍발 이상의 항공기
• 조종실과 객실이 분리된 구조
• 자동위치 확인능력 보유</td></tr>
<tr><td>좌석수</td><td>1대당 승객좌석 수가 20석 이상
(국제 화물운송사업은 제외)</td><td>좌석수</td><td>1대당 승객좌석 수가 20석 이상</td></tr>
</table>

7) 수요가 급격히 증가 또는 감소하는 현상, 즉 수요의 비연속성은 교통수요 전반에서 볼 수 있는 현상으로 여행자가 이용하는 시간, 요일, 계절에 따라 수요의 격차가 심한 현상이다.

7) 항공운송업

영업비용에서 신형 항공기 도입비용, 전문 인력에 대한 인건비 및 유류비가 차지하는 비중이 크고, 총자산에서 항공기(리스항공기 및 엔진 포함)가 차지하는 비중이 크며(대한항공 50.3[%], 아시아나항공 32.6[%]), 총 부채에서 항공기 리스로 인한 부채가 차지하는 비중이 크다(대한항공 25.4[%], 아시아나항공 20.9[%]).

육상이나 해상운송 등 타 교통수단에 비하여 운임이 비싼 관계로 사회 · 경제적 환경변화에 따라 수요가 민감하게 반응하며, 국가 간 무역화물 및 여객을 수송하는 국제간 거래의 비중이 높아 전 세계적인 경기변동도 중요한 영업 환경요인으로 작용한다.

4. 항공운송 시장 현황

우리나라의 항공운송업은 1962년 2월 대한항공공사법에 따라 국영항공사인 대한항공공사가 설립되면서 시작되었으나, 국영기업으로 운영되던 대한항공공사의 경영난으로 1969년 당시 한진 상사가 주식회사에 대한 항공공사가 매각되면서 민영화가 이루어져 주식회사 대한항공이 창립되고, 1988년에는 두 번째 민간항공사인 아시아나항공 주식회사가 설립되어 국내 항공운송시장은 복수민항체제로, 국적항공사간 경쟁체제로 전환되었다.

1) 항공운송 사업자 현황

국내 항공운송 사업자는 항공법에 따라 국내항공운송 사업자, 국제항공운송 사업자, 소형항공운송 사업자로 구분된다.

① 2015년 3월 기준으로 항공기를 사용하여 유상으로 여객 또는 화물을 운송하는 항공운송 사업자[8])는 총 27개사이며 〈표 3-4〉와 같다.

〈표 3-4〉 항공운송 사업자 현황

(2015년 3월 기준)

국내 항공운송사업자(7개)	국제 항공운송사업자(5개)	소형 항공운송사업자(15개)
대한항공, 아시아나항공, 제주항공, 진에어, 에어부산, 이스타항공, 티웨이항공	대한항공, 아시아나항공 제주항공, 에어부산, 진에어	대한항공, 아시아나항공, 제주항공, 에어부산, 진에어, 삼성테크윈, 통일항공시스템, UI헬리제트, 헬리코리아, 홍익항공, 삼성전력항공, 창운항공, LG상사, 에어팰리스, 코리아익스프레스에어

출처 : 국토교통부

8) 한성항공은 2008년 8월 운항을 중단하였으나 국내 항공운송 사업권을 보유하고 있고, 영남에어는 2008년 12월 운항중단과 함께 항공운송 사업권도 반납하였다. 항공운송사업 외의 사업으로서 항공기를 사용하여 유상으로 농약 살포, 건설, 사진촬영 등 업무를 하는 항공기 사용사업자는 대한항공, 삼성테크윈, 통일항공 시스템 등 총 34개이다.

〈표 3-5〉 국제항공사 현황(2015년 8월 1일 기준)

항공사 \ 현황	국가수	도시수	노선수			운항횟수(회/주)		
			계	여객	화물	계	여객	화물
대한항공	41	107	155	118	37	980	878	102
아시아나	26	83	112	86	26	727	657	70
에어부산	9	14	14	14	0	113	113	0
이스타항공	5	12	13	13	0	86	86	0
제주항공	8	17	22	22	0	174	174	0
진에어	9	15	15	15	0	107	107	0
티웨이항공	4	12	13	13	0	59	59	0
에어인천	3	3	8	0	8	11	0	11
계	45	143	239	183	56	2,257	2,074	183

출처 : 국토교통부

② 우리나라의 항공운송 시장은 2004년까지 대한항공과 아시아나항공 2개사의 복점 체제였으나, 〈표 3-5〉와 같이 국내 저가항공사의 시장진입이 이루어지면서 경쟁화 되고 있는 상황이다.9)

③ 국내 저가항공사는 기존 항공사가 포기한 직항 노선 또는 대형국적사의 시장 채산성이 저조한 국내선을 주로 공략하여 시장점유율 확대의 발판을 마련하고 있다.

〈표 3-6〉 항공사별 국내선 여객수송 점유율

(단위 : [%])

항공사 \ 여객수송	여객수송		
	2013년	2014년	2015년
대한항공	30.4	31.78	25.38
아시아나항공	20.6	20.38	20.92
제주항공	13.0	13.32	15.43
진에어	8.3	7.44	8.65
에어부산	11.1	10.96	11.76
티웨이	8.2	7.82	10.39
이스타	8.3	8.00	7.47

출처 : 한국항공진흥협회

9) 진에어와 에어부산은 각각 대한항공과 아시아나항공의 계열회사로서 정기운항 중인 순수 비계열 저가항공사는 현재 제주항공, 진에어, 에어부산, 이스타항공, 티웨이항공, 에어서울 등이 있다.

④ 국내선에서 항공사별 여객수송 점유율을 보면 〈표 3-6〉과 같이 국내 저가 항공사의 출현 이후 대한항공과 아시아나항공의 여객수송 점유율은 2013년 51.0[%]에서 2015년 46.3[%]로 감소한 반면, 국내 저가항공사인 제주항공은 최초 취항 이후 조금씩 증가하고 있다.

⑤ 국제선[10] 운송의 경우 〈표 3-7〉과 같이 국적항공사인 대한항공과 아시아나항공 2개사의 시장점유율이 50[%] 이상이나 동남아 및 중국계 저가항공사의 시장진입이 이루어지고 있으며, 국내 저가 항공사 중 최초로 제주항공이 인천-오사카 구간, 인천-기타큐슈 구간 정기노선에 취항하기 시작하였다. 저가 항공사의 경쟁 환경이 개선된다면 향후 국제선 시장의 경쟁도 있을 것이다.

〈표 3-7〉 항공사별 국제선 항공수송 점유율

(단위 : [%])

항공사 \ 여객수송	여객수송		
	2012년	2013년	2014년
대한항공	35.6	32.6	30.1
아시아나항공	23.5	23.0	22.2
에어부산	1.3	1.8	2.2
이스타항공	1.3	1.8	2.0
제주항공[11]	2.5	3.4	3.9
진에어	1.7	1.8	2.4
티웨이항공	0.4	0.8	1.1

출처 : 한국항공진흥협회

⑥ 국제선의 경우 한 노선에 복수의 항공사가 취항하는 노선이 적어 상당수 노선에서 독점적 구조가 형성되어 있는 상황이다.

⑦ 국적항공사간 경쟁노선[12]은 〈표 3-8〉과 같이 225개, 외국항공사까지 포함하여 항공사간 경쟁이 이루어지는 노선 수는 총 336개로 중복되는 것이 28개 국가, 83개 도시, 135개 노선이 있다.

10) 국제선 : 이하 별도의 언급이 없는 한 국제선은 '국내발착' 국제선을 지칭한다.

11) 제주항공 : 2009년 3월부터 일본 오사카 · 기타큐슈, 태국 방콕 노선에서 국제선 정기노선 운항을 시작하였다.

12) 국제항공노선 및 운항횟수 현황 : 2개 이상의 국적 항공사가 취항한 국가, 도시, 노선은 각각 25개 국가, 48개 도시, 48개 노선이고, 국적항공사와 외국 항공사가 동시에 취항한 국가, 도시, 노선은 각각 22개 국가, 61개 도시, 60개 노선이다.

〈표 3-8〉 국제항공노선 및 운항횟수 현황

(2015년 8월 1일 기준)

항공사 \ 노선 및 운항횟수	국제항공노선				운항횟수		
	항공사	국가	도시	노선	계	여객	화물
국적항공사	8	45	143	225	2,257	2,074	183
외국항공사	73	34	106	246	1,515	1,348	167
계	81	51	166	336	3,772	3,422	350

중복 : 28개 국가, 83개 도시, 135개 노선
출처 : 국토교통부

2) 시장규모 및 구조

우리나라 항공 운송업은 1990년대 본격적인 복수민항체제 구축에 따른 공급능력 확대와 내국인의 해외여행 증가, 주 5일 근무제의 범위 확대 및 제도 정착으로 인한 수요증가에 힘입어 꾸준히 성장하여 왔으며, 연도별 항공수송 실적은 〈표 3-9〉와 같다.

〈표 3-9〉 연도별 항공수송 실적

구 분	국제선 여객	전년 대비	국내선 여객	전년 대비	항공화물	전년 대비
2013년 1월	4,325,515	10.1[%]	1,553,555	△7.0[%]	272,825	0.9[%]
2013년 2월	4,023,100	7.3[%]	1,546,501	△4.4[%]	253,282	△10.0[%]
2013년 3월	4,162,954	12.5[%]	1,601,071	△1.9[%]	311,952	2.3[%]
2013년 4월	3,871,430	2.7[%]	2,020,990	0.1[%]	291,823	2.6[%]
2013년 5월	3,874,876	1.6[%]	2,068,994	△1.9[%]	288,496	1.4[%]
2013년 6월	4,140,076	6.0[%]	1,900,283	△0.9[%]	285,395	△1.3[%]
2013년 7월	4,634,854	6.7[%]	1,931,924	5.1[%]	290,145	△1.3[%]
2013년 8월	5,126,117	8.5[%]	2,141,325	12.3[%]	296,448	1.3[%]
2013년 9월	4,271,019	9.9[%]	1,940,693	18.5[%]	288,721	△1.1[%]
2013년 10월	4,344,708	6.2[%]	2,081,550	3.1[%]	310,037	3.7[%]
2013년 11월	3,997,541	4.6[%]	1,900,759	7.3[%]	308,276	4.4[%]
2013년 12월	4,214,088	6.1[%]	1,665,725	13.8[%]	301,543	5.3[%]
2014년 1월	4,646,595	7.4[%]	1,771,481	14.0[%]	294,819	8.1[%]
2014년 2월	4,306,530	7.0[%]	1,735,613	12.2[%]	269,592	6.4[%]

출처 : 국토교통부

① 국내선 항공운송 시장 : 국내선 항공운송은 [그림 3-2]와 같이 2008년 이후 2014년까지 성장과 하락세를 기록하다 2014년부터 점차 증가율이 높아지고 있다.

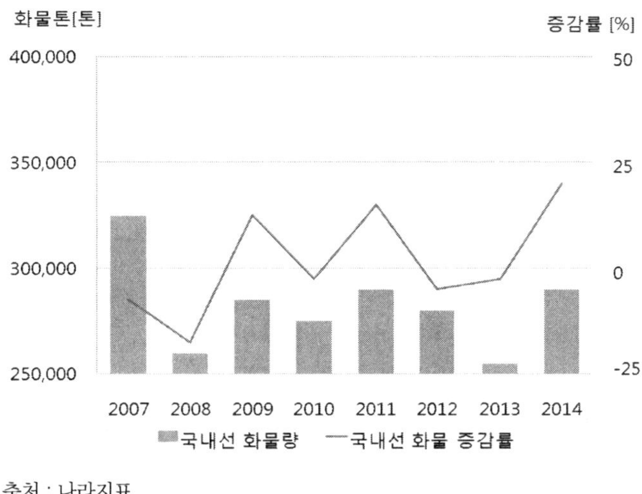

출처 : 나라지표

[그림 3-2] 국내선 화물량

㉠ 2000년 이후부터 : [그림 3-3]과 같이 완만한 하향세를 보이고 있다.

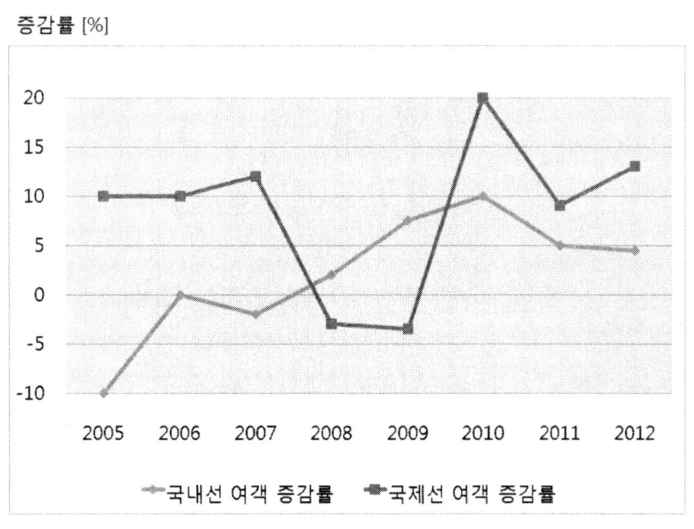

[그림 3-3] 국내선 항공운송 연평균 증감률

㉡ 공항별 운송실적 : 여객은 제주공항과 김포공항을 제외한 대부분 공항의 운송실적이 감소추세이며, 〈표 3-10〉과 같이 화물 역시 감소추세를 보이고 있다.

〈표 3-10〉 국내선 공항별 운송실적

(단위 : 명, 톤)

여 객			화 물		
구 분	2013년	2014년	구 분	2011년	2012년
인천	812	657	대한항공	124,447	116,635
김포	12,542	13,117	아시아나항공	60,470	58,637
김해	4,689	5,012	제주항공	959	689
제주	13,192	13,744	진에어	719	248
합 계	31,235	32,530	에어부산	470	435

출처 : 한국항공진흥협회

② 국제선 항공운송 시장 : 국제선 항공운송은 [그림 3-4]와 같이 2009년까지 하락세 이후 2010년 급성장과 2011년 급 하락을 겪은 뒤 조금씩 상승세를 보이고 있다.

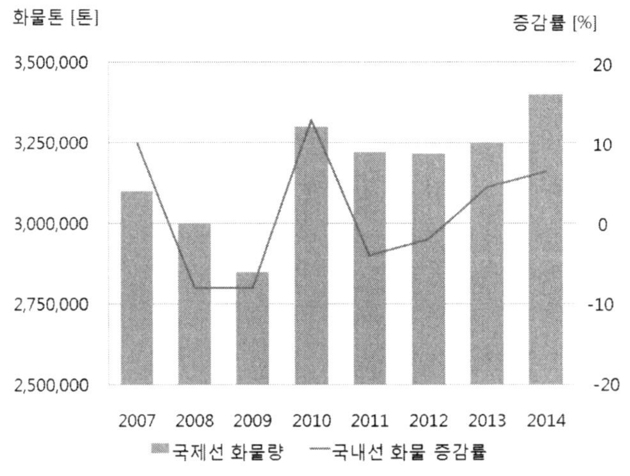

* 출처 : 나라지표

[그림 3-4] 국제선 항공운송 연평균 증감률

㉠ 국제민간항공기구(International Civil Aviation Organization : ICAO)[13]의 발표에 따르면 우리나라는 가입국 중 국제선 여객운송부문에서 세계 항공강국으로 부상하였다. 〈표 3-11〉과 같이 공항별 국제선 여객 실적이다.

13) ㉠ 국제민간 항공기구 : 국제민간항공의 안전 및 발전을 도모하고 능률적이고 경제적인 항공운송 등을 실현하기 위해 1944년 12월 설립된 국제기구이다.
㉡ 국제항공기구 : 세계 32개국 61개 항공사가 운임의 결정, 운송규칙의 제정 등 민간항공사의 협력을 위해 1945년 4월 설립한 순수민간의 국제협력기구인 국제항공운송협회(IATA)가 있다.

〈표 3-11〉 항공사별 국제선 여객실적

(단위 : 석, 명)

구 분	공급석			국제여객			탑승률		
연도	2013년 12월	2014년 12월	증감 [%]	2013년 12월	2014년 12월	증감 [%]	2013년 12월	14년 12월	증감 [%]
대한항공	1,904,748	1.897.356	-0.4	1.337.015	1,368,945	2.4	70.2	72.2	2.0
아시아나	1,311,641	1.339.057	2.1	949.825	1,037,042	9.2	72.4	77.4	5.0
에어부산	111,576	141.620	26.9	78.097	108,779	39.3	70.0	76.8	6.8
이스타	107,382	117.915	9.8	91.908	101,213	10.1	85.6	85.8	0.2
제주항공	209,127	230.289	10.1	163.963	193,503	18.0	78.4	84.0	5.6
진에어	142,104	182.753	28.6	104.383	149,274	43.0	73.5	81.7	82.
티웨이	52,131	76.341	46.4	42.831	64,198	49.9	82.2	84.1	1.9

㉡ 유통구조 : 항공 여객운송 시장의 판매방식은 크게 직접 판매와 간접 판매방식으로 구분한다.

- 직접 판매 : 항공사가 국내외 지점, 공항지점, 인터넷, 콜센터 등을 통해서 직접 고객상대로 판매하는 방식이다.
- 간접 판매 : 항공권을 판매하는 여행사 등 항공사의 직접 조직이 아닌 간접 판매망을 활용하여 판매하는 방식으로 판매 여행사의 성격 및 판매주체에 따라 여행사 판매, 총판여행사 판매, 외국항공사 판매로 구분된다.[14)]

㉢ 항공 여객운송의 유통구조 : [그림 3-5]와 같다.

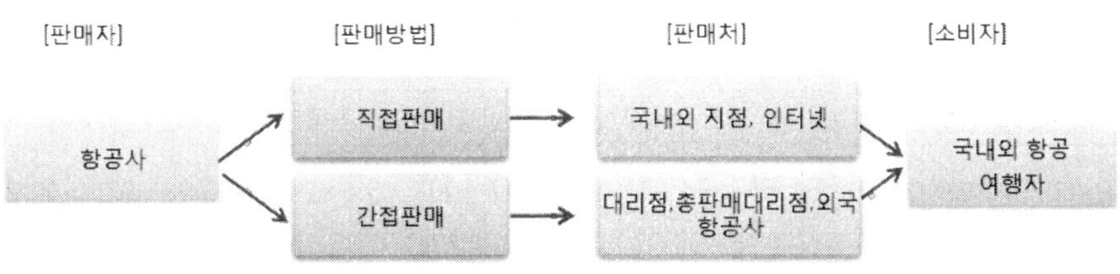

[그림 3-5] 여객운송 유통구조

③ 간접 판매의 대표적인 경로인 여행사 시장의 현황은 다음과 같다.

㉠ 여행업 개요 : 관광진흥법에 의하면 여행업은 여행자 또는 운송시설, 숙박시설 기타 여행에 부수되는 시설의 경영자 등을 위하여 시설이용 알선이나 계약체결의 대리, 여행

---

14) 여행사 판매 : 지정된 여행사에게 판매를 대행하도록 하고 판매액에 따른 일정비율의 수수료를 지급하는 방식이다.
㉠ 총판 여행사 판매 : 미취항 또는 취항지역 내에 있는 여행사를 대표하는 여행사를 통한 판매방식이다.
㉡ 외국 항공사 판매 : 외국 항공사에 당사 운항구간 항공권을 판매하고, 사후 상호판매 분을 정산하는 방식이다.
㉢ 간접 판매 : 별도의 언급이 없는 한 여행사를 통한 판매하는 것이다.

에 관한 안내, 기타 여행의 편의를 제공하는 사업으로 정의된다.

- 여행 편의의 제공 : 여권 또는 비자 수속의 대행, 여행자 보험의 대행 업무 등을 한다.
- 여행업 : 여타 산업에 비해 기술 및 자본이 크게 소요되지 않는 서비스업이며, 전문화된 인력과 여행 노하우로 여러 가지 서비스를 제공하고 반대급부로 수익을 얻는 산업이므로 노동집약적 산업에 해당한다.
- 여름 휴가철, 연휴 기간 등의 성수기와 비수기의 구분이 뚜렷하고 국제정세, 환율, 경기변동, 여행상품의 가격과 소득수준 등의 변화에 민감하여 대체로 수요의 탄력성이 큰 편이다.

㉡ 여행업의 종류 및 현황 : 여행업은 관광진흥법상 분류, 항공권 발권방식에 따른 분류, 주요 판매방식에 의한 분류 등으로 구분할 수 있다.

- 일반 여행업 : 국내 또는 국외를 여행하는 외국인과 내국인을 대상으로 여행상품의 제작 · 판매, 관광객의 유치, 여행 수속, 항공권 판매 등을 주 업무로 하는 여행업으로서 자본금 요건이 3억 5천만원 이상으로 그 설립요건이 가장 엄격하다.
- 국외 여행업 : 자본금 1억원 이상을 요건으로, 내국인의 해외여행에 따른 여권 및 비자수속 대행업무와 국외를 여행하고자 하는 내국인 및 외국인을 대상으로 해외여행을 알선하는 업무를 담당한다.
- 국내 여행업 : 주로 국내를 여행하는 내국인을 대상으로 관광여행상품을 제작 · 알선 · 판매하는 업무를 수행하며 자본금 요건은 5천만원 이상이다.

ⓐ 관광진흥법상 여행업 : 주요 업태 및 필요 자본금 규모에 따라 일반여행업, 국외여행업, 국내여행업으로 세분된다.

ⓑ 관광진흥법상 여행업 현황은 〈표 3-12〉와 같다.

〈표 3-12〉 관광진흥법상 여행업의 현황

(2014년 12월 31일 기준)

구 분		서울	부산	대구	인천	광주	대전	울산	경기	강원	충북	충남	전북	전남	경북	경남	세종	제주	합계
여행업	일반 여행업	1,757	94	51	55	54	51	11	233	42	24	8	62	36	44	52	2	243	2,819
	국외 여행업	3,355	642	361	213	251	223	120	955	179	212	238	346	256	282	609	16	110	8,368
	국내 여행업	1,231	459	364	187	233	205	116	791	196	213	237	308	307	321	622	14	594	6,398
	소 계	6,343	1,195	776	455	538	479	247	1,979	417	449	483	716	599	647	1,283	32	947	17,585
국내외 여행 겸업업체		628	365	306	149	133	86	104	358	148	35	132	241	210	235	439	12	100	3,681
지역별 총 여행업체 수		5,715	830	470	306	405	393	143	1,621	269	414	351	475	389	412	844	20	847	13,904

ⓒ 여행사는 항공권 발권방식 : BSP[15](Bank Settlement Plan) 여행사와 ATR(Air Ticket Request) 여행사로 나눌 수 있다.

- BSP 여행사 : 대체로 자금력과 일정 규모를 갖춘 여행사로서 국제항공운송협회(IATA) 산하 BSP KOREA에 일정 금액의 담보를 제공하고 요건을 갖추어 인가를 획득한 후 자신의 담보금액을 기준으로 각 항공사의 항공권을 발권하고, 항공사와의 정산은 BSP KOREA를 통해서 진행하는 여행사이다.
- ATR 여행사 : 자체적으로 항공권을 발권할 수 없고 승객에게 요청받은 항공권을 항공사나 BSP여행사로부터 구입하여 판매하는 여행사로, 현재 대부분의 주요 대형 여행사는 BSP여행사 형태로 운영되고 있다.

ⓓ 여행사는 판매 형태 : 홀세일여행사, 상용 · 법인여행사, 온라인(On-line) 여행사, 패키지(Package) 여행사, 전문여행사 등으로 세분된다. 대부분의 여행사가 하나의 형태에만 국한하여 판매하는 경우는 드물기 때문에 판매형태를 기준으로 여행사를 엄격히 분류하는 것은 쉽지 않으나 편의상 매출비중이 가장 높은 수요를 기준으로 구분할 수는 있다.

- 홀세일 여행사 : 고객을 직접 모집하지 않고 일반 소매여행사와 계약 여행사 등을 통해 패키지 상품을 판매하는 여행사로 하나투어 · 탑항공 · 모두투어 등 주요 대형 여행사가 여기에 해당한다.
- 상용 · 법인 여행사 : 국내외 기업 임직원 등의 출장이나 인센티브 행사 수요에 대응하여 법인영업 위주로 상품을 판매하는 업체이며 세중나모여행, 레드캡투어, 현대드림투어 등이 여기에 해당한다.
- 패키지 여행사 : 기획 여행상품을 구성하고 광고를 이용하여 여객을 모집하는 형태의 여행사이며 주요 대형 여행사들은 대체로 이와 같은 패키지 형태의 영업을 진행하고 있다.
- 온라인 여행사 : 주로 사이버 공간에서 여행업을 운영하는 형태로서 대표적으로 온라인투어, 인터파크투어, 클럽리치 등이 여기에 해당한다.

ⓔ 여행업의 경쟁 상황 : 현재 전국 여행업체 수는 약 9,695개이며, 이중 일반여행업체는 약 700여개 정도이고, 항공권을 직접 발권 · 판매할 수 있는 BSP여행사는 약 850개 정도이다.

- 2012년 전체 매출액 기준으로 보면 하나투어가 판매액 631,76만 원으로 업계를 선도하고 있으며 모두투어, 노랑풍선, 온라인투어, 여행박사 등 4사의 판매액 합계는 590,598,083원에 이르고 있다.
- 2012년 항공권 판매실적(BSP 기준[16])을 보면 하나투어가 판매액 2위와 비교해 약 40[%] 이상의 큰 차이로 1위를 차지하고 있으며 상위 10개사가 전체 판매액의 약 60[%] 이상을 점유하고 있다.

---

15) BSP : 항공사와 여행사간 항공권 대금결제 시스템으로 국제항공운송협회(IATA)가 각 국가별로 특정 은행을 선정(한국의 경우 외환은행이며, 이를 BSP KOREA라 한다)하여 여행사로 하여금 자기가 구매한 항공권의 대금을 당해 은행의 항공사별 계좌를 통해 입금하게 하는 방식이다.

16) BSP 기준 : 각 여행사가 BSP KOREA를 통해 항공사에 결제한 금액이다.

3) 항공여객 운임현황

항공여객 운임은 항공사가 여객에게 항공운송 서비스를 제공함에 따른 직접적인 가격인 운임(Fare)과 항공운송에 연관하여 부수적으로 여객이 지불해야 하는 제반 부가금액(Fee & Charge)을 포함하여 결정한다.

① 항공여객 운임의 종류 : 항공여객 운임은 연관된 주체(항공사 · 여행사 · 여객)와 항공사의 판매정책 등에 따라 구분한다. 일반적으로 항공운임이라고 하면 공시운임이며, 모든 여행사 및 여객에게 적용할 수 있도록 항공사가 일반 대중에게 공시하는 운임으로 시장 내에서 판매되는 상한가격이다(표 3-13).

〈표 3-13〉 항공여객 운임의 구분

종 류	내 용
Gross Fare	항공권의 'Fare' Box에 표기되는 운임으로 공시 운임(Published Fare)을 의미
Selling Fare	고객이 항공운송 서비스를 받는 조건으로 여행사나 항공사에 지불하는 운임
Net Fare	여행사가 항공사를 대행하여 항공권을 판매한 후 항공사에 입금하는 운임
Commission	여행사가 항공사를 대행하여 항공권을 판매하고 항공사로부터 받는 보수

㉠ 공시 운임 : 기본적으로 항공기 기내 좌석등급(좌석 크기, 서비스에 따른)에 따라 일등 운임(First Class), 중간등급 운임(business Class), 이등 운임(Economy Class)으로 구분하고, 항공사들은 같은 등급 내에서도 여객의 여행형태, 여객의 신분 등의 수요에 따른 다양한 형태의 세분화된 운임을 적용하며 통상운임과 특별운임으로 분류할 수 있다.

- 통상 운임(Normal Fare) : 항공권 유효기간, 적용일자, 자격조건, 예약변경 등에 제한이 없는 운임으로 주로 상용수요여객을 대상으로 한 운임으로 가장 높은 운임이다.
- 특별 운임(Special Fare) : 항공권 유효기간, 적용일자, 자격조건, 예약변경, 환불 등에 다양한 제한사항이 적용되는 운임으로 항공사는 가격수준을 통상운임보다 낮추는 대신 여객의 여행 형태 등을 고려하여 탑승제한을 둔 운임을 운영하고, 판촉을 목적으로 다양한 제한조건을 설정하고 경우에 따라 판매기간 등을 제한하는 프로모션 운임(Promotional Fare)과 선원, 학생, 유 · 소아 등 승객의 신분에 따라 개별 제한조건을 설정한 운임(Status Fare) 등으로 세분할 수 있다.

㉡ 항공사는 통상적으로 상기 공시 운임의 범위 내에서 직접 영업을 담당하는 국내 각 지점에 운영판매가를 통보하는바, 이는 영업지점 일반가격(General Pricing Directory), 지점 포괄 특별가격, 단발 특별가격 등으로 세분된다.

> • 영업지점 일반가격 : 매년 4월 1일부터 익년도 3월 31일까지 적용되는 영업지점의 일반 판매가로서 각 노선(목적지)별, 운임별(일등/중간등급/이등운임 등), 시즌별(성수기/비수기 등)로 구분하여 설정된다.
> • 지점 포괄 특별가격 : 특정기간, 특정수요, 특정 여행사의 판매증대를 위해 일정기간 영업지점 일반가격보다 할인하여 운영되는 가격으로서 항공사 판매기여도가 높은 홀세인 여행사 등에 제공하는 특정여행사 포괄가격, 항공수요가 많은 상용 업체에 제공하는 특정업체 포괄가격, 항공 · 호텔 · 투어 등이 연계된 패키지 여행상품에 지원되는 패키지 상품 특별가격, 고정적으로 발생하는 정부출장수요 등에 대한 특정수요 특별가격, 수요가 부진한 기간 중 한시적으로 운영하는 특별가격 등으로 세분화될 수 있다.
> • 단발 특별가격 : 타항공사와 경합 등의 사유로 해당 수요유치를 위해 특별히 가격을 지원할 필요성이 있을 때, 해당 수요에 한정하여 지원하는 특별가격이다.

㉢ 항공사는 판매가 인하 이외의 수단으로 판매를 촉진하기 위해 각종 가격 보조수단을 사용하는 바, Rule Waiver(특정운임에 적용되는 제한규정의 완화), Free of Charge Ticket(특정단체 수요유치를 위하여 허용된 무료항공권 이외에 사용용도가 지정된 추가 무료항공권) 등이 이에 해당한다.

㉣ 항공사는 운임 외에도 유류할증료(Fuel Surcharge)를 추가로 부과하고 있다. 또한 유류할증료는 항공유가가 단기간에 급등할 경우 발생하는 항공사의 원가부담을 완화하기 위해 항공운임에 일정 금액을 추가적으로 부과하는 것으로 국제항공 유가변동에 따라 단계별로 인상 · 인하(또는 중단)하여 부과된다.

㉤ 전 세계의 많은 국가에서 항공운임과 별도로 유류할증료를 부과하고 있으며, 국내 항공사들도 2003년 국내외 화물부문에 처음으로 유류할증료를 도입한 이후 2005년 4월 10일 국제여객선 일부 노선에 대해 부과하기 시작하였고, 2008년 7월 1일 부로 국내여객선 전 노선에도 유류할증료를 도입하였다.

② 항공여객 운임의 규제 및 현황 : 항공운송업은 항공사의 운항, 정비, 영업 등 전 부분에 걸쳐 정부로부터의 규제가 많은 산업이다.

㉠ 항공 운임의 경우 : 각국 정부에 따라 정도의 차이는 있으나, 각종 규제를 받고 있으며 환경변화에 비탄력적으로 변화하는 등 대체로 가격경쟁이 원활하게 이루어지지 않고 있다.

㉡ 우리나라 : 항공법에 따라 국토교통부에서 운임의 승인업무를 담당하고 있으며, 국내선의 경우 항공 운임 결정 및 변경시 20일 이상 사전예고를 하여야 하고, 국제선의 경우 해당 국제항공노선에 관련된 항공협정에서 정하는 바에 따라 국토교통부장관의 인가를 받거나 국토교통부장관에게 신고하여야 한다.

㉢ 일본 · 중국 · 동남아 노선 등 일부 국제선과 국내선에서 저가 항공사의 시장진입이 이루어지면서 가격경쟁이 활성화되고 있다.

㉣ 저가 항공사의 운임 : 기존 항공사의 약 70[%] 내지 80[%] 수준이며, 일부 노선의 경우 저가 항공사의 운임이 20[%] 내지 70[%]까지 저렴한 경우도 있다.

4) 항공 마일리지 제도

항공사의 상용 고객 우대 프로그램으로 제휴 항공사의 탑승실적에 따라 일정 마일을 적립해 주는 탑승 마일리지와 제휴사의 재화 또는 서비스를 구입한 회원에게 그 이용실적에 따라 마일리지를 제공하는 제휴 마일리지로 운영된다. 국내 양대 항공사의 마일리지 제도의 운영현황은 〈표 3-14〉와 같다.

〈표 3-14〉 국내 항공사의 마일리지 제도현황

(2014년 2월 기준)

항공사	유효기간	마일리지 합산	마일리지 양도	보너스 혜택 양도
대한항공	10년	가족만 가능	가족만 가능	가족만 가능
아시아나항공	10년/12년	가족만 가능 (본인포함 5명까지)	가족만 가능	회원 등급에 따라가족 한정 또는 마일리지 회원(호텔은 본인만 사용)

출처 : 대한항공, 아시아나항공

5) 세계 항공운송업의 현황

1978년 규제완화 이래, 세계의 항공운송업은 항공자유화로 인해 초대형 항공사가 출현하게 되었다.

① 최근 항공운항 시장의 변화 때문에 항공운송 시장의 20[%] 이상을 점유하던 초대형 항공사가 파산하고, 새로운 시장진입 기업이 기존시장을 위협하는 등 새로운 강자가 등장하기 시작하였다.
② 일본의 에어시스템은 JAL(일본 항공)에 합병되고, KLM(네덜란드 항공)은 에어프랑스에 합병되는 등 생존을 위해서 국적을 초월한 합병을 불사할 정도로 항공업계의 경쟁이 치열하다.
③ 세계 항공 운송업은 항공사 간의 시장경쟁이 불가피한 상황에서 직면하게 됨으로써 이러한 변화에 적극 대처하기 위해서는 항공업계의 효율적인 성공대책이 요구되는 시점이다.

6) 국내 항공운송업의 현황

우리나라의 민항은 1970년대 2차례의 유류파동과 국내의 정치적 격변에도 불구하고 꾸준히 성장하였으나, 2004년 고속전철 개통과 고속도로 확충으로 인한 항공수요가 격감하고, 가격 중심의 사고를 갖춘 고객들이 늘어나면서 항공기 산업은 힘들어졌다.

① 항공사들은 열악한 환경을 해결하기 위해서 노선을 조정하고 원가를 저렴하게 해서 가격을 낮추려고 한다.
② 우리나라 항공수요의 증감에 직·간접적으로 영향을 미친 중요한 요소는 아시안 게임,

서울 올림픽 대회, 해외여행 자유화, 중동 걸프전, 국내의 경기침체, 노사분규, 운송업의 국제경쟁력 상실 등이 있다.

5. 항공운송의 유형

항공운송의 형태는 일반적으로 운송객체, 운송지역 및 사업형태로 대별된다.

1) 운송객체에 의한 유형

운송객체에 의한 유형에는 여객항공 운송업, 항공우편 운송업, 항공화물 운송업이 있는데 다음과 같다.

① 여객항공 운송업 : 탑승에 제한이 있는 자를 제외한 불특정 다수를 대상으로 하여 유상으로 운송하고, 출발공항에서 목적지 공항까지를 운송을 원칙으로 한다.
② 항공우편 운송업 : 통신 비밀의 준수, 우편물의 최우선적 운송, 정시성의 확보, 우편이용자와 항공사 간 운송계약상의 의무관계 등이 매우 중요시 되는 운송이다.
③ 항공화물 운송업 : 운임이 타 교통수단에 비해 비교적 고가이기 때문에 부피가 작고 비싸거나, 신선도를 요구하는 상품일 경우 화물운송을 주로 이용하고, 여객운송과는 달리 편도수송, 반복수송, 야행성을 띠며 지상 조업시설 등을 필요로 한다.

2) 운송지역에 의한 유형

운송지역에 의한 유형에는 국제 항공운송사업과 국내 항공운송사업이 있는 데 다음과 같다.

① 국제 항공운송사업 : 2개국 이상의 지역 간에 운송한다.
② 국내 항공운송사업 : 자국의 영역 내에서 항공기를 사용하여 여객, 화물 및 우편물을 유상으로 운송한다.

3) 사업운송 형태에 의한 유형

사업운송 형태에 의한 유형은 정기 항공운송업과 부정기 항공운송업이 있다.

① 정기 항공운송(Scheduled Airline)업 : 노선과 일정한 운항일시를 사전에 공표하고, 그에 따른 공표된 시간표에 의해 여객, 화물 및 우편물을 운송하는 업이다(항공법 제2조 제27조).
② 부정기 항공운송(Non-scheduled Airline)업 : 정기 항공운송업 이외의 항공운송업으로 일정한 노선 없이 일시를 정하여 운송수요에 응하여 운항하는 운송업이다(항공법 제2조 제28조).

03 항공수배 업무의 정의

고객의 요청에 의해 고객이 희망하는 교통기관, 숙박시설 등에 대해 개개의 예약을 행하여 여러 요소를 확보하고 이들을 조립해서 하나의 여행을 만들어내는 업무이다.

수배 업무는 전산단말기를 통해 항공예약, 발권운송은 물론 운임 및 기타 여행에 관한 종합적인 서비스를 제공한다.

1. 항공수배의 발전과정

항공수배의 항공예약 시스템(Global Reservation System : GRS)의 발전과 항공예약 시스템의 발전과정은 다음과 같다.

1) GRS의 발전

여객항공 운송 1960년대 초반 미국의 대형 항공사들이 자사업무의 효율화를 위해 개발한 GRS는 1970년대 말 항공사 및 여행사에 보급되기 시작하였다.

GRS가 보급되기 시작하면서 여행사들은 서로 지속적으로 경쟁하는 과정에서 전세계 호텔과 렌터카 시스템 그리고 사실상 모든 항공사의 좌석과 항공편에 자유롭게 접근할 수 있도록 발전하였다.

2) CRS의 발전

호텔정보의 전자 유통 환경은 채널들이 상호 연결됨으로써 더욱 복잡해지고, 호텔과 고객을 연결할 수 있는 많은 유통채널이 발생하게 될 것이다.

① 호텔은 고객들에게 상품정보를 제공함에 있어서 통제와 비용이라는 관리적인 문제를 고려해야 한다.

② 다양한 데이터베이스에 상품정보, 가격, 이용가능성에 대해 정보를 유지하는 것은 경영적인 도전과제이며, 데이터를 실질적으로 관리하지 못하고 에러를 발생시키는 것은 고객 불만족의 원인이 된다.

③ 호텔기업은 체인 CRS와 같은 기술개발을 통해 성장하고 있는 인터넷에 기초한 시스템과 연결하고 의사전달을 할 수 있도록 함으로써 발전하고 있는 잠재 유통채널의 이점을 최대화할 수 있다.

㉠ CRS 사용 : 전문성이 요구되기 때문에 CRS는 회사에 의해 운영이 된다.

㉡ CRS 회사 : 전문적인 훈련과정을 통해 CRS 사용자를 양성하고 있다.

㉢ CRS 사용자 교육훈련을 CRS 회사의 경쟁력 획보 기반으로, 항공사 및 여행업제는 상품판매에 필요한 지식과 기술을 습득하는 교육과정으로, 사용자는 여행업분야의 전문가가 되기 위한 필수과정으로 인식하고 있다.

㉣ CRS의 개발목적 : 항공사의 업무자동화이다. 하지만 CRS가 여행사에 보급되면서 항공사의 영업도구로 이용되었다.

㉤ CRS는 전문사업자가 나타나면서 하나의 독립적인 사업영역으로 자리잡게 되었고, CRS 회사의 시장지배력은 자사 시스템의 보급률과 사용자들의 시스템 이용률에 달려 있다.

㉥ 항공사 및 여행업체에 자사 시스템을 보급하고, 보다 많이 사용하도록 해야 하는 것인데 이러한 측면에서 CRS 회사에 있어서 사용자 교육훈련은 영업전략 실행의 첫 단계이다.

㉦ CRS 회사는 자사 시스템 사용자를 양성하여 이들을 통해 자사 시스템 이용률을 극대화하고자 한다.

㉧ 현재 여행업체에게 있어 CRS는 자사여행상품을 판매하는 데 필요한 불가결한 수단으로 인식된다.

㉨ 미국의 여행사 중 95[%]가 적어도 1개 이상의 CRS를 사용하고 있다.

㉩ 국내의 경우에도 항공사 및 여행사를 통한 항공권 판매비율이 전체에 90[%]에 이르고 있다.

㉪ CRS는 여행업체가 공급업자들의 상품에 직접 접근하여 판매 및 수배할 수 있도록 해주는 중요한 도구이다.

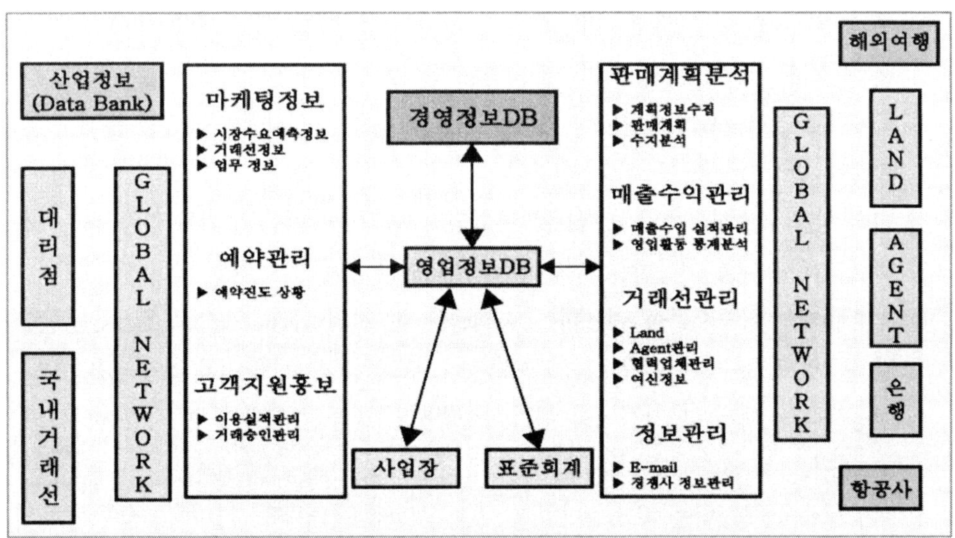

[그림 3-6] TOPAS CRS 시스템의 예약 엔진 구조

㉢ 여행업체, 항공사, 호텔, 렌터카, 철도 등 여행상품 공급업자들은 상품을 대리판매하거나 혹은 자신의 상품화하여 판매하는데 CRS가 필요하다.

④ 한국 시장에서 약 70[%]의 시장점유율을 보이는 TOPAS CRS 시스템의 예약 엔진 구조이다(그림 3-6).

⑤ [그림 3-7]은 GDS와 여행관광업무의 연관을 나타내고 있다.

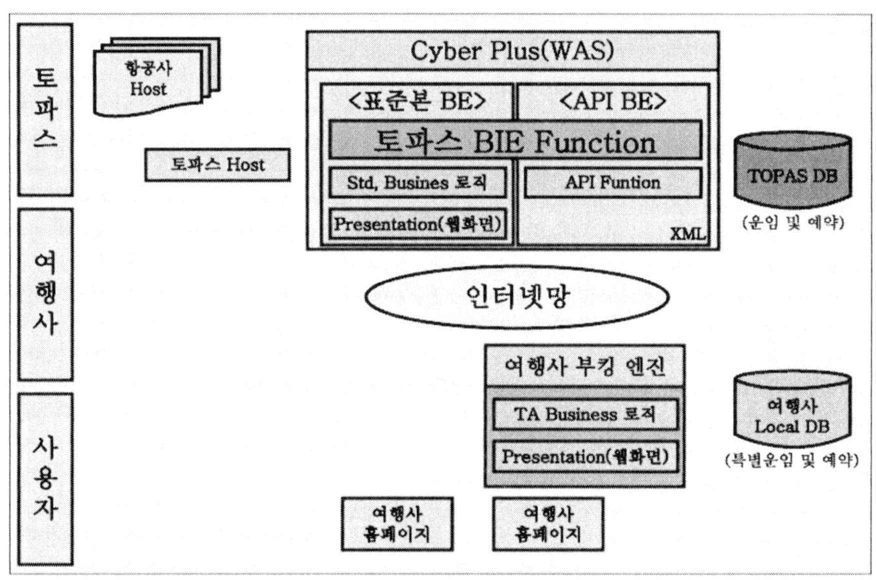

[그림 3-7] GDS와 여행관광업무의 연관도

⑥ 세계 여러 국가의 항공사 : 전략적 제휴(Alliance)관계를 맺어 서비스를 마치 한 회사에서 제공하는 것처럼 시스템을 운용하고 있다.

⑦ 국가별로 취항노선이 제한되어 있어 이미 취항 중인 항공사들과 제휴를 통해 영업범위를 확대한 방식이다.

⑧ 여러 항공사가 하나의 시스템으로 통합되기 때문에 고객들은 이들 항공사를 이용할 때 하나의 항공사를 이용하는 것과 같이 편리함을 느낄 수 있다.

⑨ 제휴관계의 항공사들을 이용하는 승객들은 한 번의 탑승수속으로 원하는 목적지까지 갈 수 있고, 누적된 마일리지로 제휴항공사노선을 무료로 이용할 수 있다.

⑩ 항공사들의 세계 각 지점에서 예약, 여정변경, 항공권 재발행 등 각종 서비스를 받을 수 있다.

⑪ 관광내용을 구성하는 요소 : 항공기, 호텔, 식사, 시내관광, 가이드, 공항과 호텔 간의 송영(Meeting & Sending) 등이 있다.

⑫ 수배담당자의 기본 업무 : 홀 세일러(Whole Sailer), 투어 오퍼레이터(Tour Operator)이다.
⑬ 수배담당자 : 투어가 수배된 대로 진행되도록 행사종료 시까지 책임진다.
⑭ 기본 업무와 관련하여 수배 업무 : 예약 업무 이외에 항공기좌석 예약의 재확인과 항공권 확인, IT 신청, TE 신청, TL에의 구체적인 지시와 주의사항, 바우처(Voucher)의 발행 및 현지지불의 비용 산출과 TL에의 외화지급, 호텔예치금(Deposit)의 지불, 현지 업자에의 지불 등 타 부문과 관련한 업무가 있다. 또한 관광비용의 산출, 일정표 작성, 현지조사도 업무의 범위에 속하고, 수배 업무는 넓은 범위를 가진 업무이다.

04 항공수배 업무의 특성

항공수배 업무는 정확성 · 신속성 · 신뢰성 · 경제성 · 확인성 · 서비스성 · 구체성 · 예약기록(Passenger Name Recode : PNR)이 있으며 다음과 같다.

1. 정확성

여행 관련 시설과 교통기관 등의 이용날짜와 이용시간 및 좌석의 등급을 정확하게 기록하고 고객에게 확인하도록 하고[17], 고객과 여행업자의 요구사항 및 수배의뢰서에 입각하여 정확하게 수배한다.

2. 신속성

항공기의 좌석이나 숙박시설의 객실은 한정되어 있기 때문에 수배 우선순위를 정하고 구입에 착수하는 것으로, 신속성의 가치는 전세계 주요 도시를 거미줄처럼 얽혀 있는 항공운송시장에서 더욱 중요시되고 있다.[18]

3. 신뢰성

불필요한 고객의 불안요인과 고객 불만족 요인을 제거하기 위해서는 항공사나 호텔 등으로부터 수배사항에 대한 회신이 늦어질 경우에는 담당직원이 진행상황을 친절하고 명확하게 알려줘야 한다.

---

17) 항공수배 업무의 특성의 정확성 : http://www.mest.kr 2007/10/01(매스타임즈 : 관광경영론)
18) 항공수배 업무의 특성의 신속성 : 한국관광학회, 관광학총론, 백산출판사, p.307, 2009.

4. 경제성

항공교통은 목적지까지의 소요되는 경제적 · 교통적 능률에 따라 운송수단이 변화하고 있기 때문에 여행자의 시간의 가치가 교통수단을 선택하는 데 결정적인 요소가 된다.[19]

5. 확인성

필요한 사항을 완전(Integral)하게 담아야 하는 이유는 불완전한 의뢰사항은 문의편지 등을 써야 하기에 세부사항들을 다시 확인하고 정확하게 써야 한다.

① 기술적 방문(Technical Visit)의 수배의 경우에는 직접 거래선에 편지를 쓸 경우와 관람회사를 중개하여 의뢰할 경우에도 방문목적을 우선 확실하게 하는 것이 중요하다.
② 단순히 방문하고 싶다는 것만으로는 상대방의 어떤 사람이 무슨 목적으로 오는 것인가 예상이 되지 않을시 반문을 보내야 하기 때문이다.[20]

6. 서비스성

항공 관련 업무는 서비스업의 표상으로, 항공상품은 80[%] 이상이 인적 서비스에 의존하여 이루어지는 특성을 지니고 있어, 서비스 요원의 서비스 품질이 항공사업체의 성패의 관건이라는 사실을 입증해 주고 있다.[21]

7. 구체성

의뢰 · 지시는 구체적이어야 하며, 상대방의 수배의뢰에 있어서는 내용, 지시를 가능한 구체적으로 예시하고, 구체적인 지적(Instruction)에 따라 서로의 업무를 간소화하고 일처리를 빠르게 할 수 있다.[22]

8. 예약기록

Address 또는 예약번호라 하며, 예약기록(Passenger Name Recode : PNR)을 정해진

---

19) 항공수배 업무의 특성의 경제성 : 한국관광학회, 관광학총론, 백산출판사, p.309, 2009.
20) 항공수배 업무의 특성의 확인성 : http : //www.mest.kr 2007/10/01(매스타임즈 : 관광경영론)에서 인용
21) 항공수배 업무의 특성의 서비스성 : 한국관광학회, 관광학총론, 백산출판사, p.309, 2009.
22) 항공수배 업무의 특성의 구체성 : http : //www.mest.kr 2007/10/01(매스타임즈 : 관광경영론)에서 인용

영역에 따라 예약 전산 시스템에 기록해 놓은 것을 나타내는 용어이다.

1) 구성요소

PNR의 필수 구성요소로서 성명, 여정, 전화번호는 반드시 입력해야 하고, 승객의 타입에 따라 기내식, 사전좌석배경, VIP, 임산부안내 등과 같은 형태로 특별 전문이나 공항에서의 서비스 사항을 요청할 수 있도록 하는 메시지 작업이다.

2) 예약기록 작성시 주의사항

타인 또는 대리인의 성명을 잠정적으로 대신 입력하는 것은 불가하다(양도불가).

① Full Name을 기재하며 반드시 여권상의 영문명과 동일하게 입력한다.
② 외국인 내국인 상관없이 성을 먼저 기입하며 성과 이름은 "/"로 구분한다(예 WON/BIN).
③ 요청좌석 수와 승객명 수가 반드시 일치해야 한다.
④ 1개의 예약기록에 TOPAS는 50명, ABACUS는 99명의 이름입력이 가능하다.

3) 예약기록 완성 후 각종 서비스 신청과정

승객에 따라 휠체어, 기내식, 아기바구니 등의 서비스를 신청할 수 있다.

① 서비스 신청은 적어도 출발 24시간 전 이내에 해야 하고, 특히 아기바구니의 경우 좌석 수의 제한이 있으므로 미리 신청해야 한다.
② 아기바구니는 6개월 미만, 신장 100[cm] 미만, 체중 15[kg] 미만의 유아만이 이용할 수 있고, 그 외 유아는 부모가 안고 탑승해야 한다.
③ 성인은 만 12세 이상이며, 소아(Child)는 만 2세 이상에서 만 12세 미만(성인 정상요금의 약 75[%])이고, 만 14일에서 만 2세 미만(성인정상요금의 10[%] 수준)의 유아에 대하여 좌석을 지급하지 않는다.
   ㉠ 예약기록 종류에 따른 〈표 3-15〉는 Title 표기이다.

〈표 3-15〉 PNR 종류에 따른 Title 표기

성별에 따른 Title		신분에 따른 Title	
남자	MR	교수	PROF
여자	MS	선장	CAPT
유·소아 여자	MISS	의사	DR
유·소아 남자	MSTR	성직자	REV
		영국귀족	SIR, LORD LADY

㉡ 예약기록 상태 코드 흐름도는 〈표 3-16〉과 같다.

〈표 3-16〉 PNR 상태 코드 흐름도

요청 코드	응답 코드	상태 코드
HS	⟶	HR ⟶ RR(CFM)
SS	⟶	HK(확약)
	US	HL(대기)
	UC	XS(취소)
NN	PN ⟶ KK	HK
	PN ⟶ UU	HL ⟶ KL ⟶ HK
	UC/NO	XK
LL	⟶	HL

05 항공수배 업무의 변화

전자항공권 제도는 최신 전자, 정보통신기술을 적용해서 항공기 탑승시 종이항공권 발급 없이 바로 공항에서 탑승할 수 있도록 하는 새로운 항공 전산 시스템이며, 종이항공권 발급 대신 고객의 관련 정보를 항공사의 전산 데이터베이스에 입력이 되어서 승객은 공항에서 신분 확인만으로 탑승할 수 있게 되어있어 발권비용의 절감, 인건비 절감, 유통구조의 변화, 고객 서비스 확대 등 많은 효과를 가져왔다.

여행 항공산업체는 인터넷을 통해 E-비즈니스를 하고 있으며, 2005년 중순경부터 BSP E-ticket 도입이 추진되어 온 한국은 현재 E-ticket 발권비율이 97~98[%]에 달하고 있다.

항공여행업의 경쟁력강화는 국제관광객을 위한 능동적이고 창조적인 서비스 웹(Web)과 수배 업무(Global Distribution System : GDS) 등의 여행정보 서비스를 구현할 수 있다.

우리나라 여행 항공업계는 인터넷을 기반으로 한 전자상거래를 이용하고 생존할 수 있는 방안을 강구하여 기존의 실물항공권을 대신할 수 있는 전자티켓 시스템을 도입하여 온라인 기술을 예약과 발권에 적응해 왔다.

1) BSP와 ATR로 분류

전자항공은 BSP(Bank and Settlement Plan)와 ATR(Air Ticket Request)로 분류할 수가 있다.

① BSP : 항공사와 대리점 간의 여객운반 판매, 판매보고, 판매관리를 간소화, 표준화한 업무절차로, BSP에 가입한 대리점은 BSP에서 수령한 항공권으로 대리점에서 직접 발권할 수 있다.
② ATR : 여객대리점 중 담보능력의 부족으로 항공권을 자체적으로 보유하지 못하고, 승객으로부터 요청받은 항공권을 해당 항공사에서 직접 구입하는 대리점이다.

2) 국제선 주요 도시 코드

항공예약 및 발권을 위해 사용되는 전 세계 나라의 도시 코드는 IATA에서 승인받은 공식화된 코드로써 각 도시가 갖는 실제 이름과 관련이 있는 경우도 있고, 전혀 상관이 없는 새로운 코드로 만들어지는 경우도 있다.

① 도시들은 각각 공항 코드도 함께 갖는데, 도시와 공항 코드가 동일한 경우도 있고 하나의 도시에 여러 개의 공항 코드를 갖는 경우도 있다.
② 도시마다의 공항 코드와 도시 코드를 숙지하고 있어야 항공예약 및 발권업무를 진행하는데 있어서 어려움이 없다.
③ 국제선 주요 도시의 3LETTER CODE, 국제선 도시 코드, 중국 내 주요 도시 코드, 국내선 주요 항공사 코드, 한 국가의 동일도시 내에 여러 공항이 있는 경우의 복수공항 코드 등으로 나타낸다.
㉠ 비슷한 도시명(FULL NAME) 및 국제선 도시 코드(CODE)를 3LETTER CODE로서 표현은 〈표 3-17과 같다.

〈표 3-17〉 국제선 주요 도시의 3LETTER CODE

도시 코드(CODE)	도시명(FULL NAME)	도시코드(CODE)	도시명(FULL NAME)
TYO	TOKYO	ANC	ANCHORAGE
OSA	OSAKA	ATL	ATLANTA
FUK	FUKUOKA	BOS	BOSTON
KOJ	KAGOSHIMA	CHI	CHICAGO
KIJ	NIGATA	DTT	DETROIT
SPX	SAPPORO	DFW	DALLAS FORT WORTH
NGO	NAGOYA	HOU	HOUSTON
OIT	OITA	HNL	HONOLULU
BKK	BANGKOK	NYC	NEW YORK
GUM	GUAM	LAX	LOS ANGELES

도시 코드(CODE)	도시명(FULL NAME)	도시코드(CODE)	도시명(FULL NAME)
HKG	HONGKONG	MIA	ㅋMIAMI
JKT	JAKARTA	PDX	POTLAND
KUL	KUALA LUMPUR	SEA	SEATTLE
MNL	MANILA	SFO	SAN FRANCISCO
SGN	HO CHIMINH CITY	YVR	VANCOUVER
SIN	SINGAPORE	YTO	TORONTO
TPE	TAIPEI	WAS	WASHINGTON
BJS	BEIJING	SAO	SAO PAULO
CAI	CAIRO	MEX	MEXICO CITY
SHA	SHANGHAI	AMS	AMSTERDAM
AKL	AUCKLAND	BAH	BAHRAIN
SYD	SYDNEY	PAR	PARIS
ROM	ROME	FRA	FRANKFURT
JED	JEDDAH	LON	LONDON
MOW	MOSCOW	ZRH	ZURICH
SPN	SAIPAN	NYC	NEW YORK
KUL	KUALA LUMPUR	SIN	SINGAPORE
LAX	LOS ANGELES	TPE	TAIPEI
BNE	BRISBANE	CEB	CEBU
IST	ISTANBUL		

㉡ 국내선 도시 코드를 〈표 3-18〉과 같다.

〈표 3-18〉 국내선 주요 도시 코드

도시 코드(CODE)	도시명(FULL NAME)	도시 코드(CODE)	도시명(FULL NAME)
KAG	GANGNUENG	YEC	YECHEON
SEL	SEOUL	CJU	CHEONGJU
CJU	JEJU	YNY	YANGUANG
PUS	BUSAN	KPO	POHANG
KWJ	GWANGJU	HIN	JINJU
TAE	DAEGU	RSU	YEOSU
KUV	GUNSAN	USN	ULSAN
MPK	MOKPO	WJU	WONJU

㉢ 중국 내 주요 도시 코드는 〈표 3-19〉와 같다.

〈표 3-19〉 중국 내 주요 도시 코드

도시 코드(CODE)	도시명(FULL NAME)	도시 코드(CODE)	도시명(FULL NAME)
BJS	BEIJING	NKG	NANJING
CAN	GUZNGZHOU	SHA	SHANGHAI
CGQ	CHANGCHUN	SHE	SHENYANG
CKG	CHONQING	SIA	XIAN
CTU	CHENGDU	SYX	SANYA
DDG	DANDONG	SZV	SUZHOU
DLC	DALLAN	TAO	QINGDAO
HGH	HANGZHOU	TSN	TIANJIN
HRB	HARBIN	WUH	WUHAN
KMG	KUNMING	YNJ	YANJI
KML	GUILIN	YNT	YANTAI

㉣ 복수공항을 가진 도시 및 공항 코드 및 국내선 주요 항공사 코드는 〈표 3-20〉과 같다.

〈표 3-20〉 국내선 주요 항공사 코드

도시 코드 (CODE)	도시명(FULL NAME)	도시 코드 (CODE)	도시명(FULL NAME)
AA	AMERICAN AIRLINES	KL	KLM-ROYAL DUTCH A.L
AC	AIR CANADA	LH	LUFTHANSA GERMAN A.L
AF	AIR FRANCE	MH	MALAYSIA AIRLINE SYSTEN
BA	BRITISH AIRWAYS	NH	ALL NIPPON AIRWAYS
CA	AIR CHINA	NW	NORTHWEST AIRLINES
CO	CONTINENTAL AIRLINES	NZ	AIR NEW ZEALAND
CX	CATHAY PACIFIC	OZ	ASIANA AIRLINES
DL	DELTA AIRLINES	PR	PHILIPPINE AIRLINES
GA	GARUDA INDONESIA	QF	QANTAS AIRWAYS
JD	JAPAN AIR SYSTEN	SQ	SINGAPORE AIRLINES
JL	JAPAN AIRLINES	TG	THAI AIRWAYS INTL
KE	KOREAN AIR	VP	VASP BARAZILIAN A.L
EK	EMIRATES AIRLINE	HA	HAWAIIAN AIRLINES

도시 코드 (CODE)	도시명(FULL NAME)	도시 코드 (CODE)	도시명(FULL NAME)
SK	SCANDINAVIAN AIRLINES	SK	SCANDINAVIAN AIRLINES
SU	AEROFLOT RUSSIAN AIRLINES	UA	UNITED AIRLINE
TK	TURKISH AIRLINES	VN	VIETNAM AIRLINES
HIJ	HIROSHIMA	YTO(YYZ)	TORONTO
SGN	HO CHI MINH	YVR	VANCOUVER
UUS	SAKHALINSK		

ⓜ 일반적으로 하나의 도시에는 공항이 하나인 경우가 많으나, 각 국가의 HUB 도시인 경우에는 복수공항을 가지고 있는 경우도 있다.

- 복수공항을 가진 경우에도 국내선/국제선 공항을 분리하여 사용하는 경우도 있고, 모든 공항이 국내/국제 공용으로 사용하는 경우도 있으므로 비행편 조회시 확인하도록 해야 한다.
- 한 국가의 동일도시 내에 여러 공항이 있는 경우의 복수공항 코드는 〈표 3-21〉과 같다.

〈표 3-21〉 한 국가의 동일도시 내에 여러 공항이 있는 경우의 복수공항 코드

NYC	JFK EWR LGA	JOHN F KENNEDY AIRPORT OF NYC NEW YORK AIRPORT OF NYC LA GUARDIA AIRPORT OF NYC
PAR	CDG ORY	CHARLES DE GAULLE AIRPORT OF PAR ORLY AIRPORT OF PAR
LON	LHR LGW	HEATHROW AIRPORT OF LON GATWICK AIRPORT OF LON
OSA	ITM KIX	ITAMI AIRPORT OF OSA KANSAI INTL AIRPORT OF OSA
TYO	NRT HND	NARITA AIRPORT OF TYO HANEDA AIRPORT OF TYO
WAS	DCA IAD	RONALD REAGAN NTL AIRPORT OF WAS DULLES AIRPORT OF WAS
SEOUL	ICN GMP	INCHEON GIMPO

ⓑ 월별 코드(MONTHLY CODE) 도시 및 공항 코드 외에도 항공편 조회 시 출발/도착일자를 지정하는 경우에는 해당 월에 대한 영문 코드는 〈표 3-22〉와 같다.

〈표 3-22〉 월별 코드

CODE		MONTH
1	JAN	JANUARY
2	FEB	FEBRUARY
3	MAR	MARCH
4	APR	APRIL
5	MAY	MAY
6	JUN	JUNE
7	JUL	JULY
8	AUG	AUGUST
9	SEP	SEPTEMBER
10	OCT	OCTOBER
11	NOV	NOVEMBER
12	DEC	DECEMBER

3) 항공용어 Key Word 약어

항공용어의 약어는 항공업무 중 쓰이기 때문에 긴 단어를 쓰면 업무처리가 늦어지면서 단어를 짧게 쓰게 되었다. 항공 업무에서 사용하고 있는 가장 기초적인 용어들은 〈표 3-23〉과 같다.

〈표 3-23〉 항공업무 중 쓰이는 전문용어

약 어	용 어	뜻
DEC	DECEMBER	12월
DEP	DEPARTURE	출발
DIRECT FARE	DIRECT FARE	직행운임
DVD	DIVIDE PNR	분리된 예약
EFF	EFFECTIVE	유효한
E/D CARD	E/D CARD	출입국 카드
EMBARGO	EMBARGO	탑승제한
ENDS	ENDORSEMENT	양도
EUPA	EUPA	구주노선
EXBAG	EXTRA BAGGAGE	초과 수하물
EXTRA FLT	EXTRA FLIGHT	특별기편
FEB	FEBRUARY	2월

약 어	용 어	뜻
FIX	FIX	확정
FULL BKG	FULL BOOKING	만석
GI	GLOBAL INDICATOR	방황지표
GO SHOW	GO SHOW	예약 없이 가는 것
GRPS	GROUP	단체
GV10	GROUP FARE	그룹 요금
HIP	HIGHER INTERMEDIATE FARE	중간 높은 운임
HTL	HOTEL	호텔
I	IGNER	무시하다
INF	INFANT	유아
INTL	INTERNATIONAL	국제적인
ITIN	ITINERARY	여정
JAN	JANUARY	1월
MCT	MINIMUM CANNECTING TIME	최소 연결 시간
MIN STAY	MINIMUM STAY	최소 체류 시간
MSG	MESSAGE	전문, 메시지
NMC	NAME CHANGE	이름변경
NBB	NUMBER	번호
NS	NO SHOW	예약 후 탑승하지 않은 손님
VOID	VOID	무효의

4) 항공여행 용어

항공여행 용어는 경유지 · 공항 코드 · 국제표준시 · 기내반수입수화물 · 스탠바이 · 오픈티켓 · 예약초과 · 유실물 취급소 · 중간기착 · 출국수속 · 출입국신고서 · 좌석공유 · 화물기 · 환승 · 음성알파벳 등의 항공여행업에서 쓰이는 용어이다.

① 경유지(Intermediate Point) : 항공기가 운송상이나 기술상의 목적으로 정기적으로 착륙하도록 지정된 중간지점이다.

② 경유지에서 승객 : 자사나 타사의 접속 편으로 옮겨 타거나 Stop-over를 할 수 있다.

③ 공항 코드(Airport Three Leter Code) : 현재 국가를 분류하는 코드로서 국제표준규격인 ISO 3166-1(ISO 3166-1Alpha-2 Code Elements)는 2자리 코드로 2013년 239국가가 공식적으로 등록되어 있다.

④ 국제표준시(Greenwich Mean Time : GMT) : 영국 그리니치 천문대를 통하는 자오선에서의 평시를 세계 공통의 표준 시작으로 한 것이다.

⑤ 항공기 운항시나 항공관제에서 통상적으로 국제표준시를 사용한다.

⑥ 기내반입 수화물(휴대수하물, Hand-carry Baggage) : 가로, 세로, 높이의 합이 115[cm] 이내인 것으로 승객이 항공기 내로 직접 운반하여 보통 좌석 밑이나 선반에 올려놓을 수 있다.

⑦ 스탠바이(Stand by go Show) : 항공예약 없이 공항에서 탑승대기자로 등록하는 경우로, 좌석상황에 따라 좌석을 배정받게 된다.

⑧ 성수기, 명절 : 특별히 예약이 어려운 경우를 제외하고는 탑승하는 경우가 많다.

⑨ 오픈티켓(Open Ticket) : 보통 돌아오는 날짜를 구체적으로 정하지 않고 예약한 항공권이다.

⑩ 6개월이나 1년 등 장기해외여행일 경우 돌아오는 정확한 날짜를 지정하여 우선 예약하고 현지에서 동일한 항공권으로 오픈기간에 한해서 승객이 변경 예약하여 탑승할 수 있다.

⑪ 예약초과(Over Booking) : 항공사에서 효율적인 항공좌석의 판매를 위해 일정한 비율의 승객에 대해 실제 판매가능 좌석수보다 초과하여 예약을 받는 것이다.

⑫ 예약승객이 공항에 나타나지 않을 경우를 대비한 것으로 이때에는 공항에 일찍 도착해서 탑승수속을 하여야만 한다.

⑬ 유실물 취급소(Lost and Found) : 공항이나 역에 있는 분실물 취급소이다.

⑭ 중간기착(Stopover) : 장거리 노선의 경우 비행기의 급유와 승무원 교대, 기체점검 등으로 중간 기착지에서 머무른다(국내선-4시간/국제선-24시간 이상).

⑮ 보통 공항에서 체류하는 시간을 기준으로 24시간 이내면 Transit이고, 그 이상이면 Stop-over로 분류한다.

⑯ 출국수속(Boarding) : 예약한 항공회사의 체크인 카운터에 자신이 구매한 항공권을 탑승권(boarding pass)으로 교환하는 절차이다.

⑰ 카운터에서 여권, 항공권, 수하물을 제시하면 탑승권, 항공권, 도착지에서 수하물을 찾을 수 있는 수하물표를 받는다.

⑱ 출입국신고서(Embarkation/Disembarkation Card) : 표준절차에 의거하여 해외여행자가 출입국 시에 의무적으로 기입해서 제출해야 하는 양식이다.

⑲ 국가에 따라서 신고서의 크기, 양식 등이 서로 다를 수 있으며, 공항에서 탑승수속 시나 도착 전 기내에서 받을 수 있다.

⑳ 좌석공유(Code Share) : 항공사 간의 특정 구간의 좌석을 일정부분 공동으로 사용하는 방법으로 각 항공사가 자사 항공기를 직접 투입하지 않고도 운항하는 것과 같은 운영을 할 수 있다.

㉑ 화물기(Cargo Aircraft) : 승객이송을 위한 여객기가 아닌 상품 또는 화물을 수송하는 항공기이다.

㉒ 환승(Transfer) : 도착지 이전에 중간 기착지에서 다른 비행기로 갈아타는 것이며, 갈아탈 수 있는 표는 Transfer Ticket이라 한다. 갈아타면서 기내에 두고 온 물건이 없도록 주의해야 하며 수하물이 없어지는 경우가 있으므로 반드시 수하물표(baggage Tag)를 확인해야 한다.

㉓ 음성 알파벳(ICAO Phonetic Alphabet) : 예약업무 수행시 특히 전화상의 영문자에 대한 의사소통을 보다 확실히 하기 위하여 주로 국제 민간 항공기구가 권장하는 음성 알파벳을 사용한다.

㉠ 숫자와 비슷한 알파벳을 구별하기 위해 만든 음성 알파벳으로 주로 항공권예약 시에 정확한 Name을 전달하거나 확인할 때 사용한다.

㉡ 항공업무 시에 사용되고 있는 ICAO(세계민간항공기구)의 음성 알파벳은 〈표 3-24〉와 같다.

〈표 3-24〉 ICAO의 음성 알파벳

LETTER	PHONETIC ALPHABET	LETTER	PHONETIC ALPHABET
A	ALPHA	N	NOVEMBER
B	BRAVO	O	OSCAR
C	CHARLIE	P	PAPA
D	DELTA	Q	QUEEN
E	ECHO	R	ROMEO
F	FATHER	S	SMILE
G	GOLF	T	TANGO
H	HOTEL	U	UNIFORM
I	INDIA	V	VICTORY
J	JULIET	W	WHISKY
K	KILO	X	X-RAY
L	LIMA	Y	YANKEE
M	MICHLE	Z	ZULU

5) 항공여행예약 및 수배 서비스 현황

항공 서비스의 예약과 수배 서비스의 현황을 설명한 것이다.

① 항공여정의 작성 : 전세계 어느 곳이든지 최종 목적지까지 여객이 원하는 시간대로 편리하게 여행할 수 있도록 국내항공사의 좌석은 물론 외국 항공사의 좌석예약도 CRS를 이용하여 신속하게 처리한다.

② 호텔예약 : 세계 주요 도시에 있는 호텔의 관련 사항(호텔명 · 요금 · 전화번호 등)을 승객에게 안내하여 승객에게 안내하여 승객이 원하는 호텔에 예약해 준다.

③ 관광, 렌터카, 기타 교통편 : 세계 주요 도시별로 관광명소, 가볼만한 곳을 안내(소요시간, 경비 등) 해주고 원하는 승객에게는 관광예약 및 렌터카, 항공여행과 연결되는 기타 교통편(선박, 육로교통 등)의 예약도 처리해 준다.

④ Special Meal 예약 : 종교, 건강, 취향에 의한 기내식의 특별음식을 원하는 경우 사전(출발 2일 전까지)에 예약을 받아 제공한다.

⑤ 제한여객 운송 준비 : 환자, 비동반 소아(12세 미만), 임산부(8개월 이상), 80세 이상 노인 등 여행 중 특별한 주의가 필요한 승객은 의사의 건강진단서, 서약서 등 소정의 서류를 예약 시 접수하여 처리한다.

⑥ 도착 통지 : 여객이 목적지에 있는 친지에게 도착을 알리기를 원할 경우 전화번호, 성명, 전달내용을 접수하고 해당 지점으로 전문을 발송하여 신속히 전달해 준다.

⑦ 항공화물 수송 서비스 : 관계 서류를 철저히 확인하여 다양한 내용품을 보호하여 화물포장, 화물운송장 발행, 접수 후 탑재, 도착지 화물에 대한 세관반입 신청을 한 후 접수인에게 화물 및 관계서류를 인도해 준다.

⑧ 항공화물의 특성 : 편도수송 및 반복적인 거래, 야간수송이 많고, 계절적인 변화가 거의 없다.

⑨ 기타 여행정보 : 여행지 소개, 항공요금, 출입국절차 등 기타 여행에 필요한 모든 정보를 제공한다.

제4장
관광교통

01 관광교통의 정의 및 성격
02 관광교통의 유형
03 관광교통의 특성
04 관광교통 시스템의 기능

관광현상의 측면에서 "관광객이 일상생활을 떠나 반복적이며 체계적인 교통기관을 이용하여 관광대상을 통하여 이루어진 문화 · 사회 · 경제적 행위"라 정의하는 것을 관광교통이라고 한다.

한국교통개발연구원에서는 "교통은 사람이나 화물의 운반을 위하여 장소와 장소 간의 거리를 극복하기 위한 행위로서 인간이 자신의 신체 또는 화물의 소재를 변경한다든지 혹은 출근, 업무, 쇼핑, 친교 등과 같은 목적이나 기회를 충족시키고, 한편에서는 다른 편으로 전달하는 것으로서 인간 생활에 존재하는 여러 가지 장애 가운데서 장소적 격리로부터 생기는 장애를 제거하는 행위"이다.

교통업은 수송 수단을 써서 사람 또는 재화를 장소적으로 이동시키는 서비스를 상품으로 하여 판매하고 이윤을 추구하는 사업이며, 민간기업 뿐만이 아니고 국가나 지방공공단체가 운영하는 공영사업을 포함한다.

관광교통의 기능에는 승객과 화물의 운송, 문화, 사회적 교류, 생산성 제고의 기능이 있다. 관광의 대중화는 교통수단의 발달과 근대적 교통업의 성립을 전제로 하여 실현되었다.

01 관광교통의 정의 및 성격

관광교통은 관광객이 일상생활을 떠나 반복적이면서 체계 있고, 관광성이 있는 교통기관을 이용하여 관광자원을 찾아가면서 이루어지는 경제적 · 사회적 · 문화적 현상이 내포된 이동행위의 총체라고 정의할 수 있고, 관광사업 가운데서 중심적 위치를 차지하고 있다.

관광개발에 있어서도 주도성을 발휘하고 있어 관광의 요소 중에서 가장 중요한 요소로 더욱 밀접 해져가고 있다. 즉 관광이라는 활동을 지원하기 위한 하나의 체계로서 관광객 이동의 장애를 해소하며, 안전하고 편리한 관광이 이루어질 수 있도록 관광객을 수송하는 매개체이다.

1. 관광교통 수단과 시설

다음 관광의 교통 수단과 시설, 운임, 관광 서비스를 살펴보면 다음과 같다.

① 교통 수단 : 자동차, 열차, 선박, 항공기, 캠핑카, 렌터카, 관광버스 등이다(그림 4-1).

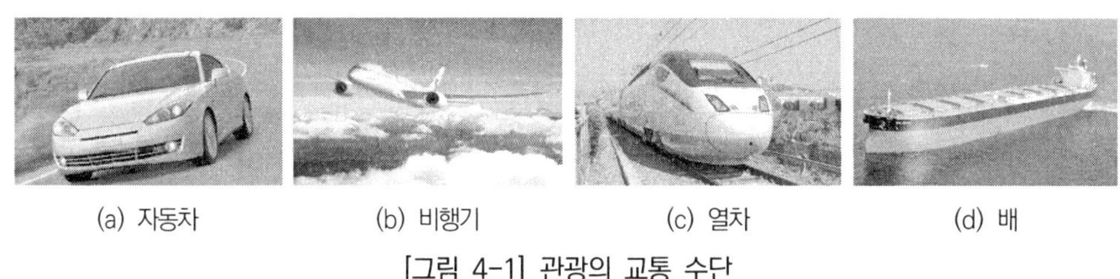
(a) 자동차 (b) 비행기 (c) 열차 (d) 배

[그림 4-1] 관광의 교통 수단

② 관광교통 시설 : 공항, 항만, 역, 관광주차장, 마리나, 오토 캠핑장, 도로, 철도, 해로 등이다(그림 4-2).

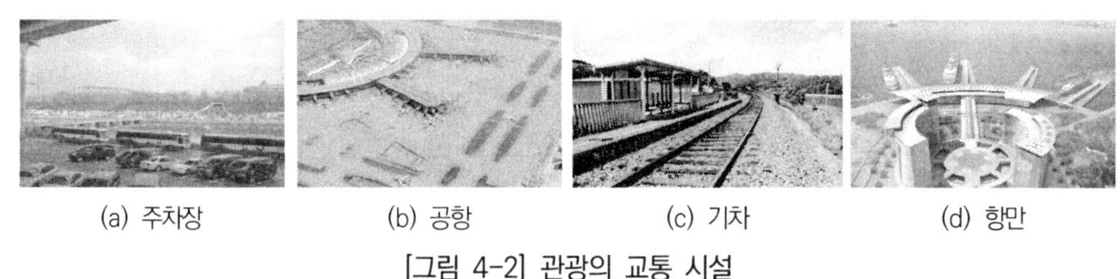
(a) 주차장 (b) 공항 (c) 기차 (d) 항만

[그림 4-2] 관광의 교통 시설

③ 운임 : 일반 운임, 패키지 운임, 성·비수기 운임 등이 있다.

④ 관광 서비스 : 인적·물적 자원이 있다.

2. 기본적 성격

기본적 성격에는 수용의 편재성, 무형제, 독점성, 자본의 유혹성이 있다.

1) 수요의 편재성

관광교통 수요는 시간적·지역적으로 커다란 파동을 일으키고, 성수기와 비수기의 편재성도 강하게 나타난다.

2) 무형재

관광교통 용역은 즉시재 또는 무형재라 한다.

① 관광교통 서비스는 생산되고 있는 순간에 소비되지 않으며 실효를 거둘 수 없다.

② 생산측 소비, 소비측 생산의 성격을 띠고 있기에 생산된 재화(財貨)의 저장이 불가능하다.

3) 독점성

일정한 노선을 확보하고 있는 관광교통사업은 당초부터 자연적 독점형태의 성격을 띠고 있고, 대체 교통기관이 달리 없을 경우에는 운임이 인상되더라도, 교통기관을 이용하지 않을 수 없다.

4) 자본의 유휴성

관광교통 수요가 시간적 · 지역적으로 편재하고 있다는 것을 성수기를 제외하면 적재력이 항상 남아돌아 가는 것으로, 자본의 유휴성이 크다는 것이다.

02 관광교통의 유형

관광의 본질적 3요소 중의 하나인 이동은 구체적 행위로서의 관광을 존재하게 하는 행위적 요소이며, 이동의 행위적 · 기능적 요소는 관광교통업의 존재근거와 일맥상통하게 된다.

관광교통업은 이동을 위한 수단의 매체로 하여 사업행위를 영위하는 유형별로 구분하였다. 즉 관광교통의 유형을 철도운송업, 해운업, 항공업, 육상운송업으로 나눈다.

1. 철도운송업

철도는 육상 교통의 수송 수단으로 세계 각국의 관광사업 발전에 크게 기여 하였고, 산업혁명 이후의 관광객의 왕래에 중요한 역할을 맡아왔으며, 철도 종류는 지하철(Subway), 노면전차(Tramway), 보통삭도(Ropeway), 모노레일(Monorail) 등이 있다.

1) 우리나라 철도법 제2조

"철도란 철의 궤도를 부설하고, 차량을 운전하여 여객과 화물을 운송하기 위하여 필요한 설비를 말한다."고 규정하고 있다.

철도의 특성으로 거대자본의 고정성(차량설비, 통로설비, 동력설비 등)을 꼽을 수 있으며, 이외에 독점성, 공공성, 통일성, 신속성 등이 있다.

최근에 와서 항공기와 자동차의 현저한 발달로 인하여 이용률의 신장은 급속하게 둔화해 가고 있고, 장거리 여행은 항공기에, 단거리 여행은 자동차에 여객을 빼앗기고 있어, 사양 산업 양상을 보이고 있는 철도의 활성화를 위해서 철도의 전철화, 스피드화, 객차설비의 개선, 열차편성의 개혁, 서비스의 향상, 철도 여객의 급식 개선 등과 고속 · 쾌석감을 실현하기 위하여 각국에서 개발연구가 진행되고 있다.

2) 관광열차

관광자를 목적지까지 열차로 신속, 쾌적, 안전하게 이동시키는 중간 매체로서의 역할과 열차 자체가 관광자에게 전 일정을 책임지는 상품으로서의 기능을 수행하고, 관광열차의 종류에는 모노레일, 강삭철도, 보통삭도, 특수삭도 등이 있다.

3) 우리나라와 다른 나라의 관광철도 산업

(1) 대한민국

관광철도는 코레일 팩, KR PASS, 한 · 중 공동승차권, 한 · 일 공동승차권, 신혼열차, 바다열차, 기차 펜션, 유람선 기차, 안보열차, 동굴탐사열차, 레일바이크 시스템(문경, 정선, 섬진강, 기차마을 등), 계절 관광열차, 눈꽃열차, 주말 레저열차 등이 있으며, 주요 관광지와의 연계수송 체계를 통해 여행의 편의를 증진시키고 수요를 창출한다.

우리나라의 국내 관광열차의 문제점인 노선의 단순화, 연계 교통수단의 미흡, 관광열차 시설물의 낙후, 관광열차 상품의 단순성, 관광성 역사 개발의 미흡, 시설 특성을 살린 서비스 부재 등이 지적되고 있다(그림 4-3).

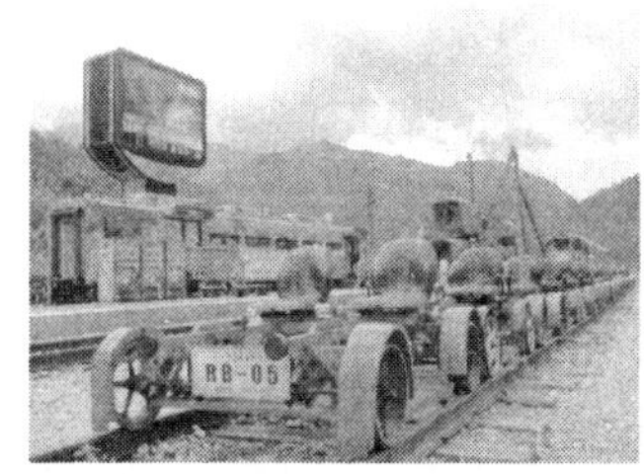

(a) 정선 레일바이크

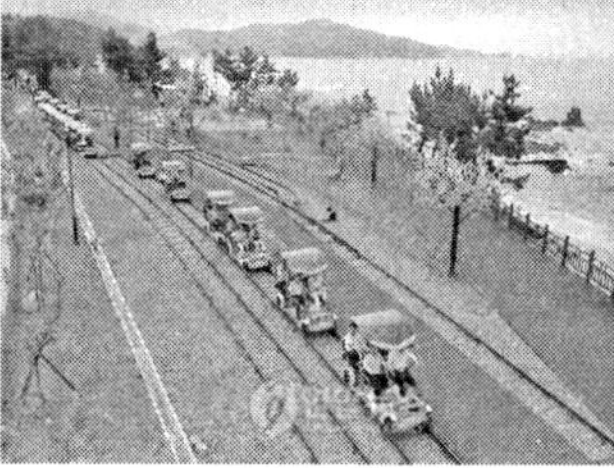
(b) 삼척 레일바이크

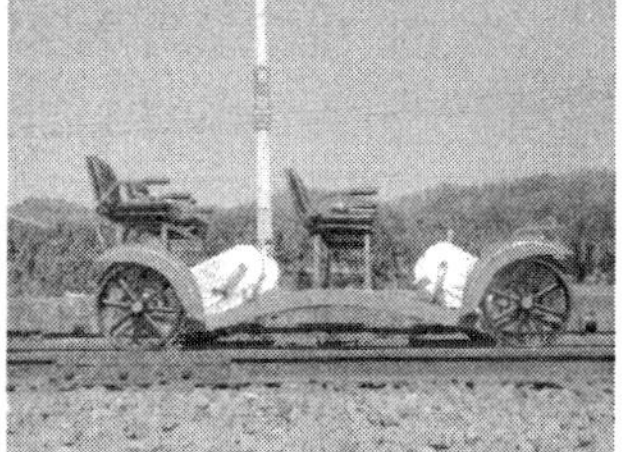
(c) 경춘선 레일바이크

[그림 4-3] 우리나라의 관광산업

(2) 스위스

스위스 루체른은 등산철도(Cog Wheel), 케이블카(Aerial Cable Car), 곤돌라(Gondola), 유람선 등 연계를 통해 관광객 유치에 노력을 기울이고 있다(그림 4-4).

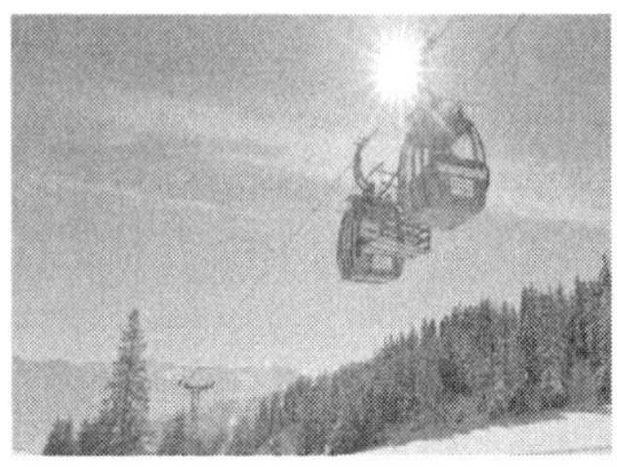
(a) 스위스 곤돌라

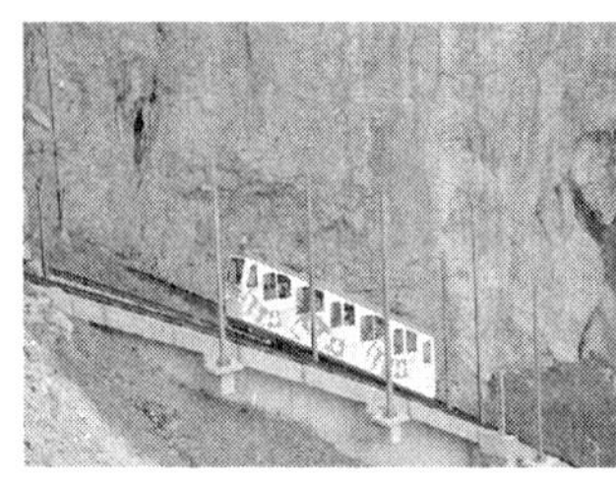
(b) 스위스 등산열차

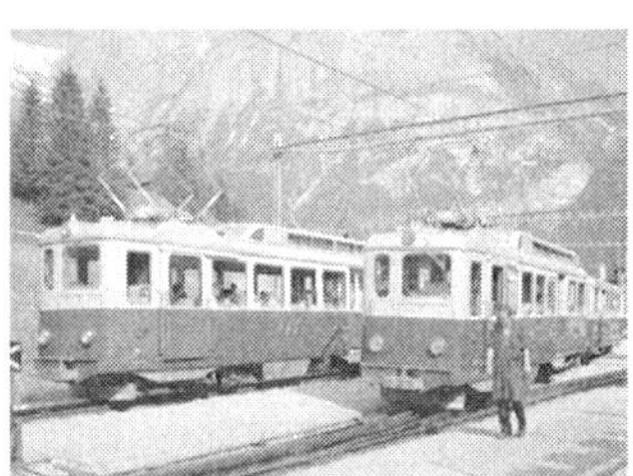
(c) 스위스 등산철도

[그림 4-4] 스위스의 관광산업

(3) 일 본

일본의 하코네는 산악, 호수, 온천 등과 지역 특성을 살려 [그림 4-5]와 같이 등산철도, 관광버스, 케이블카와 로프웨이, 아시노코 유람선 등을 연계하여 다양한 관광 교통수단을 운용하고 있다(그림 4-5).

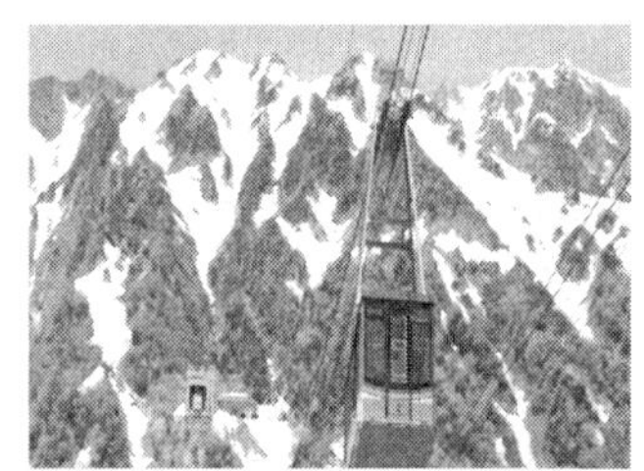
(a) 일본의 로프웨어

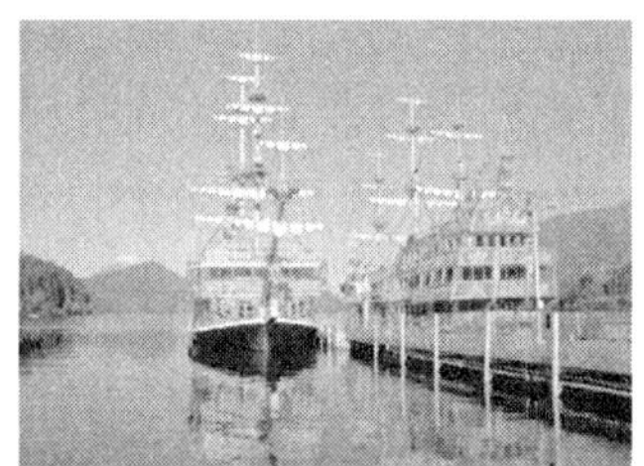
(b) 일본의 아시노코 유람선

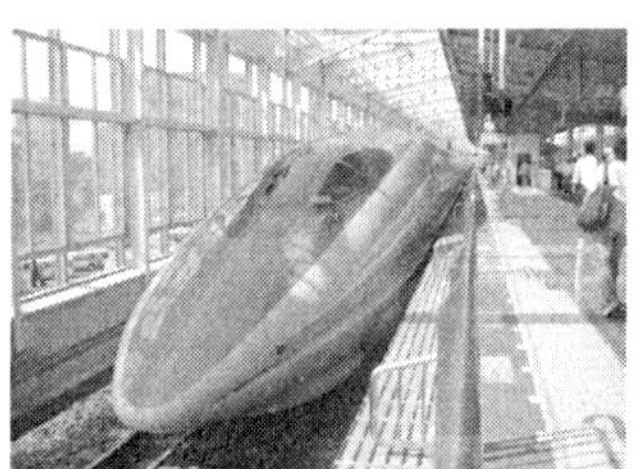
(c) 일본 도쿄타워

[그림 4-5] 일본의 관광산업

(4) 호 주

세계 3대 미항 중의 하나인 시드니의 경우 남·북쪽 해안과 연계한 페리(Ferry), 캡틴 쿡 크루즈와 같은 유람선 달링하버를 중심으로 한 모노레일, 26개 관광목적지를 대상으로 한 관광 시티버스 운영으로 관광 교통수단을 연계시키고 있다(그림 4-6).

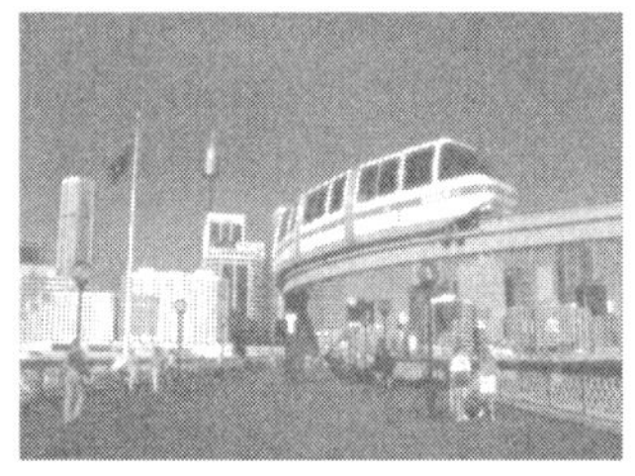
(a) 호주의 모노레일

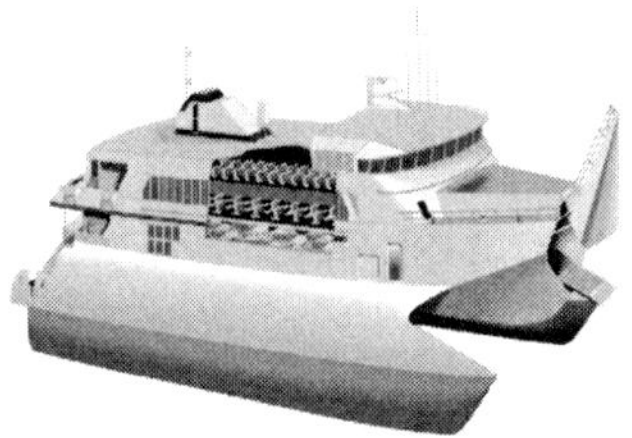
(b) Ferry 이미지

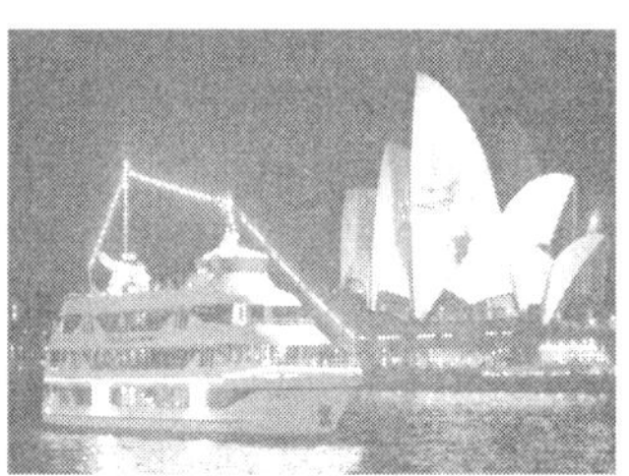
(c) 호주의 캡틴 쿡 크루즈

[그림 4-6] 호주의 관광산업

(5) 파 리

세느강과 연계한 유람선, 주·야간 관광코스로 시티 버스를 운영한다(그림 4-7).

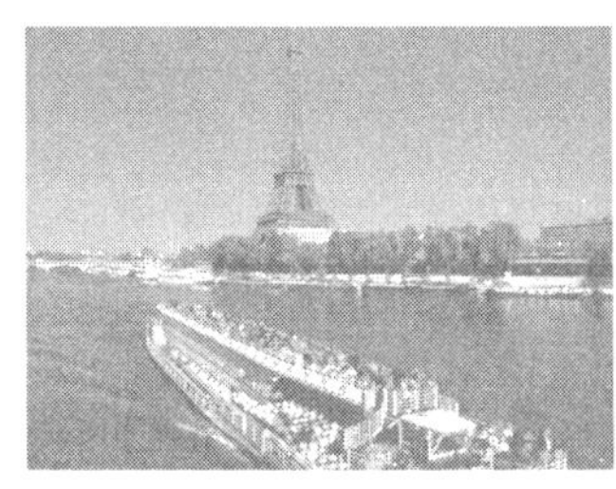

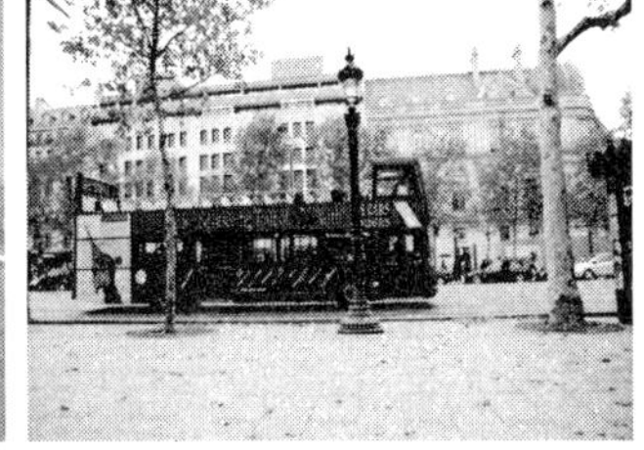

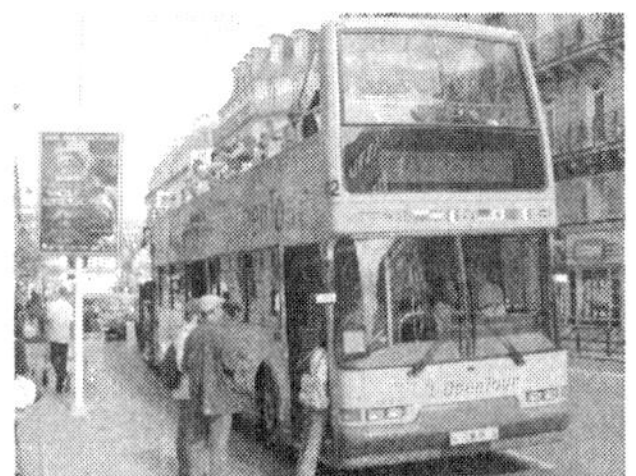

(a) 파리의 쎄느강 유람선

(b) 파리의 시티버스

[그림 4-7] 파리의 관광산업

(6) 홍 콩

스탠리, 에버딘, 빅토리아 피크, 침사추이를 중심으로 동·서를 연결시킨 트램, 란타우 섬 중심의 케이블카 운용 등 교통수단을 이용하여 관광객의 편의를 증진시키고 있다(그림 4-8).

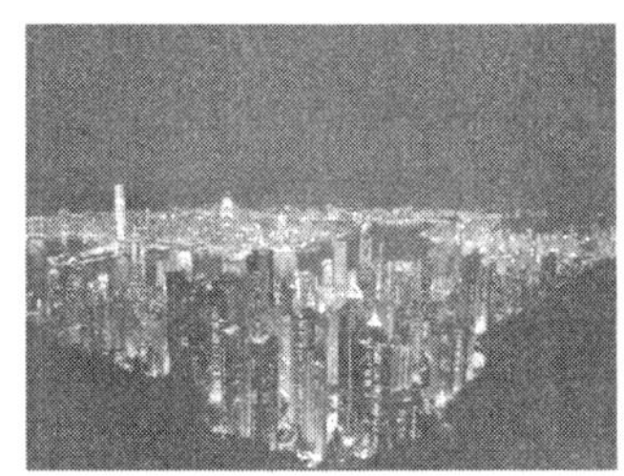

(a) 홍콩의 빅토리아 파크

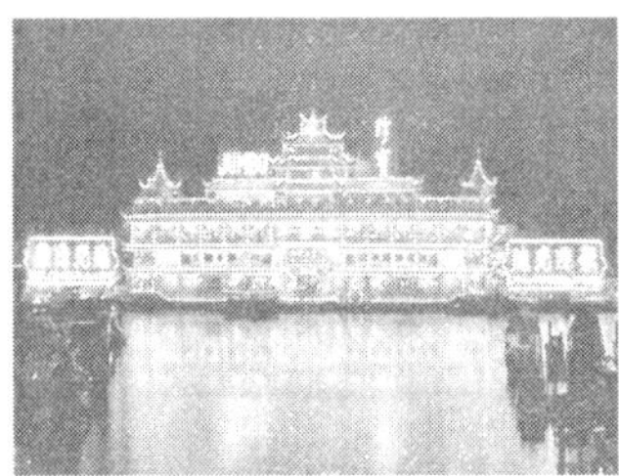

(b) 홍콩의 에버딘

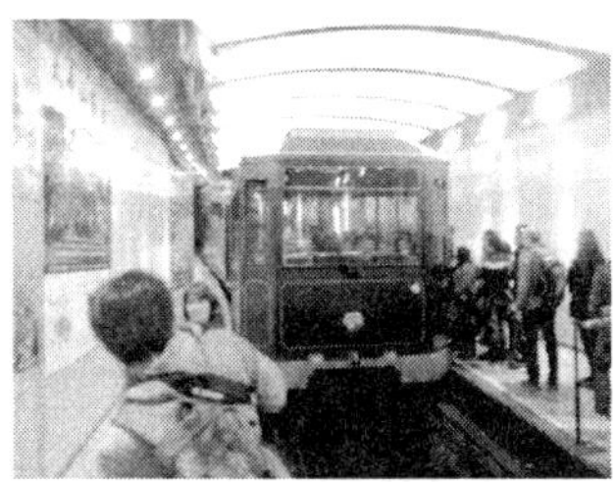

(c) 홍콩의 란타우, 트램 연결열차

[그림 4-8] 홍콩의 관광산업

2. 나라별 열차산업

나라별 열차산업은 유럽의 열차 시스템, 미국, 대한민국, 일본의 신칸센, 독일의 ICE, 스페인의 AVE, 프랑스의 TGV 등이 있다.

① 유럽의 열차 시스템 : 유로피안 패스(European Pass), 내셔널 및 리저널 패스(National & Regional Pass), 포인트 투 포인트 티켓(Point to Point Ticket), 프리미어트레인(Premier Train), 호텔트레인(Hotel Train) 등이 있다.

② 미국 : 미국(America)과 철도(Track)의 결합어인 암트렉(Armtrack) 시스템으로 46개 주 500여 개 도시를 연결하는 패스 시스템을 운영하고 있다.

③ 대한민국 : 고속철도(KTX) 시스템과 같은 철도를 운영한다.
④ 기타 : 일본의 신칸센, 독일의 ICE, 스페인의 AVE, 프랑스의 TGV가 있다.

3. 철도 용도에 따른 분류

관광목적을 위한 철도로는 등산철도와 유람철도 등이 있다. 또한 산악관광과 자연관광을 위한 것으로 모노레일, 강삭철도, 보통삭도, 특수삭도 등이 있는데 이 같은 관광객용 철도는 일반철도에 비해 수송량의 획득범위는 한정되어 있고, 여객 수입 이외에 따로 화물 수입 등이 별도 없으며 경기변동이나 기후에 의해 크게 영향을 받는 등 경제적으로 많은 위험을 안고 있다.

1) 관광목적을 위한 철도

① 등산철도 : 등산객을 위하여 관광 겸용으로 부설된 철도, 산록에서 산복 또는 산복에서 산정 부근 사이에 부설한 것이다.
② 유람철도 : 여행객들이 관광지를 보기 위해 타는 열차이다.

2) 산악관광과 자연관광을 위한 철도

① 모노레일(Monorail) : 선로가 하나인 철도, 재래의 철도와 달리 높은 지주 위에 콘크리트제의 빔(beam)을 주행로로 하여 세로 방향으로 복열시킨 고무 타이어 바퀴를 장비한 차량이 주행하는 것이다.
② 강삭철도(Cable Car : 케이블 철도) : 철도는 선로의 구배가 가파르면, 레일과 바퀴 사이의 점착력에 의해 달리는 일반철도로는 운전이 불가능해진다.
③ 보통 삭도(Rope Way) : 공중에 설치한 밧줄에 운반기를 달아 여객 또는 화물을 운송하는 사업이다.
④ 특수 삭도(Ski Lift) : 특수한 목적으로 공중에 설치한 밧줄에 운반기를 달아 여객 또는 화물을 운송하는 사업이다.

4. 해상교통업

해상교통은 선박을 이용하여 일정한 목적지를 단순하게 왕복 운송하는 여객선(Passenger Ship)과 관광을 목적으로 하는 유람선으로 나눌 수 있고, 여객선을 일반여객선과 페리(Ferry), 호화여객선(Cruise)으로 구분할 수 있다. 유람선은 일반유람선과 호화유람선으로 구분할 수 있다(그림 4-9).

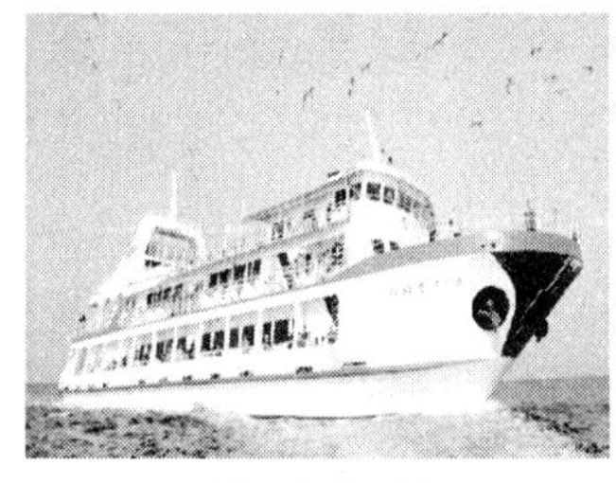
(a) 강릉유람선

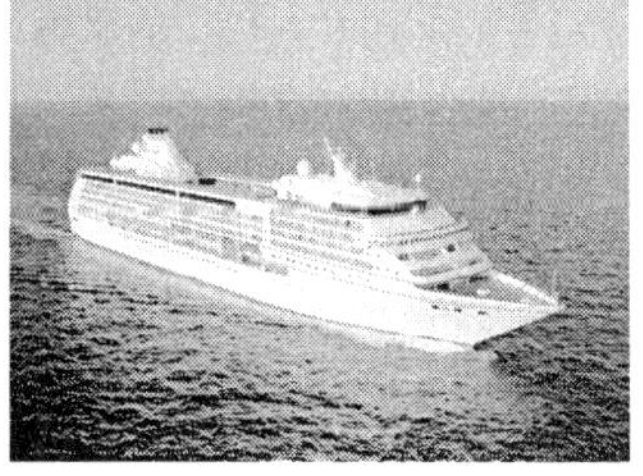
(b) 리젠트 크루즈

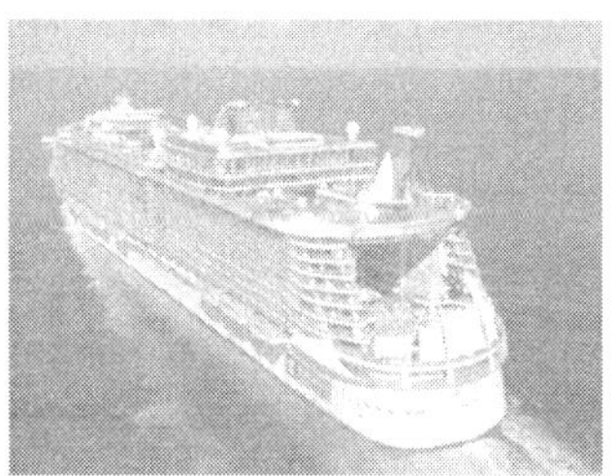
(c) 카리브 크루즈

[그림 4-9] 해상교통업

① 해상교통의 특징 : 요금이 저렴하고 대량 수송이 가능하고, 호화유람선의 경우 선내에 다양한 편의시설과 안락하고 낭만적인 관광 기능을 들 수 있다.
② 한국관광공사 : 크루즈의 개념을 "순수 관광목적의 선박 여행으로 숙박, 음식, 위락 등 관광객을 위한 시설을 갖추고 수준 높은 관광상품을 제공하면서 수려한 관광지를 안전하게 순항하는 여행"이라고 정의한다.
③ 여객선 : 여객의 수송을 주목적으로 하고, '크루즈 여행'은 단순한 운송보다는 '위락'을 위한 선박여행으로 숙박, 식사, 음주, 오락시설 등 관광객을 위한 각종 편의시설을 갖춰 놓고 수준 높은 서비스를 제공한다. 또한 승객들을 안전하게 원하는 관광지까지 운송하는 여행으로, "휴식과 여행을 동시에 즐길 수 있는 것이 특징인 크루즈여행은 여객선 자체가 휴식처이자 관광지"라고 정의했다.
④ 오늘날 크루즈는 과거 부유한 특권계층, 노년층의 전유물로 여겨지던 것과는 달리 다양한 계층과 연령을 포괄하고 있다. 선박들은 점차 대형화 추세로 가고 있고, 많은 크루즈들이 최고급 정찬과 편안한 휴식을 최고의 가치로 두었으나, 최근의 크루즈들은 보다 활동적이고, 많은 경험과 다양한 볼거리와 배울 거리를 제공하는 방향으로 변화하고 있으며, 일정과 기항지도 동서양을 넘나들면서 보다 다양화되고 있다.
⑤ 세계 크루즈 시장은 매년 지속적으로 수요가 증가하는 등 성장잠재력이 확대되고 있고, 동북아 지역을 포함한 아시아 크루즈 시장은 독특한 관광목적지로서의 지리적·입지적 조건이 우수하여 지속적인 경제성장과 함께 새로운 관광시장으로 부상하고 있다.

5. 크루즈 사업의 특징

크루즈는 관광객들이 편안하게 이용할 수 있도록 하는 고도의 방음·방진기술과 고급 인테리어 기술이 필요한 고부가가치 선으로, 세계 선박 발주시장에서의 금액 기준으로 20[%] 이상을 차지하는 크루즈는 척당 선가가 5억~10억 달러에 달한다.

- 2005년 세계적으로 12척의 크루즈선(70억$)이 발주되었고, 2006년에는 16척이 발주되었으며, 이탈리아 핀칸티에리, 핀란드 크베머사, 독일 메이어베르프트, 프랑스 아틀란틱 등 4개 유럽조선소가 크루즈선의 90[%] 이상 시장점유율을 보이고 있다.
- 국내 조선사의 경우 액화천연가스(LNG), 유조선 등 상선 분야에서 1위 시장점유율을 지키고 있지만 삼성중공업이 크루즈선 전 단계에 해당하는 노포크 여객선 3척을 건조해 인도한 것 외에는 크루즈선 시장에서는 후발주자로 힘이 든다.

1) 크루즈 사업의 개념

우리나라 관광진흥법에서는 크루즈의 개념을 관광유람선으로 규정하고 있으며, 관광유람업은 해운업법에 의한 해상여객운송사업 면허를 받은 자 또는 유선 및 도선업법에 의한 유도선경 신고를 한 자로서 선박을 이용하여 관광객에게 관광할 수 있도록 하는 업으로서 다음과 같이 규정하고 있다.

① 크루즈 여행은 강, 해상을 대상으로 한 SIT(Special Interest Tour) 성격이 강한 위락선박 여행으로, 선내에서의 다양한 여가 활동과 다수의 매력적인 항구방문 및 해안에서의 수상 레크리에이션 활동 등을 통해 관광욕구를 충족시키는 여행이라고 정의할 수 있다.
② 현재 세계 크루즈 산업은 미국과 유럽의 대형 유럽선 산하 다국적 기업들에 의해 선도되고 있으며, 아시아 지역의 대표기업으로는 일본의 NYK, MOR, Japan, Cruise Line과 싱가포르의 Star Cruise사 등이 있다.
③ CLIA의 시장조사에 의하면 전통적으로 카리브해, 지중해, 북미 서안 지역이 주요 3대 시장을 이루고 있으며, 호주를 기점으로 한 남태평양해역, 하와이군도, 싱가포르를 기점으로 하는 동남아시아 지역, 스칸디나비아 및 영국군도 등이 부각되고 있다.

2) 크루즈 여행의 선택속성

크루즈 여행의 선택속성은 종업원의 서비스 태도, 시설의 다양성, 크루즈 상품의 요금, 크루즈 경로의 매력도, 선상의 이벤트, 크루즈 선상의 숙박 서비스 등으로 구분하며 〈표 4-1〉과 같다.

〈표 4-1〉 크루즈 여행의 선택속성

요인명	측정항목	
크루즈 여행의 차원 높은 서비스	• 종사원의 깨끗한 옷차림 • 고객에 대한 친절성 • 선내 객실 서비스 다양성	• 식음료의 질 높은 서비스 • 불편사항 신속 처리

요인명	측정항목	
크루즈 여행문화 관리속성	• 선상 유흥시설의 다양성 • 선상에서의 쇼핑 시설 • 선상의 다양한 스포츠 시설 • 해상의 기후 및 날씨	• 다양한 레크리에이션 시설 • 선상 카지노 시설 • 낭만적 독특한 분위기 • 크루즈 선박의 안정성
크루즈 경로 및 상품속성	• 기항지의 관광매력도 • 선상에서의 서비스 요금 • 적정한 크루즈의 요금 • 크루즈에서의 선상 이벤트 • 광고내용의 신뢰성	• 기항지의 자연 및 문화 • 동반자를 위한 부가 서비스 • 숙박의 안락함 • 출항지까지의 교통수단

6. 해상교통의 분류

해상교통은 연안 여객업, 카페리, 관광유람선과 같이 분류한다.

① 연안여객업 : 연안여객선은 육지와 인근 도서지방을 연결하는 선박으로 여행자를 비롯하여 주로 서민들이 이용하는 선박으로, 연안여객선을 이용한 관광상품 개발은 필수 불가결한 것으로 인식한다.

② 카페리(Car Ferry) : 승객과 자동차를 함께 실어 나르는 배를 일컫는다.

③ 관광유람선(Cruise) : 취항해역, 목적, 시기 등에 의해 각양각색이지만 4종류로 구분하는 것이 일반적이다.

㉠ 오션 크루즈(Ocean Cruise) : 세계 일주, 태평양, 대서양횡단 등을 행하는 본격 크루즈이다.

㉡ 레저 크루즈(Leisure Cruise) : 파티 크루즈(Party Cruise)나 미니 크루즈(Mini Cruise)라고 하는 1주일 정도의 단기 크루즈이다.

㉢ 전세 크루즈(Charter Cruise) : 여행사 등이 배를 전세내서 여행행사를 실시하는 해상대학이나 문화 탐방여행, 역사 기행여행 등으로 이용하고 있다.

㉣ 리버 크루즈(River Cruise) : 라인강, 볼가강, 아마존강, 미시시피강 등에서 상하로 운항하는 선박 여행이다.

7. 전세버스 운송사업

단체여객이나 관광자를 대상으로 하며 영리를 목적으로 출발지부터 목적지까지 이동시키는 자동차 운송사업 종류의 하나로, 우리나라의 경우 건설교통부령이 정하는 사업구역 내에서 운행계통을 정하지 않고 1개의 운송계약으로 건설교통부령이 정하는 자동차를 사용하여 여객을 운송하는 사업으로 정의하고 있다.

① 전세버스 운송상품의 형태 : 관광 전세버스(Charter Tour), 단체관광(Inclusive Tour : ICT), 개별패키지 전세버스, 도시 관광버스, 연계 교통관광 등이 있다.

② 전세버스 운송사업의 특성 : 무형성, 자원과 자본의 편재성, 수요의 편재 등을 들 수 있다(그림 4-10).

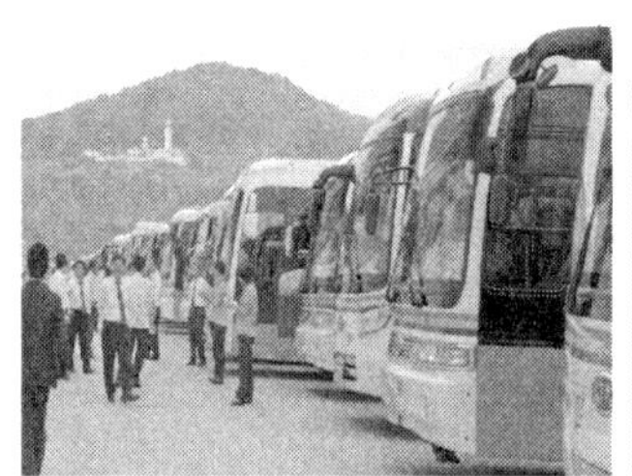

(a) 관광객을 기다리는 전세버스

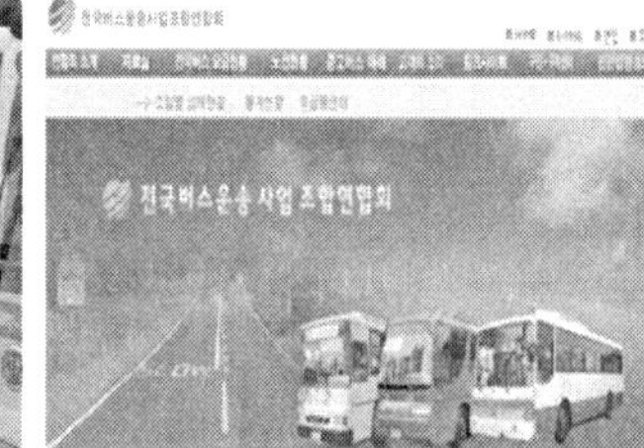

(b) 전국버스 운송사업 홈페이지

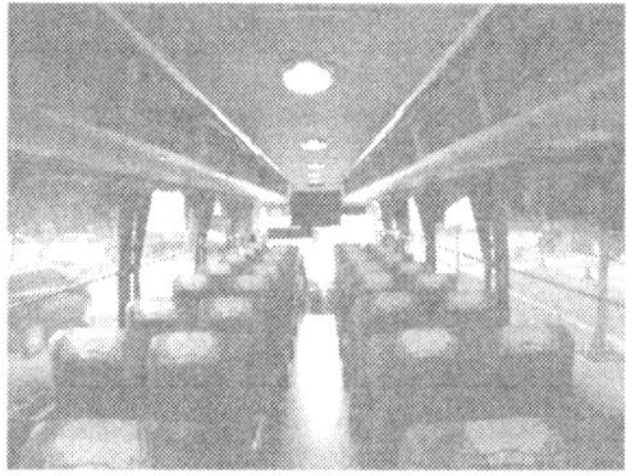

(c) 전세버스 내부

[그림 4-10] 전세버스 운송사업

8. 자동차 대여업

차를 빌려준다는 뜻으로 Car-rental System으로 표현하고, 자동차를 이용하는 다양한 요구에 부응하여 자동차 자체와 부과되는 수송 시스템 사업이다(그림 4-11).

① 관광자 : 이용자 요구에 부응한 자동차 자체의 대여와 다양한 서비스 시스템 사업으로 정의될 수 있다.

② 자동차 대여업(Rent-a-car) : 철도, 항공기, 버스 등의 수송기관의 보완적 교통수단의 특성을 지니고 있으며, 대체 교통 기관으로서의 기능을 발휘하고 있다.

㉠ 경비 절감 및 필요할 때마다 이용할 수 있는 장점을 갖고 있다.

㉡ 장거리 여행시 목적지에서 보조차(Second Car)의 기능을 한다.

③ 렌터카 이용 시스템 측면 : 이용자들은 새로운 차의 사용, 안심 보험, 요구하는 차형의 이용, 손쉬운 예약 시스템, 편리한 영업지점망 이용, 타당한 요금 수준, 타 교통기관 및 숙박시설과 연계한 경제적인 결합을 들 수 있다.

④ 자동차 대여사업 : 타 관광사업과의 다양한 관계를 맺고 있으며, 철도, 항공기와의 결합수송 서비스, 여행업자와의 제휴를 통한 서비스, 각 지역 특성과 연계된 관광명소 시설 등과 제휴된 상품, 여행자의 사생활 보호와 자유 확보, 편리성 향상에 도움을 주는 기능을 담당하고 있다.

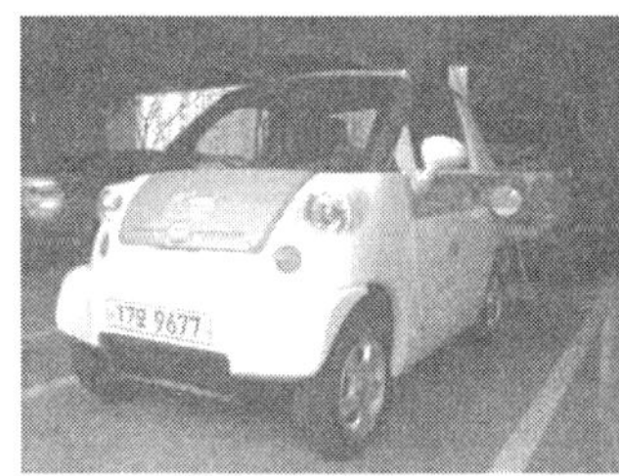
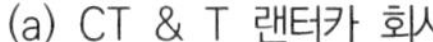
(a) CT & T 랜터카 회사

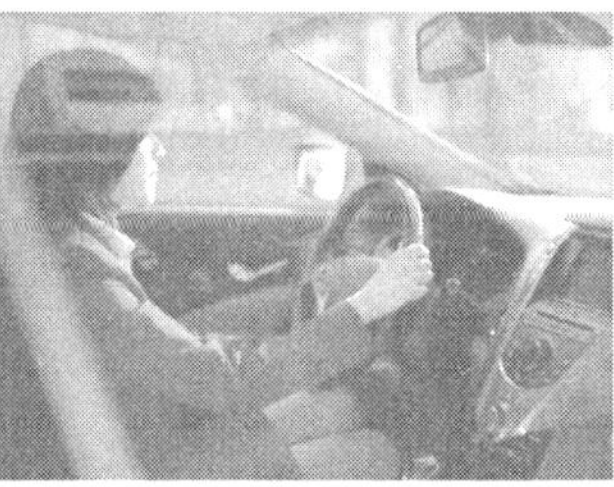
(b) 렌터카 광고의 장면

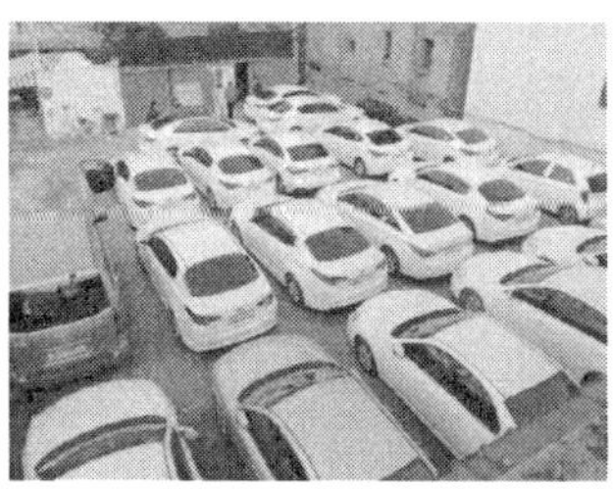
(c) 대기 중인 렌터카

[그림 4-11] 자동차 대여사업

9. 항공업

항공교통은 관광자와 관광목적지 사이에 가장 유효한 교통수단으로, 항공교통의 중요성은 현대에 와서 국제수지의 개선, 외국과의 경제적 · 정치적 관계의 긴밀화 그리고 국위 선양이라는 측면에서 각국이 나라의 국제노선을 가진 항공회사에 대하여 지원 · 육성해왔다(그림 4-12).

① 항공법에서 규정하는 항공운송사업 : 타인의 수요에 의하여 항공기를 사용하여 유상으로 여객 또는 화물을 운송하는 사업이다.
② 항공사 : 여객, 화물, 우편물을 운송해주는 대가로 항공료와 항공운임을 승객과 화물주로부터 받아 운영하는 사업이 항공사업이다.
③ 항공교통의 특성 : 안정성, 고속성, 정시성, 쾌적성을 들 수 있다.
④ 사업의 분류 : 운항 형태에 따라 정기운항, 부정기 운항으로 구분할 수 있다.
⑤ 운송 객체에 따라 : 여객 운송사업, 화물 운송사업으로, 운송지역에 따라 국내 및 국제 운송사업으로 구분한다.
⑥ 현재 세계 항공운송교통 : 규제 완화와 자유화 추세에 있으며, 지역주의가 심화되고, 거대 항공사 그룹이 탄생하며 제휴 항공사 시스템과 저비용 항공사가 증가하는 상황이다.

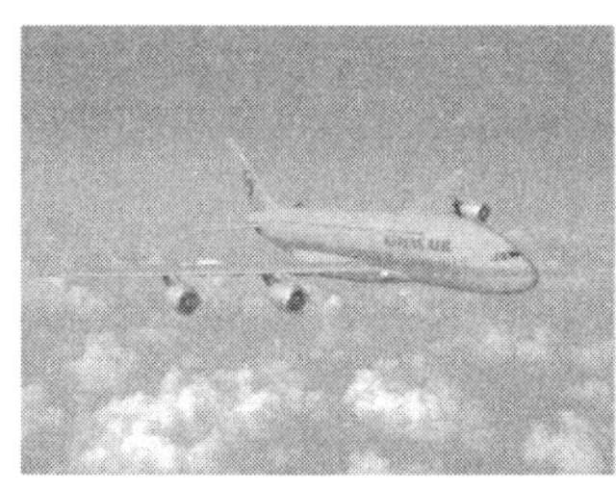
(a) 대한항공

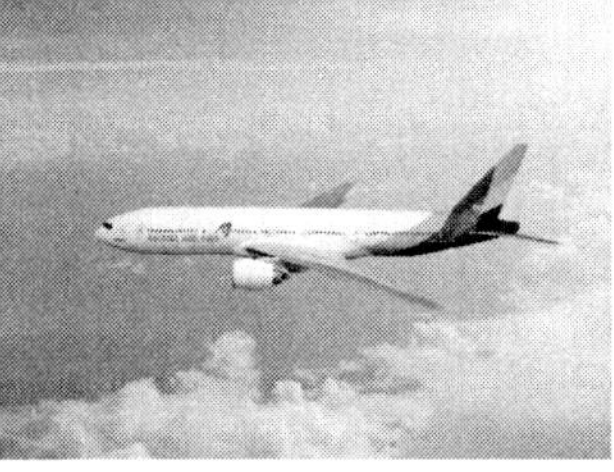
(b) 아시아나항공

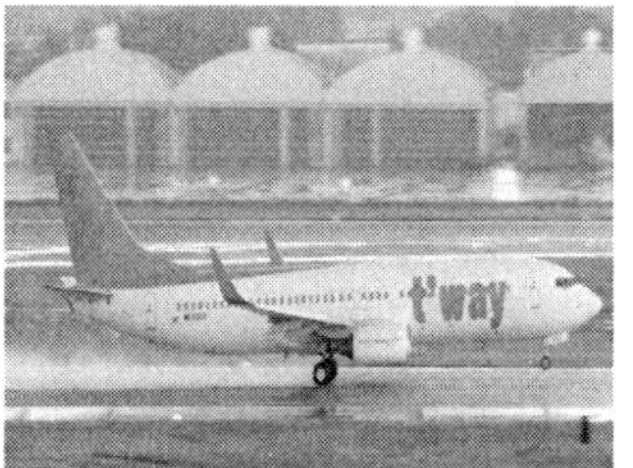

(c) 티웨이항공

[그림 4-12] 항공업

⑦ 항공업 : 현대관광은 관광객의 대량 수송이라는 측면과 밀접한 관계를 유지하면서 발전해왔는데 항공운송이 차지하는 비중은 매우 중요하다.

10. 항공운송업의 역사

항공운송업의 역사는 다음과 같은 단계를 거치면서 발전을 하였다.

① 제2차 세계대전 전 : 1918년~1938년은 정기 항공노선의 유아기이다.
② 제2차 세계대전 후 : 대량 항공여행 시대가 열렸다.
③ 1945년~1960년 : 기차와 선박이 자동차와 비행기로 교체되었다.
④ 1960년대 : 항공료 할인으로 항공여행이 더욱 증가하였다.
⑤ 1970년대 : 큰 동체의 제트 항공의 발전으로 Mass Tourism의 시대가 열렸다.
⑥ 항공기 : 주요 국가 간(미국과 캐나다는 국내 운송 수단으로 이용) 교통 형태로 제2차 세계대전 후에 주목을 받게 되었다.
⑦ 항공기는 시간이 주요 요소인 상용 여행자에게 주요한 교통 형태로 등장하였다.
⑧ 전세 항공편은 휴가여행 행태로써 유럽, 미국, 캐나다에서 점점 증가한다.
⑨ 최근 국제항공의 획기적인 발전에 따라 세계관광객의 항공이용률이 증대되었다.
⑩ SST(Supersonic Transport)의 출현과 끊임없는 기종 경쟁, 체질 개선, 서비스의 향상으로 관광객의 선호도가 증가하였다.

11. 항공운송 관계 단체

항공운송 관계 단체는 국제민간항공기구, 동양관광회사협회, 국제항공운송협회 등 다음과 같다.

1) 국제민간항공기구

국제 민간항공기구(International Civil Aviation Organization : ICAO)는 세계 항공업계의 정책과 질서를 총괄하는 기구로서 UN 산하 전문기구로 1944년 12월 7일 시카고 국제민간항공회의에서 국제민간항공협약(시카고협약)이 서명되었으며, 이후 전적으로 운영되다가 1947년 4월 4일 26개국이 동 협약을 비준함에 따라 정식 발족하였다.

① 사무국은 캐나다 몬트리올에 있으며, 국제 민간항공이 안전하고 질서 있게 발전할 수 있도록 도모하며, 국제 항공운송업무가 기회균등주의를 기초로 하여 건전하고 경제적으

로 운영되도록 하기 위해 설립하였다.

② 국제민간항공기구(ICAO)의 목적은 다음과 같다.

㉠ 세계 전역을 통하여 국제 민간항공의 안전하고 정연한 발전을 보장한다.

㉡ 평화적 목적을 위한 항공기의 설계와 운송기술을 장려한다.

㉢ 국제 민간항공을 위한 항공로, 공항 및 항공시설의 발전을 촉진한다.

㉣ 안전하고 정확하며 능률적이고 경제적인 항공운송에 대한 세계 각국 국민의 요구에 부응한다.

㉤ 불합리한 경쟁으로 발생하는 경제적 낭비를 방지한다.

㉥ 체약국의 권리가 충분히 존중하도록 하고 체약국이 모든 국제항공기업을 운영 할 수 있는 공정한 기회를 갖도록 보장한다.

㉦ 체약국 간의 차별대우를 금지한다.

㉧ 국제항공 상의 비행의 안전을 증진한다.

㉨ 국제 민간항공의 모든 부문의 전반적 발전을 촉진 시킨다.

2) 동양관광회사협회

1966년 필리핀 마닐라에서 대한항공을 포함한 아시아지역 6개 항공사의 대표가 지역 내 항공사 간 협력을 목적으로 OARD(1967년) 설립을 결의하였다.

① 1970년 10월 제9차 회의를 계기로 기구명칭을 OAA(Orient Airlines Association)로 변경하였다.

② 대한항공, 일본항공, 케세이퍼시픽항공, 중화항공, 싱가포르 항공 등이 참여하고 있다.

3) 국제항공운송협회

국제항공수송협회(International Air Transport Association : IATA)는 세계 각국의 민간항공회사 단체가 모여 1945년에 결성되었으며, 국제 항공운임의 결정이나 회사 간의 운임대차의 결제를 한다.

① 본부는 캐나다의 몬트리올, 아시아지역 사무소는 방콕에 있다.

② 운임 등에 관한 협정은 연 2회 이상 개최되는 회의에서 결정되며 가맹 각 사에 구속력을 행사할 수 있으며, 일종의 국제카르텔이다.

③ 국제항공운송협회의 업무 내용은 다음과 같다.

㉠ 인류의 이익을 위하여 안전하고 경제적인 항공운송사업의 육성과 이에 관련된 제반

문제를 연구한다.
㉡ 항공 운송업무간의 협조체제를 구축하였다.
㉢ 항공 사간의 경험 · 정보 · 지식을 교환하였다.
㉣ 국제선 요율 선정에 따른 각 정부 간의 조정 매체역할을 하였다.
㉤ 높은 수준의 효율적인 항공운송을 보장한다.
㉥ 최저운임을 보장한다.

03 관광교통의 특성

관광교통의 특성에는 수용의 시간적 · 지역적 재편성, 내용상의 특성 수요의 시간적 · 지역적 재편성이 있다.

1. 수용의 시간적 · 지역적 재편성

교통수요는 시간적 · 지역적 요인에 따라 변화가 있어서 성수기(Peak Season)와 비수기(Off-season)가 존재하고, 관광에 따른 교통기관의 이용이 관광 대상에 따른 지역적 재편성이 크다.

2. 기능상의 특징

유통 서비스의 창출 행위와 욕구 충족의 매개 행위가 있다.

① 유통 서비스의 창출 행위 : 이동행위 자체에 효과와 효용을 부여하고 서비스 개념을 도입하여 서비스 상품화로 질의 향상 모색, 이용증대를 꾀하는 행위이다.
② 욕구 충족의 매개 행위 : 일정한 욕구 충족을 위해 인간과 계획 간의 공간을 극복하기 위한 행위이다.

3. 내용상의 특성 수요

내용상의 특성 수요의 시간적 · 지역적 재편성에는 무형재의 서비스 상품과 시한성이 있다.

① 무형재의 서비스 상품 : 교통수단에 의한 인간의 욕구 충족은 무형의 교통 서비스를 근간

으로 하는 사업이다.

② 시한성 : 일반적인 상품의 특성과 달리 교통용역(교통 서비스)은 생산과 소비가 동시에 존재해서 성립하고, 특정 시간에 이용하지 않으면 상품 가치가 소멸 되고 그의 가치성을 저장할 수 없다.

04 관광교통 시스템의 기능

관광교통 시스템에서 가장 중요한 기능은 예약기능이다.

1. 전산예약 시스템

예약 시스템에서 가장 중요한 요인은 신속, 정확, 친절 측면의 서비스 3대 요소와 더불어 시간적, 경제적 거리 단축이다.

① 관광교통의 이동시간을 고려한 예약 및 수배 : 관광의 대중화를 촉진 시키고 관광사업을 활성화시킬 수 있고, 거리에 비하여 운임이 싼 경제적 거리의 단축은 교통사업 발전 및 관광 대중화에 큰 역할을 하고 있다.

② 관광교통 예약시 가장 중요한 사항 : 관광교통의 예약을 통하여 관광목적지와 그 과정에 있어서 관광행동의 범위와 폭을 넓히는 것이다.

③ 관광산업 : 정보통신사업, 환경산업 등과 함께 21세기 첨단 미래산업으로 각광받고 있으며, 관광은 우리 삶에 없어서는 안 될 중요한 부분을 차지하게 되었고, 관광산업의 발달과 함께 호텔산업과 항공산업 또한 매우 비약적으로 발달하였다.

④ 관광 분야 : 컴퓨터가 도입된 이래 여러 종류의 정보 시스템이 각 분야별로 개발되고, 1990년 이후로 인터넷의 급속한 증가로 인하여 인터넷을 활용한 정보 시스템들이 확산되면서 항공업무를 전산화시켜서 컴퓨터를 통해 한눈에 보고 상담할 수 있게 해주는 항공예약 시스템이 나타나게 되면서 관광산업에 막대한 영향을 미치게 되었다.

⑤ 항공사에서 사용하는 컴퓨터 예약 시스템을 CRS(Computer Reservation System)라고 하며, 호텔에서 사용하는 중앙예약 시스템도 CRS(Central Reservation System)라고 두 용어의 약자 형태가 같은 예약 시스템이다.

⑥ 현재 컴퓨터에 의한 예약 시스템은 항공사에 국한하지 않고 호텔과 렌터카 회사 등 관광

업계뿐 아니라 철도, 영화, 연극 등 각종 문화산업에도 사용하며 우리 생활 깊숙이 관여하고 있다.

⑦ 항공사, 크루즈가, 호텔 등 모든 관광업체는 자신들만의 웹사이트를 지나고 있으며, 인터넷을 통해 자사의 상품 및 서비스를 알리고, 지속적으로 시스템 개발에 힘쓴다면 다른 나라보다 한발 앞서 나갈 수 있을 것이다.

2. 전산예약 시스템의 기능[23)]

부대 서비스 예약기능이 있고, 좌석 예약기능이 있다.

① 특별한 주의가 요청되는 운송제한승객 수송준비 기능이 있다.
② 고객의 특수사항 배려 기능이 있다.
③ 수요와 공급을 조정하는 기능이 있으며 여행정보 기능이 있다.
④ 항공사의 수입을 제고시키는 기능이 있다.

3. 전산예약 시스템의 업무분장

전산예약 시스템의 업무 분장에는 예약통제 업무, 예약접수 업무, 예약관리 업무, 출발확인 업무가 있는데, 자세히 살펴보면 다음과 같다.[24)]

① 예약통제 업무사항은 다음과 같다.

- 항공편 스케줄 입력 및 특별기 요청을 한다.
- 좌석 조정 및 초과예약 결정을 한다.
- 각 지점별 예약 통제를 한다.
- 다른 항공사(Other Air Lines : OAL)와의 통신 메시지를 처리한다.

② 예약접수 업무사항은 다음과 같다,

- 여객의 예약접수 및 좌석 예약을 한다.
- 부대 서비스의 예약 및 여행정보 제공을 한다.
- 요청사항 접수 처리 및 기타 정보안내를 한다.
- 특수여객 예약(Restricted Passenger Advice : RPA) 접수를 한다.

---

23) 전산예약 시스템의 기능 : 항공사 예약실무, 이용구, 학문사, pp.11~12, 1999.
24) 전산예약 시스템의 업무분장 : 항공사 예약실무, 이용구, 학문사, pp.11~12, 1999.

③ 예약관리 업무사항은 다음과 같다.

- 예약기록 확인 및 취소를 한다.
- 예약통계 자료를 종합 분석한다.
- 예약 시스템 기능개선 작업을 한다.

④ 출발확인 업무(Departure Check)는 다음과 같다.

- 예약기록 확인 및 취소를 한다.
- 항공편 스케줄 변경사항 통보를 한다.
- 공급 좌석의 최대 이용을 취한 초과예약 시행을 한다.

4. 전산예약 시스템의 운용

GDS 시스템은 항공사, 여행업계, 여행자 모두에게 효율성이 극대화되는 체계적인 정보 시스템으로, 항공사뿐만 아니라 호텔, 크루즈사, 철도회사, 렌터카 회사 등의 다양한 관광 관련 업체들과 협력하여 좀 더 많은 정보를 포함하게 되었다.

여행사와 항공사에서는 고객의 관리, 손익계산, 청구서 발생 등 각종 업무를 예약관리용 단말기를 통해 처리할 수 있어 매우 편리하고 고객은 관광지의 기상 관련 정보, 외화 시세, 세 관련 정보 등 전반적인 관광정보와 생활정보까지 편리하게 이용할 수 있다.

1) 항공사의 CRS

매출액은 항공사의 생존 여부와 직결되는 문제로서 모든 항공사들이 경쟁우위를 차지하기 위한 전략적 무기로 효율적인 CRS(Computer Reservation System)의 구축 및 활용에 사활을 걸고 있다.

① 정보통신 · 컴퓨터 산업 등의 발전으로 등장한 CRS는 호텔, 항공, 여행업뿐 아니라 모든 기업 등의 경영환경을 급속하게 변화시키고 있을 뿐만 아니라 호텔, 항공, 여행업뿐 아니라 모든 기업 등이 CRS를 통해 직 · 간접적으로 많은 이익을 도모하고 있다.

② 최근에는 미국, 유럽, 아시아의 시스템들이 기술적으로나 지역적으로 상호 호환체계를 구축하여 어느 터미널로도 상호접속이 가능하게 되었고, 이용 가능한 시스템으로는 SABRE, ABACUS, APOLLO / GALILEO, SYSTEM ONE / AMADEUS 등이 있다.

③ 각국의 항공사가 채택하고 있는 시스템은 PNR 시스템이다.

④ 항공여행을 원하는 승객의 항공 여정(언제, 구간, 인원)을 비롯하여 호텔, 렌터카 등의

부대 서비스 예약 등의 정보가 저장 되어 있는 여객기록이다.

⑤ 항공여행을 하려는 승객은 PNR이 존재하여야만 실제로 항공편을 탑승할 수 있다.

2) PNR 여정 작성의 특징

① PNR 작성에서의 필수 입력사항

② 기본 지시어는 0 혹은 N

③ 여정 작성 : 항공 좌석 예약요청

④ Availability 조회 후 작성하거나 Availability 없이 직접 입력

⑤ 좌석의 수와 승객의 수가 일치해야 한다(단, 만 2세 미만의 유아 승객은 좌석을 점유하지 않으므로 좌석 수에 포함시키지 않는다).

제5장
숙박시설

숙박업을 교환경제의 입장에서 일상권에서 벗어난 곳에서 가정의 연장선상으로 생활기능을 제공하고, 반대급부로 수입 획득을 목적으로 한 영업 형태라고 할 수 있지만 이는 아주 기본적인 기능에 한정된 정의에 불과하다. 단순히 '숙박'이 아니라 '숙박업'으로서의 숙박시설은 숙박기능 이외에 다양한 부대기능이 요구되며, 숙박업의 가장 기초적 기능은 '기본적 생활기능'이다.

인간에게 기본적 생활기능은 비록 의식주(衣食住)라고 할 수 있는데 숙박업은 비 일상권에서 의(食)와 주(住)가 해결할 수 있는 곳으로, 숙박업은 원래 거주기능을 제공하며 나아가서 생활의 다른 기본적 요건인 식(食)의 기능을 제공하게 되는 것이다.

01 숙박업의 정의

관광객의 생활요건 제공은 물질적인 충족만으로 충분하지 않고, 청결과 아름다움, 그리고 기능이 있어야 한다. 또한 정서적인 면까지도 충분히 충족하여야 하며, 숙박산업을 서비스 산업이라고 하는 것은 단순히 생활요건의 물질적인 제공보다는 청결, 기능, 아름다움, 마음(환대 정신) 등이 가미되어 부가가치를 창출하기 때문이다.[25)]

1. 숙박업의 개념

숙박업(Lodging Industry)은 숙박시설의 건설과 경영을 목적으로 하는 상업활동이다. 호텔, 하숙, 합숙소 등과 같이 이용자들에게 숙박 서비스 수수료를 받고 설비를 제공하고, 숙박에 필요한 시설 및 설비를 갖추고 고객과의 계약에 의하여 숙박시키는 것이며, 숙박시설의 건설과 운영을 목적으로 하는 사업 활동으로 일반대중을 대상으로 숙박과 음식에 관계되는 인적·물적 서비스를 제공함으로써 목적지에서의 체제를 가능하게 하는 시설사업이라고 한다.

우리나라 관광진흥법은 관광숙박업을 호텔업과 휴양 콘도미니엄업으로 분류되고 제3조 제2항은 다음과 같다.

---

25) 숙박업의 정의 : 관광 상품개발실무, 교육인적자원부 지원교재, 2003.

1) 호텔업

관광객의 숙박에 적합한 시설을 갖추어 관광객에게 제공하거나 숙박에 딸리는 음식 · 운동 · 오락 · 휴양 · 공연 또는 연수에 적합한 시설 등을 함께 갖추어 이용하게 하는 업으로 관광진흥법 시행령에서는 다음과 같이 세부적으로 분류하고 있다.26)

① 관광호텔업 : 관광객의 숙박에 적합한 시설을 갖추어 관광객에게 이용하게 하고 숙박에 딸린 음식 · 운동 · 오락 · 휴양 · 공연 또는 연수에 적합한 시설 등(이하 '부대시설'이라 한다)을 관광객에게 이용하게 하는 업이다(그림 5-1).

㉠ 욕실이나 샤워 시설을 갖춘 객실을 30실 이상 갖추고 있을 것

㉡ 외국인에게 서비스를 제공할 수 있는 체제를 갖추고 있을 것

㉢ 대지 및 건물의 소유권 또는 사용권을 확보하고 있을 것(다만, 회원을 모집 하는 경우에는 소유권을 확보하여야 한다.)

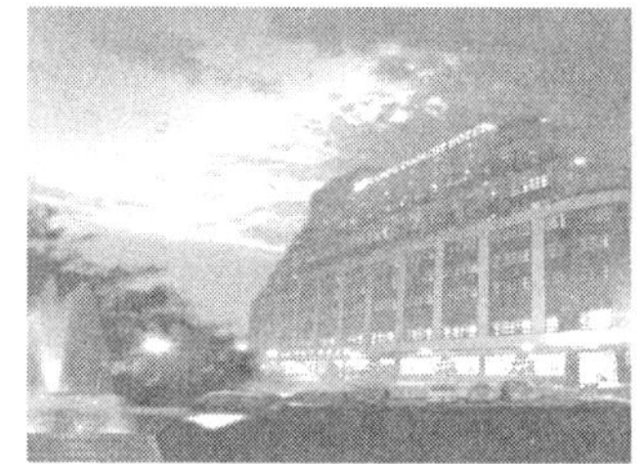

(a) 금호 훼미리 관광호텔

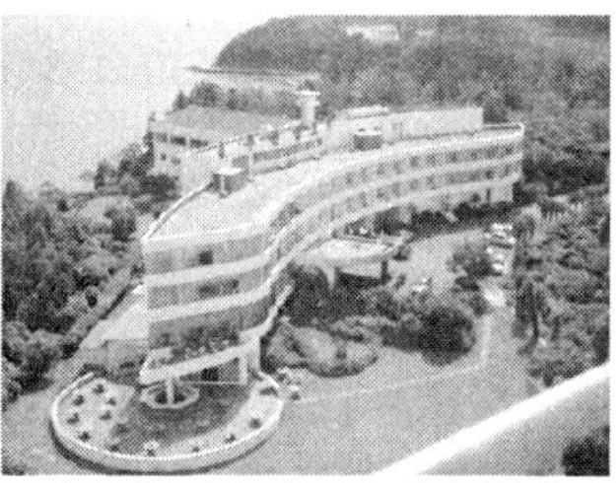

(b) 충무관광호텔

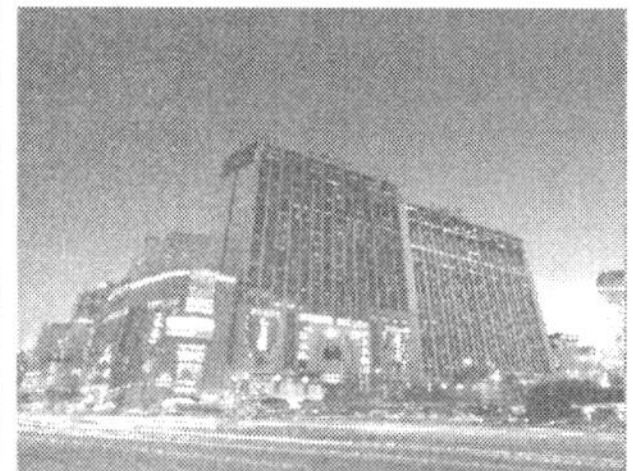

(c) 롯데서울호텔

[그림 5-1] 관광호텔업

② 수상관광호텔업 : 수상에 구조물 또는 선박을 고정하거나 매어 놓고 관광객의 숙박에 적합한 시설을 갖추거나 부대시설을 갖추어 관광객에게 이용하게 하는 업이다(그림 5-2).

㉠ 수상관광호텔이 위치하는 수면은 「공유수면 관리 및 매립에 관한 법률」 또는 「하천법」에 따라 관리청으로부터 점용허가를 받을 것

㉡ 욕실이나 샤워 시설을 갖춘 객실이 30실 이상일 것

㉢ 외국인에게 서비스를 제공할 수 있는 체제를 갖추고 있을 것

㉣ 수상 오염을 방지하기 위한 오수 저장 · 처리시설과 폐기물처리시설을 갖추고 있을 것

㉤ 구조물 및 선박의 소유권 또는 사용권을 확보하고 있을 것(다만, 회원을 모집 하는 경우에는 소유권을 확보하여야 한다.)

---

26) 호텔업 : 호텔업, 관광진흥법 제3조제2호(관광사업의 종류)

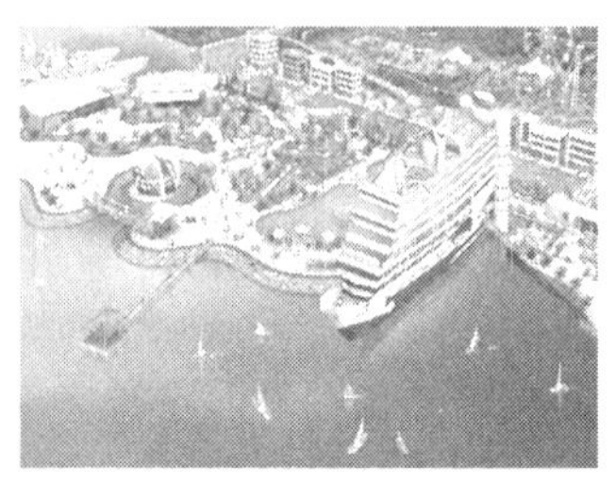
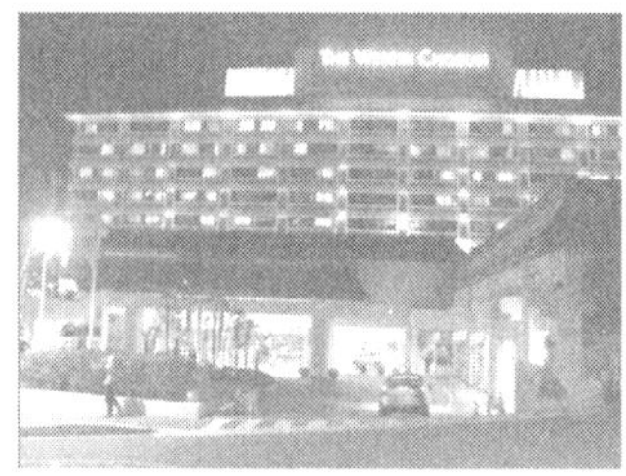
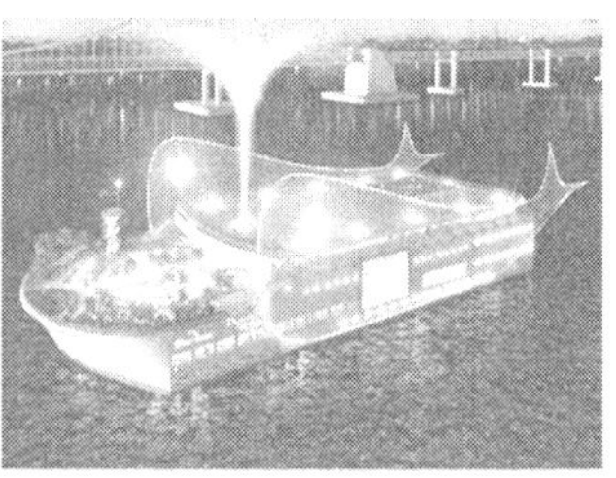

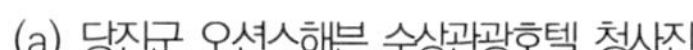
(a) 당진군 오션스해븐 수상관광호텔 청사진 (b) 해운대 조선비치호텔 (c) 광안리 수상호텔 청사진

[그림 5-2] 수상관광호텔업

③ 한국전통 호텔업 : 한국 전통의 건축물에 관광객의 숙박에 적합한 시설을 갖추거나 부대시설을 함께 갖추어 관광객에게 이용하게 하는 업이다(그림 5-3).

㉠ 건축물의 외관은 전통가옥의 형태를 갖추고 있을 것

㉡ 이용자의 불편이 없도록 욕실이나 샤워 시설을 갖추고 있을 것

㉢ 외국인에게 서비스를 제공할 수 있는 체제를 갖추고 있을 것

㉣ 대지 및 건물의 소유권 또는 사용권을 확보하고 있을 것(다만, 회원을 모집 하는 경우에는 소유권을 확보하여야 한다).

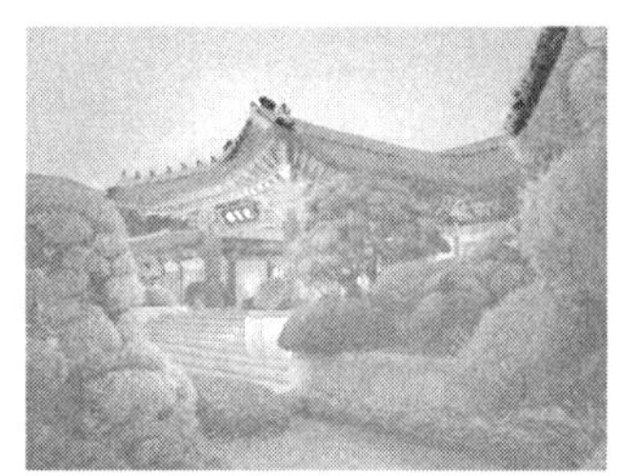
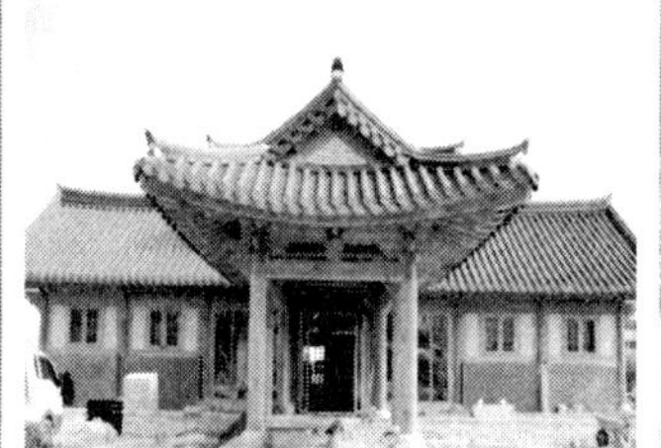
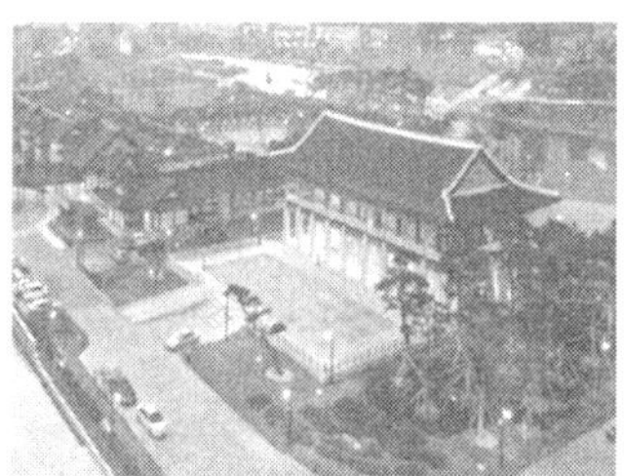

(a) 호텔신라의 영빈관 (b) 여수 한옥 호텔 (c) 송도 경원재 앰버서더

[그림 5-3] 한국전통호텔업

④ 가족호텔업 : 가족 단위 관광객의 숙박에 적합한 시설및 취사도구를 갖추어 관광객에게 이용하게 하거나 숙박에 딸린 음식 · 운동 · 휴양 또는 연수에 적합한 시설을 함께 갖추어 관광객에게 이용하게 하는 업이다(그림 5-4).

㉠ 가족 단위 관광객이 이용할 수 있는 취사 시설이 객실별로 설치되어 있거나 층별로 공동취사장이 설치되어 있을 것

㉡ 욕실이나 샤워 시설을 갖춘 객실이 30실 이상일 것

㉢ 객실별 면적이 19[m^2] 이상일 것

㉣ 외국인에게 서비스를 제공할 수 있는 체제를 갖추고 있을 것

㉤ 대지 및 건물의 소유권 또는 사용권을 확보하고 있을 것(다만, 회원을 모집 하는 경우에는 소유권을 확보하여야 한다[그림 5-4]).

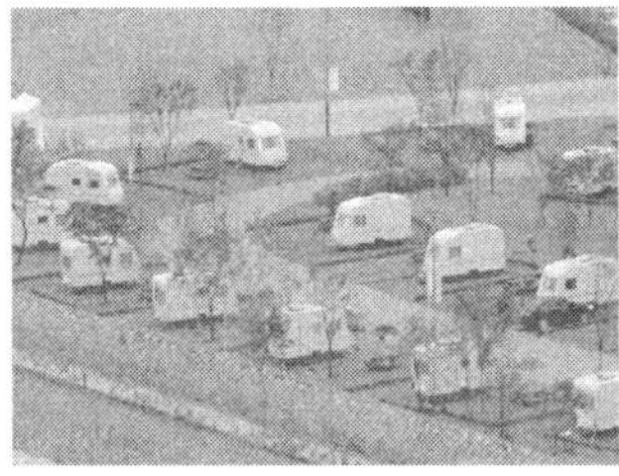
(a) 자라섬 오토캠핑장

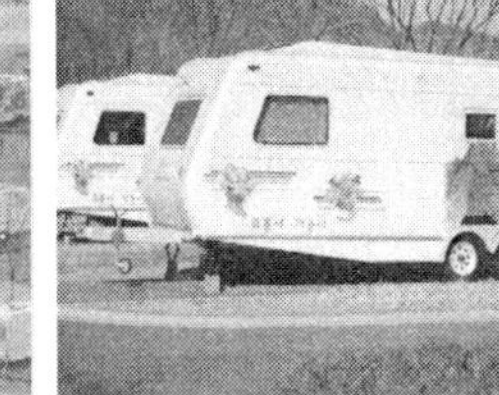
(b) 한탄강 관광지 오토캠핑장

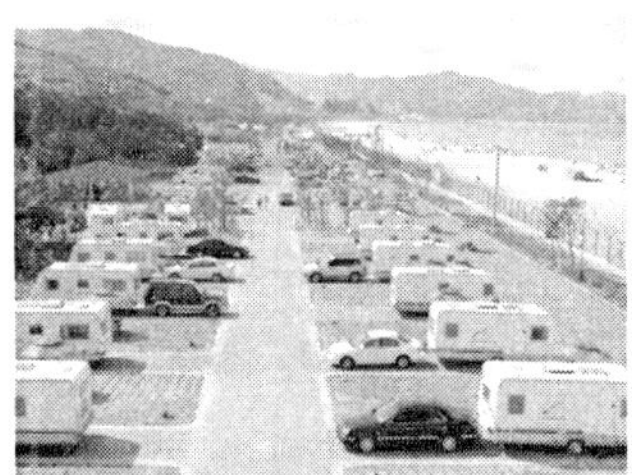
(c) 망상 오토캠핑장

[그림 5-4] 가족호텔업

⑤ 호스텔업 : 배낭 여행객 등 개별 관광객의 숙박에 적합한 시설로서 샤워장, 취사장 등의 편의시설과 외국인 및 내국인 관광객을 위한 문화·정보 교류시설 등을 함께 갖추어 이용하게 하는 업이다(그림 5-5).

㉠ 배낭 여행객 등 개별 관광객의 숙박에 적합한 객실을 갖추고 있을 것

㉡ 이용자의 불편이 없도록 화장실, 샤워장, 취사장 등의 편의시설을 갖추고 있을 것(다만, 이러한 편의시설은 공동으로 이용하게 할 수 있다).

㉢ 외국인및 내국인 관광객에게 서비스를 제공할 수 있는 문화·정보 교류시설을 갖추고 있을 것

㉣ 대지 및 건물의 소유권 또는 사용권을 확보하고 있을 것

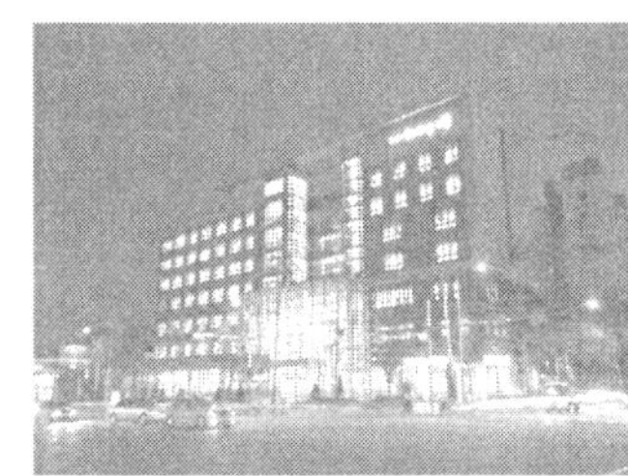
(a) 하이 서울 유스호스텔

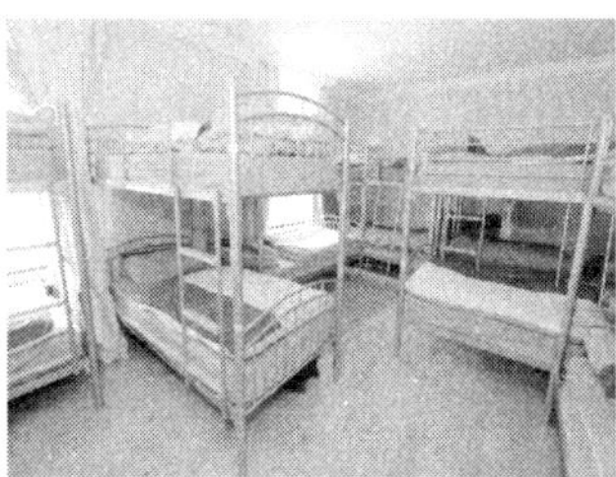
(b) 런던 유스호스텔 내부

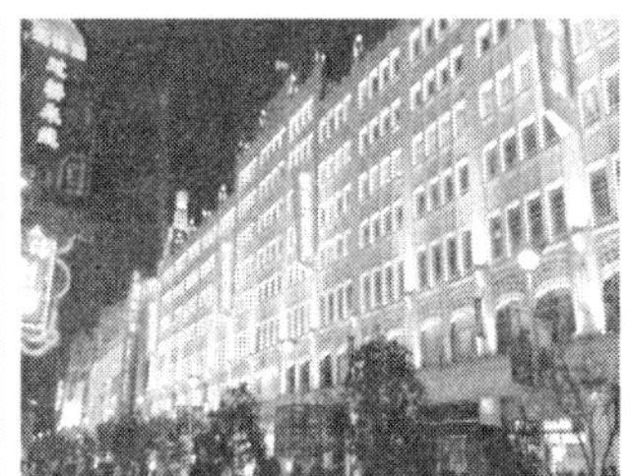
(c) 밍타운 유스호스텔

[그림 5-5] 호스텔업

⑥ 소형 호텔업 : 외래 관광객의 방한 관광유형이 단체여행에서 개별여행으로 변화하는 추세를 반영하여 다양하고 특색 있는 개별 맞춤형 숙박시설을 활성화하기 위하여 소형 호텔업을 신설하고, 최소 객실 수를 20실로 완화하되 두 종류 이상의 부대시설을 갖추도록

하여 일반 '모텔'과 다른 관광숙박시설로서의 차별성을 두고, 일반주거지역 입지시에는 완화된 도로연접기준이 적용됨을 고려하여 주거환경 보호를 위해 풍속을 저해하는 부대시설을 둘 수 없게 하였다.

㉠ 우리나라를 방문한 환자및 동반자가 불편함이 없도록 19[m^2] 이상의 면적을 가진 20실 이상의 객실을 갖추도록 할 것

㉡ 부대시설의 면적 합계가 건축 연 면적의 50[%] 이하일 것

㉢ 두 종류 이상의 부대시설을 갖출 것(다만, 「식품위생법 시행령」 제21조 제8호 다목에 따른 단란주점영업, 같은 호 라목에 따른 유흥주점영업 및 「사행행위 등 규제 및 처벌 특례법」 제2조 제1호에 따른 사행행위를 위한 시설은 둘 수 없다.)

㉣ 조식 제공, 외국어 구사 인력 고용 등 외국인에게 서비스를 제공할 수 있는 체제를 갖추고 있을 것

㉤ 대지 및 건물의 소유권 또는 사용권을 확보하고 있을 것(다만, 회원을 모집 하는 경우에는 소유권을 확보하여야 한다.)

소형 호텔과 호스텔이 '일반주거지역'에 위치하려는 경우, 호텔 부지(대지)가 폭 8[m] 이상의 도로에 4[m] 이상 연접(連接)하면 가능하도록 기준을 완화한다. 현재까지는 관광숙박시설이 '일반주거지역'에 위치하기 위해서는 폭 12[m] 이상의 도로에 4[m] 이상 연접해야 했으나, 주거지역 내에서 영업 중인 게스트하우스의 제도권 편입을 유도하고 관광숙박산업의 다양성 확대를 위해 도로연접기준을 완화하였다.

⑦ 의료관광호텔업 : 우리나라를 방문한 환자및 동반자가 불편함이 없도록 19[m^2] 이상의 면적을 가진 20실 이상의 객실을 갖추도록 하였으며, 장기체류하는 의료관광객의 식사에 대한 애로사항을 반영하여 취사도구를 갖추도록 하였고, 의료관광객의 출입이 편리한 체계를 갖추도록 하여 외국인 환자가 동반자 등 투숙객을 방문하는 데 어려움이 없도록 하였다.

㉠ 의료관광객이 이용할 수 있는 취사 시설이 객실별로 설치되어 있거나 층별로 공동취사장이 설치되어 있을 것

㉡ 욕실이나 샤워 시설을 갖춘 객실이 20실 이상일 것

㉢ 객실별 면적이 19[m^2] 이상일 것

㉣ 「학교보건법」 제6조 제1항 제12호, 제15호, 제16호, 제18호, 제19호 및 같은 법 시행령 제6조 제1호에 따른 영업이 이루어지는 시설을 부대시설로 두지 아니할 것

㉤ 의료관광객의 출입이 편리한 체계를 갖추고 있을 것

㉥ 외국어 구사 인력 고용 등 외국인에게 서비스를 제공할 수 있는 체제를 갖추고 있을 것

㉦ 의료관광호텔 시설(의료관광호텔의 부대시설로 「의료법」 제3조 제1항에 따른 의료기관을 설치할 경우에는 의료기관을 제외한 시설을 말한다)은 의료기관 시설과 분리될 것(이 경우 분리에 관하여 필요한 사항은 문화체육관광부장관이 정하여 고시한다.)

㉧ 대지 및 건물의 소유권 또는 사용권을 확보하고 있을 것이며, 의료관광호텔업을 등록하려는 자가 다음의 구분에 따른 요건을 충족하는 외국인 환자 유치 의료기관의 개설자 또는 유치업자일 것

㉨ 연간 기준으로 총 숙박가능 인원 중 내국인 투숙객이 40[%]를 넘지 않도록 하고, 의료관광호텔시설과 의료기관시설은 별개로 분리되도록 하여 의료관광호텔이 의료관광객을 위한 숙박시설이라는 취지에 충실하게 운영이 될 수 있도록 할 것

2) 휴양 콘도미니엄업

관광객의 숙박과 취사에 적합한 시설을 갖추고, 시설의 회원이나 공유자, 그 밖의 관광객에게 제공하거나 숙박에 딸리는 음식, 운동, 오락, 휴양 공연 또는 연수에 적합한 시설 등을 함께 갖추어 이를 이용하게 하는 업이다(그림 5-6).[27]

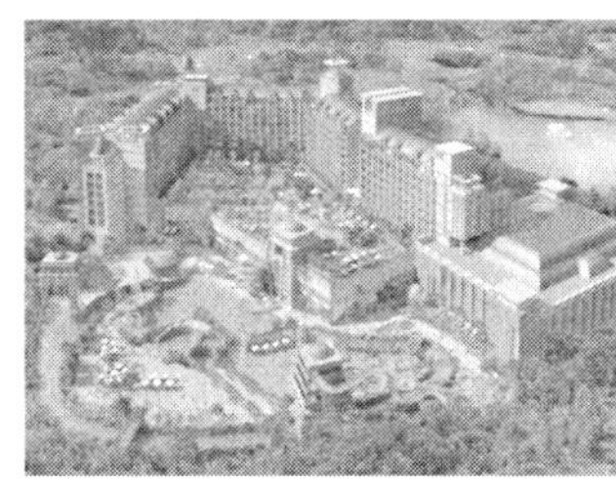

(a) 포천 칸 리조트

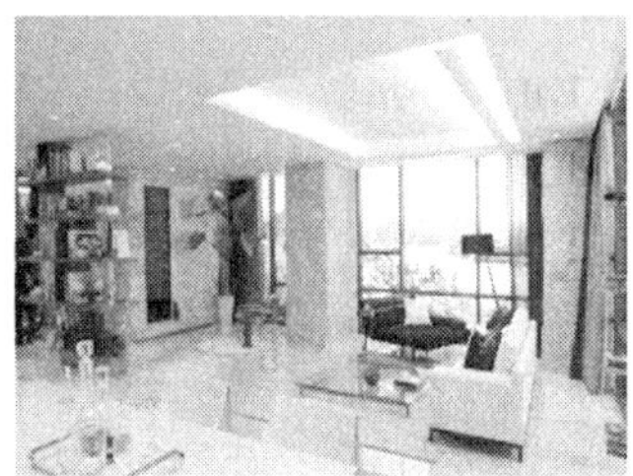

(b) 양평 휴양 콘도미니엄 내부

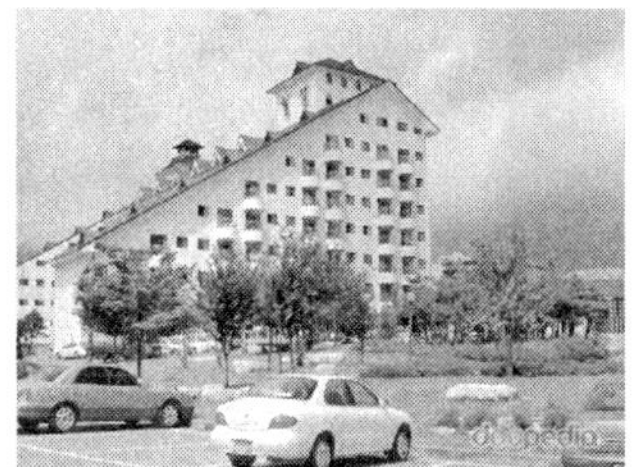

(c) 설악 일성 콘도미니엄

[그림 5-6] 휴양 콘도미니엄업

2. 숙박업의 역사

인간의 사회행동과 이동을 같이 하며 숙박업은 발전하였으며, 일시적으로 머물 수 있는 공간이 필요하게 된 것이 숙박업의 기원이다. 고대의 숙박시설은 상업 종교상의 목적으로 여행하는 여행자, 관리, 외교사절을 위한 비영리 시설로서 지주에게만 허용되었다.

27) 콘도미니엄업 : 관광진흥법 시행령 제2조제1항

3. 숙박업의 발전과정

숙박업의 발전을 살펴보면 다음과 같다.

① 로마시대 : 교역이 성행하였으며 여행 자체를 즐기기 위한 여행자 목적으로 발달하였다.
② 중세 유럽 : 관광은 성지순례(Pilgrim)의 형태로 여행자들은 숙박장소로 종교적으로 제공하는 수도원이나 교회 또는 도로변의 간이 숙박시설을 주로 이용하였다. 또한 여행객의 증대와 함께 숙박시설의 역할을 해오던 수도원이 영리 추구의 숙박업소로 변형되면서 독립적으로 운영되기 시작하였다.
③ 14세기 이후 : 문예 부흥 운동(Renaissance)은 유럽 중심의 세계관을 파괴 시켰으며, 지중해 중심의 무역을 신대륙으로 확대 시키면서 상업적 여행이 증대되었다.
④ 18세기 영국의 산업혁명과 19세기 상용 여행자의 증가 : 저렴하고 쾌적한 숙박시설의 발달을 가져왔다.
⑤ 19세기 중엽 : 상류사회의 세련되고 호화로운 시설 및 서비스를 제공하는 현대호텔은 나타나기 시작하였다.
⑥ 현대 : 호텔에 대한 개념은 국제화, 대중화, 다양화 추세에 따라 기존의 편리하고 안전한 숙식과 아울러 여가, 오락, 휴식, 문화, 건강, 사교 및 비즈니스 공간의 복합적인 기능을 행사하는 공간으로 매우 다양하게 발전되었다.

4. 리조트의 정의와 개념

리조트(Resort)의 어원은 '자주 방문하는 장소'라는 의미의 프랑스어 Resortir(Re = again, Sortier = to go out)에서 유래하였다.

《웹스터 사전》은 리조트를 'a Place Providing Recreation and Entertainment Especially to Vacationers'로 정의한다. 즉 특별한 목적, 휴가와 건강회복 등을 위해 사람들이 찾아가는 장소이자 종합 레크리에이션센터로 중세 유럽의 순례자들을 위한 휴양과 건강과 관련된 숙박지로 정의한다.

- 우리나라 : 종합휴양지, 관광단지, 종합휴양시설 등의 개념으로, 리조트에 대한 정의는 양호한 자연조건을 갖춘 토지를 가진 상당 규모의 지역으로 국민이 여가 등을 이용하고 체재하면서 스포츠, 레크리에이션, 교양 문화, 휴양, 집회 등의 다양한 활동을 할 수 있도록 종합적인 기능이 정비된 지역이며, 정한 장소에 단기 거주 또는 체재할 수 있는 생활의 장소로서 여가를 즐길 수 있는 공간과 개인의 자기 충족을 위해 다양한 여가활동을 즐기는 곳, 일상적인 생활공간을 떠나 색다른 여가 공간에서 자신을 재정비하는 시간을 가지고 즐기는 활동을 지닌 곳이다.

- 우리나라 관광진흥법 제3조 제3항 : 관광객 이용시설업으로 규정하고 있으며, "관광객을 위하여 음식, 운동, 오락, 휴양, 문화, 예술 또는 레저 등에 적합한 시설을 갖추어 관광객에게 이용하게 하는 업, 대통령령으로 정하는 2종 이상의 시설과 관광숙박업의 시설 등을 함께 갖추어 회원이나 그 밖의 관광객에게 이용하게 하는 업"으로 정의하고 있다.
- 동법 제2조 제3항 : 관광객 이용시설업의 종류를 전문휴양업, 종합휴양업(제1종 종합휴양업, 제2종 종합휴양업), 자동차야영장 업, 관광유람선 업(일반관광 유람선 업, 크루즈 업), 관광공연장 업, 외국인 전용관광기념품 판매업으로 구분하고 있다.
- 관광객 : 휴양이나 여가선용을 위하여 숙박시설이나 음식점, 운동 및 오락시설, 민속, 문화자원소개시설, 관람시설 등 휴양에 적합한 시설을 갖추어 이를 이용하게 하는 업으로 규정하고 있다.
- 리조트의 특성 : 다양한 서비스의 제공이라는 기능적 측면과 즐거움 및 다양한 경험을 제공한다는 측면이 강조되고 있으며, 체재성, 자연성, 휴양성, 보양성, 다기능성의 요건을 갖추고 있어야 한다.
- 현대의 리조트 : 자연 친화적 레저, 가족 중심의 레저 활동을 위한 고유의 테마 체험을 계절과 기후에 상관없이 즐길 수 있는 사계절 종합휴양지로 변화되고 있다.
- 현대 리조트 : 리조트 테마를 부각 시킬 수 있는 지역 특성, 레크리에이션, 스포츠, 상업, 문화, 교양, 숙박 등을 위한 시설을 복합적으로 갖추고 있으며, 수영장, 스키장, 골프장, 각종 놀이시설, 콘도, 호텔 등의 시설들을 중심으로 사계절형 시설들을 마련하여 고객들의 다양한 체험과 위락을 위한 종합휴양지로 인식되고 있다.

1) 리조트의 종류

리조트의 종류는 타운 리조트, 기획된 리조트, 입지 유형에 따른 리조트, 격오지 리조트가 있다.

① 타운 리조트(Town Resort) : 읍(마을, 촌락)리조트는 보통의 토지이용과 지역 사회활동을 연결한다.

㉠ 경제적으로는 리조트 활동에 중점을 두고 있으며, 호텔과 그 밖의 숙박시설과 관광시설, 서비스들을 포함한다.

㉡ 전형적으로 스노우스키, 해변, 호수, 온천시설, 중요 역사적 · 고고학적 지역 같은 특성 시설물에 의존하여 형성된다.

㉢ 지역적인 특성을 살린 상품을 중심으로 지역의 토지이용과 지역 사회활동을 충분히 연계한 리조트이다.

㉣ 해변, 호수, 스노우스키, 온천시설, 중요 역사 및 고고학적 테마를 살려 조성한다(그림 5-7).

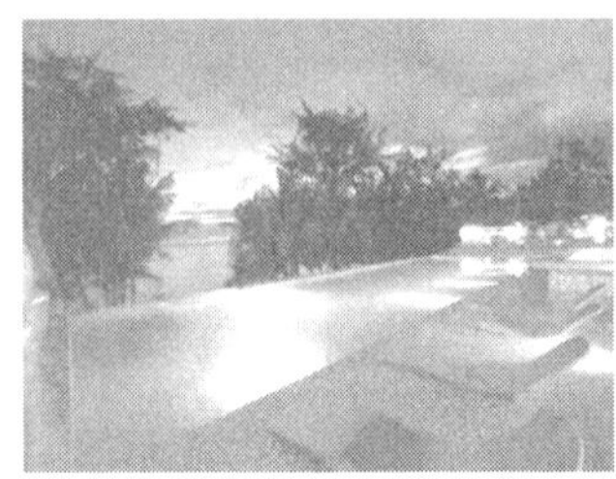
(a) 보라카이 업타운 리조트 호텔 수영장

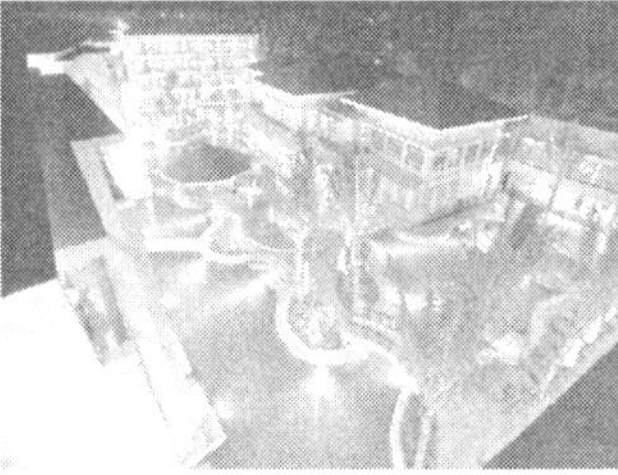
(b) 보라카이 업타운 리조트 외경

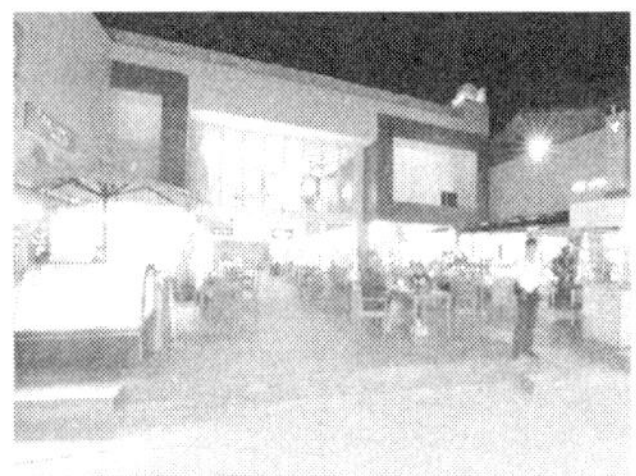
(c) 보라카이 업타운 리조트 전경

[그림 5-7] 타운 리조트

② 기획된 리조트(Intergrated Resort) : 통합적 리조트는 Village를 포함하며, 비록 그 피고용인들이 안에 살거나 리조트 주위에 살더라도, 관광자에 의해 독점적으로 사용되는(사실상 독점적으로 사용되기 위하여 계획된) 개발이다.

㉠ 통합된 리조트 : 해변, 호수, 해양 위락지역, 스키장, 산악경관, 주요 자연적 형상, 주요 건축적, 역사적 지역, 건강 증진적 기후지대 같은 특정 형상 지형이며, 이러한 것들의 연합체이다.

㉡ 전형적으로 자체 수용적이며, 사업센터, 시설물, 위락, 스포츠 시설, 문화시설, 회의시설 같은 다양한 관광시설과 서비스를 포함한다.

㉢ 자체 취사 APT : 퇴직자가 살 수도 있고 단기간의 방문자에게 대여될 수 있다.

㉣ 넓은 열린공간과 경관 : 일반적으로 중요한 요소이며, 비록 한 번에 통합된 리조트로서 계획되었다 하더라도 그것은 시장과 다른 조건들에 의하여 장기간의 시간동안 건축된다.

㉤ 넓은 공간과 경관이 중요한 요소이고, 조직화된 관광시설물들은 관광개발자 및 경영자가 독점적으로 사용하기 위하여 계획하고 개발된다(그림 5-8).

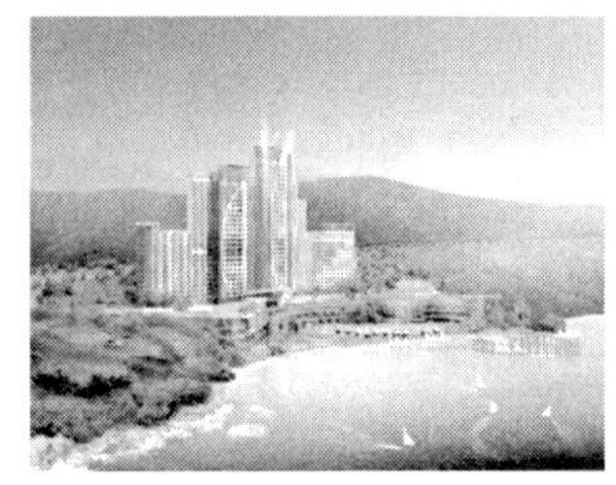
(a) 거제도 대명 리조트

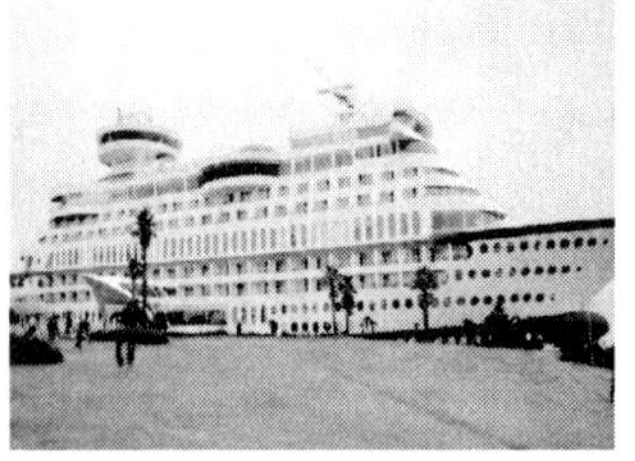
(b) 동해 크루즈

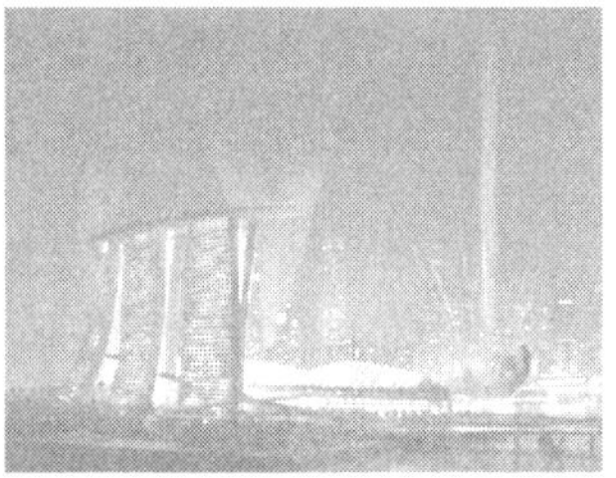
(c) 마리나 베이 통합 리조트 야경

[그림 5-8] 기획된 리조트

③ 입지유형에 따른 리조트 : 산악지형 리조트, 해변형 리조트, 전원(농원) 리조트, 온천 리조트 등으로 구분할 수 있다(그림 5-9).

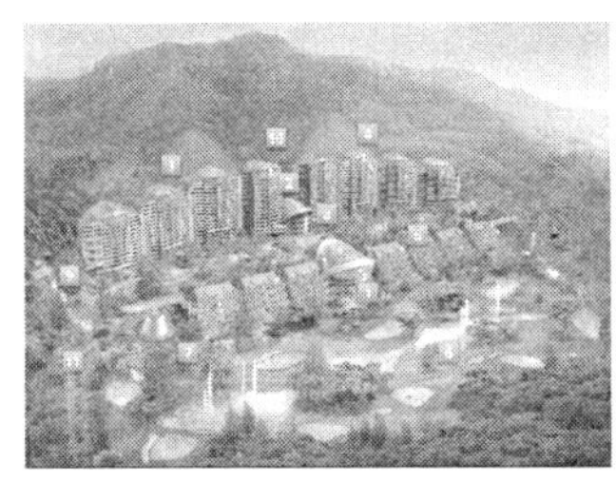

(a) 소노 펠리체

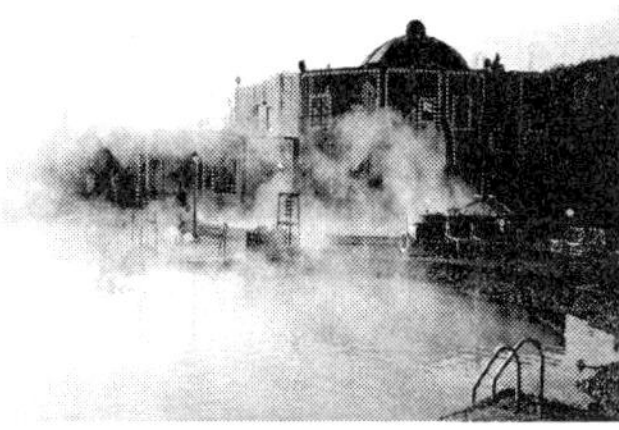

(b) 오스트리아 훈데르트 바서 블루마우

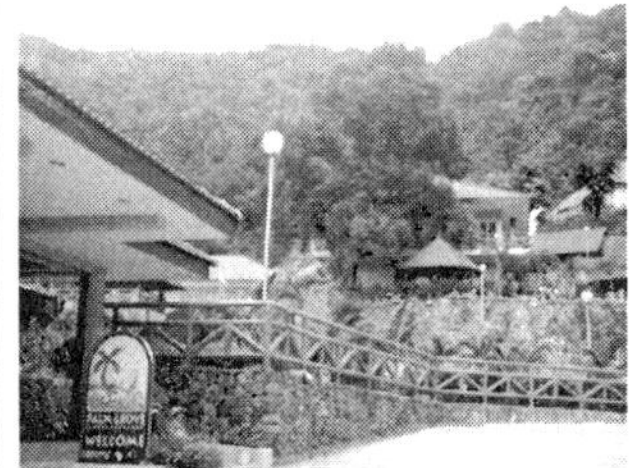

(c) 바기오 PARM CROVE 리조트

[그림 5-9] 입지유형에 따른 리조트

④ 격오지 리조트(Retreat Resort) : 특정 지역 내에 25~50개 정도의 객실의 작은 규모이지만 작은 성이나 산에 있는 멀리 떨어진 높은 질적 수준으로 계획된 리조트이다. 조용하고 독립된 휴가 환경을 원하지만 보통 위락활동을 할 수 있길 원하는 손님이며, 주변환경이 수려한 독립된 휴가 환경으로 작은 성이나 산에 있는 지역의 고유문화 및 환경과 함께 계획된 리조트이다(그림 5-10).

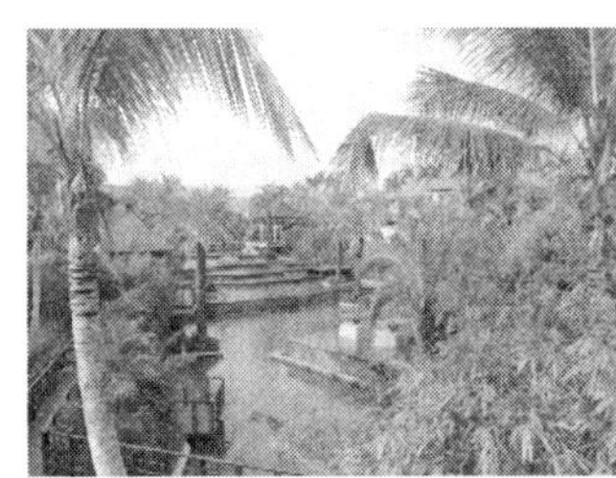

(a) 르네상스 리조트 속 자연휴양림

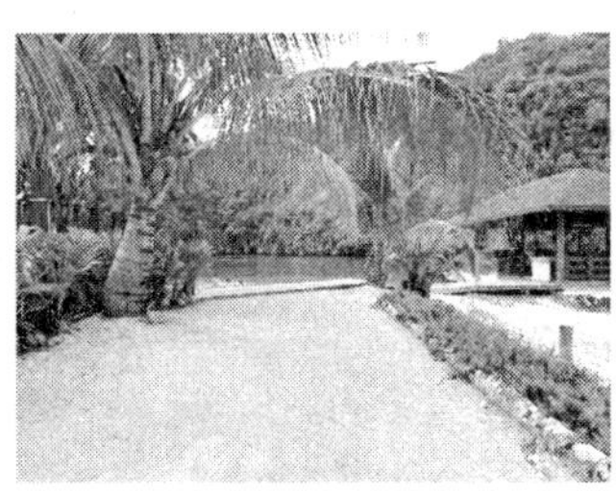

(b) 팔라우 퍼시픽 리조트

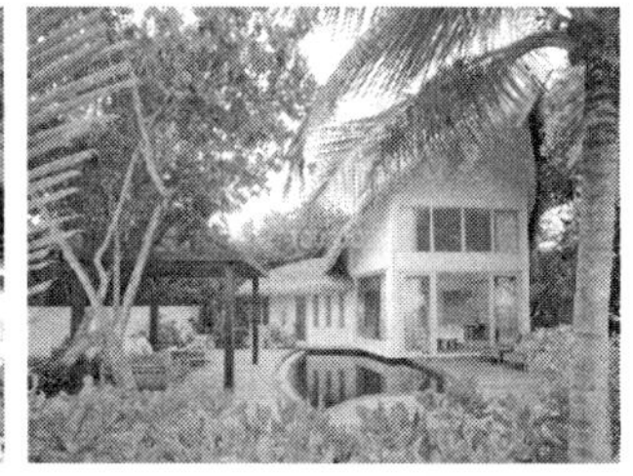

(c) 몰디브 바이스로이 리조트

[그림 5-10] 격오지 리조트

⑤ 특정 흥미관광(Special Interest and Adventure Tourism) : 어떠한 지역에 관련된 특수한 형상들을 경험하고 배우기 위해 여행하는 작은 집단여행이다(그림 5-11).

㉠ 주제가 종종 관광자의 장기간의 취미적 이거나 직업적인 흥미에 관련된다.

㉡ 선택적 관광의 경제적 이점 : 고용과 수입의 전반적인 경제적 수익이 관광시설과 서비스를 경영하는(수행하는) 그 지역 주민에게 직접적으로 수용된다.

㉢ 소규모의 선택적 관광 형태는 커다란 하부구조를 필요로 하지 않으며, 높은 투자비용도 필요없다.

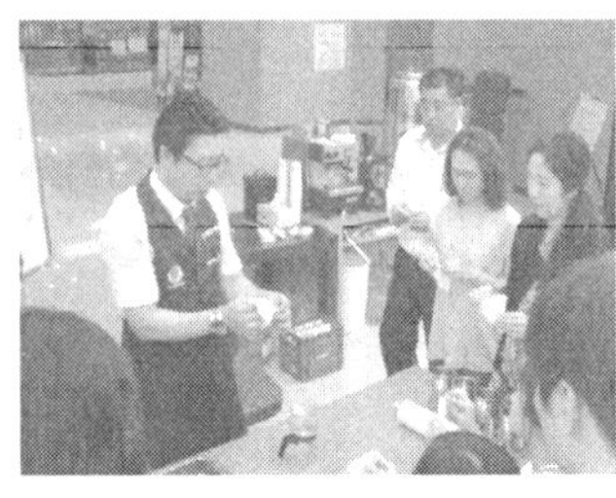
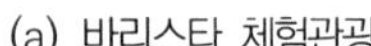
(a) 바리스타 체험관광

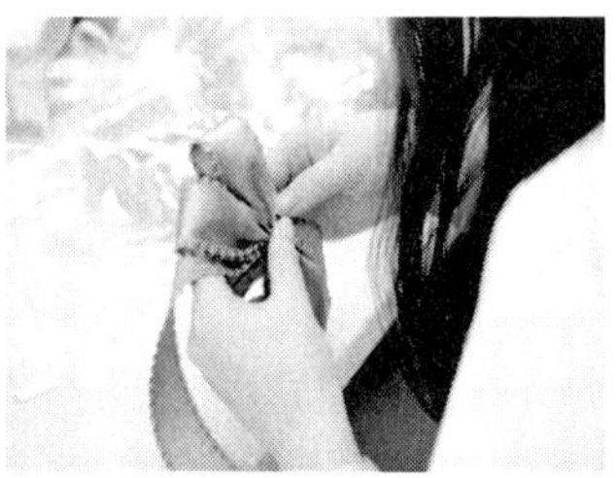
(b) 패션디자인 체험관광

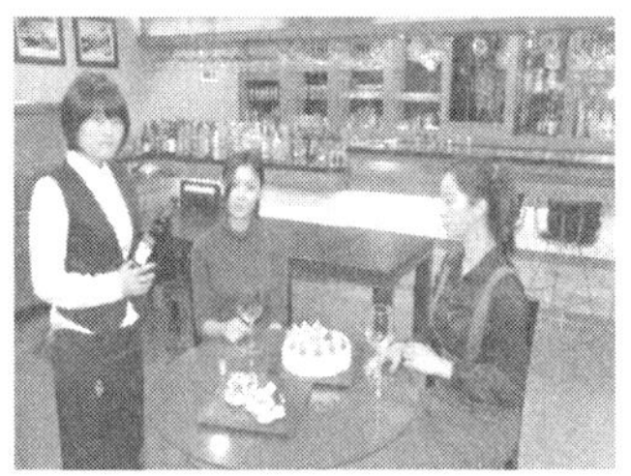
(c) 소믈리에 체험관광

[그림 5-11] 특정 흥미관광

⑥ 도시관광(Urban Tourism) : 관광도 중요 하지만 도시지역의 중요 활동은 대도시에서 발생하는 관광의 아주 일반적인 형태이다(그림 5-12).

㉠ 호텔과 기타 관광시설 서비스는 도시구성의 한 중요 부분이며, 휴일과 사업여행자 모두에게 서비스를 제공한다.

㉡ 호텔과 다른 관광시설들은 교통체계 그리고 주요 매력물들에 연관되기 때문에 도시 관광계획에 있어 입지는 여전히 중요한 고려사항이다.

㉢ 관광 매력물은 관광자뿐만 아니라, 거주민들에 의해서도 방문되고 사용된다.

㉣ 역사적 특정 지구나 관광 지향적지구 그리고 지역민의 (레저)여가 이용같이 특정 도시지역을 개발하거나 재개발하는 것이 일반적이다.

㉤ 회의나 집회시설은 종종 더 많은 관광자를 유혹하기 위해 여러 도시에서 개발된다.

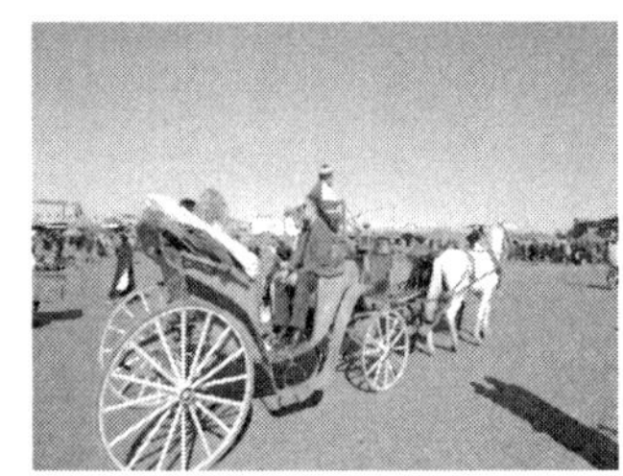
(a) 모로코의 마라케시

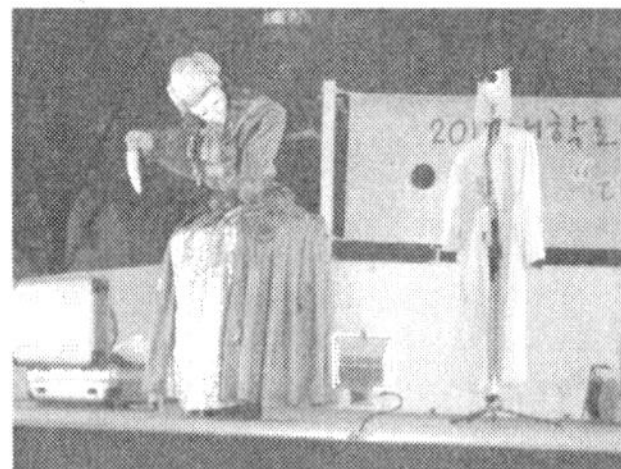
(b) 춘천 마임축제

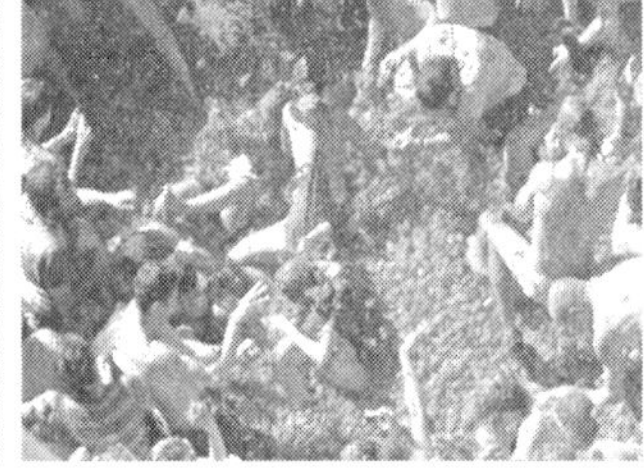
(c) 스페인 토마토 축제

[그림 5-12] 도시관광(Urban Tourism)

2) 이용목적과 시설 형태에 의한 분류

스포츠 리조트(Sports Resort), 헬스·스파 리조트(Health Spa Resort), 휴양촌(Vacation Village), 마리나 리조트(Marina Resort), 스키 리조트(Ski Resort) 등으로 구분한다(그림 5-13).

① 스포츠 리조트(Sport Resort) : 관광객들이 스포츠를 즐기면서 휴식을 할 수 있게 만든 리조트이다.

② 헬스 · 스파 리조트(Health Spa Resort) : 관광객들이 헬스를 하거나 스파를 하면서 몸과 마음을 쉴 수 있게 만든 리조트이다.

③ 휴양촌(Vacation Village) : 관광객들이 휴가 때나 주말에 휴가와 쉴 수 있게 만든 리조트이다.

④ 마리나 리조트(Marina Resort) : 육 · 해상의 종합 리조트이다.

⑤ 스키 리조트(Ski Resort) : 관광객들이 스키를 타고 잠을 잘 수 있게 만든 리조트이다.

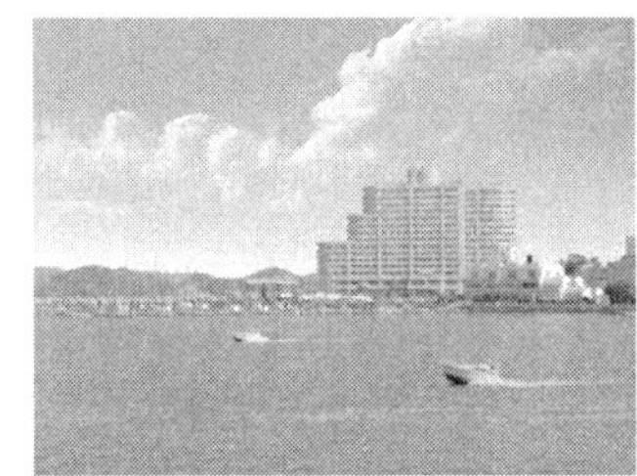
(a) 마리나 리조트

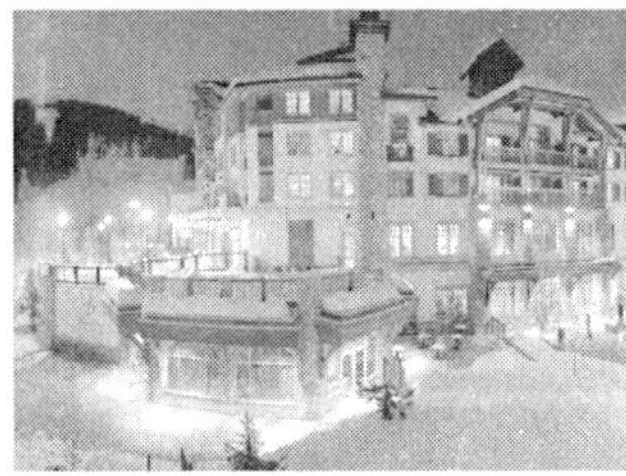
(b) 스키 리조트

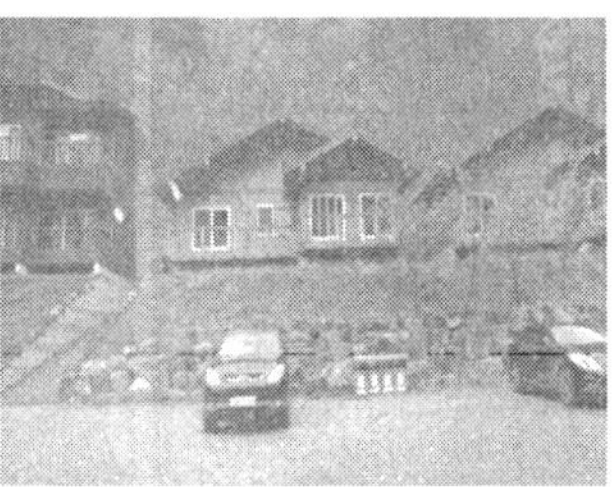
(c) 양양 휴양림

[그림 5-13] 이용목적과 시설형태에 의한 분류

02 숙박업의 종류와 특성

숙박업에는 통상적인 숙박업의 종류와 기타 숙박업의 종류가 있다.

1. 통상적인 숙박업의 종류

호텔업을 사업활동 내용에 의하여 분류하면 다음과 같다.

1) 입지 조건에 의한 분류

대도시 대형 고급 호텔(Metropolitan Hotel), 시티 호텔(City Hotel), 다운타운 호텔(Down Town Hotel), 교외 호텔(Suburban Hotel), 산간 호텔(Country Hotel), 공항 호텔(Airport Hotel), 기항지 호텔(Seaport Hotel), 터미널 호텔(Terminal Hotel), 고속도로변 호텔(Resort Hotel) 등이 있다.

2) 숙박목적에 의한 분류

상용 호텔(Commercial Hotel), 국제회의용 호텔(Conventional Hotel), 휴양지 호텔(Resort Hotel) 등이 있다.

3) 숙박기간에 의한 분류

단기체재객용 호텔(Transient Hotel), 주거용 호텔(Residential Hotel), 장기체류객 전용 호텔(Permanent Hotel) 등이 있다.

4) 숙박시설에 의한 분류

자동차 여행자용 호텔(Motel), 보트 여행자용 호텔(Botel), 요트여행자용 호텔(Yachtel), 청소년 호텔(Youth Hostel) 등이 있다.

5) 요금 지불방식에 의한 분류

3식+숙박 요금 포함 호텔(American Plan Hotel), 숙박료와 식음료 별도 호텔(European Plan Hotel), 숙박료+아침 식사 요금 포함 호텔(Continental Plan), 호텔 요금+조식+중식 또는 석식 중 1식을 택하는 호텔(Semi Pension Plan, Demi Pension 또는 Modified American Plan) 등이 있다.

6) 경영방식에 의한 분류

연쇄 경영식 호텔(Chain Hotel), 경영지도 호텔(Franchise Hotel), 단독경영 호텔(Independent Hotel), 주식회사 호텔(Corporation Hotel) 등이 있다.

7) 등급에 의한 분류

5성 호텔[무궁화 수 5개(골드)로 문화체육부 장관이 지정], 4성 호텔[무궁화 수 5개(녹색)로 문화체육부 장관이 지정], 3성 호텔(무궁화 수 4개로 도지사가 지정), 2성 호텔(무궁화 수 3개로 도지사가 지정), 1성 호텔(무궁화 수 2개로 도지사가 지정) 등이 있다.

8) 호텔 등급제도 전면 개편

2015년 1월 1일부터 국제적 관례에 맞추어 5성 체계로 하며 등급별 기준, 암행 평가 도입으로 호텔 서비스의 전반적인 질적 제고가 기대된다(㉔ 표 5-1).

〈표 5-1〉 호텔 등급제 제도개선 비교표

호텔 등급제 제도개선 비교표

(구분의 괄호 안의 조문은 개정안 기준)

구 분	신등급제	구등급제
적용기간 (시행령 부칙, 시행규칙 부칙, 고시 부칙)	호텔사업자는 신등급제와 구등급제 중 선택하여 신청할 수 있음	
	신청 가능	• 신규/유효기간 만료 호텔 : 2015.12.31.까지 구등급제로 신청 가능 • 유효기간 잔존 호텔 : 사업자가 원할 경우 현 등급의 유효기간 만료시까지 구등급 및 구등급표지 사용가능
등급체계(시행령 22조)	5성 / 4성 / 3성 / 2성 / 1성	특1급 / 특2급 / 1급 / 2급 / 3급 /
평가방식 (고시 8조)	(현장평가) 평가일 사전통지하고 현장 조사 (암행/불시) 4~5성 : 1박 암행 조사 / 1~3성 : 무박 불시방문 조사 * 암행/불시평가는 등급 결정 신청일로부터 90일 이내 실시	(현장평가) 평가일 사전통지하고 현장조사 (암행/불시평가) 없음
평가기준 (고시 별표2)	• 각 등급 별로 별도 기준 적용 • 현장평가/암행평가(불시 평가)기준을 각각 별도 마련	• 등급과 관계없이 동일한 평가 기준 적용 • 암행 평가(불시 평가)기준 없음
등급결정기준 (고시 별표1)	• 5성(1000점 만점) : 평가점수가 90% 이상 • 4성(850점 만점) : 평가점수가 80% 이상 • 3성(700점 만점) : 평가점수가 70% 이상 • 2성(600점 만점) : 평가점수가 60% 이상 • 1성(600점 만점) : 평가점수가 50% 이상	700점 만점 특1급 : 평가점수가 90% 이상 특2급 : 평가점수가 80% 이상 1급 : 평가점수가 70% 이상 2급 : 평가점수가 60% 이상 3급 : 평가점수가 50% 이상
안전 관련 평가 (고시 11조)	「소방시설 설치·유지 및 안전관리에 관한 법률」 등 안전 관련 법령에 따른 6종의 검사가 유효해야 등급결정 가능	안전 관련 법령상 검사의무 준수 여부 미확인
평가위원 구성 (시행규칙 72조, 고시 별표4)	4~5성 : 현장평가 3인 및 암행 평가 2인* * 이 중 1인은 한국 소비자원이 추천하는 일반인 1~3성 : 현장평가 2인 및 불시 평가 1인	호텔 분야 전문가 3인 및 소방·건축·전기 분야 전문가 3인
평가절차 (시행규칙 25조, 고시 21조)	• 등급 보류 결정있음 : 동일 등급으로 최대 3회까지 신청가능 (이 경우 재평가 비용은 모두 사업자부담, 3번째 평가시 암행/불시 평가 요원의 수 2배 증가) • 재평가 사유 : 등급 보류결정시(사업자가 수수료 부담), 평가 요원간 점수 차이가 일정 수준 이상인 경우(등급 결정기관이 수수료 부담) 등	• 등급 보류 결정 없음 • 재평가 사유 : 평가 요원간 점수 차이가 일정 수준 이상인 경우(등급 결정 기관이 수수료 부담) 등
등급표지(시행규칙, 별도 공고)	신등급 표지 부착 (별 문양, 2015년 2월 디자인 확정	구등급제도에 따라 심사를 받은 호텔은 구등급 표지를 부착하여야 함(초록색/금색 바탕에 무궁화 문양)
등급 수수료 (고시 별표3)	실비수준으로 현실화	
	• 4~5성급 : 246만원 • 1~3성급 : 126만원 (단, 2015. 12. 31.까지 신등급제로 신청하는 경우 사업자는 3성급은 수수료의 30[%], 2성급은 수수료의 20[%], 1성급은 수수료의 10[%]만 부담)	등급 구분 없이 252만원
결정기관 (영 66조, 별도고시)	한국관광공사	
평가공정성, 전문성 강화 (고시 12조, 13조)	• 평가 요원 pool로 위촉시 윤리서약서 작성, 개별 호텔평가 위해 위촉시 해당 호텔과의 이해 관계 없음을 확인 (확인서 작성) • 등급 평가의 일관성 확보 및 암행평가단 전문성 강화를 위해 등급 평가 기준에 대한 평가 요원 교육강화	

2. 기타 숙박업의 종류

인(Inn), 여관(Opentube), 민박(Home Visit System), 여텔(Yeotel), 롯지(Lodge), 마리나(Marina), 펜션(Pension), 샬레(Chalet), 호스텔(Hostel), 국민숙사(Nationaldorm), 산장(Hermitage), 회관호텔(Hall Hotel), 샤토(Chateau), 캠핑(Camping), 방갈로(Bungalow), 커티지(Cottage), 빌라(Villa) 등이 있다.

1) 인

유럽에서는 보통의 호텔보다 시설, 규모 등에서 비교적 규모가 작은 호텔이며, 최근 미국에서 홀리데이 인을 비롯해 인(Inn)의 명칭을 사용하는 훌륭한 호텔이 상당히 많이 설립되어 호텔과 다름없는 것이 많이 생기게 되었다(그림 5-14).

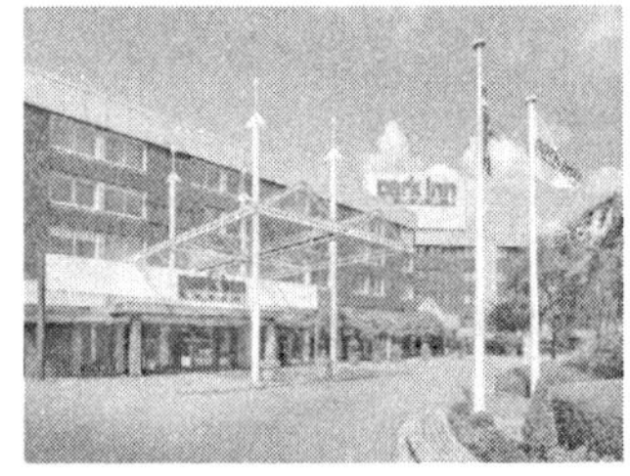
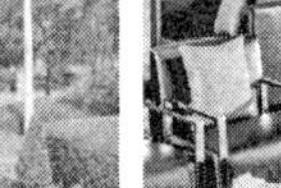
(a) Park Inn Hotel

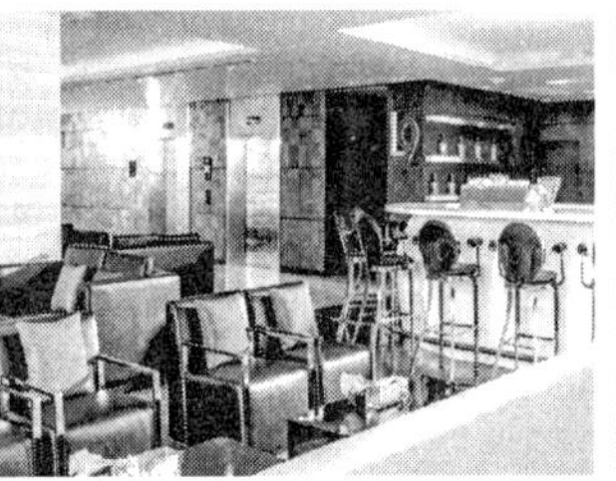
(b) 방콕 수쿰빗

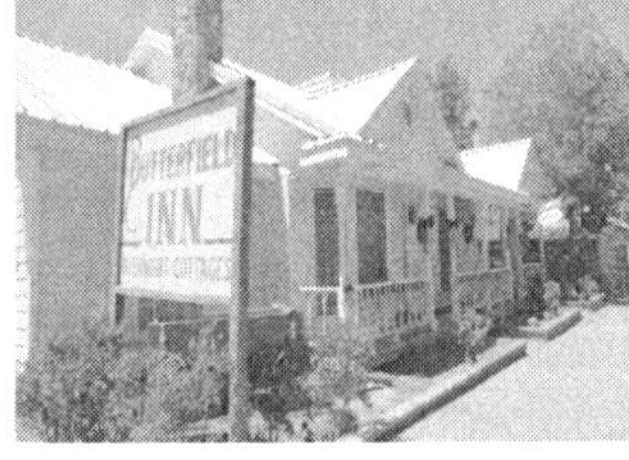
(c) Butterfield INN

[그림 5-14] 숙박업소의 종류 중 인(Inn)

2) 여 관

호텔이 등장하고부터는 전형적인 서민 숙박시설로서 애용되고 있다.

호텔의 객실이 부족한 지금은 여관의 온돌방을 한국식으로 개발하여 외국 손님을 유치하는데 불편이 없도록 수정 발전시켜야 한다(그림 5-15).

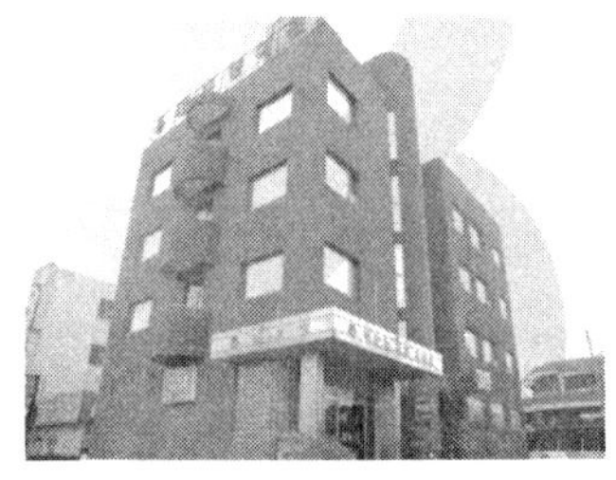
(a) 충남 대호장 여관

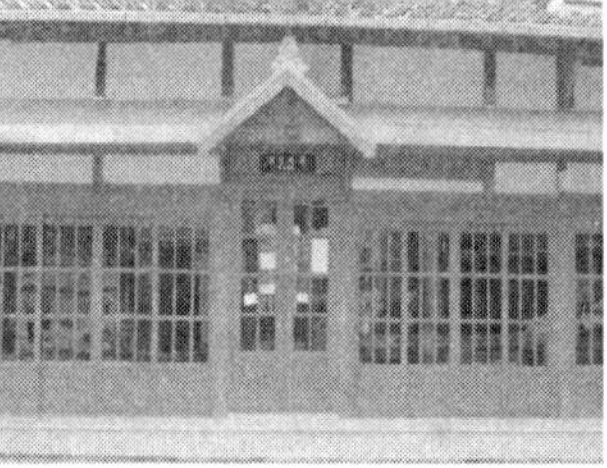
(b) 벌교 보성여관

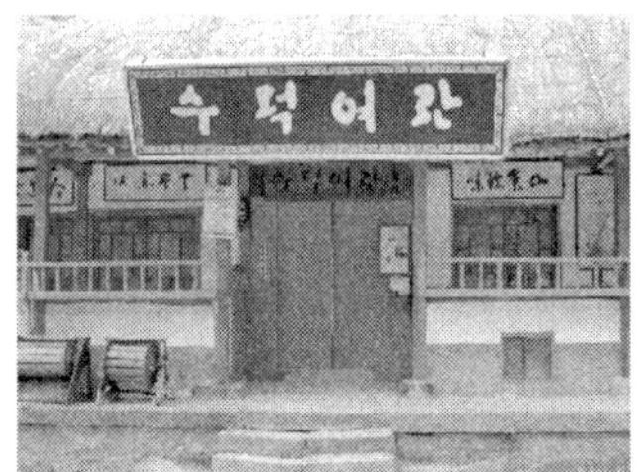

(c) 수덕여관

[그림 5-15] 숙박업소의 종류 중 여관

3) 민 박

본래 숙식제공을 본업으로 하지 않는 민가가 방문객을 숙박시켜 영업활동을 하는 숙박시설로써 계설적, 임시적으로 영업하는 민가의 부업이다(그림 5-16).

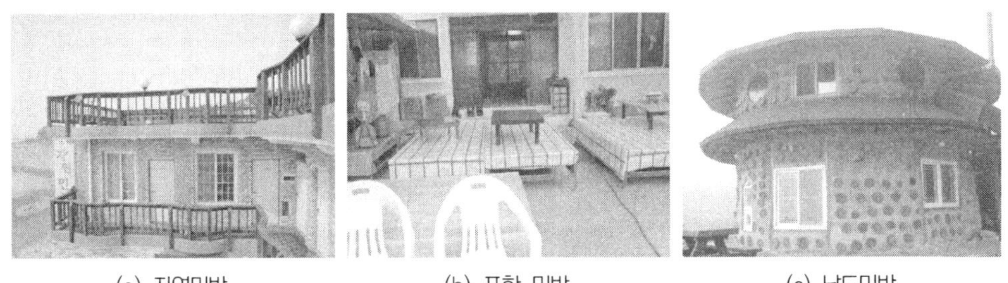

(a) 자연민박 (b) 포항 민박 (c) 남도민박

[그림 5-16] 숙박업소의 종류 중 민박

4) 여 텔

여관과 호텔의 복합한 형식의 숙박시설로서 객실은 양식과 한식(또는 일식)을 적당히 배합하고 호텔 형식의 서비스를 가미한 곳이다(그림 5-17).

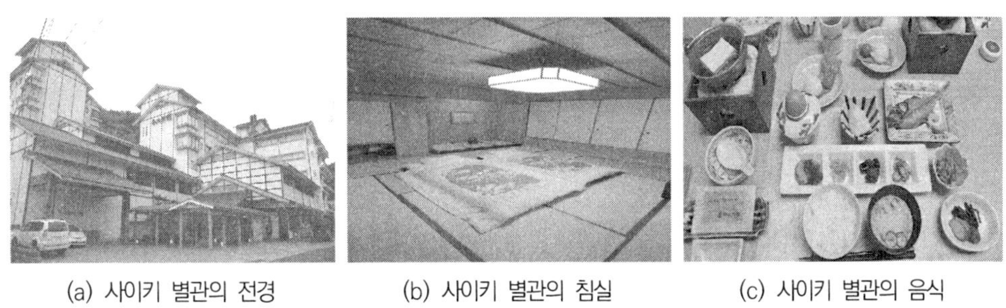

(a) 사이키 별관의 전경 (b) 사이키 별관의 침실 (c) 사이키 별관의 음식

[그림 5-17] 숙박업소의 종류 중 여텔

5) 롯 지

일시적으로 체재하기 위한 특정 기간만 개업하는 숙박시설로서 농촌에 있는 간이 호텔인데 작은 가옥과 특정 시즌만 사용하는 별장 등의 뜻을 갖고 있는 전형적인 시골 숙박시설이다(그림 5-18).

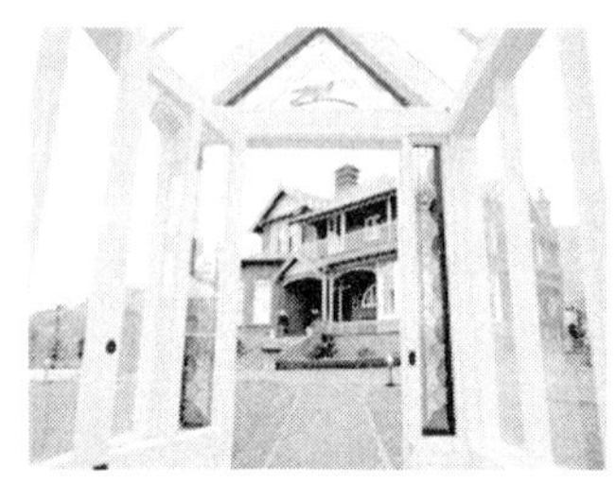
(a) 뉴질랜드 더나든 세인트 레오나르도 롯지

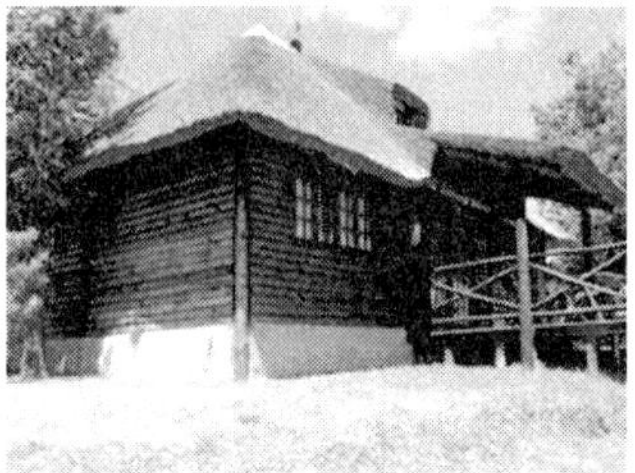
(b) 남아프리카 라이온스 락 롯지

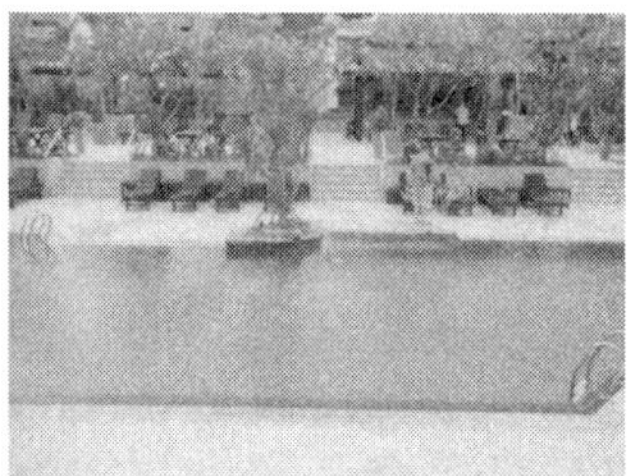
(c) 파타야 사바이 롯지

[그림 5-18] 숙박업소의 종류 중 롯지

6) 마리나

해상관광에 적합한 유람선(Pleasure Boat)을 위한 정박지 또는 개항으로서의 시설 및 관리 체계를 갖춘 곳이다(그림 5-19).

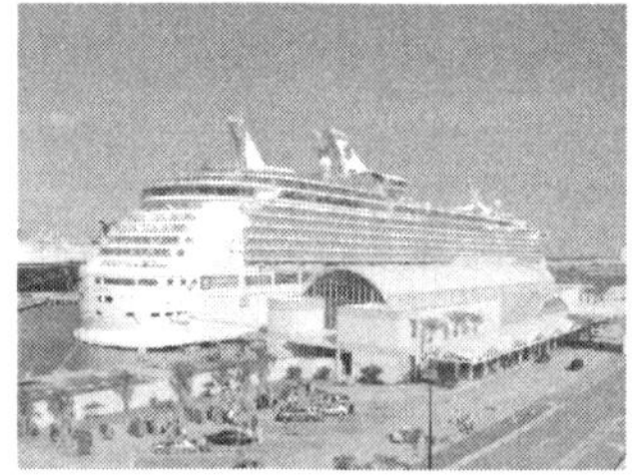
(a) 크루즈 마리나호

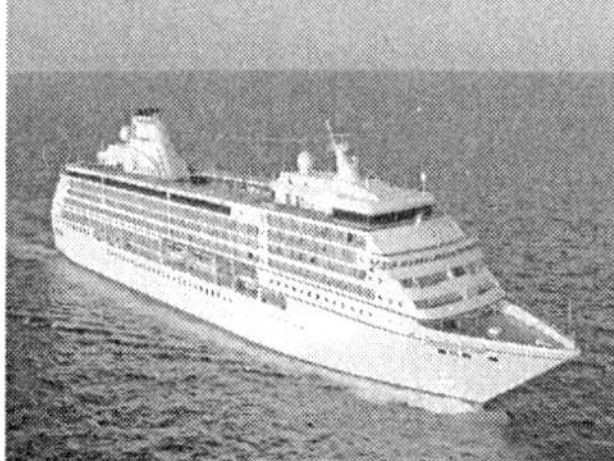
(b) 세븐 시즈 마리나호

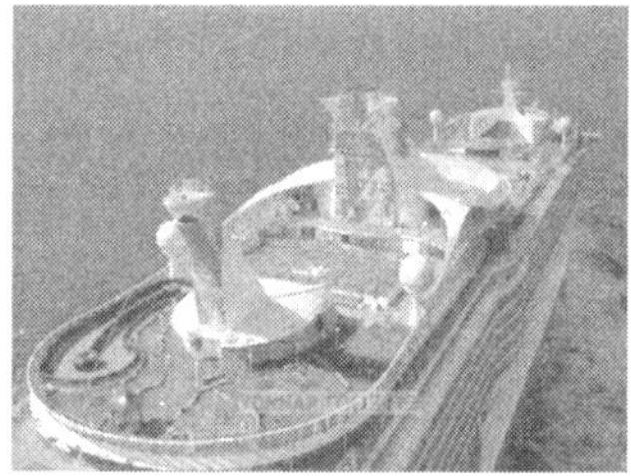
(c) 로얄케리비안 마리나호

[그림 5-19] 숙박업소의 종류 중 마리나

7) 펜 션

프랑스어로 호텔보다 격이 낮은 숙박시설로 여인숙, 하숙에 가깝지만 그 중에는 호텔에 가까운 것도 있다. 펜션은 [그림 5-20]과 같다.

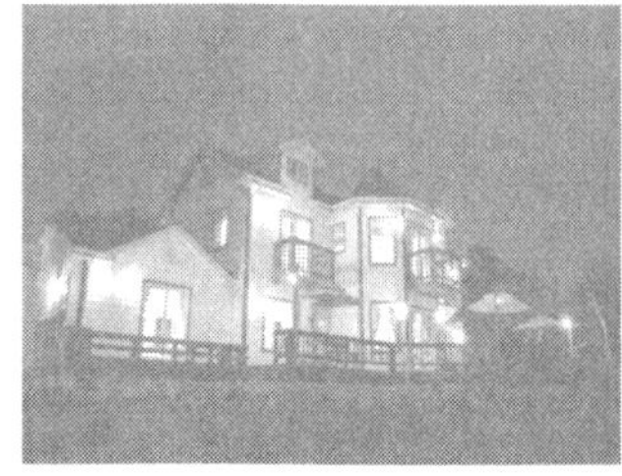
(a) 강원도 평창군 별헤는 밤 펜션

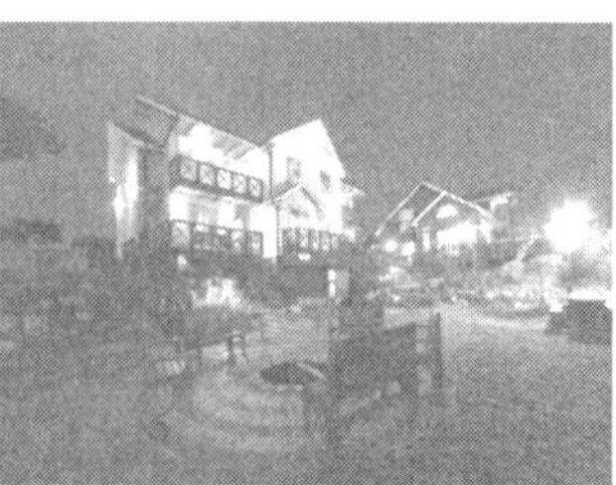
(b) 목장 길 따라 펜션

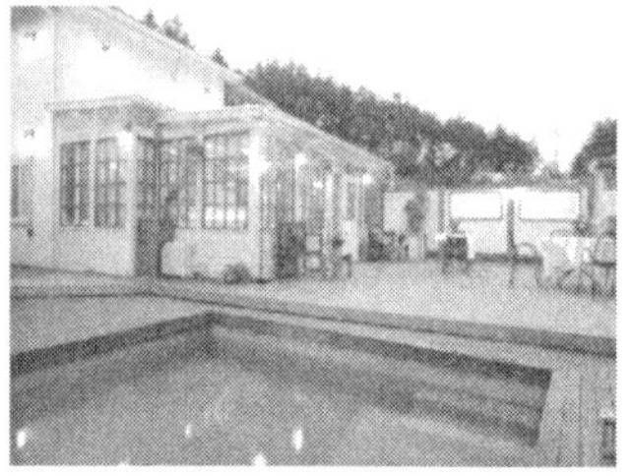
(c) 속초 계곡펜션 에코하임

[그림 5-20] 숙박업소의 종류 중 펜션

8) 샬 레

스위스의 농갓집으로 샬레(Chalet)는 열대지방의 숙박시설의 한 형태인데 규모는 대체로 방갈로보다 작고 건물의 높이도 낮은 것이 특징이다(그림 5-21).

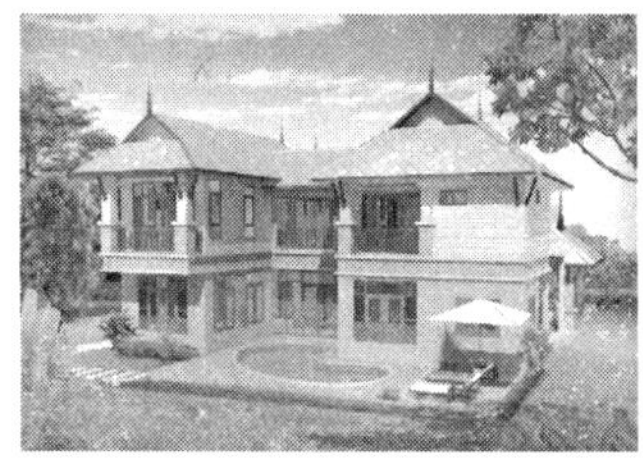
(a) Hua Hin Green Chalet

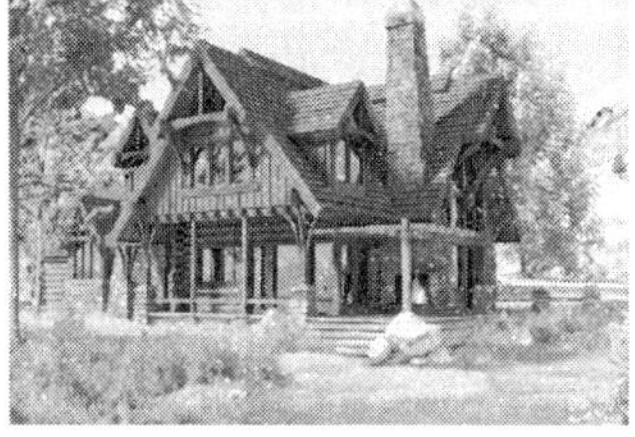
(b) Timber Frame Chalet

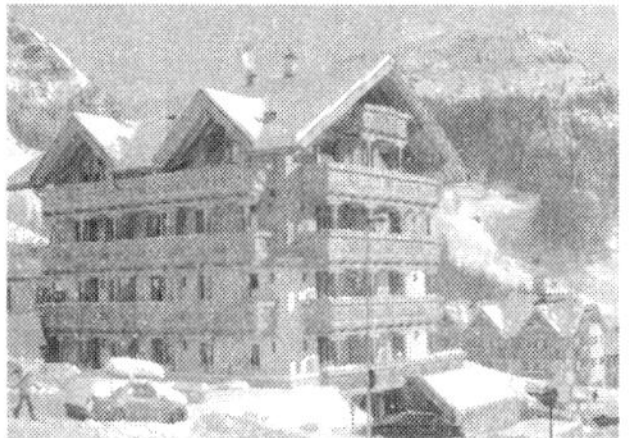
(c) Chalet Barbara

[그림 5-21] 숙박업소의 종류 중 샬레

9) 호스텔

펜션보다는 상위의 숙박시설로 스페인이나 포르투칼에서 흔히 있는 저렴한 호텔이라 할 수 있다. 호스텔의 예는 [그림 5-22]와 같다.

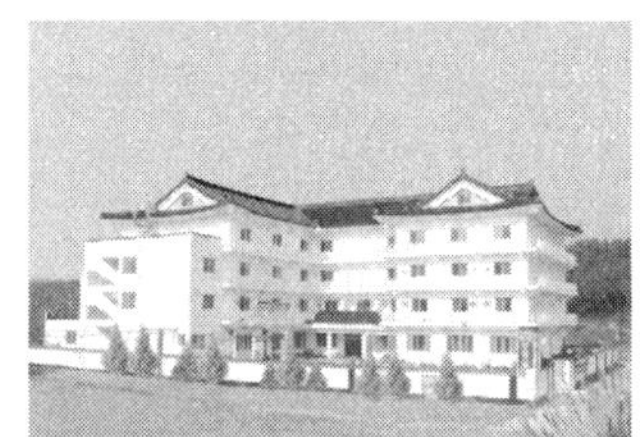
(a) 계림 유스호스텔

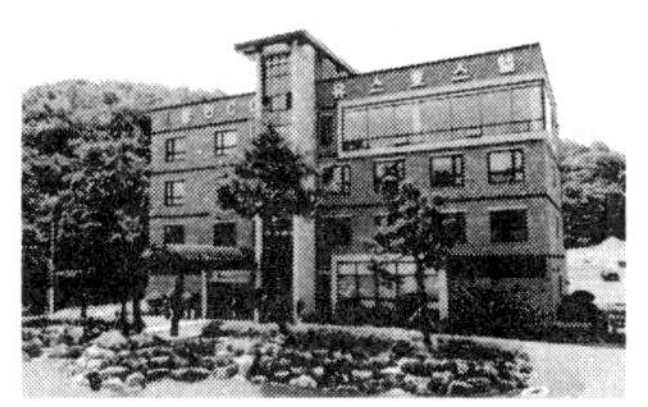
(b) 용인 유스호스텔

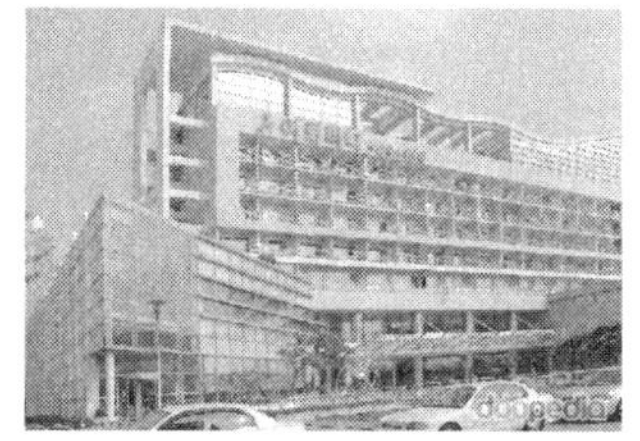
(c) 부산 유스호스텔

[그림 5-22] 숙박업소의 종류 중 호스텔

10) 국민숙사(휴가촌사)

가족 휴가 등을 즐길 수 있는 저렴한 공공숙박시설이라 한다. 정부나 공공단체에 의하여 운영되는 소셜 투어리즘(Social Tourism)의 일환으로 장려되는 것이다(그림 5-23).

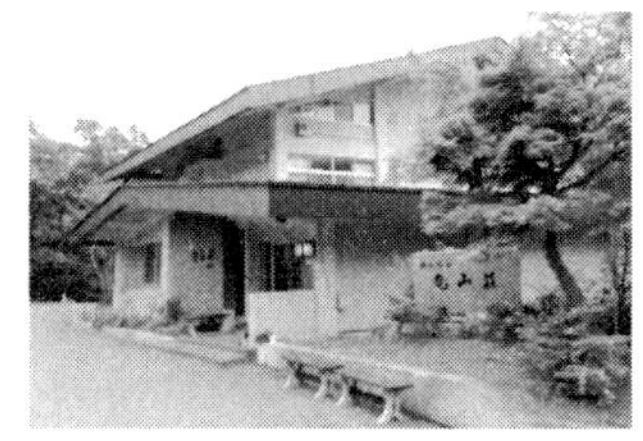
(a) 국민숙사 타츠야마장

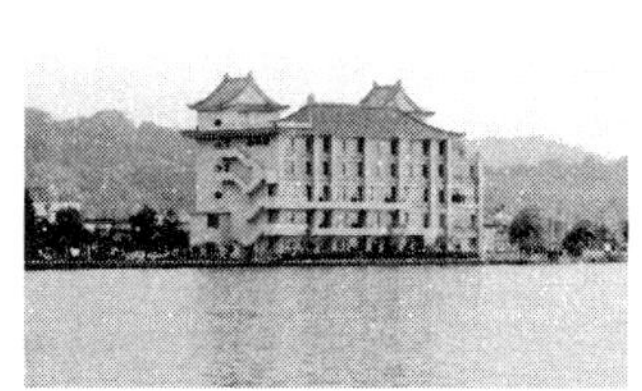
(b) 국민숙사 스이메이소

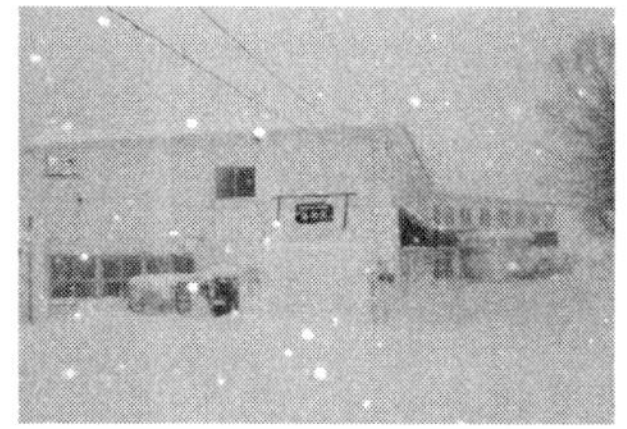
(c) 국민 숙사 유키치치부

[그림 5-23] 숙박업소의 종류 중 국민숙사

11) 산 장

별장과 크게 차이는 없으나 심산유곡이나 내륙관광지에 자리 잡고 있다.

① 산장은 주로 이용자는 휴양객과 등산객, 스키어(Skier)들인데 시설도 간소하고 객실도 많이 확보하지 않는 소규모 숙박시설이다.

② 산간이므로 내방객이 불편이 없도록 각종 시설(객실, 휴게소, 식당, 욕실)을 갖추고 있어야 한다(그림 5-24).

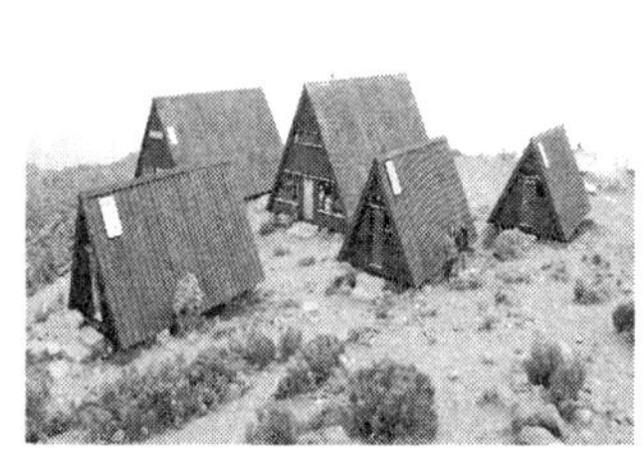
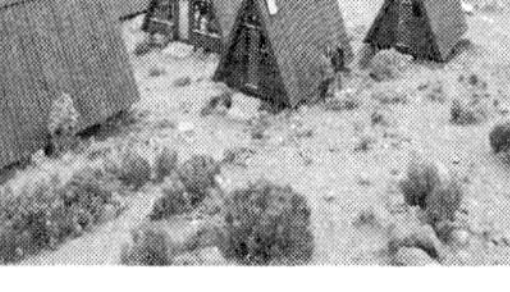
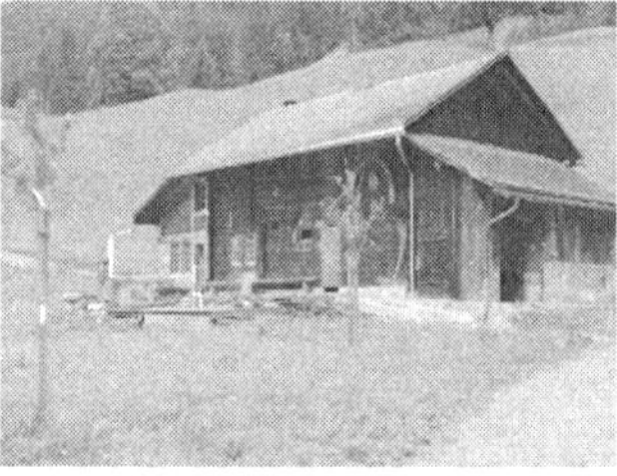

(a) 호롬보 산장 (b) 스위스의 몬테로사 산장 (c) 스위스 그린데발트 산장

[그림 5-24] 숙박업소의 종류 중 산장

12) 회관호텔(Hall Hotel)

한 빌딩에서 호텔과 회관의 역할을 함께 할 수 있는 호텔이며, [그림 5-25]와 같다.

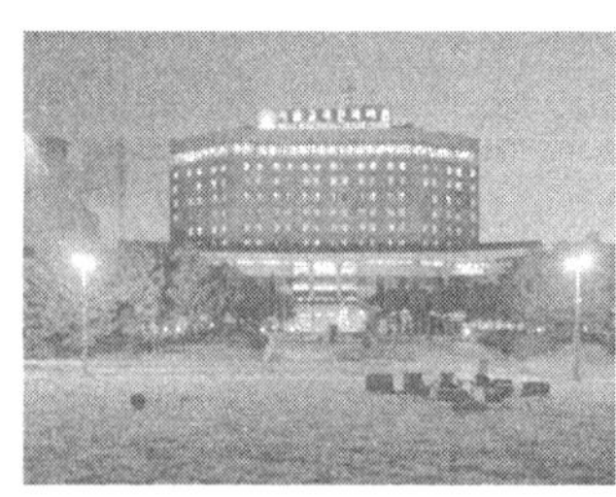
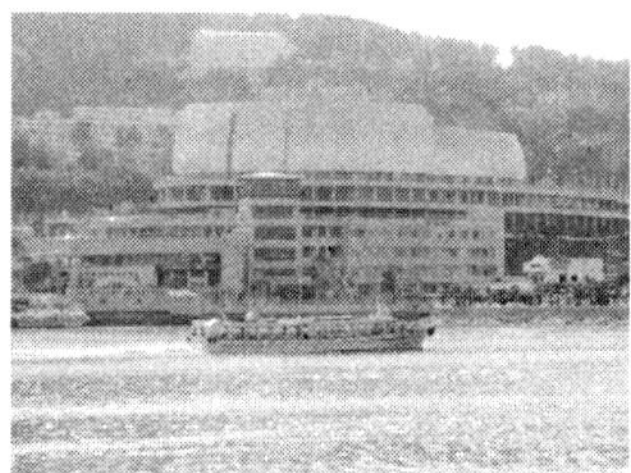
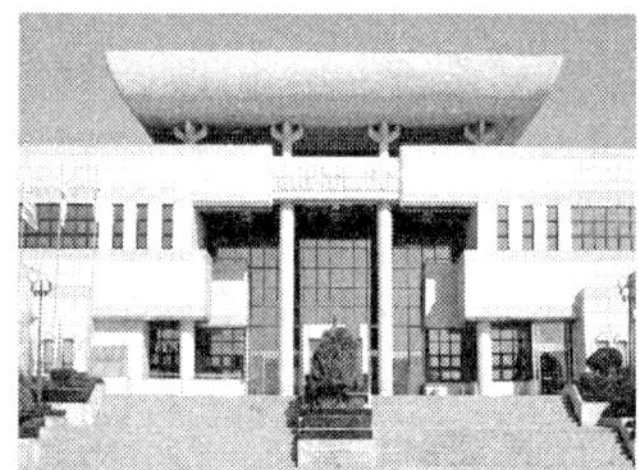
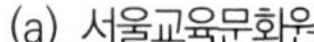

(a) 서울교육문화원 (b) 거제 문화회관 (c) 예천 문화회관

[그림 5-25] 숙박업소의 종류 중 회관호텔

13) 샤토, 맨션

영주나 지주의 대저택 또는 호화저택을 지칭했으나 오늘날은 관광지의 아담한 소규모의 숙박시설이다(그림 5-26).

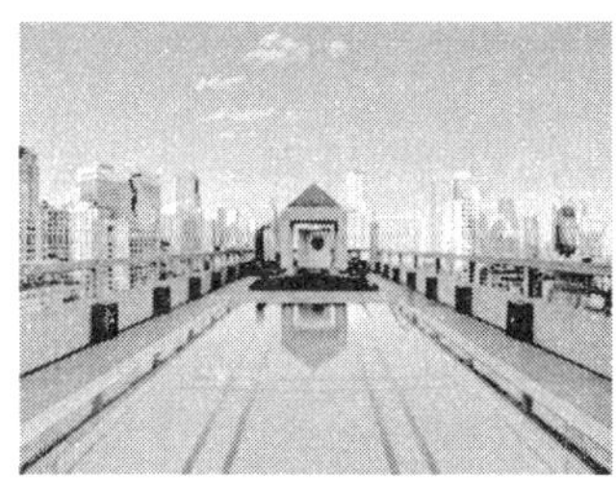
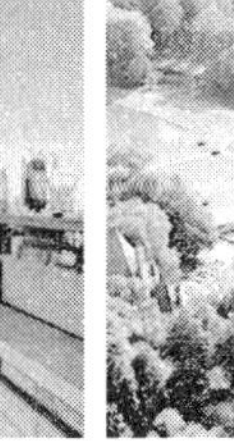
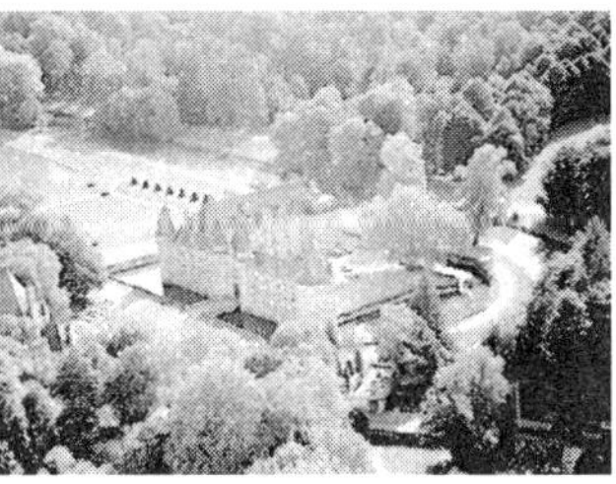
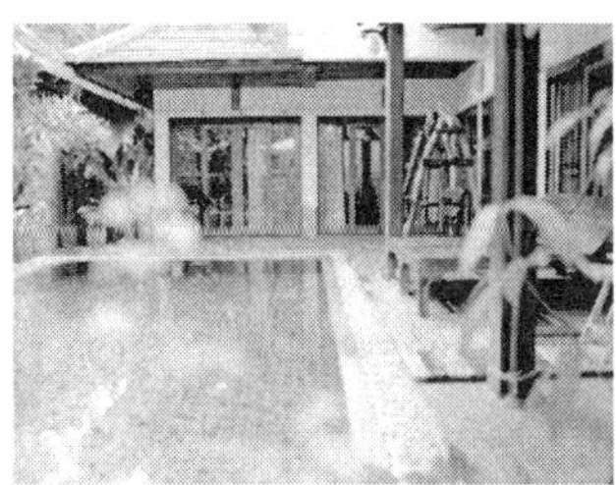

(a) 샤토 드 방콕　　(b) 샤토 데스클리몽　　(c) 샤토 파타야

[그림 5-26] 숙박업소의 종류 중 샤토

14) 캠 핑

야외에서 휴식과 레크리에이션 활동을 할 수 있고 텐트(Tent)나 캐빈(Cabin)을 이용하여 야영할 수 있도록 설비되어 있는 지역으로 화장실, 수도시설, 전기시설, 오물처리장이 갖추어져 있다(그림 5-27).

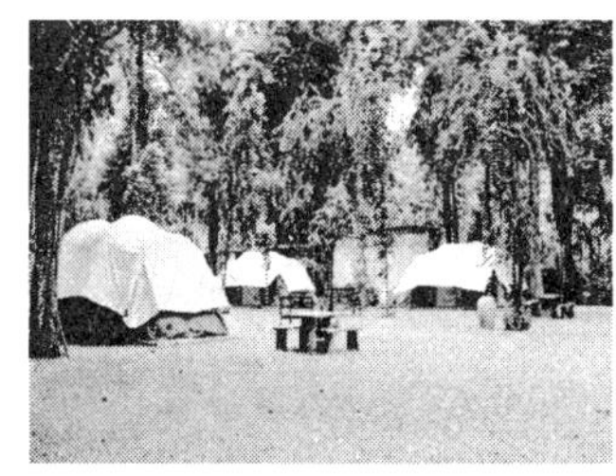
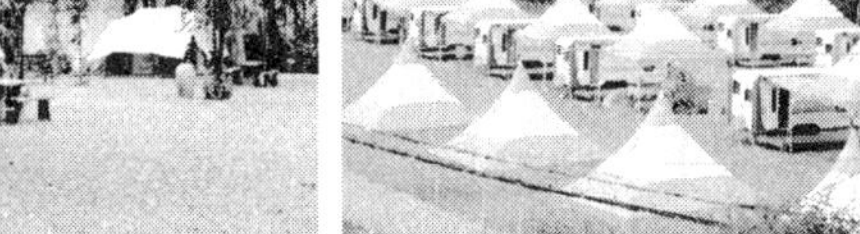
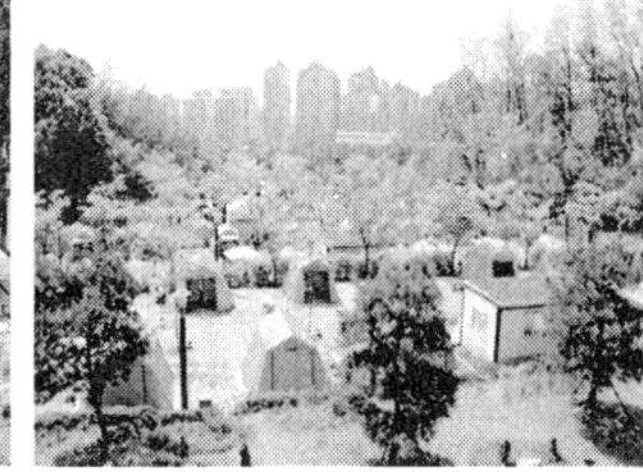

(a) 혼슈 캠핑장　　(b) 도림사 오토 캠핑장　　(c) 강동 그린웨이 가족캠핑장

[그림 5-27] 숙박업소의 종류 중 캠핑

15) 방갈로

열대지방의 건축 형태의 일종으로 주로 목조 2층 건물이다. 아래층은 없고 원두막처럼 생겼는데 지붕은 경사가 심하다(그림 5-28).

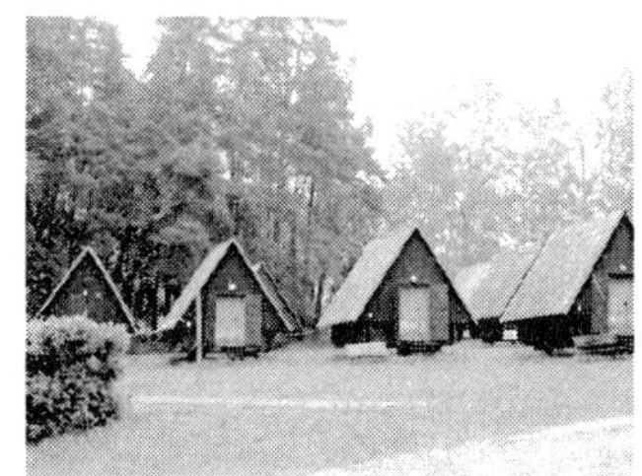
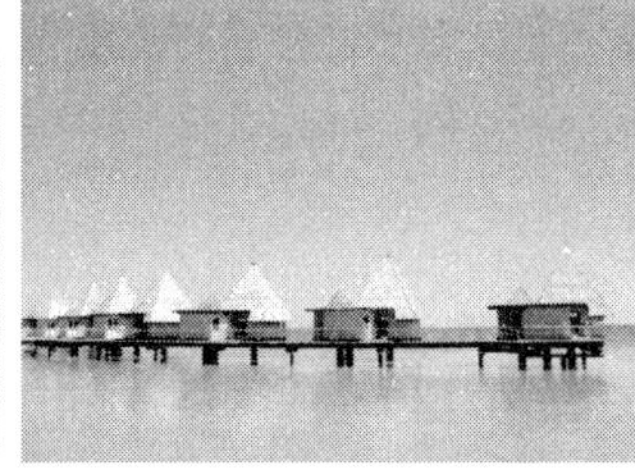
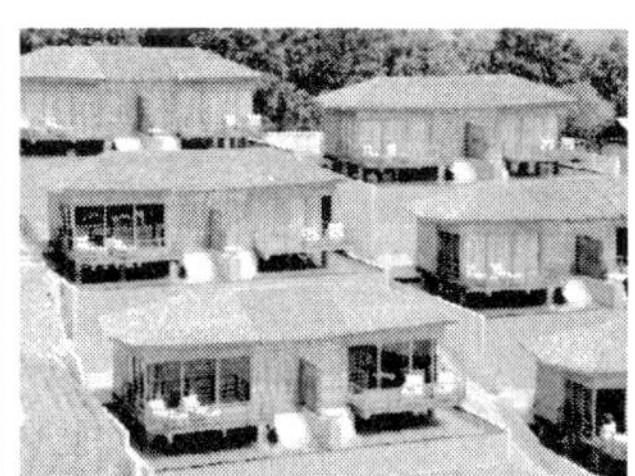

(a) 스와피에 있는 방갈로　　(b) 코랄팜 리조트의 수상 방갈로　　(c) 몰디브에 있는 방갈로

[그림 5-28] 숙박업소의 종류 중 방갈로

16) 커티지

초가 형태의 소규모 단독 숙박시설로서 1동당 1가족 소규모 단체객의 투숙에 적합하다. 고급 숙박시설에 비해 모든 면에서 뒤떨어지거나 아담하고 조용한 분위기 속에 휴양, 휴가, 레크리에이션을 즐기는데 나름대로의 장점을 가지고 있으며, 건물이 일정한 거리로 떨어져 있어서 프라이버시와 정숙을 보장받을 수 있다(그림 5-29).

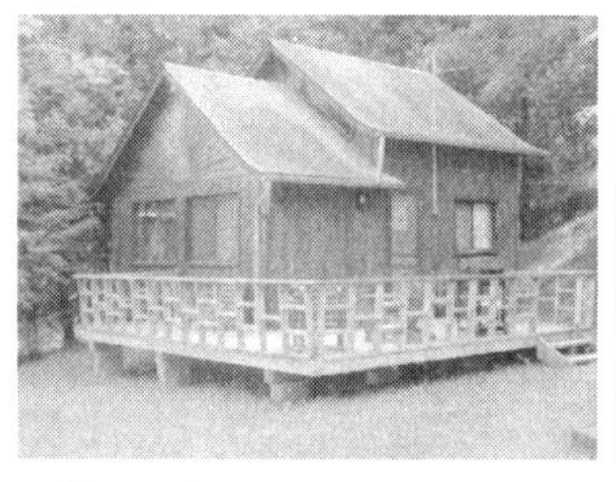

(a) 와일드 우드 커티지 리조트

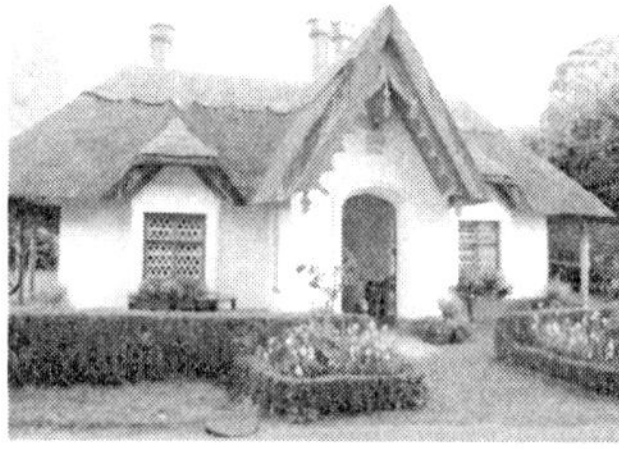

(b) 칼라니 국립공원에 있는 커티지

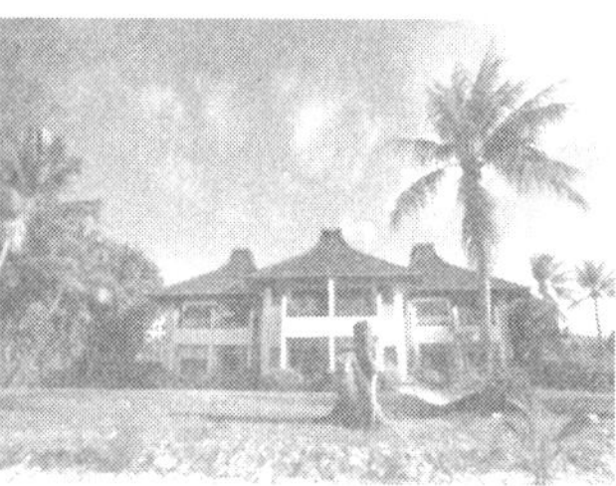

(c) 사이판에 있는 커티지

[그림 5-29] 숙박업소의 종류 중 커티지

17) 빌라(별장)

개인이 자기 가족 전용을 위해 소유하고 있는 경우와 관광객에게 개방하여 숙박시설로 제공하는 경우가 있다. 일반관광객을 위한 숙박시설로서의 빌라를 다루고 있다(그림 5-30).

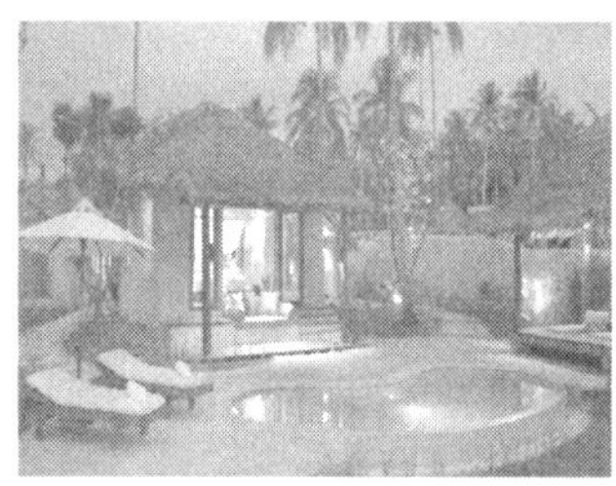

(a) 식스센스 생츄어리 풀빌라

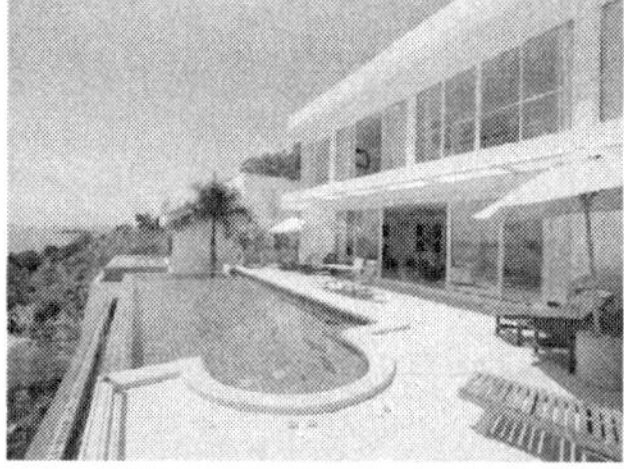

(b) 부산 화이트 하우스 풀빌라

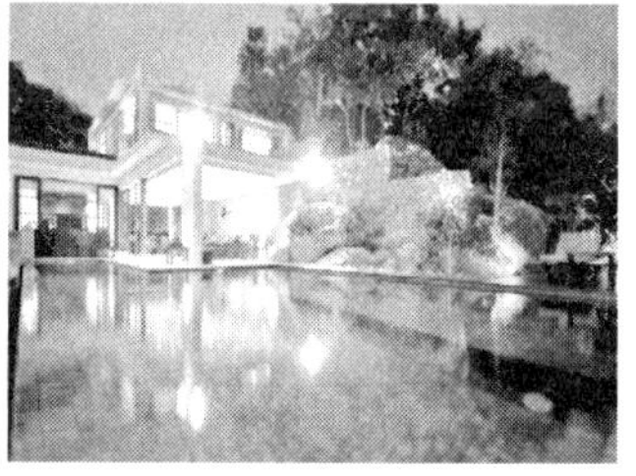

(c) 청주 풀빌라

[그림 5-30] 숙박업소의 종류 중 빌라

3. 숙박업의 기능과 특성

숙박업의 기능과 특성에서는 민박(Home Visit System), 숙박업의 특성을 다룬다.

1) 민 박

숙박과 식사 그리고 안전이 숙박업의 고유한 기본 생활기능으로, 오늘날 숙박업은 다양한 기능을 구비 하면서 인산의 이동을 위한 '수단'이 아닌 '목적'이 되었고, 현대의 숙박업 기능은 다음과 같다.

① 정신적 휴양의 기능 : 숙박업의 기능은 일상 권에서의 안락함과 편안함을 유지하면서 기분 전환이라는 비 일상권이 동시에 유지되어야 한다.
② 숙식의 기능 : 숙박업의 가장 기본적이고 고유한 기능이다.
③ 보호의 기능 : 숙박업의 가장 기본적 기능은 관광객의 안전이다. 호텔 내에서의 신변안전은 물론이며, 가정으로 돌아갈 때까지 관광객이 안전을 유지하면서 다양한 활동에 참가할 수 있도록 제반 조치를 한다.
④ 사교와 교류의 기능 : 호텔에서 각종 국제회의와 이벤트 개최가 활발해지면서 사람들에게 인적 · 물적 교류의 장이 되고 있으며, 시설과 장비 등의 하드웨어와 행사 진행과 운영에 따른 소프트웨어에 해당하는 기술이 요구되고 있다.
⑤ 정보제공의 기능과 비즈니스 지원의 기능 : 숙박객에게 각 활동에 전념할 수 있도록 지원하기 위해서 관광정보는 물론이며 지역의 정보를 제공하고, 첨단 · 통신장비 등을 겸하여 비즈니스를 위한 지원도 이루어져야 한다.
⑥ 여가활동의 기능 : 숙박업은 여행 · 관광을 위한 수단이 아닌 목적이 된다.
  ㉠ 호텔 자체가 관광목적지가 될 수 있도록 다양한 여가활동의 기능을 갖춘다.
  ㉡ 각종 스포츠 시설, 미술관, 박물관을 갖추어 문화활동의 중심적 명소가 되고 있는 세계적인 호텔이 출현하고 있다.

2) 숙박업의 특성

숙박업의 특성은 비신축성, 다기능성, 다양한 분야의 전문인력의 필요, 높은 고정비, 계절성, 비보관성 상품, 사전평가의 불가능성, 다인자성 상품, 비전매성 상품, 공공성 상품 등이 있다.

① 비신축성 : 호텔의 객실 수나 부대시설의 수용력을 상황에 따라 조정할 수 없는 단점이 있다.
② 다기능성 : 숙박업 기능은 관광지에서 가정의 역할, 관광객의 신변안전과 숙식이라는 가장 기본적 기능 외에도 관광객이 체재하는 동안 모든 활동을 지원해야 하는 복합기능을 수행해야 한다.

③ 다양한 분야의 전문인력이 필요 : 숙박업의 다양한 기능을 위해서는 다양한 분야의 전문인력이 요구된다.

㉠ 각종 외국어를 비롯하여, 레저 · 스포츠, 요리, 홍보 · 광보, 정보수집, 각종 첨단장비 운영, 국제회의 전문인력, 레저 및 다양한 분야의 인력을 필요로 하는 곳이다.

㉡ 숙박업은 단순 근로에서 전문직의 인력까지 고르게 흡수할 수 있는 것이 특징이다.

④ 높은 고정비 : 숙박업의 경우 토지 · 건축비를 비롯하여 각종 고정비가 높은 것이 숙박업의 특징이며, 초기 투자자본이 많이 든다. 최근 들어 관광객의 다양한 욕구에 부응하기 위한 첨단장비와 기술, 시스템의 구축으로 인하여 고정비의 비율이 더욱 높아가고 있다.

⑤ 계절성 : 성수기와 비수기의 변동성이 크고, 주말과 주중의 수요변동이 큰 편이므로 수요의 편중현상을 보완하기 위해 각종 할인제와 패키지 상품을 기획한다.

⑥ 비보관성 상품 : 숙박업 상품은 수요와 공급이 동시에 완결되는 상품이므로 보관이 불가능하다.

⑦ 사전평가의 불가능성 : 숙박업이라는 상품 역시 다른 관광상품과 마찬가지로 하나의 경험이며 과정이다.

㉠ 고객이 직접 시설을 이용해보기 전에는 평가가 거의 불가능하다.

㉡ 호텔에 대한 이미지나 각종 사전정보에 의존하여 시설의 이용 여부를 결정할 수밖에 없다.

⑧ 다인자성 상품 : 숙박업 상품은 인적 서비스, 물적 서비스, 시스템적 서비스, 정보적 서비스, 금융적 서비스 등의 제 인자가 결합되어 판매되는 상품이다.

⑨ 비전매성 상품 : 숙박업 상품은 일정한 장소 내에서만 호텔 등과 같은 가치재를 생산, 판매하는 것이므로 다른 장소에 시장성이 좋다고 하여 이동하면서 판매할 수 없는 상품이다.

⑩ 공공성 상품 : 숙박업 상품은 이윤추구에만 급급할 수 없는 요인, 즉 국가적 차원에서 국제적 위신을 지켜야 하는 공공성을 갖고 있는 상품이다.

03 숙박업의 조직구성과 기능

숙박기업은 경영조직의 목표 달성을 위하여 조직의 구성과 계층의 설정이 필요하며, 이에 대한 내용은 다음과 같다.

1. 조직의 구성

모든 숙박기업 조직은 종사원 개인의 생산활동과 이를 조정하고 통제하는 경영자의 이원화된 구성 체계가 필요하다.

1) 이원화된 구성체

서비스 부문과 관리 부문으로 나눠볼 수 있는데, 서비스 부문은 Line 조직이고, 관리 부문은 Staff 조직이다.

① 서비스 부문 : 호텔의 규모나 성격에 따라 달라질 수 있다.
② 관리 부문 : 지배인 제도에 따른 조직, 판매, 기획부서를 강화시키고 작업을 표준화하여 책임제를 확립하고, 보고제도를 확립한다.

2) 조 직

개인 또는 집단의 과업으로 할당되는 분업과정이 요구되고, 조정하고 통제하는 관리계층과 경영자 등의 권한계층의 경영목표 달성이 요구된다.

① 숙박기업의 효율적인 경영조직의 목표 달성을 위해서는 의사결정이 체계로 이루어져야 한다.
② 각 조직에 따라 목표가 있으며, 궁극적으로 각 조직과 계층은 경영 비젼에 의하여 상호 연결된 경영목표 체계를 형성한다.

3) 목표 계층

조직의 목적에 따라 전체 조직구조를 구성하게 되며, 조직의 의사결정은 조직의 전체목적에 따라 체계적으로 조성된다. 모든 조직계층은 성과측정을 위한 표준을 설정하는 데 기초를 제공한다.

4) 조직의 기본 구성

안전보안부, 임원위원회, 식음료부, 인사 & 총무부, 조리부, 객실부, 판촉부, 시설부, 관리부분, 오락연회 부문이 있다.

① 안전보안부(Security Division) : 조직의 안전과 조직의 정보가 외부로 유출되는 것을 방어하는 부서이다.

② 임원위원회(Executive Committee) : 조직의 임원들이 모여서 조직의 대 · 소사를 정하기 위해 만든 모임이다.

③ 식음료부(Food & Beverage Division) : 손님들에게 양질의 음식과 음료수를 전문적으로 관리하고 제공하는 부서이다.

④ 인사 & 총무부(Human Resource & General Affairs Division) : 조직원들의 인사와 조직에 필요한 물품 및 다양한 일을 하는 부서이다.

⑤ 조리부(Culinary Division) : 양질의 음식을 만드는 부서이다.

⑥ 객실부(Front of Division) : 손님들이 사용할 객실을 준비하고 손님이 나간 방을 청소하는 것을 관리하는 부서이다.

⑦ 판촉부(Sales & Marketing Division) : 조직 내의 정보를 사보를 통해 전하는 부서이다.

⑧ 시설부(Engineering Division) : 건물의 시설을 관리하는 부서이다.

⑨ 관리 부분(Back Office & Management Division) : 조직의 전체적인 부분을 관리하는 부서이다.

⑩ 오락 연회부문(Entertainment and Banquet Division) : 엔터테이너와 관련된 일을 전담하는 부서이다.

5) 기본 구성의 세분화

임원위원회, 인사 & 총무부, 판촉부, 오락 연회부문, 관리 부분, 안전보안부, 시설부, 객실부, 조리부, 식 음료부 등이 있다.

① 임원위원회(Executive Committee)

㉠ 총지배인실 : 총지배인에게 배정된 방이다.

㉡ 임원실 : 임원들에게 배정된 방이다.

② 인사 & 총무부(Human Resource & General Affairs Division)

㉠ 인사부 : 선발, 채용, 이동, 퇴사, 경력관리, 업적관리, 급여 관리, 포상관리를 한다.

㉡ 총무부 : 복지관리, 후생 관리, 대관업무관리, 직원 식당 등을 관리한다.

㉢ 교육부 : 신규채용 교육, 기존직원 교육, 특별교육 등을 관리한다.

③ 판촉부(Sales & Marketing Division)

㉠ 판매 촉진부 : 판매를 촉진하기 전략을 세우는 부서이다.

㉡ 홍보부 : 기자관리, 기사 배포, 제휴활동, 고객관리 등을 하는 부서이다.

④ 오락연회 부문(Entertainment and Banquet Division)

㉠ 회원관리 : 호텔의 손님들의 인적사항 등을 만들어서 관리하는 것이다.

㉡ 부대시설 관리 : 기본이 되는 건축물 따위에 덧붙이 있는 시실이나.

⑤ 관리부(Back Office & Management Division) : 객실예약 업무와 판매, 손님 접대, 회계, 홍보 등 호텔 관리업무의 계획을 세우고 조정한다. 또한 호텔리어의 관리와 고객 유치를 위한 신상품 개발 업무 등도 담당하는 부서이다.

⑥ 안전보안부(Security Division) : 시설물의 안전관리를 하는 부서이다.

⑦ 시설부(Engineering Division) : 호텔 건물과 시설의 보수 및 유지를 위한 기술적 업무를 수행하는 부문을 호텔에서 시설부라고 한다. 일부 호텔은 영선부라고도 하고 있으며, 전기실, 기관실, 목공실 등으로 편성되어 있으며 호텔의 방화관리, 안전관리도 담당한다.

⑧ 객실부(Front of Division) : 프런트 오피스(Front Office)와 하우스 키핑(House Keeping)은 호텔의 가장 핵심적인 상품인 객실과 관련된 모든 관련 부서를 총괄하는 부서로서, 크게 서비스를 총괄하는 프런트와 객실을 담당하는 하우스 키핑을 주축으로 한다.

㉠ 프런트 오피스(Front Of House : FOH) : 고객과 호텔간의 상호작용을 담당하는 것을 주 업무로 하고, 프런트 오피스 부서에서의 고객 경험은 고객의 전반적인 호텔이용에 대한 만족도에 직결될 만큼 강한 인상을 심어주기 때문에 호텔 서비스 부문에서 가장 중요한 부서라고 할 수 있다.

㉡ 프런트 데스크(Front Desk) : 호텔 로비에 위치한 고객 안내센터로서 고객이 호텔에 방문했을 때 가장 먼저 호텔에 대한 경험을 하게 되는 부서 중 한 곳이다.

- 체크인과 체크아웃을 주 업무로 하는 프런트 데스크는 전위적인 서비스가 가능함을 표방하는 호텔의 특성에 맞게 프런트 업무외에 고객들의 다양한 요구를 만족시키도록 다양한 역할을 수행하고 있다.
- 고객 서비스의 매우 중요한 곳이며, 객실 판매의 촉진을 결정하며, 조정과 통제하는 업무를 메인으로 취급하는 부서이다.
- 고객에 대한 정확하고 신속한 서비스와 효율적인 업무를 수행해야 한다.

㉢ 관리안내 서비스(Concierge) / 벨데스크(Bell Desk) : 일반적으로 컨시어지와 벨 데스크를 컨시어지로 통칭하는 경우가 많은데, 정확히 하면 컨시어지와 벨 데스크의 업무는 조금 다르다.

- 벨데스크 : 호텔 입구에서 고객을 환대하는 도어맨과 고객의 체크인/아웃 시 손님들의 짐을 맡아주거나 짐을 방안에 옮겨주는 일을 한다.
- 컨시어지 : 기본적으로 호텔 주변 지역의 안내를 담당하는 부서이며, 호텔 주변의 레스토랑, 편의시설, 공공시설에 대한 해박한 지식은 물론 고객이 필요한 것들(예 쇼핑, 관광 등)에 대한 문의 사항에 대하여 해결책을 제시할 수 있는 순발력이 있어야 한다.
- 컨시어지 부서 : 고객들의 다양한 필요와 요구가 있을 수 있으므로 어떻게 즉각적이고 유동적으로 대처하는지에 대한 능력이 가장 중시된다.
- 특이하고 특별한 요구에 대한 창의적으로 신속한 해결책 제시는 고객 으로 하여금 더욱 더 특별한 서비스라는 인상을 남겨주기 때문이다.

㉣ 고객 서비스(Guest Service) : 고객관리팀은 일반 기업으로 치면 CS(Customer Service)와 비슷한 업무를 수행하는 부서로서, 호텔에 투숙하거나 방문한 고객들의 편의를 위해 각종 서비스를 수행하는 부서라고 할 수 있다.

- 고객관리팀 : 호텔 내의 모든 고객 관련 문제가 발생했을 때, 호텔을 대표하여 고객과 소통하고 문제를 해결하는 것을 주 업무로 하는 중요한 부서이다.
- 고객관리팀의 업무 : 고객관리, Guest Relation, VIP 고객 전담, 각종 컴플레인 해결 등이 있다. 부서의 특성 때문에 고객관리팀은 고객의 투숙과 호텔 이용과 관련된 모든 분야에 대한 지식을 갖추어 있어야 하며, 문제 발생 시 즉시 해결할 수 있는 문제해결 능력을 갖추고 있어야 한다. 간단한 문제에도 불구하고, 고객관리팀의 미숙으로 인해 문제해결이 늦어질 경우 더 큰 컴플레인을 야기할 수 있고 이는 곧 호텔 이미지 하락으로 직결될 수 있기 때문이다.

㉤ 사설교환기 / 비즈니스 센터(Business Center) : Private Branch Exchange의 약자인 PBX는 호텔 내의 전화 교환부서이다. 과거 단순히 전화 교환 업무만을 전담하던 형태의 부서에서 지금은 점차 전방위 고객 서비스 제공을 지향하는 호텔 브랜드가 늘어남에 따라 호텔의 서비스를 대표하는 부서로써의 중요성이 증대되고 있다.

- 브랜드에 따라 조금씩 상이 하지만 일반적으로 호텔 대표전화로 걸려온 전화를 각각의 해당 부서에 연결해주는 기본적인 단순 업무뿐만 아니라, 고객 객실에서 어떠한 서비스를 요구하고자 호텔에 전화할 때 연결되는 직통 고객 서비스 전담센터로써의 역할 또한 수행하고 있다.
- PBX의 안내원이 고객과 직접 통화를 하여 고객의 요구를 인식한 후에 각각의 개별 부서로 전달하는 시스템은 고객으로 하여금 여러 부서를 거쳐 통화를 하지 않고도 한 번에 고객의 요구사항을 전달할 수 있는 고객 서비스를 가능하게 하기 때문이다.
- 비즈니스 센터는 고객의 편의를 위해 각종 비즈니스 업무를 수행하는 부서이다.
- 일반적으로 투숙객을 위한 서비스 센터이며, 복사, 스캔, 프린트와 같은 기본적인 사무업무부터 우편발송, 번역, 타이핑 등의 업무를 수행하기도 한다.
- 일반적인 비즈니스 호텔에서는 투숙객들이 이러한 서비스를 필요 로 하는 경우가 많기 때문에 비즈니스 센터의

중요성이 특히 강조된다.
- 비즈니스 고객을 위하여 팩시밀리, 복사기, 컴퓨터 및 각종 사무용품, 기기를 갖추고 고객의 비즈니스 업무 대행을 담당한다.
- 회의실을 대여해 주고 회의 진행을 도와주며, 항공기, 기차, 공항버스와 같은 교통편 등 호텔 내·외의 각종 비즈니스 정보를 제공해 주면서 고객의 편의 제공과 호텔 수익 창출도 담당한다.

ⓗ 당직 데스크(Duty Desk) : 호텔은 24시간 근무하는 곳으로, 많은 일들이 기약없이 발생하며, 이러한 모든 일들에 대한 구체적인 접수창구가 바로 당직 데스크이다.

ⓢ 예약 데스크 & 오퍼레이터(Booking Desk & Operator) : 호텔을 방문한 고객이 필요로 하는 모든 서비스를 제공하고, 호텔 시설안내 외에 현지 여행정보를 얻거나 택시를 예약하는 등 관광지, 교통, 식사, 쇼핑 등의 도움을 받을 수 있다.

ⓞ 나이트 오디터(Night Ohditeo) : 야간결산 또는 야간감사이며, 호텔리어는 프런트 캐셔와 식음료부문, 객실부문, 기타 부문의 당일 매상 수입을 마감하여 최종 결산 및 검토를 하는 분야이다.

ⓙ 프런트 캐셔(Front Cashier) : 숙박객의 계산관리, 수납하는 직원이고, 고객이 등록카드에 사인을 하면 영수증이 발생하게 되는데, 객실 요금과 식음료 매상을 확인하는 것이다.

ⓒ 하우스키핑(House Keeping : 주택의 유지) : 일반적으로 객실 정비의 업무를 보면 객실 청소와 객실의 설비, 가구, 비품류의 정비 그리고 객실용의 린넨류, 소모품류를 관리하는 부서이다.

- 객실(Floor) : 가장 중심이 되는 부서로, 매일 고객이 투숙하는 객실의 청소와 관리를 담당하는 부서이다.
- 일반 구역(Public Area) : 호텔에서 객실을 제외한 모든 부분, 즉 공공장소에 대한 청소와 시설관리 및 유지를 담당하고 있는 부서이다. 가장 기본적인 메인 게이트가 있는 로비에서부터 복도, 화장실, 레스토랑, 회의 시설 등 담당하고 있는 면적이 가장 넓은 부서이기도 하다. 단순한 청소뿐만 아니라 주기적인 General Cleaning(대리석, 나무, 유리창 세척 등)의 스케줄과 청소 등도 총괄하는 부서이다.
- 세탁(Laundry)부서 : 호텔의 모든 세탁을 총괄하는 부서로서, 호텔의 규모나 경영방식에 따라 모든 세탁을 직접 처리 하는 경우도 있으며, 일부만 처리하고 외부 업체를 통해 대행하는 경우도 있다. 호텔에서 취급하는 세탁물은 고객의 요청에 의한 세탁물(고객의류/잡화), 직원 유니폼, 각종 린넨류(타월, 침대시트, 레스토랑 린넨류 등)이다.
- 유니폼 부서(Uniform / Linen) : 세탁부서가 세탁을 주 업무로 한다면 유니폼 부서는 세탁물들의 총체적인 관리를 담당하는 부서이다. 직원들의 유니폼을 종류에 따라 분류하고, 교환해주며 린넨류의 노후상태, 재고관리, 감독 등을 책임지는 부서이다.

ⓚ 이그제큐티브 라운지(Executive Lounge) : Concierge Level / Club Lounge 등의 다양한 이름으로 일컬어지기도 하는 이그제큐티브 라운지는 이그제큐티브 객실층에

투숙하는 고객들을 위한 프라이빗 라운지이다.

- 일반객실보다 상위 카테고리의 객실층으로, 일반층과 구분된 층에 위치하고 있으며, 일반적으로 호텔 상층에 위치하는 것이다.
- 호텔에 따라 조금씩 다르지만 객실의 배치나 인테리어도 조금씩 다르며, 이그제큐티브층에 투숙하는 고객이 전용으로 사용할 수 있는 이그제큐티브 라운지가 별도로 마련되어 있다.
- 이그제큐티브 라운지는 일반적으로 오전 6시부터 자정까지, 혹은 상위 카테고리의 호텔에 따라 24시간 운영 하는 경우도 있다. 아침 식사부터 애프터눈 티와 커피, 간단한 핑거푸드가 제공되며, 저녁에는 이브닝 칵테일이 제공되고 있으며 모든 것이 무료로 제공된다.
- 체크인 / 체크아웃을 비롯한 각종 비즈니스 서비스(복사, 스캔, 프린트 등)와 컨시어지 서비스(비행기 / 열차 티켓 구매대행, 지역 레스토랑 예약대행 등)도 겸하고 있어 이그제큐티브 객실에 투숙하는 고객들을 위한 모든 서비스를 제공한다.

㉱ 헬스 클럽 & 스파(Fitness Center & Spa) : 피트니스 센터와 스파는 호텔의 부대시설인 피트니스 센터(Gym, 실내외 수영장, 사우나 시설)와 스파(마사지, 스파시설)로, 호텔에 투숙하는 투숙객을 위한 서비스 제공을 주목적으로 하고 있다.

- 호텔에 따라 피트니스 센터와 스파 시설을 객실부와 별개로 취급하는 경우도 있으나, 객실부에 소속되어 있는 것이 일반적이다.
- 부대시설은 호텔에 투숙하는 투숙객 등의 편의를 주목적으로 설계된 시설이지만 호텔에 따라 회원권 판매 등을 통해 외부 고객들을 유치하는 경우도 있다.

⑨ 조리부(Culinary Division)

㉠ 메인 주방 : 요리사가 메인 요리를 만들기 위한 장소이다.

㉡ 식당별 부속 주장(한 · 일 · 중 · 양 · 뷔페) : 요리사가 각 나라별 음식을 뷔페식으로 준비한 곳이다.

㉢ 연회장 주방 : 연회장에 쓰일 간단한 요리를 만드는 곳이다.

㉣ 육류 담당 부서(Butcher) : 요리에 쓰일 육류를 총괄하는 곳이다.

⑩ 식음료부(Food & Beverage Division)

㉠ 한식, 일식, 양식, 중식, 뷔페식당 : 각 나라별 음식들을 자기가 먹을 수 있도록 뷔페식으로 차려 놓은 곳이다.

㉡ 주방 : 메인이벤트를 하는 장소이다.

㉢ 나이트클럽 : 다른 사람들과 춤을 추면서 같이 즐기는 곳이다.

㉣ 연회장 : 사람들이 대화하기 위해 모이는 것이다.

㉤ VIP 라운지 : VIP들만 따로 모이는 곳이다.

2. 숙박업 조직의 기능

숙박업 조직의 기능은 라인(Line) 조직, 기능 조직, 라인 및 기능 조직, 직원 조직, 리인 및 직원조직 등이 있다.

1) 라인 조직(Line Organization)

숙박기업 내의 직위를 기준으로 구성된 조직이다.

① 관리자와 노무자 사이의 관계가 하나의 직선처럼 연결되어 있고, 직접 상사에 대해서만 이 책임을 지고 권한을 행사할 수 있는 부문의 관리기능이다.
② 비교적 중소규모 숙박기업에서 많이 사용된다.

2) 기능 조직(Functional Organization)

경영기능의 수평적 분화를 명확히 하고 숙박기업 내의 각 부서들의 기능적 역할을 중심으로 하여 구성된 조직이며, 각 부서의 기능적 특성에 맞는 고유의 업무 수행능력에 그 초점을 맞춘 형태이다.

3) 라인 및 기능 조직(Line & Functional Organization)

라인 조직은 지휘와 명령의 통일성을 유지하고 조정의 원리를 확보하는 반면, 수평적 분화에 의한 책임과 권한을 확립하여 위임의 원리를 충분히 받아들이려는 조직기능이 있다.

4) 직원 조직(Staff Organization)

경영활동의 원만한 업무수행을 돕고 각 부문 간의 조정을 도모하여 최고 경영자를 보좌하기 위한 조직기능이 있다.

5) 라인 및 직원 조직(Line & Staff Organization)

라인 조직의 결정 · 명령 · 집행에 관한 것과 Staff 조직의 조언, 권고, 자문, 서비스를 상호 보완 · 의존하는 관계의 조직 형태 기능이 있다.

3. 숙박업 조직의 원칙

숙박업 조직의 원칙[28]에는 전문화의 원칙, 책임과 권한의 원칙, 명령 일원화의 원칙, 감독

범위 적정화의 원칙, 직능화의 원칙, 계층 단축화의 원칙, 조정의 원칙, 적재적소의 원칙, 사기 함양의 원칙, 권한위임의 원칙, 탄력성의 원칙이 있다.

1) 전문화의 원칙

조직의 각 구성원이 가능한 한 특수화된 업무를 전문적으로 담당함으로써 경영활동의 능률을 증진시키고자 하는 것이다.

2) 책임과 권한의 원칙

조직을 구성하는 각 구성원에게 업무를 분장함에 있어서 상호관계를 명백히 할 것을 강조하는 원칙이다.

3) 명령 일원화의 원칙

라인에 따라 한 부하는 언제나 한 사람의 상사에게만 명령을 받아야 한다는 원칙이다.

4) 감독 범위 적정화의 원칙

합리적인 업무수행을 위한 범위가 있어야 한다.

5) 직능화의 원칙

합리적인 매뉴얼화에 의한 객관적으로 직능별 직무별, 업무수행을 위하도록 한다.

6) 계층 단축화의 원칙

조직의 활성화를 위하여 명령 · 전달의 신속 정확한 전달을 위해서는 계층은 단축화 하여야 한다.

7) 조정의 원칙

조직의 목적을 효율적으로 담당할 수 있도록 하기 위하여 각기 분화된 경영활동을 호텔전체의 관점에서 적절히 조정 · 통합하는 것이다.

8) 적재적소의 원칙

조직에 필요한 사람을 선발하여 가장 이상적인 조직이 운용되도록 하여야 한다.

---

28) 숙박업 조직의 원칙 : 호텔인적자원관리, 원융회 외, 대왕사, pp.134~137, 2009.

9) 사기 함양의 원칙

부하들의 사기를 높일 수 있도록 관리하여야 한다.

10) 권한위임의 원칙

담당자에게 권한과 책임을 위임하여 고객만족도를 높여야 한다.

11) 탄력성의 원칙

환경변화에 적응할 수 있도록 과감한 조직 개편이 이루어져야 한다.

04 숙박업 예약 시스템의 이해

예약은 고객과의 사이에 이루어지는 첫 번째 업무로 숙박고객들의 수요를 적절히 관리하고 효율적으로 처리하여 수입을 극대화시키는 일이다.

1. 숙박기업

객실판매를 최우선으로 하고, 고객을 만족시켜 주고 수익성을 얻기 위해서 숙박고객의 예약을 취급할 때 효과적인 절차와 예약 시스템을 유지하고, 고객의 안전과 편의성을 위하여 사전 예약 시스템을 도입하고 최대한 효율적인 서비스를 제공해야 한다.

1) 숙박업

무료 전화 예약, 호텔과 호텔을 통한 예약, 우편 예약, 국내 여행을 통한 예약 등의 방법을 사용한다.

2) 예약의 종류

개인 예약, 단체예약, VIP(특별고객)예약, 여행사 예약, 단골 고객 예약, 신혼 여행객 예약, 일반 예약 등을 들 수 있다.[29)]

29) 예약 시스템의 의해 : 호텔서비스실무론, 김춘호 외, 새로미, pp.111~123, 2007.

① 차별화된 호텔경영 측면의 부대시설 홍보사례는 〈표 5-2〉와 같다.

〈표 5-2〉 차별화된 호텔경영 측면의 부대시설 홍보사례

Hardware	Software
• 첨단의 IT 설비 및 서비스 완비 • 쾌적한 공기를 위한 최신 환기 시스템, 건강을 고려한 최신 청정수 시스템 • 환경을 고려한 폐기 처리시설 설치 • Business Meeting을 위한 세미나실 및 다양한 형태의 Business Function을 위한 공간 • 국제기준을 능가하는 최상의 객실 인테리어 • 현지에서 원격업무가 가능한 Business Center 시설 • 중국인의 다양한 사회적 모임을 위한 안락하고 품위 있는 만남의 공간 • 한국적 사우나 시설, 유럽식 고품격 유희공간(Bar) • 자체적으로 생산되는 광천수를 활용 차별화된 사우나 운영 • 야외 Wedding Hall 및 부대시설을 갖춘 현대적이고 다양한 기능의 호텔 • 도심의 Land Mark의 건물	• Time-value를 적용한 적시 서비스 제공 • 한국적 예절 및 응대 서비스를 통한 감성적인 서비스 제공 • 24시간 Room 서비스 등을 통한 All time 서비스 제공 • 중국어 등 해외 여행객과의 언어소통을 위한 인원 운영 • 호텔 운영인원에 대한 철저한 정기적 서비스 교육 실시 • 객관적이고 합리적인 호텔운영 관리감독

② 예약부서에서 이루어지는 업무의 흐름과 시스템 유형[30]은 [그림 5-31]과 같다.

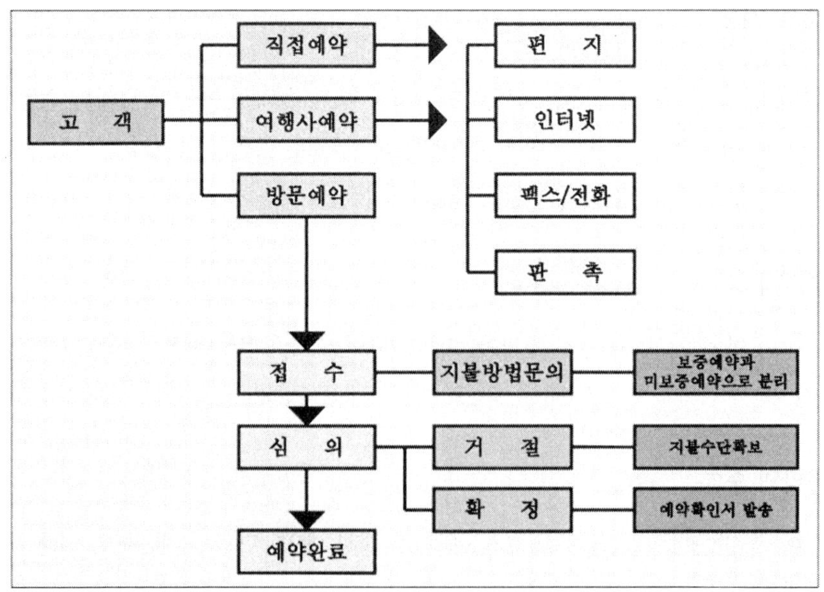

[그림 5-31] 예약의 프로세스

30) 호텔서비스실무론, 김춘호 외, 새로미, p.115, 2007.

2. 예 약

예약을 접수할 때는 항상 세심하고 정확하게 하여야 하고, 예약접수시 고객유형별 예약접수를 정확하고 세밀하게 접수하고, 예약은 여러 가지 방법을 통해 접수가 되기 때문이다.

1) 고객유형별 예약접수

① 도착일자, ② 출발일자, ③ 과거사용 여부, ④ 객실수, ⑤ 투숙객 인원 및 객실 종류, ⑥ 객실 요금, ⑦ 성별 및 이름, ⑧ 지불조건, ⑨ 도착시간 및 교통편, ⑩ 예약자 및 회사, ⑪ 연락처, ⑫ 특이사항, ⑬ 예약 접수일 및 접수인

3. 예약 취소

해당 숙박업체의 숙박약관 및 국제호텔 약관에 따라서 예약취소를 접수 처리한다.

4. 예약 변경

고객이 투숙하고자 하는 날의 객실상황을 고려하여 예약 변경을 하여야 한다.

5. 객실 예약의 통제 및 초과 예약

예약의 통제는 날씨, 항공기 파업, 비행 취소 및 연착, 불가항력의 경우를 제외하고는 예약현황을 정확히 파악하여 효율적인 객실 판매를 하도록 하는 객실에 예약상황을 조정하는 것이다.

초과 예약을 받을 때에는 인근 호텔의 예약상황, 일정 기간 동안의 워크인(Walk-in) 고객의 빈도, 과거의 No-show 및 취소 비율 등을 고려하여 판매 가능한 객실수의 이상을 예약을 받을 수 있다.

6. No-show 처리

No-show는 예약을 하고서 나타나지 않는 고객이다. 이러한 상황이 발생하면 객실상황에 따라 적절한 조치가 필요하다.

7. 예약 확인

고객에 의해 예약이 이루어지면 적어도 일주일 전에 예약시 받은 연락처를 통해 예약 확인

을 받아야 한다. No-show(나타나지 않는 손님) 방지 및 예약 통제를 위해 꼭 필요하다.

8. 예약의 일반적인 원칙

숙박업의 상품들은 저장했다가 다시 판매할 수 없는 상품들이며, 예약 과정 중에 고객의 요구가 달라질 수 있다.

성수기의 경우 고객의 예약취소나 No-show(예약한 고객이 도착시간에 나타나지 않을 경우) 시 숙박기업은 큰 타격과 혼란을 겪을 수 있기 때문에 숙박약관 동의제도를 통해 객실 기본요금의 10[%]가량을 예약금으로 받거나, 성수기의 경우 선불을 요구하기도 한다.

1) 예약 변경과 예약 취소가 발생한 경우

예약 담당자는 즉시 도착일, 객실 종류, 객실 수 등의 변경사항을 확인하고, 예약 카드를 재정하고 예약과 취소의 혼동이 있을 수 있으므로 신속하고 정확하게 처리한다.

2) 숙박기업의 초과 예약

고객에게 큰 불편함을 주며 때로는 고객으로부터 위약금을 청구 당하기도 한다.

숙박기업에서 MICE(Meeting Incentive Conference Exhibition)와 같은 단체의 예약을 받는 경우가 발생되는데, 회의 주최자, 세미나 담당자, 주관 여행사, 관광산업체 등과 긴밀히 접촉하여 객실 타입, 가격, 식사비용 및 여러 숙박기업에 대한 부대시설 사용에 대한 정보처리에 세밀한 주의를 기울여야 한다.

3) 회의단체의 경우

단체의 성격, 단체 담당자, 회의 진행시의 협조사항, 정기적인 예약, 고객명단 목록의 작성 확인을 비롯하여 예약인원 및 기타 상황변동시 신속한 대처 능력이 요구된다.

4) 관광단체의 경우

숙박, 교통, 식사 및 다양한 사항을 포함하여 계약을 하므로 조정상황표를 항상 체크하여 날짜, 희망 객실 수, 여행목적, 지불조건, 선·후불 유무 관계, 예약과 관련된 서신 및 답신에 대한 체크에 철저한 주의를 기울여야 한다.

5) 예약 부서에서는 확실한 예약 보장을 위해

① 신용카드 결제의 경우 고객의 신용카드 회사 이름, 카드번호, 만료 일자를 확인하고, 카드 신용조회를 통하여 유효한 카드인지를 바로 확인한다.

② 현금결제의 경우에는 사전에 예약금(Deposit)을 입금시키도록 하여야 하고, 상호거래를 위한 은행구좌 공지, Voucher 시스템에 대한 사실 확인 등에 대한 꼼꼼한 처리가 요구된다.

③ 숙박기업은 객실 판매를 증가시키고 예약을 효율적으로 관리하기 위하여 호텔고객, 호텔고객시장, 예약통계와 같은 사항을 상세하게 기록하여 분석 한다.

④ 고객인원수, 객실점유 수(판매실수), 사전 예약 수, 예약처(회사명, 고객, 여행사명, 예약문의처), 고객시장의 분포, 성수기의 시기, No-show의 발생 원인과 횟수, 객실 사용 연장고객의 수, 예약없이 찾아오는 고객의 수, 주변 경쟁업소와의 객실점유율 비교, 식음료 판매액과 아울러 기타 사회문화적 경쟁적 환경요인을 분석하여 숙박기업만의 경영관리를 통하여 안정적이고 지속가능한 기업이 될 수 있도록 한다.

9. 예약 경로 및 유형

예약 경로 및 유형에는 예약 사무소, 여행사, 편지, 팩스, 전화, 인터넷, 판촉부서, 컴퓨터 예약 시스템은 다음과 같다.

1) 예약 사무소

호텔의 해외 및 국내 판촉사무소를 통해 예약하고, 고객에게는 신뢰할 수 있으며, 정확한 예약이 가능하지만 비용적인 측면이 더 많이 들어 예약 사무소의 역할이 미미해지고 있다(그림 5-32).

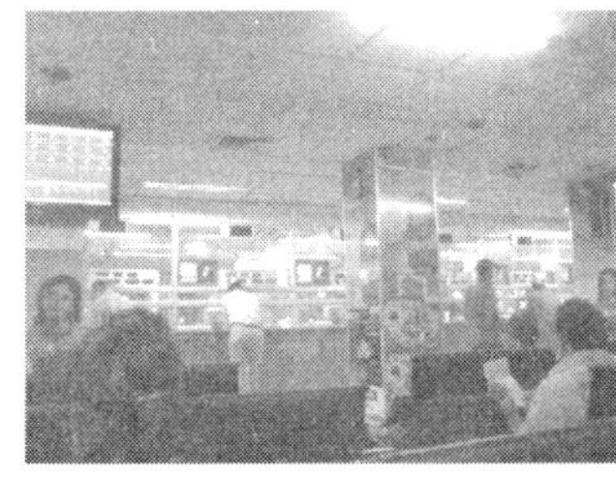

(a) 인도의 티루바난타뿌람 기차역 예약 사무소

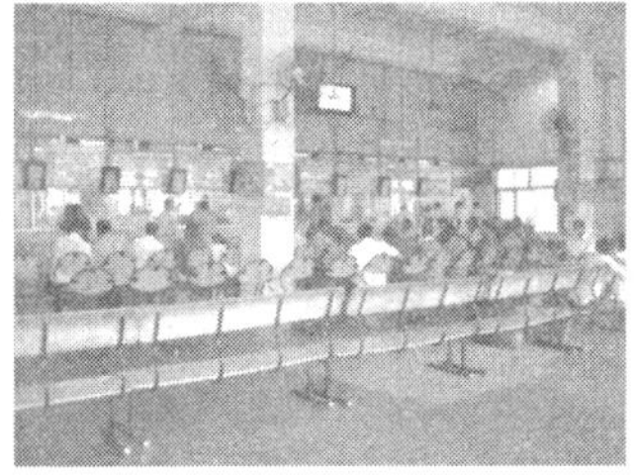

(b) 타밀나두주 첸나이 에그모어역 예약 사무소

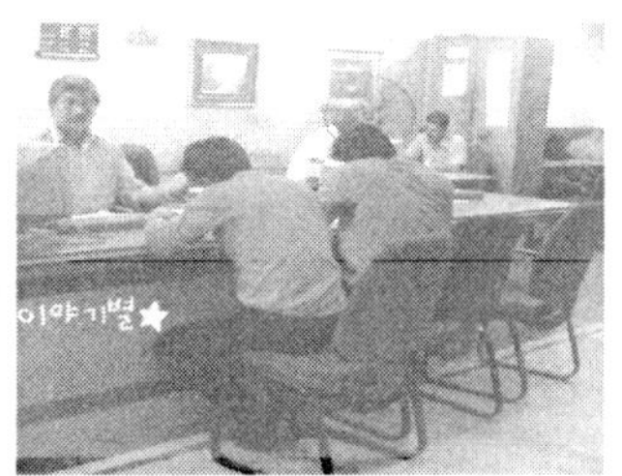

(c) 인도 꼴까따 예약 사무소

[그림 5-32] 예약 사무소

2) 여행사

여행사를 통한 예약은 호텔과 여행사 간의 사전 계약에 의해 예약이 이루어지는데 비수기의 경우 여분의 객실을 처분할 수 있는 장점이 있다(그림 5-33).

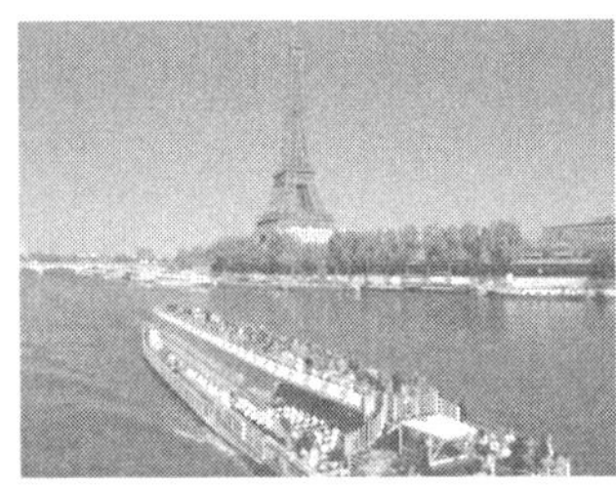

(a) 허니문 : 유럽 신혼여행

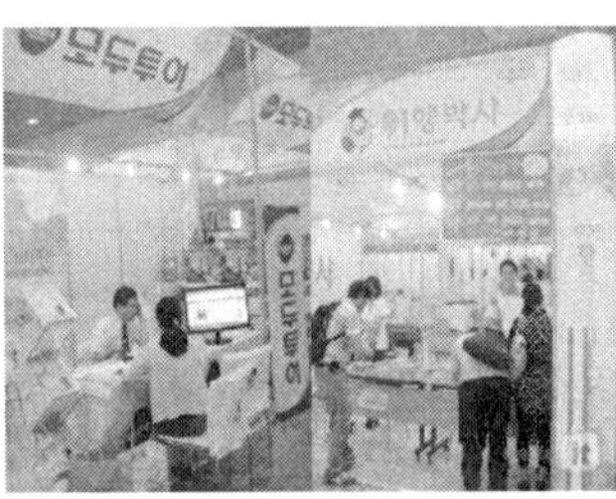

(b) 여행사 모두투어

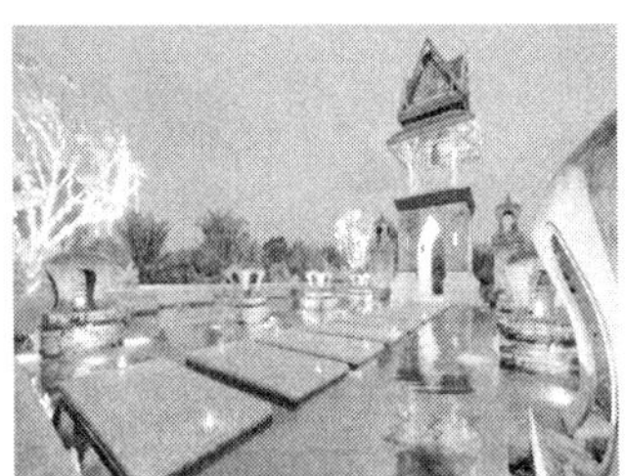

(c) 하나투어 : 카오락 패키지 여행

[그림 5-33] 여행사

3) 편 지

편지는 고객에게 여행지의 정보와 같이 안부를 물어보는 편지를 보내면서 충성도 높은 고객 확보에 도움을 준다(그림 5-34).

(a) 지브리 뮤지움 예약확인서

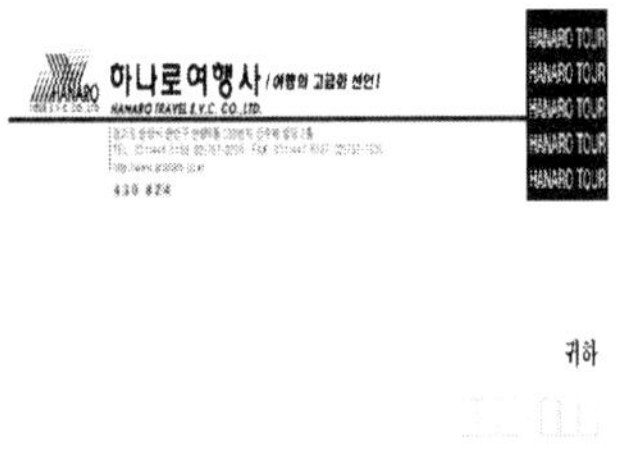

(b) 하나로여행사의 편지봉투

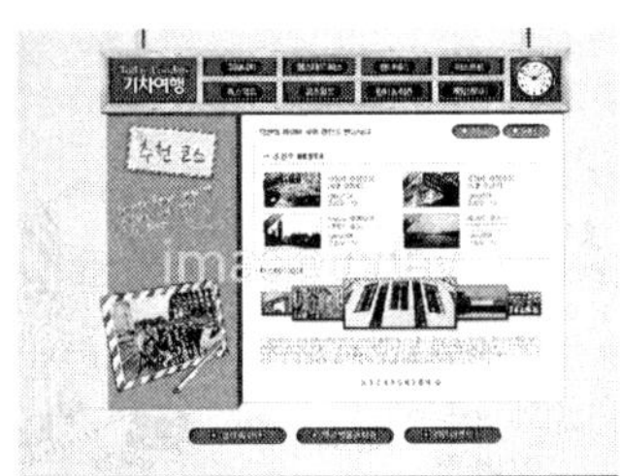

(c) 여행사에서의 인터넷 편지

[그림 5-34] 편 지

4) 팩 스

팩스를 사용하면 전화상의 단점을 극복할 수 있으며, 고객에게 직접 문서를 보냄으로써 좀 더 구체적이고 정확한 예약이 가능하다(그림 5-35).

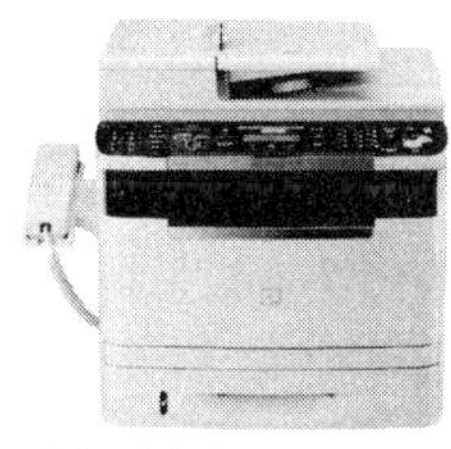
(a) 레이저 프린트 팩스

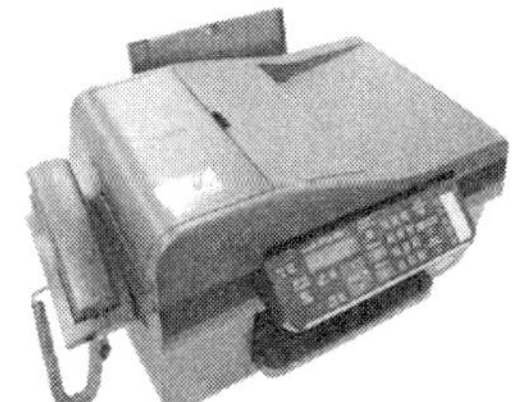
(b) 잉크젯 프린트 팩스

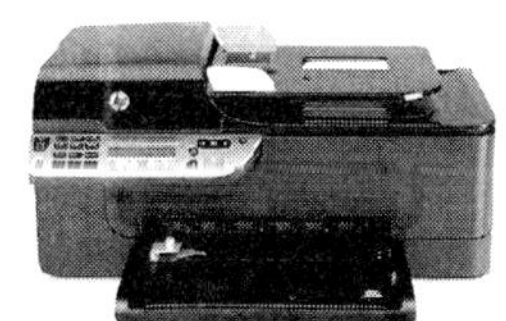
(c) 복합기

[그림 3-55] 팩 스

5) 전 화

전화를 통한 예약은 가장 많은 부분을 차지하고 있으며, 신속하고 직접적인 대화를 통하기 때문에 상호간에 신뢰할 수 있는 점이 있으나, 의사소통의 문제, 시차, 전화비, 수치상의 기록이 힘들다는 단점이 있다(그림 5-36).

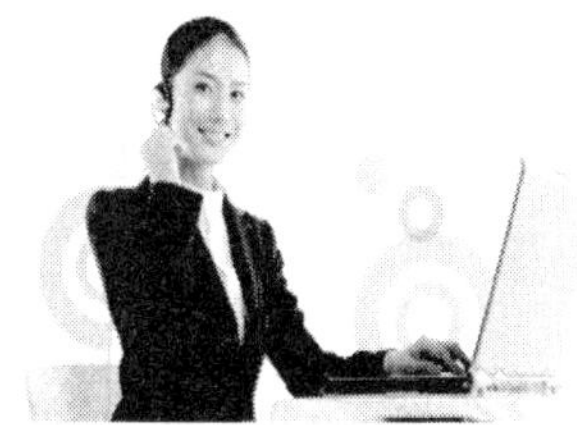
(a) 전화예약을 받고 있는 모습

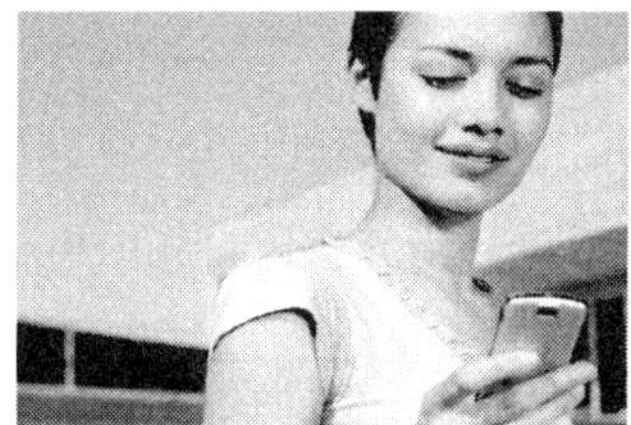
(b) 전화예약을 하고 있는 모습

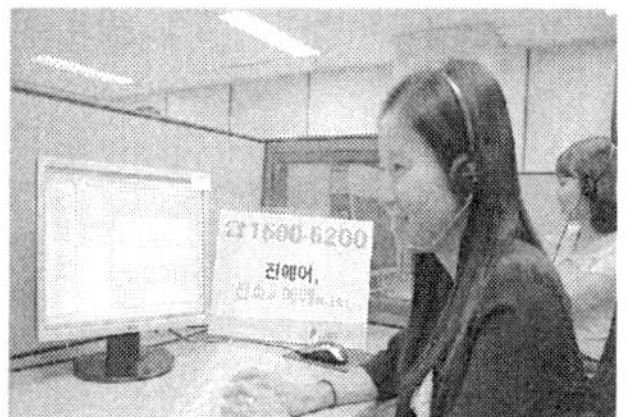

(c) 전화예약을 받는 상담원

[그림 5-36] 전 화

6) 인터넷

홈페이지를 통해 해당 호텔의 전반적인 정보와 객실 현황 및 예약을 처리하고, 실시간으로 예약을 할 수 있고, 좀 더 구체적인 호텔 정보를 획득할 수 있다. 또한 많은 정보를 획득할 수 있고 선택의 폭이 넓지만 개인 정보의 유출 등의 단점도 보완해야 한다(그림 5-37).

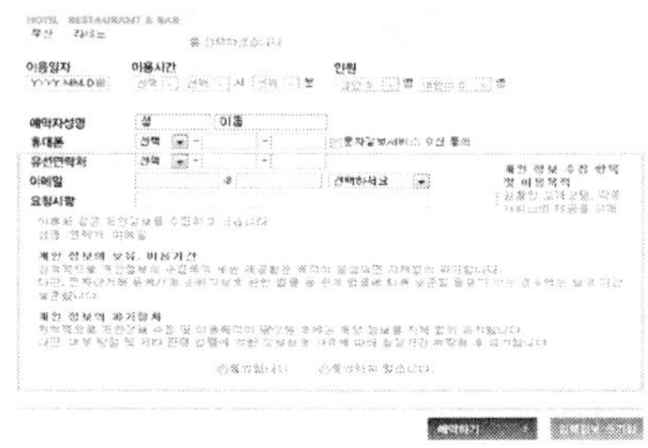
(a) 인터넷으로 호텔을 예약하기 위한 양식

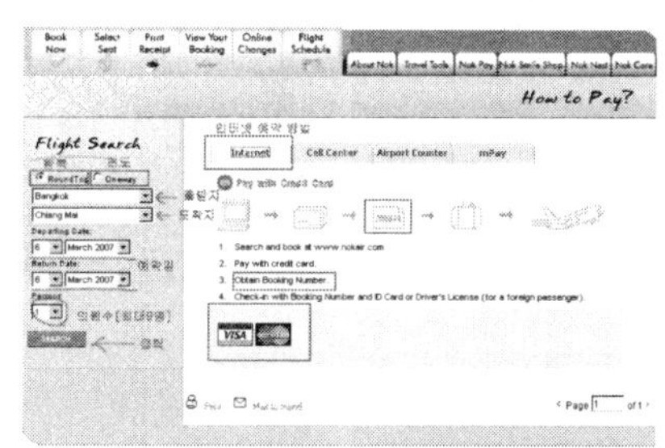

(b) 인터넷으로 예약하는 방법

[그림 5-37] 인터넷

7) 판촉 부서

호텔의 예약 부분 중에서 가장 많은 부분을 차지하고 있으며, 판촉 부서는 기업이나 관공서와 계약을 맺고 일정한 할인율 적용이나 특별 서비스를 제공하여 예약을 받는다(그림 5-38).

(a) 여행사 홍보판촉물

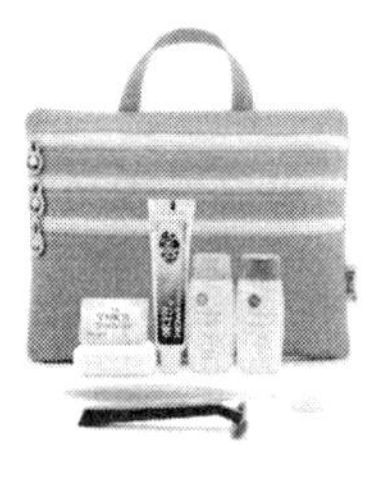

(b) 여행용품 판촉물

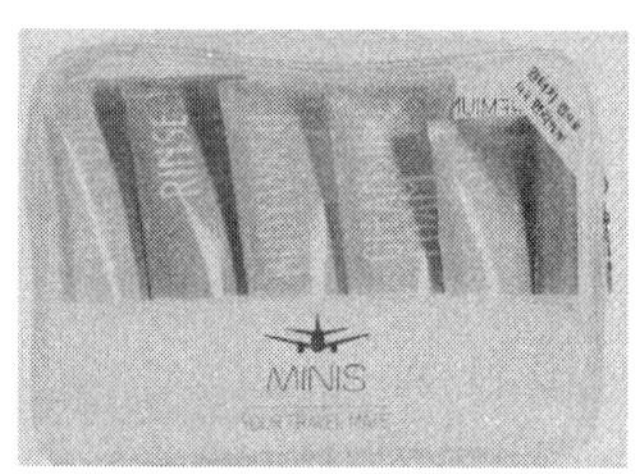

(c) 항공사 여행용품 판촉물

[그림 5-38] 판촉 부서

8) 컴퓨터 예약 시스템

세계 유명 항공사에서 보유하고 있는 컴퓨터 예약 시스템 CRS(Computerized Reservation System)와 광역유통 시스템 GDS(Global Distribution System)에 의한 예약방법이다.

① CRS는 컴퓨터화된 예약 시스템으로 판매와 경영을 목적으로 하는 호텔예약 시스템이다.
② GDS는 광역유통 시스템으로 세계 각국에서 사용되고 있는 네트워크 제공상품과 기능의 유통을 위한 한 개 이상의 CRS 체제이다.
③ GDS는 Sabre, Galileo, Amadeus, WorldSpan 등이 있다(그림 5-39).

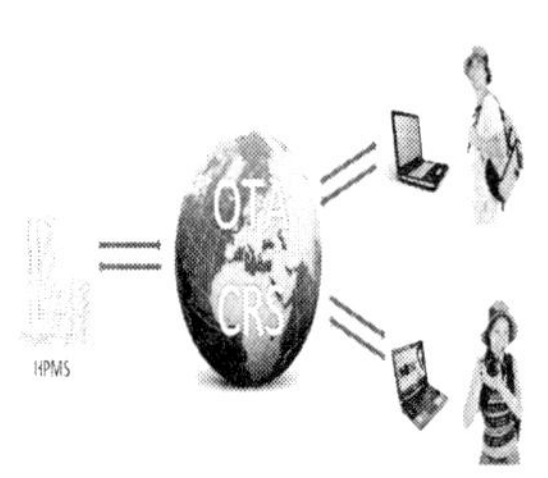

(a) OTA CRS

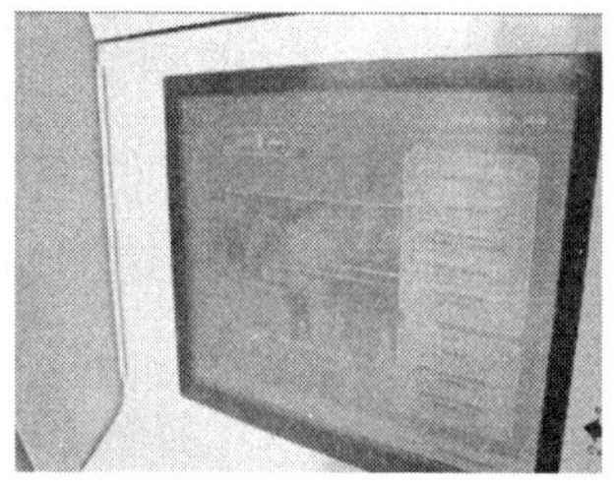

(b) 예약기기 시스템

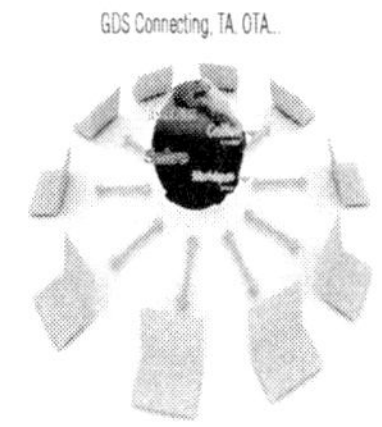

(c) GDS Connecting, TA, OTA

[그림 5-39] 컴퓨터 예약 시스템

제6장
외식업

외식업이 등장하게 된 배경은 경제적으로 사람들의 생산력이 증가하고 소득수준이 증가함에 따라 단순히 허기를 채우는 것을 넘어 음식을 통해 새로운 것을 경험하는 과정으로서의 외식 형태가 생겨나기 시작했고, 사회·문화적으로 핵가족화에 따른 식생활 패턴의 변화 및 교통의 발달로 인한 이동의 용이성으로 외식산업이 대두되기 시작했다.31)

01 외식업의 정의

외식업은 고객의 요구에 부응하는 음식이나 음료 등을 조리해 다양한 식·음료 서비스를 동일한 장소 또는 내·외부에서 소비되도록 제공하는 업이며, 가정 밖에서는 식사와 스낵 그리고 음료의 테이크 아웃 서비스를 준비하여 판매하는 업으로 정의된다.32)

관광을 하는데 음식은 하나의 문화이자 엔터테인먼트로서의 역할을 하고, 관광을 하면서 음식을 먹음으로써 이미지와 경험을 선사하는 중요한 요소이며, 관광은 일상적으로 먹는 음식과는 달리 비일상적인 상황에서 음식 먹는다는 특별한 즐거움을 준다.

관광 지역의 음식은 관광목적지의 차별적인 지역정체성을 구축하는 중요한 요소일 뿐만 아니라 지역문화를 알리는 중요한 수단으로 여겨지고 있으며, 관광객의 소비지출 중 많게는 1/3을 차지하는 중요한 지출 부문이다. 외식업은 점점 자신의 라이프스타일을 표현하는 하나의 요소로 인식된다.

- 영어권에서는 음식 자체가 관광동기의 요소인지 부차적 요소인지에 따라 관광을 Food Tourism 또는 Culinary Tourism 등으로 구분하고, 와인이나 커피, 멕시칸, 이탈리안 요리 등 각 분야에서 유명한 곳을 방문하는 음식관광을 통해 관련 음식에 대한 조예가 깊어질 수 있다는 점에서 'Serious Leisure(진지한 여가)'의 한 형태이다.
- 외식업은 문화적 엔터테인먼트이면서 라이프스타일을 표현하는 요소이기 때문에 관광객들에게 특별한 관광경험을 주어 관광목적지의 방문객 수 및 방문 일수의 증가에 기여하고, 음식점에 방문객의 수가 증가하면서 부가적으로 지역농산물의 새로운 판로를 개척할 수 있는데, 지역 음식의 상품화 가능성을 높이고 요리학교의 설립 등 지역경제를 활성화 시키는 데 직·간접적인 영향력이 크다.

1. 학자들의 외식업의 정의

① 국어 사전적 의미 : 국어학자인 이희승 박사는 "자기 집이 아닌 밖에서 식사하는 것"이라

---

31) 외식업의 정의 : 외식경영학, 한경수 외, 교문사, 2005.
32) 외식업의 정의 : 한국관광학회, 관광학총론, 백산출판사, p.422, 2009.

하였고, 바로 집에서 만든 음식이 아니고 바깥에서 자신이 좋아하는 음식에 대해서 돈을 지불하고 사서 먹는 것이다.

② 미야 에이지 : 내식 "가정 내에서 식사를 하는 것" 외식 "외부 에서 식사를 하는 것"으로, 외식을 가정 내·외에서 식사하는 것을 구별하기 위해서 사용된 용어이다.

③ 도이 토시오 : 외식은 가정 외에서 식사를 하는 행위뿐 아니라 "가정 외에서 가져온 채소와 같은 식물은 물론, 가정 내에서 만든 음식을 가지고 다니는 초밥이나 도시락도 외식으로 보아야 한다"고 정의를 하였다.

④ 일본 외식산업 문제연구회 정의 : 국민의 식생활은 가정 내에서 음식을 만들거나 먹는 가정의 내 식생활과, 가정 외에서 음식을 만들거나 먹는 가정의 외식생활이 있고, 바로 전자를 내식, 후자를 외식이라고 정의를 내렸다.

⑤ 한국음식업 중앙회 : 소비자의 외식 행동에 일정한 시설과 식·음료 상품을 갖추고 고객의 욕구를 충족시키면서 경제적 이익을 추구하는 영업행위로 정의를 내렸다.

2. 외식산업의 범위

외식업의 범위는 상업적 외식산업과 비 상업적 외식산업으로 나누었고, 외식산업의 범위는 [그림 6-1]과 같다.

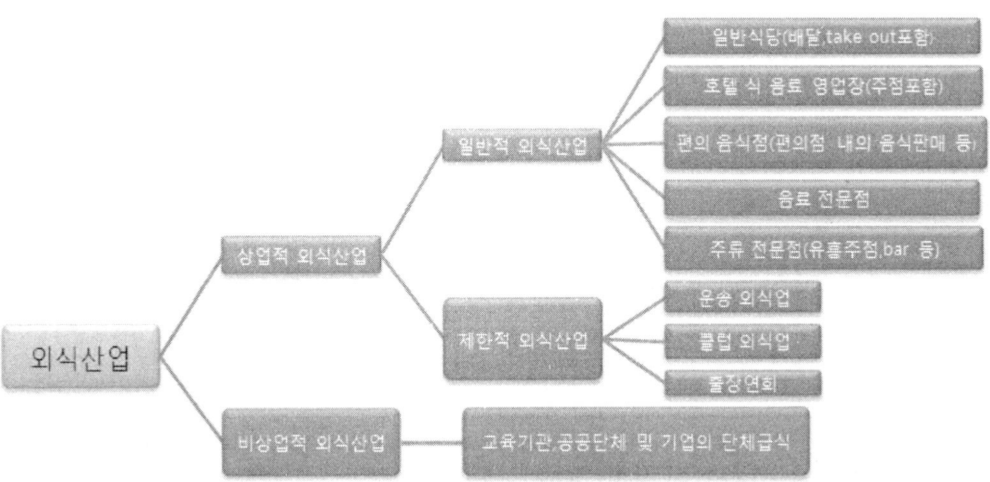

[그림 6-1] 외식산업의 범위

3. 외식산업의 분류

외식산업은 업종과 업태로 분류한다.

1) 업 종

영위하고 있거나 취급하고 있는 상품이나 메뉴의 대 분류상의 영업 형태이며, 한식, 양식, 중식, 일식, 선술집 등이다. 즉 어떤 요리를 제공하는가이다.

2) 업 태

특정의 영업방식, 서비스 형태, 금액 지불방식 등의 차이로 구분한다. 상품이나 메뉴의 소 분류상의 영업 형태로 한 개 업종이 세분화되는 것을 업태라고 하는데, 양식은 업종에 해당하며, 커피숍, 패스트푸드, 패밀리 레스토랑 등은 각기 업태라고 한다.

업태는 객단가, 메뉴 구성, 식사 형태, 이용 시간대, 출점 입지 형태, 점포 규모, 투자 규모, 운영 시스템 등의 차이로 구분하기도 한다. 외식산업의 분류는 〈표 6-1〉과 같다.

〈표 6-1〉 외식산업의 분류

업태 / 업종	Fast food	Family Restaurant	Casual Restaurant	Hotel Restaurent
한식	한식류 분식점	놀부보쌈, 함흥냉면 대중 한식점	늘봄공원, 삼원가든 한국관	석파랑, 가야랑 호텔 한식당
일식	장우동, 장터국수	기소야, 미도야	부산 횟집, 일반 일식집	호텔 일식당
중식	중국집 체인점	일반 중식당	로터스 가든	호텔 중식당
양식	롯데리아, 맥도날드, 버거킹	코코스	T.G.I, 프라이데이 마르쉐	호텔 양식당
선술집	투 다리, 포장마차	칸, 소주방, 하이트광장	기린 비어, 벨라 벨라	호텔의 클럽
비고	• 메뉴 : 한정적 • 객단가 : 3천~5천원 • 서비스 : 셀프 • 주류 : 판매안함	• 메뉴 : 다양 • 객단가 : 5천~15천원 • 서비스 : 풀서비스 • 주류 : 한정판매	• 메뉴 : 폭 넓음 • 객단가 : 2천~2만원 • 서비스 : 풀서비스 • 주류 : 다양함	• 메뉴 : 한정 메뉴 • 객단가 : 2만원 이상 • 서비스 : 풀서비스 • 주류 : 와인/고급

4. 한국의 외식산업의 발달과정

① 초기 : 외식산업은 처음 숙박업과 출발을 같이 하였으며, 주로 여관을 숙박업과 함께 주막 형태의 식당업도 겸하고 있었다.

② 19세기 : 19세기 후반부터 경계가 나뉘게 되고 차츰 산업화가 진행됨과 동시에 외식산업

역시 발달하게 되었다.

③ 1960년대 : 전쟁으로 인한 식생활과 침체로 외식산업은 후반에 가서야 외식업이 등장하였다.

④ 1970년대 : 산업화는 외식산업에 있어서 서구화 바람이 일어났다.

⑤ 1980년대 : 다양한 서구식 브랜드가 도입되면서 다양한 업종이 도입되었고, 행보가 본격적으로 진행되면서 맥도날드, 버거킹 등 서구 유명 패스트푸드 업체가 들어오기 시작했고, 국내 업체와 치열한 경쟁을 치르기도 하였다.

㉠ 국민소득의 증가와 함께 외식산업 역시 정비례하여 발전하였다.

㉡ 고급스럽고 깨끗한 분위기의 매장시설과 친절하고 독특한 서비스를 내세운 패밀리 레스토랑이 상륙하였고, 한식 역시 브랜드화 되기 시작하였다.

㉢ 한식과 중식을 중심으로 한 기업형이 아닌 자영업 형태의 음식점이 주종을 이루었다.

⑥ 1990년대 : 다양한 프렌차이즈가 생겨나고, 패밀리 레스토랑을 중심으로 도입되었다.

02 외식업의 유형과 특성

외식산업은 현금회전이 빠른 사업으로 체인화가 용이한 사업이며, 사교의 장소로서 각광을 받는 사업으로 도전적인 사업을 할 수 있다. 또한 자신의 취미를 살릴 수 있는 사업이며, 인생을 즐기면서 할 수 있는 사업으로 무대연출 사업으로, 소자본으로 할 수 있는 장점을 가지고 있다. 외식산업의 특성은 [그림 6-2]와 같다.

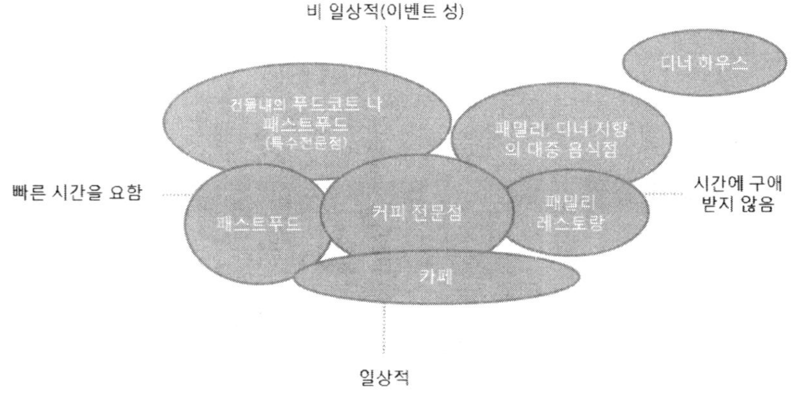

[그림 6-2] 외식산업의 특성

1. 외식업의 유형

미국의 외식업 분류와 Walker의 외식업 분류, 우리나라 외식업의 분류가 있으며, 자세히 살펴보면 다음과 같다.

1) 미국 외식업의 분류

미국 레스토랑협회(National Restaurant Association : NRA)는 외식업을 3종류로 구분한다.

① 음식 서비스 : 평균 단가 10[$] 이하이다.
② 풀 서비스 : 평균 단가 10[$] 이상이다.
③ 제한된 서비스 : 패스트푸드이다.

2) Walker의 외식업 분류

Walker는 패스트푸드 레스토랑, 패밀리 레스토랑, 테마 레스토랑, 민속 레스토랑, 캐주얼 다이닝 레스토랑으로 구분하였다.

① 패스트푸드 레스토랑 : 바쁜 사람들을 위한 '빠른 서비스' 타입이며, 식당에서는 제한되어 메뉴 종류와 극도로 표준화된 서비스의 방식을 채택하고 있다(그림 6-3).

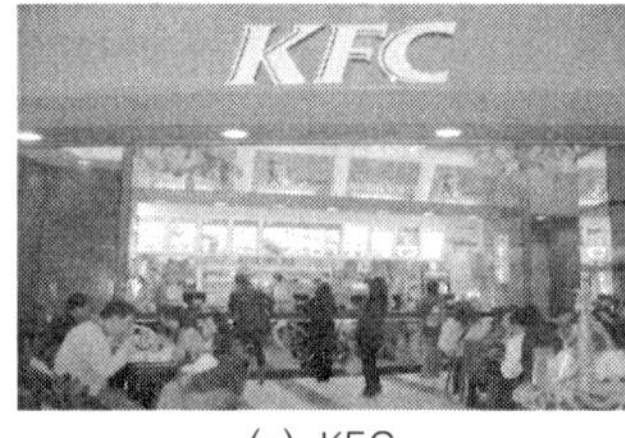

(a) KFC

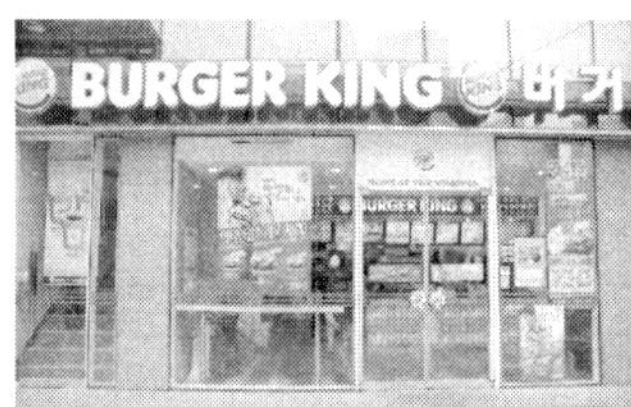

(b) 버거킹

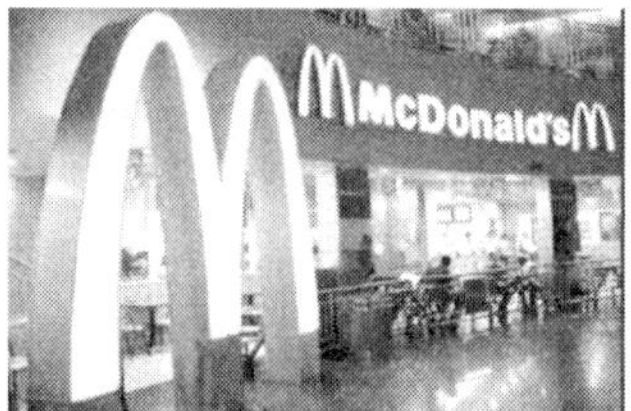

(c) 맥도날드

[그림 6-3] 패스트푸드점

② 패밀리 레스토랑 : 편안한 마음으로 들어갈 수 있는 레스토랑이다(그림 6-4).

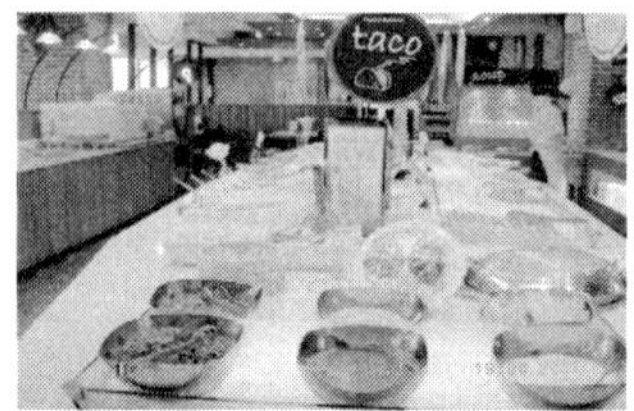

(a) 빕스 샐러드 바

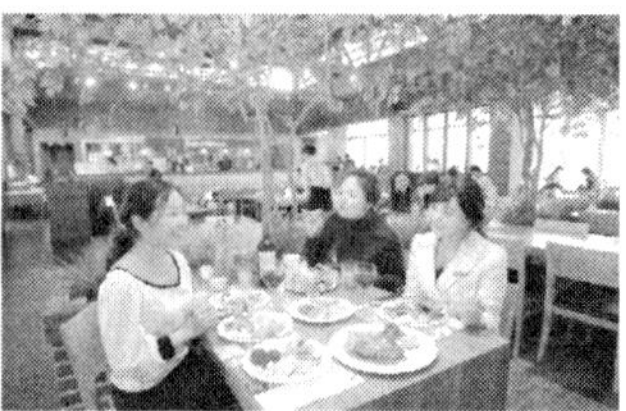
(b) 패밀리 레스토랑 전경

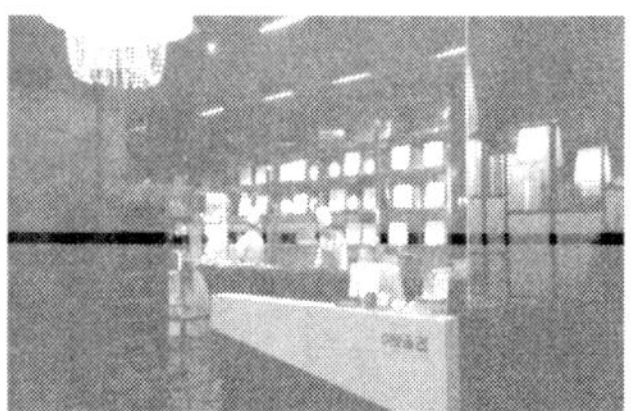
(c) 이로울리 한정식 레스토랑

[그림 6-4] 패밀리 레스토랑

③ 테마 레스토랑 : 점포 내의 장식이나 집기 따위를 테마에 따라 통일 정비하여 이용 가치를 높인 레스토랑이다(그림 6-5).

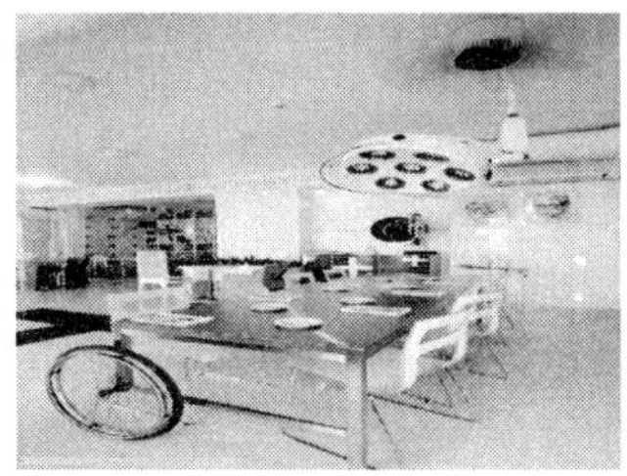
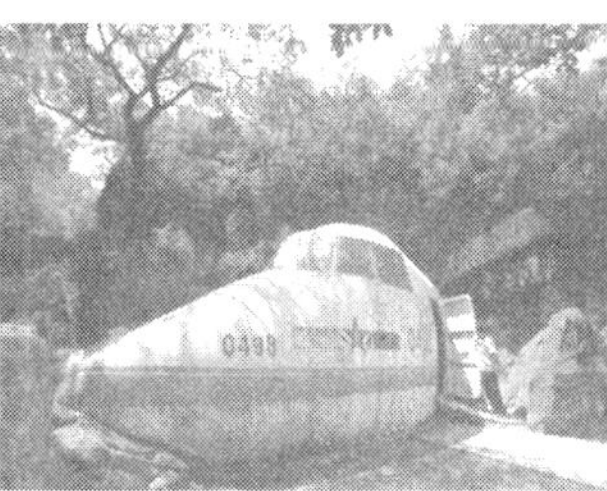
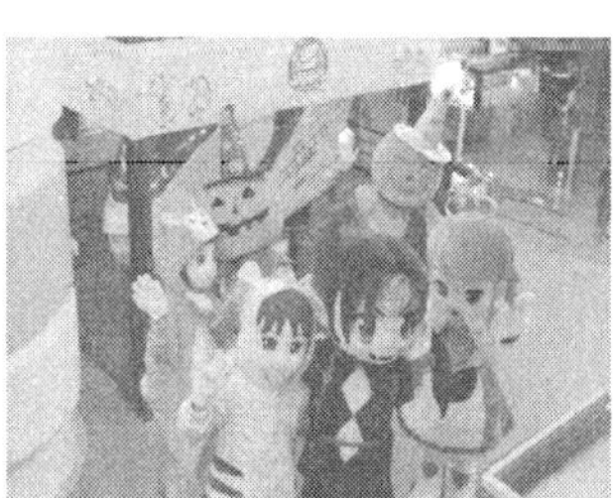

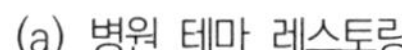
(a) 병원 테마 레스토랑 (b) 군사 테마 레스토랑 (c) 게임 테마 레스토랑

[그림 6-5] 테마 레스토랑

④ 민속 레스토랑 : 관광지 나라의 지역에 전통음식을 먹을 수 있는 레스토랑이 있다(그림 6-6).

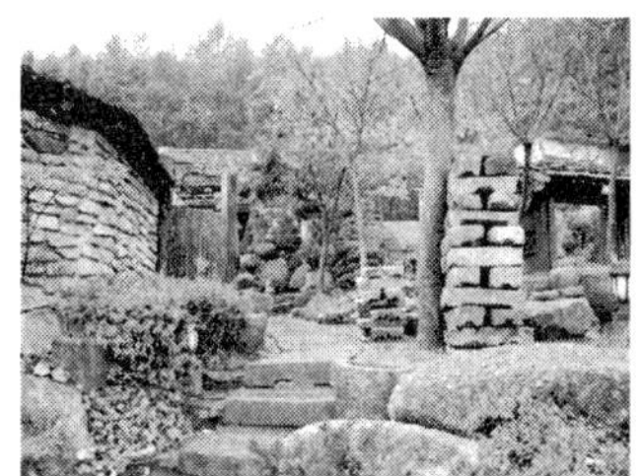
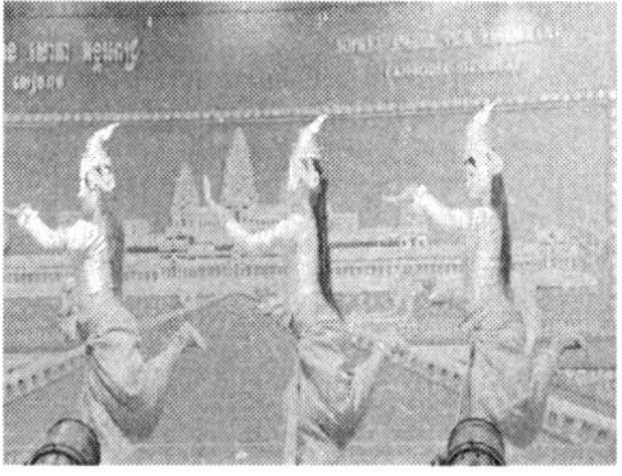
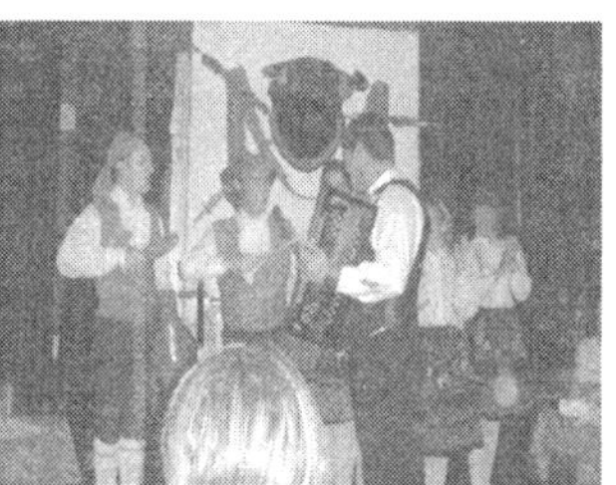

(a) 대전 민속 레스토랑 (b) 소피아 앙코르 피치 레스토랑 (c) 파두 민속 레스토랑

[그림 6-6] 민속 레스토랑

⑤ 캐주얼 다이닝 레스토랑 : 편안한 마음으로 들어갈 수 있는 레스토랑으로, 패밀리 레스토랑보다도 고급스럽고 젊은 층의 고객을 겨냥하고 있다(그림 6-7).

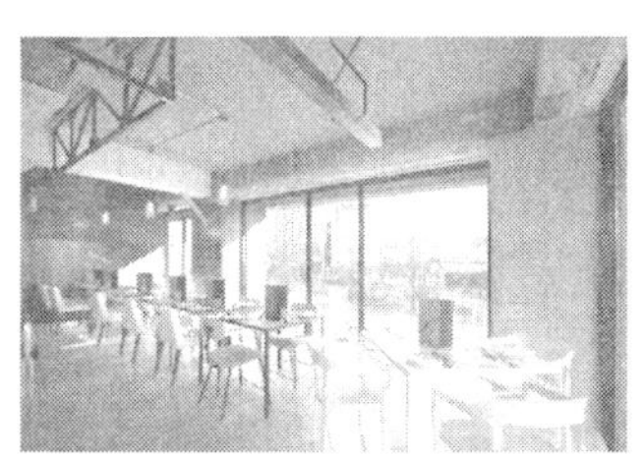
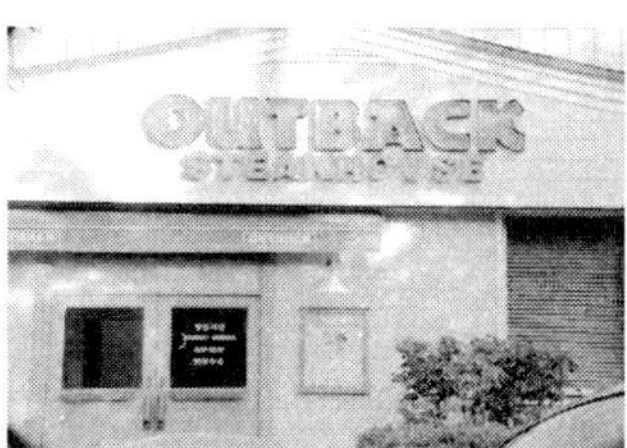

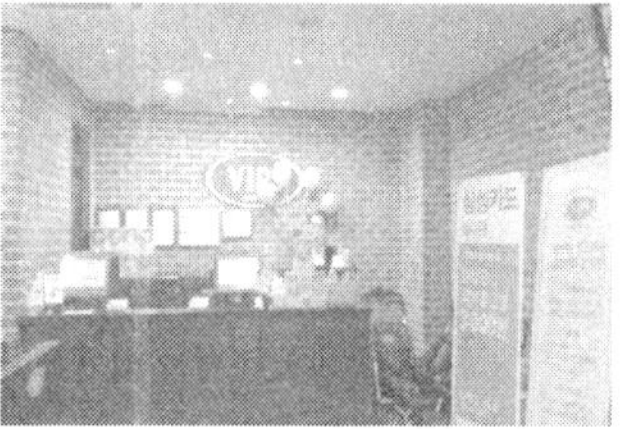

(a) 블랙스미스 레스토랑 (b) 아웃백 레스토랑 (c) 빕스 레스토랑

[그림 6-7] 캐주얼 다이닝 레스토랑

2. 대한민국 외식업의 분류

우리나라는 1980년대 후반에 접어들면서 외식산업에 대한 연구가 활발하게 진행되었고 점차 발달하기 시작하였다.33) 그러나 외식산업에 대한 정확한 개념이 정립되지 않았고, 정부 주도 하에 통계청에서 외식업에 대하여 분류체계를 구분하였다.

한국표준산업분류에 의한 외식업의 유형을 분류하고자 한다.

1) 식당업(5521)

식당업은 가게에서 음식 등을 만들어 파는 영업으로 대한민국에 존재하는 모든 음식점을 나타낸 것이다.

① 한식점업(55211) : 한국 음식을 파는 식당이다.

㉠ 한식의 학술적인 의미로는 "대한민국에 전해 내려오는 조상 고유의 음식"이라고 정의하며, 대한민국 농수산물을 주원료로 가공되어 오래전부터 이어져 오는 우리 고유의 맛, 향 및 색깔을 내는 식품이다.

㉡ 대한민국 대표적인 한식으로는 '김치'가 있으며, 비빔밥, 불고기 등은 이미 세계 여러 나라에 알려져 있다(그림 6-8).

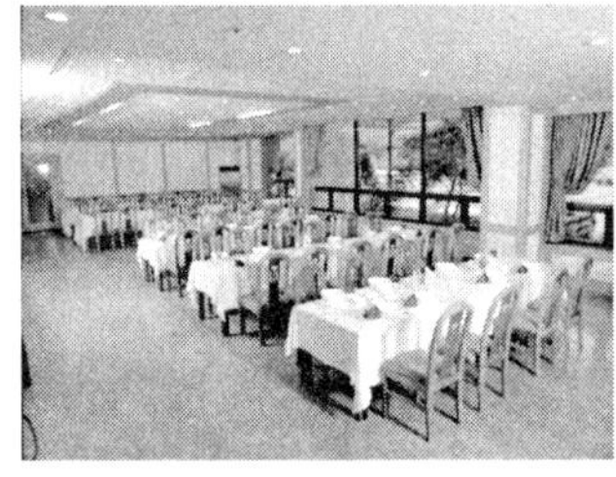
(a) 창평 한식당

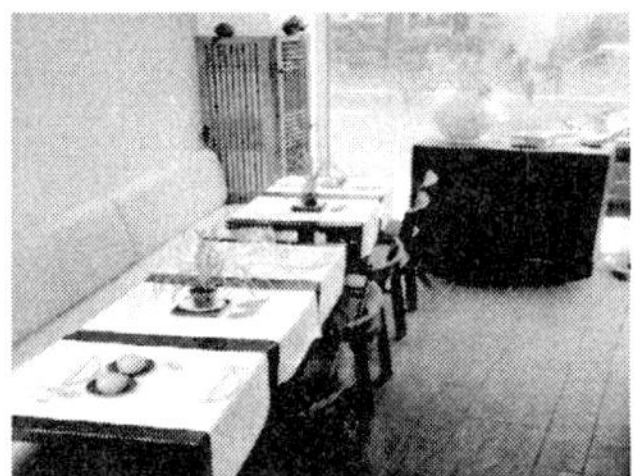
(b) 프랑스의 한식당인 Gwon's Dining

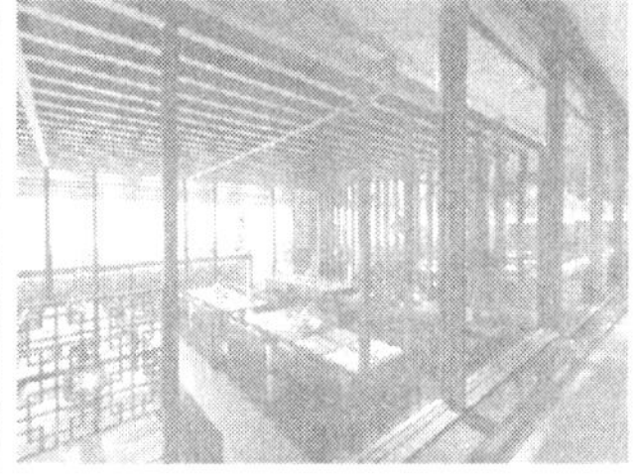
(c) 런던 한식당

[그림 6-8] 한식점

② 중국 음식점업(55212) : 중국 음식을 파는 식당으로 중국 사람은 중국 음식을 다 먹어 보기 전에 죽는다는 말이 있을 정도로, 유구한 역사와 함께 조리법 또한 광범위하게 발달하였다. '중국 8대 요리'34) 라고 하여 수많은 중국 음식들 중 군계일학이라고 평한다(그림 6-9).

---

33) 우리나라의 외식 산업의 발전 : 외식산업 경영의 창업, 전영직 외, 백산출판사, 2008.

34) 중국 8대 요리 : 1. 광동요리, 2. 절강요리, 3. 산동요리, 4. 강서요리, 5. 호남요리, 6. 사천요리, 7. 복건요리, 8. 안후이요리로 중국을 대표하는 8대 요리이다. http : //kr.people.com.cn/ 참조

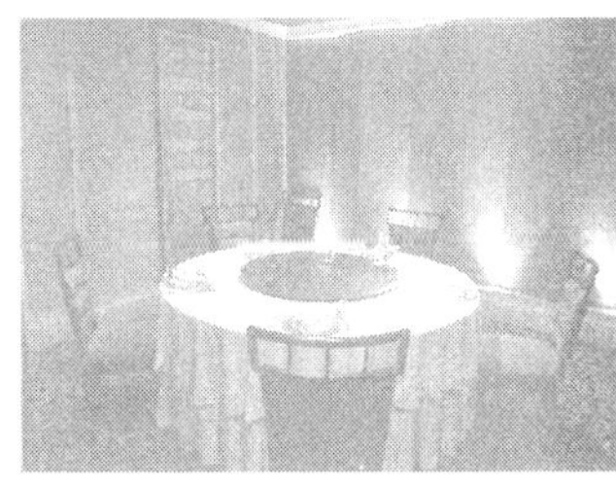
(a) 중식당 취홍 룸 원형 테이블

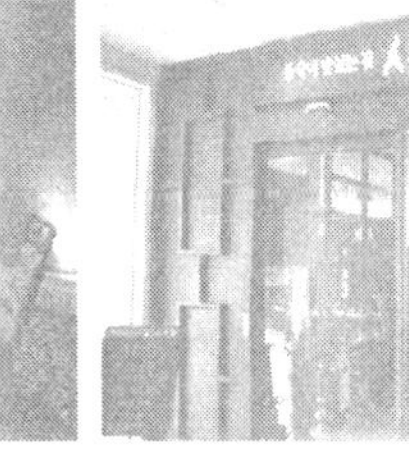

(b) 중식 레스토랑

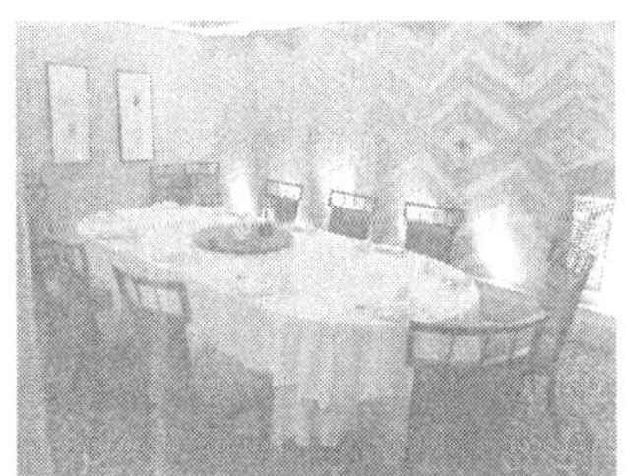
(c) 중식당 취홍 룸 테이블

[그림 6-9] 중국 음식점

③ 일본 음식점업(55213) : 일본 음식을 파는 식당이다(그림 6-10).
   ㉠ 일본 전통음식은 크게 관서요리, 관동요리로 나뉜다.
   ㉡ 현대에 이르러 교통수단과 요리기술의 발달로 지역적 음식 특징은 거의 없어지고 있다.
   ㉢ 일본도 사계절의 구분이 뚜렷하여 계절마다 음식의 조리법이 다양하게 발달하였고, 섬나라의 특성상 어류 요리가 발달하였다.
   ㉣ 대표적인 음식으로는 '사시미(생선회), 초밥(생선초밥), 미소시루(된장국)', '야끼모노(구운요리), 소바(메밀국수)' 등이 있다.

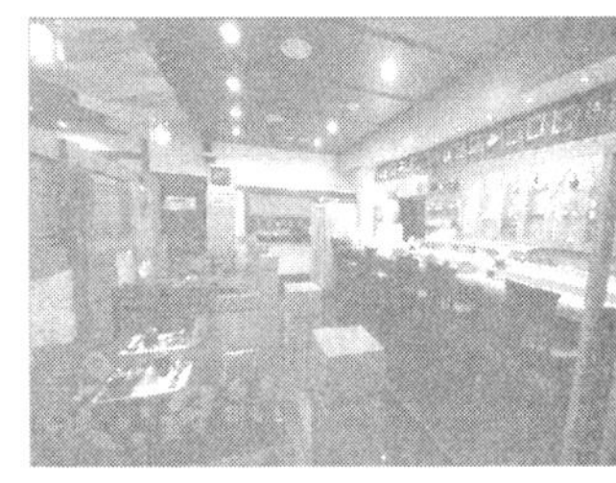
(a) 일식집 해원

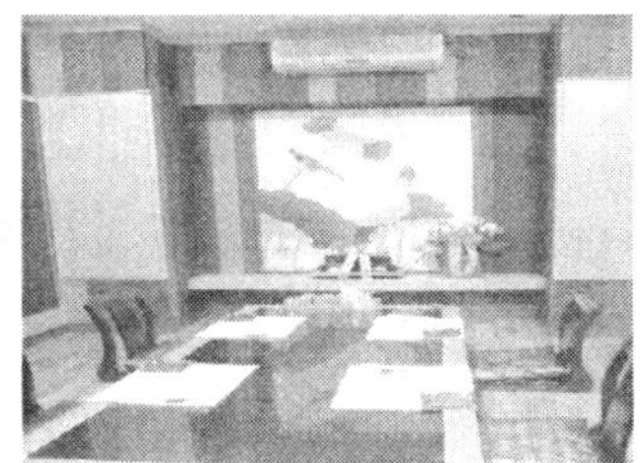
(b) 일식집 해산

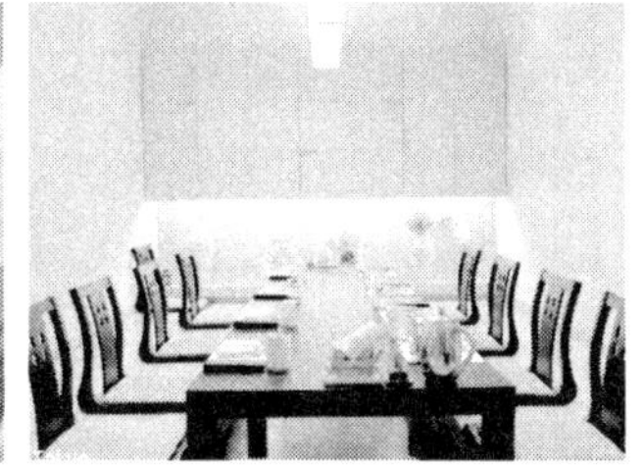
(c) 일식집 미가미

[그림 6-10] 일본 음식점

④ 서양 음식점업(55214) : 서양 음식을 파는 식당이다(그림 6-11).
   ㉠ 유목생활을 하던 서양문화권에서는 육류가 발달하였다.
   ㉡ 육류와 함께 유제품의 발달이 이루어 졌으며, 육류의 많은 섭취로 인해 식생활에 술이 일반화 되었으며, '와인, 포도주' 등이 발달하였다.
   ㉢ 서양음식에 향신료를 빼놓을 수 없으며, 요리에 쓰이는 향신료와 양념은 그 나라의 음식의 특징이 되었다.
   ㉣ Appetizer(전체요리) → Soup(스프) → Fish(생선요리) → Main Dish(메인요리) → Salad(샐러드) → Desert(디저트) → Beverage(음료) 순으로 식사가 진행된다.

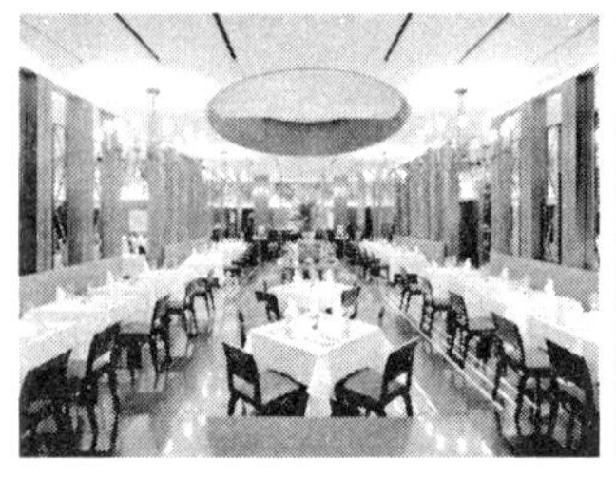
(a) 더 파리스 그릴

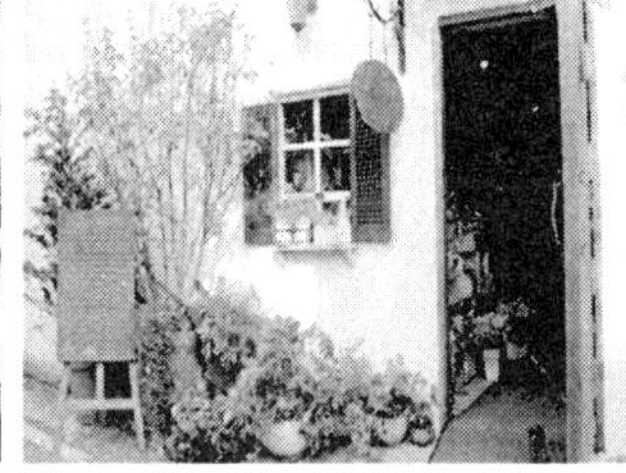
(b) 인나비니

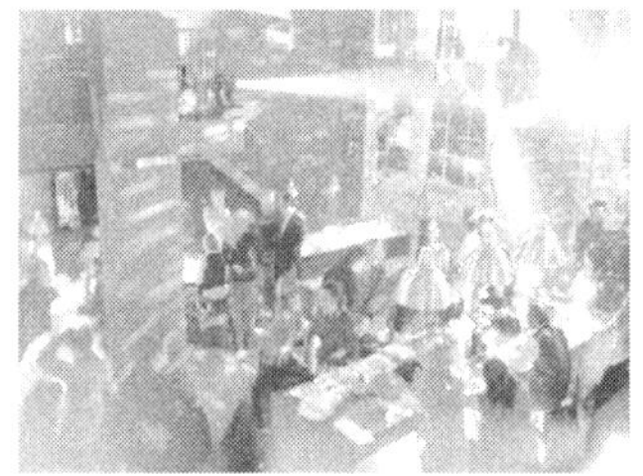
(c) 이바노

[그림 6-11] 서양 음식점

⑤ 음식 출장 조달업(55215) : 출장 뷔페 등이 있다(그림 6-12).

㉠ 주방이 없는 곳에서 계획된 요리를 제공하는 종합 푸드, 서비스라고 한다.

㉡ 학생들의 '단체 급식'도 음식 출장 조달업도 포함하며, 현장에서 직접 요리하여 신선하고 따뜻한 음식을 제공한다.

㉢ 요리뿐 아니라 서브 및 뒷정리까지 해주는 전문적인 서비스이다.

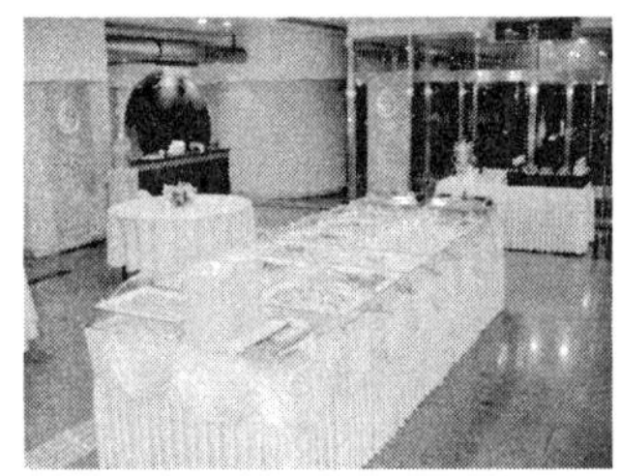
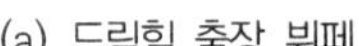
(a) 드림힐 출장 뷔페

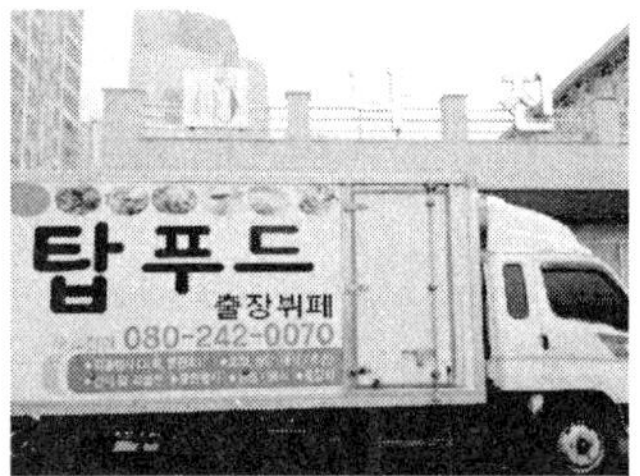

(b) 출장 뷔페 차량

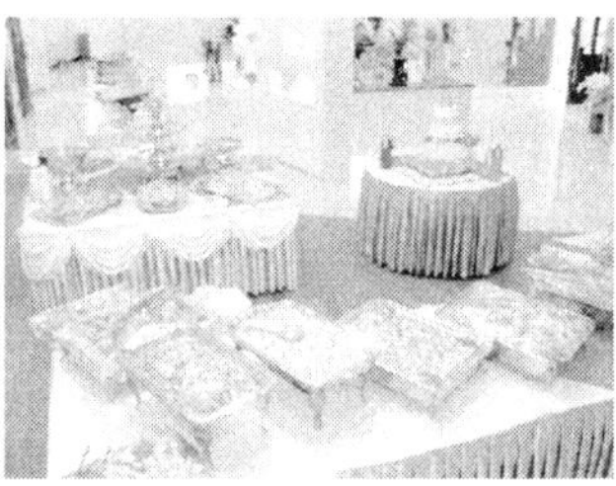
(c) 구미 출장 뷔페

[그림 6-12] 음식 출장 조달업

⑥ 자급식 음식점업(55216) : 여러 가지 음식을 큰 식탁 위에 차려 놓고 손님이 스스로 선택하여 덜어 먹도록 한 식당이며, 뷔페(buffet)라고도 한다(그림 6-13).

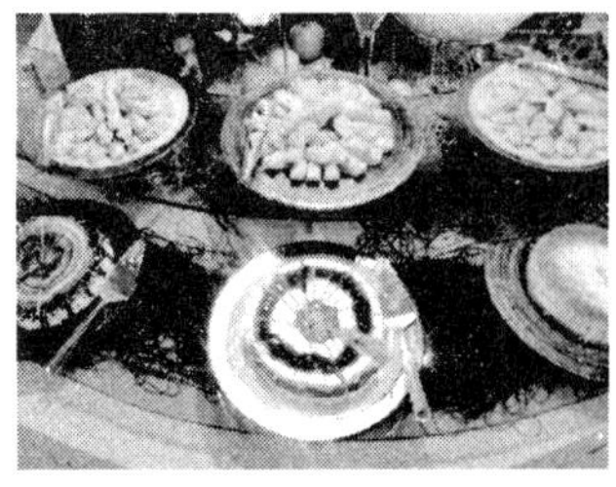
(a) 디누보

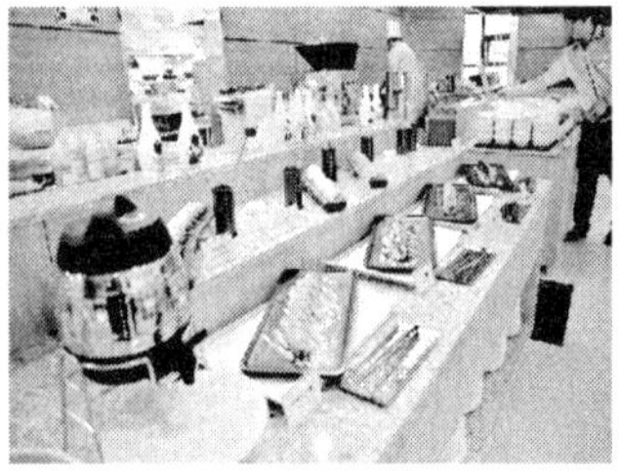
(b) 오클러스

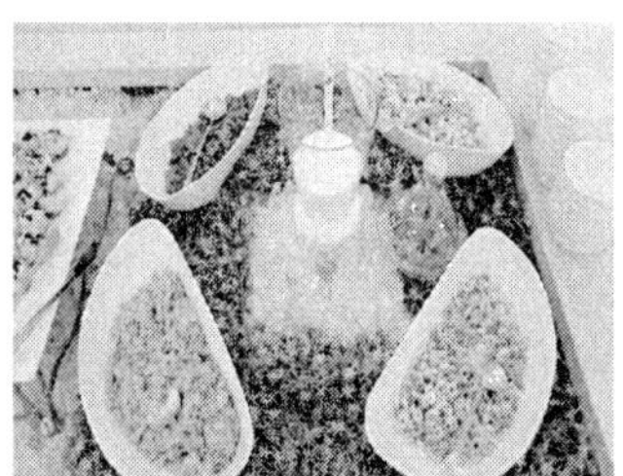
(c) 벨라오스틴

[그림 6-13] 자급식 음식점업

⑦ 간이 체인 음식점업(55217) : 프랜차이즈 음식점이다(그림 6-14). 프랜차이저(Franchisor : 본부회사)와 프랜차이즈(Franchisee : 가맹점) 사이에 설립된 계약으로 프랜차이저는 자기의 상표, 상호의 사용권과 제품의 임대 또는 매매권리 등을 프랜차이즈에게 주고 적정의 수수료를 받는 계약이다.

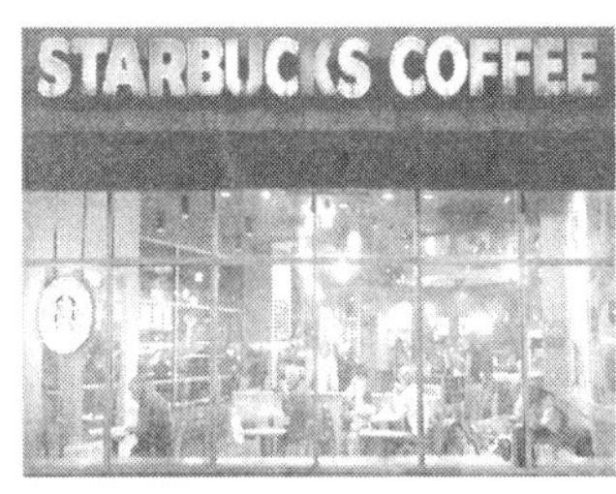

(a) 스타벅스

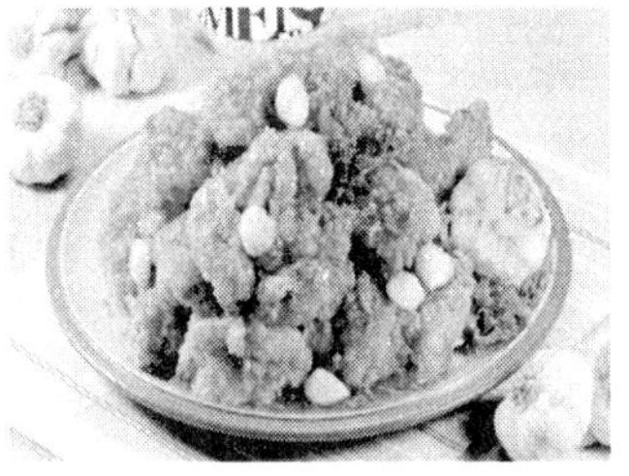
(b) 페리카나 통닭집

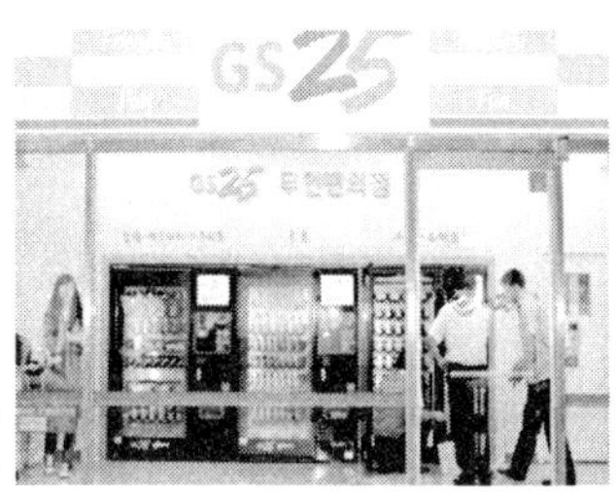

(c) 간이 무인 편의점

[그림 6-14] 간이체인 음식점

⑧ 기타 미분류된 음식점(55219)이 있다.

2) 주점업(5522)

우리나라에 존재하는 모든 술을 파는 가게이며, 한국 산업표준분류는 요정, 바, 카바레 등과 같이 술과 요리를 판매하는 사업체 및 무도, 유흥주점 등이다. 구체적으로 대포 집, 선술집, 간이주점 등과 같은 접객시설을 갖추고 대중에게 술을 파는 산업 활동을 주점업으로 분류하고 있다.

① 일반 유흥 음식점(55221) : 일반적으로 술을 마시고 술에 따른 음식을 먹을 수 있는 주점이다(그림 6-15).

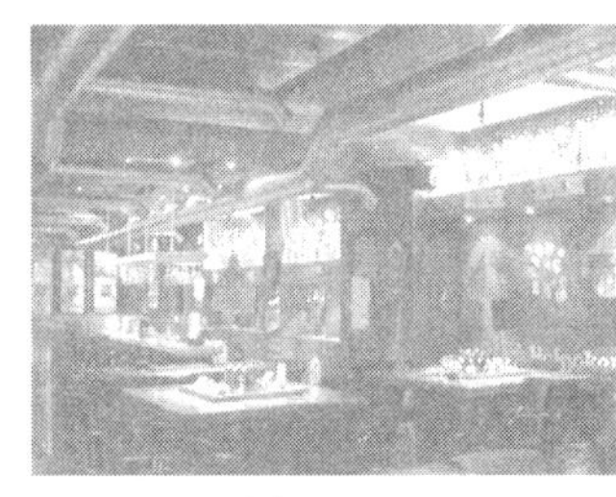
(a) 호프집

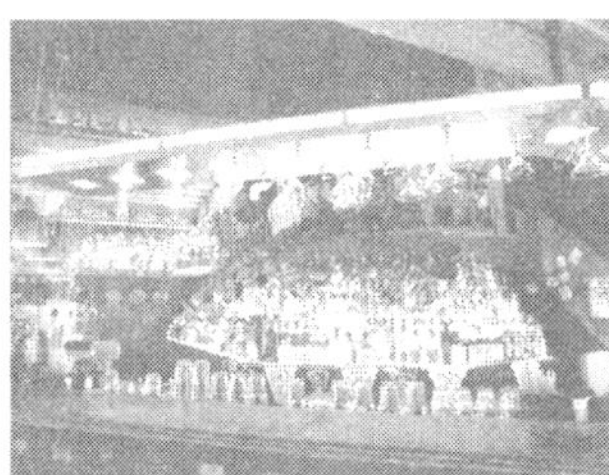
(b) 와인바

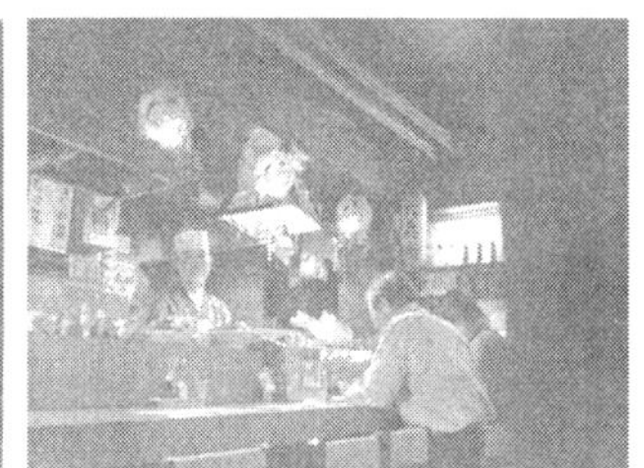
(c) 선술집

[그림 6-15] 일반 유흥음식점

② 무도 유흥 음식점(55222) : 춤을 추면서 음식을 먹고 술을 마실 수 있는 주점이다(그림 6-16).

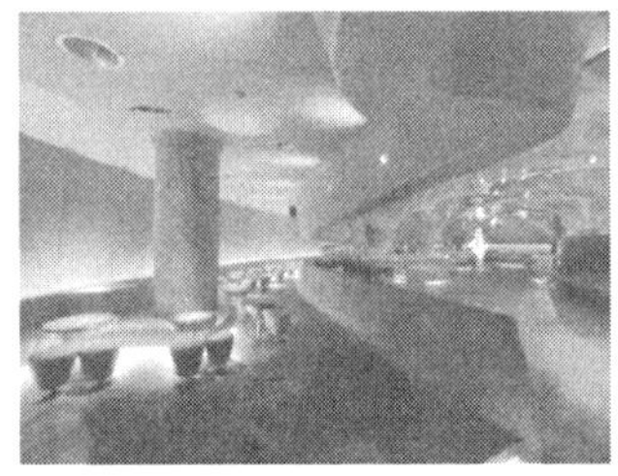

(a) 나이트

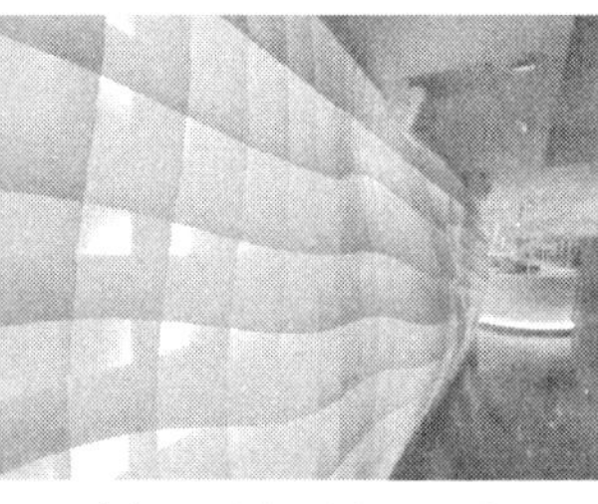
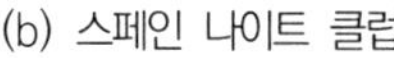
(b) 스페인 나이트 클럽

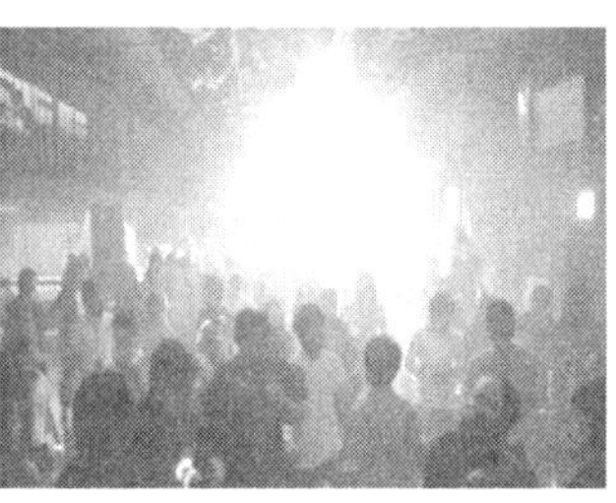
(c) 서울의 클럽

[그림 6-16] 무도 유흥 음식점

③ 한국식 유흥 주점업(55223) : 한국 전통술집이다(그림 6-17).

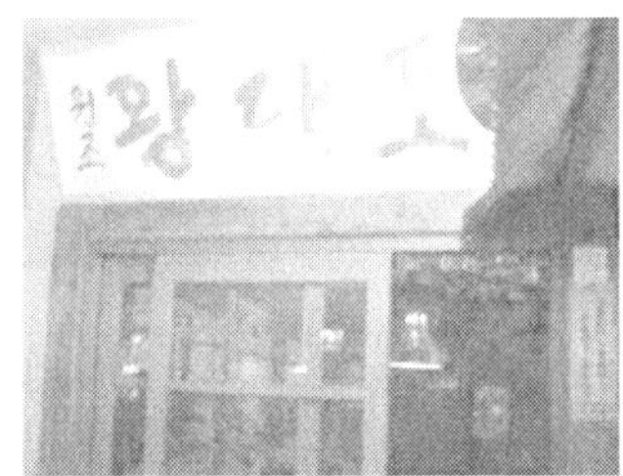
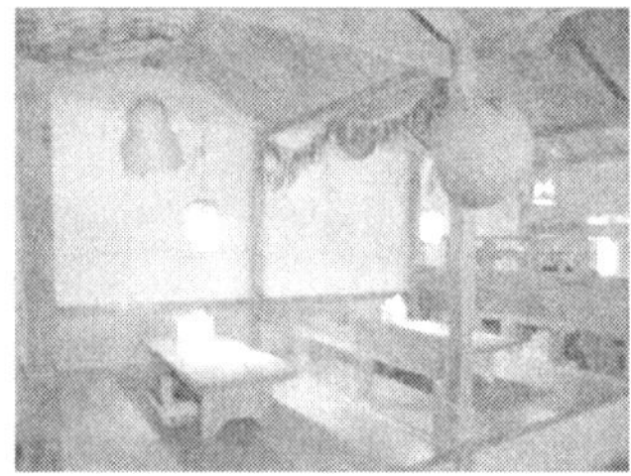
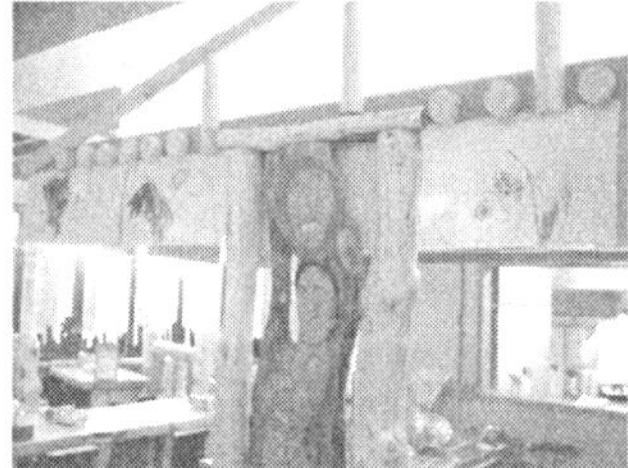

[그림 6-17] 한국식 유흥 주점업

④ 극장식 주점업(55224) : 극장에서 영화를 보면서 술을 마시고 음식을 먹는 곳이다(그림 6-18).

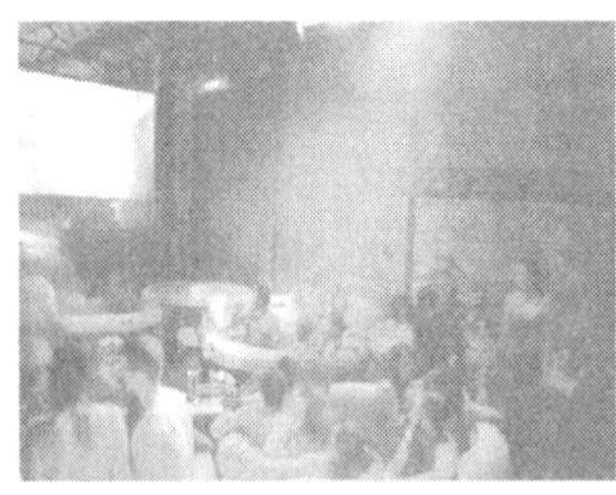
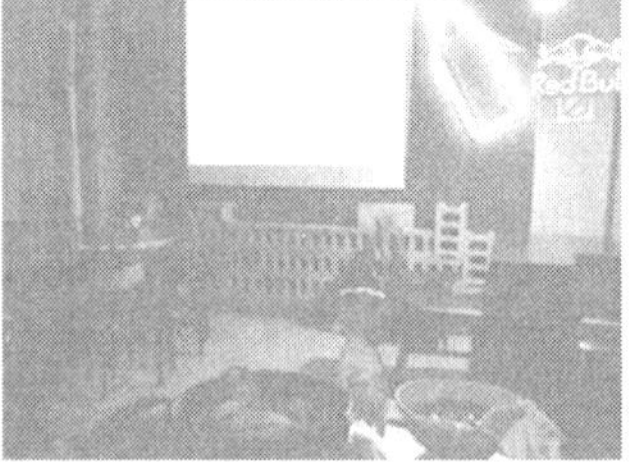
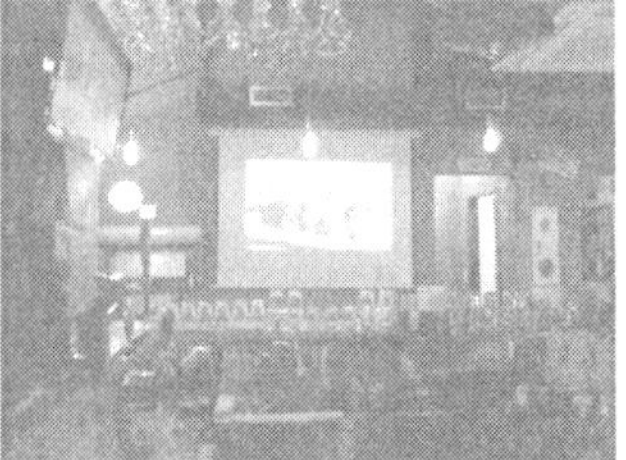

[그림 6-18] 극장식 주점업

⑤ 외국인 전용 유흥 주점업(55225) : 기본적으로 식품위생법에 의하여 유흥 주점으로 허가를 받고, 단지 관광진흥을 위해 지정제도만 있으며, 외국인들만 들어가는 주점이다(그림 6-19).

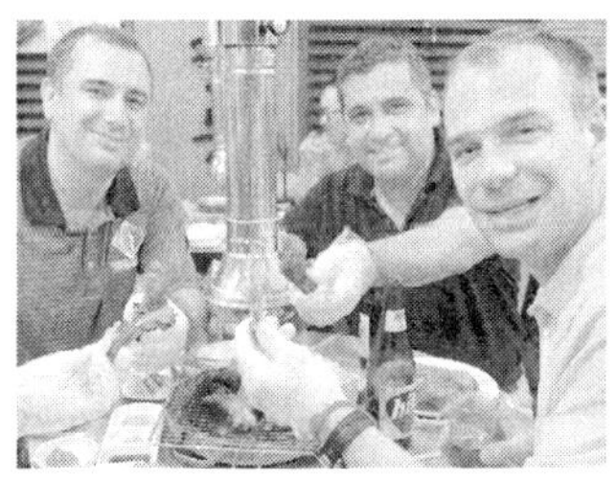
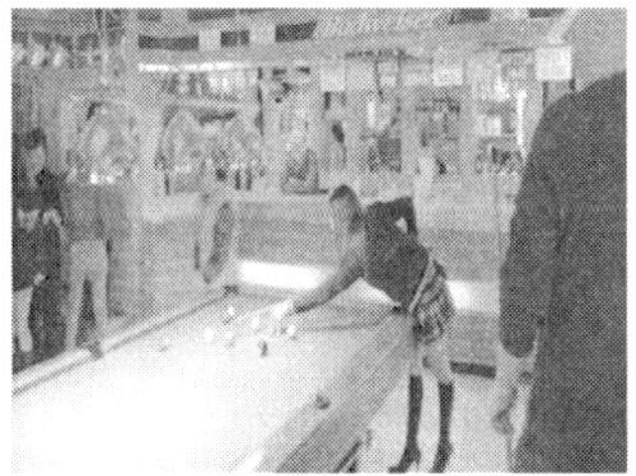
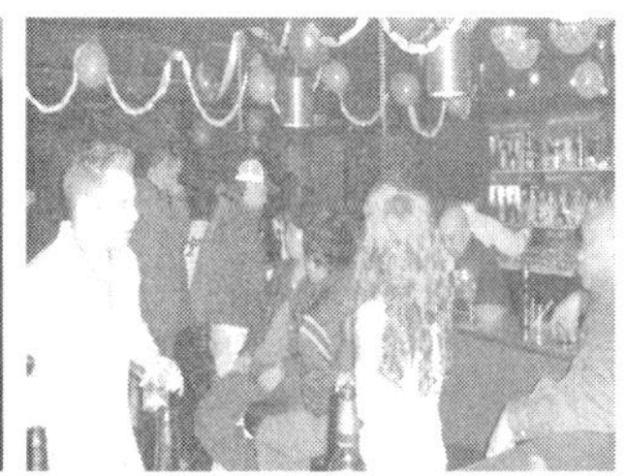

[그림 6-19] 외국인 전용 유흥 주점업

⑥ 기타 미분류된 주점업(55229) : 주점업에 분류되지 않은 주점업으로 [그림 6-20]과 같다.

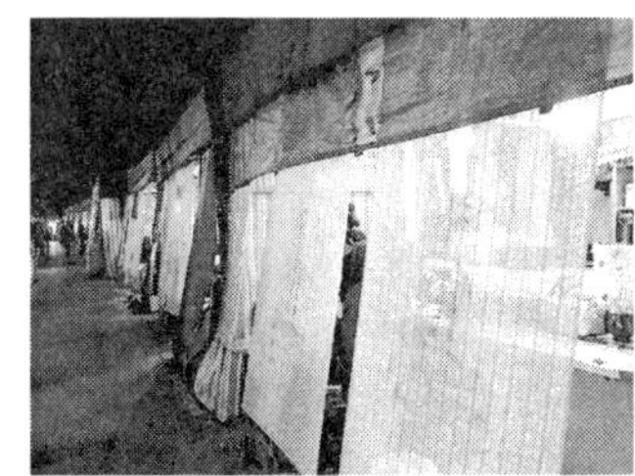

(a) 길거리 포장마차

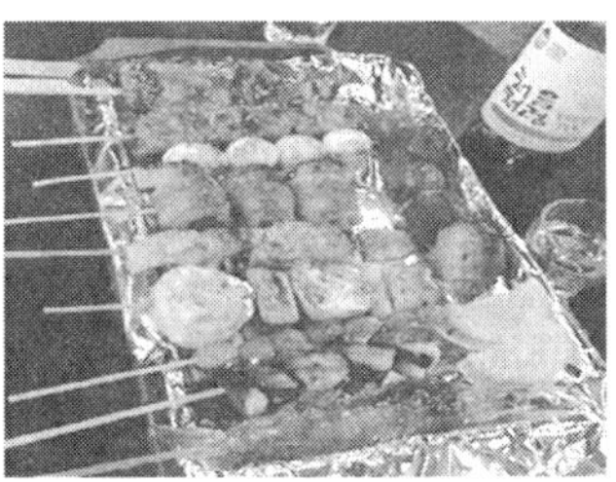

(b) 꼬치전문 주점

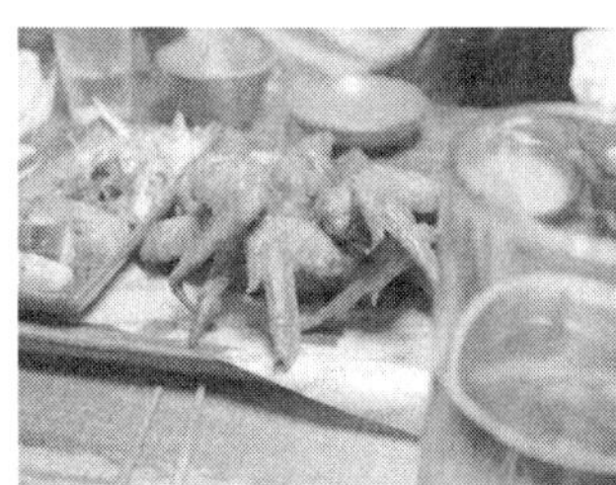

(c) 치킨전문 주점

[그림 6-20] 기타 미분류된 주점업

3) 다과점업(5523)

우리나라에 존재하는 모든 제과점을 나타낸 것이다.

① 제과점업(55231) : 빵을 만들어 판매하는 곳이다(그림 6-21).

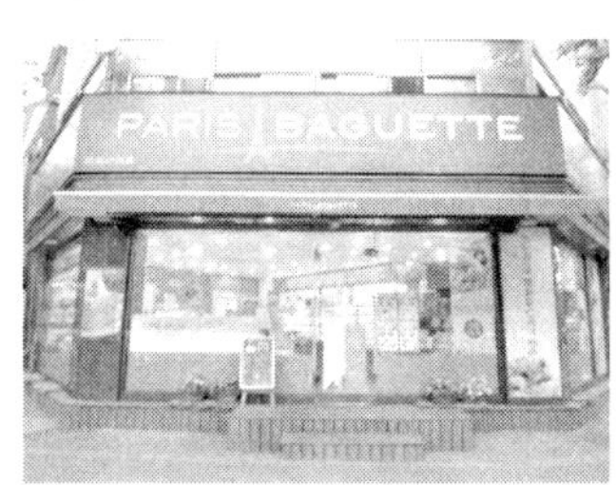

(a) 파리바게트

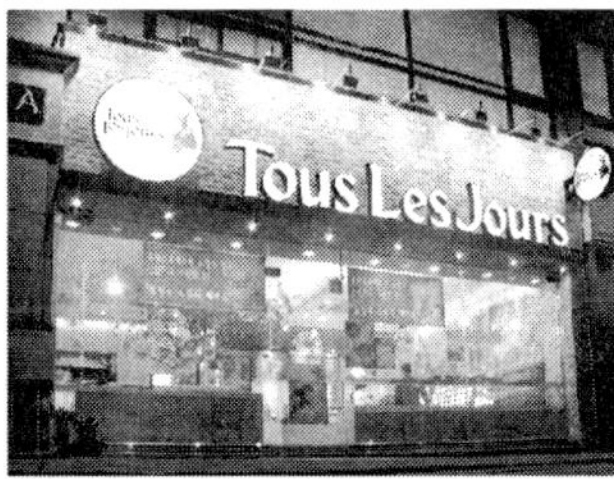

(b) 뜨레쥬르

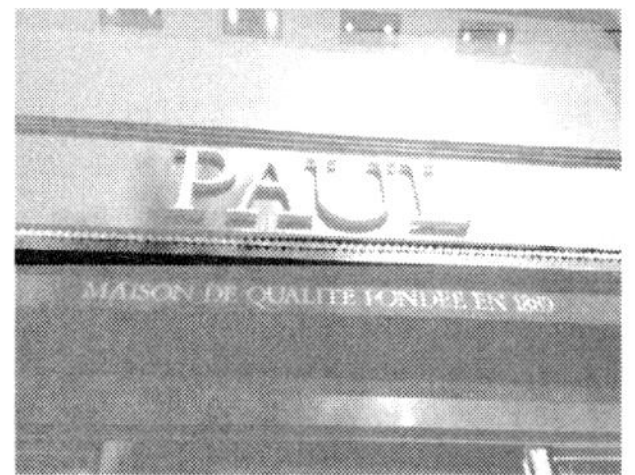

(c) 프랑스 파리 베이커리 체인점

[그림 6-21] 다과점

② 다방법(55232) : 손님들에게 차와 음료를 제공하는 곳이다(그림 6-22).

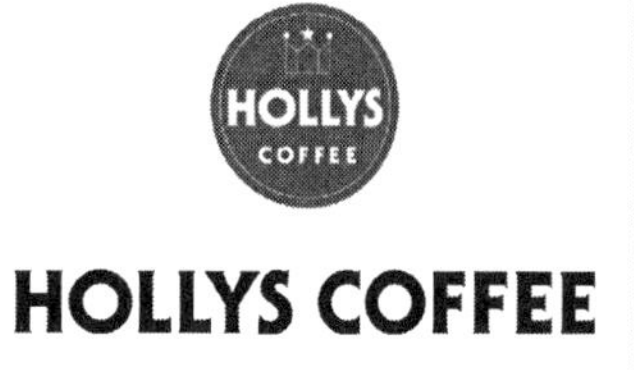

(a) 할리스 커피

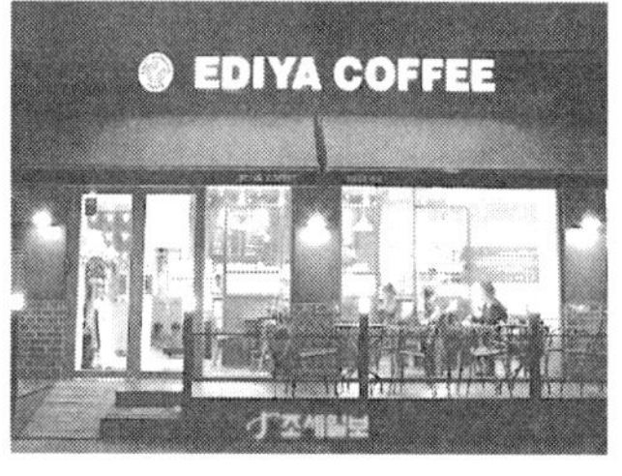

(b) 이디야 커피

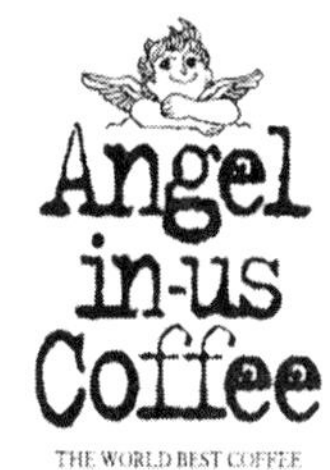

(c) 엔젤리너스 커피

[그림 6-22] 다과점

③ 미분류 다과점업(55239) : 다과점업에 분류되지 않은 다과점업으로 [그림 6-23]과 같다.

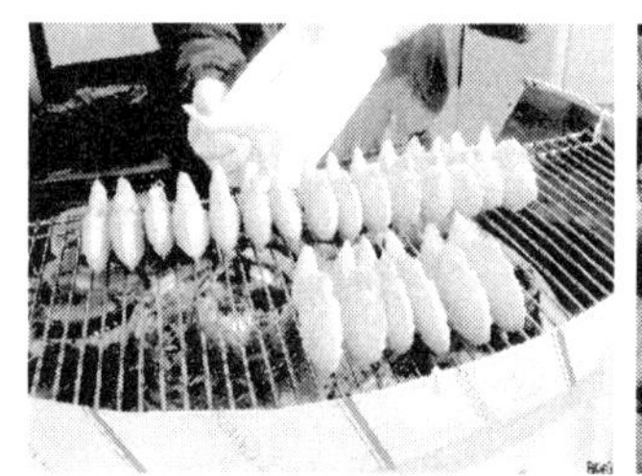

(a) 길거리 붕어빵

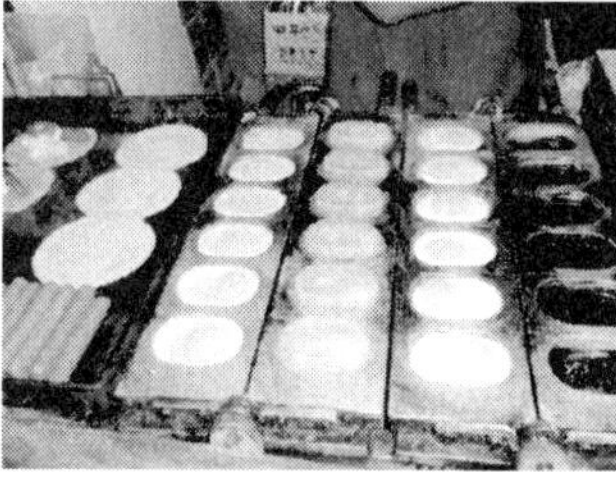

(b) 길거리 계란빵

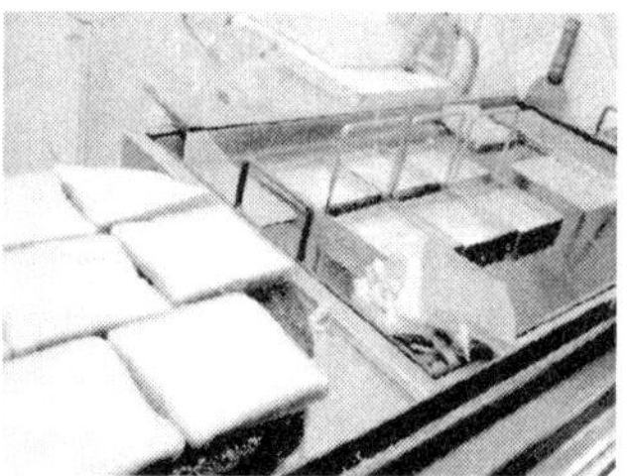

(c) 길거리 토스트

[그림 6-23] 미분류 다과점업

4) 기타 분류되지 않은 업종

기타 분류되지 않은 업종은 위의 내용에 포함되어 있지 않는 가게를 나타낸 것이다.

① 자동차를 개조하여 판매소로 운영하는 경우가 [그림 6-24]와 같다.

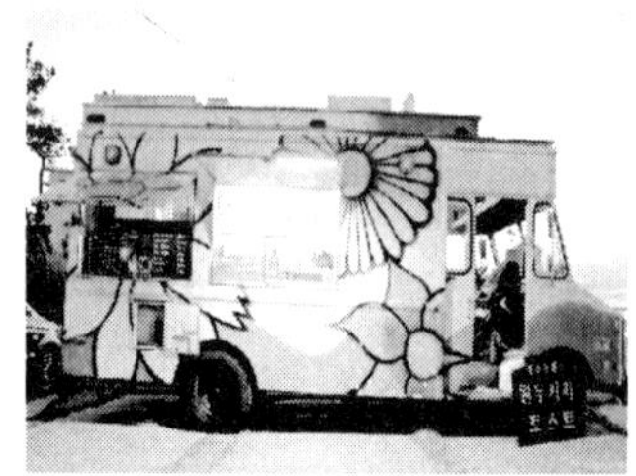

(a) 자동차 카페

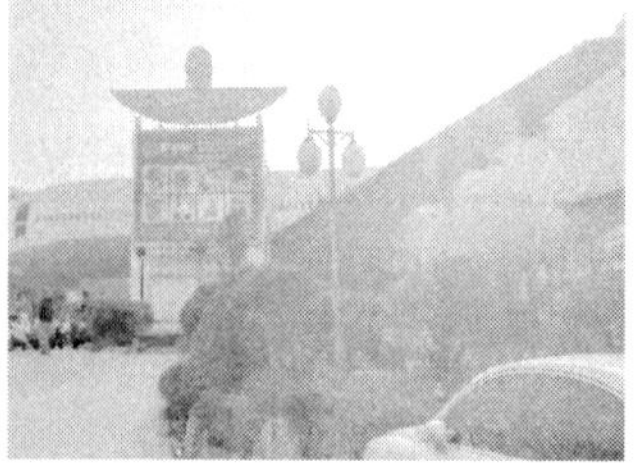

(b) 비행기 카페

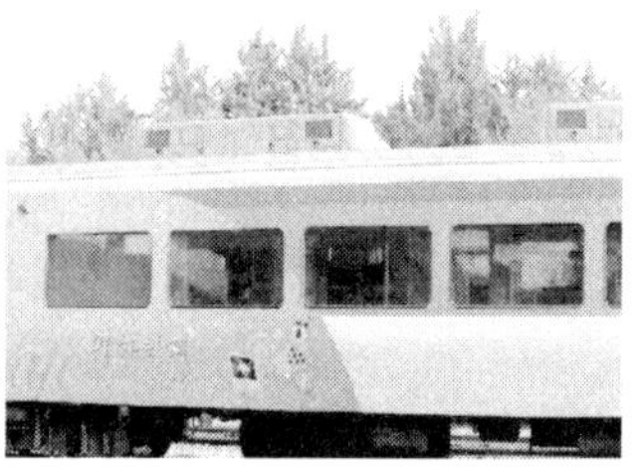

(c) 기차 카페

[그림 6-24] 자동차를 개조하여 업소로 이용

② 숙박업에 결합되어서 따로 식당으로 운영하지 않는 식사 제공활동도 있다(그림 6-25).

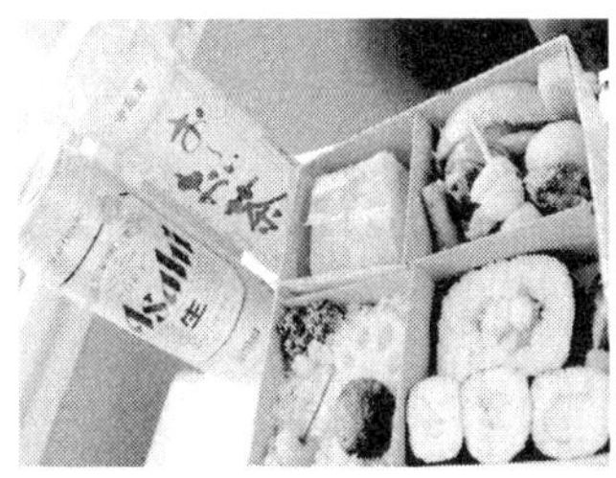
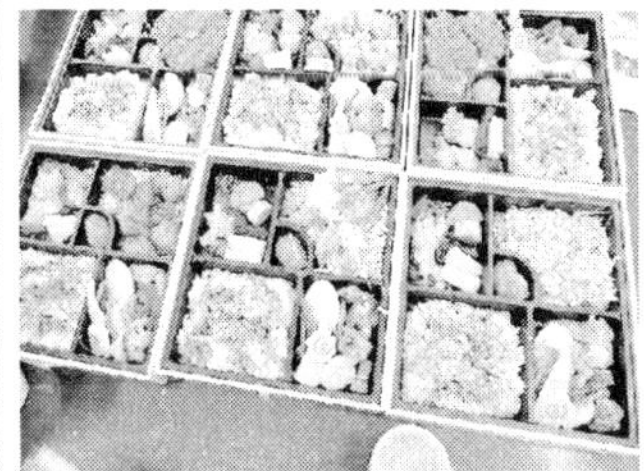
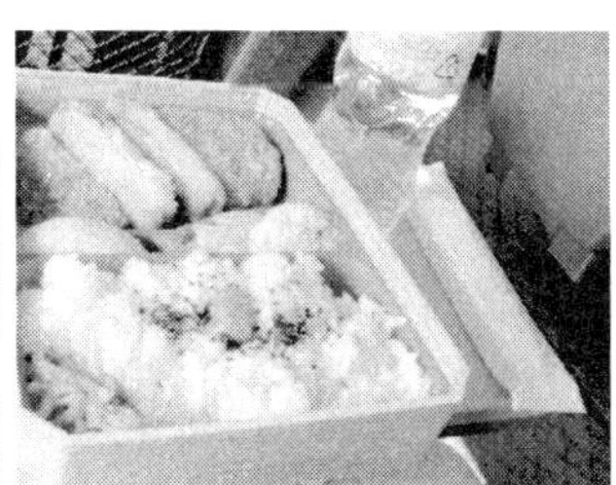

[그림 6-25] 숙박업에 결합되어 따로 식당

③ 철도 운수업체에 통합되어 운영하는 식당차 운영이다(그림 6-26).

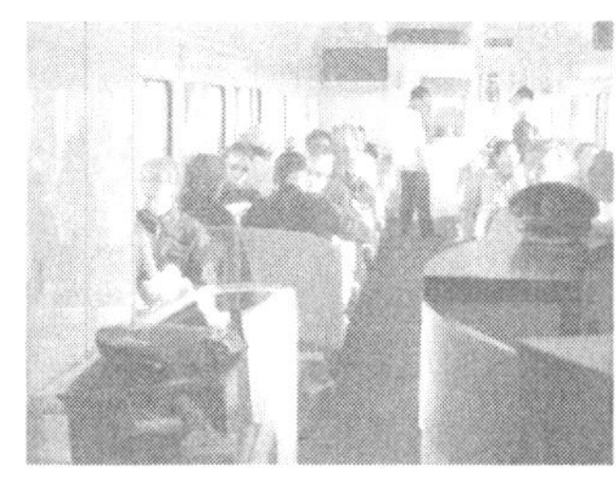
(a) 티벳 기차 식당차

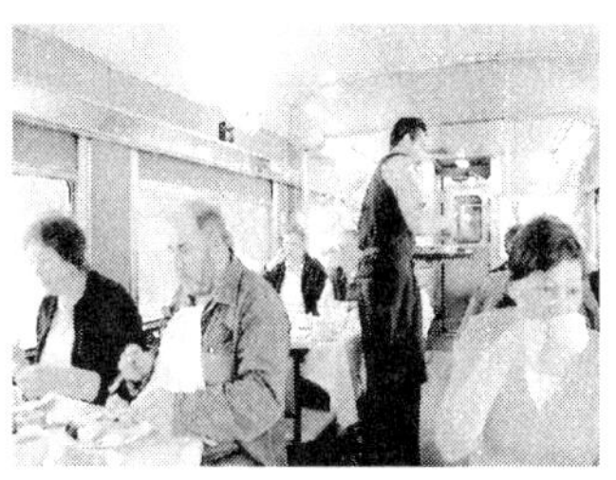
(b) 캐나다 기차 식당차

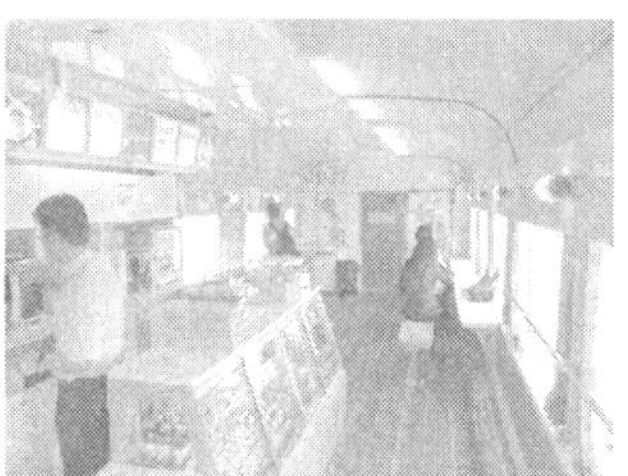
(c) 무궁화 기차 식당차

[그림 6-26] 철도 운수업체에 통합되어 운영하는 식당차

④ 조리사만을 공급하는 경우도 있다(그림 6-27).

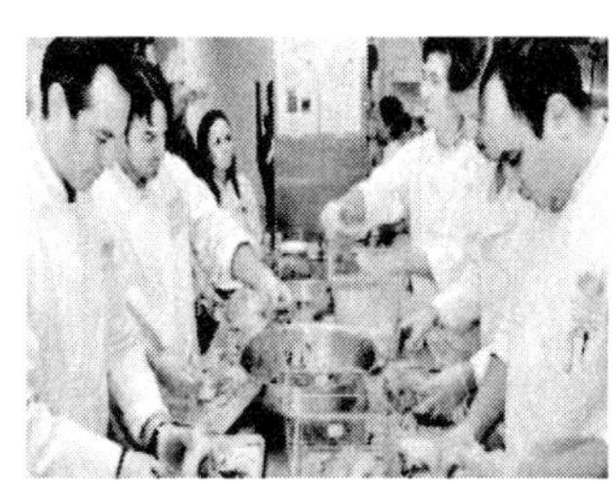
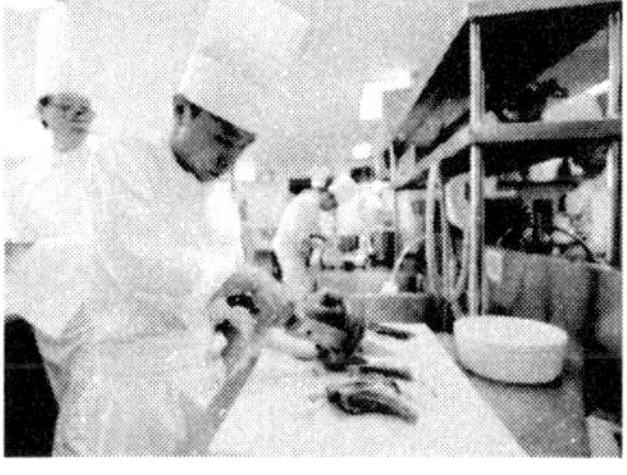
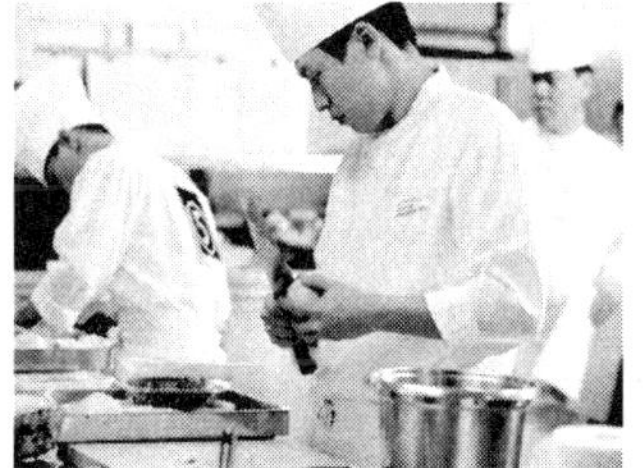

[그림 6-27] 조리사만을 공급

3. 외식업의 특성

고객의 주문에 음식과 음료를 조리 및 준비하고, 음식과 음료를 인적 서비스와 함께 제공하는 접객을 외식산업이라 한다. 사회문화와 고객의 욕구변화에 대응하는 건강식 메뉴 개발,

메뉴의 다양화, 수준 높은 서비스 제공, 인적 관리, 마케팅 전략 등 효과적으로 운영한다.

① 고객에게 일정한 장소에서 직접 생산된 상품의 소비가 효율적으로 이루어지고 판매되는 유통판매업의 성격을 띤 복합적인 사업이다.
② 관광외식사업은 지역문화와 지리적 특성과 같은 지역의 특수성이 반영되어 관광객과 함께 지역주민도 고객이다.
③ 관광객의 입맛뿐만 아니라 지역주민의 입맛을 충족시킬 수 있는 경영관리나 마케팅, 고객관리도 중요하다.
④ 외식산업연구에서는 주요 성공요인은 다음과 같다.
㉠ 외식산업의 특성을 고려한 상품, 차별화된 메뉴를 만든다.
㉡ 입지에 경쟁력이 있어야 한다.
㉢ 실내외 장식, 주차시설 등 효율적인 설계를 해야 한다.
㉣ 경영관리 · 서비스 능력이 있어야 한다.
㉤ 양질의 서비스, 청결함, 합리적인 가격, 즐거운 분위기가 되어야 한다.

4. 외식업 사업

외식은 집이 아닌 외부의 식음 서비스를 이용하는 행위이고, 외식업은 식음 서비스를 제공하는 일이며, 동시에 서비스업이고, 생산과 소비가 동시에 일어나므로 스피드와 프로세스가 필요하다.

고객이 일정하지 않아서, 고정고객, 즉 단골고객을 얼마나 확보하느냐가 사업의 성패에 영향을 주고, 근로 집약적 사업이라 인력관리가 매우 중요하며 가장 중요한 것은 입지선정이다.

1) 인적 의존사업

근로집약적인 사업이기에 사람에 의한 영업활동에 의존한다. 서비스 산업의 특수성에 맞는 서비스 기술개발, 서비스의 향상, 서비스 매뉴얼화 등 투자와 연구가 수반되어야 한다.

2) 입지사업

점포위치를 최우선적으로 고려하여야 하며, 점포의 위치가 업소운영의 관건이 되어 매출액, 업태 결정의 중요한 요소이다.

3) 소비자의 기호가 강하게 영향을 미치는 사업

외식업은 소비산업이며, 소비자의 존재를 전제로 하는 산업이다.

① 외식업의 발전과정이나 시장동향을 분석하면 업계측면에서 마케팅 전략이나 계획적인 경영 스타일보다는 소비자의 의식구조, 식생활 패턴의 변화, 국민소득의 증가에 따른 가처분소득의 증대, 소비자의 생활방식과 기호에 영향을 받아 발전해왔다.
② 소비자의 라이프스타일의 변화에 맞게 외식업 경영전략이 변화되어 왔다.[35)]

4) 독점기업이 지배하지 않는 모방성 사업

외식산업은 일반 제조업과는 달리 독점적 시장지배가 불가능한 사업이다.

① 업소 규모의 대형화에 한계가 있으며, 소비자들의 다양한 욕구를 어느 한 기업의 특정메뉴로 충족시키기 어렵기 때문이다.
② 시대의 유행에 따른 모방성으로 업태와 업종의 수명주기가 매우 불안정한 사업이다.

5) 매뉴얼화 사업

시스템 위주의 전문성이 요구되는 사업으로, 외식업의 특성상 생산과 소비의 동시성을 지향하고, 원가절감과 서비스의 수준을 제고하며, 업장의 특성에 맞는 차별화를 위해서는 매뉴얼화가 필요한 사업이다.

5. 프랜차이즈 시스템

외식사업은 프랜차이즈 산업 전체의 한 부문인 동시에 외식산업 경영 시스템의 한 부문으로 서비스 산업의 큰 범위 내에서 고객을 만족시켜 준다. 또한 경영성과를 통하여 기업의 이윤을 추구하며, 서비스 산업으로서 일반산업과 달리 프랜차이즈 시스템화라는 특성을 가지고 있으며, 프랜차이즈 시스템은 이미 미국이나 일본에서 성공한 비즈니스 형태이다.

1) 프랜차이즈 산업 선진국

미국의 경우 전체 산업 총매출의 36[%]를 프랜차이즈 산업이 차지하고 있으며, 연간 성장률은 미국 경제성장률의 10배가 된다.

---

35) 전영직 외, dkva의 교재에서 인용

① 현재 미국의 프랜차이즈 산업종사자는 약 8백만 명이며, 12개 사업체 중 1개는 프랜차이즈 기업으로서 매 8분마다 한 개의 새로운 프랜차이즈 가맹점이 개점되고 있다.
② 프랜차이즈 시스템에서 오는 문제점이나 분쟁사례는 우리나라의 10~15[%] 정도밖에 되지 않는다.
③ 국내 외식산업 프랜차이즈 시스템을 선진 외국산업 프랜차이즈 시스템과 비교하면, 사업 규모가 영세하고 본부의 운영시스템 구조와 운영기법이 미숙하여 양적 성장에 비해 질적 측면이 기술개발과 연구가 미흡하다.

2) 프랜차이즈 산업변화의 주요 요인

사회적 요인, 경제적 요인, 문화적 요인, 기술적 요인과 연계하여 여러 분야의 산업을 성장시킨 사례를 통하여 파악할 수 있다.

프랜차이즈 시스템은 프랜차이즈 가맹점이 가맹본부의 브랜드명, 로고, 복합적 의미의 상품, 경영노하우, 마케팅 능력과 기술, 운영 및 관리 매뉴얼, 사업과 관련된 지식, 정보 등에 대해 일정한 대가를 계약에 의해 지불하고 상호 경영목표인 이윤을 달성하기 위해 지속적이면서 체계적으로 운영되는 시스템이다.

3) 외식산업 프랜차이즈 시스템

기업과 사회전반의 상시 구조조정 분위기에 편승한 예비창업자 증가 및 정부의 프랜차이즈 육성정책으로 다른 산업과 비교해 보면 사업환경이 비정상적으로 빠르게 변화되었으며, 사업자 간의 경쟁심화로 인한 매출 폭의 감소로 외식산업 전체의 이익성장률은 둔화된 실정이다.

① 외식산업의 비약적인 발전과 성장에도 불구하고 한국의 외식산업 프랜차이즈 시스템은 가맹본부와 가맹점주 상호 간에 지속적인 관계를 통한 질적인 성장이 이루어지지 않는 실정이다(그림 6-28).

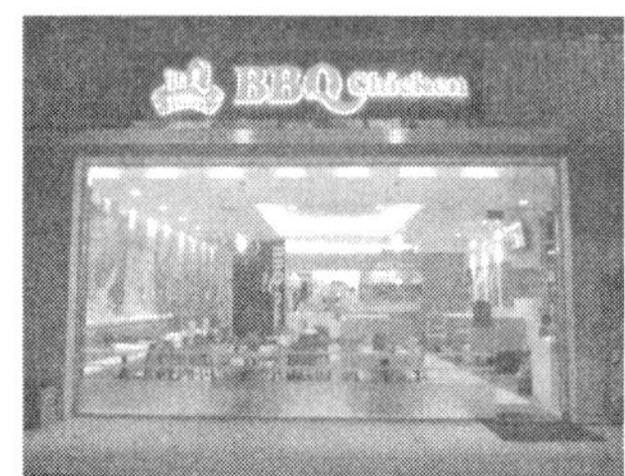

(a) BBQ 프랜차이즈 가맹점

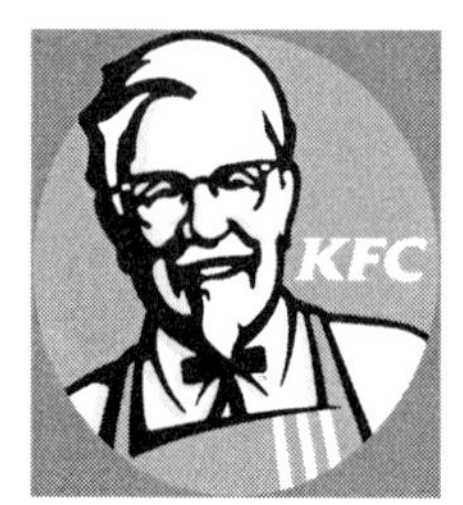

(b) KFC 프랜차이즈 가맹점

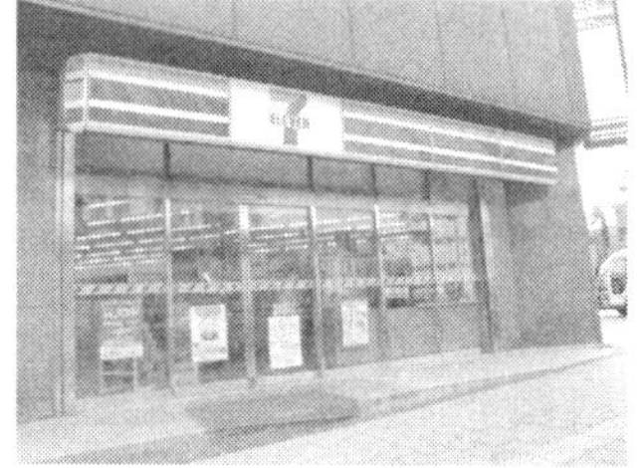
(c) 세븐 일레븐 프랜차이즈 가맹점

[그림 6-28] 프랜차이즈

② 외식업 프랜차이즈 시스템 성과결정과 관련된 연구이론은 〈표 6-2〉와 같다.

〈표 6-2〉 외식업 프랜차이즈 시스템에 대한 이론

연구자	연구주제	연구결과 및 연구요약
Zeller, Achabal & Brown (1980년)	패스트푸드 프랜차이즈 시스템에 있어서 시장 침투와 고객수요에 관한 연구	• 잠재수요 모델을 통해서 일정 지역의 잠재수요량과 고객욕구의 다양성을 가지고 프랜차이즈 가맹점 설치 여부를 결정해야 한다고 제시하였다. • 잠재수요량과 고객욕구의 다양성을 고려하지 않은 상태에서 가맹점 설치를 결정할 경우 시장침투가 어려워져 가맹점 간의 갈등 요인이 된다. • 잠재수요 및 고객욕구의 다양성이 패스트푸드점 가맹을 위한 우선적 조건이 된다.
Douit (1984년)	미국 내 패스트푸드 가맹점을 독립 소매점과 프랜차이즈 가맹점으로 구분하여 성과에 영향을 주는 주요 요인 연구	• 프랜차이즈 가맹점과 독립소매점 사이에 성과의 차이는 발견할 수 없었으나 서비스 제공방법과 자본에 있어서 프랜차이즈가맹점이 독립소매점보다 우수한 성과를 보이는 것을 발견하였다. • 독립소매점보다 가맹점이 서비스 제공방법이나 근로력, 자본의 조달 능력면에서 우수하므로 프랜차이즈 시스템의 효과적인 운영의 필요성을 제시하였다.
김근배 (1999년)	프랜차이즈 본사의 경영능력과 가맹점 만족도에 관한 연구	• 프랜차이즈 만족에 영향을 주는 요인으로 가맹점 개점지원, 상품공급능력, 영업지원, 문제해결 능력, 직영점 운영경험 유무 등을 제시하였다. • 외식사업의 경우 식자재 물류체계의 구축 여부가 중요한 영향요인으로 작용함을 밝혔다.
신장훈 · 김민철 · 김을성 (2000년)	프랜차이즈 가맹점 재계약 의도의 결정 요인에 관한 연구	• 본부 입장에서 직접 제공하는 식자재와 완전제품의 관리를 통해 전체 가맹점들의 동일한 음식맛과 수준을 유지하여야 기대하는 고객만족을 얻을 수 있다. • 가맹점 입장에서 본부의 일정 품질 이상의 식자재를 저렴하게 안정적으로 공급받는다. 즉 본부에서 제공되는 것들이 가맹점의 성과와 만족에 영향을 미치고 있다.
김소영 (2003년)	외식산업 프랜차이즈 가맹점의 성과결정 요인에 관한 연구	• 본부특성, 가맹점특성, 관계특성, 고객특성, 경쟁특성, 성과, 만족, 재계약으로 구분하여 만족과 인과관계모형을 설정하여 만족 요인 변수가 프랜차이즈 가맹점의 만족에 얼마만큼 영향을 주고 있는지를 분석하였다. • 가맹점의 입지, 경쟁특성 등이 가맹점의 성과에 인과관계가 있는 것으로 나타났다.
고재윤 · 이상건 (2004년)	프랜차이즈시스템의 영향력이 가맹점의 만족에 미치는 영향에 관한 연구	• 직접영향 : 명령, 위협, 조건부 보상, 법적 소원 등이다. • 간접적 영향력 : 권유, 동기부여, 정보교환 등을 요인화 하였다. • 본사의 영향력이 크다고 하더라도 본사와 가맹점과의 관계가 인간적인 관계성격을 지녀야 시스템의 활성화를 기여할 수 있다.

4) 외식 프랜차이즈 시스템 측면에서 가장 중요한 평가요소

① 본사 경영 : 본사 경영자의 능력과 마인드, 조직 및 인적 자원의 구성, 경영전략(사업의 실현성, 경영의 목표달성 가능성, 경영기법 등), 사회 환경에 적합한 사업전망 및 경영성과(수익성, 생산성, 효율성 등), 본사의 사업기반의 안정성 및 지속성 등이 있다.

② 마케팅 : 차별성 고객선호도 자산 가치 등의 서비스 및 브랜드화, 개발팀 운영연구투자기술력확보, 전문 인력, 연구 장비 등의 연구개발, 상품별 사이클 분석, 기획수준, 광고, 광고홍보 전담팀, 전력예산, 홍보, 광고물 등이 있다.

③ 운영 시스템 : 가맹점의 조직 및 인사관리시스템, 점포개발 시스템(사업 타당성, 점포 컨셉, 이미지, 가격전략 등), 식자재의 공급(공급기간, 배송시간 신속성, 식자재 개발), 재고관리(교환, 재고방지), 물류 시스템(자체물류 시스템 보유, 과학화, 입 · 출고관리, 공동물류, 효율성 분석 등), 정보화 시스템(가맹점과의 네트워크, POS, CRM, 각종 관리, 전자주문, 정보화 등), 교육훈련 시스템), 법률 및 점포계약관계(계약의 공정성, 본부 및 가맹점 간의 계약사항 등)가 있다.

④ 가맹점운영 매뉴얼 : 점포관리 매뉴얼(영업과 관련된 매뉴얼), 품질관리 매뉴얼(상품과 재료 관련 매뉴얼), 접객 서비스 매뉴얼(서비스, 고객만족 등), 판매 및 회계관리 매뉴얼(주문 및 판매, 계산, 매출정산, 회계장부관리 등), 고객 불평처리 매뉴얼, 상품주주 발주 매뉴얼(매입, 검수, 선입선출, 수량, 품질지침서 등)이 있다.

⑤ 가맹점 지원 : 가맹점 지원정도(개점 전후관리, 정보, 운영지표, 세무회계관리, 판촉물 지원, 시장조사지원, 고객만족, 문제해결 등), 가맹점 슈퍼바이저 운영지원(정기순회 지원 및 지도), 상품공급률 및 지원(공급기준 명확성, 상품자율성 보장, 상품관리 등), 가맹점 개점 시 계약 및 법률관계 지원, 본사와의 원활한 의사소통 등이 있다.

⑥ 교육 부문 : 가맹본부 교육(업무수행을 위한 본부사원) 및 가맹점 교육(점주, 종사원), 매뉴얼 수행, 지속적이고 정기적인 가맹점 교육 프로그램, 예비창업자 교육(사업타당성 분석 교육 등)이 있다.

⑦ 점포 성장 : 지역본부 개념의 직영점포의 증설, 가맹점 간 상권이 보장되는 프랜차이즈 가맹점포의 증설, 기존 가맹점 주에 의한 증설, 직영과 프랜차이즈 복합형태 증설 등이 있다.

⑧ 동질성 : 가맹점별 상품의 동질성, 가맹점별 서비스의 동질성, 가맹점별 운영 매뉴얼의 동질성, 가맹점별 시설 · 집기비품의 동질성 등이 있다.

⑨ 지역 적응 : 지역 경제사정을 고려한 가격정책, 지역의 여러 가지 재료공급, 지역 종사원의 고용, 지역에 적합한 자체 마케팅 전략 등이 있다.

⑩ 시스템 적응 : 점주, 전문가의 새로운 아이디어 산출, 새로운 아이디어의 실험과 평가,

새로운 아이디어의 실행의사결정, 새로운 아이디어의 시장반응을 분석해야 한다.

⑪ 고객 평가 : 고객의 상품 및 품질 평가, 고객의 인적 서비스 평가, 고객의 물리적 서비스(시설, 집기비품평가), 고객의 가맹본부 이미지 평가 등을 고려하고 있다.

03 국가별 외식문화의 특성

세계에는 많은 음식문화가 있으며, 크게 동양의 음식과 서양의 음식으로 분류할 수 있다. 동양에서는 동북아시아, 동남아시아가 있으며, 서양에서는 유럽, 북미, 중남미가 있다. 이외에도 아랍권의 음식문화, 아프리카의 음식문화이다.36)

1. 동양 식문화의 특성

아시아 대륙은 넓은 만큼 지역에 따라 식생활의 차이가 크고, 지역에 따른 음식문화의 특성 구분이 뚜렷하다. 북부의 매서운 추위와 중부와 남서부의 뜨겁고 건조한 사막기후, 남부의 무덥고 습한 열대기후를 비롯해 다양한 기후가 나타나며, 계절풍의 영향으로 농업이 가장 중요한 경제활동이다.

실제로 아시아인 60[%] 이상이 농업으로 생계를 꾸려나가고 있으며 농산물이 아시아 수출품의 대다수를 차지할 정도로 영향력이 크며, 생활 형태는 곡류를 주식으로 하는 식습관(밥, 국수 등 다양한 활용)이다.

1) 동북아시아

동북아시아에서는 한국, 중국, 일본의 음식문화가 두드러지는데 세 나라의 음식문화는 다음과 같다(그림 6-29).

(1) 한 국

한상 차리기가 상당히 발달했으며 '정' 문화로 숟가락과 젓가락이 한 접시로 오가는 문화가 있다.

36) 국가별 외식문화의 특징 : 마빈 해리스의 《음식문화의 수수께끼》, 임상래 외 2명의 《중남미 사회와 문화》, 맥킨토시 일레인의 《미국의 음식문화》, 최병헌의 《미국문화와 사회》교재를 참고하여 저자가 재정리하였다.

① 중국도 예외는 아니나 중국보다 한보 더 나아간 수준이다.
② 주식은 역시 쌀이며, 요즘은 차차 밀과 반반을 사용하고 있다.
③ 싱거운 맛을 좋아하지 않고 담백하거나 구수하고 맵고, 짠 음식을 좋아하고, (얼큰한 걸 좋아한다고 표현) 식혜, 김치 등 발효음식을 즐긴다.
④ 아침을 간단히 먹고 점심이나 저녁을 잘 먹는 민족으로 다른 민족과는 다르게 국과 쌈이 상당히 발달해 있다.
⑤ 국이 없으면 식사를 못하는 민족은 드문데 한국이 그 중 하나이다.
⑥ 화식과 생식을 모두 좋아하지만 비교적 화식을 좋아하는 편이다.

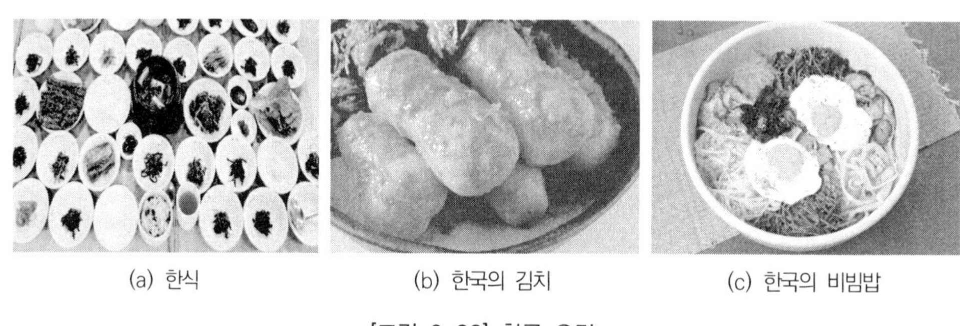

(a) 한식 (b) 한국의 김치 (c) 한국의 비빔밥

[그림 6-29] 한국 요리

(2) 중 국

서양의 프랑스처럼 다양한 식재료를 갖고 있고, 4000년 역사를 지니고 있다는 중화요리는 '생'이 드물다는 것을 제외, 대부분의 조리법을 구사한다.

① 중국 사람들도 기본은 한상 차리기이지만 좀 비싼 곳은 코스 요리가 즐비해 있다.
② 아침은 대개 밖에서 간단하게 식사하며, 집에서 먹는 일은 드물다.
③ 포장마차가 상당히 많은데 꼬치류는 기본이고, 테이크아웃 순두부도 있으며, 특이한 포장마차도 많다.
④ 점심은 주변사람들과 저녁은 가족끼리 같이 한다.
⑤ 중국 사람들의 주식은 쌀이며 특히 볶음밥(차항)이 많이 발달해 있다.
⑥ 날것과 맛이 담백한 것을 별로 좋아하지 않으며, 기존의 것을 피하려고 새로운 맛을 좋아하는 민족이다.
⑦ 중국 요리는 기름진게 많지만 그렇다고 해서 기름진 것만 좋아하는 건 아니다.
⑧ 중국이 차의 원산지라 하지만 차 마시는 문화는 많이 발달하지 않았고, 식사의 일부분으로 차의 종류는 많은데 발효 정도에 따라 녹차부터 홍차까지 구분하고 기름진 음식을

좋아하는 중국인의 지방을 씻어준다.

⑨ 젓가락을 사용하며 숟가락도 가끔 쓴다(그림 6-30).

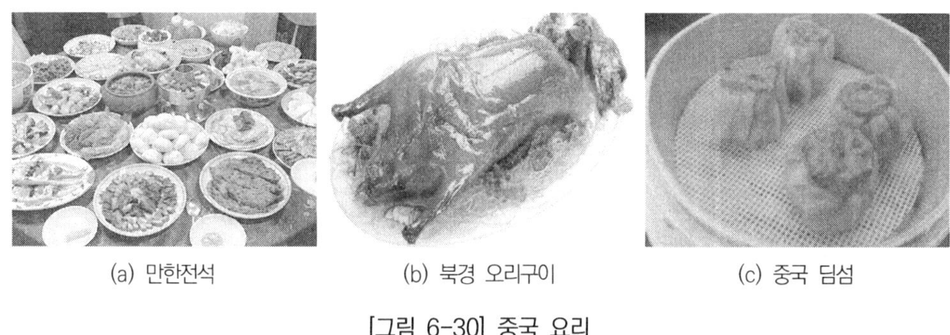

(a) 만한전석 (b) 북경 오리구이 (c) 중국 딤섬

[그림 6-30] 중국 요리

(3) 일 본

일본 사람이 매운 것과 뜨거운 걸 못 먹는다고 하는데 뜨거운 것을 못 먹는 건 사실이지만 매운 것을 못 먹는다는 건 사실이 아니다. 불이 날 정도로 매운맛은 싫어하는 사람은 좀 있지만 알싸한 매운 맛은 즐기기 때문이다.

① 일본은 요리에 기교가 부족하나, '생' 요리문화가 발달했으며, '생' 요리는 회와 샐러드 같은 것만 가리키는 것이 아닌 그 재료의 맛을 최대한 끌어내는 요리가 발달되어 있다.
② 일본 사람들은 생식과 화식, 둘 다 좋아하지만 비교적 생식을 좋아하며 문화도 그런 쪽으로 발달했다.
③ 사면이 바다인 까닭에 해산물이 요리재료로 많이 사용된다.
④ 주식은 쌀과 밀 그리고 생선이다(그림 6-31).

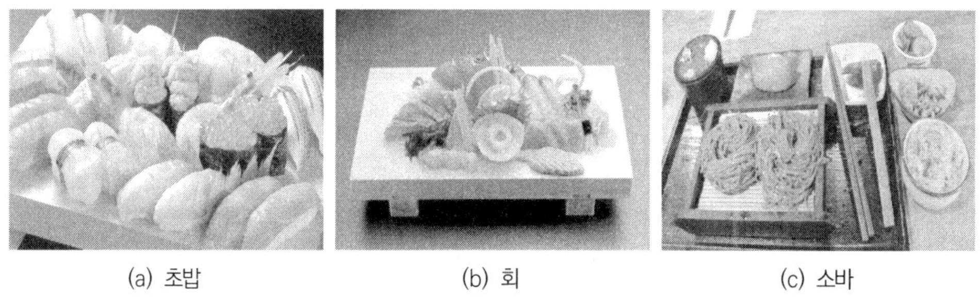

(a) 초밥 (b) 회 (c) 소바

[그림 6-31] 일본 요리

2) 동남아시아

동남아시아는 베트남, 태국, 필리핀의 음식문화가 두드러지는데 이 세 나라의 음식문화는

다음과 같다.

(1) 베트남

베트남의 주된 양념은 장류로, 생선을 발효시켜 만든 어장인 '누크맘'을 매우 중요한 양념으로 사용한다.

① 메콩강 하류에 퍼져 있는 남부지역은 베트남 제일의 곡창지대이다.
② 음식의 맛은 대체적으로 단데 양념의 주가 되는 '다레'는 누크맘에 라임이나 매운 고춧가루를 섞어 만든 것이다.
③ 중국식 국수를 만들 때에 국수에 섞는 천연 소다수인 '간수이'가 들어간 노란 면이나 튀김 면을 볼 수 있는 것도 남부 지역이다.
④ 프랑스, 미국, 타이 요리의 영향을 많이 받았다.
⑤ 중부지역은 요리로 자주 '후에' 요리가 등장하는데, 후에는 한때 베트남의 수도였기에 아직도 당시의 격식을 갖춘 궁중요리가 전해 내려오고 있는데, 요리 중 특징적인 것은 제육과 콩을 찐 요리인 '가온 치엔돈' 등이 있다.
⑥ 북부지역의 겨울은 점퍼를 입어야 할 정도로 서늘하고 추운 곳이기에, 남부 보다는 음식이 덜 달고, 덜 시면서, 간이 약해서 담백한 맛이 특징이다.
⑦ 대표적인 요리로는 가느다란 면과 함께 채소로 싸서 먹는 '깨'에다 돼지고기, 새우, 표고 등을 섞어 튀긴 '넴쿠아베'와 게와 뱀장어를 넣고 볶은 잡채인 '멘쿠우루 웅 사오' 등이 있다(그림 6-32).

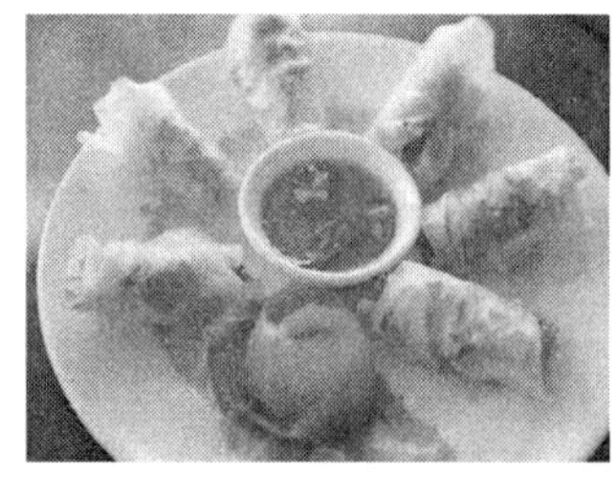
(a) 베트남 월남쌈

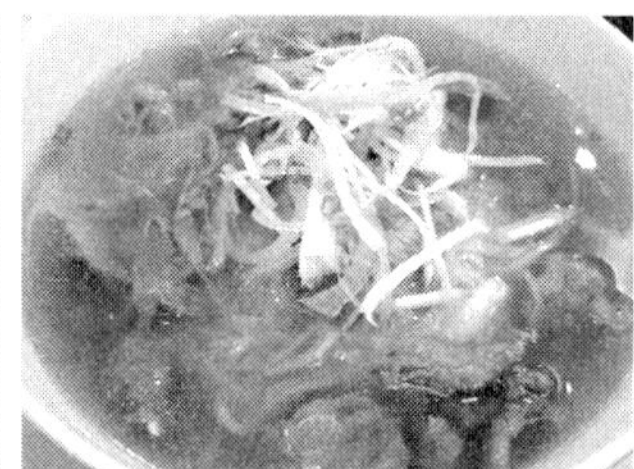
(b) 베트남 쌀국수

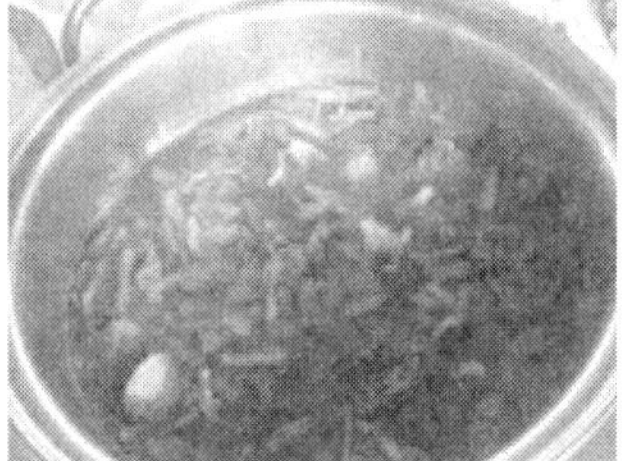
(c) 베트남 러우

[그림 6-32] 베트남 요리

(2) 필리핀

필리핀의 경우 미국 식민지배의 경험에 미국과 식생활이 비슷하다. 육류가 아니고 밀과 쌀이 주식이다. 젓가락을 가장 많이 사용한다(그림 6-33).

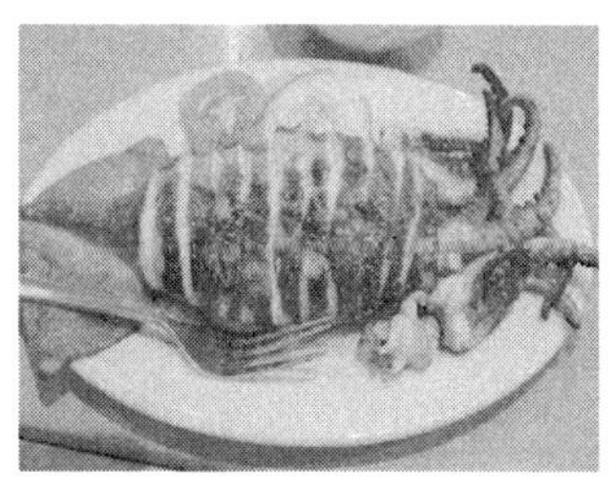
(a) 스쿼드 이하우

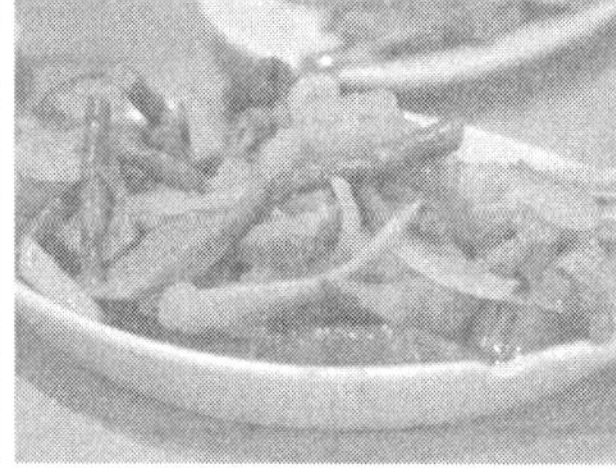
(b) Pinakbet

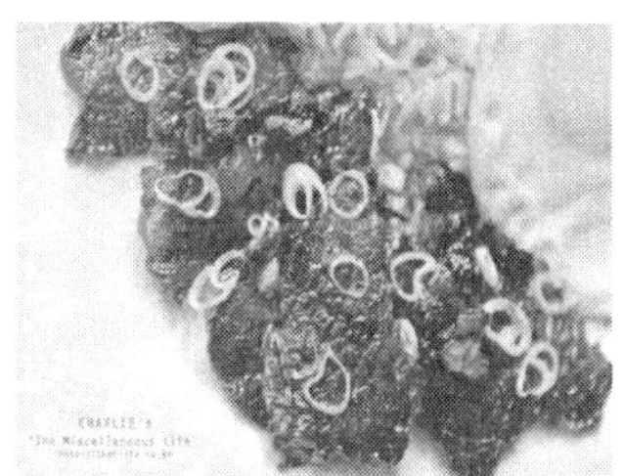
(c) 비프 타파

[그림 6-33] 필리핀 요리

(3) 태 국

동남아시아의 인도, 중국 및 서구의 영향을 많이 받은 지역이지만 태국의 경우는 식민지가 된 적이 없기 때문에 영향권에서 벗어날 수 있었다.

① 동남아시아는 그 중에서 인도의 영향을 많이 받았는데 식생활의 측면에서 향신료를 많이 사용한다.
② 태국의 독특한 음식문화는 향기를 통해 전해져 온다.
③ 코코넛 열매의 달콤한 향기와 마늘, 생강잎 등의 향신료가 듬뿍 들어가 독특한 향기의 요리 등 매운 맛이 특징이다.
④ 태국의 요리는 달짝지근한 맛이 전혀 없는 특징을 가지나 음식과 같이 먹게 되는 음료수는 상당히 단맛이 강한 것이 특징이다(그림 6-34).

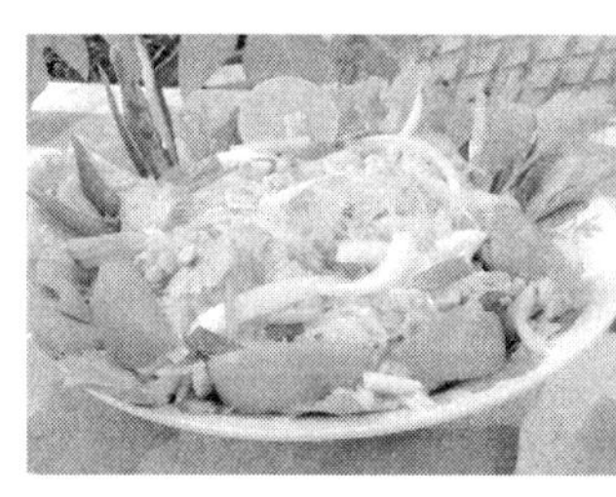
(a) 얌

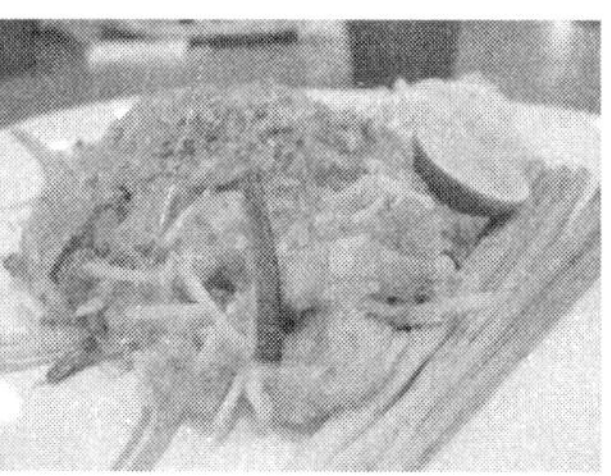
(b) 팟

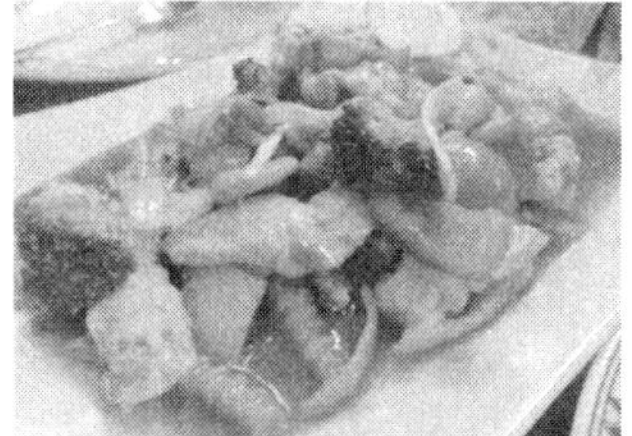
(c) Blue Siam

[그림 6-34] 태국 요리

2. 서양 식문화의 특성

서양음식의 특징은 향신료의 사용이 다양하고, 음식에 소스를 곁들이고, 오븐을 사용하는 건열조리방법을 많이 이용한다. 또한 상차림이 시간전개형으로 음식에 따라 식기가 다르며, 재료의 분량과 배합이 과학적이다.

1) 유 럽

유럽은 크게 서 · 남유럽 국가, 동 · 북유럽 국가로 나뉘는데 이 나라들의 요리는 다음과 같다.

(1) 서 · 남유럽 국가

영국, 프랑스, 독일, 이탈리아, 스페인 요리가 가장 두드러지는데 요리는 다음과 같다.

① 영국 : "영국 사람들이 날개 있는 것으로 먹지 않는 것은 비행기뿐이라고 발이 네 개 있는 것으로 먹지 않는 것은 책상뿐이다"라는 말이 있는 것처럼 영국요리에 대한 평판은 좋지 않은 편이다.

- 프랑스인들은 영국음식을 두고 '혀에 대한 테러'라고 비하할 정도로 유럽에서 맛없기로 유명하고, 영국요리를 표현한다면 '단순하다'는 것이고 요리방법을 극단적으로 삶거나 오븐에 넣어 익히는 것이 고작이다.
- 프랑스인들이 영국인들을 가장 멋없이 생활한다고 하여 약간은 깔보는 것도 음식 때문이다.
- 영국의 음식문화 : 영국인들의 요리감각이 떨어져서라기보다는 역사적 배경에 있다.
- 중세시대부터 내 · 외적으로 많은 전쟁과 잦은 왕조의 교체는 다양한 요리법과 재료의 발견보다는 전쟁시 빠르게 먹을 수 있도록 고기를 통째로 익히는 등 단순한 요리법이 발달하게 하였다.
- 영국인들 : 요리할 때 조미료를 거의 사용하지 않고 먹을 때 소금이나 후추 등의 향신료를 기호에 따라서 사용한다.
- 영국식의 아침식사 : 맛있는 식사를 하려면 아침식사를 세 번 하라는 말이 있다.
- 영국이 자랑하는 영국식 아침식사는 우선 과즙 100[%]의 포도 주스나 오렌지 주스로 식사가 시작되면 콘플레이크인데 우유와 식성에 따라 설탕을 넣어서 먹고, 주 요리로 베이컨, 소시지, 프라이드 에그 등이 나온다.
- 달걀 요리 : 포치드 에그나 스크램블 에그 요리가 있는데 한국식 달걀 프라이와 같은 요리는 없으나, 곁들여지는 요리는 송이버섯이나 토마토를 프라이팬에서 구운 요리가 나온다.
- 하루를 든든히 보낼 수 있는 영양가 풍부한 아침식사로, 영국의 차 문화는 다른 어떤 나라보다 발달되어 있다.
- 영국 요리는 '로스트비프'를 꼽을 수 있는데, 고기를 덩어리 채로 오븐에 구운 것으로 고기를 구울 때 나오는 육즙에 적포도주를 넣어 만든 그레이비소스가 곁들여진다.
- 영국의 가정에서는 일요일 점심식사들이 로스트비프로 하는 경우가 많다.
- 옛날에는 금요일에 생선밖에 먹을 수 없었고, 일요일 교회를 다녀와서 온 가족이 모였을 때 고기요리를 해먹던 습관이 남은 것이라 한다.
- 레스토랑 : 로스트비프 덩어리를 급사가 잘라주지만, 집에서 먹을 때는 집의 가장이 잘라서 나누어주는 것이 전통이다.
- 섬나라 : 영국은 생선 요리도 풍부한데 서민들이 즐겨먹는 생선요리는 [그림 6-35](a)의 '피쉬앤칩스'가 대표적이다.
- 주로 대구 : 튀김옷을 살짝 입혀 튀긴 것으로, 소금과 몰트비네거(식초)를 듬뿍 쳐서, 튀긴 감자와 같이 먹는다.
- 피쉬칩스 전문식당도 있고, 들고 나와서 먹는 테이크아웃 전문점도 있으며, 싸고 양도 많아서 여행자들에게 인기가 있다.
- 영국 : 홍차로 유명한데, 애프터눈 티(Tea)는 오후에 마시는 홍차 한 잔이 아니고, 아침을 잘 먹고, 점심은 가볍게 먹고, 저녁은 빨라도 8시 정도로 늦게 먹는 편이므로 당연히 오후 4시경이 되면 출출해지는데, 출출한 오후에 우아하게 즐기는 것이 애프터눈 티를 마시는 것이다.

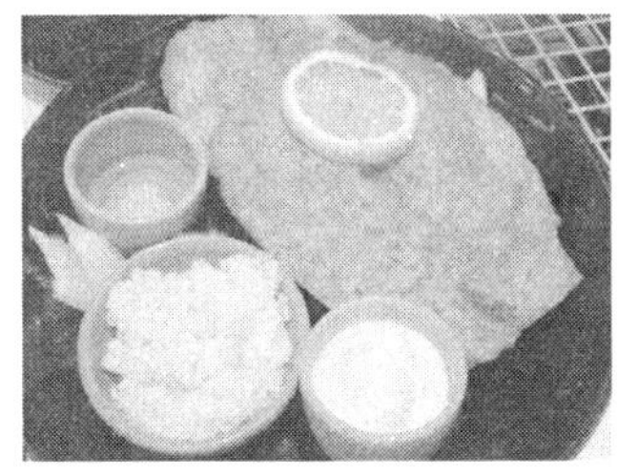
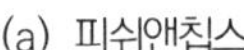
(a) 피쉬앤칩스

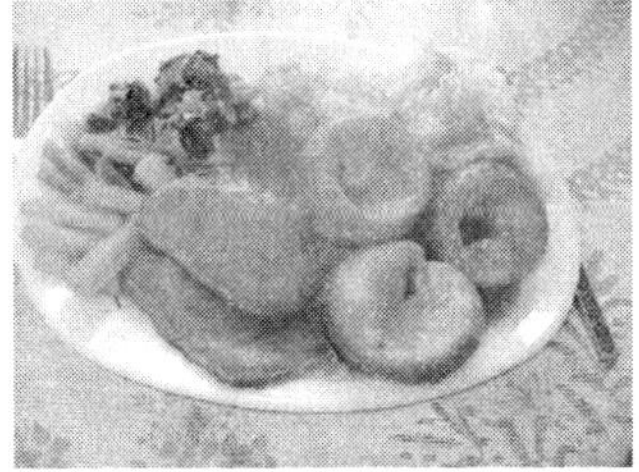
(b) 요크셔 푸딩

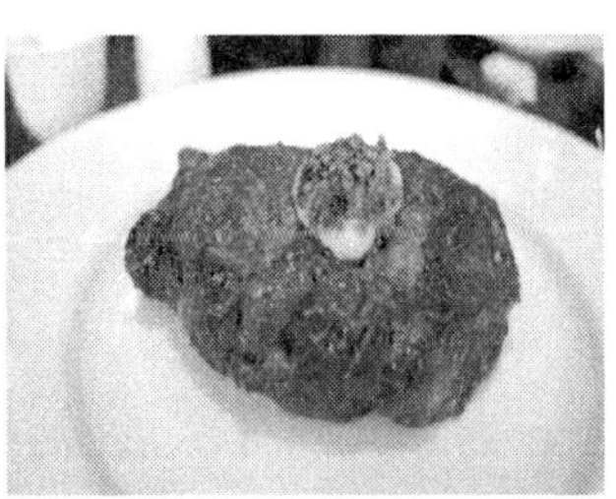
(c) Hereford Ribeye

[그림 6-35] 영국 요리

② 프랑스 : 요리의 형태가 갖추어진 것은 14세기로, 이전에는 직접 불에 고기를 굽거나, 커다란 냄비에 고기, 채소를 넣어 요리를 만들었다. 오늘날과 같이 화학조미료, 스파이스, 조리기구설비 등이 충분하지 않았으며, 조리법을 명기한 책도 없었고, 어떻게 하면 맛을 낼 수 있을까 하는 조리학도 발생하지 않았다.

㉠ 요리에 소스를 얹어서 먹는 것은 아무도 몰랐고 사람들은 식생활을 즐기는 일도 없고, 자신들의 민족을 내세우려는 전쟁으로 나날을 보내는 시대로, 포크나 나이프로 먹는 습관도 없었다(그림 6-36).

- 유럽 요리의 고향 : 이탈리아 이지만 이 모체가 15세기경에 각국에서 별도로 발전해 갔다.
- 국가로서의 독립이 강해짐에 따라 요리도 특이성이 현저하게 나타났다.
- 유럽의 중심이 파리가 될 즈음에는 모든 길이 파리로 통하게 되고, 그 중간에 있는 마을의 지방요리에 관한 책이 출판되었다.
- 중세에서 근대로 넘어가는 시대의 프랑스는 전쟁없는 안정된 생활이 가능한 평화로운 시대였다.
- 귀족인 지주들은 자신의 성을 얼마나 호화롭게 지울 수 있는가에 삶의 보람을 느끼고 있었고, 우아하고 사치스런 생활은 성 안에서 밤마다 연회가 열렸다.
- 귀족들이 다투어 최고를 누리는 생활 중에서 사교에 이기기 위한 방법은 누가 최고의 접대를 할 수 있는가에 따라 결정된다고 믿었다.
- 매일 밤의 파티 : 요리경연대회 같아서 능력이 있는 조리사는 연금도 생활도 보장되고, 미식의 연구와 발전에 대한 일만 할 수 있는 최상의 환경이 되었다. 이런 와중에서 전문인이 생겨난 것이다.
- 권력이 뒷받침된 요리 : 좋은 환경 속에서 최고급으로 연마되어 갔고 마침내 유럽 각국을 재패해 감으로 천재적인 조리사가 속속 나타나서 명성을 떨쳤다.
- 프랑스인들 : 일상 식생활에서부터 고급 레스토랑 요리까지 다양성과 풍부함은 동양의 중국요리와 세계 최고의 명성을 듣고 있다.
- 프랑스 : 제과기술이 발달하여 주식이 빵과 더불어 수십 가지의 양과류가 일상화되어 있기도 하다.
- 미국인들이 프랑스에 제일 많이 유학하는 분야가 바로 요리일 정도로 그 명성은 세계적이다.
- 섬세한 맛이 특징인 프랑스요리에서 가장 중요한 역할을 하는 것은 소스이다.
- 소스 : 종류가 수백 가지나 될 정도로 다양하며 1가지 음식에도 소스가 2~3가지씩 들어간 경우가 많고, 음식의 이름 뒤에는 반드시 소스의 종류가 표시되고, 같은 안심 스테이크라도 어떤 소스를 곁들이는가에 따라 전혀 새로운 요리가 되기 때문이다.

- 소스를 미리 만들어 두지 않고 각 음식에 적합하도록 그때그때 만들어 쓰며 소스에 여러 가지 재료를 넣어 풍부한 맛을 내는 점이 특이하다.
- 전채요리(Hors d`oeuvre)의 다양함도 빼놓을 수 없는 특징이며, 각 지방의 특산 요리도 많이 발달되어 있다.

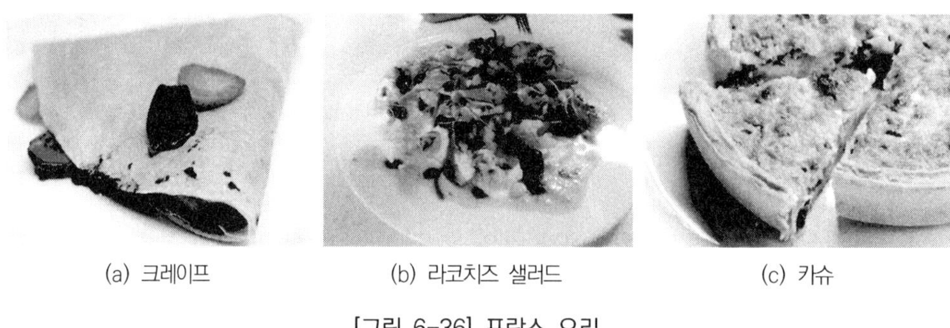

(a) 크레이프 (b) 라코치즈 샐러드 (c) 카슈

[그림 6-36] 프랑스 요리

③ 독일 : 독일에는 2가지 두드러진 요리문화가 있다(그림 6-37).

㉠ 전통적인 요리로 꼽을 수 있는데, 소시지, 아이스바인이라고 하는 돼지 허벅지살 요리, 경단, 감자 샐러드, 슈페뵉 빵, 사우어크라우트, 그리고 흑빵으로, 이 요리는 독일이 춥고, 습한 날씨를 견디게 만들어주고, 다른 범주는 현재의 음식이다.

㉡ 독일에는 가금류, 버섯, 민물고기, 달콤한 버찌, 온갖 열매, 딸기, 녹색 채소, 다닥냉이, 콩류, 양상추들이 풍부함은 세상 어느 나라에서도 찾아보기 어렵우며, 정확함을 좋아하는 독일인의 성격은 요리에서도 그대로 반영되고 있다.

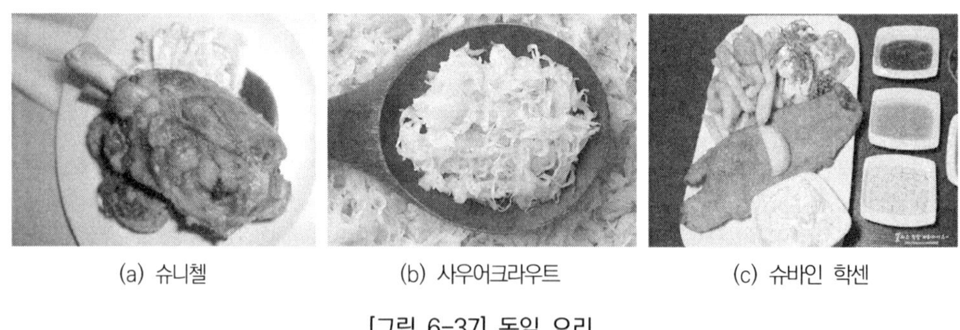

(a) 슈니첼 (b) 사우어크라우트 (c) 슈바인 학센

[그림 6-37] 독일 요리

④ 이탈리아 : 요리는 크림을 많이 사용하여 열량도 높고 좀 느끼한 편으로, 북쪽으로 갈수록 크림을 많이 사용하지만 보통은 올리브유를 많이 사용한다. 올리브유는 몸 안의 노폐물을 걸러주는 역할을 하고 몸에도 좋으며, 남쪽으로 갈수록 마늘도 많이 사용하며, 시칠리아섬은 역사적으로 아랍권과 많이 밀착되어 풍습도 아시아족들의 풍습과 음식문화를

보존하고 있다(그림 6-38).

- 이탈리아 요리 : 토마토인데, 소스용으로 익혀 먹을 때는 작고 갸름하게 생긴 토마토를 사용한다.
- 이탈리아인들 : 아침식사를 콜라찌오네(Colazione)라고 하는데, 아침식사를 거의 하지 않으나, 직장인들은 단지 Bar에서 우리의 소주잔만한 커피 잔에 진하게 탄 에스프레소(Espresso)나 카푸치노(Capuccino)를 마실 뿐이다.
- 곁들여 뭘 먹는다 해도 코르넷토(cornetto : 우리나라에서 불어로 크로와상이다)나 프리오쉬(Brioche) 같은 빵을 하나집어 먹을 뿐이지만, 설탕이랑 버터가 많이 첨가되어 있어 하나만 먹어도 열량은 높은 편이다.
- 오전 중의 간식시간 : 스푼티노(Spuntino)라고 하는데, 학생들은 갖고 온 빵을 먹고 직장인들은 커피나 차를 마시고, 오후의 간식을 메렌다(Merenda)라고 한다.
- 보통 점심식사(프란조 : Pranzo)나 저녁식사(체나 : Cena) 둘 중 한 끼는 정식으로 먹는다.
- 대부분의 유럽인들처럼 근사한 식당에서 식사하는 것 보다는 집에서 온 가족이 엄마가 한 요리를 먹는 것을 더 선호하며, 일반적으로는 가정요리가 오히려 더 훌륭하다.
- 친구들끼리 모여 조촐한 파티를 할 때에도 집에서 손수 구운 케이크를 가져오곤 하는데, 여자든 남자든 서로 좋은 요리법에 대해 얘기하는 것을 굉장히 즐기는 편이다.

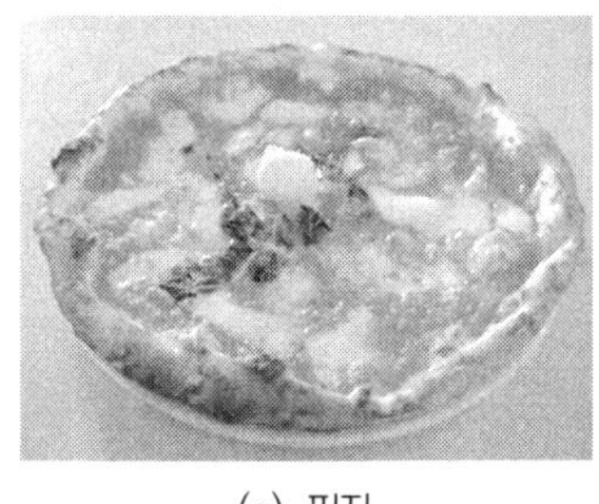
(a) 피자

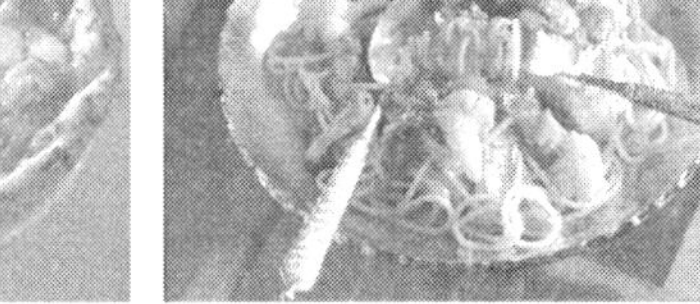
(b) 스파게티

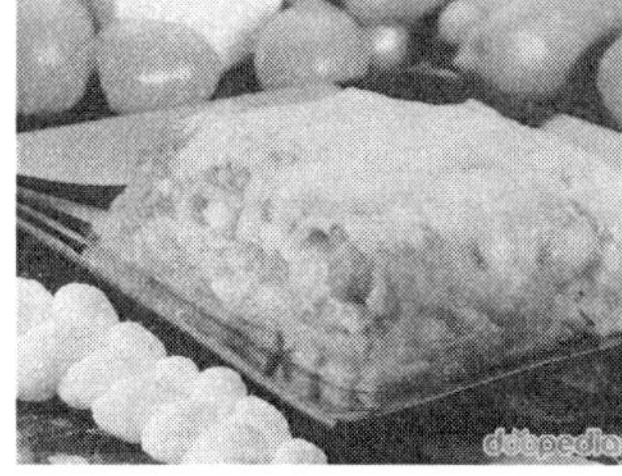
(c) 라자냐

[그림 6-38] 이탈리아 요리

⑤ 스페인 : 다양한 맛과 종류의 요리는 수백 년에 걸쳐 문화와 각 지역별로 다른 특성 등 역사로부터 많은 영향을 받았다. 전통요리는 기본적으로 아라비아와 유대인의 영향을 받아 혼합된 것이며, 미 대륙의 발견으로 감자, 토마토, 고추, 옥수수, 코코아 등을 들여오게 되어 진정한 요리의 혁명이 유럽전역에 일어났다(그림 6-39).

- 스페인 요리의 특성 : 다양성으로 고기와 야생고기, 생선이나 해산물 등을 스페인 전역에서 나는 각양각색의 채소들과 조리하는 종류와 방법이 매우 풍부하다.
- 와인, 치즈, 햄, 소시지, 과일도 종류가 다양하며, 올리브유의 사용은 지역별로 서로 요리와 식습관이 다른 가운데서 스페인 전역에 걸쳐 공통된 특성으로, 올리브유의 선도적인 생산국이면서 수출국이며, 페니키아 시대부터 재배하였고 고대 로마인들에게 많은 사랑을 받았다.
- 기후조건에 따라 하루의 생활패턴도 특이한 개성을 갖고 있다.
- 일반 가정 : 아침식사시간은 7시 30분~9시 사이로 한국과 차이가 없지만, 점심시간은 오후 2시~4시로 매우 늦은 편이다. 저녁식사 시간은 오후 9시~11시 사이로 보통 한국인이라면 잘 시간에 식사를 하는 것이 특이하다.
- '시에스타' : 낮잠시간 때문인데, 점심식사를 하고 난 후 시에스타를 즐기고 다시 오후의 일과에 들어갔다가 일을

마칠 시간이 8시이기 때문으로, 상점도 오후 1시~2시부터 약 3시간 동안은 폐점하고 4시경~8시까지 영업을 재개한다.

- 하루 5식의 관습이 있는데, 아침식사와 점심식사, 점심식사와 저녁식사 사이의 시간이 길기 때문에 식사와 식사 사이의 간단한 간식을 하는 사람들도 많고, 습관은 신대륙발견 시대의 스페인 귀족층의 생활상을 그대로 이어받기도 했다.
- 스페인 귀족들 : 신대륙에서 들여온 많은 보물과 황금 등으로 풍족한 생활을 누렸으며, 저녁 늦게 시작된 연회에서 밤새도록 놀다가 새벽녘에 잠자리에 들고 아침을 가볍게 먹었고, 점심 때는 가족과 풍성한 식사를 즐기고 나서 밤새 여흥을 즐기고 부족한 잠을 보충하는 시간이 바로 "시에스타"가 되었고 이후 다시 저녁식사로부터 파티가 시작되는 것이다.
- 스페인 사람들 : 남부유럽은 건조하고 더운 기후로 열량소비량이 높아 신진대사가 빨라지고 식사량이 많아지는 게 당연하지만, 하루에 다섯끼를 먹을 정도로 먹고 즐기는 파티문화를 좋아한다.

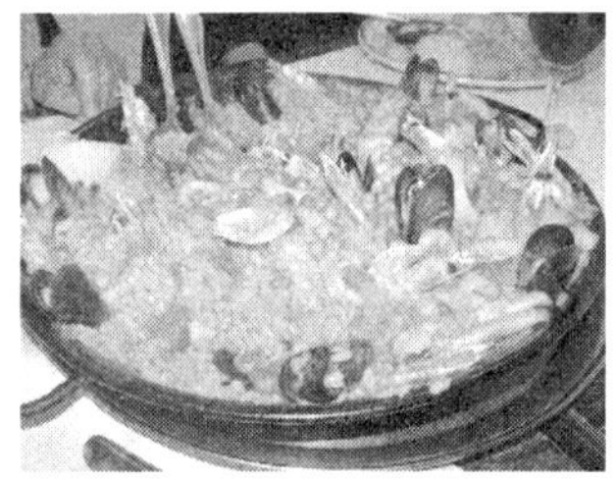
(a) 파에야

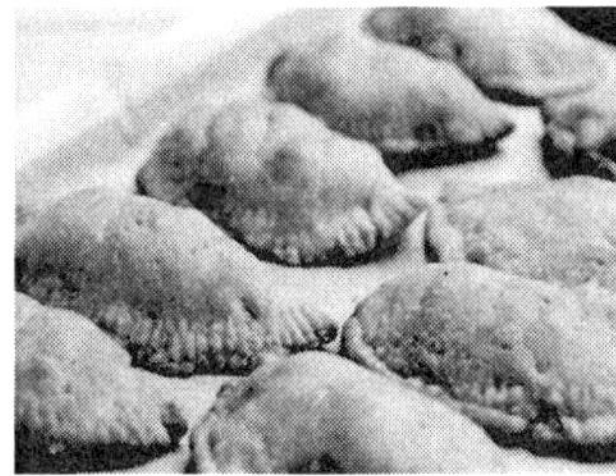
(b) 엠파나다

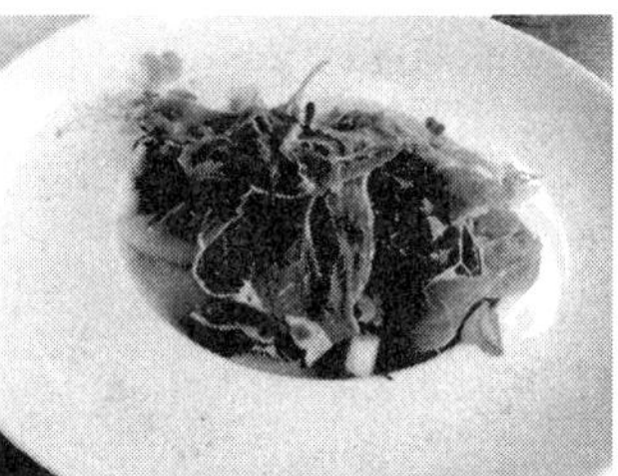
(c) 하몽 세라노

[그림 6-39] 스페인 요리

(2) 동 · 유럽 국가

러시아, 루마니아, 불가리아, 그리스, 터키 요리가 가장 두드러지는데, 이 나라의 요리들을 다음과 같다.

① 러시아 : 음식문화는 귀족적인 것과 민중적인 것이 각각 확연히 다른 발전의 길을 걸어왔다. 러시아의 귀족들은 그들 나름대로 서구유럽의 스타일을 모방하는 음식습관을 유지해왔다(그림 6-40).

- 평민들 나름대로 자신들의 고유한 음식 문화를 지켜왔으며, 평민들의 식생활 문화가 바로 고유한 러시아 음식문화라고 할 수 있다.
- 빵과 고기가 주식이며, 추운 자연환경으로 지방질이 많은 고기를 선호하는데 돼지고기가 소시지에 비하여 비싸다.
- 물이 안 좋기 때문에 대용으로 차(러시아어로 '차이')를 주로 마신다.
- 과거 러시아인들 : 겨울에는 과일을 거의 먹을 수 없었으므로 과일을 냉동 저장하여 겨울에 먹었다.
- 러시아의 토속음식들 속에서는 과거 러시아 민중들의 소박함을 볼 수 있다.

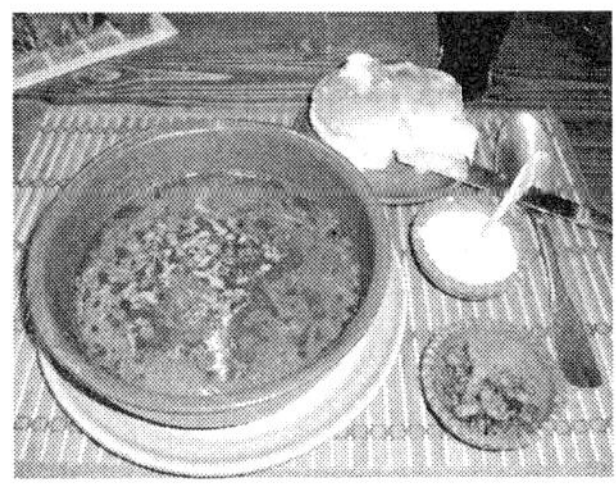
(a) 보르시 스프

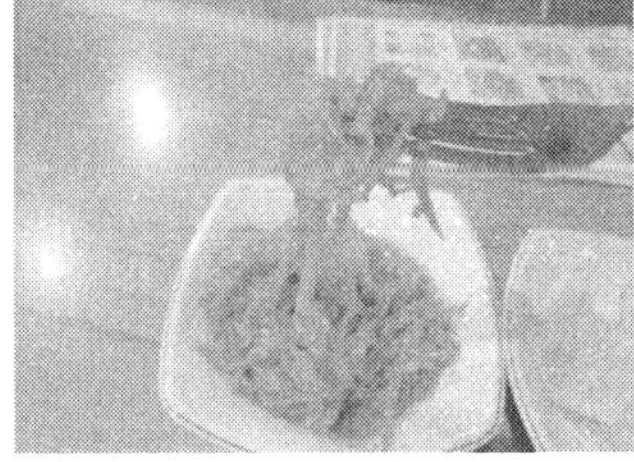
(b) 마르꼬프 빠 까레이스키

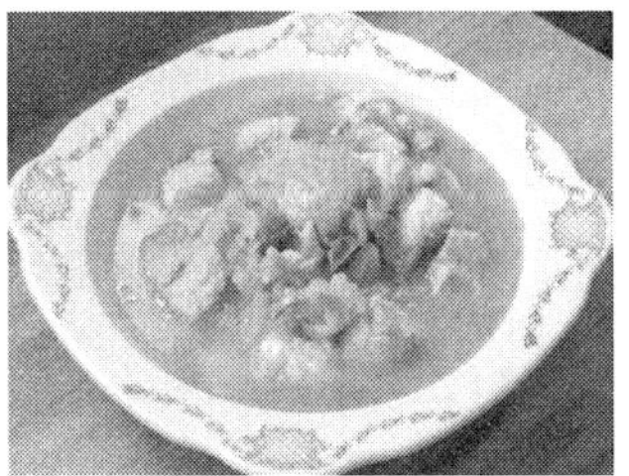
(c) 우하 스프

[그림 6-40] 러시아 요리

② 루마니아 : 동유럽 국가들 중 유일하게 라틴 문화권에 속해 있는 루마니아는 이탈리아나 프랑스의 음식문화가 일찍부터 도입되어 발달한데다 그리스나 터키 등 발칸 지역의 고유한 음식문화가 접목되면서 독특하고 다양한 음식들이 개발되었다(그림 6-41)

- 루마니아 : 다른 유럽 국가와 마찬가지로 주식은 빵이다.
- 옥수수 죽을 많이 먹으며, 음식의 맛에 있어 가장 큰 특징은 신맛을 들 수 있다.
- 거의 모든 루마니아 음식에 식초가 양념으로 첨가된다고 해도 과언이 아닐 것이다.

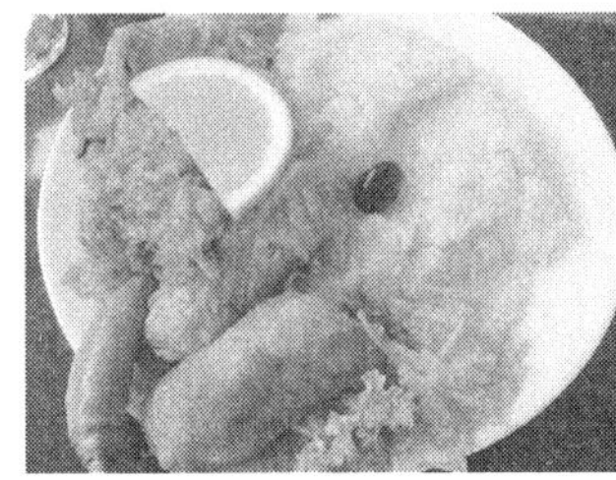
(a) 마말리가

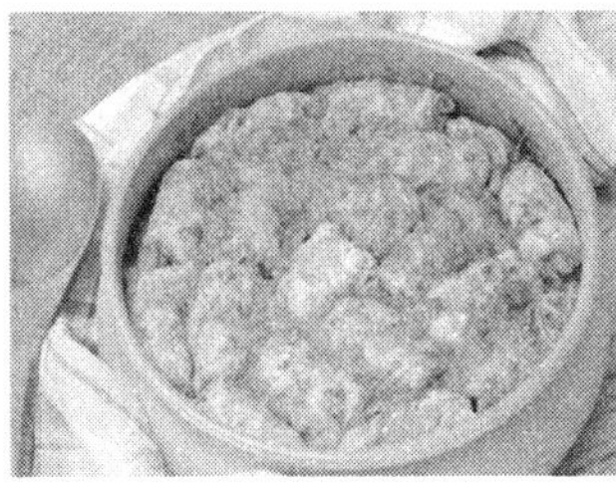
(b) 사르말레

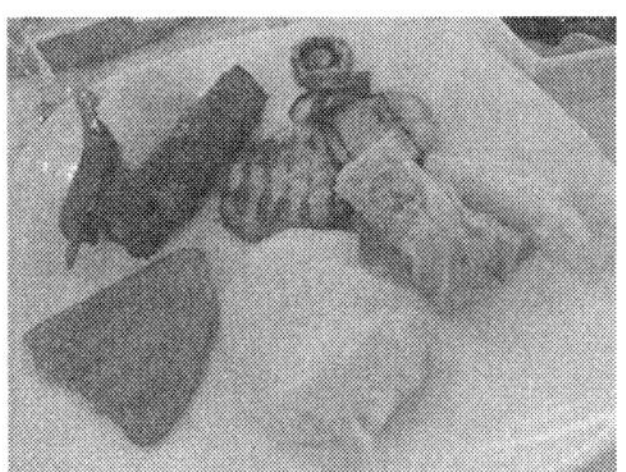
(c) 전통식당 과요리 요리

[그림 6-41] 루마니아 요리

③ 불가리아 : 세계적으로 유명한 농업 국가이므로, 신선한 채소와 고기를 이용한 음식이 풍부하다(그림 6-42).

- 요리의 특징 : 약한 불로 푹 익도록 찌는 것이며, 부드럽고 섬세하게 맛을 낸 램이나 송아지고기가 별미이다.
- 맛있는 요리 : 치즈와 와인을 곁들이는데 '시레네'라고 하는 흰양의 치즈는 불가리아에서 가장 인기 있는 치즈이다.
- 불가리아 : 요구르트를 식사 때도 물 대신에 맥주나 음료수를 마신다.

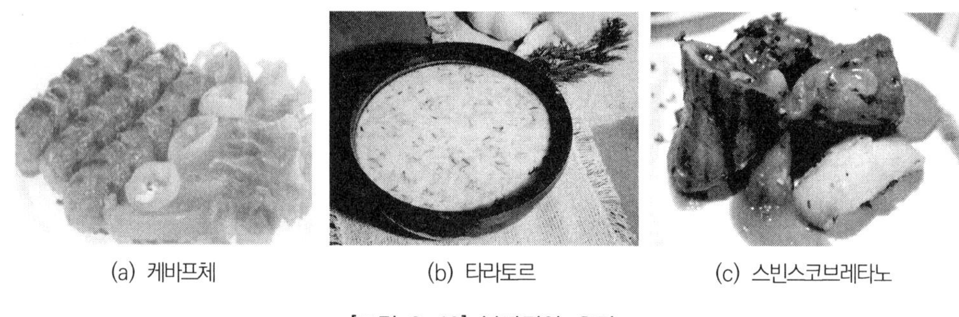

(a) 케바프체 (b) 타라토르 (c) 스빈스코브레타노

[그림 6-42] 불가리아 요리

④ 그리스 : 유럽 문화의 시초인 그리스 음식은 프랑스 · 이탈리아와 함께 서양의 3대 요리이며, 해산물 요리와 각종 채소를 주재료로 한 음식들은 다른 지역에 비해 무척 발달되어 있다. 그리스 요리는 화려하진 않지만 재료에 관하여 신선한 것만을 사용하고, 채소는 싱싱하며, 어패류는 갓 잡은 것을 재료로서 사용한다(그림 6-43).

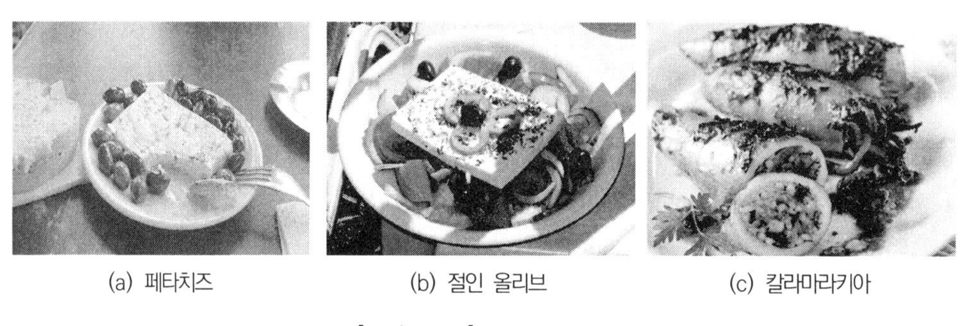

(a) 페타치즈 (b) 절인 올리브 (c) 칼라마라키아

[그림 6-43] 그리스 요리

⑤ 터키 : 터키의 요리는 세계적으로 유명하고, 신선한 재료를 사용하여 더욱 맛있는 요리를 접할 수 있다(그림 6-44).

- 터키인들 : 아침은 빵 두 조각에 수프와 차를 마시는 정도로 한다.
- 차 : 홍차맛과 비슷하지만 끓이는 시간과 넣는 향료에 따라서 맛이 다르다.
- 점심 : 육류에 샐러드를 곁들여서 먹는다.
- 저녁 : 가족이 함께 음식을 먹으며, 수프, 육류, 음식, 밥, 마카로니, 만두의 일종인 '뵤렉'을 먹고, 후식으로는 과일, 과자를 먹는다.
- 터키 요리 : 향신료와 향미 채소가 많이 들어가고, 소스는 토마토소스로 음식점에 가면 빨간 빛깔의 요리가 눈에 띄는데, 이것은 익힌 토마토를 넣고 끓인 양고기와 콩요리이다. '딜'이라는 향채나 고추를 넣어 매운맛을 내고, 고추는 양파와 함께 고기요리에 넣는다.
- 흰색 치즈와 요구르트도 빠질 수 없는 향신료이며, 대표적인 요리는 '케밥'을 들 수 있다.

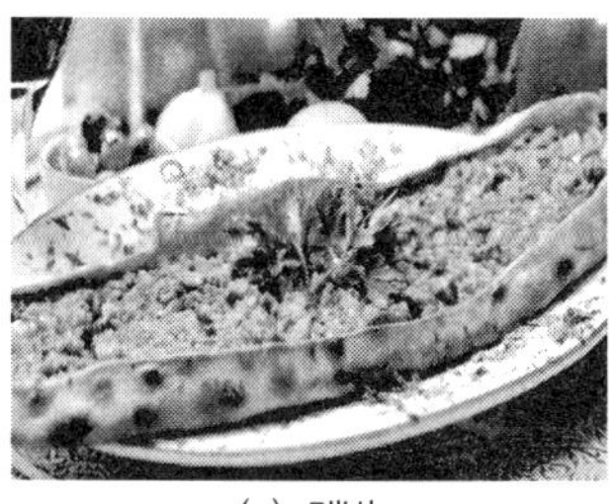
(a) 케밥

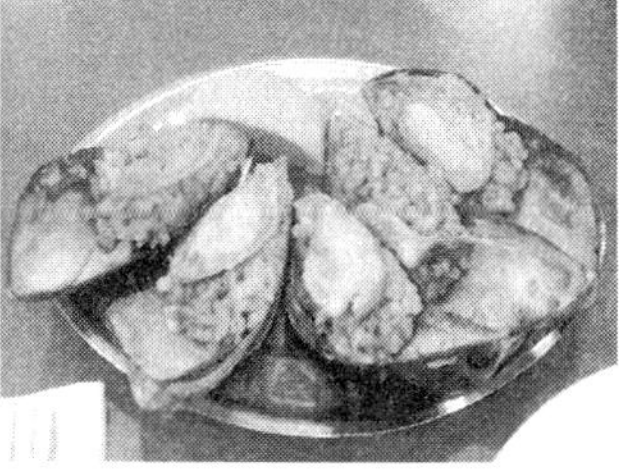
(b) 마디예 돌마

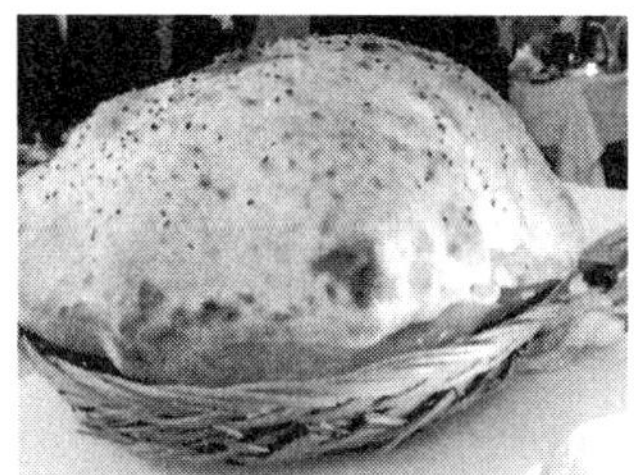
(c) 라와시빵

[그림 6-44] 터키 요리

2) 북 미

캐나다와 미국으로 나눠지는데 이 두 나라의 음식은 다음과 같다.

(1) 캐나다

이민자들의 구성이 다양한 캐나다는 요리에서도 색깔이 드러나고, 토론토나 몬트리올 등의 대소사에는 특히 많은 나라의 사람들이 모여 살기 때문에 각국의 음식을 전통으로 즐길 수 있다(그림 6-45).

- 요리의 천국이라고 할 정도로, 프랑스 요리, 이탈리아 요리, 멕시코 요리, 그리스 요리 등과 중국요리에서부터 일본 요리, 베트남 요리, 한국 요리 등 동양 요리도 풍부하게 만날 수 있다.
- 많은 국적의 요리들이 접한 콤비네이션 형식의 복합적인 요리들도 가끔 만날 수 있는 것도 캐나다 음식의 특징이다.
- 캐나다 요리 : 벤쿠버, 빅토리아, 핼리팩스 등 해안가에 위치한 도시에서 값싸고 맛있게 즐길 수 있는 연어나 가재 등의 시푸드(Seafood)요리와 캘거리를 중심으로 한 앨버타주의 대평원에서 많이 사육되는 양질의 소를 재료로 해서 만든 스테이크가 세계적으로 유명하다.
- 카페테리아에서 자주 접할 수 있는 콤보스타일(Combo Style)의 메뉴는 한 쟁반에 자신이 선택한 음식을 한꺼번에 담아주는 형식으로 푸짐하고 싸게 즐길 수 있고, 중국 요리나 멕시코 요리 등이 이런 형식이 많다.
- 캐나다 어느 도시를 가도, 이탈리아나 멕시코 요리가 많은 것이 특징으로, 캐나다인들이 즐겨 먹고 좋아하기 때문이다.
- 캐나다인들 : 어디를 가나 간식 메뉴는 시저스 샐러드(Ceaser's Salad)로, 담백하게 만들어진 소스를 싱싱한 채소에 끼얹어 먹는다.
- 술 : 독한 것보다는 주로 맥주나 와인을 많이 먹는데, 바(Bar)나 펍(Pub)에 가면 20~100여 종류의 맥주를 다양하게 즐긴다.

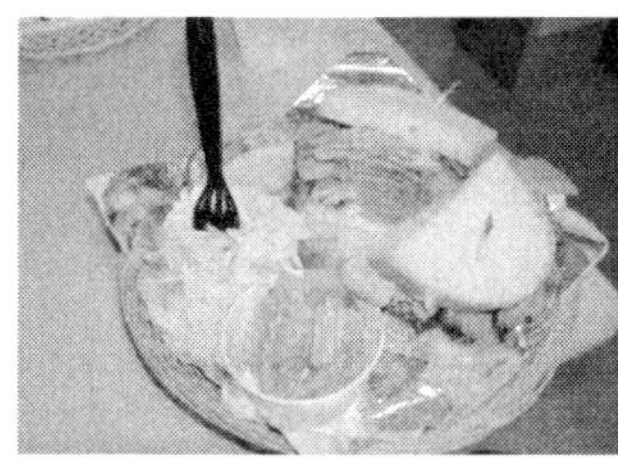
(a) 샌드위치

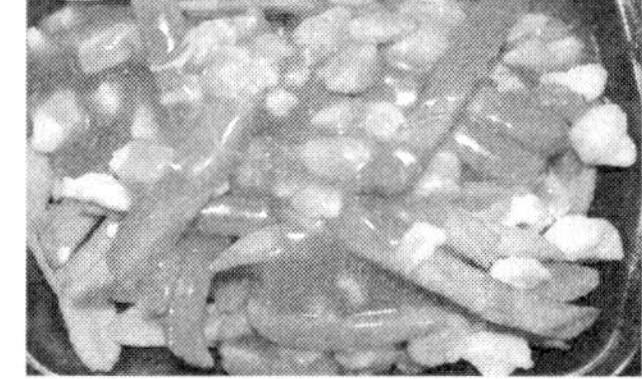
(b) 푸틴

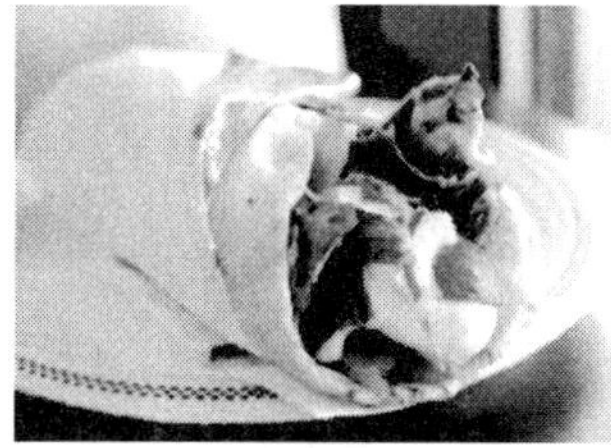
(c) 돈에어

[그림 6-45] 캐나다 요리

(2) 미 국

빠르고 바쁜 생활에 맞추어 음식의 능률성을 중요시하고, 다양한 인종이 섞여있는 미국은 그만큼 음식도 다양하다. 산업혁명과 근대화 이후, 미국은 바쁘게 세계 시장을 누벼왔고 그런 전통이 그들의 생활에서 점심 정도는 간단하게 해결하고자 하는 습관을 가져온 것이다(그림 6-46).

- 미국 : 인종이 많은 만큼 음식도 다양해, 문화가 단순해 보이지만 여러 나라의 음식이 섞여 나라만의 다른 특징을 가지고 있다.
- 1492년 스페인의 콜롬버스가 신대륙을 발견하고 1565년 최초의 이주민이 정착하게 되는 등 유럽과 아시아 등 전 세계 다민족이 모여서 살고 있기 때문에 인디언, 유럽 등의 음식문화를 그대로 계승하거나 나름대로 유형화시켜 특유의 음식문화를 이루고 있다.
- 초기 : 토착민인 인디언의 영향으로 멕시코와 마찬가지로 옥수수를 많이 사용해서 삶아 먹거나 구워먹는 것 외에도 옥수수 가루로 만든 죽, 빵 등 가공음식을 만들어 먹었고, 콩, 호박이 중요한 식재료가 되었다.
- 노예 온 아프리카인들 : 여러 가지 곡물의 씨앗을 가져와 식탁을 더욱 풍성하게 하는데 일조했으며, 잡은 고기를 바베큐로 조리하는 방법, 연기에 그을려 훈제하는 방법을 알려줘, 미국 음식문화에 중요한 키워드를 제공했다.
- 미국 음식 : 짧은 역사와 다양한 인종이 공존하는 미국은 뚜렷한 음식문화의 특징이 없지만, 현대 음식이라고 할 정도로 전 세계의 음식문화를 받아들여 새로운 음식문화를 만들어나가는 것이다(예 독일의 햄버거스테이크를 들여와 토마토케첩을 뿌려 빵 사이에 끼워 먹는 햄버거를 만들었고, 유럽이 생 토마토로 토마토소스를 만들어 사용하는 데 반해 토마토케첩을 다량 생산하여 사용하고 있다).
- 육류 위주이고, 1인분 양이 매우 많으며 매우 달고 기름진 후식을 선호하는 경향이 있어서 비만이나 성인병으로 고생하는 사람들도 많지만, 요즘은 점차 건강을 생각하는 식생활패턴으로 변화하고 있다.
- 간편성과 실용성을 강조하는 문화적 특성 : 통조림이나 즉석식품 같은 가공식품 등을 많이 사용한다.

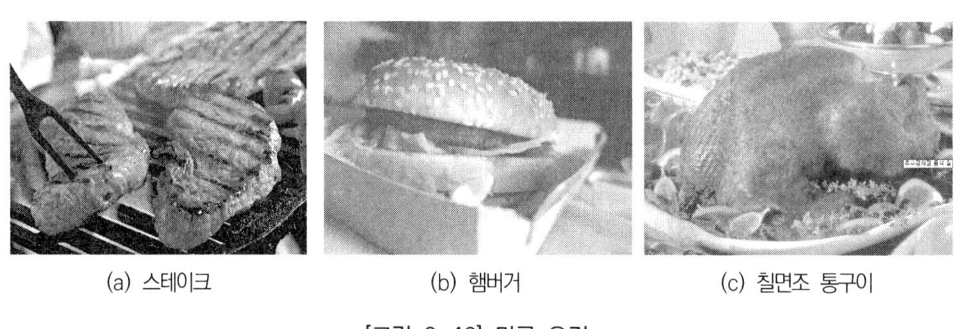

(a) 스테이크 (b) 햄버거 (c) 칠면조 통구이

[그림 6-46] 미국 요리

3) 중남미

중남미 역시 원래 살고 있던 여러 종족 외에 유럽인들이 건너온 후에 혼혈민족이 태어나는 등 미국 못지않게 여러 민족들이 공존하는 인종 전시장 같은 인종구성을 보이고 있어 음식문화 또는 굉장히 다채롭다. 식생활은 옥수수, 감자, 호박, 고추, 토마토 등 원산물의 기초한 인디언 식문화와 스페인과 포르투갈계의 식문화의 2가지 스타일이 기초를 이루고 있기 때문이며, 아프리카 노예의 영향까지 가세했으니 정말 다양하다.

- 백인, 원주민, 흑인들의 음식이 수백 년의 세월이 경과됨에 따라 중남미의 지리에 적응하면서 다양하게 변화되어 왔으며, 구대륙의 문화, 카톨릭 역시 중남미의 식문화에 적지 않은 영향을 미쳤다.
- 스페인의 중남미 정복 : 원주민의 생활과 문화에 결정적인 변화를 가져왔고 조리방법도 다양화 되었으며, 정복기간 동안 새로운 음식요리법들이 개발되었다.
- 원주민 토착음식 : 스페인의 중남미 정복 이후 내용이나 형태면에서 많은 변화를 겪었고, 독립 이후에는 프랑스의 식문화가 중남미에 도입됨에 따라 상류층에서는 옥수수 대신 빵을 주식으로 하게 되었다.
- 중남미 음식의 기본 작물 : 옥수수, 만디오카 감자인데, 옥수수는 중남미에서 가장 많이 재배되는 식물이다.
- 안데스가 원산지인 옥수수 : 메따떼란 맷돌로 갈아 반죽하여 또르띠아로 만들어 주식으로 사용하고, 요리방법은 타코, 엔칠라다, 케사디아, 브리또가 된다.
- 옥수수 요리의 대표격인 타코 : 또르띠아에 소시지, 돼지고기, 닭고기, 양고기 등과 내장을 요리하여 쌈처럼 해서 먹는 음식으로 길거리 어느 곳에서나 흔히 볼 수 있는 포장마차로부터 호화스러운 고급 레스토랑에 이르기까지 이 지역에서 가장 사랑받는 음식이다.
- 중남미 인들의 사랑을 받은 옥수수도 식민초기에는 그 독특한 향과 맛으로 유럽인들로부터 천한 음식으로 대접받기도 하였다.
- 감자 : 주로 안데스지역에서 재배되는 식용작물이며 오늘날 전 세계적으로 애용되는 음식재료가 되었다.
- 육류 : 오늘날 중남미 음식의 주재료이며, 정복 이전 남미지역의 원주민들은 운송수단으로 사육하였던 야마, 털을 얻기 위한 알파카 등을 식용하기도 하였다.
- 중미의 경우 : 오리, 칠면조, 식용개 등을 먹었으며 사냥을 통하여 다양한 동물들을 음식의 재료로 사용하였다.
- 오늘날 중남미 인들의 육류 섭취 : 서양식의 스테이크식 요리가 일반화되어 있는 실정이다.
- 유럽의 신대륙 정복으로 생긴 음식문화의 변화에서 가장 두드러지는 것의 하나가 밀의 도입이었다.
- 쌀 : 중남미의 중요한 음식이 되었다.
- 19~20세기 : 인구가 증가하게 되자 종자가 개량된 쌀의 보급으로 그 소비는 더욱 증가하였다.
- 향신료와 양념의 사용 : 중남미 음식에서 다양하고 풍성하다.
- 멕시코가 원산지인 고추 : 페루, 브라질 등 중남미 전역의 공통적인 양념이 되었고, 고추를 사용하는 가장 대표적인 것이 멕시코의 몰레요리인데 '몰레를 싫어하면 반역자'란 소리를 들을 정도로 국민들로부터 사랑받는 음식이다.
- 바닐라, 후추, 생강, 아니스 등 동서양의 모든 향신료들이 중남미의 요리와 음식을 풍성하게 만들었다.
- 영양가가 부족하여도 설탕은 초콜릿, 커피, 차의 감미료로 널리 사용되고 있으며 서양인들의 음식이었던 우유와 달걀 역시 중남미의 요리뿐만 아니라 디저트로 사랑받고 있다.
- 정복 이후 수백 년 간의 동서양의 만남은 오늘날 중남미의 요리와 음식의 기초가 되었고, 2차 대전 이후 서구, 미국의 식문화의 유입되면서 중남미의 음식문화에도 옥수수와 햄버거가 공존하는 변화의 조짐이 서서히 나타나고 있다.
- 중남미인 들의 식생활 : 우선 식사시간은 계층에 따라 약간의 차이를 보이고, 그들이 가장 중점을 두는 것은 점심이나, 최근 들어 생활이 서구화되면서 가족이 모두가 모이는 저녁을 넉넉하게 먹는 쪽으로 변하고 있다.

(1) 멕시코

토착 인디오들의 고유의 음식문화에 16세기 이후 건너온 스페인, 프랑스 침략자들의 음식문화가 결합한 것으로 이후 세계 여러 곳에서 온 이민자들의 음식 문화까지 결합되어 역사적·문화적으로 퓨전화 된 음식형태를 보여주고 있다(그림 6-47).

- 기존의 아메리카 원주민 문화 : 옥수수 문화라고 할 정도로 옥수수를 매우 즐겨 먹었다.
- 옥수수 : 주식으로 쓰일 뿐만 아니라 음료수의 일종으로 차갑게 해서 마시는 오르차따, 추운 지방에서 큰 양동이에 가득 끓여 마시는 아똘레 등의 재료로도 쓰인다.
- 고구마, 콩, 감자, 호박, 땅콩 등을 즐겨먹었으며 야마와 같은 동물의 고기를 익히거나 날 것으로 먹기도 하였는데 아직도 세상과 접촉이 많지 않은 산골에서는 옛날의 식생활을 그대로 유지하고 있는 원주민들이 많이 있다.
- 16세기 스페인의 중남미 정복 : 메스티조(중남미 원주민과 유럽인의 혼혈인 종)라는 새로운 인종을 만들어 냄과 동시에 음식문화에서도 혼합된 형태를 만들어냈다.
- 요리에서 육류의 사용이 다채로워졌고, 밀의 경작으로 인해 옥수수와 함께 빵이 주식으로 이용되기 시작했으며, 포도주와 식용유의 사용으로 식탁은 더욱 풍성해졌으며, 스페인 정복기간 동안 새로운 요리법이 무수히 개발되었다.
- 멕시코의 음식 : 우리 입맛에도 잘 맞는데 곡물과 육류가 어우러져 있고, 음식재료에 고추를 즐겨 사용하기 때문이다.
- 칠리, 파, 마늘을 많이 사용하여 자극적이고 매콤한 맛을 내며, 향신료를 이용하여 음식에 독특한 향을 가미한다.

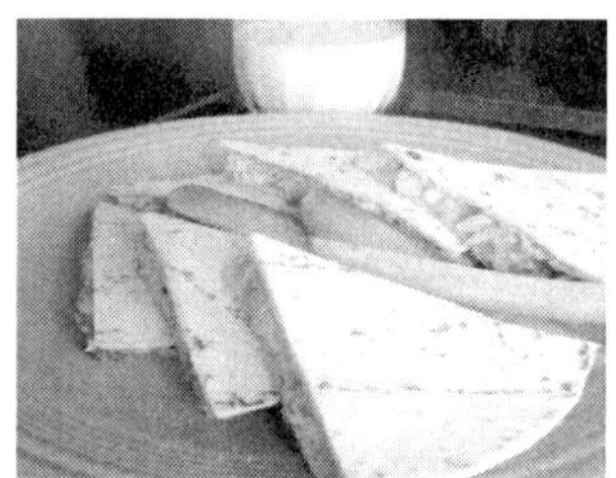
(a) 퀘사디아

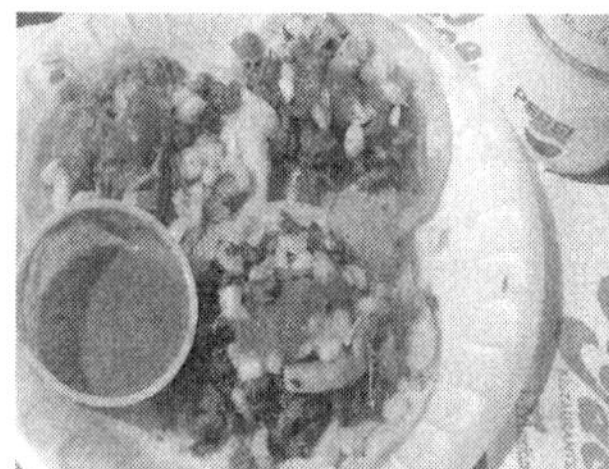
(b) 타코

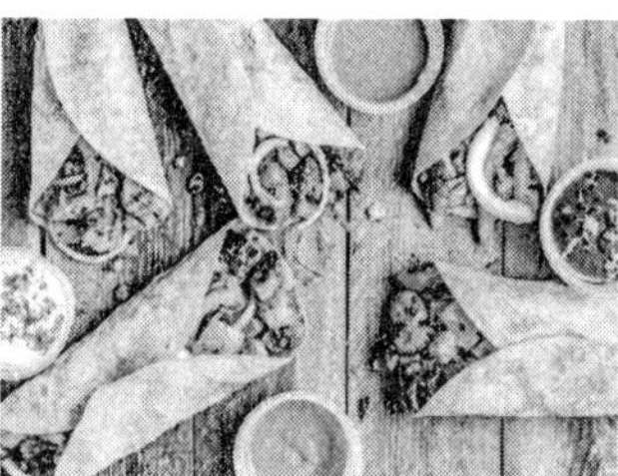
(c) 토르띠야 레시피 케밥

[그림 6-47] 멕시코 요리

(2) 브라질

인디오와 유럽인, 흑인의 다양한 인종이 모여 탄생된 나라로 음식 역시 여러 민족 고유의 특성이 융합되어 있고, 인디오의 음식문화는 주로 브라질 오지인 북부 및 북동부 지역에서 발달하였다(그림 6-48).

- 브라질 : '자연의 천국'이라고 할 만큼 풍부한 천연자원을 가지고 있는 나라이기에 풍부한 과일이나 사냥으로 잡은 고기만으로도 먹고 사는데 큰 지장이 없었다.
- 인디오들 : 음식문화를 발달시킬 필요성을 느끼지 못하고 자연 그대로를 식품으로 대용했으며, 지금도 브라질의 여러 지방에서는 길가의 과일을 따서 그 즙을 마시기만 해도 훌륭한 아침식사를 대신할 수 있다.
- 즐겨먹는 열대과일 : 바나나, 오렌지, 파인애플 등이 있는데 바나나를 가장 많이 먹는다.
- 만지오까라는 식물의 뿌리에서 가루를 내어 생선에 묻혀 튀긴 뒤 고추기름을 발라먹는 '피렁'이라는 음식을 즐겨먹기도 하였다.
- 16세기 초 브라질 : 사탕수수밭에서 일할 노동력이 부족하자 아프리카의 세네갈, 가봉, 모잠비크 등지에서 흑인들을 데려오기 시작하였다.
- 흑인 음식의 특징 : 소금과 마늘로, 소금은 더운 지역에서 힘든 일을 할 때 땀을 많이 흘리게 되므로 염분을 보충하기 위해서 필요했고, 마늘은 열병을 막아준다고 믿었기 때문에 많이 사용했다.

- 흑인들 : 아프리카에서 직접 가져온 야자수의 일종인 '덴데(Dende)'라는 열매로부터 기름을 짜서 음식을 튀길 때 사용하였다.
- 덴데 기름 : 끓이기 전까지는 아무 맛이 나지 않지만 음식을 튀기면 독특한 맛과 향을 내주며 풍부한 지방분을 함유하고 있어 노동을 많이 하는 아프리카에서 온 노예들에게는 매우 귀중한 식품이었다.
- 아메리카 대륙의 다른 나라들과 마찬가지로 브라질 역시 포르투갈, 이탈리아, 독일 등 유럽으로부터 백인들이 많이 이주해 왔기 때문에 음식 역시 자연스럽게 유럽의 영향을 많이 받게 되었고, 주로 남부지방에서 찾아볼 수 있는데 원주민이나 흑인들의 영향을 받아 비교적 브라질 고유의 문화를 지니고 있는 북부와 달리 남부지방은 마치 유럽문화를 옮겨다 놓은 듯 유럽과 매우 흡사하다.
- 이탈리아인들이 많은 지역 : 스파게티가, 독일인들이 많은 지역에서는 낙농업을 이용한 버터나 치즈를 이용한 음식이 발달하였다.
- 백인의 음식 : 대표적인 것으로는 대구요리가 있으며, 포르투갈의 가장 전통적인 요리로써 포르투갈인들이 많이 사는 상파울로나 리오데자네이루의 유명한 '해산물 대구요리'와 '달걀 감자 대구요리'가 있다.
- 브라질의 경제권 : 유럽계의 백인들이 잡고 있지만 문화의 측면에 있어서는 흑인 중심의 것이 대부분으로, 브라질의 음식은 흑인 노예들로부터 유래된 것이 많다.
- 브라질의 식사 : 대체로 짜고, 올리브유를 많이 섞어 조리하는데, 이는 열대국이라는 지리적인 배경으로 인해 땀으로 빠져나간 염분을 보충하고 식물성 지방을 섭취하기 위해서이다.

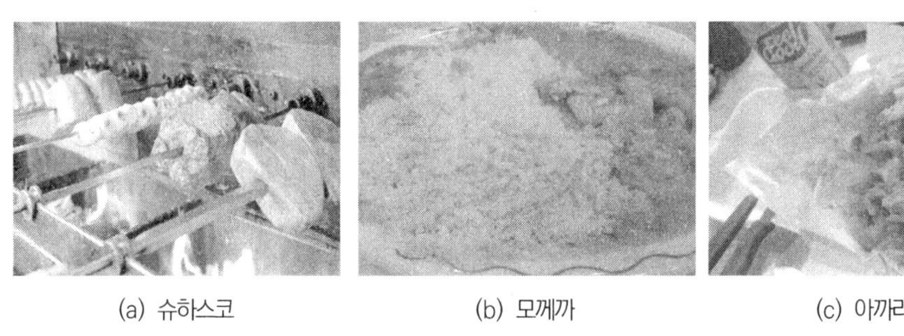

(a) 슈하스코 (b) 모께까 (c) 아까라제

[그림 6-48] 브라질 요리

3. 아랍권 식문화의 특징

아랍인들은 동, 서아시아의 아랍 걸프 국가들 서로는 북아프리카의 모로코까지 광활한 지역에 다양한 정부형태를 가진 22개국으로 나뉘어 살고 있다. 국적은 다르지만 이슬람이 출현한 7세기 이래 민족, 언어, 종교가 같고 동일한 역사와 문화 속에서 동일한 생활관습과 전통을 이어 온 한 공동체의 사람들로서, 아랍의 인구는 크게 유목민 베두인과 농부, 도시생활인으로 구분하고, 대부분의 아랍인들이 경험한 유목민 생활은 생활 수준의 향상과 교육환경의 개선으로 거의 사라지고 정착민으로 전향되었다(그림 6-49).

- 아랍 인구의 절반 이상은 농사일에 전 식구들이 종사하고 있는 농부들이며, 낫을 쓰고 가축을 이용하여 관개를 하는 등 아직도 재래식 농경법으로 농사를 짓고 있고, 도시 생활인들은 기능직에 종사하는 사람들과 전통적으로 시장에서 일하던 상인들이 주축을 이루고 있다.
- 아랍의 음식은 빵과 양고기, 요구르트, 세 요소로 이루어지고, 서양 음식처럼 따로 코스가 정해져 있지 않다.
- 빵은 진흙으로 바른 아궁이에 불을 지펴 달군 다음 밀가루 반죽을 한 빵을 뜨거운 면에 붙여 구워내고, 얇게 민 빵에서 두터운 바게트 빵에 이르기까지 다양한 종류의 빵을 만들어낸다.
- 육류는 주로 양고기와 닭고기를 사용하여 조리하고, 양고기 요리가 발달하였으며, 숯불에 요리하는 고기를 일반적으로 케밥이라 한다. 케밥(Kebab)은 페르시아에서 유래되어 오스만 제국을 거치면서 터키의 대표적인 음식으로 자리잡게 되었고, 아랍의 여러 나라에서 통용되고 있다.
- 케밥은 양 한 마리 부위를 차곡차곡 동글게 쌓아 숯불에 빙글빙글 돌려 구워내는 샤부르마(터키에서는 됴네르)와 고기를 다져 둥글게 구워내는 코프타, 양고기 꼬치구이인 쉬시 케밥 등을 비롯하여 땅 속에 넓고 깊은 구덩이를 파고 표면에 진흙을 발라 불을 지피고, 양 한 마리를 통째로 넣고 밀봉하여 열기에 구워내는 진흙 통구이 등 수백 가지의 양고기 요리를 발달시켰다.
- 케밥과 함께 유제품도 중요한 음식으로, 양 젖과 낙타 젖은 물론 요구르트와 마시는 발효유인 라반을 만들어 널리 먹고 마시고, 양 젖으로 빚은 수백 가지의 치즈도 음식문화를 발달시킨 주요한 요소이다.
- 튀니지, 모로코 같은 북아프리카, 아랍 국가에서는 꾸스꾸스라는 음식도 널리 알려져 있으며, 좁쌀 같은 작은 밀가루 알갱이에 생선이나 고기를 넣고 양념으로 맛을 낸 대표적인 음식이다.
- 식물성 음식으로는 검은 올리브와 대추야자를 선호하고, 대추야자는 라마단 단식기간 동안 저녁 일몰과 함께 단식이 깨어질 때 맨 먼저 먹는 음식이기도 하다.
- 사막을 횡단하는 캐러밴에게는 대추야자가 비상식품의 역할도 하고, 샐러드를 만들어 먹을 때는 반드시 올리브 오일을 사용하고 그 위에 레몬즙을 뿌린다.
- 올리브는 중동 일부 지역과 북아프리카가 주산지이며, 지중해성 기후의 대표적인 작물이며, 식용뿐만 아니라 절여서 피클을 만들고, 비누를 만들기도 한다.
- 주로 즐기는 채소로는 오이, 당근, 양파 등이 있다. 토마토는 채소로 분류되고, 불에 굽거나 삶아서 함께 먹는다.

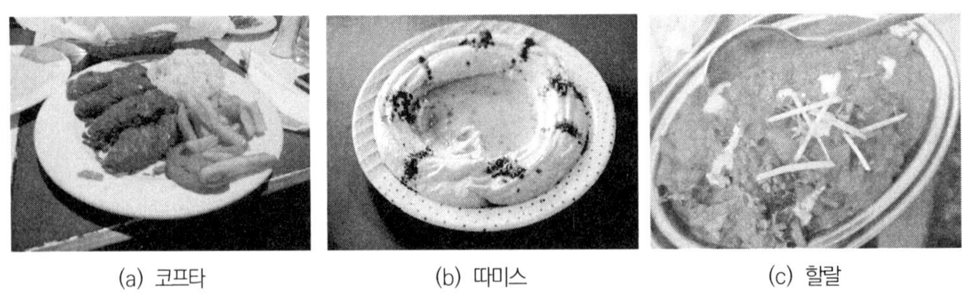

(a) 코프타 (b) 따미스 (c) 할랄

[그림 6-49] 아랍권 나라의 요리

4. 아프리카 식문화의 특성

아프리카 대륙은 적도와 남북 회구선이 대륙을 가로지르고 있어서 다양한 기후풍토를 보이고 있다. 적도 부근의 중부와 서부 아프리카는 고온다습한 열대 우림지대가 있어 이 지역의 해안가에는 맹그로브 나무가 발생하여 바다속에 녹색의 제방과 물고기 세상을 조성하고 있다.

적도의 남, 북쪽에는 사바나와 스텝 지대가 전개되고, 남·북회귀선을 따라서는 광대한 사막 지대가 펼쳐져 있다.

북회귀선이 지나는 라인을 따라 세계 최대의 사하라 사막이 위치하며 남회귀선을 따라 길라하리 사막이 있고, 양쪽의 회귀선의 바깥인 대륙의 남단과 북단에는 지중해성 기후를 보이고 있어 최고의 날씨를 만끽할 수 있다(북부의 튜니지아, 남아공의 케이프타운).

아프리카에 열대우림지역, 즉 정글은 많지 않으며 지대가 높은 동부 아프리카에서는 마다가스카르 섬 외에는 열대 우림지대는 없을 정도이다.

동부 아프리카는 고산지대가 광범위하게 펼쳐져 있어 고산 및 사바나 기후 지역이 많고 천혜의 서늘한 기후조건 이외에도 그 옛날 빙하기를 거치지 않은 관계로 하여 생물이 매우 다양하게 분포·서식하고 있다(케냐, 탄자니아, 우간다 등). 아프리카 사람들은 그들의 환경에 맞게 식생활을 영위하고 있으며, 아프리카 대륙이 광대하고 여러 기후가 나타나며, 각 부족의 생활방식에 따라 다양한 음식문화가 존재한다.

1) 빅토리아 호수 연안의 열대우림 지역

열대우림 지역에서 가장 쉽게 구할 수 있어서 주식은 바나나이며, '마토케(Matoke)'라는 이 바나나는 삶거나 쪄서 먹어야 하고, 맛은 바나나와 감자의 중간 정도 맛의 특이한 바나나이다. 보통 양배추, 토마토, 양파 등을 넣고 끓인 수프와 함께 먹는다(그림 6-50).

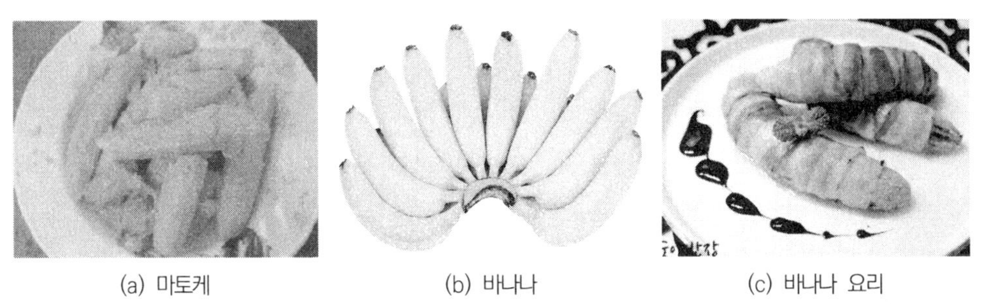

(a) 마토케 (b) 바나나 (c) 바나나 요리

[그림 6-50] 열대우림 지역

2) 케냐 고원 지역의 키큐유족

콩과 옥수수 주식, 케냐 고원 지역은 비옥한 토지를 차지하고 있는 키쿠유족은 콩과 옥수수가 주식으로, '우갈리(Ugali)'라는 음식인데 키쿠유족뿐만 아니라 아프리카 전체에서 가장 흔한 음식이다(그림 6-51).

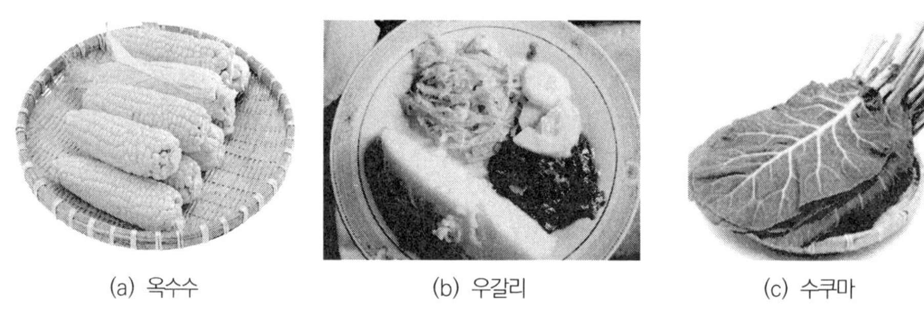

(a) 옥수수 (b) 우갈리 (c) 수쿠마

[그림 6-51] 키큐유족의 음식

3) 해안에 사는 스와힐리인

해안에 사는 스와힐리인들은 해안가에 있는 코코넛 열매를 이용해서 밥을 하고, 활리에 튀긴 생선과 소고기 수프인 '카랑가(Karanga)' 등과 함께 먹는다.

스와힐리인들은 독실한 이슬람 신자인데 '라마단'이라는 단식 기간이 끝나는 날, 잔지바르의 야시장에서는 음식 축제를 하고, 삶은 문어(Pweza), 양고기 꼬치구이(Mshikaki) 등을 사탕수수 주스와 함께 먹는다(그림 6-52).

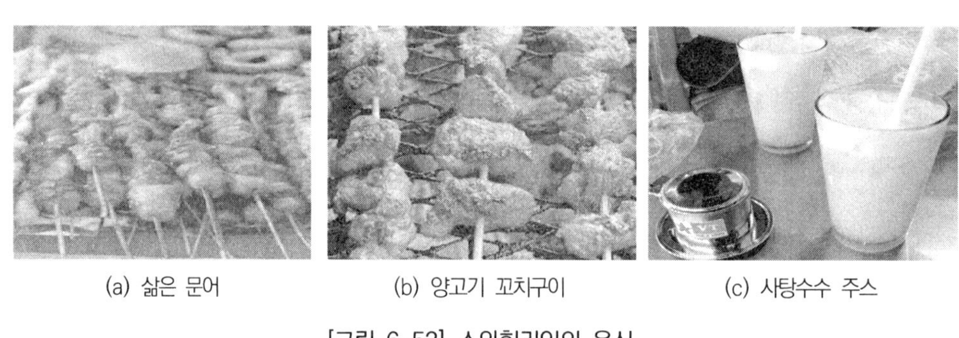

(a) 삶은 문어 (b) 양고기 꼬치구이 (c) 사탕수수 주스

[그림 6-52] 스와힐리인의 음식

4) 사바나 지역의 마사이족, 삼부루족 등

사바나 지역에서 소를 기르고, 살아가는 마사이족, 삼부루족 등 건기와 우기가 뚜렷하며, 식생활 에서도 소가 차지하는 비율이 매우 크고, 이 밖에 우유와 소, 염소의 고기는 그들의 주요한 식량이다(그림 6-53).

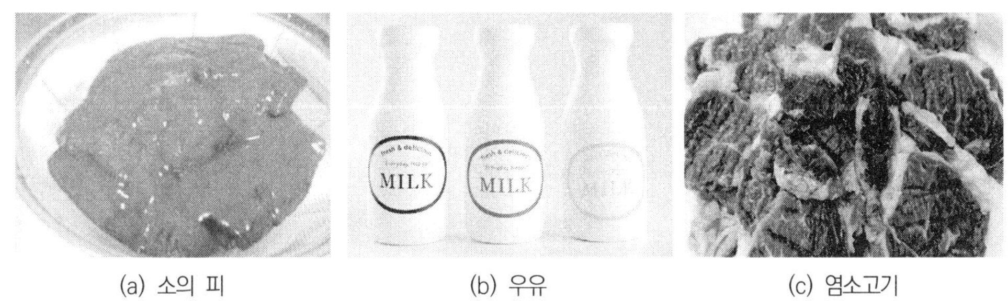

(a) 소의 피 (b) 우유 (c) 염소고기

[그림 6-53] 마사이족과 삼부루족 등 기타 부족의 음식

5) 영국, 인도, 아랍의 영향을 받아서 생긴 음식문화

동부 아프리카 지역의 사람들은 '차이(Chai)'라는 차를 마시는데, 우리의 홍차로 우유와 설탕을 곁들여 마시며, 해안지역에서는 생강을 차에 넣기도 한다. 인도의 음식으로는 밀가루 반죽을 후라이팬에 구운 '챠파티(Chapati)', 양고기에 갖은양념을 한 후 밀가루로 싸서 튀김 만두같이 만든 '싸모싸(Samosa)' 등이 있다(그림 6-54).

쌀을 소고기, 양고기, 닭고기 등의 고기와 양파, 고추 등의 양념과 함께 볶은 '필라우(Pilau), 비리아니(Biriani)' 등의 음식은 아랍의 영향을 받은 것이다.

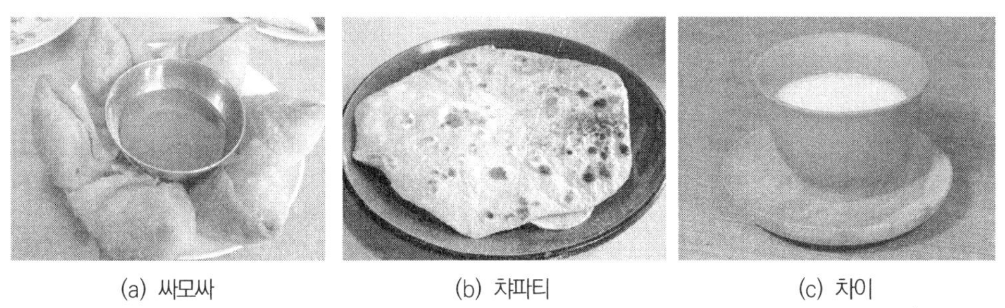

(a) 싸모싸 (b) 챠파티 (c) 차이

[그림 6-54] 영국, 인도, 아랍의 영향을 받은 음식

5. 오세아니아 및 태평양섬 국가들

호주, 하와이, 괌으로 나눠지는데 이 3나라의 음식은 다음과 같다.

1) 호 주

오세아니아 사람들은 단순히 식사보다는 가족과 또는 친구와 대화를 나누며 여유 있게 음식을 즐기고, 음식은 고기 요리가 주를 이루며 해산물도 인기가 있고 다양한 과일, 치즈와 함께 술 또한 빼놓을 수 없다(그림 6-55).

① 호주는 가장 살기 좋은 나라로 알려져 있고 국민 스스로가 가장 행복한 나라라고 자부한다.

- 다수의 민족으로 이뤄진 호주는 1770년 영국의 제임스 쿡 선장이 발견하여 영국이 지배하였고, 금광이 발견되면서 중국, 이탈리아, 유고 등지로부터 대량의 이민자들이 유입되었고, 다민족국가가 형성된 배경이다.
- 다수의 민족이 공존, 입맛도 다양하다.
- 음식은 전통보다는 오히려 세계 각국의 요리가 다양하게 발달 되었다.
- 소고기와 양고기가 주식이고 최근엔 원주민의 요리 부쉬 터커(Bush Tuker)가 건강식으로 주목받고 있는 오스트레일리아의 음식과 들판에서 바베큐를 즐기는 여유로운 그들의 식문화를 소개해 본다.

② 호주의 대표적인 요리는 토마토소스를 얹은 고기파이와 칩, 스테이크라고 할 만큼 특별한 전통요리는 없으며, 국토가 넓고 다양한 기후대가 형성되어 있어 풍부한 산물을 토대로 다양한 민족으로부터 도입된 세계 각국의 요리가 잘 발달 되어 있어 고유의 요리보다 호주인의 여유로운 식습관이 이색적으로 보이고 관심을 끈다.

- 공원에 가져온 점심은 시에서 제공한 음악회를 보며 동료들과의 담소 속에 먹는 직장인의 식사도 매우 낭만적으로 느껴진다.
- 단순한 식사보다는 가족과 또는 친구와 대화를 나누며 여유 있게 음식을 즐기고, 양보와 우애를 소중히 여기며 삶 자체를 여유롭게 누리는 호주인들은 어떤 음식과 요리를 가졌는지 알아보면 다음과 같다.

- 고기 요리가 주를 이루며 해산물도 인기가 있고 다양한 과일, 치즈와 함께 술 또한 빼놓을 수 없다.
- 풍부한 식재로 다양한 요리가 발달했고 세계적으로 육류 소비량이 제일 높은 것으로 알려진 것처럼 호주인들의 주식은 소고기와 양고기이고 그 품질도 아주 좋다.
- 지역적 산물에 따라 다르지만 각 지방 레스토랑의 메뉴를 살펴보면 '일라보'에서는 송아지고기 등이 유명하고, 이밖에도 독특한 고기 요리로 캥거루 고기나 비둘기, 토끼, 야생 오리 고기 등도 있다. 이러한 고기 요리는 유럽과 아시아로부터의 이민자들이 각각의 전통적 요리법을 소개 하는데 따라 시간이 지나면서 변모되어 왔다.

③ 호주인들은 집 밖 야외에서 식사하는 것을 무척이나 좋아하고, 가족끼리 마당에서 또는 근처 공원에서 바베큐요리를 즐겨하는 것은 물론 직장인들은 점심시간에도 레스토랑보다는 음식점에서 샌드위치나 생선프라이, 채소샐러드 등을 가지고 나와 먹는 테이크어웨이(Take Away)를 하곤 한다.

④ 정통 유럽 요리들이 여전히 인기가 있으나 최근엔 아시아 요리가 각광 받고 있고, 조리방법을 보면 볶기, 꼬치 요리, 바비큐 요리 등이 많으며, 호주인들은 여전히 전통적인 방식의 불에 구운 소고기나 새끼 양, 돼지고기의 맛을 좋아한다.

- 바베큐는 캐주얼한 라이프 스타일의 사람들과 야외식사를 좋아하는 사람들에게 인기가 있고, 보통 소고기나 소시지, 토마토 등을 크고 두껍게 구워 볶은 양파와 먹는데 양념은 소금과 후추만을 사용하며, 대부분의 가정에서는 마당에 바베큐기기 또는 이동 가능한 화덕을 갖추고 있다.
- 공원이나 해변도 바베큐 먹기엔 좋은 장소로 숯 불위에서 고기가 지글지글 구워지는 소리를 여름 저녁이나 휴일이면 곳곳에서 들을 수 있을 정도로 대중적이다.
- 오세아니아 사람들이 좋아하는 음식으로 연어나 참치, 새우류를 비롯한 갑각류, 단살 심해 게, 산호 빛 킹아일랜드 게, 바닷가재, 시드니 바위굴, 각종 조개, 전복 등 이루 셀 수가 없을 정도다.

⑤ 호주인들이 역시 좋아하는 것은 치즈로 염소젖, 양젖, 우유로 만든 다양한 치즈를 생산하고, 세계로부터 습득한 전문 제작기술을 사용하여 스위스나 네덜란드, 영국 등의 치즈 스타일은 테이스티와 체다치즈, 더블 트리플 크림, 블루스와 딱딱한 스타일 등이 각 지역의 치즈 제작자들에게서 생산된다. 가장 좋은 치즈는 우유로 만든 것이나 치즈 업자들은 새로운 맛과 질감의 폭넓은 영역을 위해 염소젖을 섞기도 하는데, 호주산 치즈는 순수함에서 명성을 지켜간다.

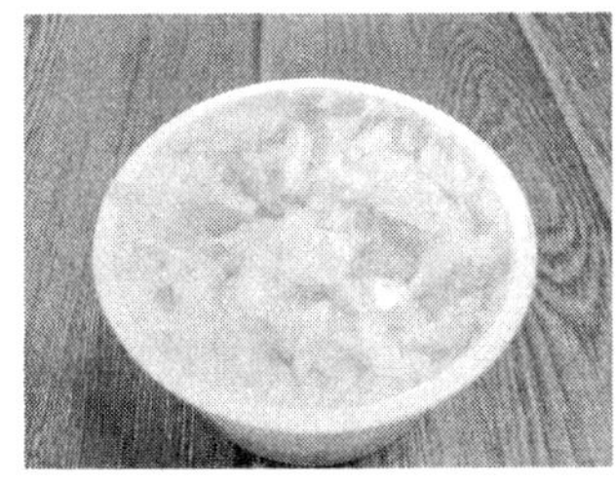

(a) 코울슬로

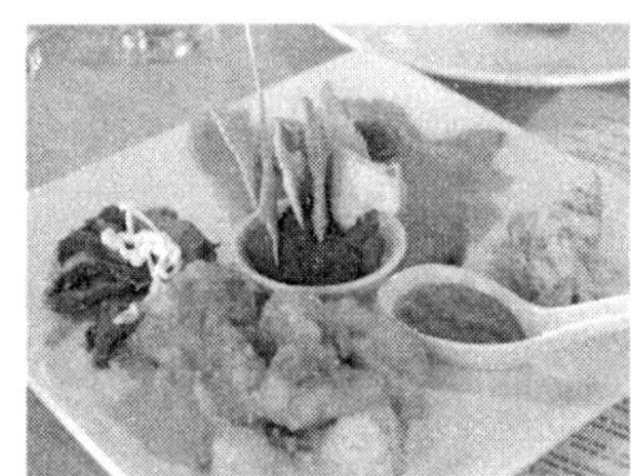

(b) 아뮤 간 요리

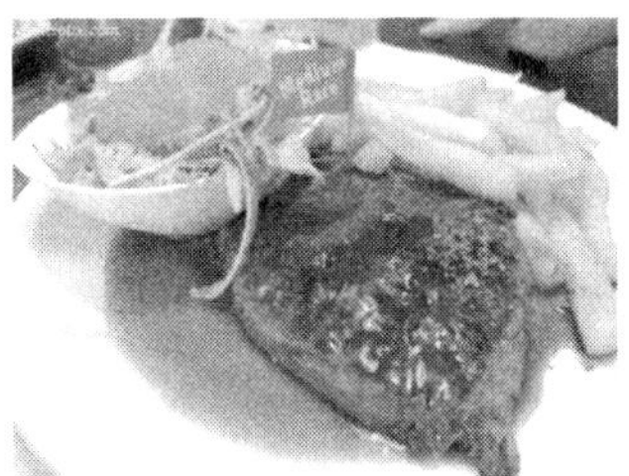

(c) 캥거루 스테이크

[그림 6-55] 호주 요리

2) 하와이

하와이의 전통음식은 일반적으로 카우카우 라고 하며, 조리된 요리는 카피하키, 끓인 것은 '카오라' 라고 한다. 하와이 전통음식 잔치로는 루아우(Luau)라는 하와이언 축제이며, 이무(Imu : 땅속으로 파놓은 일종의 오븐)를 땅 속을 파고 불을 놓는 곳 위에 돌을 얹어 놓고, 티 잎이나 바나나 잎으로 싼 칼루아 돼지고기를 뜨거운 곳에 놓고 내장을 빼내고 더 뜨거운 돌을 안에 채운 후 불을 지피면 돌들이 달아오르면서 엄청난 열을 갖게 되어 불피운 나무와 재를 치우고 요리를 한다.

하와이의 해물 요리는 적절한 가격에 풍부한 요리를 즐길 수 있고, 일단 주식으로는 감자 같은 포이(Poi)가 있으며, 타로 잎에 돼지고기를 싸먹는 라우라우(Laulau)와 샐러드인 로미살몬(Lomi Salmon)이 있다(그림 6-56).

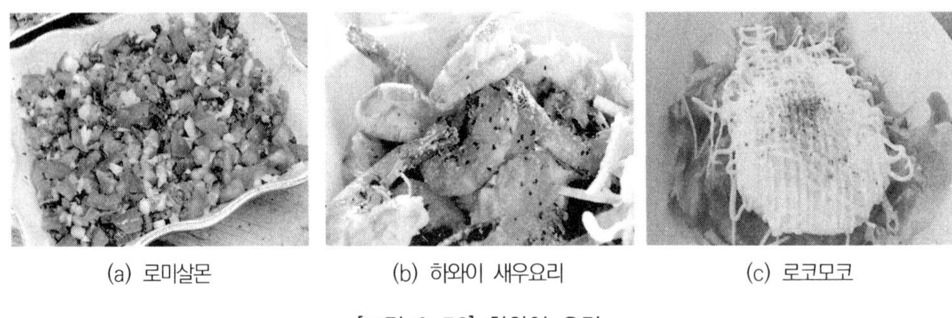

(a) 로미살몬 (b) 하와이 새우요리 (c) 로코모코

[그림 6-56] 하와이 요리

3) 괌

괌의 문화는 한마디로 복합적이라 할 수 있고, 애초의 주인인 원주민 문화와 열강의 침략 시기에 겪은 스페인의 역사와 문화, 일본의 점령, 다시 미국으로 이어지는 다양하고 바쁜 역사가 그들의 생활에 고스란히 녹아 있으며, 최근에는 차모로족의 음식을 취급하는 식당들이 늘어가고 있는 추세이다. 차모로족들의 대표적인 음식 중 레드라이스라는 것이 있다(그림 6-57).

- 아나토라는 식물의 씨앗에서 붉은 빛을 내는 분말 가루와 베이컨을 넣고 만드는데, 붉은 빛을 띤다고 하여 레드라이스라고 한다.
- 괌의 전통 닭고기 요리 켈라구엔, 필리핀 스타일의 국수 팬싯, 닭고기, 소고기, 생선 바비큐, 음식 등도 차모로족이 즐겨 먹는 음식들이다.
- 한국의 김치처럼 이들은 망고나 파파야를 식초에 담가 먹는다.
- 차모로 음식의 특징 : 유럽, 동남아, 일본 등의 어울리지 않을 것 같은 음식들의 영향을 받아왔으며 그 결과 매우 독특한 소스를 사용한다.

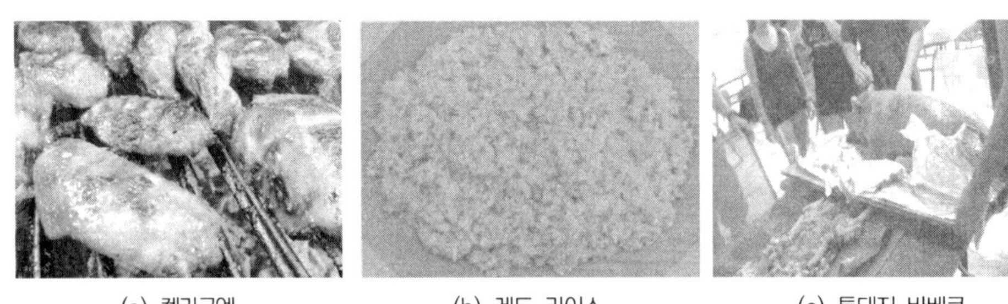

(a) 켈라구엔 (b) 레드 라이스 (c) 통돼지 바베큐

[그림 6-57] 괌 요리

6. 남 · 북극 지역의 식문화의 특성

에스키모, 이누이트족의 음식문화는 에스키모, 즉 '날고기를 먹는 사람들'이라는 어원과 같이 날씨가 매우 추워서 익혀 먹지 못하는 자연환경 때문에 대부분의 음식을 날것으로 먹고, 주로 바다표범이나 물개를 잡는 수렵생활을 하고 있으며, 에스키모들이 즐기며 사냥한 동물의 고기인데 온도가 매우 낮은 추운 날씨 때문에 연료로 쓸 만한 땔감도 없고 불을 피울 수가 없기에 날고기를 먹을 수밖에 없다. 그러나 사람은 여러 가지 영양소를 고루 갖추어 먹어야 건강하게 살아갈 수 있는데, 에스키모에게는 음식이라곤 날생선이나 날고기 밖에 없어 건강을 유지할 수 있는 것이 에스키모는 채소나 과일 대신 날고기를 먹기 때문에 비타민 걱정이 없는데, 날고기에는 비타민이 고스란히 살아 있기 때문으로, 고기를 굽거나 삶으면 열이 비타민을 파괴하기 때문에 이런 날고기가 에스키모에게는 건강에 도움을 주고 영양소를 공급하는 중요한 식사법으로 사용하고 있다.

제7장
관광쇼핑과 공연안내 서비스

관광쇼핑은 관광자가 욕구에 따라 관광지에서 물건을 구매하는 행위를 포함하여 먹고, 구경하는 과정에서 부수적으로 일어나는 모든 행위이다. 공연안내 서비스는 경제발전으로 기본적인 의·식·주 문제가 해결되고 소비자들은 점점 개성화, 다양화, 고급화 추세로 나아가고 있는 가운데 문화의 중요성은 갈수록 커져 가고 있다.

오늘날에는 한 국가의 경쟁력이 물질적·경제적 요인에서 문화적 요인으로 전환되어가고 있으며, 문화 예술분야는 문화산업의 핵심이며, 미래 성장산업 분야라고 할 수 있다. 문화예술은 문화산업 자체의 성장뿐만 아니라 여타 관련 산업과 소비를 진작시키는 등 높은 파급효과를 가지고 있다(예 싱가포르의 머라이언파크, 벨기에의 오줌싸개 동상, 프랑스 파리의 몽마르뜨 언덕, 로마의 트레비 분수와 진실의 입(Mouth of Truth), 독일의 로렐라이 언덕 등이 있으며, 그 지역을 방문한 관광자들은 대부분 여행지에 대하여 다시금 회상하고 그 관광지에 좋은 기억을 남긴다).

01 관광쇼핑 서비스의 이해

관광객이 관광목적지 또는 관광을 하기 위한 경유 과정에서 물건을 구매하고 식사와 같은 부수적으로 일어나는 모든 행위이다.

1. 관광쇼핑의 정의

관광기념품(Souvenir)은 관광지의 이미지 구축에도 중요 하지만 관광지의 홍보 매체로서도 중요한 역할을 하는데 관광지에서의 쇼핑을 통해 관광객뿐만 아니라 기념품을 받을 사람들까지 그 나라의 역사, 문화, 문물에 이르기까지 다양한 관심을 갖게 한다.

2. 관광쇼핑 대상인 상품의 범위

관광 쇼핑상품은 관광 쇼핑의 대상물로 향토 특산품 외에도 토산품·농가 공산품·산업공예품·전통공예품·특산품·관광토산품·관광기념품 외에도 수입품 등이 포함된다. 지역의 특산품만은 아니라 관광객의 구매 욕구를 채워주는 모든 대상이 포함되는 것이며, 관광쇼핑은 더 이상 관광의 부수적 행위가 아니라 숙박이나 볼거리 등과 같은 관광객들의 중요활동의 하나이다.

관광객들은 관광지를 선택할 때 좋은 물건을 살 수 있는지, 여행지에서 구입한 물건의 품질이나 가격 등이 신뢰할 수 있는지에 많은 관심을 보이고 있고, 관광쇼핑 상품은 관광산업에 있어 외화가득률이 가장 높은 업종인 동시에 각 지역문화, 풍습, 기술 수준 등이 집약되어 있는 관광정책에서 중요한 관심 대상이라고 한다.

쇼핑 경험은 관광목적지의 이미지 형성에 큰 영향을 미치고 있으며, 쇼핑을 통한 만족감과 욕구 충족을 통해 관광의 활성화를 기하는 것으로, 상품을 구매한 관광객은 국가의 전통문화를 이해할 수 있다.

1) 관광쇼핑 콘텐츠의 특징

싱가포르는 오차드로드를 세계적인 쇼핑거리로 복구하기 위한 계획을 세우고 싱가포르관광부(STB)에 따르면 오차드로드 복구계획을 2015년에 관광객유치 170만 명, 관광수익은 300억 싱가포르달러 달성을 목표로 하였고, 민간과 공공 부분에 의해 16억 달러가 투자하므로 싱가포르 관광객들에게 최고의 쇼핑지역으로 평가받고 있다.

싱가포르는 오차드로드를 매력적인 쇼핑지역으로 건설하기 위해 도시재 개발국(Urban Redevelopment Authority), 국토국(Land Transport Authority)의 전문가들로 TF팀을 구성한다. 또한 복구 TF팀은 오차드로드를 다이나믹하고 활기 있는 지역의 중심거리로 만드는 것이며, 새로운 오차드로드를 방문객들에게 잊을 수 없는 쇼핑, 음식, 오락 등의 경험을 끊임없이 제공하며, 쇼핑 관광품 콘텐츠의 주요 전략 3가지는 다음과 같다.

(1) 관광업 및 소매업 진흥이다

소매업을 더욱 혁신하기 위해 오차드로드의 새로운 주요 지역에 대한 제한을 폐지하며, 주요 중심지를 푸드, 식음료, 엔터테이먼트 시설로 사용될 수 있도록 임차할 계획이며, 건물외관을 볼 수 있게 할 예정이다.

오차드로드를 젊은이들의 공간으로 개발하기 위하여 1.2(hectare, ha) 넓이의 지역에 젊은이들의 공동공간을 조성하고, 사회활동, 레크리에이션 활동, 공공 이벤트와 퍼포먼스 등을 위한 활동적이고 생기있는 공간으로 활용하게 한다.

(2) 보행 여행객 등을 더욱 유치하는 것이다

오차드로드를 최고의 쇼핑목적지로 확립하기 위해 싱가포르 관광청(Singapore Tourist Board : STB)은 주요 이벤트 무대의 개조에 대해 3년 동안 4천만 싱가포르 달러를 투자했으며, 가로공간시설물을 거리조명, 신호 등 보행자통로를 향상시키기 위한 작업도 포함되어 있어 세계 방문자들에게 오차드로드의 매력을 증진시킨다.

- 민간과 공공 부분으로 구성된 오차드로드는 많은 방문자들을 유치할 것이며, 거리행렬을 포함하여 거리 퍼포먼스, 그랜드 싱가포르 세일과 같은 주요 이벤트, 열대지역의 크리스마스와 싱가포르 패션 축제 등 더욱 흥미있는 행사와 활동을 위해 개최한다.
- 오차드로드의 도보 여행자들을 위해 교통을 개선 시켜, 오차드 링크 교통계획은 오차드로드를 가로지를 수 있도록 하여 보행자들이 안전하고 쉽게 오차드로드를 왕래할 수 있게 했다.

(3) 투자자들과의 협력이다

오차드로드의 모든 투자자들과의 제휴하기 위해서 정부는 오차드로드 산업협회를 구축하고 있다.

오차드로드의 복구를 위한 장려금 지급계획과 아울러 새롭고 혁신적인 개발을 장려하기 위한 투자공제계획(Investment Allowance Scheme)은 소매업, 식음료업, 엔터테인먼트 등 주요 협력 업체에 지급하고 있다.

2) 싱가포르 정부의 관광 쇼핑 콘텐츠의 특징

싱가포르 정부는 이벤트 회사 및 승인받아 자격을 갖춘 관광 이벤트에 대해 10[%]의 양여세[37](Concessionary TAX Rate)를 교부할 계획이다.

① 쇼핑 관광상품기획은 쇼핑의 만족을 유도하고 계속 적인 구매 및 유대관계를 맺게 해주는 촉매제로서 관광객의 욕구를 충족시키며, 나라의 전통문화를 보급 시킴은 물론 국제 친선과 우호의 매체 역할도 가능하게 하며 비수기 관광산업육성의 촉진제 역할도 할 수 있다.

② 관광쇼핑으로 인하여 관광수요의 증대, 창출을 유발할 수 있고, 겸목적 관광의 활성화와 균형적인 발전에 직간접으로 기여할 수 있다(그림 7-1).

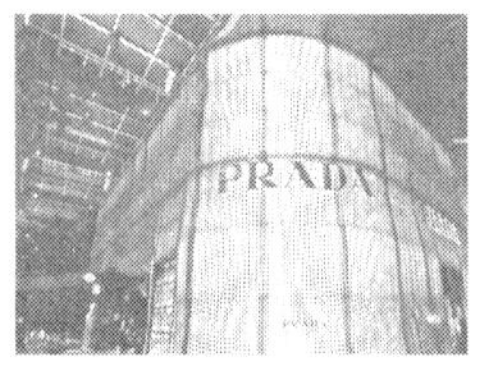

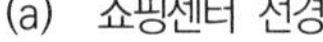
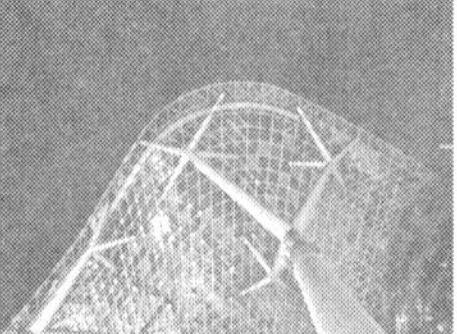
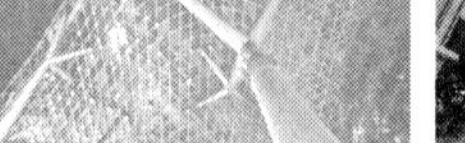
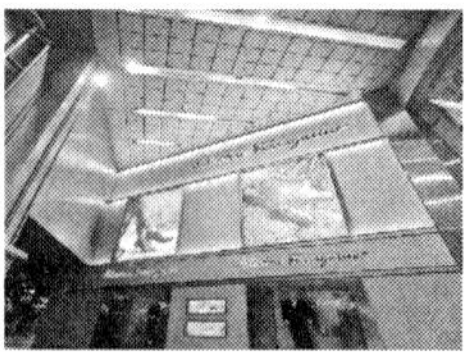
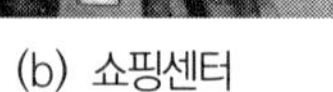

(a) 쇼핑센터 전경 (b) 쇼핑센터

[그림 7-1] 싱가포르의 오차드로드 쇼핑센터

37) 지방양여세(地方讓與稅) : 국가가 징수한 국세 중 일부를 특정사업에 사용하도록 용도를 지정해 주지방단체에 넘겨주는 조세이다(네이버 지식백과 참조).

3. 관광쇼핑 상품의 특성

계절성에 따른 수요의 변동, 과잉 경쟁, 관광활동의 부수적 서비스, 업무의 비효율화, 전문업종화, 유통판매의 불합리성, 외화가득률과 부가가치성 제고, 유휴 근로력 활용 등이 있다.

관광쇼핑상품의 특성은 다음과 같다.
- 민족문화를 배경으로 한 예술적 가치가 있어야 한다.
- 튼튼하고 부피가 작아 휴대에 편리해야 한다.
- 다양한 관광객 기호를 충족시켜야 한다.
- 미관뿐만 아니라 운송이 용이한 포장이어야 한다.
- 가격이 적절하고, 보존성이 좋아야 한다.

4. 관광상품의 종류 및 장소

풍토 입지조건에 따른 향토 특산품, 농가공 산품, 관광기념품(목공예, 나전칠기, 김치, 수정제품, 옥과 휘석, 인삼, 고려청자, 조선백자, 기타 토산품 등)이 있으며, 관광쇼핑 장소로는 면세점, 백화점, 재래시장, 이태원과 인사동, 기타 관광기념품점 등이 있다.

5. 세계 각국의 쇼핑 품목

세계 각국의 쇼핑 품목은 다음과 같다.

1) 유 럽

유럽은 많은 나라들이 모여 있는 만큼 많은 특산품들이 있으며, 많은 특산품들은 오늘날 관광상품이 되어 관광객들에게 많은 사랑을 받고 있고, 유럽의 관광상품들을 나라별로 분류하면 다음과 같다.

(1) 헝가리

자수, 목공예품, 가죽제품, 금속세공, 도자기 등이 있고, 헝가리에서는 손 자수가 유명하며, '칼로차'로 손자수 레이스는 모양도 화려하게 예쁘며 일일이 손으로 수를 놓아 정성이 느껴지는 정교한 제품이다.

헝가리 특산품 중 세계적으로 알려진 고급 제품인 '헤렌드' 자기 제품이 있다. 이 도자기는 일일이 한 제품마다 손으로 그림을 직접 그리는데 특히 초록색의 자기 제품이 유명하며, 모습이 우아하면서 은은하게 화려하면서도 부드러운 모습을 같이 나타내 주고 있다(그림 7-2).

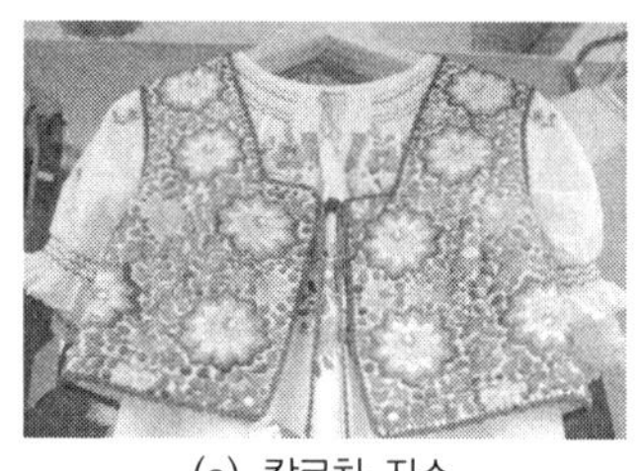
(a) 칼로차 자수

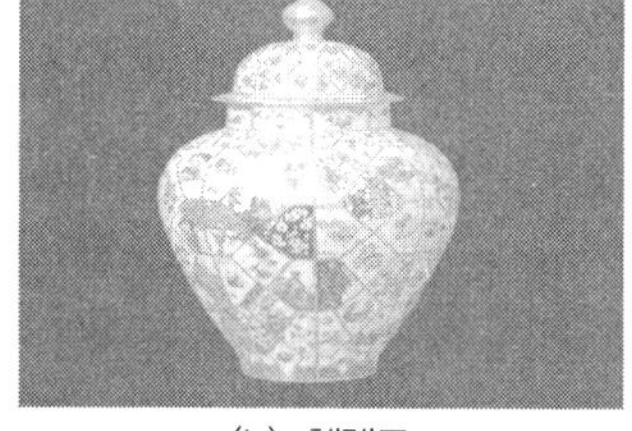
(b) 헤렌드

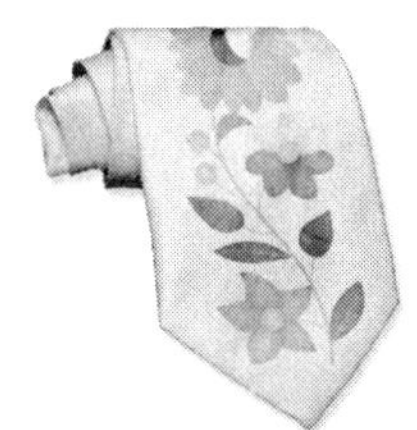
(c) 꽃자수 넥타이

[그림 7-2] 헝가리 특산품

(2) 폴란드

폴란드의 특산품은 유명한 보석인 호박이 있고, 러시아처럼 보드카가 유명한데 '주브로우카(Zubrowka)[38]'라는 약초를 넣은 보드카도 유명하다.

폴란드 도자기인 '볼레스와비에츠'가 유명한데 독특한 색상과 아름다운 디자인을 가지고 있는 체코 국경의 보브강 유역 볼레스와비에츠에서 생산되고 있다. 볼레스와비에츠는 13세기에 건설된 도시로 폴란드의 남서쪽에 위치하고 있으며 인구는 약 4만명이다. 볼리츠와비에츠의 그릇이 유명한 이유는 백토, 장식이 풍부해 도자기로 만들면 품질이 우수하기 때문이다(그림 7-3).

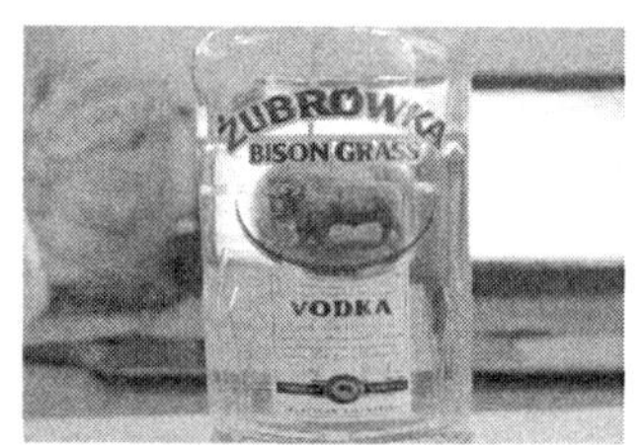

(a) 주브로우카

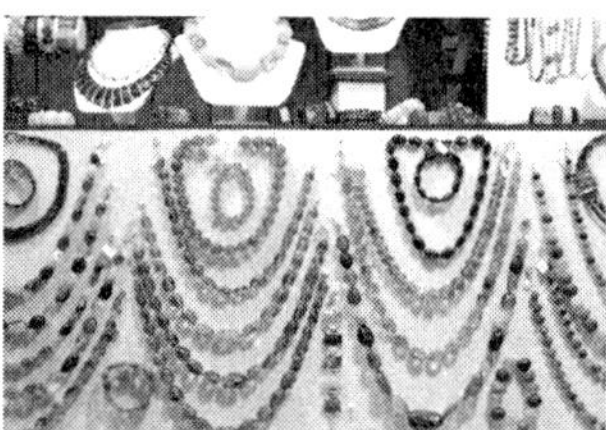
(b) 크라카우 호박

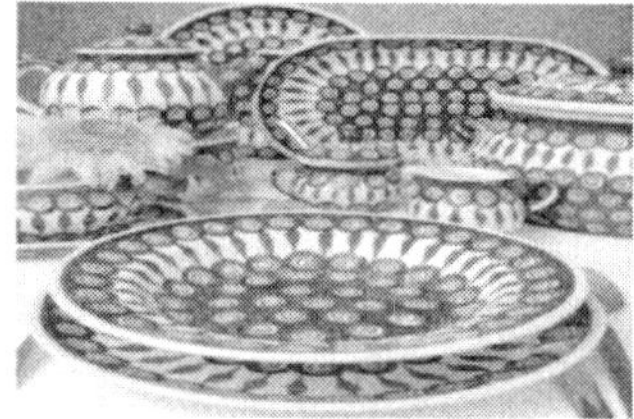
(c) 볼레스와비에츠

[그림 7-3] 폴란드 특산품

(3) 체 코

꼭두각시 인형, 크리스탈, 호박 제품 등이 있다. 세계에서 가장 사랑받는 것은 가넷이라는 보석으로, 옛날에는 열을 내리는 약으로도 쓰였으며, 먼 길을 가는 여행자에게는 건강을 지켜주는 신비한 돌로도 여겨졌다. 탄생석으로 쓰일 때는 사랑, 진실, 정조를 뜻한다(그림 7-4).

---

38) 주브로우카(Zubrowka)
㉠ 주브르우카 초는 폴랜드 동부인 바로비에자의 숲에서 군생하는 향이 강한 풀이다.
㉡ 유럽의 바이슨이라고도 하는 풀로, 들소가 즐겨먹는다는 점에서 바이슨 초라고한다.
㉢ 풀로 향을 낸 보드카를 주브로우카라고 한다.

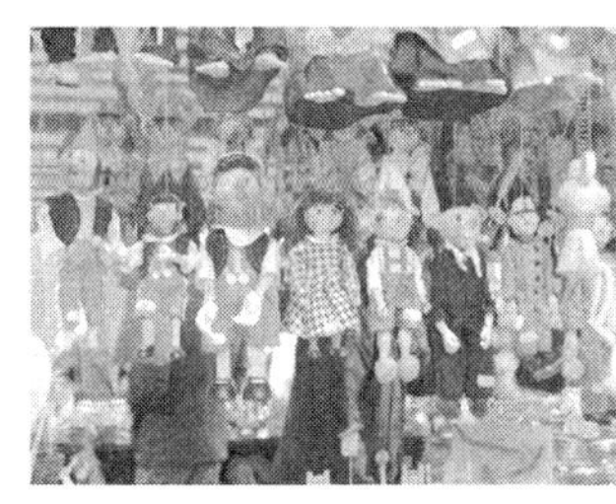
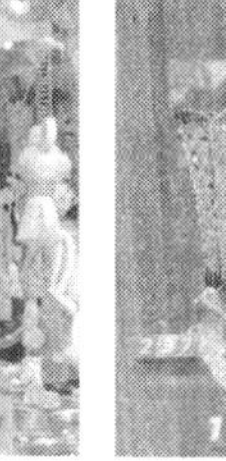
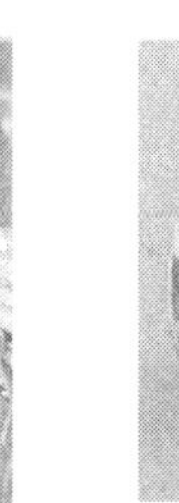
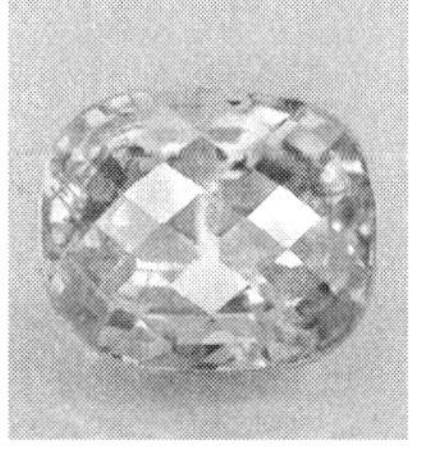

(a) 꼭두각시 인형 (b) 크리스탈 유리 (c) 가넷

[그림 7-4] 체코 특산품

(4) 영 국

자기, 구두, 바바리, 고급 패션제품 등이 있다. 영국에서는 차 문화가 많이 발달했으므로 차가 주요 쇼핑 대상이 되었는데, 열한시경 티 브레이크, 오후 3시경에는 Afternoon티가 일상화될 정도로 티를 애용하며, 다즐링(Darjeeling : 인도기원), 우바(Uva : 스리랑카기원), 얼그레이(Earl Grey), 오렌지 패코(Orange Pekoe) 등이 명차로 꼽히고 있다.

영국인은 홍차에 우유를 섞어 'white tea'로 마시는 것이 일반적이며, 피카딜리 근처의 포트남 앤드 메이슨(Fortnum and Mason)의 홍차는 순수한 실론차를 팔고 있는 것으로 유명하고, 영국 왕실의 시종장이었던 윌리엄 포트남이 왕의 각별한 배려로 피카딜리에 점포를 차린 후 왕실에 홍차를 공급하고 있으며 250년의 역사를 갖고 있다(그림 7-5).

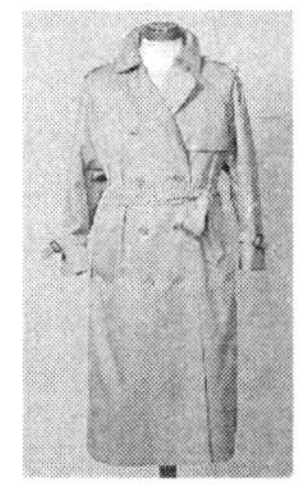
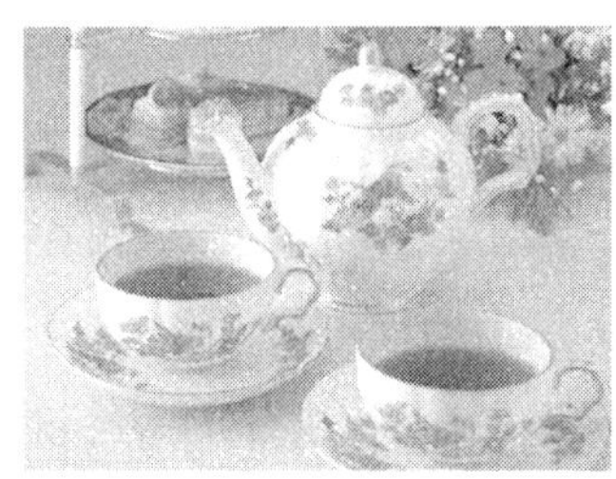
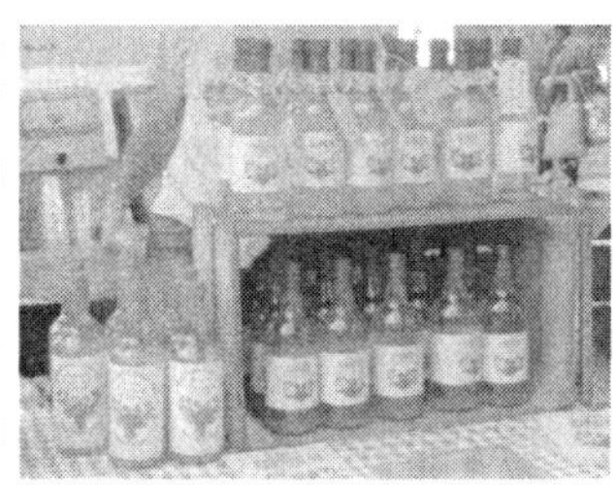

(a) 바바리 코트 (b) 홍차 (c) 사이더

[그림 7-5] 영국 특산품

(5) 프랑스

생로랑 등 유명 화장품, 유명패션 제품 등이 있다. 패션으로는 샤넬이 유명한데 샤넬은 패션뿐만 아니라 향수로도 유명하고, 1921년에 세계 패션계의 역사적인 사업을 시작하는데 이것이 샤넬 향수이다. 샤넬은 여성복에서 혁신을 이룬 것처럼 향수 이름을 짓는 데에서도 기존의 방식을 따르지 않고, 그녀는 단지 개발된 순서에 따라 번호만으로 향수 이름을 붙여, 'No.5'는 다섯 번째로 개발된 향수다.

당시 대부분의 향수 이름은 '봄의 욕망', '저녁의 도취'와 같은 시적인 이름이 붙여졌으나, 파리에서 자신의 의상실이 유명하다는 사실에 자신감을 얻고 '샤넬'을 덧붙여 향수 이름을 짓게 되었다. 그리고 특이한 것은 샤넬의 로고는 향수와 화장품, 욕실용품에만 사용되었다(그림 7-6).

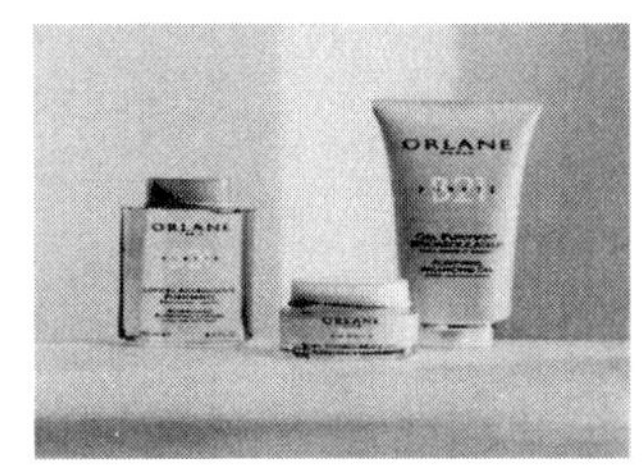

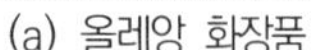
(a) 올레앙 화장품

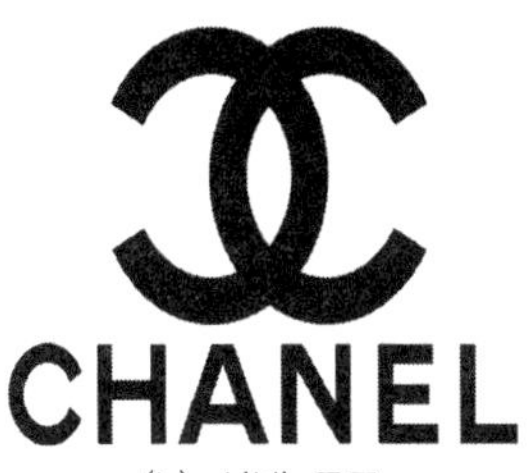

(b) 샤넬 로고

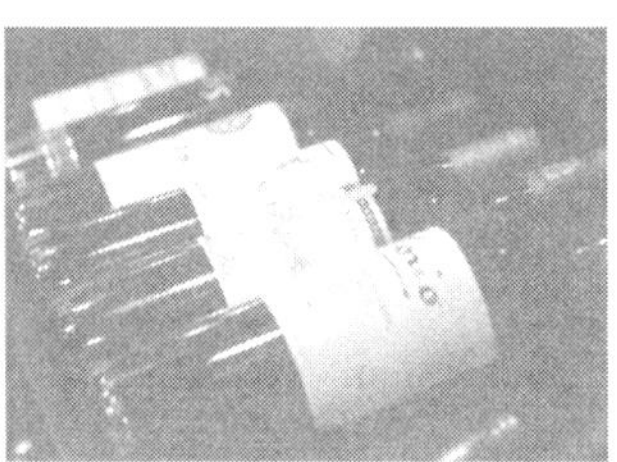
(c) 와인

[그림 7-6] 프랑스 특산품

(6) 스위스

시계와 보석, 오르골, 초콜릿, 군용칼 등 물품들이 유명하다(그림 7-7).

① 스위스 사람들에게 매우 인기가 많은 초콜릿은 19세기 스위스인이 카카오의 초콜릿에 우유를 섞어 만들었다.

㉠ 스위스에는 혀에서 살살 녹는 초콜릿을 처음으로 만든 린츠, 스위스 최초로 초콜릿 공장을 만든 카이에, 알프스산의 모양을 본떠 만든 삼각형이 트레이드마크인 토브레로네 등 유명한 메이커가 많다.

㉡ 수제 초콜릿을 판매하는 거리의 작은 초콜릿 가게나 과자 가게도 많이 있다.

㉢ 스톳토라나 카사브랑데에서 판매하고 있는 생초콜릿은 유통기한이 짧은데 스위스만의 독특한 맛을 느낄 수 있으며 선물로도 좋다.

② '스위스 메이드'라는 것이 큰 브랜드가 되어버린 시계는 메커니즘, 장식 부분 모두 전문가의 기술이 들어가 있다.

㉠ 확실한 품질과 보석 세공의 아름다움이 높은 평가를 받고 있으며, 로렉스, 오메가, 론진, 오데마, 피게, 피아제, 파텍필립, 프랑크 유러, 쇼팔 등의 유명 브랜드가 있으며, 스워치를 비롯하여 캐주얼 시계도 많다.

③ 칼이나 병따개, 가위, 와인 오프너 등 여러 기능이 하나가 된 다기능 칼로 스위스에서는 실제로 군대에서 이 칼을 사용하고 있다.

㉠ 캠프나 낚시 등 아웃도어에도 편리하며, 빅토리 녹스와 벤가라는 메이커가 유명하다.

㉡ 최근에 빅토리녹스에서 발매된 카드형 다기능 툴 셋트인 스위스 카드는 가벼워서 선물로 적당하다.

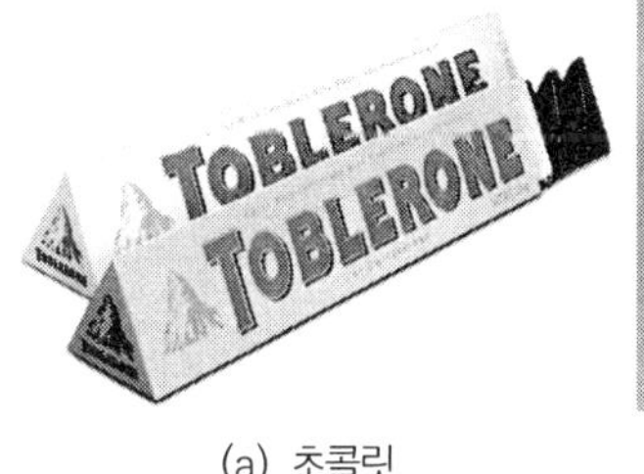

(a) 초콜릿

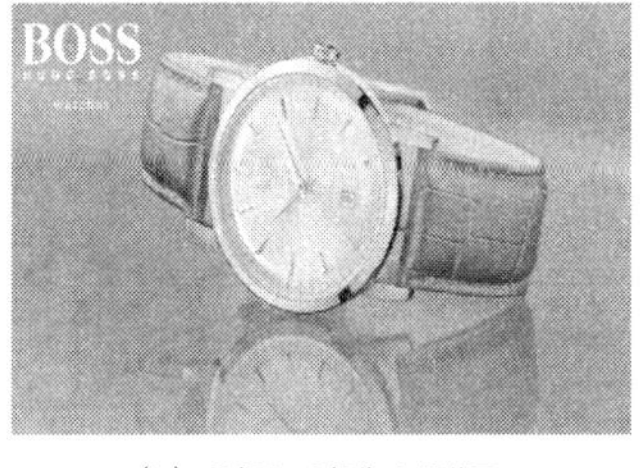

(b) 명품 시계 브랜드

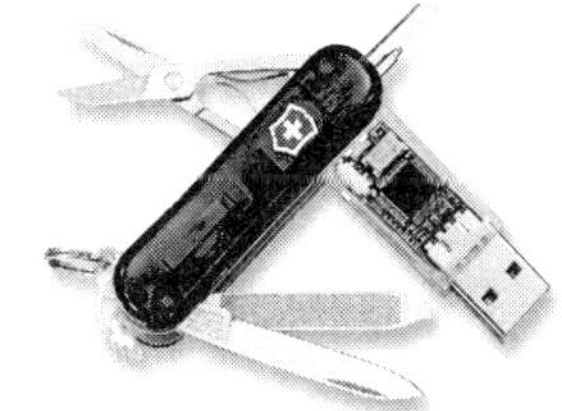
(c) 다용도 칼

[그림 7-7] 스위스 특산품

(7) 오스트리아

유리잔, 티롤산 꿀, 훈제돼지고기, 고전음악 CD 등이 있다. 모차르트 초콜릿이 인기가 많은데 모차르트 초콜릿은 그 포장이 금색과 빨강, 녹색으로 포장되어 있고, 은색과 청색 포장지에 포장된 오리지날 모차르트 초콜릿은 찰스 부르크 시내 게트라이데 거리의 'First'라는 카페에서 팔고 약 1유로[€] 정도의 가격에 판다(그림 7-8).

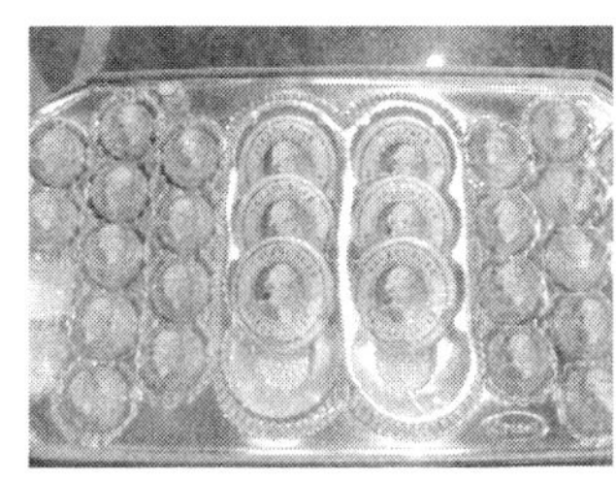
(a) 유리잔

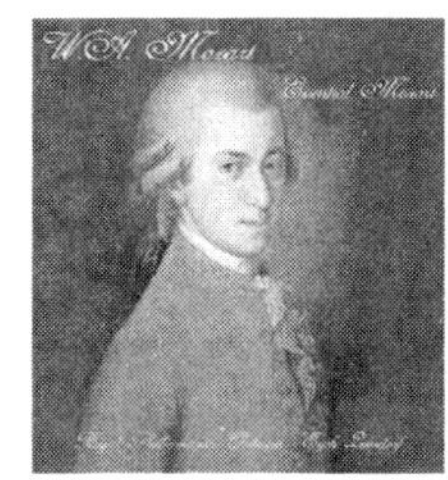
(b) 모차르트 교양곡

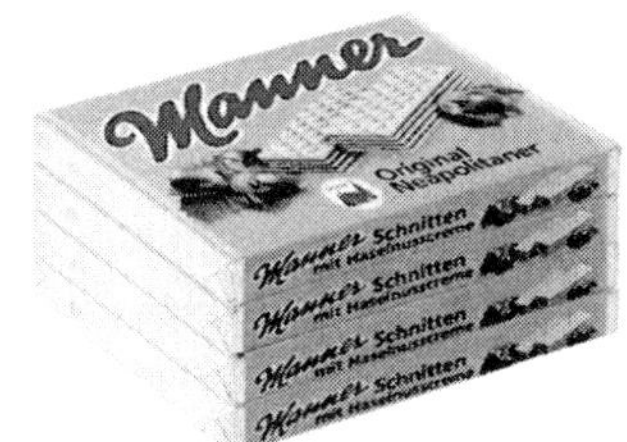

(c) 유명 과자

[그림 7-8] 오스트리아 특산품

(8) 네덜란드

다이아몬드, 치즈, 나막신, 수공예품, 도자기, 꽃 등 물품들이 유명하다(그림 7-9).

① 다이아몬드 : 스테르담은 벨기에의 안트베르펜과 앞다투는 세계적인 다이아몬드 가공지역이다.

㉠ 가장 아름다운 빛을 내는 브릴리언트 컷트는 400년 이상 기술이 축적되어 노하우가 대단하다.

㉡ 다이아몬드의 가격을 결정하는 것은 4가지의 'C'(무게 : Carat, 색조 : Color, 투명도 : Clarity, 커트 : Cut), 무게뿐 아니라 투명도의 중요성을 잘 설명해주는 곳이라면 안심하고 구입해도 된다.

㉢ 고가의 물건이지만 국내의 가격에 비하면 단연 싸다.

㉣ 진열된 상품이 많고, 심플한 디자인이 많은 것도 매력이다.

② 델프트 도자기 : 네덜란드 특산품으로 인기가 많고, 진주 빛과 같은 흰색 바탕에 파란색으로 그려진 문양이 아름답고, 해운국 네덜란드가 황금시대를 맞이한 17세기에 중국 자기의 영향을 받아 생겨났으며, 현재는 전성기에 30곳을 헤아리던 델프트의 가마터가 쇠퇴하였고, 당시의 색조를 전하는 것도 왕립 포르셀레이네 플레스사뿐이다.

㉠ 델프트 도자기의 제조 마크에는 그림을 그려 넣는 17명의 도안가가 자신의 이니셜과 알파벳으로 코드화된 제조 일자를 써넣으며, 정통 델프트 도자기는 이것이 표식이 된다.

㉡ 델프트 도자기에도 다양한 색을 사용한 아름다운 것이 있고 마컴 도자기 역시 분위기가 있다.

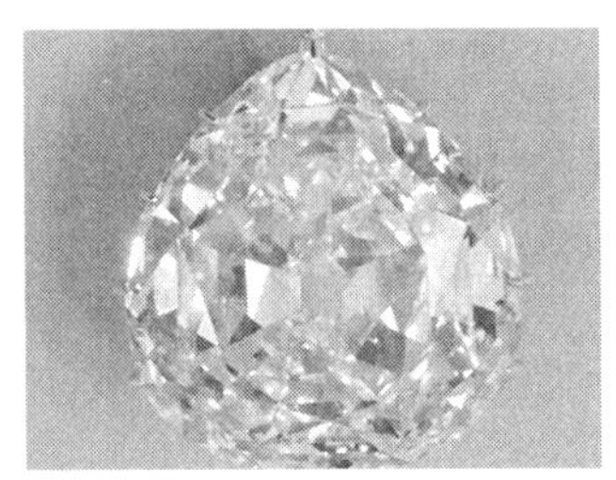
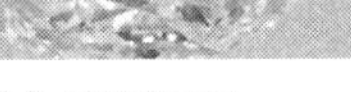
(a) 다이아몬드

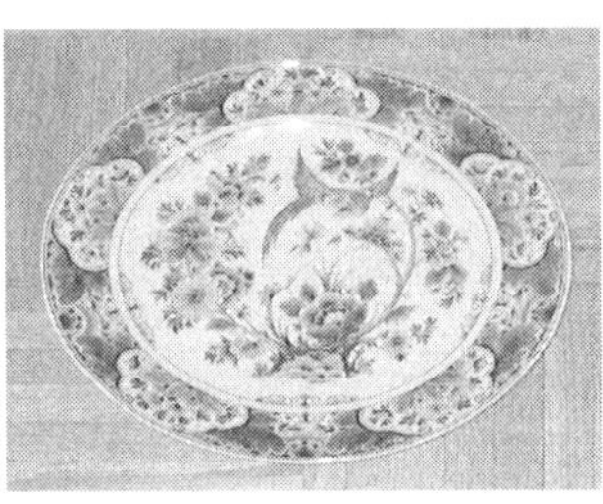
(b) 델프트 도자기

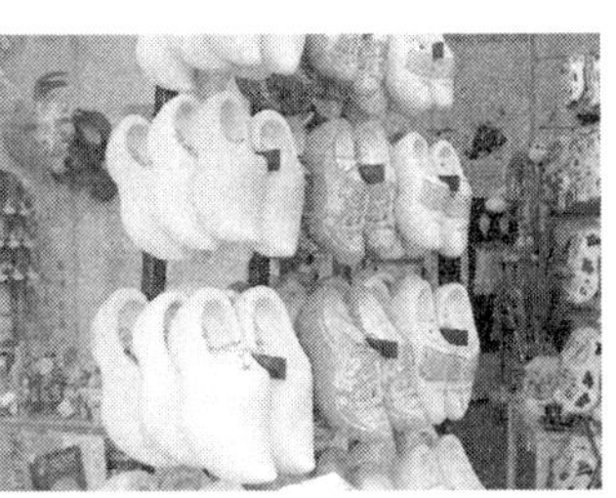
(c) 앤티크

[그림 7-9] 네덜란드 특산품

(9) 이탈리아

의류 및 가방, 크리스탈 제품, 각종 수공예 양가죽제품 등 물품들이 유명하고, 특산품 중에서 잔두야로 유명한데 이 잔두야는 판 형태의 다크 초콜릿이 개발된 지 5년이 지난 1852년, 헤이즐넛이 특산물인 이탈리아 투린(Turin : 토리노) 지방에서 분쇄한 헤이즐넛에 다크 초콜릿을 섞어 잔두야 초콜릿을 개발했다(그림 7-10).

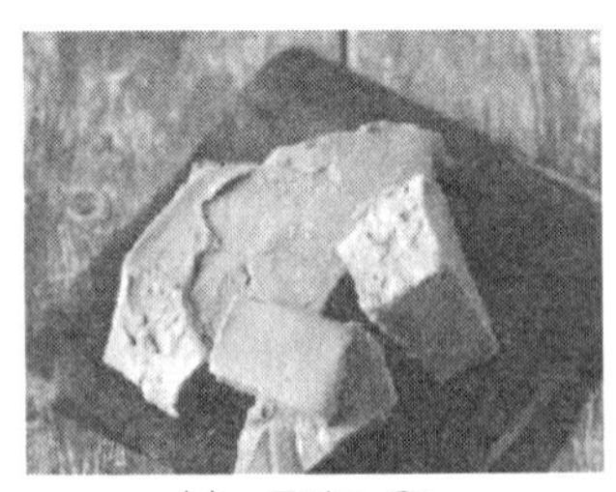
(a) 톤카토 우노

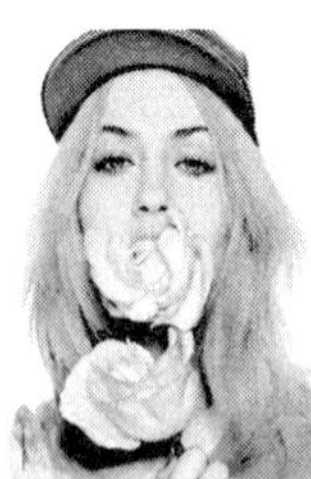
(b) 베네통 광고

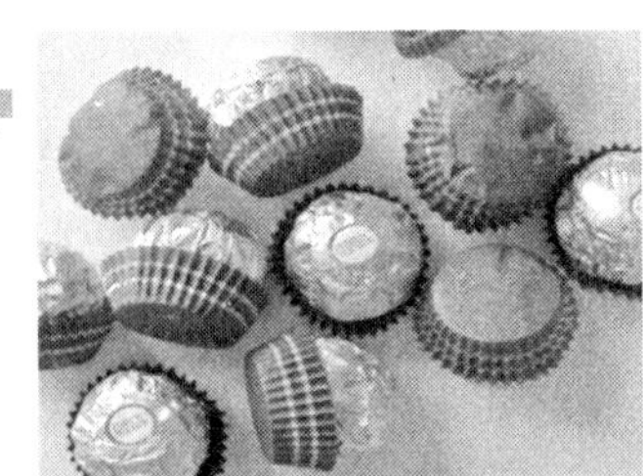
(c) 페레로로쉐

[그림 7-10] 이탈리아 특산품

① 잔두야 초콜릿은 헤이즐넛의 기름 성분과 고소한 맛이 다크 초콜릿에 더해져 훨씬 부드러운 질감과 입에 감기는 고소한 맛이 난다.

② 헤이즐넛을 초콜릿에 30[%] 정도 섞은 다음, 손가락 두 마디 크기의 보트를 뒤집어 놓은 모양으로 가공한 후 은박지에 싸서 초콜릿 숍에서 판매하거나 전문 초콜리티어의 재료용

으로 2[kg] 이상씩 대형 포장되어 유통된다.

③ 이탈리아의 유명한 초콜릿 회사인 페레로(Ferrero)의 빵에 발라 먹는 초콜릿 스프레드 누텔라(Nutella)는 헤이즐넛을 섞은 초콜릿 크림으로 원래 잔누야 페이스트라고 하였다.

(10) 포르투갈

금세공 제품, 와인 등이 있으며, 와인이 유명하다. 포르투갈 와인은 대표적인 주정강화 와인인 포트 와인(Port Wine)은 포르투갈 북부 도루강(Douro R.) 상류의 알토도루 지역에서 재배된 적포도와 청포도로 주로 만들어진다(그림 7-11).

① 포트 와인 명칭 : 수출을 담당한 항구 이름이 '오포르투'인 데서 유래하였다.
② 1670년대부터 영국으로 선적됐는데, 1800년대 들어와 오랜 수송기간 동안 와인의 변질을 막고자 선적자 들이 브랜디를 첨가하였으며, 오늘날 주정 강화 와인인 포트 와인이 되었다.
③ 포트 와인 : 1756년부터 원산지 관리법이 시행되어 세계 최초로 관리되었고, 일반 와인은 1907년부터 시작되었다.
④ 포르투갈 : 1986년 EU에 가입하면서 최근 와인 산업의 품질향상에 과학적인 방법을 도입하여 힘쓰고 있으나, 신품종을 재배하기도 하지만 포르투갈은 여전히 원생종이 많은 국가이며 이러한 고유의 포도품종을 고집하는 생산자들이 많다.
⑤ 포르투갈 와인 : 대부분 여러 품종을 섞어 사용하며 각 지역의 고유 품종이 있다.
⑥ 대표적인 품종 : 토우리가 나시오날, 틴타 카옹, 틴타 로리즈, 틴타 바로카, 토우리가 후란세사, 틴타 아마렐라 등이 있다.

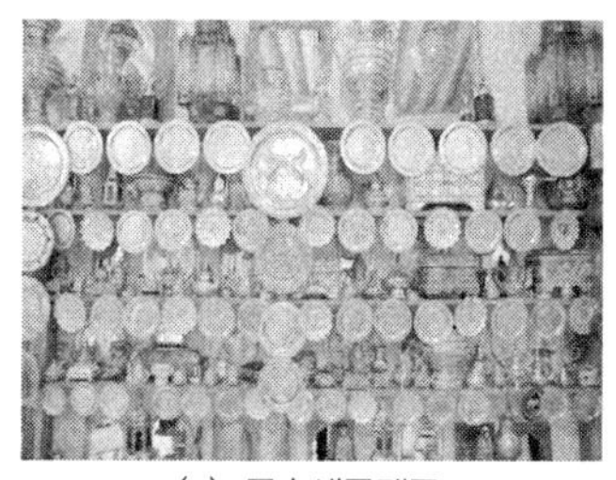
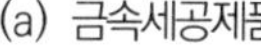
(a) 금속세공제품

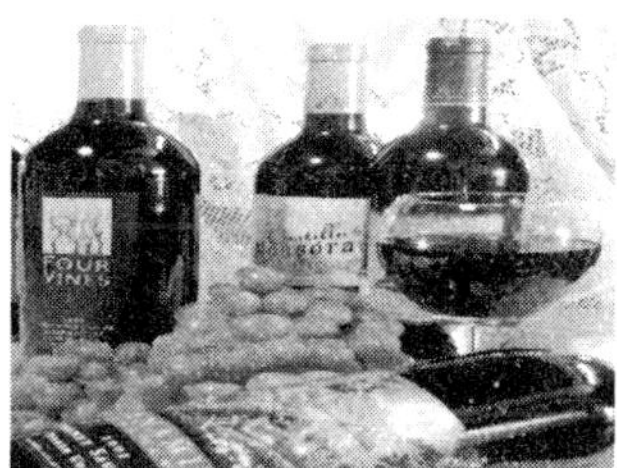
(b) 포르투갈 와인

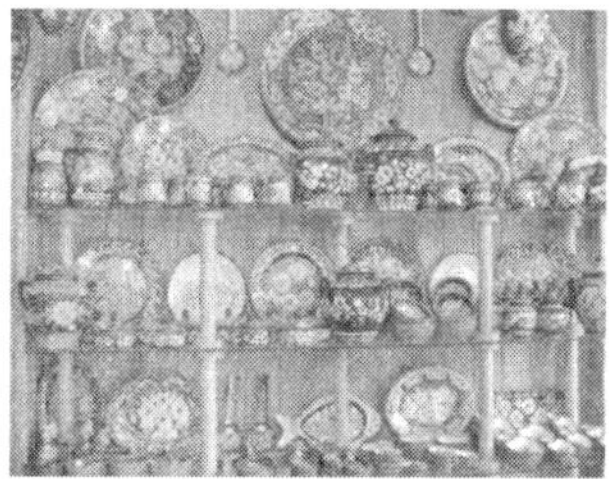
(c) 리스본

[그림 7-11] 포르투갈 특산품

(11) 그리스

금 · 은세공제품, 민속 인형, 모직 카펫, 피혁제품 등 물품들이 유명한 쇼핑 품목 중에 매스틱이 있는데, 에게해의 키오스섬에서만 자라는 세계적으로도 독특한 특산품으로, 유칼립투스 나무의 수지로 만든 제품으로 어떠한 화학처리나 가공없이 먹을 수 있다(그림 7-12).

① 의학의 아버지인 히포크라테스는 매스틱의 다양한 치료효능, 그 중 에서도 위에 관련된 질환의 특효성분을 강조했다.
② 현대 들어서는 치아질환에 효능이 있는 것으로 알려지면서 성분이 치약 등에 사용되고 있는데, 국내에도 매스틱 성분이 함유된 치약 제품이 나와 있다.
③ 그리스 꿀은 좋은 품질과 향, 뛰어난 맛으로 인해 세계적으로 유명하고, 수많은 야생화로 구성된 그리스의 식물군이 다양한 맛과 향을 지니고 있다.
④ 그리스의 꿀은 과즙이나 감귤류(레몬, 오렌지, 광귤 등), 비길 데 없는 향을 지닌 백리향(허브), 침엽수에서 채취한 것 등 대부분 꽃에서 채취된다.

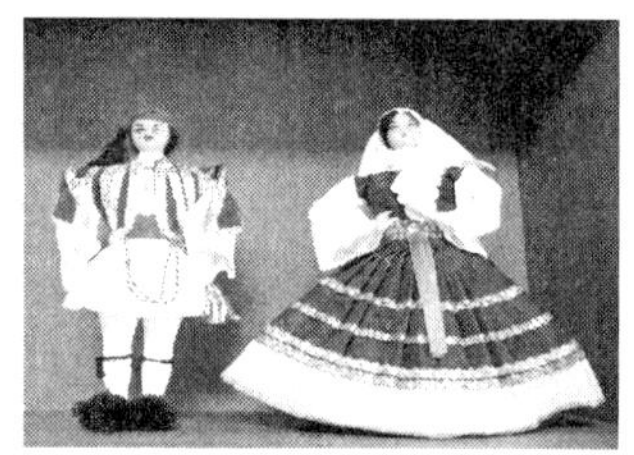
(a) 그리스 민속인형

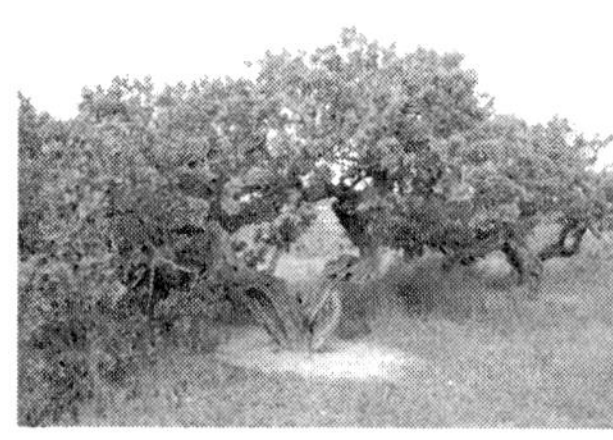
(b) 그리스 매스틱

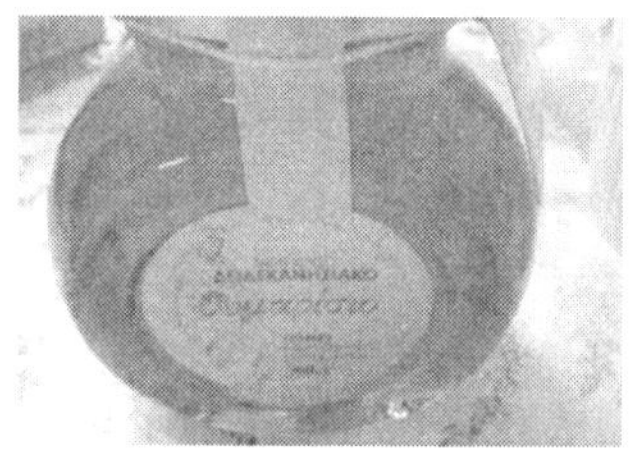
(c) 그리스 꿀

[그림 7-12] 그리스 특산품

(12) 러시아

목각인형, 호박류 제품, 보드카 등 물품들이 유명하다. 러시아에서 유명한 것은 보드카인데, 러시아에서 12세기경부터 만들어졌다(그림 7-13).

① 보드카라는 지즈나야 바다(생명수)의 바다(물)가 애칭형인 보드카로 변한것이라고 한다.
② 생명수라는 표현은 연금술사가 증류주를 가리키는데 이용한 것이므로, 보드카의 시작도 연금술 덕분인 것이 확실하다.
③ 보드카가 문헌에 나타나기 시작한 것은 16세기부터이다.
④ 12세기경 보드카는 벌꿀을 원료로 했을 것으로 예측되고, 18세기경까지는 라이보리가 주원료였으며, 후에 대맥이나 소맥, 미국 대륙에서 가져온 옥수수, 감자 등도 사용하게 되었다.
⑤ 현재의 보드카는 농산물에서 알콜 농도가 높은 그레인 스피리츠를 만들고, 물을 섞어서 40~60[°] 사이로 희석한 후에 활성탄으로 여과하고, 알콜에 잘 안녹는 성분이 활성탄에 부착해서 순도가 높아지고 색도 크리스탈과 같은 깨끗한 상태가 된다.
⑥ 보드카는 무색으로 순하면서도 원료에서 나오는 미묘한 향을 극히 조금 남기는 상큼한 술로서 탄생하는 것이다.
⑦ 러시아나 폴란드 등에는 보드카 원액에 다양한 향을 넣거나 과일 껍질을 담근 리큐어 타입도 많다.

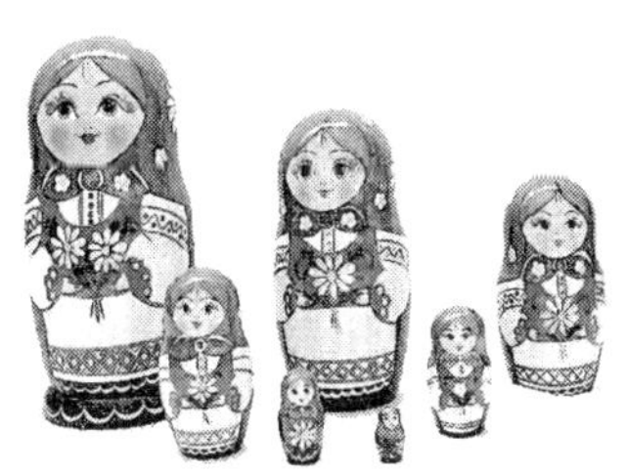
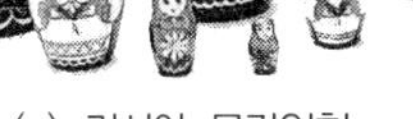

(a) 러시아 목각인형

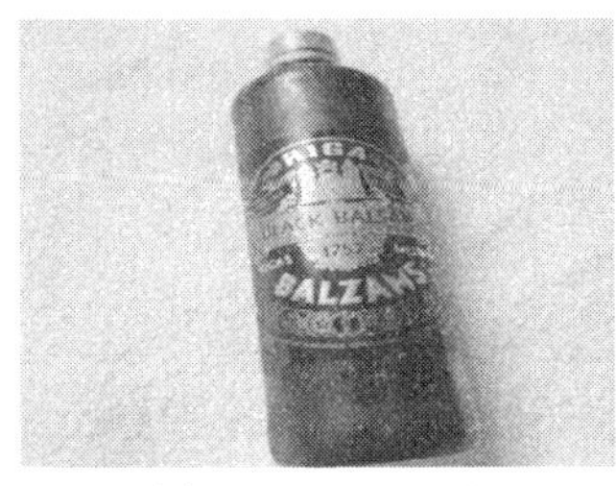
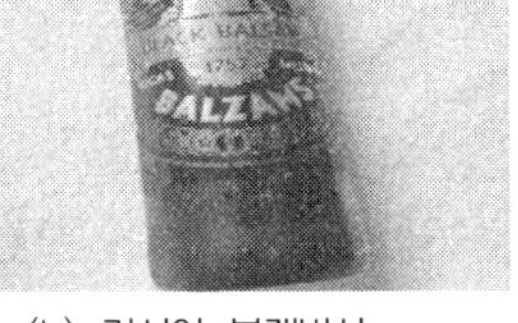

(b) 러시아 블랙발삼

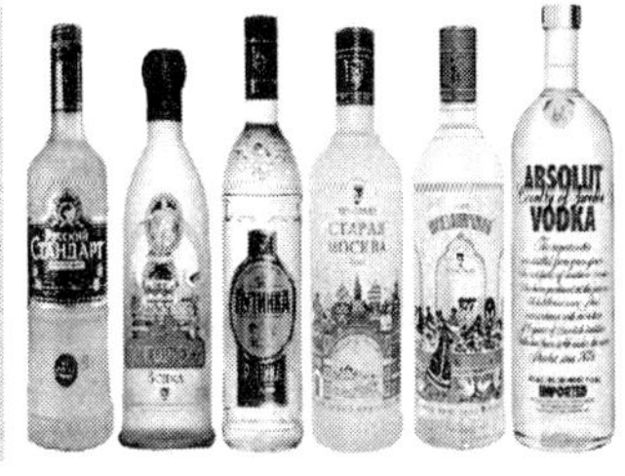

(c) 러시아 보드카

[그림 7-13] 러시아 특산품

(13) 벨기에

자수레이스, 자수 손수건, 크리스탈 제품, 초콜릿, 치즈, 햄 등 물품들이 유명하다. 타피스트리도 유명한데 다채로운 선염색사(渲染色絲)로 짜서 만드는 실내 장식물로 마(麻)의 날실에 대하여 씨실인 색모사(色毛絲)를 나무바늘 따위로 적당히 짜서 임의의 회화적 주제를 표현한다(그림 7-14).

① 타피스트리의 기원은 고대 이집트까지 거슬러 올라가는데, 유럽에서는 플랑드르나 프랑스를 중심으로 성행되었다.

② 17세기에 창립된 프랑스의 고블랭 제작소의 제품이 유명하다.

③ 20세기에 들어와서는 뤼르사(Jean Lurçat)가 중심이 되어 타피스트리의 부흥이 기도되었다.

④ 1941년 타피스트리 다자이너 집단이 결성되는 등 근대적인 출발을 하였으며, 피카소(Pablo Picasso), 루오(Georges Rouault), 뒤피(Raoul Dufy), 그로메르(Marcel Gromaire) 등이 여기에 참가하였다.

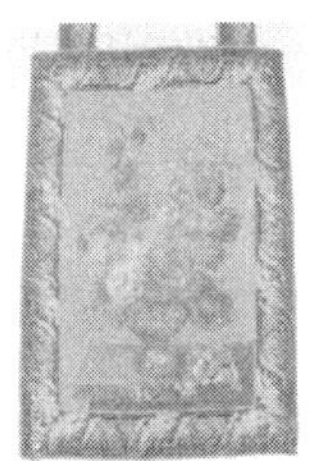

(a) 벨기에 타피스트리

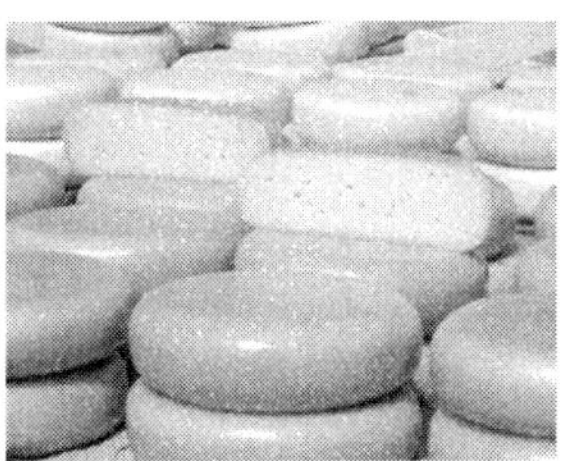

(b) 벨기에 치즈

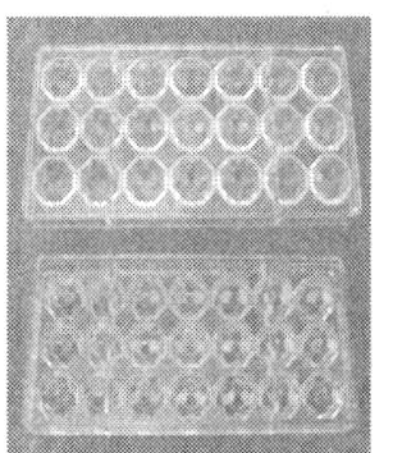

(c) 벨기에 초코몰드

[그림 7-14] 벨기에 특산품

(14) 스웨덴

로스트란드, 스포츠용품, 직물, 수공예품, 모피, 크리스탈, 보석류와 은제품, 가구, 자동차 등 물품들이 유명하다. 로스트란드가 유명한데, 스웨덴의 도자기 생산의 역사는 로스트란드의 역사와 함께 해왔으며, 로스트란드는 1726년에 설립되었고 18세기 스웨덴 역사의 한 장을 차지한 '자유시대'로 알려진 기간 이래로 스웨덴의 가장 오래된 공장들 중 하나이다(그림 7-15).

① 로스트란드는 러시아와 교역을 위해 1873년에 '아라비아 핀란드'를 세웠고 1914년에는 '고텐보그' 도자기공장을 매입하여 이곳에서 공장을 가동했다.
② 1726년 스웨덴 왕실 납품 가마로 설립된 '로스트란드'는 도자기 제조업체로서 유럽에서 2번째로 오래된 회사이다.
③ 스웨덴 왕실 도자기공급 브랜드이며 스웨덴 가정에서도 특별한 날뿐 아니라 일상에서도 우아한 품위의 로스트란드 도자기를 좋아했다.
④ 로스트란드는 심플하고 예술성이 뛰어난 '스칸디나비아 디자인'을 추구하고 있다.

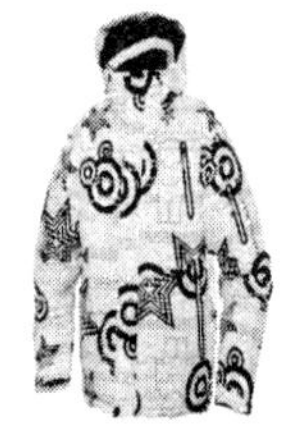
(a) 스웨덴 스포츠용품

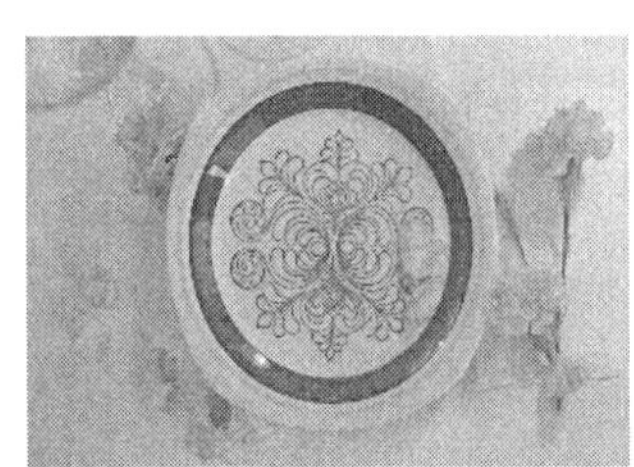
(b) 스웨덴 도자기

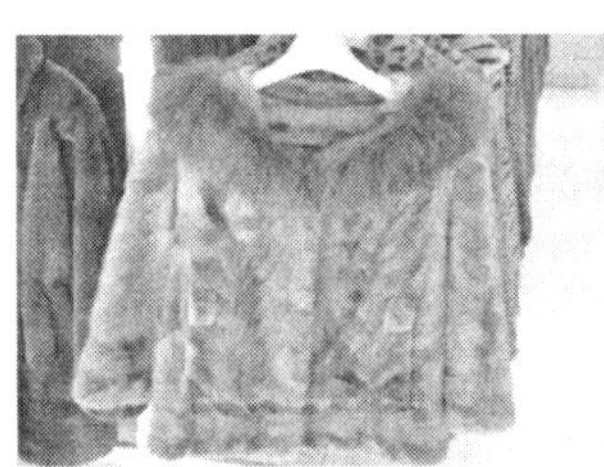
(c) 스웨덴 모피코트

[그림 7-15] 스웨덴 특산품

2) 아시아

아시아도 유럽과 같이 많은 나라들이 있는 만큼 많은 관광상품도 있다. 아시아의 관광상품을 나라별로 살펴보면 다음과 같다.

(1) 오스트레일리아

각종 보석류, 맘보, 양모, 아쿠보라 모자, 캥거루 인형제품, 드리자본 레인코트, 부메랑 공예품이 있다. 인기가 많은 제품은 오팔과 애버리지널 아트가 있는데, 오팔은 호주의 원주민인 애버리진 사이에서 신이 내린 선물로 여겨진 오팔은 크게 나눠 세 종류가 있다(그림 7-16).

① 아름다운 광택이 나는 블랙 오팔과 그것과 비슷한 색상이지만 모암이 표면에 나와 있는 볼더 블랙 오팔, 화이트 오팔이라고도 하는 라이트 오팔 등이다.

② 고르는 방법의 포인트는 색의 강도, 투명도, 크기, 커팅의 좋은 정도이다.

③ 애버리지널 아트는 오스트레일리아의 원주민 애버리지니의 예술품들은 그들에게 전해지는 신화가 기하학적 모양으로 표현 되어진 것들로 호주의 대표적인 토산품이고, 개성적인 색채감각과 기하학적 모양은 예술적으로 높은 평가를 받고 있다.

④ 악기나 창 등의 생활용품이 대표적인데 특히 사냥도구인 부메랑은 유명하다.

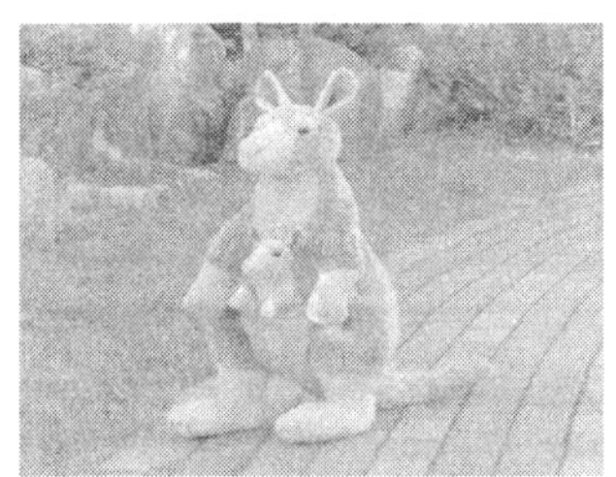

(a) 오스트레일리아 캥거루 인형

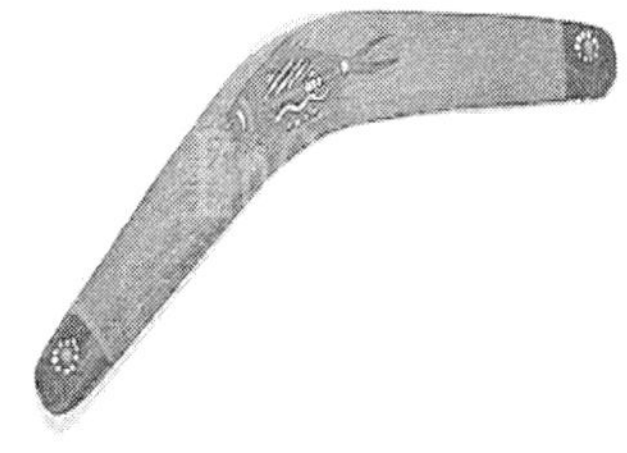

(b) 오스트레일리아 부메랑

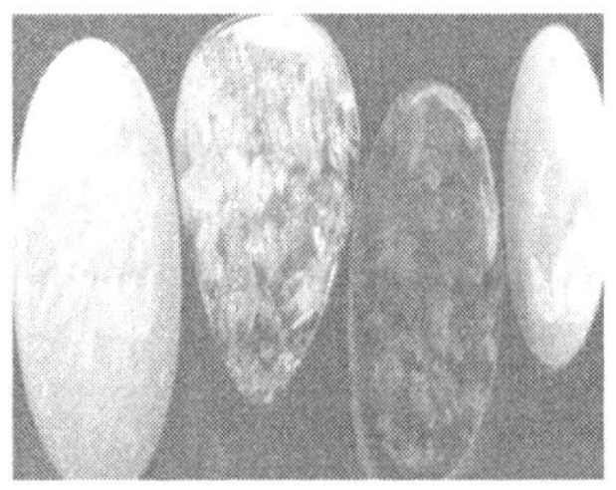

(c) 오스트레일리아 오팔

[그림 7-16] 오스트레일리아 특산품

(2) 일 본

칠보, 한방약, 문방사우, 도장재료, 차, 각종 공예품 등 물품들이 유명하다. 나무세공 제품이 인기가 많은데, 하코네의 '가마쿠라보리(謙倉彫) 조각, 오다와라(小田原), 나무쪽 세공 · 나무박이'의 칠기가 있다(그림 7-17).

① 가마쿠라보리 조각 : 12~14세기 때 중국에서 선종이 전래 되면서 옻칠을 이용한 공예품 등도 함께 전해졌는데, 기법을 모방하여 불교 행사에 사용하는 책상이나 향상자 등이 만들어진 것이 가마쿠라보리 조각의 시초이다.

㉠ 차 도구나 쟁반, 과자 접시와 같은 일상 용품도 만들어지게 되었다.

㉡ 화초 등의 일본적인 무늬와 나무와 옻칠을 고집한 섬세하고 부드러운 작품은 많은 사람들로부터 사랑을 받아 왔고, 요즘에는 가마쿠라를 중심으로 200명의 기술자가 제작을 담당하고 있다.

② 오다와라의 칠기 : 오다와라는 가나가와현 남서부의 바다에 면한 도시로서, 15세기 이후 하코네산 속에서 자라는 풍부한 목재를 '녹로'를 이용하여 깎아 만든 그릇에 옻칠을 한 것이 바로 오다와라 칠기이며, 요즘에는 그릇이나 쟁반 등 일용품도 생산되고 있다.

㉠ 오다와라 칠기의 생산에는 특별히 뛰어난 '녹로' 기술이 요구되고, 또 자연의 고운 나뭇결을 최대한으로 살리기 위한 독특한 옻칠 기술이 큰 특징이다.

③ 하코네의 나무쪽 세공 · 나무박이 : 하코네 나무쪽 세공은 200년쯤 전에 하코네에서 시작되었다.

㉠ 자연목의 색조를 살려서 수십 종류의 나무들을 사용하여 다양한 기하학 모양을 표현한다.

㉡ 선물용 작은 상자가 유명하지만, 가구 등도 생산되고 있다.

㉢ 나무박이는 나무판을 파내고 그 위에 여러 가지 종류의 나무를 끼워 넣어 그림이나 무늬를 표현하는 기법이다.

㉣ 하코네 나무쪽 세공과 나무박이는 모두 가나가와현 고유의 특산품으로, 정교하고 치밀한 조형은 많은 사람을 매료하고 있다.

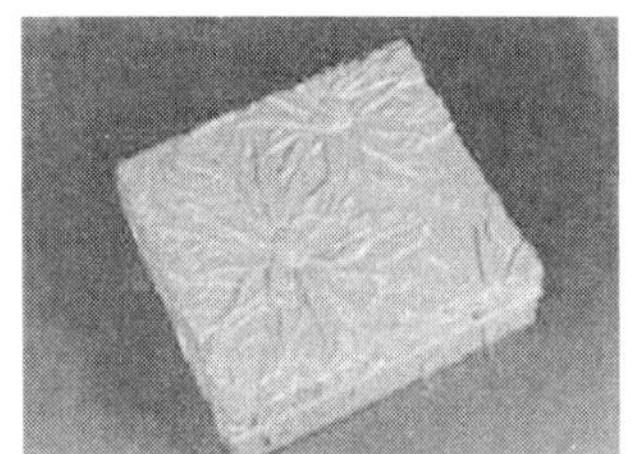
(a) 가마쿠라보리 조각

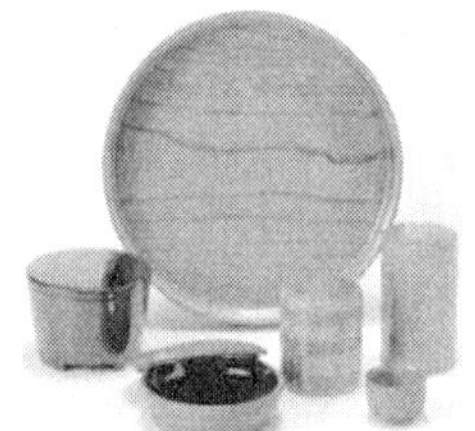
(b) 오다와라(小田原)의 칠기

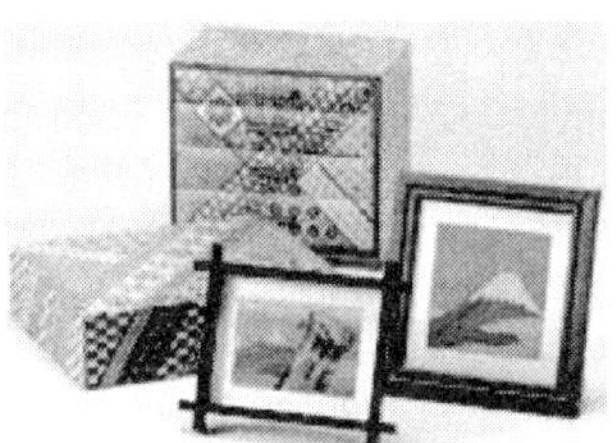
(c) 하코네의 나무쪽 세공 · 나무박이

[그림 7-17] 일본 특산품

(3) 홍 콩

중국 전통제품, 실크제품, 카펫, 시계와 보석, 전자제품, 구두 핸드백 등 맞춤상품, 패션과 뷰티제품이 있다. 홍콩은 세계 유명 패션 브랜드가 많으며, 홍콩 도시 자체가 거대한 면세점과 같아서 가격도 시가보다 낮아 관광객들이 홍콩에서 관광을 와서 쇼핑을 하면 많은 명품 옷들을 구매하고 간다(그림 7-18).

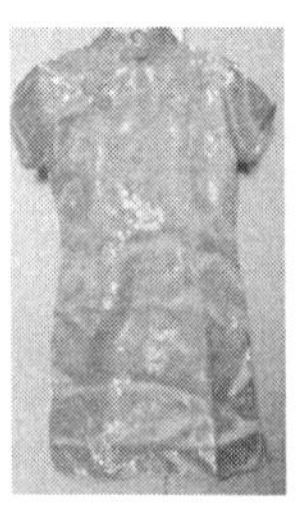
(a) 치파오

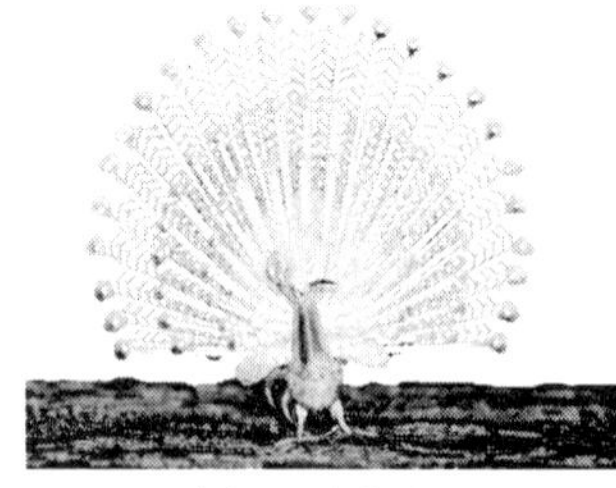
(b) 통해 은장식

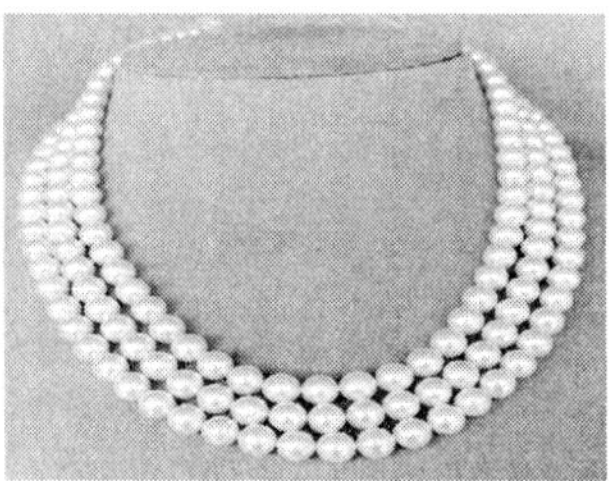
(c) 홍콩 진주목걸이

[그림 7-18] 홍콩 특산품

(4) 태 국

실크제품, 카펫, 은제품, 수공예품, 가죽제품, 진주크림 등 물품들이 유명하고, 라텍스 제품과 손으로 만든 파우치 & 동전지갑이 인기가 가장 많다(그림 7-19).

① 라텍스는 태국 내에서도 꽤 비싼 편이나, 우리나라에 비해서는 저렴한 가격대를 갖는다.

② 매트리스 같은 상품은 가격도 가격이지만 부피도 부담되니, 목베개나 손목 받침대를 구입하는 것이 좋다.

③ 파우치 & 동전지갑은 많은 돈을 들이지 않고도 생색내기 좋아 여성이라면 대부분 만족스러워하는 물건이다.

④ 로컬 브랜드인 '나라야(Naraya)'가 있는데, 다양한 디자인에 실용성까지 겸비해 태국 관광객이라면 누구나 구입을 원한다.

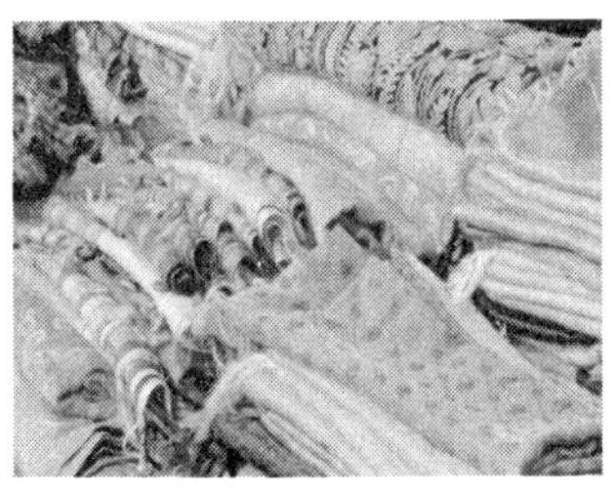

(a) 태국 실크제품

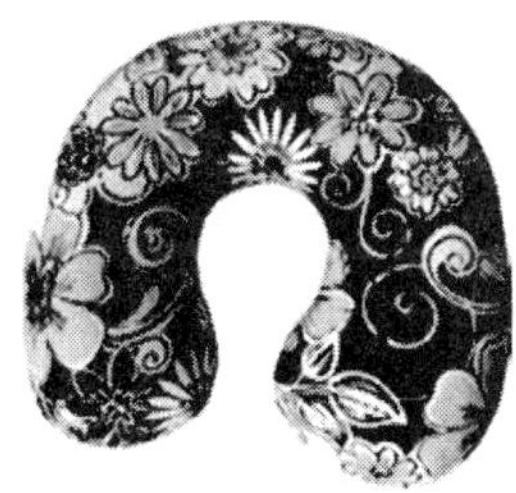

(b) 태국 라텍스

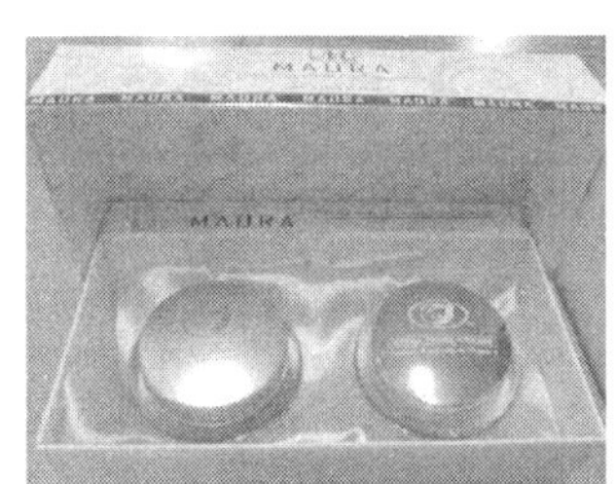

(c) 태국 진주크림

[그림 7-19] 태국 특산품

(5) 싱가포르

술, 담배, 각종 브랜드 제품이 있으며, 가장 인기가 많은 것은 카야 잼과 차, 호랑이 연고가 유명하다. 차의 종류는 TWG차, BOH차, OWL 커피, 알리 커피가 있다(그림 7-20).

① 카야 잼 : 야쿤 카야 토스트의 카야 잼이 유명한데, 3개월 정도의 유통기한이 있고, 가격도 별로 비싸지 않으면서 병에 담아주니 선물하기가 제격이다.

② 호랑이 연고 : 타이거 밤이라고 하는데, 근육통증 및 긴장성 두통치료용 일반의약품 연고로 통증이 심하거나 벌레 물린데 발라주면 좋고 정신적 스트레스나 압박감에 의해 발생하는 긴장성 두통 완화에도 도움이 된다. 빨간색, 하얀색 포장 2가지가 있는데, 두 제품의 가장 큰 차이는 허브 성분이다.

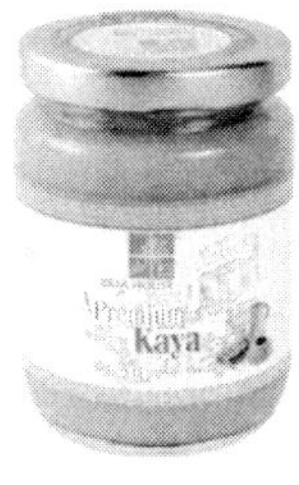

(a) 카야 잼

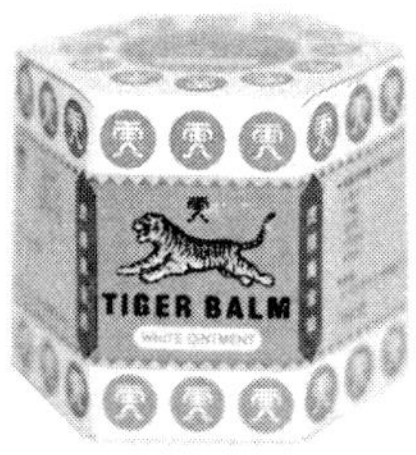

(b) 타이거 밤

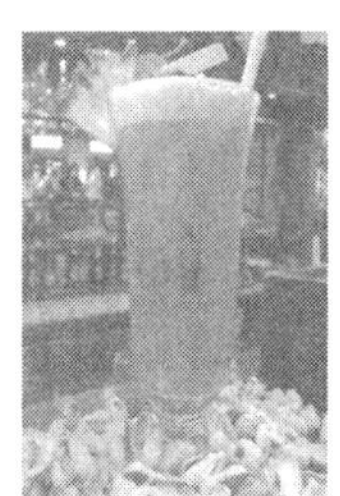

(c) 롱바 칵테일

[그림 7-20] 싱가포르 특산품

(6) 인 도

카펫, 인도면사, 실크, 수공예품, 가죽, 등나무와 대나무 제품이 유명한 쇼핑 품목이다(그림 7-21).

① 인도 카펫 : 면과 비단으로 만든 카펫은 수세기 동안 인기있는 수출 품목이며, 무굴시대의 디자인 감각으로 완성된 플러시 비단 카펫은 오늘날까지 관광객에게 많은 사랑을 받는 제품이다.

㉠ 인도산 수직 매듭 양탄자 두리(Durrie)와 투박한 깔개, 이슬람교 기도용 깔개, 라자스탄 산 칼림(Kilim : 보풀 없이 평평하게 직조된 카펫) 역시 구입할 가치가 있고, 가벼운 두리(바닥 깔개)에는 셀 수 없이 많은 종류가 있다.

㉡ 펀잡, 하르야나, 라자스탄(양모두리), 우따르 프라데시(기하학적 무늬) 및 타밀 나두(정형화된 무늬) 지역은 카펫의 중심지이기도 하다.

㉢ 양모 카펫은 15세기경 이란에서 카슈미르로 전해졌으며, 카펫은 전통적인 솔직조법을 따랐으며 기본 디자인은 페르시아와 중앙아시아 스타일이다.

㉣ 카슈미르는 남다(Namda), 훅(Hook), 가바(Gabba) 같은 바닥 깔개 산지로도 유명하다.

㉤ 펠트제 모직 및 면직 남다는 방모사 사슬수 놓기 방식으로 만들어지는데 아리(Ahri)라는 훅이 이용되고, 두꺼운 황마 옷감은 완전히 자수 처리되므로 기본 재료는 보이지 않는다.

㉥ 가바는 낡은 모직 담요 위에 아플리케 처리를 한 것으로 아그라와 암리트사르에서 생산되는 카펫은 붉은색, 상아색, 초록색 및 검은색 배경에 정교한 무늬를 이루고 있다.

㉦ 라자스탄주의 자이뿌르에서는 1[inch^2] 80개에서 120개의 매듭이 들어가는 양질의 카펫이 생산되고, 기하학적 무늬를 자랑하고, 미르자뿌르와 바도이 역시 우수한 카펫 생산지이다.

㉧ 안드라 프라데시는 1[inch^2]당 30개에서 60개의 매듭이 들어가는 기하학적 무늬의 고급 카펫을 생산한다.

② 인도면사 : 잠다니는 최고급 모슬린의 일종으로, 샤브남(밤이슬)이나 말말 카스(국왕 전용 모슬린), 아브라완(흐르는 물)처럼 그 이름도 시적이다.

㉠ 잠다니를 만드는데 필요한 기본 직물은 표백 과정을 거치지 않은 면사 지만 디자인을 할 때는 표백한 면사를 사용해야 확실한 음영효과를 낼 수 있다.

㉡ 벤카타기리는 잠다니 제조기법에 정형화된 주제를 혼합하여 면과 금실을 반씩 섞어 만든 사리다.

㉢ 카르나타카산 이카트 사리와 안드라 프라데시산 나라얀 페트 섬유 또한 오랫동안

사랑받아 온 면직물이다.

㉣ 가드왈과 와나파르티는 두꺼운 면 소재의 주요 산지로 면사는 대부분 선명한 대조를 이루는 비단 테두리와 금박이 수 놓인 팔루가 특징으로, 난데르는 비단 테누리에 금실로 엮은 양질의 면직사리로 유명하다.

㉤ 반다니 원단은 보통 '홀치기 염색'이라고 하는 방염기법을 이용하여 만들어지는데, 원단의 무늬는 긴 스카프(추니), 사리 및 터번 등에서 공통적으로 발견된다.

㉥ 구자라트주와 옛 번왕국 라자스탄은 이 양식을 사용한 것으로 그 명성을 떨쳐왔다.

㉦ 인도 코로만델 해안의 카람카리는 인도에서도 가장 아름답기로 소문난 꽃무늬 면직물의 원산지로 무늬 표현에는 주로 솔이나 펜이 사용된다.

㉧ 인도 동남부에서 생산되는 채색 옷감은 포르투갈인에게는 '핀타도(Pintado)', 영국인에게는 '친츠(Chintz)'로 더 잘 알려져 있다.

③ 인도 수공예품 : 델리, 뭄바이, 콜까타, 뱅갈로르, 첸나이 등 인도 각주를 대표하는 대도시에서는 인도의 특산품을 정찰가격에 판매하는 가내 수공업 특산품점이 많다. 청동, 황동, 상아, 대리석 또는 나무로 만든 공예품을 판매하는 이곳에서 여행자들은 조각상, 전등갓, 의자, 섬세한 상아 및 은세공품, 다채로운 보석이 박힌 대리석, 에나멜 제품 '쿤단(Kundan)' 또는 라자스탄의 보석 미나카리(Meenakari), 오리사의 은과 하이데라바드의 진주를 발견하는 기쁨을 누릴 수 있다.

㉠ 자이뿌르의 황동제품, 펨바르티의 정형화된 검은 꽃병과 단지, 아란물라의 연마된 황동 거울 등은 오늘날 디자인의 전형이 되었다.

㉡ 인도를 여행하다 보면 사원과 거리를 장식한 신상과 조각상을 외면하기가 쉽지 않고 조각 기술이 발달한 것도 당연한 일이다.

㉢ 남인도의 화강암과 청동 조각은 천년 전 촐라 시대부터 끊이지 않고 이어져 온 전통의 산물로 인기를 자랑하는 번영의 신 가네시는 인도 각지에서 여러 가지 형상으로 표현되며, 재료도 일반 점토나 돌에서부터 금속까지 다양하다.

㉣ 대리석 조각은 대부분 북부에서 발견되며, 전형적인 수제항아리, 접시 및 격자무늬 창에서 '풍요의 뿔'을 포착할 수 있다.

㉤ 남인도 마을의 재래시장은 여행자의 손길을 기다리는 사암이나 활석으로 만든 주발, 장식판 및 상자를 쉽게 찾아볼 수 있다.

㉥ 암청색 천매암은 벵골의 산탈 파르가나 지방에서 조각가들이 주로 사용하는 재료이다.

㉦ 인도 예술의 영원성은 원시의 동굴벽화에서부터 M.F. 후세인에게 영향을 준 입체파 화가까지 이르며, 인도를 구성하는 모든 색깔은 미술관이나 상점에서 그 모습을 드러낸다.

◎ 눈길을 끄는 품목은 마두바니의 민화로 인도의 여성들이 천연 안료를 사용하여 그린 풍요와 다산을 상징하는 그림을 일컫는다.

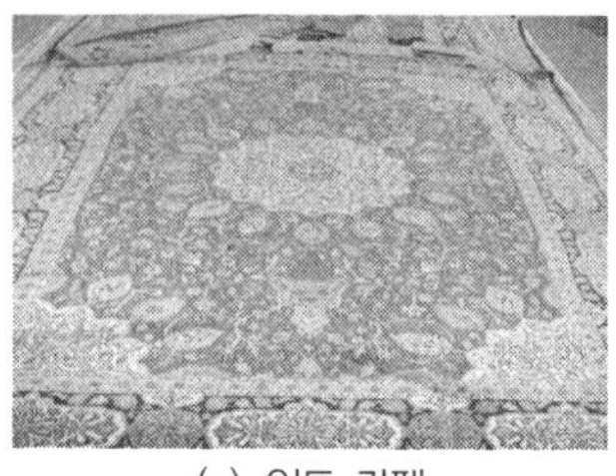

(a) 인도 카펫

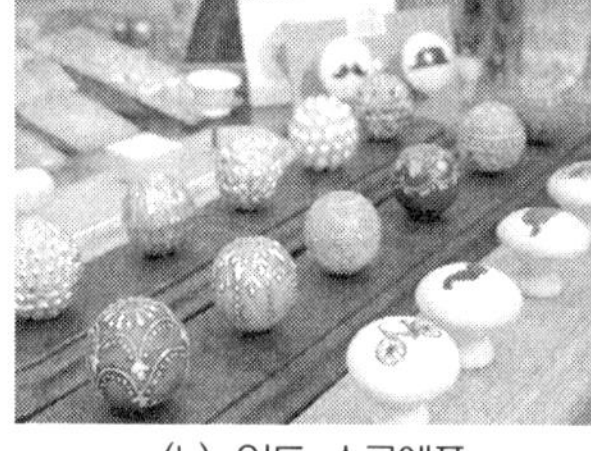

(b) 인도 수공예품

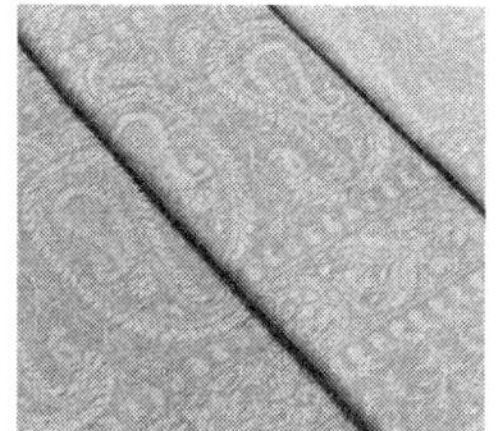

(c) 인도 실크

[그림 7-21] 인도 특산품

(7) 이집트

낙타가죽제품, 파피루스, 은세공품, 터키는 가죽제품, 구리 및 청동제품, 수공예품, 자수제품, 얼룩마노제품이 있다(그림 7-22).

① 파피루스는 고대의 종이 역할을 했던 파피루스 식물로 만든 편지이다.
② 영어의 'paper'와 성경을 뜻하는 'bible'이 여기서 기원했다.
③ 파피루스 공장에서 파피루스가 만들어지는 방법을 시연하고 파피루스에 화가들이 그린 그림들을 전시 판매한다.
④ 전통 이집트 그림부터 성화까지 다양한 그림들과 이집트 상형문자로 이름을 넣을 수가 있다.

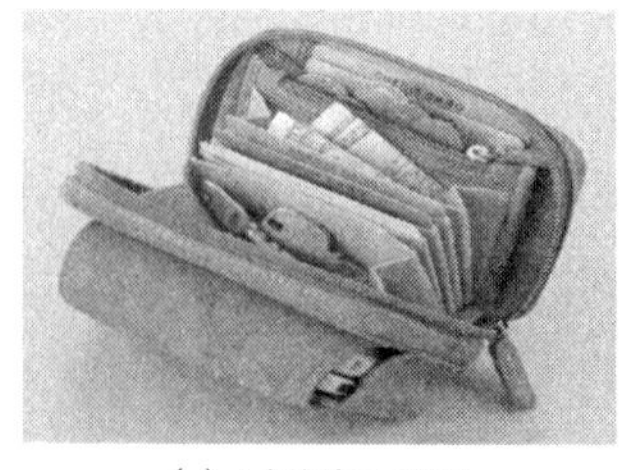

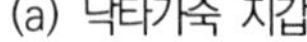

(a) 낙타가죽 지갑

(b) 파피루스 종이

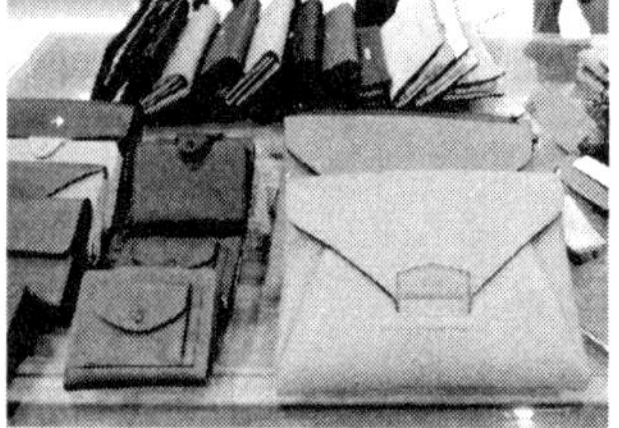

(c) 가죽제품

[그림 7-22] 이집트 특산품

3) 아메리카

아메리카는 큰 대륙으로 이루어져 있으며, 땅에 다양한 민족들이 같이 살고 있으니, 민족들이 각자 자신들의 나라의 특산품을 만들고, 다른 나라 사람들과 교류하면서 아메리카 특유의 특산품들을 만들어낸다. 특산품은 다음과 같다.

(1) 미 국

각종 브랜드 제품, 육가공 제품 등이 있으며, 미국에서 가장 유명한 제품들은 아이폰을 대표로 하는 애플과 포드 자동차를 들 수 있다. 두 회사는 세계적으로 유명하며 전세계 많은 사람들이 이 회사의 제품을 쓰고 있다(그림 7-23).

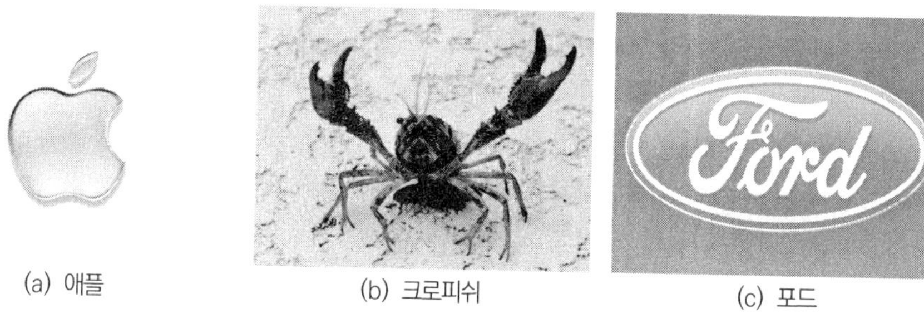

(a) 애플 (b) 크로피쉬 (c) 포드

[그림 7-23] 미국 특산품

(2) 캐나다

메이플 시럽, 각종 식품류, 코위찬스웨트 등이 있다. 메이플 시럽이 유명한데 캐나다의 인디언들이 만들어 먹었던 것이 시초이다(그림 7-24).

① 단풍나무에서 추출한 진액으로 단풍나무에 손상이 가지 않도록 3~4월 중 40년 이상 된 단풍나무에 구멍을 뚫어 수액의 10[%]만 채취하고, 채취한 수액을 끓여 여과시키면 메이플 시럽이 된다.

② 단풍나무 시럽 : 캐나다 동부지역이나 미국 북부지역에서 주로 생산되는데 퀘벡이나 뉴잉글랜드, 뉴욕주 등에서 생산되고 있으며, 메이플 시럽은 팬케이크는 와플에 토핑으로도 잘 이용되고 있다.

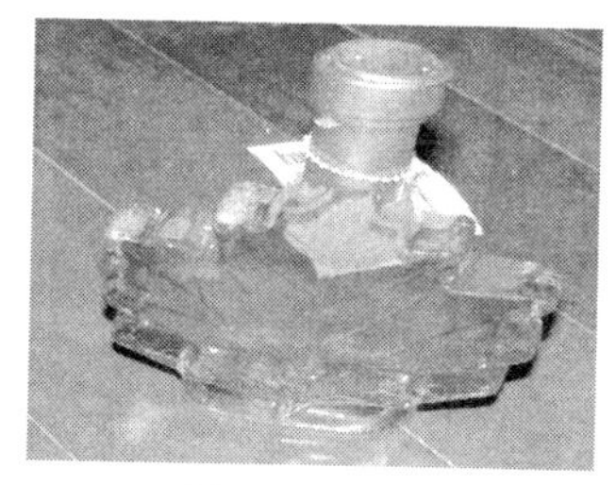

(a) 메이플 시럽

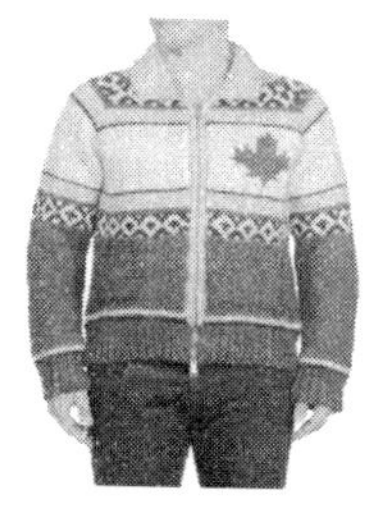

(b) 캐나다 코위찬스웨트

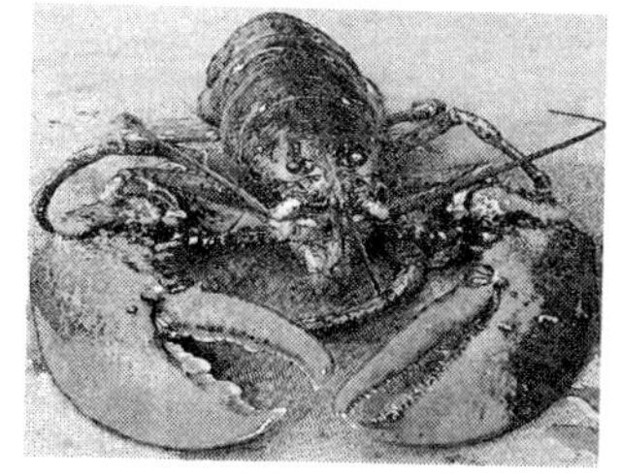

(c) 캐나다 랍스터

[그림 7-24] 캐나다 특산품

6. 우리나라 각 지역별 유명 쇼핑 품목

우리나라의 각 시 · 도의 쇼핑 품목을 살펴보면 다음과 같다.

1) 강원도(춘천)

옥, 옻칠공예 등이 유명하고, 춘천의 옥이 유명한 이유는 춘천 연옥(軟玉)광산 이라고도 하며, 한국에 하나밖에 없는 옥 광산이자 전 세계에서 유일한 백옥 광산으로 월곡리 금옥동(金玉洞) 골짜기에 있다. 춘천 지역은 강촌까지 이르는 일대가 10억년 전에는 바다 속으로서 선캄브리아 변성퇴적층이었기 때문에, 백운암질 대리암이 변성된 연옥이 형성되어 있다(그림 7-25).

① 1968년부터 곱돌(납석)광산을 운영하던 대일광업(주)가 옥을 발견한 후 1974년 2월 21일 정식으로 옥 광산을 설립하였다.
② 면적 : 약 1500만[m^2]이고 광구는 6개이며, 지하 400[m]까지 수직으로 뚫린 갱도를 따라 내려가면 0.3~1[m] 두께의 옥 광맥이 수직 방향으로 자리잡고 있다.
③ 연간 채광량 : 약 150톤이고 추측 매장량은 약 30만 톤으로서, 연간 150톤을 채광 시 채광기준으로 2,000년간 캐낼 수 있을 정도로 풍부하고, 이곳의 옥은 관절계통 질환과 고혈압, 알레르기성 비염, 당뇨병, 불면증 등에 효능이 뛰어난 것으로 알려져 있다.
④ 갱도 하나 : 관광용으로 활용하고 있으며, 방문객은 현지에서 옥 원석제품, 혼합제품, 혼합 음료 등 다양한 옥 관련 제품을 구입 하거나 옥정수를 구입할 수 있다.

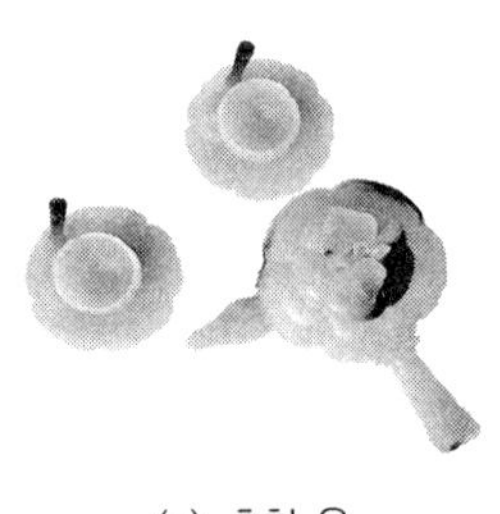
(a) 춘천 옥

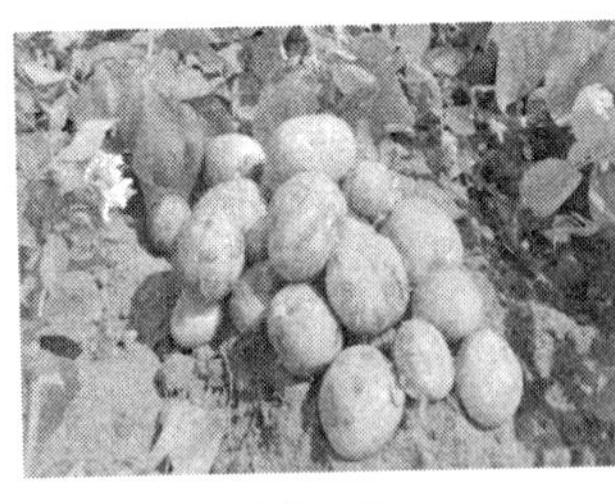
(b) 감자

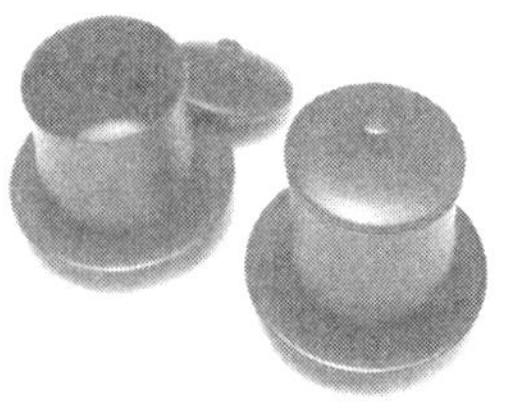
(c) 옻칠 공예

[그림 7-25] 강원도 특산품

2) 경상북도

(1) 경주의 황남빵(경주빵)

대한민국 경주의 빵으로 최영화가 개발했으며, 1939년에 지금의 경주시 황남동에서 처음으로 밀가루 반죽에 팥을 넣는 방식으로 만들어졌고 그래서 황남빵이라고 한다. 경주빵도 황남빵과 같은데, 경주빵은 최영화의 가게에 있던 장인 김춘경이 1978년에 독립하여 차린 가게의 브랜드이다(그림 7-26).

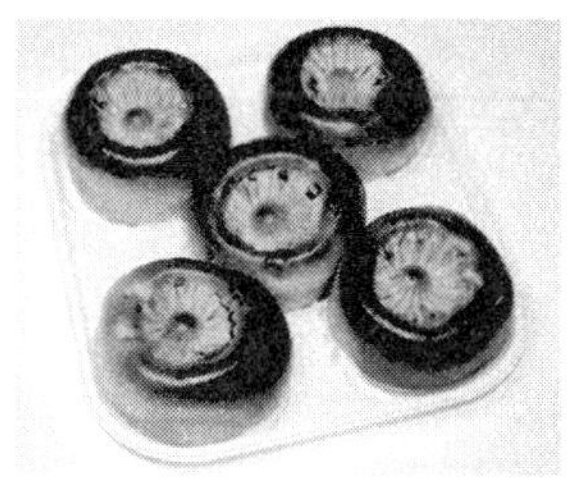
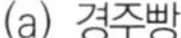

(a) 경주빵

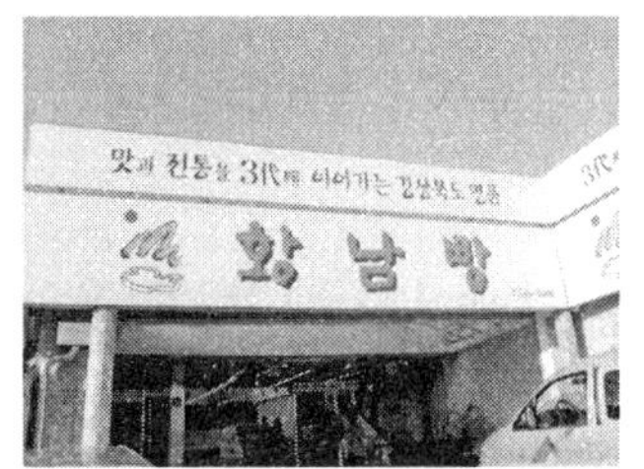

(b) 경주 황남빵 본점

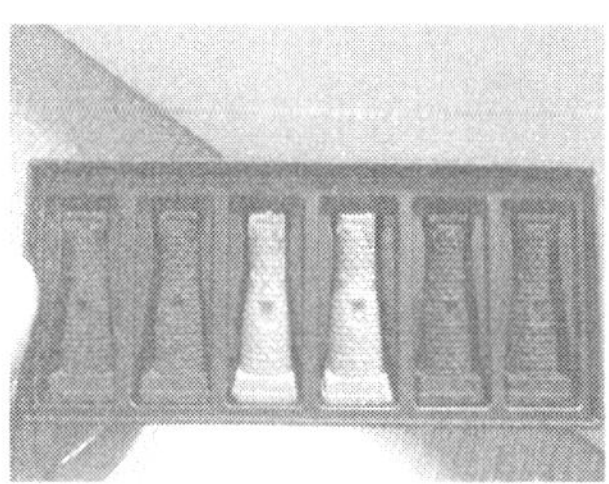

(c) 첨성대 수제 초콜릿

[그림 7-26] 경주 특산물

(2) 풍기의 인삼

국내의 강화, 금산, 풍기 등지에 다량 생산되며 깊은 산속에서도 자생하고 있는 인삼은 우리나라뿐만 아니라 중국, 우수리 등지에서도 자생한다. 주로 5~6년 된 것이 효능이 양호하며 잔뿌리를 말린 것을 미삼, 일년생의 인삼은 춘삼, 찐 것을 홍삼이라고 하는데 세계적으로 조선 인삼이 유명하다(그림 7-27).

① 좋은 인삼 : 잔뿌리가 많고 알이 굵으며 속이 가득 차 있는 것이 좋으며, 홍삼의 경우는 유사품과 조심해서 구별해야 하는데 양품의 홍삼은 질이 단단한 편이고 색이 갈색을 띠며 투명한 느낌을 주는 반면에, 유사품은 겉의 색이 녹색 빛깔을 띠기도 하고, 어떤 것은 검은 색에 가까우며 투명하지 않고 탁하고, 중간 중간에 구멍이 나있는 것도 있다.

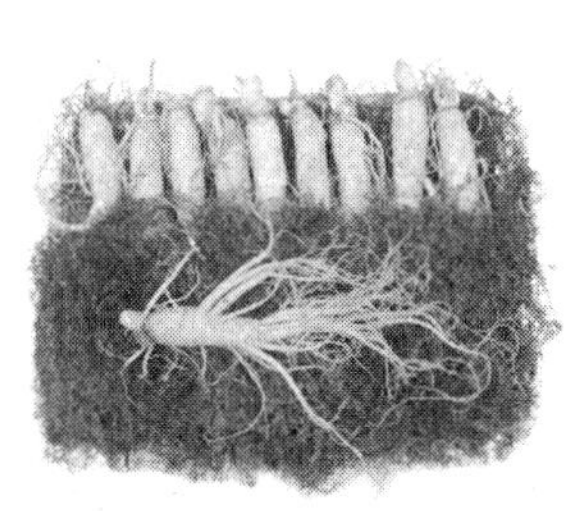

(a) 풍기 인삼

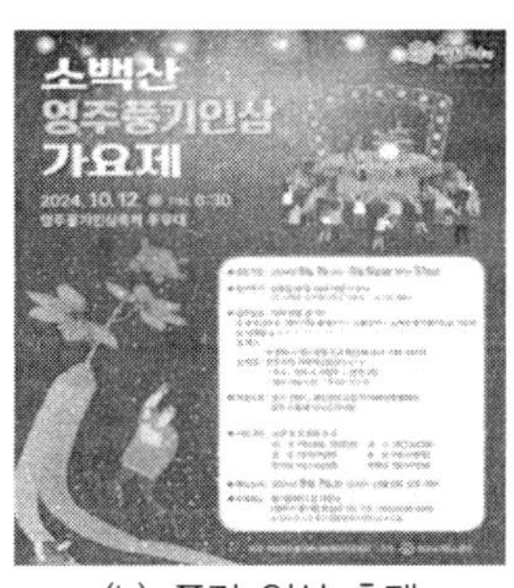

(b) 풍기 인삼 축제

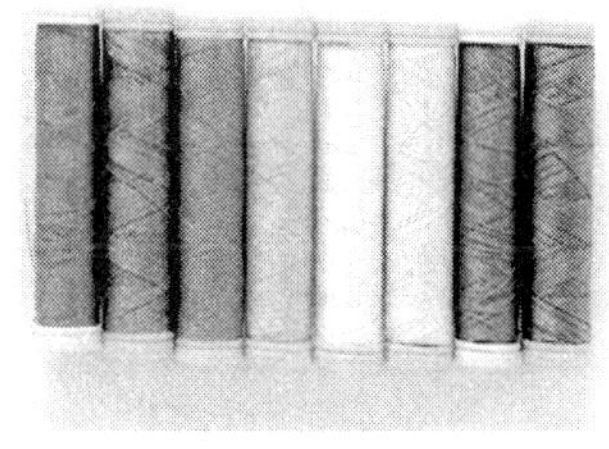

(c) 풍기 천연염색 실

[그림 7-27] 풍기 특산물

(3) 울릉도의 호박엿, 오징어, 울릉약소

울릉도 호박엿은 엿장수가 부르는 《엿단쇠소리》에서 '울릉도라 호박엿'이라는 구절이 나오는 바와 같이 울릉도를 대표하는 특산엿으로 알려져 있다. 본래는 후박나무의 수피(樹皮)를 첨가하여 만들었다(그림 7-28).

① 호박엿 : 약효가 있는 것으로 알려져 있는데 육지에 전래 되면서 호박엿으로 와전된 것이다.
② 오늘날 시중에서 유통되는 울릉도 호박엿은 엿 중에서 맛과 품질이 좋은 엿으로 바뀌었다.
③ 관광상품으로 울릉도에서 시판하는 호박엿은 울릉도 지방에서 많이 생산되는 감자를 이용하여 만들고 있다.
④ 호박에는 전분이 많이 함유되어 있기에 엿기름으로 삭혀서 엿을 만들 수 있다.
⑤ 울릉도에서는 호박을 이용하여 엿을 만드는 방법을 개발, 성공했다.

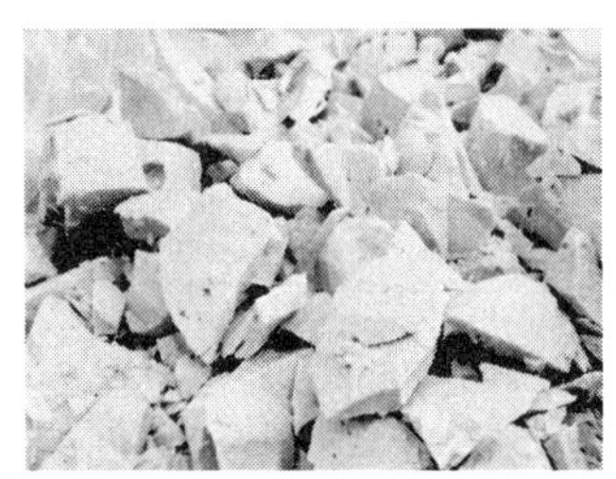
(a) 울릉도 호박엿

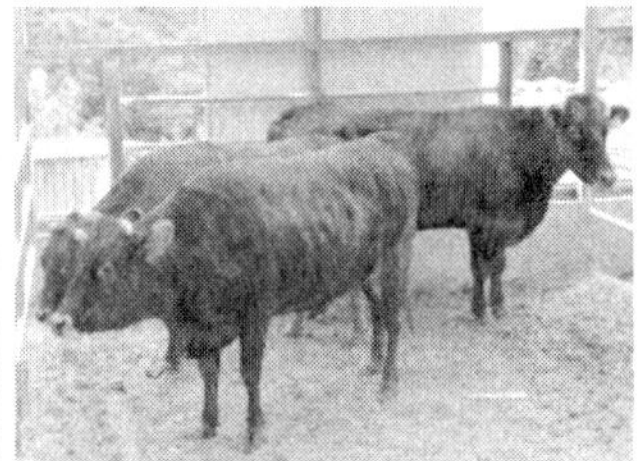
(b) 울릉도 약소

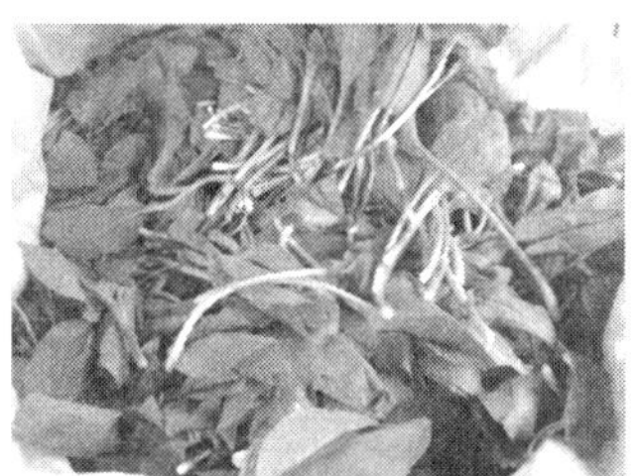
(c) 울릉도 명이

[그림 7-28] 울릉도 특산물

3) 경상남도

(1) 통영의 멸치

단백질과 칼슘 등 무기질이 풍부하고, 맛과 빛깔이 특이해서 세계시장에 많은 양을 수출하고 있으며 생산량도 전국의 76[%]를 차지한다(그림 7-29).

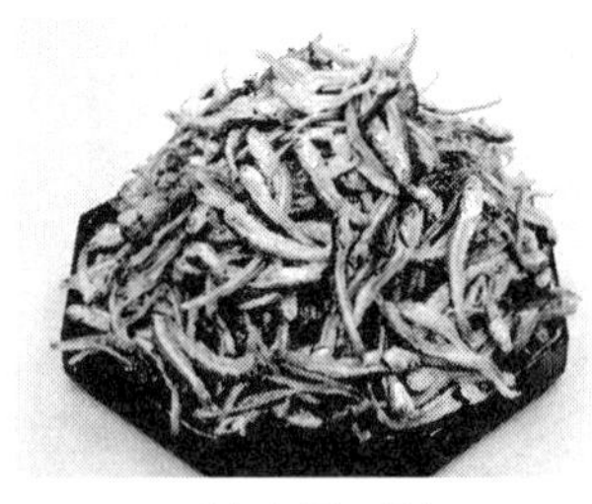
(a) 통영 멸치

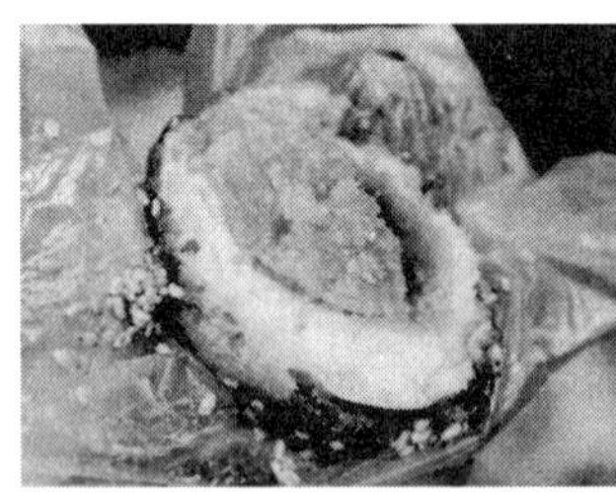
(b) 통영 꿀빵

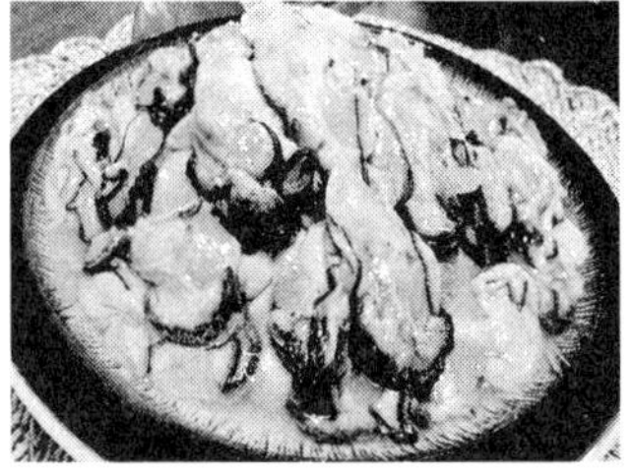
(c) 통영 굴

[그림 7-29] 통영 특산품

(2) 진주의 장생도라지

장생도라지는 지리산에서 엄격한 관리로 생산되는 21년 이상 된 토종도라지로 환, 분말, 캔디, 미용품 등 다양한 고기능성 제품으로 가공되어 생산·수출되고 있다. 도라지는 고지혈증, 당뇨병, 암 등의 질병 치료에 사용되고 있으며, 국내 특허가 13건, 국제특허가 3건이 있다(그림 7-30).

① 사람의 손으로 조성된 비옥한 토지가 아니라 척박한 자연 그대로의 토양에서 자라기 때문에 이러한 조건을 찾아 지리산 자락에서 선택적으로 재배되고 있으며, 해발 수백[m] 높이의 산중 턱에 배수조건이나 일조량, 통풍 관계 등을 따져 밭을 조성하고 있다.
② 현재 도라지 밭 : 전체 면적이 15만여 평에 달하고, 도라지를 재배하는 토양은 개간지 등 일반 작물을 심지 않는 유휴지이며, 한번 도라지를 재배하고 나면 다른 작물이 잘 자라는 특성까지 갖고 있어 우리의 소중한 자연을 보존하면서 농가소득을 얻을 수 있는 환경친화적인 재배방법으로 자신이 태어난 땅의 기운이 다하면 흔적도 없이 쓰러지는 도라지는 자연 그대로가 아니면 아무리 좋은 비료라도 금방 죽어버린다.
③ 장생도라지를 키우는 땅속에는 지렁이며 각종 벌레가 우글거리는데, 제초제나 농약을 사용한 땅에서는 도라지가 살 수 없기 때문으로 순수한 자연을 찾아 옮겨 다니는 과정에서 상처를 입어 썩거나, 맞지 않는 토양으로 인해 폐사하는 도라지가 많은데, 실제로 20년을 넘기는 도라지는 10뿌리 중 3뿌리를 넘지 못한다.

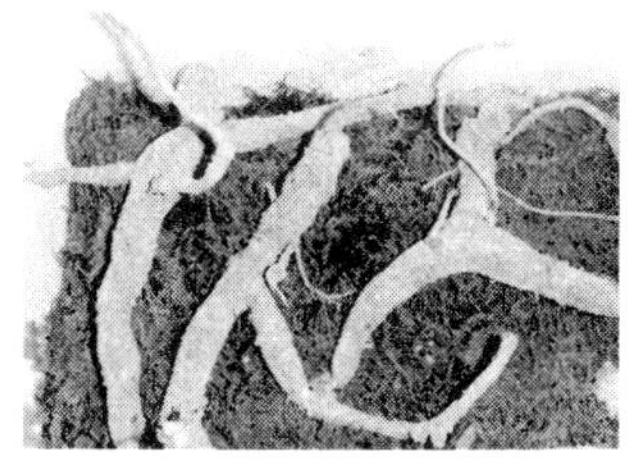
(a) 진주 장생도라지

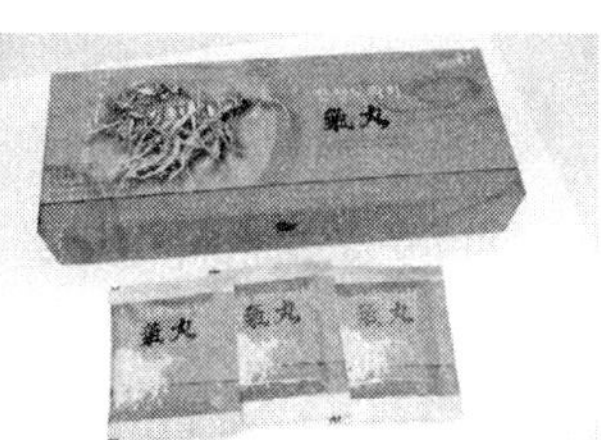

(b) 진주 장생도라지환

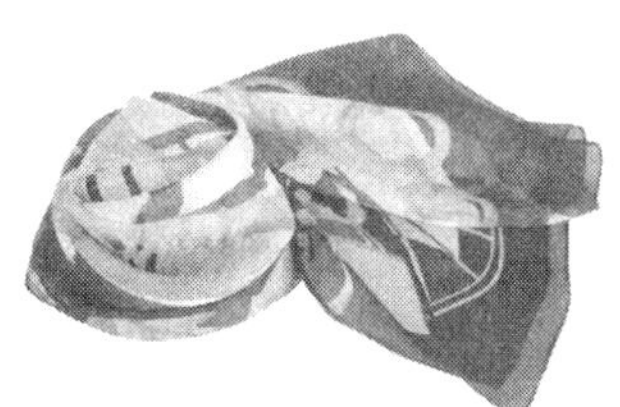
(c) 진주 실크스카프

[그림 7-30] 진주 특산품

(3) 언양의 자수정

수정류는 자수정 · 연수정 · 흑수정 · 백수정 등으로 나눌 수 있는데 자수정이 가장 귀중한 것으로 언양 자수정은 세계적으로 매우 우수한 것으로 평가되고 있다(그림 7-31).

① 자수정이 본격적으로 채굴, 가공 및 판매되기 시작한 것은 1945년 광복 이후부터이다.
② 자수정 광맥 : 지질학적으로 연속적 광맥 속에 불연속적으로 나타나기 때문에, 채광에는 고도의 기술과 경험을 필요로 한다.
③ 채광된 자수정 : 주로 언양 내의 가공공장으로 옮겨져 여러 가지 모양의 보석으로 가공되며, 티 없이 맑고 깨끗하고 색상이 짙고 아름다우면 1등품 · 2등품 · 3등품으로 구분된다.
④ 반지 알, 목걸이, 브로치, 넥타이핀, 커프스단추 및 기타 귀금속 제품의 장식용으로 이용되며, 관광민예품 상점 또는 보석상의 손을 거쳐서 세계 각국으로 수출되어 외화획득에도 한 몫을 하고 있다.

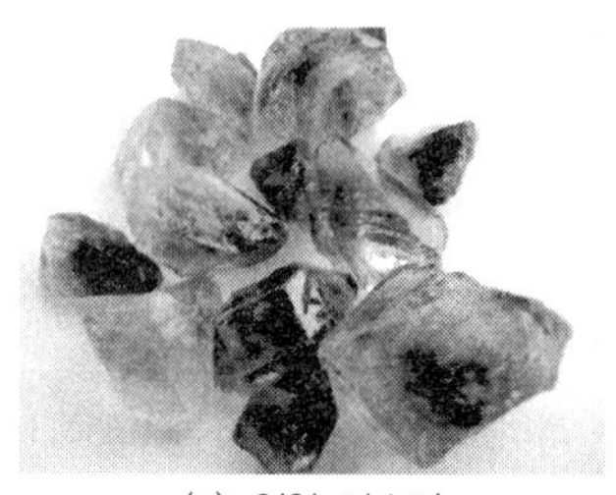
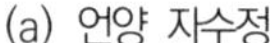
(a) 언양 자수정

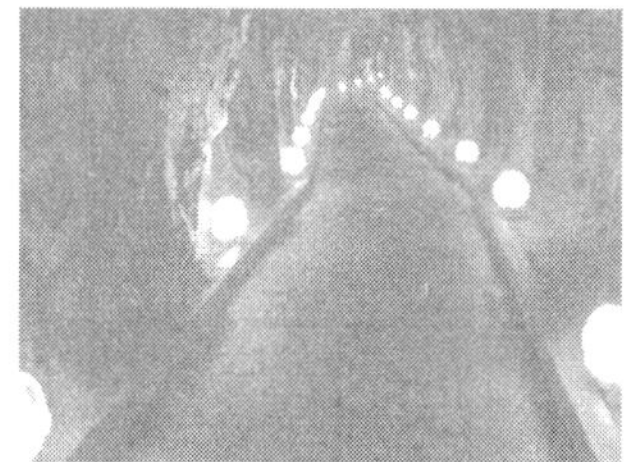
(b) 언양 자수정 동굴

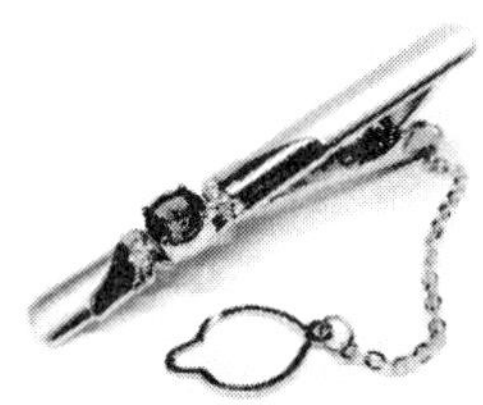
(c) 자수정 넥타이핀

[그림 7-31] 언양 특산품

4) 전라남도

(1) 담양의 죽세공품

침대로 만든 기물 공예품으로 전남 담양의 죽세공품이 유명하다. 역사는 아주 오래되었는데, 1970년대까지는 죽제품이 활발히 거래되는 5일 장이 섰으며, 세금이 조선시대에는 전국에서 상위순위를 자랑할 정도로 많았다고 하며, 담양 죽제품의 역사는 수백 년이 넘은 것으로 추정된다(그림7-32).

① 담양 : 가는 대를 물들이거나 대나무를 오려서 물건을 만들기도 하고 대나무를 잘게 빠개어 장식하고 표면을 인두로 지져 무늬를 올리기도 하고, 아주 가늘고 얇게 쪼갠 대나무로는 매우 세련된 솜씨를 필요로 하는 죽세공품이 만들어진다.

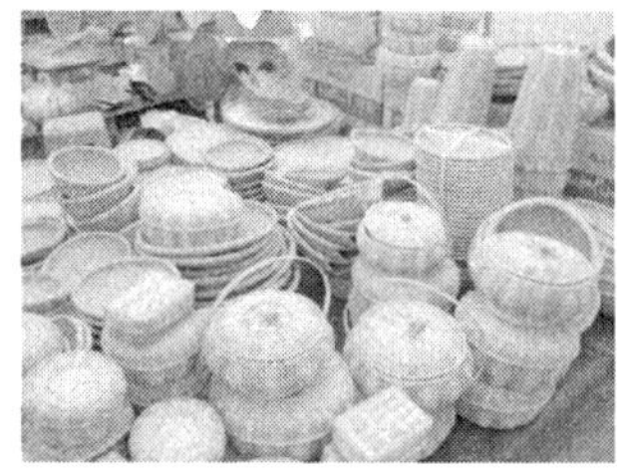
(a) 담양 죽세공품

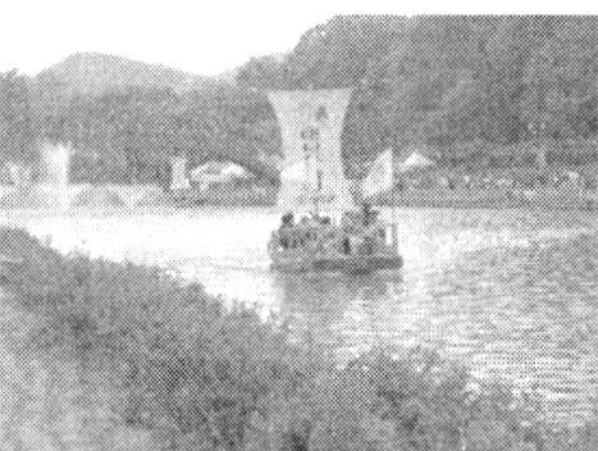
(b) 담양 대나무축제 뗏목타기

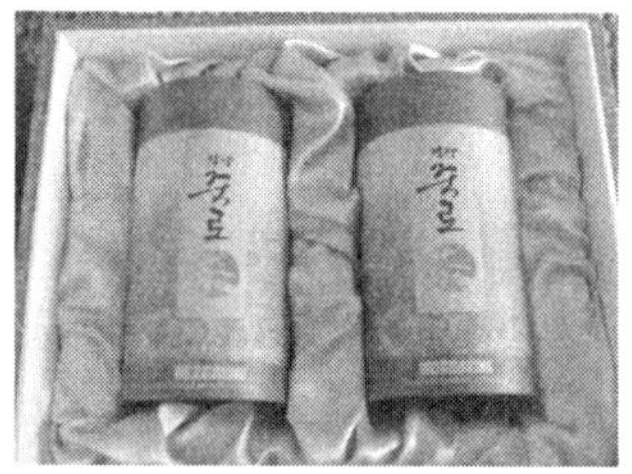
(c) 담양 죽로차

[그림 7-32] 담양 특산물

(2) 보성의 녹차

바다와 산이 어우러진 천혜의 자연환경과 물맛이 좋은 지하 암반층 위에 쌓여진 비옥한 토양 조건하에서 오랫동안 적응되어 온 토종 녹차이다(그림 7-33).

① 보성녹차 : 소비자의 기호에 맞게 환경친화적으로 재배하여 독특한 맛과 향을 지녔으며 세계 우수의 수준을 자랑하는 기술로 만고, 보성군의 특산품으로서 국립농산물품질관리원의 지리적 표시등록을 받아 생산, 가공된다.

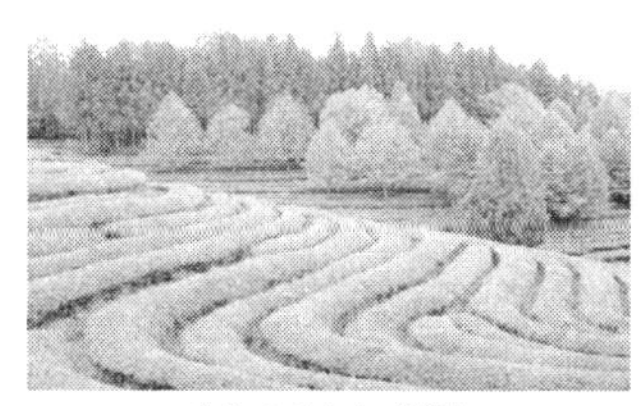
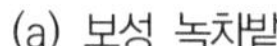
(a) 보성 녹차밭

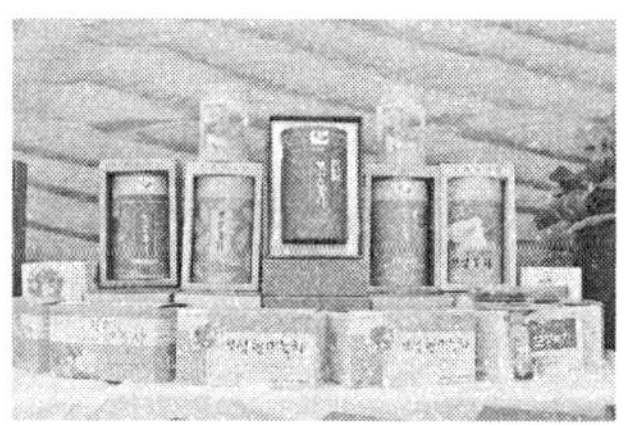
(b) 보성 녹차

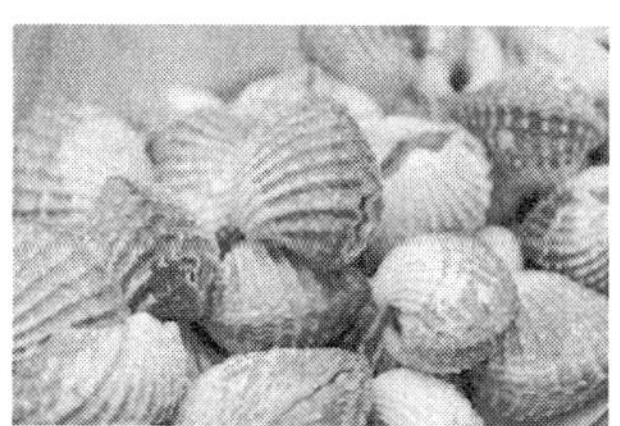
(c) 벌교 꼬막

[그림 7-33] 보성 특산물

(3) 강진의 청자 제품

고려시대 강진 대구면은 고려청자 제작의 중심지였으며, 대구면 곳곳에서 발굴된 가마터만 해도 약 200여 기에 이르는데 전국에서 발견된 가마터가 400여기라 하니 절반이 이곳에 있었던 셈이다(그림7-34).

① 고려청자의 메카 : 강진 대구면에는 청자의 역사와 자료를 전시하고 있는 박물관과 청자를 제작하는 사업소가 함께 있다.

② 청자 자료박물관 : 9세기에서 14세기까지 만들어졌던 고려청자에 관한 다양한 내용을 전시하고 있는데, 청자의 시작과 발전, 제작방법, 종류 등을 체계적으로 설명하고 함께 전시된 청자의 아름다움을 마음으로 감상함과 동시에 그 아름다움의 내용을 머리로 이해할 수 있게 한다.

③ 옛날 청자를 직접 만들었을 실제 가마가 발굴된 모습 그대로 보호되어 있으며, 원형으로 만든 실제 가마가 청자 작업장 옆에 있다.

④ 고려청자를 완벽하게 재현하기는 불가능하다고 하지만 장인들에 의하여 원형에 가깝게 만들어지고 있으니 제작 현장을 둘러볼 수 있다.

⑤ 강진군에서 운영하는 강진 청자사업소 : 다른 도요지들의 경우 실제 제작과정을 보기 위해 한참을 기다려야 한다든지, 작업시간에 맞춰 찾아가야 하는 불편함이 있으나 이곳은 상설로 작업이 이루어지는 곳이라 언제 가도 청자가 만들어지는 과정을 볼 수 있다.

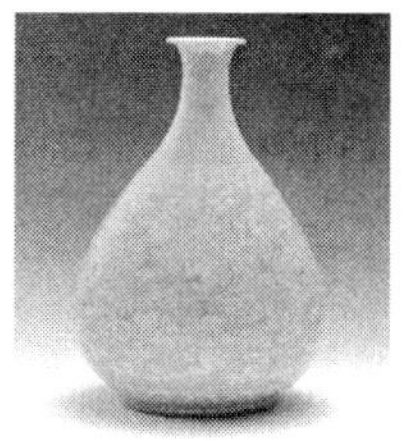
(a) 강진 청자

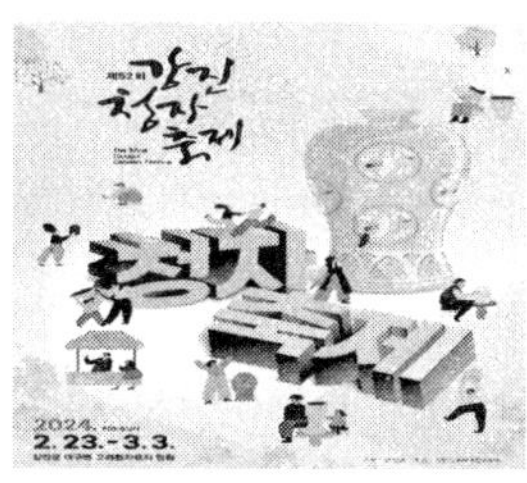

(b) 강진 청자축제 포스터

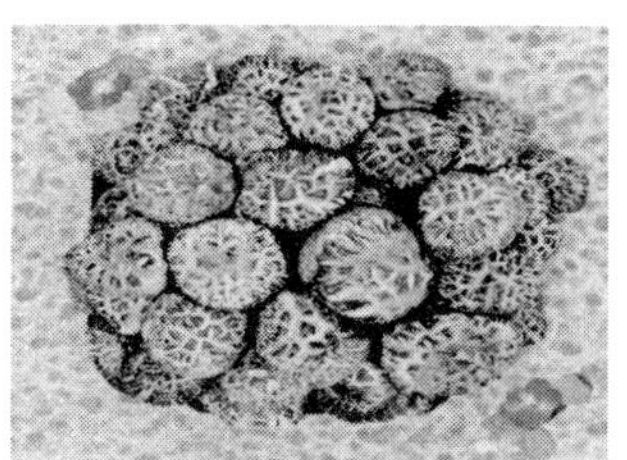
(c) 강진 표고버섯

[그림 7-34] 강진 특산품

(4) 완도의 김, 미역, 다시마, 멸치

완도에서 해산물이 유명한 이유는 근해에는 대륙붕이 발달하여 고등어, 도미, 삼치, 갈치, 멸치, 장어 등의 어족이 풍부하고 간석지가 광대하고, 기후조건이 양호하여 전국 제일의 수산 양식장으로 김, 미역, 굴, 전복 양식업이 활발하다(그림 7-35).

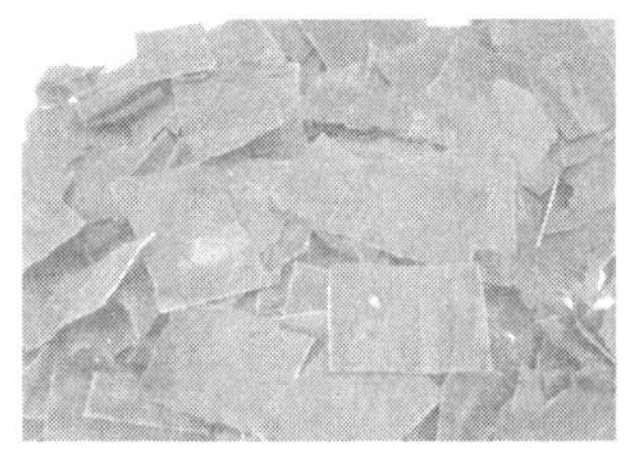
(a) 완도 다시다

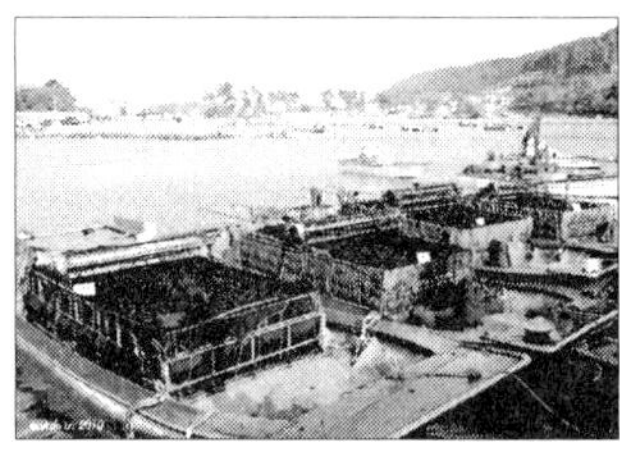
(b) 김을 수확해서 항구에 들어온 배

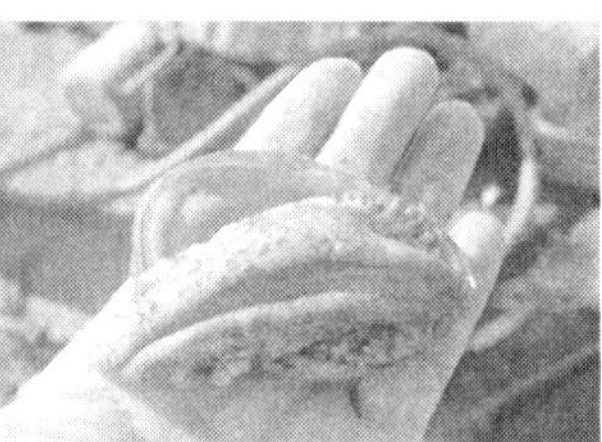
(c) 완도 전복

[그림 7-35] 완도 특산품

(5) 진도의 구기자

난류와 한류가 교차하는 해양성 기후와 일조시간이 가장 긴 지리적 특성으로 타 제품에 비하여 효능이 탁월하다는 평가를 받고 있다. 동의보감에 영약으로 기록된 한방 약제로 중국 진시황에게 불로 장생초로 받쳤다는 구기자는 구기자주, 구기자 티백 등으로 상품화되어 시판되고 있다(그림 7-36).

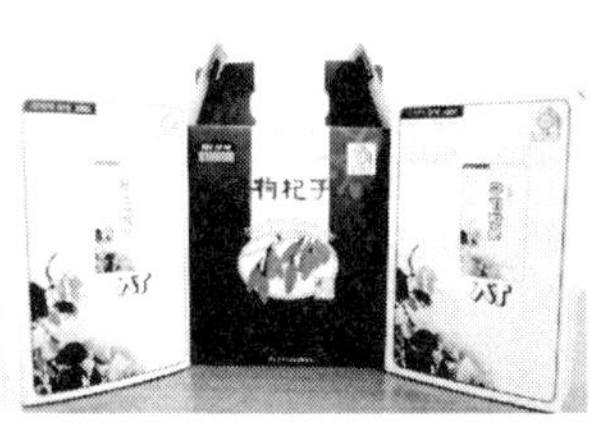
(a) 진도 구기자 선물 세트

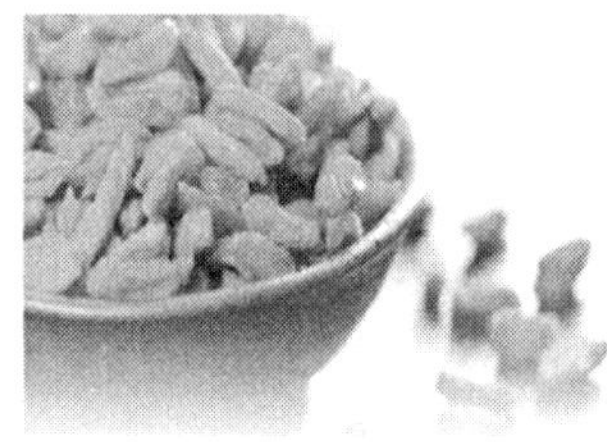
(b) 진도 구기자

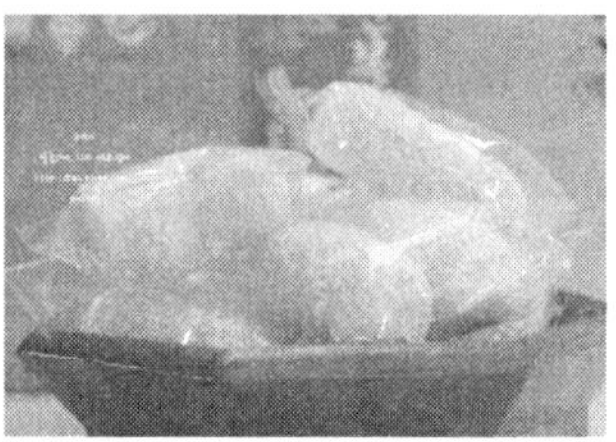
(c) 담양 한과

[그림 7-36] 전라남도 특산품

5) 충청남도

(1) 금산의 인삼

전국에서 생산되는 인삼의 80[%]를 차지하고 있으며, 금산 인삼시장은 세계인삼의 중심지이다. 인삼을 취급하는 장소는 금산약령시장, 금산인삼국제시장, 인삼쇼핑센터 등 다양하며, 금산의 인삼을 이야기하면 빼놓을 수 없는 곳은 인삼 구 시장이라고 하는 금산의 재래시장으로 2일, 7일장으로 열리는 이곳은 옛 장터의 풍경을 구경하며 사람이 살아가는 흥겨움과 함께 쇼핑을 즐길 수 있다(그림 7-37).

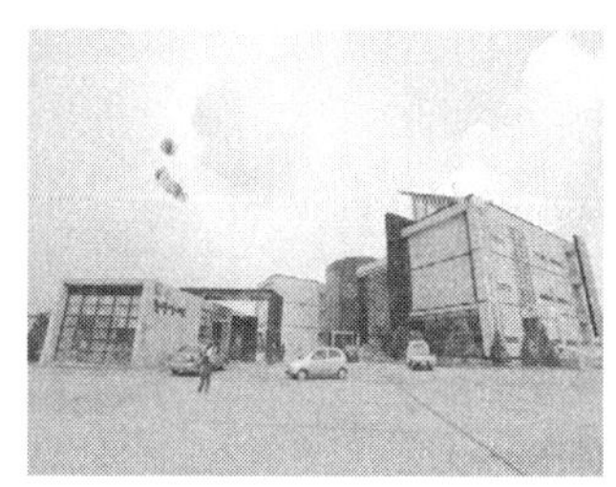

(a) 금산 약령시장 전경

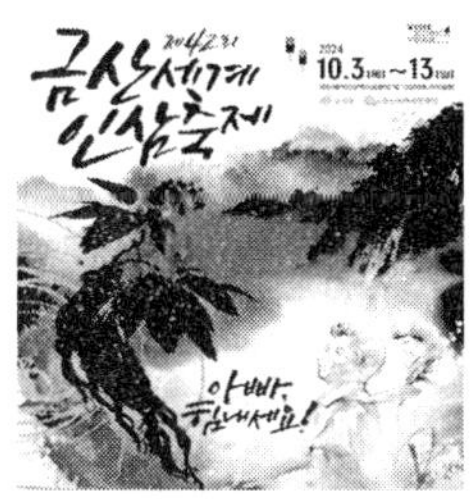

(b) 금산 인삼축제

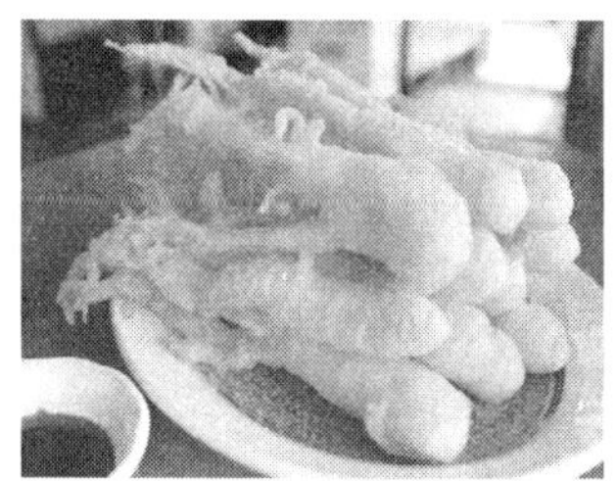

(c) 금산 인삼튀김

[그림 7-37] 금산 특산품

(2) 보령의 남포벼루, 천연머드화장품

보령 남포면에 있는 오석(烏石)으로 만든 벼루로, 남포지방에서 많이 생산되어 남포벼루라고 한다(그림 7-38).

① 벼루 : 낙랑 때부터 사용되었으며 고려 때 성리학의 성행으로 벼루의 사용도가 넓어졌으며, 기술도 발전하게 되었고 1961년 이후에는 수출도 하고 있다.
② 제작과정 : 오석을 가져다가 손으로 가공을 한 후에 각기 다른 문양과 무늬를 조각하여 완성하면 끝이다.
③ 무늬 : 용 · 봉황 · 소나무 · 대나무 등 전통적인 무늬를 조각한다.
④ 남포벼루의 특징 : 먹이 잘 갈리고, 먹물이 마르지 않고 오래도록 남아있는 것이다.

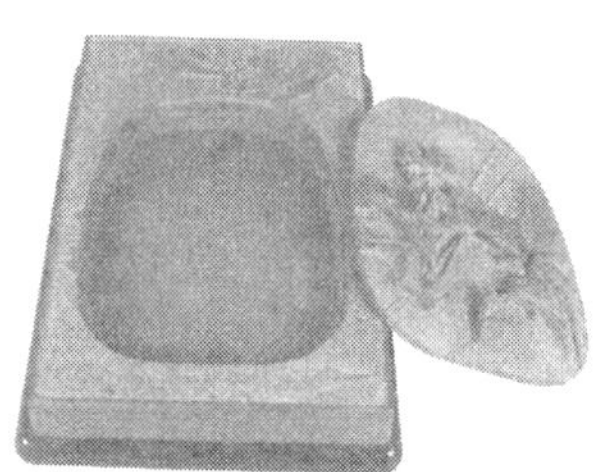

(a) 남포벼루

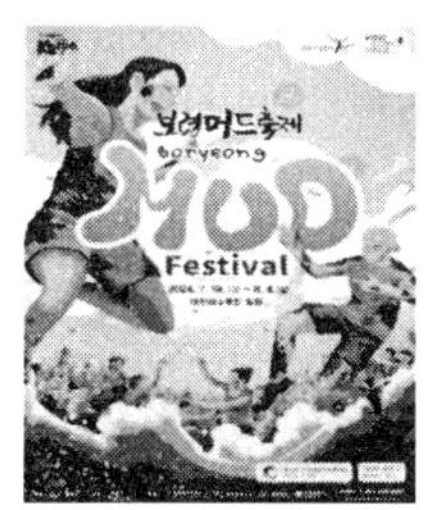

(b) 보령 머드축제 포스터

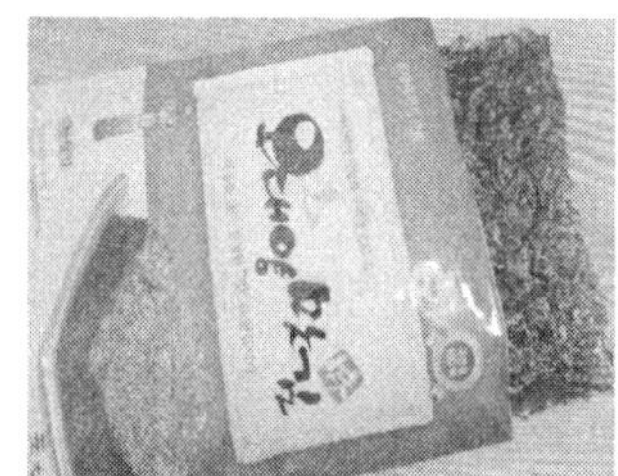

(c) 보령 대천김

[그림 7-38] 보령 특산품

(3) 천안의 명물

온 국민이 천안의 호두과자를 알고 있으며, 전국에 천안에서 유래한 이 호두과자가 번져 있다. '한국인 간식 1호'라고 해도 과언이 아닐 것이다(그림 7-39).

① 천안 호두과자에 천안 호두가 들어가 있는 일은 거의 없다.
② 천안 내에서 호두과자를 제조해 파는 업체도 마찬가지이다.

③ 호두과자 제조업체는 천안 호두가 비싸고 공급량이 충분하지 않아 어쩔 수 없는 일이라고 한다.

④ 일부 호두과자 제조업체에서 천안 호두를 쓰기 위해 노력을 하고 있다.

⑤ 천안 호두가 들어간 '진짜 천안 호두과자'를 맛볼 수 있을 것이다.

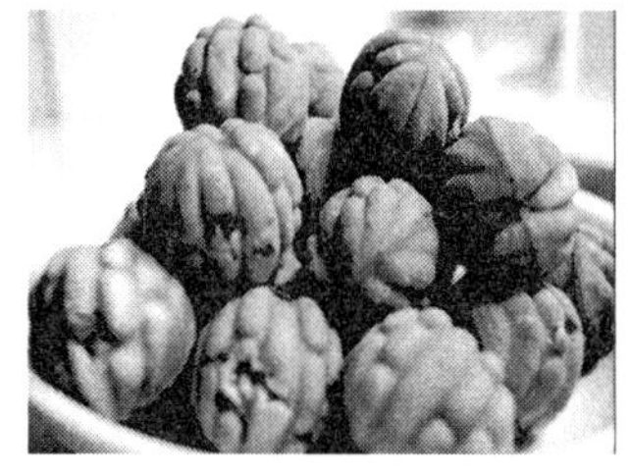
(a) 천안 호두과자

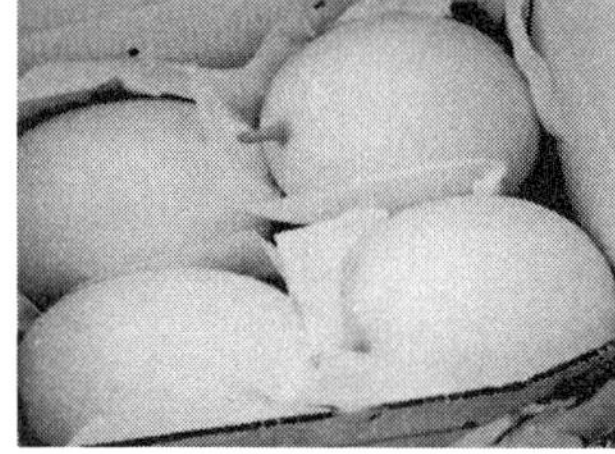
(b) 천안 수신메론

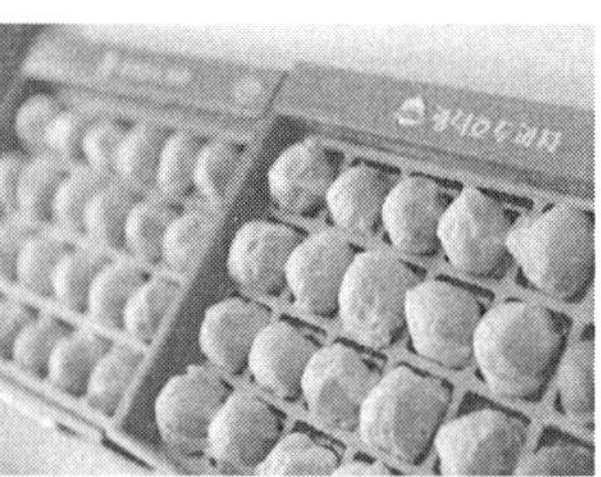
(c) 천안 호두과자 선물 세트

[그림 7-39] 천안 특산품

(4) 서천의 한산 세모시, 단감

한산 세모시는 한산에서 만드는 모시로 품질이 우수하며, 섬세하고 단아하여 모시의 대명사로 알려져 왔다(그림 7-40).

① 제작과정 : 재배와 수확, 태모시 만들기, 모시째기, 모시 삼기, 모시굿 만들기, 모시 날기, 모시매기, 모시 짜기, 모시표백의 9과정으로 나뉘고, 재배를 해서 수확을 한다.

② 태모시 : 껍질을 벗겨 인피섬유를 만드는 것인데 모시째기는 태모시를 쪼개는 과정이다.

③ 모시삼기 · 모시굿만들기 : 쪼개진 인피섬유를 이어 실을 만드는 과정이며, 모시날기는 실의 굵기에 의해 한 폭에 몇 올이 들어갈지 결정한다.

④ 모시매기인 풀먹이기 과정을 거친 후 베틀을 이용해 모시를 짠다.

⑤ 모시 표백 : 물에 적신 다음 햇빛에 여러 번 말려 백저포, 곧 흰모시로 만드는 과정이다.

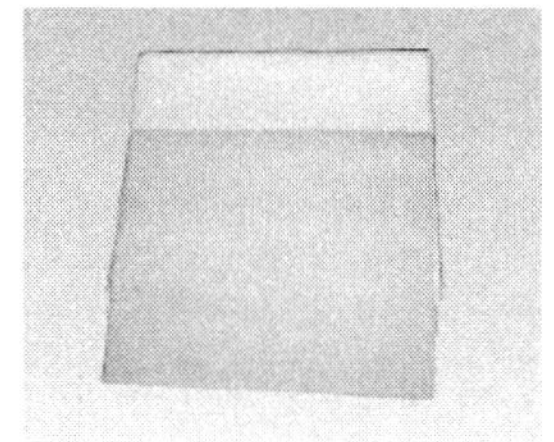
(a) 한산 세모시

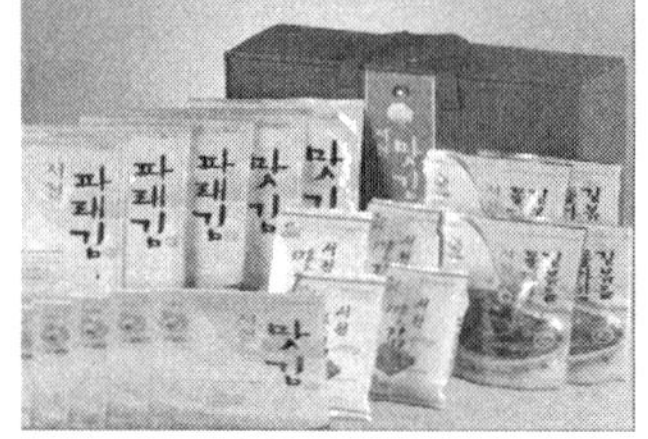

(b) 파래김

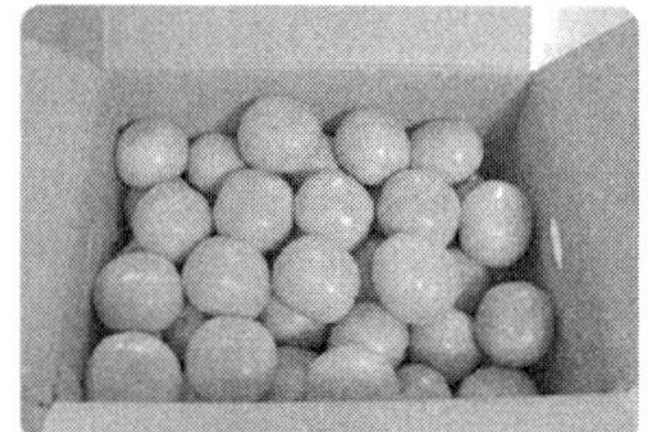
(c) 단감

[그림 7-40] 서천의 특산품

(5) 아산의 아산 쌀, 탕정 포도, 아산 사과

특산품이 유명한 이유는 다음과 같다(그림 7-41).

① 아산 쌀 : 아산 맑은 쌀은 전국 최고의 친환경 농업지구로 지정된 아산만 삽교천 일대의 비옥한 토질에서 재배된 청결미로 미질이 좋아 밥맛이 좋다.

② 탕정 포도 : 특수 주문 제작한 봉지를 씌워 생산한 무공해 농산물이며 최대한 자연을 이용한 재배로 독특한 향기와 당도가 타 지역보다 높고 품질이 우수하다.

③ 아산 사과 : 사과 재배에 적합한 기후 토양의 조건으로 선명한 색을 자랑하며, 맛과 향이 높은 과실 중의 대표로서 비타민 C와 무기염류의 함량이 다른 과일에 비하여 많고 당도와 색상이 아주 우수하다.

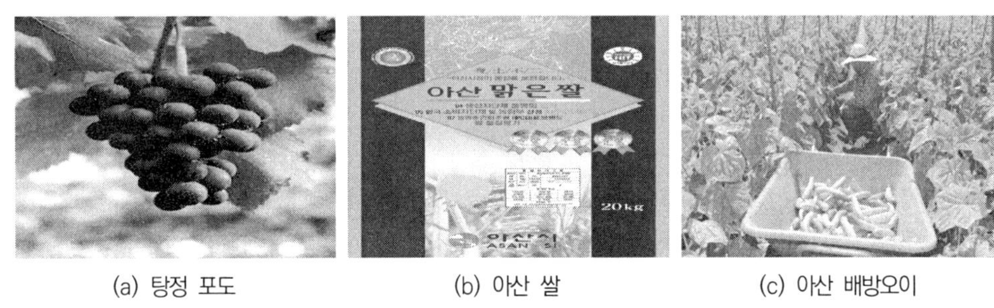

(a) 탕정 포도 (b) 아산 쌀 (c) 아산 배방오이

[그림 7-41] 아산 특산품

6) 충청북도

(1) 충주의 사과

충주는 특산물로 사과가 유명하고, 충청도 내에서 가장 넓은 면적을 차지한다. 이곳에서 재배하는 사과는 다른 생산지에 비해 일교차가 크고 일조량이 풍부하여 빛깔, 당도, 향기에서 으뜸을 차지하고 있으며, 수려한 자연환경과 어울려 충주시민의 인내와 진실함을 표현하고. 충주 사과의 효능을 보면 다음과 같다(그림 7-42).

① 과당, 포도당이 있어 흡수가 뛰어나 공복감을 해소해 준다.

② 사과산, 주석산, 구연산의 성분으로 피로 회복에 도움이 된다.

③ 비타민 함량이 풍부하여 흡연자, 만성 치은염 보유자에게 효과가 있다.

④ 장운동, 정장 작용에 뛰어난 효과와 유독물질 흡수를 방지해 준다.

⑤ 지방산, 콜레스테롤 성분이 없어 심장이 약한 분들에게 효과가 있다.

⑥ 팩틴 물질이 혈액 중 콜레스테롤 수치를 낮추어 동맥경화나 고혈압 환자에게 효과가 있다.

⑦ 인슐린의 억제를 통한 당뇨증세의 환자에게 유리하다.
⑧ 설사나 변비 환자에게 효과가 있다.

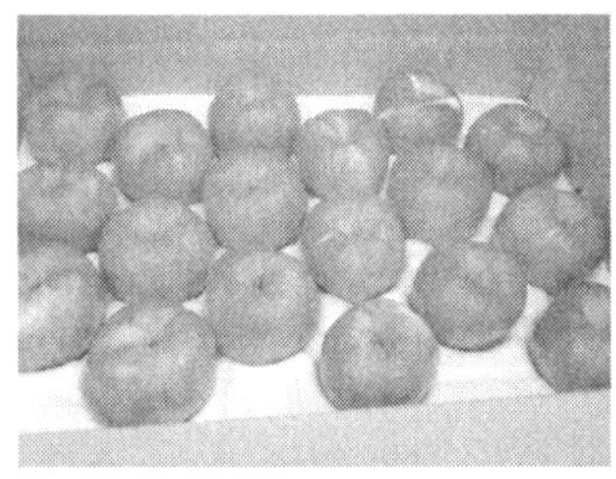
(a) 충주 사과

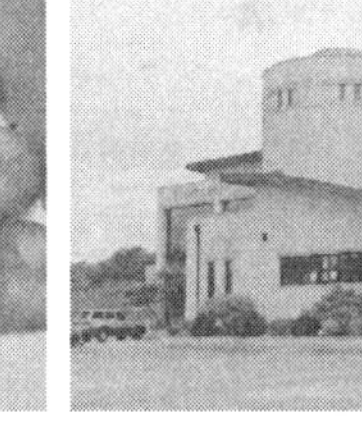
(b) 충주 사과박물관

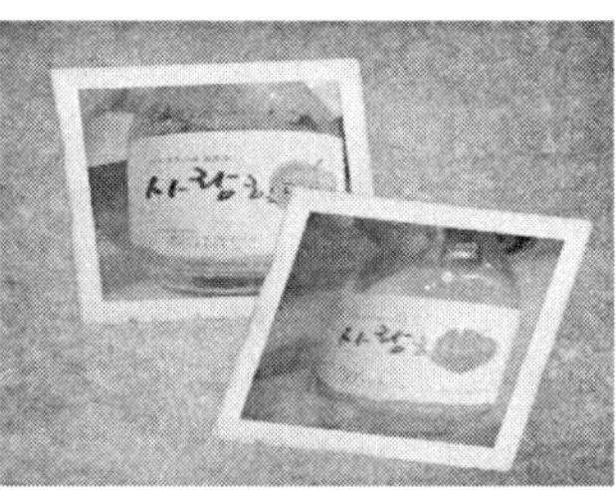
(c) 충주 사과 발효주

[그림 7-42] 충주 특산품

(2) 제천의 사과와 한방약초

일교차가 크기 때문에 제천시에서 생산되는 모든 과일의 당도가 높고, 연평균 기온 8~11[℃]로 서늘하고 건조해 적당한 사과 재배 조건을 가지고 있어 사과의 당도가 매우 높다(그림 7-43).

① 배수가 잘 되는 토양을 가지고 있어 사과 재배에 특히 유리하다.
② 제천에서 생산되는 사과는 제천의 청정한 고랭지 기후 특성에 따라 과피[사과 껍질]가 두꺼워 당도가 높다.
③ 사과의 빛깔이 좋고 조직이 단단하여 다른 지역 사과보다 질이 좋다.
④ 제천의 300여 과수 농가가 애용하는 영농법인을 이루고 있는 점도 브랜드나 공동 품질 관리 등에서 장점으로 평가된다.

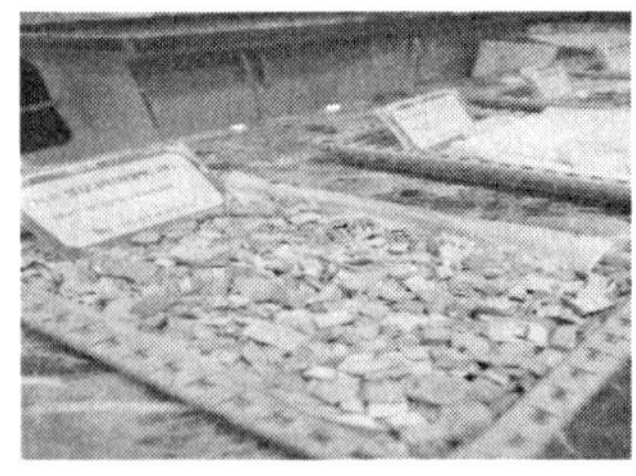
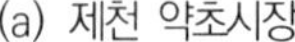
(a) 제천 약초시장

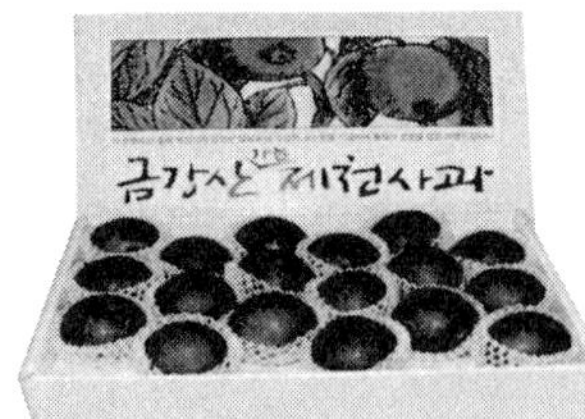

(b) 제천 사과

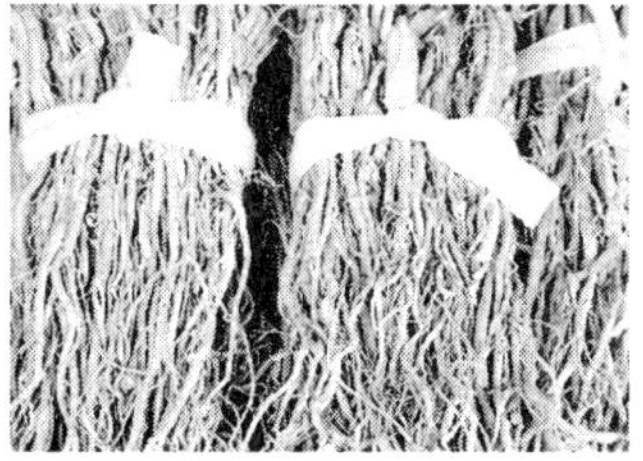
(c) 제천 황기

[그림 7-43] 제천 특산물

(3) 괴산의 청결고추

토양이 화강암과 석회암으로 주종을 이루고 있으며, 사질토양의 청정지역이며, 해발 250[m]의 고지대로 일교차가 큰 산간지대에서 재배되어 고추의 빛깔이 선명하고 맛과 향이 매우 우수하다(그림 7-44).

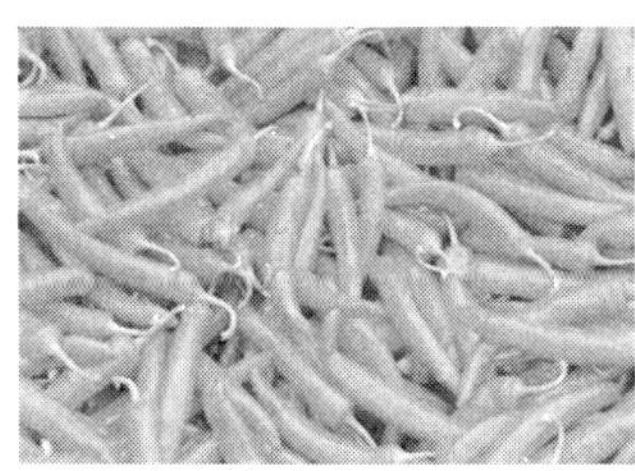
(a) 괴산 청결고추

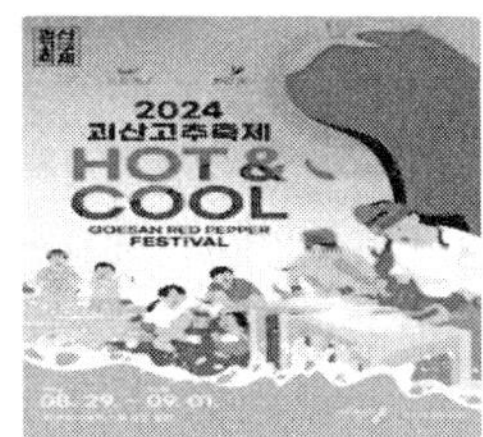

(b) 괴산 고추축제 포스터

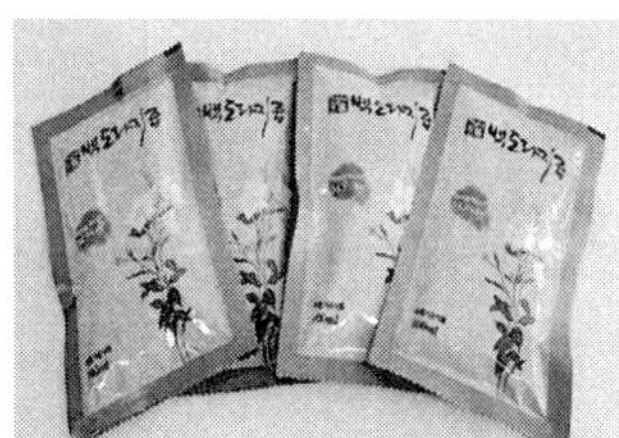
(c) 괴산 백도라지즙

[그림 7-44] 괴산 특산물

(4) 옥천의 포도

대한민국 최대 시설 포도 주산지로서 일조량이 풍부하고 주·야간 일교차가 커 탐스러운 포도가 대량 생산되고 있으며, 맛도 좋아 2011년도에는 국가 브랜드 대상을 수상한 바 있다(그림 7-45).

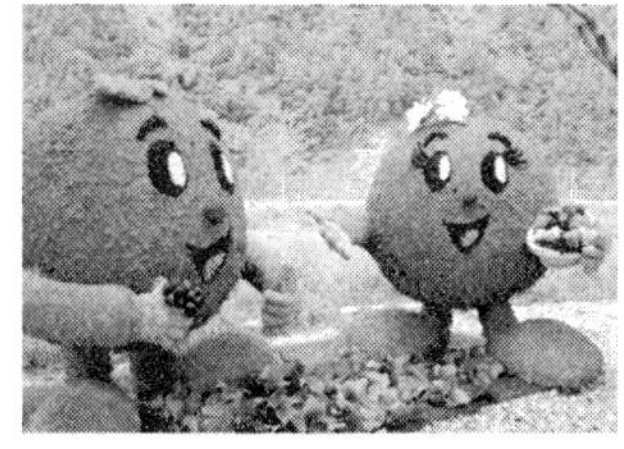
(a) 옥천 포도축제 마스코트

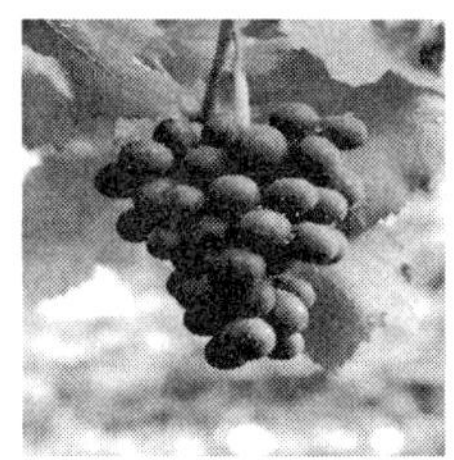
(b) 옥천 포도

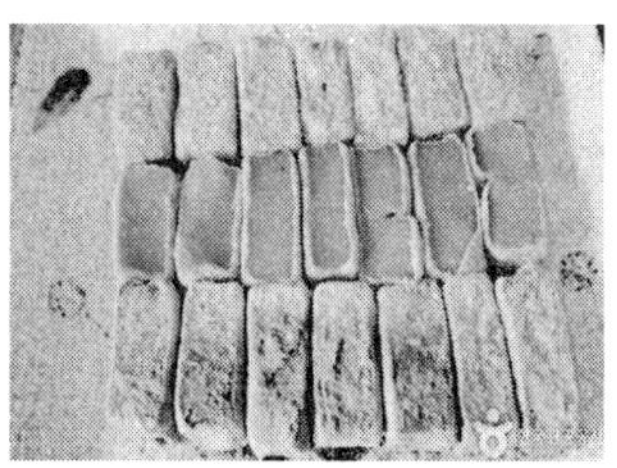
(c) 옥천 포도떡

[그림 7-45] 옥천 특산품

(5) 보은의 대추

일교차가 크며 일조량도 많다. 토질은 황토 기운이 있으며 물 빠짐이 적당할 정도로 거칠어 과수 농사를 짓기에 좋은 곳으로 땅과 기후 덕에 개량종의 대추라 하더라도 그 맛이 뛰어나다(그림 7-46).

① 최근에는 대추밭에 비가림 시설을 많이 하였는데 낙과와 열과 피해를 줄이는 역할도 하지만 당도도 올라갔다고 한다.
② 보은의 대추 : 생대추로 나가는 양이 많고 또한 달고 아삭하기 때문이다.

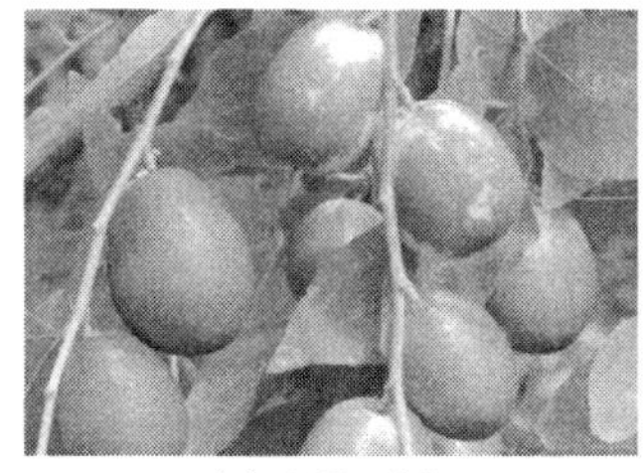
(a) 보은 대추

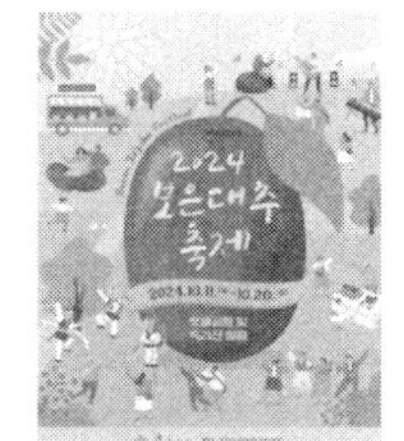

(b) 보은 대추축제 포스터

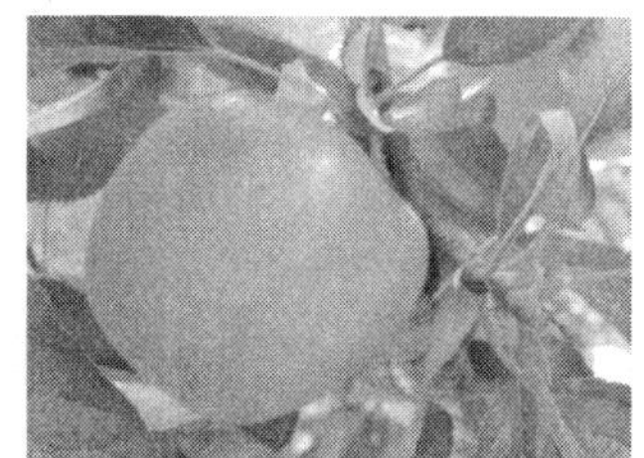
(c) 보은 황토사과

[그림 7-46] 보은 특산물

(6) 진천의 쌀

자연조건이 좋으며, 넓고 기름진 농토에 비록 큰 강은 없지만 관개시설이 발달해 일찍부터 농업이 발전하였다. 진천읍을 중심으로 넓게 펼쳐진 진천평야에서는 주곡농업인 벼농사가 이루어지는데 전국에서 질이 좋기로 소문났기 때문이다(그림 7-47).

(a) 진천 장미

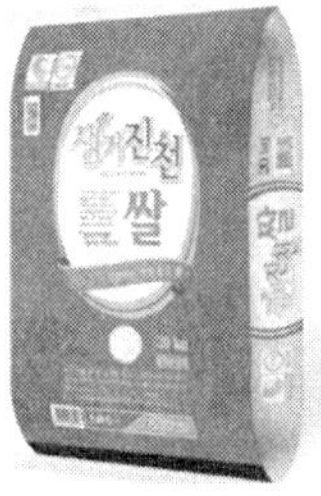

(b) 진천 쌀

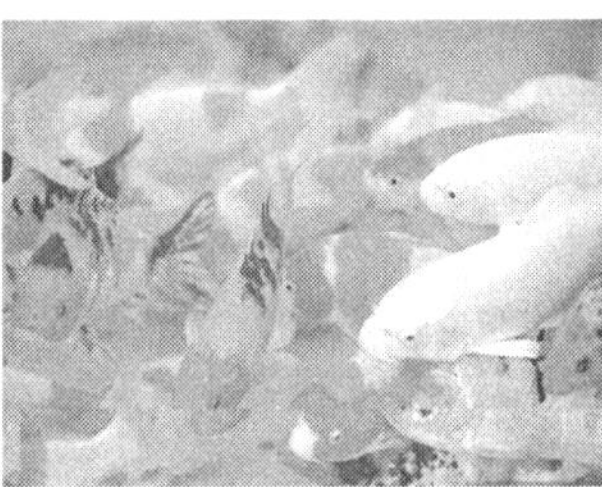
(c) 진천 관상어

[그림 7-47] 진천 특산물

7) 경기도

(1) 이천의 도자기

1950년대 후반에 우리나라의 유명한 도공들이 이천의 수광리 마을에 자리를 잡고 작업장을 열기 시작하니, 고명순, 김완배, 지순택, 윤석준, 박수만, 현무남, 유근형 등 실력있는 도예가들이 모여 전통 도자기를 연구하며 옛 것과 똑같이 만들어 내려는 노력을 기울였다(그림 7-48).

① 옛날 도예가들이 가지고 있던 비법들이 하나하나 밝혀지고 고려시대의 청자, 조선시대의 백자와 분청사기 등을 옛날 모습과 같이 만들어 내게 되었다.
② 이천은 우리나라 전통 도예의 중심지가 되었고 끊어졌던 이천 도자기의 전통이 현대에 이르러 다시 계승되고 더욱 발전하게 되었다.

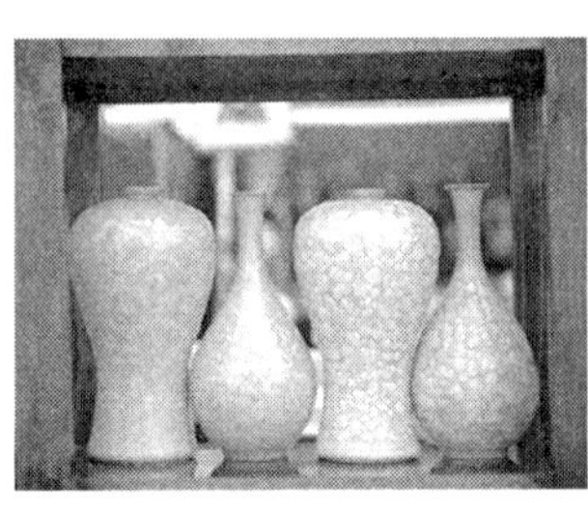
(a) 이천 도자기

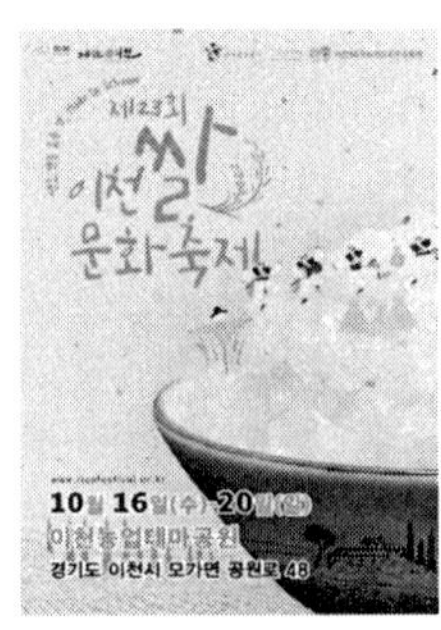

(b) 이천쌀 문화축제포스터

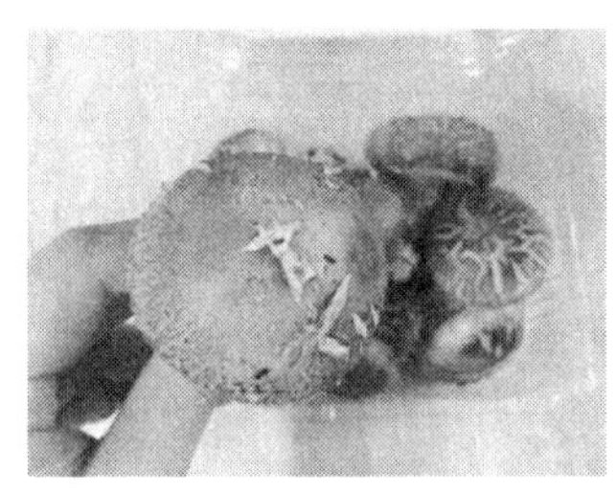
(c) 이천 송화버섯

[그림 7-48] 이천 특산품

(2) 안성의 유기그릇

안성에서는 식기에 필요한 제기 등 일상생활에 필요한 생활 용구를 많이 만들었는데, 안성의 유기는 기형이 아름답고 정교하기 때문이다(그림 7-49).

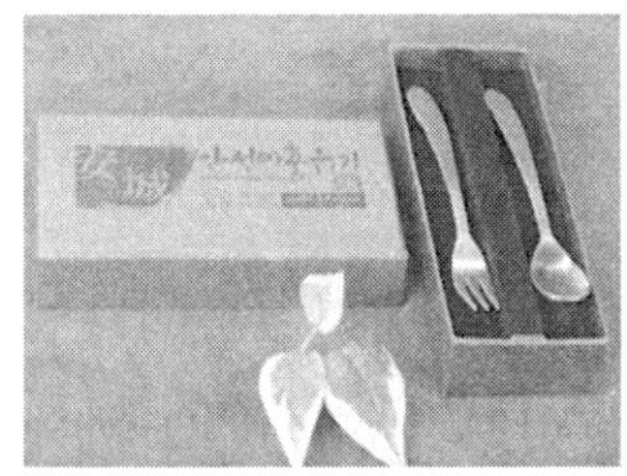
(a) 안성 유기 티스픈 세트

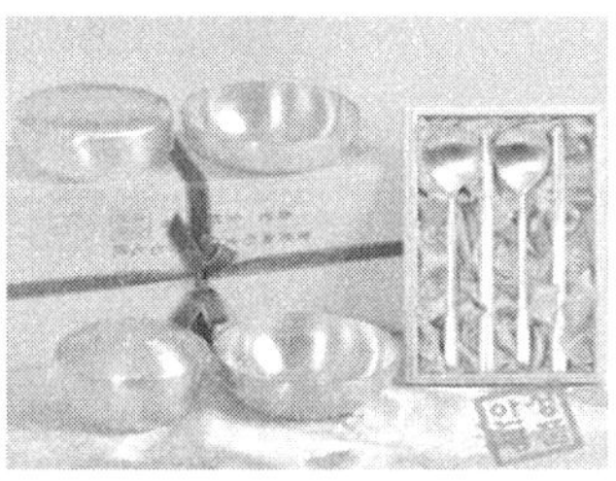
(b) 안성 유기 세트

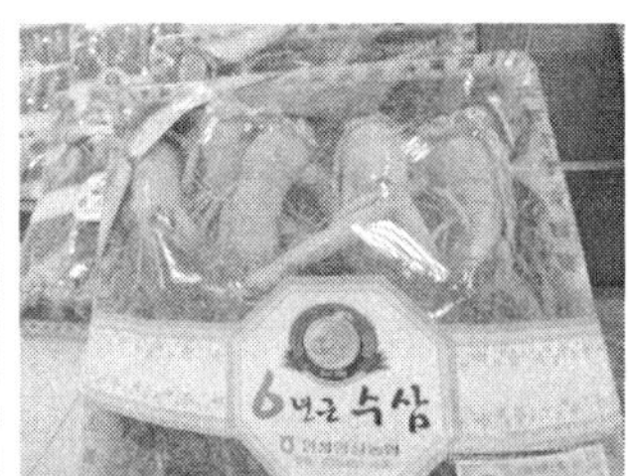

(c) 안성 수삼

[그림 7-49] 안성 특산품

(3) 연천의 병배

깨끗한 유리병의 작은 입구 속에 큰 배가 들어가서 신비스러운 분위기를 낸다. 병배는 관상용이나 선물용으로 많이 사용되며, TV 등 매스컴에서 많이 소개되어 유명해지게 되었다(그림 7-50).

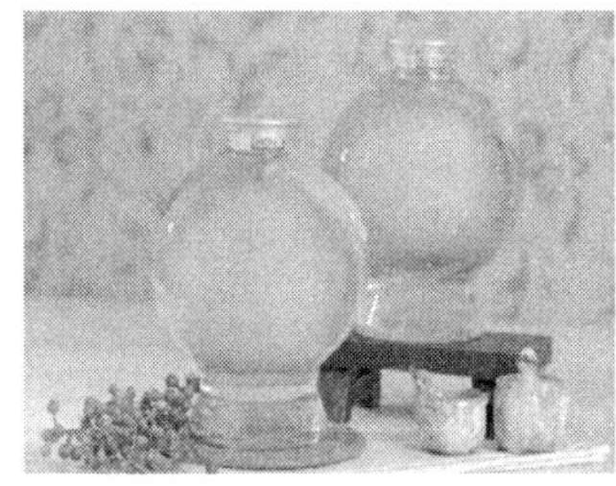
(a) 선물용 연천 병배

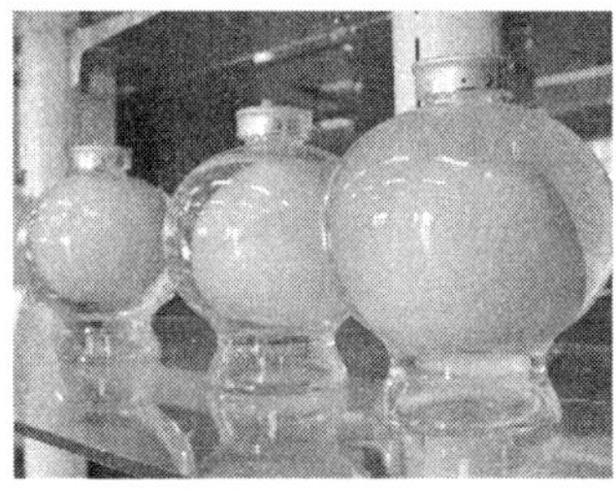
(b) 장식용 연천 병배

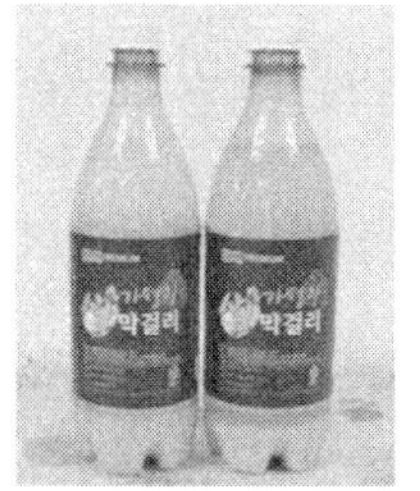
(c) 경기도 포천 막걸리

[그림 7-50] 경기도 특산품

8) 제주도

(1) 제주도

한라봉, 선인장, 백년초, 고등어, 옥돔, 갈치, 표고버섯, 제주 특유의 근로복인 갈옷(갈중이), 돌하르방 등이 있으며 한라봉과 백년초가 유명하다.

① 한라봉 : 크기가 크고 과육이 많으며 육질이 부드럽다. 즙이 많아 단맛은 강하고 신맛은 거의 없기 때문이다(그림 7-51).

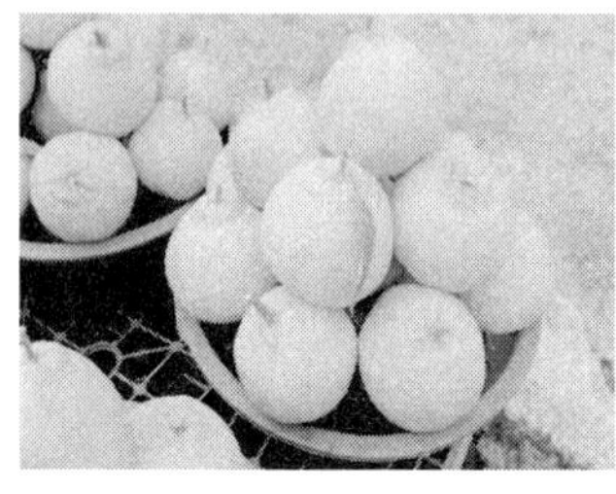
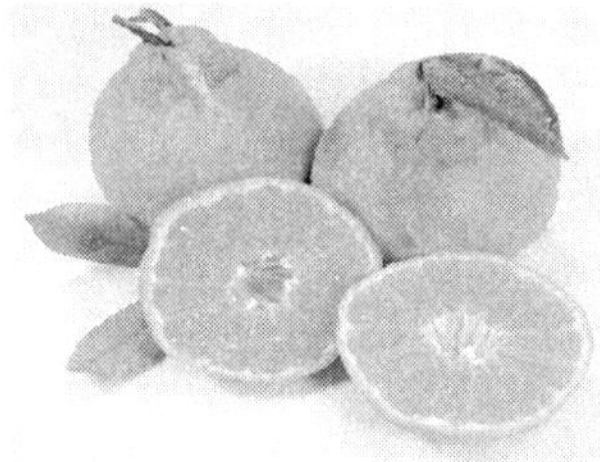
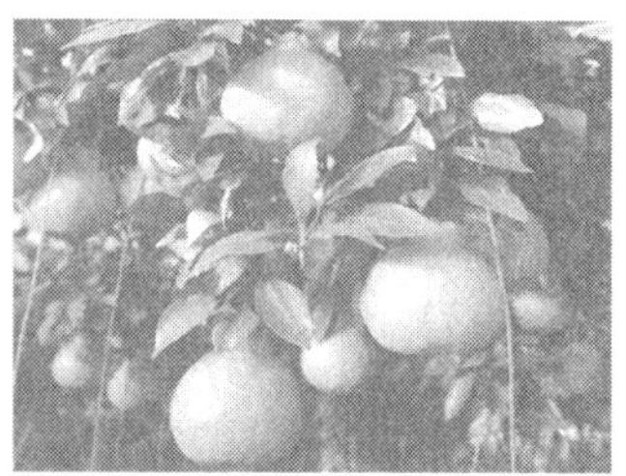

[그림 7-51] 제주도 특산품

② 백년초 : 다이어트 식품으로도 알려져 있는데, 식이성섬유, 칼슘, 철분 등 무기질 성분이 풍부하며 핑크빛이 도는 빨간 열매의 상큼한 맛이 나기 때문이다(그림 7-52).

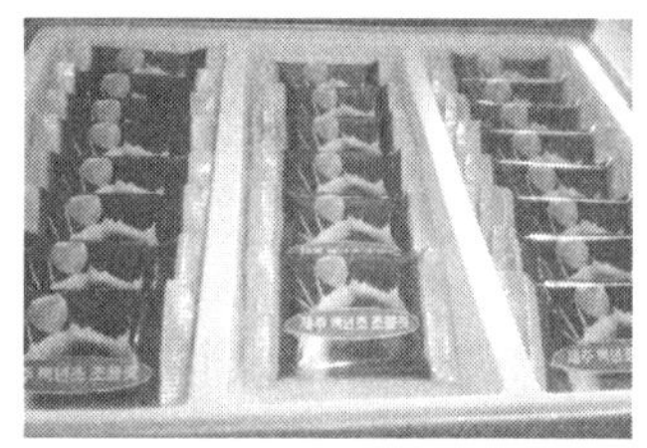
(a) 제주도 백년초 초콜릿

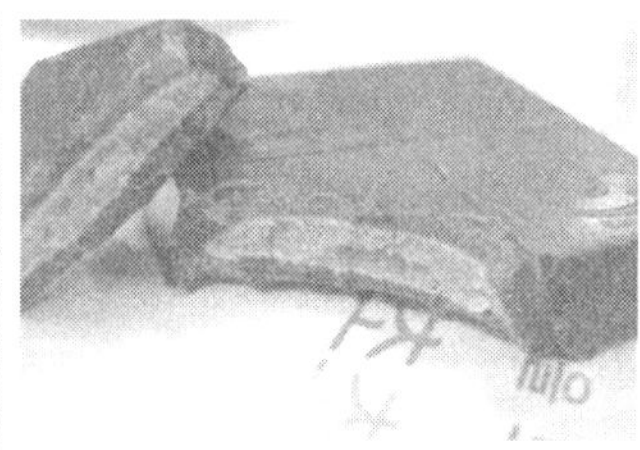
(b) 제주도 백년초 초콜릿

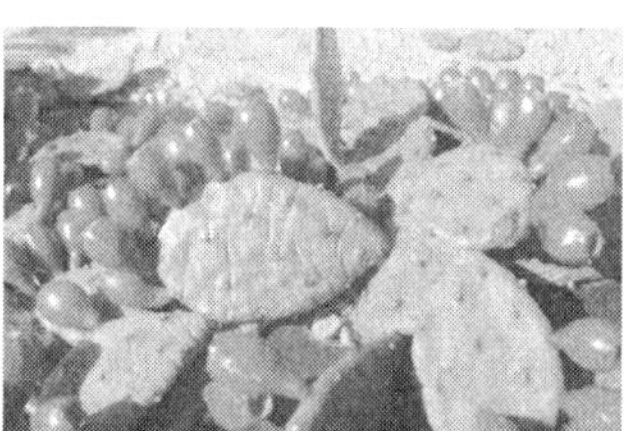
(c) 제주도 백년초

[그림 7-52] 제주도 특산품

7. 관광쇼핑업 활성화 방안

전문인력의 양성과 상품 브랜드의 개발 및 품질향상에 대한 것은 다음과 같다.

1) 전문인력의 양성

판매에 있어서도 상품에 대한 전문지식 및 판매와 관련한 기술·서비스 정신을 갖춘 인력을 양성해야 하며, 양질의 관광상품 생산에 필요한 전문기능인력의 양성 및 관리가 필요하다.

2) 상품 브랜드의 개발과 품질향상

우리나라를 대표할 수 있는 독특한 상품과 고유의 브랜드를 개발하며, 판매된 상품의 사후 품질보장도 필요하고, 품질인증제도 등의 실시로 상품의 질적 향상을 도모한다.

8. 관광쇼핑 상품 서비스

관광쇼핑을 하나의 즐거운 경험으로 생각하는 쾌락적 쇼핑경향이 강한 소비자들은 다른 소비자들보다 쇼핑환경을 더 즐거운 것으로 지각하고, 더 높은 수준의 감각적 자극을 얻는다.

1) 관광쇼핑 행동

쾌락적 쇼핑 성향이 강한 관광객들은 다른 관광객들보다 새로운 관광지에서의 쇼핑환경이 더 즐거운 것으로 지각할 것이다. 이는 더 높은 감각적 자극을 얻을 수 있고, 관광객이 여행 중 쇼핑을 하는 동안 상품을 구매를 하거나 하지 않거나, 관광지에서의 쇼핑은 다양한 방법으로 관광객에게 쾌락적 가치를 제공할 것이며, 쇼핑을 여가로 즐기는 사람들은 여행 중의 쇼핑이 더 높은 수준의 쾌락적 가치, 즉 즐거움을 준다.

2) 쇼핑 관광객

신기성 욕구와 감각 추구 성향별 행동에 차이가 있고, 쾌락적 쇼핑 성향은 관광객의 쇼핑 행동에 크게 영향을 미치고 있다. 신기성 욕구와 감각 추구 성향의 공통적 요인이 쇼핑 성향에 영향을 주고 있으므로, 쇼핑의 기능적이고 실용적 부문에만 신경을 쓰는 것이 아니라 관광쇼핑에 있어서 즐거움과 재미를 추구하고 감정적 요소를 중요시 여기는 관광객의 쾌락적이고 감각적인 성향에도 신경을 써야 한다.

3) 관광객

쇼핑 수준을 예측하고, 관광객들이 재미와 특이함과 흥미진진함을 느낄 수 있도록 관광지의 매장을 디자인하며, 단순히 매장에서 제품만 파는 것이 아니라 제작과정을 보고 관광객이 직접 체험할 수 있는 쇼핑 환경을 구축하는 것도 좋은 방법이다.

4) 관광산업

쇼핑관광에서는 문화적 차이 형태 연구를 위한 상품의 구비, 구매형태, 구매가격 추이 등에 대한 고려도 중요한 부분이다. 국내 관광쇼핑 산업에 있어서 보다 많은 관광객 유치를 위하여 관광쇼핑과 관련된 홍보 및 상품전략에 중요한 요인이 될 수 있다.

즉 국내에 여행을 오는 외국인 관광객들의 욕구와 성향을 파악하여 다양한 관광쇼핑 환경을 구축하고 홍보하며, 미국의 미키마우스 등과 같이 우리만의 관광쇼핑 콘텐츠를 전략으로 기획하고 개발하여 관광객의 관심을 이끌어내야 한다.

9. 관광특구와 쇼핑

관광진흥법(제1장 제2조 제11항)에서 관광특구란 "외국인 관광객의 유치 촉진 등을 위하여 관광활동과 관련 법령적용이 배제되거나 완화되고, 관광활동과 관련된 서비스 안내, 체계 및 홍보 등 관광 여건을 집중적으로 조성할 필요가 있는 지역으로 이 법에 따라 지정된 곳"으로 정의된다. 이 지역은 외래 관광객 유치를 위해 외자도입에 따른 각종 세제의 혜택, 영업 제한의 철폐, 무사증입국, 출입국절차 간소화, 대기업 참여 촉진 등이 이루어질 수 있는 지역이며, 국내외 관광객의 다양한 욕구를 충족시켜 줄 수 있는 여가 공간을 창출하여 관광객을 수용할 수 있도록 관광 관련 사업을 집중적으로 개발할 수 있는 지역이다.

1) 관광특구 도입의 필요성

① 국가 전력 산업화에 기여(미래지향적, 고부가 가치산업의 적극적 육성 및 발전 도모, 국가 수출산업 활성화에 기여)한다.
② 관광산업 문제점에 적극적인 해소(관광산업에 대한 각종 규제의 적용배제, 관광상품의 경쟁력 제고)를 한다.
③ 국제 관광지로서의 매력과 이미지 창출(개성과 특징이 있는 관광산업자원의 발굴과 조성, 관광지의 국제적 지명도 제고와 사계절 전천후 관광실현)에 있다.
④ 관광자원의 획기적 확충(관광개발 민간자본의 적극적 유치, 관광개발 관련 및 금융 적극 지원)에 있다.

2) 관광특구 지정 절차

시 · 도지사의 관광특구 지정 신청과 문화체육관광부 장관이 확정이라는 단계적 절차를 거쳐야 한다. 관광특구로 지정할 필요성, 타당성 및 특구 지정의 범위를 종합적으로 검토하고 법률적, 사회 · 경제적 효과성(행정자치부, 보건복지부)이 조사된 후 해당 지역주민 등의 의견수렴을 거쳐 지정된다.

① 우리나라는 1994년 관광특구가 처음 시행된 후 2013년 2월 기준 13개 시 · 도에 28개 관광특구가 있다.
② 우리나라의 관광특구는 〈표 7-1〉과 같다.

〈표 7-1〉 우리나라의 관광특구

시 도	지 역	시 도	지 역
서울	1. 명동, 남대문 북창지역	부산	1. 해운대
	2. 이태원		2. 용두산 자갈치시장
	3. 종로, 청계천지역	경남	1. 부곡온천
	4. 동대문 패션타운		2. 미륵도
	5. 잠실	충북	1. 수안보 온천
강원도	1. 설악		2. 속리산
	2. 대관령		3. 단양
충남	1. 아산시 온천	전북	1. 무주 구천동계곡
	2. 보령해수욕장		2. 정읍 내장산
경북	1. 경주시		3. 구례
	2. 백암온천		4. 목포
	3. 문경	제주도	1. 제주도 전역
경기도	1. 평택시, 송탄	인천	1. 월미도

3) 관광특구 지정의 혜택 및 파급효과

① 법적 효과(관광진흥개발기금 우선지원, KDB산업은행 시설자금 우선지원, 여신규제완화 등)
② 관광객 유치 및 수입 증대효과(쇼핑 관광지구 활성화, 지역경제 활성화 등)
③ 경제적 파급효과(지역 소득의 증대, 지역재정력 강화, 지역 내 연관 산업발전, 고용증대, 지가 상승, 물가상승 및 소비성향 증대)
④ 매출구조의 안정화(비수기 상업의 활성화 등)
⑤ 외부 의존성 확대(관광개발 추진, 지역 유관 산업의 협의체 구성 등)
⑥ 문화적 효과(지역의 특성이 있는 문화자원의 발굴과 복원)
⑦ 지역애향심 제고, 지역사회의 구조변화(커뮤니케이션의 변화 등) 등이 있다.

㉠ 관광특구의 지정은 지역사회 문화 여건의 향상을 위하여 관광진흥법 제70조(관광특구의 지정), 제71조(다른 법률의 적용배제)의 규정에 의거 지정되고 있다. 그리고 이 법은 1993년 12월 27일 법률 제4645호로 공포되어 1994년 6월 28일부터 시행되고 있다.

02 관광쇼핑업의 분류

관광토산품업과 관광기념품업이 있는데 다음과 같다.

1. 관광토산품업

지역 고유의 1차 · 2차 생산물로 지역적 정취와 풍토성이 가미된 제품을 토산품이라고 한다.

① 1차 생산물은 농업 · 수산업 · 임업 등 전통기법에 의한 2차 생산물이 포함되며, 식품류(과일 · 약초 · 채소 · 인삼 · 민속주 등)와 도자기 · 모시 · 죽세공품 · 유기 · 갓 · 자수정 · 목각 제품 등이 있다.

② 현대관광에 있어 토산품은 특정지역의 토속적인 기념물에서 더욱 확대되면서 그 지역의 기념성과 선물의 대상이 된다(그림 7-53).

(a) 1차 생산물(벼)

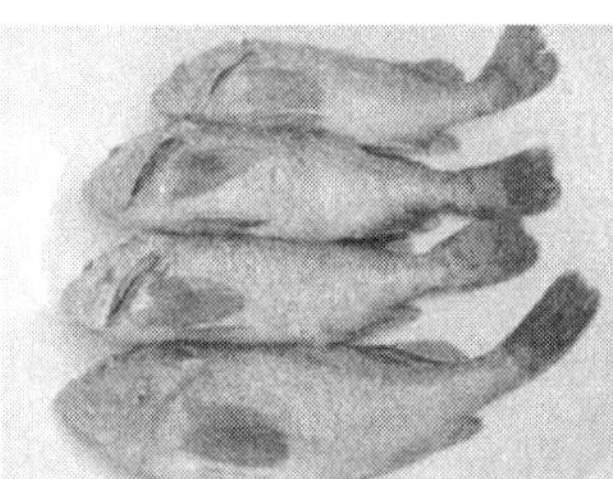
(b) 1차 생산물(생선)

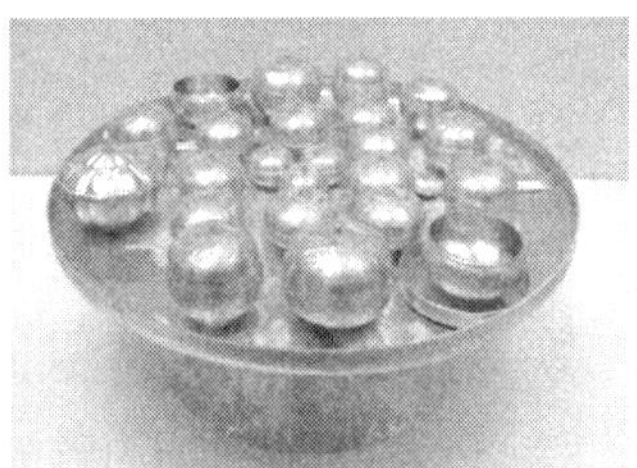
(c) 2차 생산물(유기그릇)

[그림 7-53] 관광토산품업

2. 관광기념품업

관광기념품은 기념품 판매업과 기념품 제조업으로 구분된다.

1) 기념품 판매업

관광지에서 관광객에게 기념품 전문용품을 직접 판매하는 기념품 판매점이다(그림 7-54).

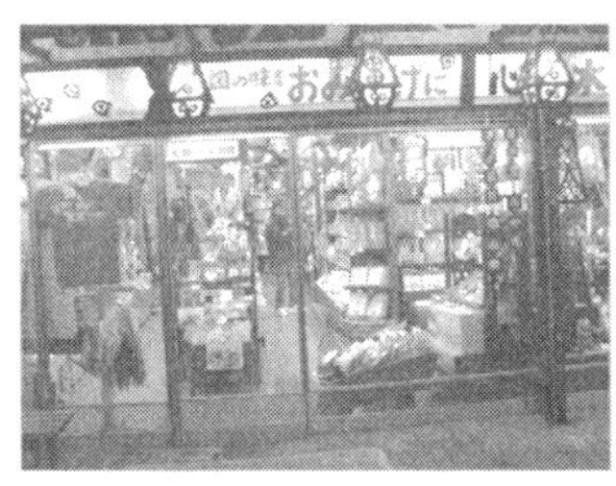
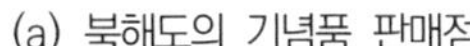
(a) 북해도의 기념품 판매점

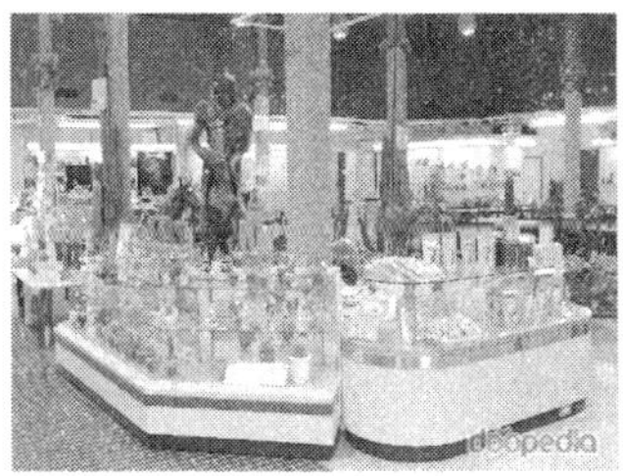
(b) 홍콩의 기념품 판매점

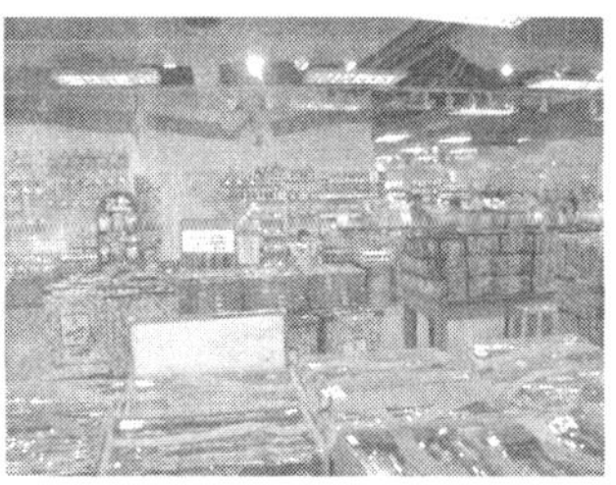
(c) 괌의 기념품 판매점

[그림 7-54] 기념품 판매점

2) 기념품 제조업

지방의 특유의 산업 생산물 또는 공업제품이며, 다른 지방에서는 제조하지 않고 판매하지 않는 비교적 진기하고 특이한 것을 제조하는 것이다.

① 본래의 기념품은 관광목적지에서의 추억을 기억하게 하고 친지에게 줄 선물로 구입하는 지방의 특산물이다.

② 기념품은 휴대하기 편리한 것일수록 기념품의 가치를 가지게 된다.

③ 관광기념품은 사적·민속·건축물·풍습 등이 관광객에게 만족을 안겨주는 관광자원이다.

④ 선물을 받은 그 나라를 방문하지 못한 사람들에게 방문을 자극할 수도 있으므로 관광진흥 홍보의 역할을 한다.

⑤ 관광사업 가운데서 기념품업이 차지하는 비중은 관광객의 구매력에 달려 있으며, 외래관광객이 기념품을 구입해 가면 무형의 수출이 되어 한 나라의 외화수입이 된다.

⑥ 국제관광 사업면에 있어서 관광기념품은 그 자체가 외화획득의 수단일 뿐만 아니라 그 나라의 풍토와 역사·예술 및 기술수준을 대표하여 외국에 소개되는 관광매체로서도 중요한 몫을 차지한다.

⑦ 수출산업으로 더욱 확대·발전하기 위해서는 집중적 육성책이 필요하며, 관광기념품의 품질향상, 기념품 가격의 적정화에 따른 국제경쟁력의 강화, 관광기념품의 서비스 향상, 특히 종업원의 어학 능력향상, 판매·유통과정의 정비 등을 추진하여야 한다.

⑧ 기념품 제조업에서 사용되는 도자기와 나전칠기이다(그림 7-55).

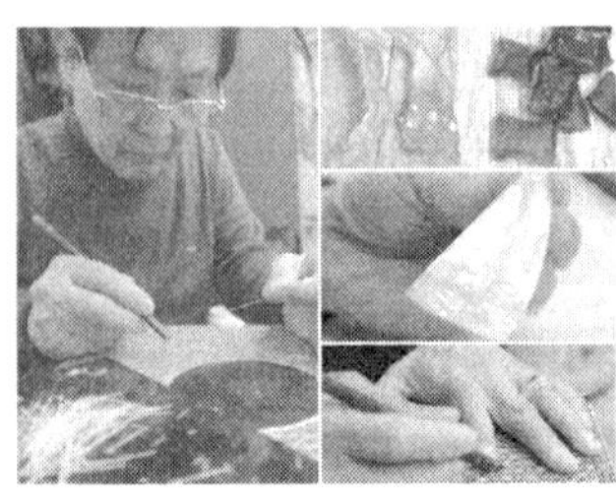
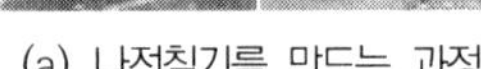
(a) 나전칠기를 만드는 과정

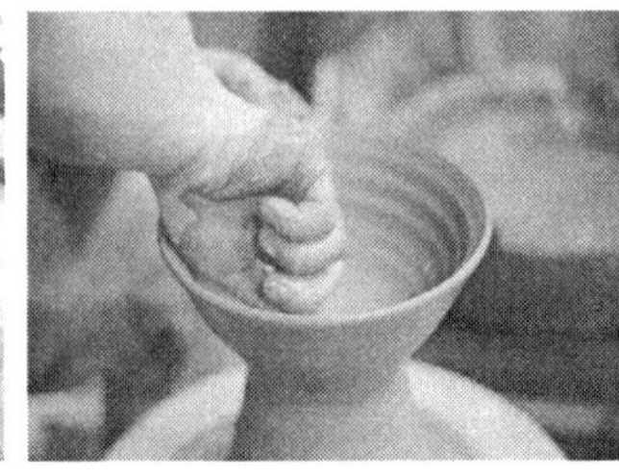
(b) 도자기를 만드는 과정

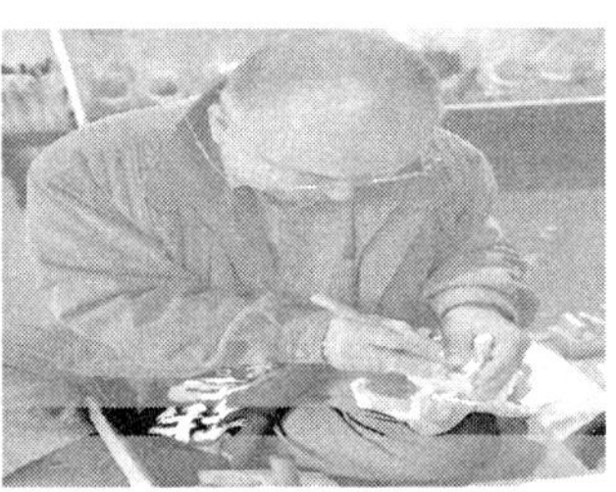
(c) 목공예품 만드는 과정

[그림 7-55] 기념품 제조업

3) 기념품의 분류

기념품은 크게 관광기념품과 전문 관광기념품으로 분류할 수 있다.

한국관광협회에 종합 관광기념품 판매업으로 등록된 대표적인 업체는 남산 관광쇼핑센터, 동화면세점, 한국 종합관광쇼핑센터 등이 있고, 전문관광기념품 판매업체로는 고려관광식품, 고려인삼유통, 민속식품, 신세계백화점 등이 등록되어 있다.

① 관광기념품 : 국내에서 생산되는 재료를 주원료로 하여 제조 또는 가공한 물품이다(그림 7-56).

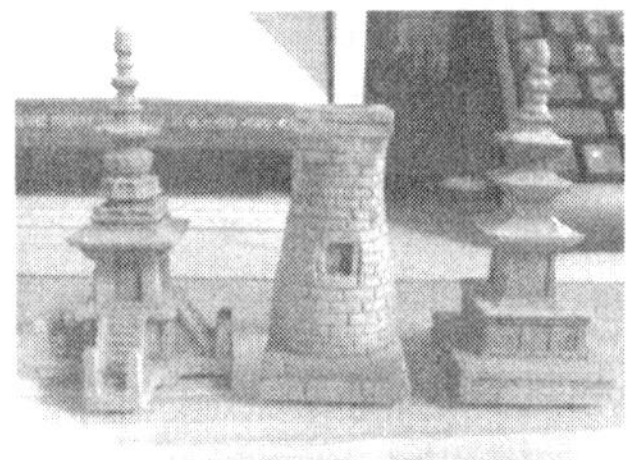
(a) 경주 미니어처 기념품

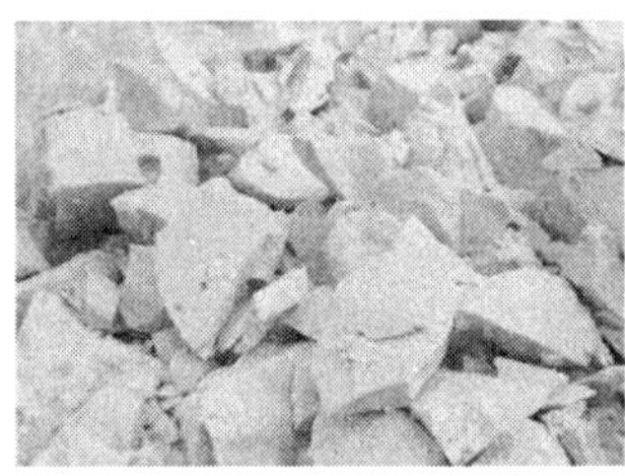
(b) 울릉도 호박엿

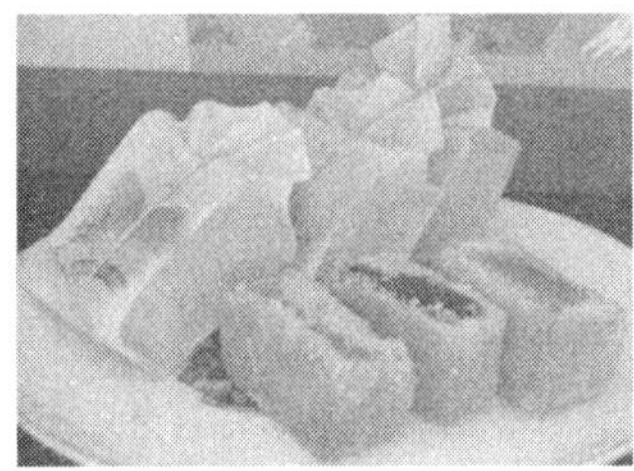
(c) 파인애플 케이크

[그림 7-56] 관광기념품

② 전문관광기념품 : 식품류(인삼 제품을 포함), 도자기류, 보석류(보석, 귀금속 · 수정)등 단일 품목이다(그림 7-57).

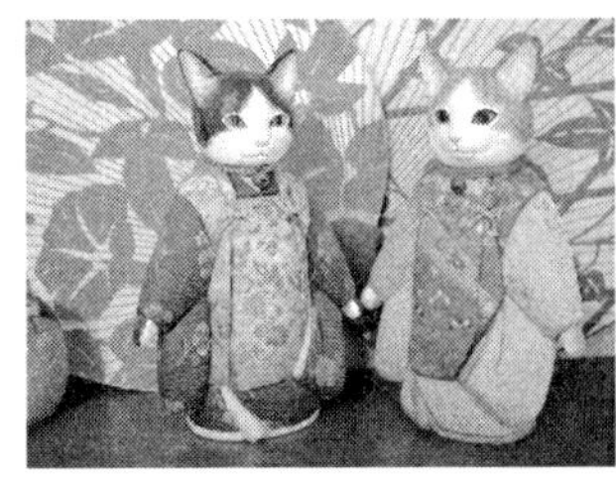
(a) 일본 고양이 인형

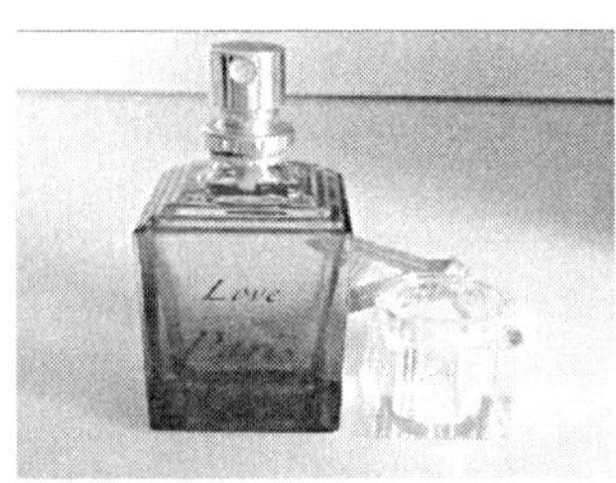

(b) 프랑스 향수

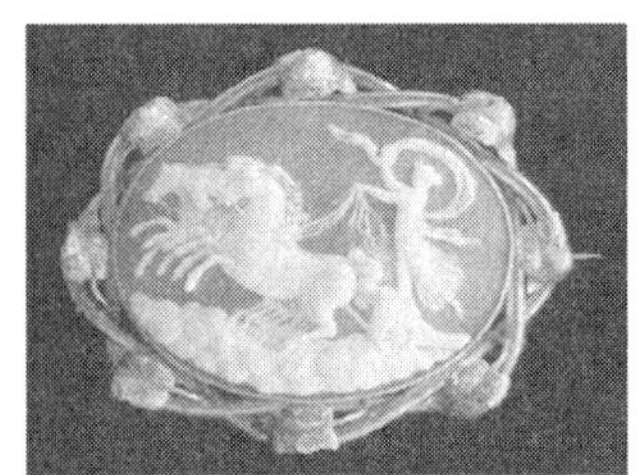
(c) 그리스 브로치

[그림 7-57] 관광기념품

3. 외국인 전용 관광기념품 판매업

이용 대상은 외국인에게 한정되어 있으며, 외국인 관광객에게 물품을 판매하기에 적합한 시설을 갖추어 국내에서 생산되는 주원료를 이용하여 제조 또는 가공된 물품을 판매하는 업이다. 내국인은 이곳을 이용할 수 없고 외국에서 생산·제조된 제품을 수입하여 판매하는 것은 금지된다.

03 공연 및 관광안내 서비스의 이해

공연안내 서비스는 문화산업이 발전하는 이유는 방송과 통신, 다양한 매체간의 융합이 급속도로 진행되고, 장르와 장르간의 융합을 넘어 산업과 산업간 융합도 시도되고 있는 융합시대이기 때문이다.[39] 그래서 문화예술이라는 매개체는 직접적인 제품 광고보다 소비자에게 감성적으로 다가감으로써 별다른 거부감 없이 소비자들에게 기업의 사회적 책임과 고급스러운 이미지를 전달할 수 있다.[40] 관광안내 서비스는 관광객이 관광을 하는데 있어서 편안하고 재미있는 관광이 될 수 있도록 관광안내를 하는 것이다.

1. 관광안내소

현대의 관광안내소는 다목적 복합공간으로, 모든 방문객에게 각종 관광 관련 정보를 제공하고 휴식을 취하게 하며, 지역홍보를 해주는 창구역할과 특산품과 기념품을 전시·판매하고 지역과 지역을 연결해주는 곳이다.

1) 관광안내소의 개념

관광객에게 관광자원과 매력을 소개하고 정보를 제공하여 편의를 낯선 지역에 대한 불안을 해소하여 최대한 안락한 관광을 즐길 수 있도록 돕는 인적 서비스를 관광안내라 한다.

39) 공연안내 서비스 : 융합시대의 예술경영 연구방향에 대한 탐색적 시론, 박양우, 김유리, 예술경영연구 제20집, pp.53~84, 2007.
40) 공연안내 서비스 : 모든 고객을 VIP로 … 문화예술 마케팅, 홍원산, 조선닷컴, 2012.3.25.

2) 관광안내소 역할

방문객에게 단순히 관광목적지에 대한 정보를 제공하던 역할을 수행 하던 곳에서 시대적인 변화와 관광객의 요구변화에 따라서 관광안내소의 역할도 크게 변화하였는데 5가지로 요약할 수 있다.

① 예약 역할 : 숙박, 교통, 공연 등에 대한 예약을 방문객과 지역주민에게 해주는 역할을 한다.
② 지역연계 역할 : 지역 전시관이나 체험공간 등을 통해서 지역과 지역을 연계하는 역할을 한다.
③ 전시 · 판매 역할 : 방문객에게 지역특산품 및 관광기념품 등을 전시 · 판매하고, 공중전화 카드 및 교통 티켓 등을 판매하는 역할을 한다.
④ 정보제공 역할 : 관광지, 숙박, 교통, 공연, 식당 등의 정보를 방문객과 지역주민에게 제공하는 역할을 한다.
⑤ 휴게공간 역할 : 휴식을 취할 수 있는 휴게공간을 방문객에게 제공하는 역할을 한다.

3) 관광안내 정보매체

관광안내 정보매체[41]는 지도, 표지판, 홍보물, 웹사이트 등으로 구분할 수 있는데, 여기에 국제적으로 통용될 수 있는 표준용어와 공공안내 그림표지를 포함시킬 수 있다.

관광안내소 서비스 제공내용은 〈표 7-2〉와 같다.

〈표 7-2〉 관광안내소 서비스 제공내용

구 분	항 목	내 용
일반정보	긴급구난	약국, 병원, 소방서, 경찰서 등
	생활정보	화폐, 생활 · 습관 등
	여행 관련 기관	제외 공간, 비자 관련 정보, 국내 관련 부처 등
	일반적 국제정보	주변국의 정치, 경제 등
관광 관련 정보제공	관광교통	교통편 종류, 소요 시간, 탑승 장소, 운영시간, 교통 요금, 주유 경유 지점, 주차시설, 렌터카 등
	관광 숙박시설	종류, 규모, 위치, 가격
	관광지 · 자원	종류, 관광지 특성, 관광지 위치, 입장료, 주변 관광 시설
	쇼핑상품	쇼핑 장소별 종류, 주요 상품의 판매처
	여행상품	여행상품 종류, 여행 일정, 관광코스, 가격
	식음시설	식음시설, 유형, 위치, 가격
	행사정보	행사소개(컨벤션, 이벤트 등), 시간, 위치, 입장료

41) 관광 안내의 정보매체 : 관광안내정보 시스템 구축방안, 김향자 · 손정한, 한국관광연구소, 1999.

구 분	항 목	내 용
관광 관련 예약 및 판매	안내정보	안내 전화, 안내소, 안내판 등
	지도 및 안내문	지도제공, 안내문 제공
	관광교통	예약, 교통 티켓 판매
	관광시설	숙박시설 예약, 관광지 예약, 레스토랑 예약
	관광상품	쇼핑상품 예약구매, 여행상품 예약구매
기상정보		일기예보, 지역 기후 · 기사 등
문화정보		문화자원 및 시설, 문화행사 등

4) 관광안내소에서 필수적으로 제공하는 정보 이외에 제공가능한 정보

① 개발 시설 및 상품에 대한 상세 정보(여행 스케줄 작성 등)를 제공한다.
② 환전 서비스를 제공한다.
③ 예약 서비스를 제공한다.
④ 관광사업, 관광 인력, 관광정책 정보를 제공한다.
⑤ 상세 지도, 책자 판매를 한다.

2. 공연안내 서비스의 이해

디지털 · IT 기술의 발달로 특정 소수를 위한 고급문화로 인식되어 온 문화예술 공연을 일반 사람들도 즐길 수 있다는 인식을 갖게 만들었다. 경제성장과 함께 삶의 수준이 높아지면서 오페라 · 뮤지컬, 미술 전시회 등에 대한 소비자의 욕구와 관심이 크게 증가한 만큼 문화예술에 대한 다양한 지원을 통해 소비자의 호응을 얻어 기회가 많아졌기 때문이다.

① 공연안내 서비스 활성화를 위한 CRM(Customer Relationship Management)의 전략적 활용방안을 모색하는 것이다.
② 공연장 운영 시스템[42](Theater Management System : TMS) 운영을 통해 고객 중심의 편리한 매표방식과 축적된 고객정보를 바탕으로 한 성공적인 공연 프로그램 기획이 가능하였으며, 우수고객을 유지할 수 있는 CRM의 전략적 적용방안 요구가 예상된다.
㉠ 홍성태 교수(한양대) : 공연장의 영상 · 음향 장비에 각종 디지털 · IT 기술을 접목하거나 정보통신 기기를 통해 다양한 공연을 언제 어디서나 저렴한 가격에 쉽게 접할

42) 공연장 운영 시스템 : 공연예술활성화를 위한 CRM의 전략적 활용방안, 김충언, 한국콘텐츠 학회논문지 제12권 제4호, pp.225~234, 2008.

수 있도록 지원함으로써 '문화기업'이라는 이미지를 구축할 수 있다며 "기업의 잠재 고객 확보와 이미지 차별화 전략 차원에서 지원사업의 종류와 대상의 폭도 넓어지고 있다"고 말했다.

㉡ 김병도 교수(서울대) : "소비자 들의 문화생활에 대한 욕구가 커지고 기업의 사회적 책임에 대한 평가 기준이 높아지고 있는 만큼 기업의 문화예술 마케팅은 앞으로 더 활발해질 것"이라고 말했다.

③ 관광진흥법 제3조 제2항에 의한 관광진흥법 시행령에서는 관광공연장 사업에 대한 사업의 종류로 규정하였다.

④ 관광공연장업[43]이란 "관광객을 위하여 적합한 공연시설을 갖추고 공연물을 공연하면서 관광객에게 식사와 주류를 판매하는 업"이라고 명기하였다.

⑤ 관광공연장업을 운영하기 위해서는 관광진흥법 시행규칙[44]에 의해 관광 공연장업이 설치된 관광사업시설의 종류, 무대 면적 및 좌석수, 공연장의 총면적, 일반음식점 영업허가번호, 허가년월일, 허가기관 등을 구비 해야만 공연 서비스업을 할 수 있다.

1) 스토리텔링의 개념

마케팅학이 탄생하고 발전할 수 있었던 요인은 수요보다는 공급이 넘쳐나기 때문으로, 같은 종류의 상품이라 하더라도 브랜드에 따라 소비자의 마음을 움직이기도 하고 그렇지 못하기도 하는데, 문제는 상품이 아니라 고객이다.

① 고객을 확보할 수 있는 사람은 어떠한 상품도 판매할 수 있지만, 고객을 확보하지 못하는 사람은 아무리 좋은 상품이라도 판매하지 못하는데, 관광자의 마음을 움직이는 힘, 이것은 인식의 차이에서 비롯된다.

② 관광상품에 대한 인식은 관광자의 관점에서 그 상품을 다른 것들과 구별 짓게 하는 인지요소로 개성, 특성, 차별성이며 관광자가 구매할 이유를 가지고 있어야 하고 관광상품 가치에 반영된다.

③ 관광고객의 구매 욕구에 적합하지 않은 관광상품은 당연히 시장성이 떨어지기 마련이고, 관광상품은 그것이 만들어진 개념이 고객의 구매인식과 맞아 떨어질 때 가치를 발휘할 수 있으며, 눈에 보이지 않는 상품에 대한 고객의 인식을 판단하기는 굉장히 어렵다.

④ 학문적인 연구에 의한 사회적인 이론도 중요 하지만 무엇보다도 관광상품에 대한 풍부한 아이디어가 바탕이 되어야 한다.

---

43) 관광공연장업 : 관광진흥법 시행령 제4조
44) 관광진흥법 시행규칙 : 관광진흥법 시행규칙 제4조

㉠ 관광상품기획 측면의 대표적 스토리텔링 사례로 싱가포르의 머라이언파크, 벨기에의 오줌싸개 동상, 프랑스 파리의 몽마르뜨 언덕, 로마의 트래비 분수와 진실의 입(Mouth of Truth), 독일의 로렐라이 언덕의 스토리 등이 있으며, 그 지역을 방문한 관광자들은 대부분 그 여행지에 대하여 다시금 회상한다.

㉡ 스토리는 여행 중에도 즐거움이 있지만 여행 후 관광지를 회상할 때 좋은 기억을 남긴다.

㉢ 관상상품 콘텐츠 기획 시 스토리가 있는 테마여행을 기획하고 추구하는 것이다.

⑤ 관광자의 감정에 호소할 수 있는 낭만적이고, 그 지역의 정체성을 살린 문화와 자연이 함께하는 스토리는 더욱 빛을 발할 수 있다.

⑥ 총체적인 관광산업의 트렌드를 잘 파악하고 있어야 하며, 충족되어 있지 않은 관광자의 니즈(Needs)에 주목하여 타당성을 검토해야 한다.

⑦ 상품기획의 단계별 과정는 다음과 같다.

㉠ 상품에 대한 기획 아이디어를 정해야 한다.

㉡ 상품에 대한 개념과 인식을 반영해야 하며, 신뢰 및 타당도에 대한 연구를 해야 한다.

㉢ 개략적인 상품기획과 설계를 한다.

㉣ 총제적인 종합 논의를 하고 홍보 및 마케팅 방법을 강구해야 한다.

㉤ 상품이 출시된 후에 상품에 대한 피드백을 해야 한다.

㉥ 상품품질관리 및 고객 재창출방안 등을 철저하게 강구해야 한다.

2) 스토리텔링의 의의

관광상품 콘텐츠 기획 시 관광상품 아이디어와 함께 개념(How), 인식(Why)을 우선 정립해야 하고, 누구에게(Who), 무엇을(What), 언제(When), 어디 에서(Where)에 해당하는 세부적인 상품기획요인들을 구체적으로 수립해야 한다. 상품에 대한 스토리 및 철학을 담은 아이디어는 관광자의 구매 욕구를 충족시킬 핵심포인트가 될 수 있기 때문이다.

① 스토리텔링은 컨셉(Concept), 콘텐츠(Contents), 편익(Convenience), 커뮤니케이션(Communication), 문화(Culture)의 5가지 전략 요소로 이루어지며, '5C 요소'라고 한다.

㉠ 관광상품은 고객의 마음을 움직일 스토리를 담고 있어야 하며, 쉽게 접근할 수 있는 매력을 오래 유지시킬 수 있어야 한다.

㉡ 관광상품은 문화, 철학, 역사를 담아 비전을 갖고 관광자와 지속적으로 소통해야 한다.

② 관광 브랜드는 특정지역을 상품으로 인식하고 지역의 인프라, 자산, 특성을 발굴해 차별

화하고 독특한 이미지와 스토리를 통해 다른 지역과의 차이를 인식하기 위한 총체적인 것으로 관광활동(Activities), 문화(Culture), 지역환경(Place), 구성원(People), 관광경험의 질(Quality) 등을 고려해서 구축할 필요가 있다.

③ 나라의 도시에 독특한 이미지와 스토리를 보면 다음과 같다.

㉠ 서울 : 서울특별시의 슬로건은 'Hi Seoul, Seoul, Soul of Asia'이다. 서울특별시에서는 2002월드컵을 준비하면서 서울도 하나의 브랜드라는 인식하에 2001년 7월 행정기관으로서는 처음으로 도시마케팅 추진반을 신설해 현재의 브랜드 모습을 갖추게 되었다(그림 7-58).

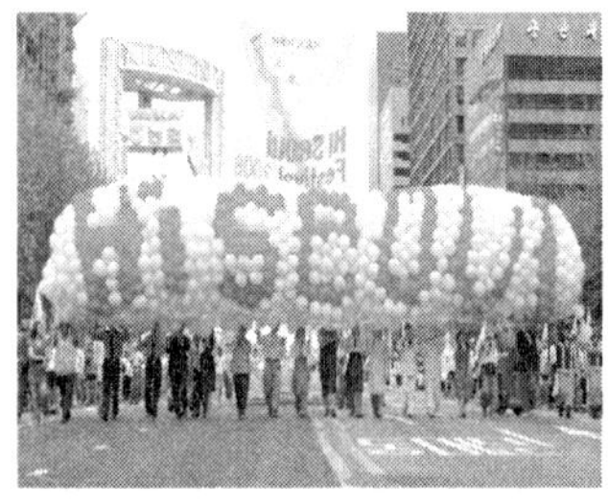

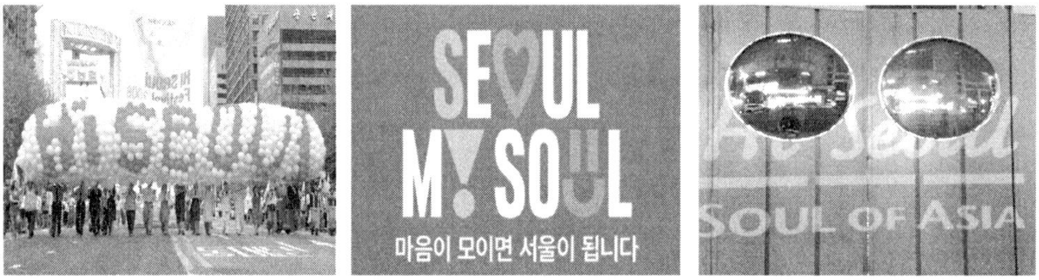

(a) Hi Seoul 퍼레이드

(b) Hi Seoul 슬로건

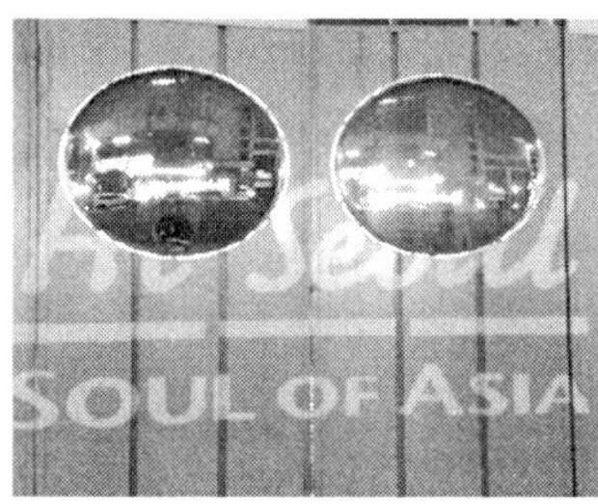

(c) Hi Seoul 슬로건

[그림 7-58] 서울특별시의 슬로건

㉡ 일본 : 일본의 슬로건은 'YOKOSO! JAPAN'이다. 'YOKOSO! JAPAN'은 '일본에 어서 오십시오'라는 뜻으로 일본 열도와 비슷한 모양으로 대담하게 디자인해 일본 관광을 통해 느낄 수 있는 놀라움과 감동을 표현했다(그림 7-59).

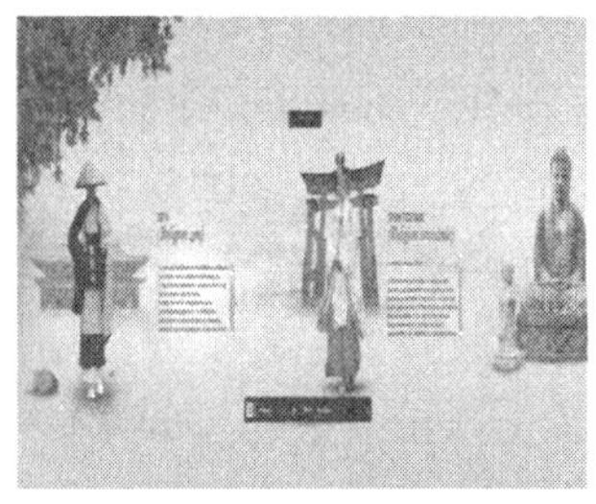

(a) YoKoSo Japan 홈페이지

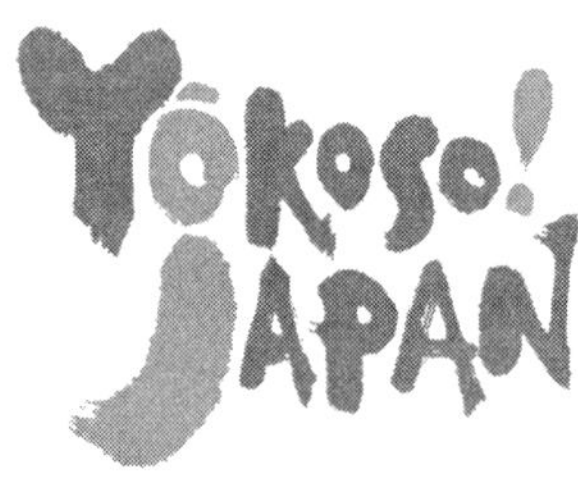

(b) YoKoSo Japan 슬로건

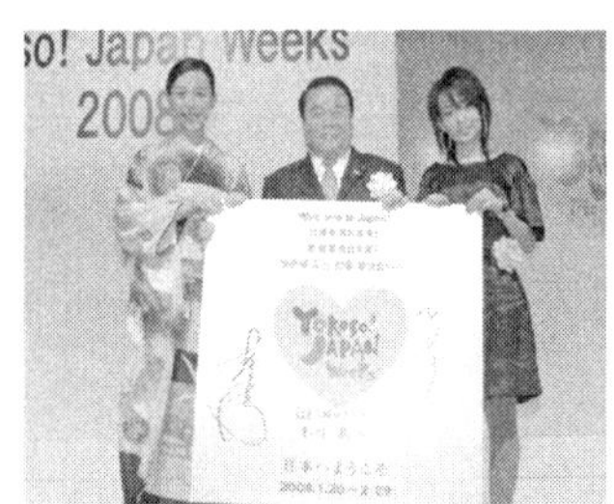

(c) YoKoSo 슬로건 개최

[그림 7-59] 일본의 슬로건

㉢ 싱가포르 : 싱가포르의 슬로건은 'Uniquely Singapore'이다. 2006년에 도입해 2010년까지 싱가포르의 관광 브랜드로 사용했고, 이후에는 'Your Singapore'라는 새로운 브랜드로 교체했으며, 단순히 특색 있는 관광지로 머무는 것이 아닌 여행자 개개인의

취향에 맞춘 서비스로 정서적 교감을 극대화하겠다는 것이다(그림 7-60).

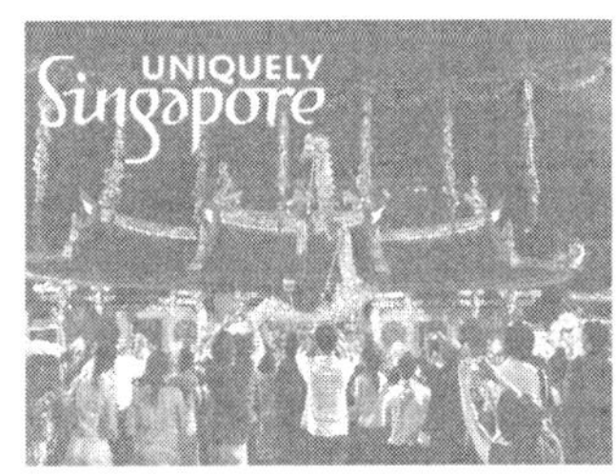

UNIQUELY Singapore

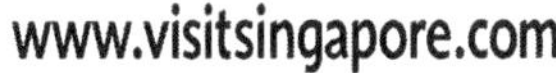

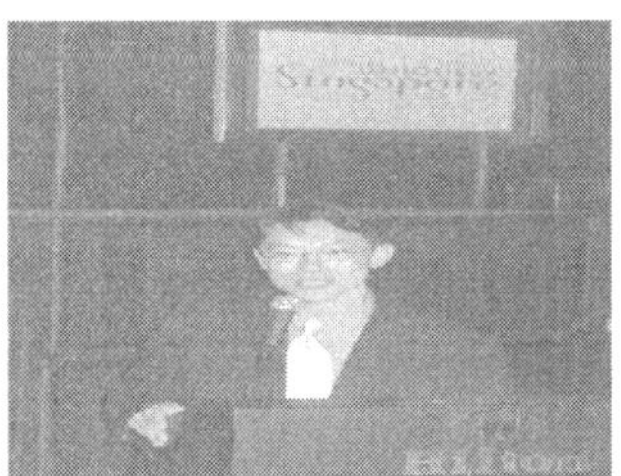

(a) Uniquely Singapore 거리행사 (b) Uniquely Singapore 슬로건 (c) Uniquely Singapore 행사

[그림 7-60] 싱가포르의 슬로건

3) 관광 스토리텔링 서비스 사례

문화체육관광부는 걷기여행의 인기에 발맞춰 '이야기가 있는 문화생태탐방로' 10곳을 새로 선정 발표하였다.

① 문화생태 탐방로는 크게 4가지 주제가 있다.

㉠ 시대별 역사 길 : 길을 통해 우리 역사의 발자취를 더듬고 선조들의 지혜를 배운다는 취지의 역사길에 '서울 성곽길과 아차산 고구려 역사길, 부여 사비굴, 금강 하구길'이 선정되었다.

㉡ 삼남대로 옛길 : 삼남대로 구간 중 옛길 흔적이 고스란히 남아 있는 '갈재길(전남 장성, 전북 정읍 구간)'이 옛길을 찾고 가꾸어 간다는 취지에서 탐방로에 선정되었다.

㉢ 풍경이 있는 가람길 : 낙동강 상류의 아름다운 풍광과 철도와 같이 걷는 '승부역 가는 길(추억과 낭만의 길)'이 선정되었다.

㉣ 사랑과 낭만과 사색의 테마길 : 동강길과 섬진강길, 두물머리길(남녀가 만나 인연이 맺어지는 사랑 테마길), 메타세콰이어길을 따라 여유로움과 명상에 잠길 수 있는 '담양 수목길(사색의 길)' 등이 테마가 있는 길로 선정됐다.

② 문화생태 탐방로의 이해 : 탐방로를 주관하는 지자체 및 지역 주관단체에 안내판 설치, 스토리텔링, 홍보 등에 소요되는 경비를 지원하고, 선정된 탐방로에 대해서는 탐방로조성 유지관리에 필요한 가이드라인을 제시해 문화적 친환경적 탐방로를 조성하고 있으며, 탐방로 애플리케이션을 개발하고 지역 자원해설과 걷기 여행에서 할 수 있는 체험 프로그램, 이야깃거리가 있는 문화 콘텐츠 지도를 만들어 걷는 길의 문화 및 교육 콘텐츠화도 도모하고 있다.

㉠ 2012년 한국관광공사에서 주최한 스토리텔링에 대한 주제에 2012년 여수 엑스포의

스토리텔링인 '이순신과 거북선 이야기'가 선정된 바 있다.

- 충무공 이순신의 업적과 관계가 있는 전라남도 진도군, 해남군, 경상남도 통영시, 거제시, 남해군, 고성군, 충청남도 아산시와 경상북도 봉화군 등 지자체들이' 스토리텔링 전시회'를 운영하고 있다.
- 대한항공은 유럽의 풍경좋은 여행지 소개뿐만 아니라 해당 여행지에 얽힌 다양한 이야기를 소개하는 스토리 텔링 기법을 CF에 적용해 눈길을 끌었다. 브랜드의 스토리를 만들고 이를 바이럴(viral : 입소문) 마케팅으로 전파하는 광고방식으로 주목을 받은 것이다.
- 이야기 마케팅 : 항공사, 관광청, 여행사 등과 같은 관광산업은 물론 식당이나 웨딩업체 등 산업전반이다.
- 이야기 마케팅과 기존 바이럴 마케팅의 가장 큰 차이 : 콘텐츠의 전문성과 유통을 꼽을 수 있다.

㉡ 스토리텔링 마케팅은 산업별로 분류된 검증된 50여 명의 기자와 파워 블로거들을 활용해 의뢰업체에 대한 취재와 컨설팅을 하고 제품에 대한 호기심과 궁금증을 유도하는 이야기를 만들어 낸후 이를 광고이지만 광고 같지 않은 자연스러운 기사로 노출시키고 트위터와 같은 온라인 매체에 주기적으로 노출시켜 광고효과를 높이도록 서비스 한다. 이 과정에서 생성된 이야기는 지속적으로 기업의 홍보와 광고에 활용할 수 있어 프랑스와 KLM 네덜란드 항공의 온라인 예약, 관광청의 지역소개 등에서도 스토리텔링 마케팅이 적용되고 있다.

제8장

관광안내와 정보

관광업체들의 정보기술을 기반으로 다양한 다중매체와 인터페이스를 통해 실시간으로 장소의 한계를 초월하여 상품과 서비스를 소개하는 것이다.

01 관광정보의 정의

관광정보는 정보를 이용하는 관광객의 다양한 욕구 충족을 위하여 관광에 필요한 모든 정보이며, 관광정보 제공자의 입장에서는 관광객들을 관광자원과 연결하고 이해시키는데 필요한 모든 정보이다(표 8-1).

① 관광정보라는 개념이 일반화되기 시작한 것은 1990년대에 등장한 인터넷과 World Wide Web의 확산에서 비롯되었으나, 우리나라를 찾는 외국인들은 관광안내정보 제공에 있어서 불편함을 지적하곤 하는데, 외국인들이 어디에서 관광 안내를 받아야 할지 잘 모르고, 원하는 정보를 제대로 제공해 주지도 않기 때문이다.

② 관광안내는 단순한 안내와 지도를 배포하는 것이 아니라 국제화 · 정보화 추세에 적극적으로 부응해 안내 및 예약 시스템을 갖춘 보다 효율적인 관광안내정보 시스템을 구축해야 한다.

③ 정보형식에 의한 정보기술의 발달은 각 기업의 마케팅 활동에 큰 변화를 주고 있어, 관광 분야에서도 나타나고 있는데, 지적 욕구가 강하고 관광 경험이 풍부한 현대의 관광객들은 여행하고자 하는 관광지에 대해 상세하고 정확한 관광정보를 알고자 한다.

④ 관광정보 제공방법은 관광안내소에서 제공하는 인적 서비스와 안내 책자 등을 통한 문헌정보 서비스, 인터넷을 통한 통신 서비스 등이 있다.

⑤ 인터넷을 통한 관광안내 정보제공은 한국관광공사, 지방자치단체, 한국관광협회, 민간업체 등 각 계에서 이루어지고 있다.

〈표 8-1〉 관광자에 기초한 관광정보 원천

인적 / 비상업적 관광자	개인의 과거 경험
	관광지 유형
인적 / 상업적 관광자	여행사 여행상담원
	여행박람회, 여행설명회

비인적 / 비상업적 관광자	여행 관련 책자
	잡지 신문 기사(비 광고성)
	인터넷 커뮤니티(카페, 블로그 등)
비인적 / 상업적 관광자	광고매체(TV, 라디오, 신문, 잡지 등)
	인터넷 광고(여행 사이트)
	홍보 책자(브로슈어, 팸플릿 등)

⑥ 한국관광공사에서 제공하는 인터넷 관광안내정보는 인터넷 연동 시스템으로 전환하여 인터넷상의 관광정보 DB를 보강하여 현재 국내외 네티즌들에게 관광 관련 정보 서비스를 종합적으로 제공하고 있다.

㉠ 각 지방자치 단체 들이 제공하는 인터넷 관광정보는 홈페이지를 통하여 제공하고 있으나, 제공하는 정보의 수준에 있어서는 지역에 따라 사고 차이가 있다.

㉡ 각 시 · 도의 종합관광안내소가 건립되면 관광안내소에는 컴퓨터를 통한 통신정보가 관광 안내 정보제공에 있어서 주축을 이룰 것이다.

㉢ 관광정보는 관광자원의 훼손을 방지시켜 주며, 관광객과 관광지 주민들과의 갈등을 감소시켜주는 역할을 수행하고, 또한 관광정보는 관광객들이 목적 지향적인 선택 행동을 하는데 유용한 일체의 알림 사항이라 할 수 있다.

⑦ 관광체계 내에서 관광정보는 교통수단과 함께 관광 주체인 관광객과 관광객체인 관광대상(관광자원, 관광시설 및 서비스 등)을 연결시켜 주는 관광매체로서 바람직한 관광체험 욕구를 충족시켜 주는 역할을 한다.

㉠ 한국관광공사에서 제공하는 인터넷 관광안내정보는 인터넷 연동 시스템으로 전환하여 인터넷상의 관광정보 DB를 보강하여 현재 국내외 네티즌들에게 관광 관련 정보 서비스를 종합적으로 제공하고 있다.

㉡ 각 지방자치 단체들이 제공하는 인터넷 관광정보는 홈페이지를 통하여 제공하고 있으나 제공하는 정보의 수준에 있어서는 지역에 따라 사고 차이가 있다.

㉢ 각 시 · 도의 종합관광 안내소가 건립되면 이들 관광 안내소에는 컴퓨터를 통한 통신정보가 관광 안내 정보제공에 있어서 주축을 이룰 것이다.

⑧ 관광에 대한 정보는 교통수단과 함께 대중매체의 발달은 관광 대중화를 급속하게 진전시키는 요인이 되었고, 대충매체의 발달은 관광객들이 관광정보를 용이하게 얻을 수 있게 해주며, 관광정보의 보급은 사람들의 관광에 대한 욕구를 고취시킨다.

㉠ 군(Gunn)은 "관광객을 유치하고 정보를 제공하는 모든 프로그램과 물리적 개발사항들은 관광체계 내의 매우 중요한 요소가 된다. 관광객이 관광 루트, 관광대상, 서비스

및 시설들에 대해서 알지 못하거나 그것들에 접근하는 방법을 모른다면 관광은 관광객들뿐만 아니라 관광사업자들에게도 만족을 주지 못한다"라고 하고 있다.

㉡ 관광정보에 대한 국내 학자들의 개념적 정의[45]는 〈표 8-2〉와 같다.

〈표 8-2〉 학자별 관광정보에 대한 정의

학 자	관광정보에 대한 정의
박희석(1993년)	관광객에게 관광환경과 관련된 관광 활동의 특정한 목적을 위하여 가치 있는 형태로 처리 · 가공된 자료나 정보원
교통개발연구원(1991년)	관광객 및 관광자원, 관광지, 관광사업 등의 수요와 공급에 관한 통계자료와 제시된 자료의 분석결과치로 객관적으로 계량화된 일체의 자료로 정의되고 시간, 공간, 주제 등의 세 가지로 구성되며, 서로 다른 이용자가 이용 가능한 동일한 자료
최병길(1993년)	국내외의 관광 관련 업체에서 관광객 또는 여행자를 위해 제공되는 자료
김홍운(1991년)	관광자의 목적 지향적인 행동에 요구되는 일체의 소식
김천중(1998년)	관광객에게 관광욕구를 충족시키고, 관광행동 결정에 유익한 정보, 관광사업자와 관광기관에게 관광수요와 공급 그리고 관광객 행동에 관한 가치있는 정보
이명진(1994년)	관광객들이 관광행동을 선택, 결정하는데 필요로 하는 정보를 제공할 목적으로 관광경험에 관한 정보를 수집하고, 가치를 평가하여 이를 근거로 관광지와 관광지 내에서 여가활동에 대한 정확하고 유익한 정보를 제공하고 안내 및 해설을 통하여 관광객들의 만족 수준을 높이고, 관광지의 관리도 용이하게 하는 것
황경진(1988년)	관광대상에 대하여 관광객의 관광욕구 충족을 위한 관광행위의 수단으로써 관광객이 얻고자 하는 사전, 사후의 총체적인 지식

02 관광정보 시스템의 이해

관광정보 서비스는 인터넷의 등장으로 관광객 행동의 변화, 여행업과 항공업 간의 유통체계 변화 등 관광산업에 영향을 주고 있으며, 관광객 행동변화는 개별관광 및 개별화된 서비스 선호를 들 수 있으며, 관광객들이 인터넷 등의 IT를 사용하여 관광행위를 하게 되는 경향이 가속화되고 있다.

① 정보 시스템의 급속한 발전은 우리가 일상생활에서 쉽게 접할 수 없던 많은 일들을 웹을 통하여 가능하게 하고, 국가 간의 경계와 거리상의 제약없이 정보에 대한 평등한 권리와

45) 학자별 관광정보에 대한 정의 : 변상록, 신관광학개론, 교육인적자원부 교재, 2002에서 자료정리

자유를 보장해 주는 정보민주주의의 새로운 세계를 열어주고 있다.

② 관광정보 시스템은 웹을 이용한 컴퓨터 지원 여행상담의 역할 등 고객의 선호와 결정에 참가하는 시스템으로 발전하고 있다. 또한 웹에서 구할 수 있는 정보가 무한하고, 시간에 따라 정보의 양이 확장하고, 질이 향상되고 있고, 무엇보다도 관광마케팅 자료를 데이터베이스화하여 활용하는 시스템을 갖춰야 한다.

③ 관광객은 이벤트, 레저, 스포츠, 문화행사 등 다양한 활동에 참가 하면서 관광객의 욕구는 더욱 개성적이고 주관적으로 변화하고 있다.

㉠ 관광객의 필요와 욕구에 대응하는 관광 대상 및 관광자연환경(교통, 유입 자수, 각종 편의시설)에 대한 최신정보를 정확하고 신속하게 제공하는 체제의 확립이 요구되고 있으며, 관광지에 대한 정보제공을 통해 새로운 관광수요를 창출하는데 관광정보 시스템의 필요성이 제기되고 있다.

㉡ 우리가 한 지역을 홍보하고 관광객을 유인하는 데 있어서 관광정보의 역할은 매우 크다.

㉢ 한 나라, 한 지역의 관광안내정보가 그 나라, 그 지역에 대한 관광 이미지를 좌우한다.

㉣ 여행업은 웹 환경을 기반으로 통하여 범 세계화, 다국적화가 진행되고 있으며, 전문적 중소형 여행업체는 다양하고 특수한 고객의 욕구 충족 능력을 바탕으로 지속적으로 번창해 나갈 것이며, 여행 관련 업체는 다양한 여행상품을 소개하고 이를 판매하기 위하여 웹시스템의 구축과 홍보 마케팅에 주력하고 있다.

④ 여행업의 경쟁력 강화와 국제 관광객을 위한 능동적이고 창조적인 서비스를 웹과 CRS(Computer Reservation System), GDS(Global Distribution System) 등의 여행정보 서비스를 통하여 구현할 수 있게 된 것이다.

㉠ 웹을 통하여 대형 여행업체를 중심으로 한 수평적 통합과 중소형 여행업체의 전략 창출할 수 있는 수단으로 인식되고 있다.

㉡ 여행사업의 정보기술을 활용한 e-비즈니스가 지식정보와 같은 무형자산으로 여행기업의 부가가치를 극대화할 수 있으며 이윤을 창출할 수 있는 새로운 패러다임이다.

⑤ 웹 여행정보 시스템의 구축은 사용자의 정보 욕구를 충족시킬 때 효과를 발휘할 수 있으며, 사용자의 이용성 및 만족도가 제고되어야 그 기능을 다할 수 있다.

㉠ 웹 여행 정보에 대한 만족도의 향상은 고객으로 하여금 재 이용 및 타인에게 추천할 의사를 불러일으킨다.

㉡ 웹을 통한 여행시장의 효율적 마케팅 활동은 시장의 변화에 능동적으로 재포지셔닝(reposition)될 수 있으므로 웹의 고유의 서비스 지향성, 첨단정보기술에 따른 마케팅 전략 및 사고의 변화, 국제여행 산업의 발전에 따른 시장 논리에 대한 이해가 따라야 한다.

03 관광정보의 매체유형

관광정보 매체의 유형에는 인터넷 관광정보, 시청각 매체, 인쇄매체정보, 구인정보, 관광 관련 기관, 개인정보가 있다.

1. 인터넷 관광정보

인터넷 관광정보가 [그림 8-1]과 같이 대중들에게 보편화된 가장 큰 이유는 무엇보다 다른 관광 매체와 구별되는 뚜렷한 특징을 가지고 있기 때문으로, 다른 관광 매체들은 대부분 이용자들에게 관광정보를 일방적으로 전달하는 반면, 인터넷 관광정보는 정보의 선택권이 이용자들에게 주어져 있기 때문이다.

① 일반적인 관광정보 매체들은 제공자 위주의 제한된 정보로만 구성되고, 인터넷 관광정보는 이용자들이 필요한 정보만을 선택하여 접할 수 있는 이용자 중심 매체이다.
② 인터넷 관광정보가 웹을 통해서 텍스트뿐만 아니라 그래픽, 음성, 동영상 등 매우 다양한 방식이기 때문에 이용자 중심의 매체로 자리 잡을 수 있게 되었다.[46)]
③ 인터넷을 통해 접할 수 있는 관광정보의 범위는 매우 광범위하여 숫자상으로는 파악은 불가능하고, 세계 각국의 관광청 사이트를 비롯하여 항공사, 여행사, 호텔 및 지방자치단체에서 관광정보를 인터넷을 통해 홍보하고 있다.[47)]
④ 인터넷은 영역이 국내보다는 국제적인 것에 적합하고, 비용이 TV나 신문 등 타 매체에 비해 훨씬 저렴할 뿐 아니라 정확하고 풍부한 정보를 제공할 수 있고, 관광 측면에서 실시간 호텔 예약과 여행상품의 비교·구매 등에 원스톱 예약 시스템이 활발히 이용되는 등 이미 필수적인 마케팅 도구가 되었으며, 이제는 데이터베이스 마케팅이나 고객관계관리(Customer Relationship Management : CRM) 등을 통해 네티즌의 방한과 재방문을 유도해 나가는 새로운 전략이 필요하다.
⑤ 인터넷 관광정보에 관한 해외연구자인 '바이른과 커리(Beirne & Curry : 1999년)'는 인터넷 관광정보가 관광지에 대한 탐색자의 지각과 태도에 실제로 변화를 주었다고 했다.
⑥ 인터넷의 관광정보는 가능한한 정확하고 매력적으로 제공하는 것이 중요하다고 주장하였다.[48)]

46) 인터넷 관광정보 : 관광동기가 정보매체 이용 및 정보 만족 재이용 의도에 미치는 영향, 박휘대, 동아대 대학원 석사학위논문, 2003.

47) 인터넷 관광정보 : 이용자관점에서 본 인터넷 관광정보 시스템의 평가, 진지우, 계명대학교 대학원, 석사학위논문, pp.13~15, 2001.

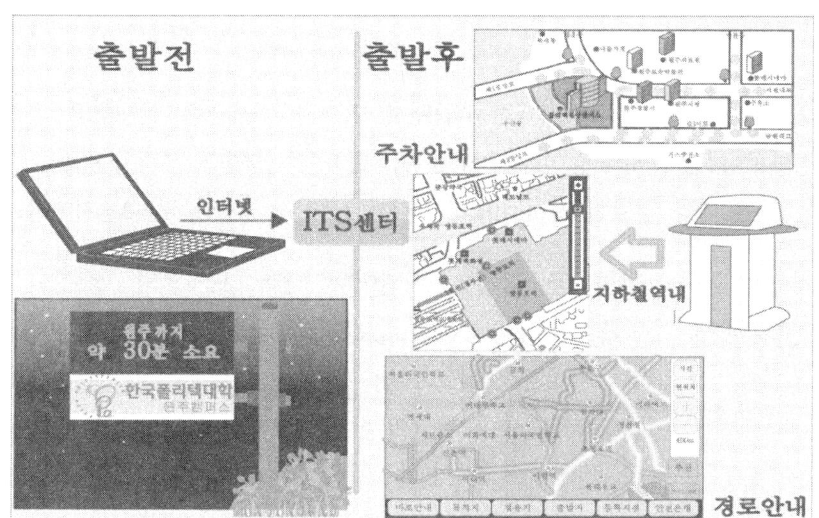

[그림 8-1] 인터넷 관광정보

2. 시청각(전파) 매체(TV/라디오)

전파매체는 가장 일시적이다. 침투적인 매체로는 TV와 라디오인데 TV와 라디오는 [그림 8-2]와 같이 청취자의 마음속에 이미지를 심어주는 능력이 있기 때문이다.

① 매체의 효과 : 메시지의 반복이 필요한데, 방송광고는 보관을 할 수 없기 때문이다.

② 전파매체 : 영상과 같은 장점이 있으나, 인쇄매체가 갖고있는 어떤 지속성, 기록성이 결여되어 있다.

③ TV : 대표적인 광고 형태이며, 잘만 이용하면 다른 광고매체보다 시청자에게 강한 인상을 줄 수 있다.

④ 라디오 : 일반적으로 배경 매체이며, 광고 메시지를 잘 인식하지 못하거나 잘 잊어버린다.49)

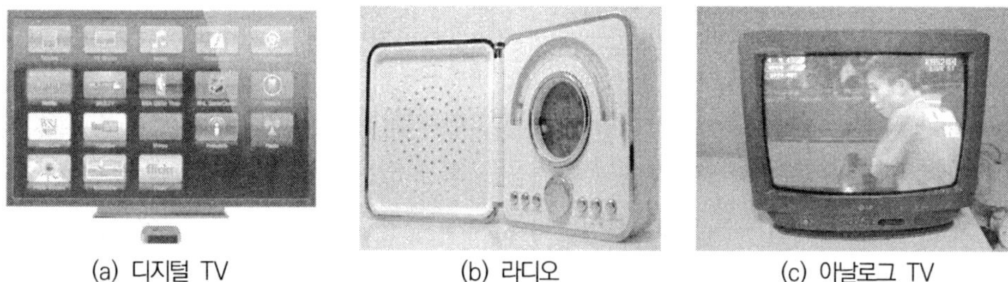

(a) 디지털 TV (b) 라디오 (c) 아날로그 TV

[그림 8-2] 시청각 매체(TV / 라디오)

48) 인터넷 관광정보가 관광지 이미지에 미치는 영향, 김종남, 경기대 대학원, 석사학위논문, p.29, 2000.
49) 전파매체 : 관광정보, 홍보론, 최승이 · 한광종, 대왕사, 1993.

3. 인쇄매체정보

각종 여행기, 여행전문잡지, 여행전문 안내서, 여행기사, 포스터, 안내광고 전단지 등이 인쇄매체 정보로 [그림 8-3]과 같이 비교적 장시간 활용이 가능하고 휴대가 편리한 장점이 있으나, 출판시점에 따라 정보의 적시성이 떨어지고 오도된 정보의 해석을 가져올 수 있다.

① 인쇄정보의 습득방법 : 국·공립 도서관이나 대학 도서관의 정보를 전산망이나 CD-ROM으로 개발된 자료를 검색하여 필요한 정보를 선택하거나, 여행 관련 출판물을 전문적으로 취급하는 서점도 용이하게 접근 할수있다.[50]

② 최승이 · 한광종 : 인쇄매체로 하는 광고의 대부분이 이미지 형성을 목적이기 때문에 관광마케팅 담당자들은 광고 메시지를 목표시장에 맞추어 시장을 세분화해서 고객을 유도하고, 목표 잠재시장에 맞는 사진과 삽화를 이용하고, 인쇄매체의 종류로 신문, 잡지, 브로슈어(팸플릿), 기행문에 대해 설명 하고있다.

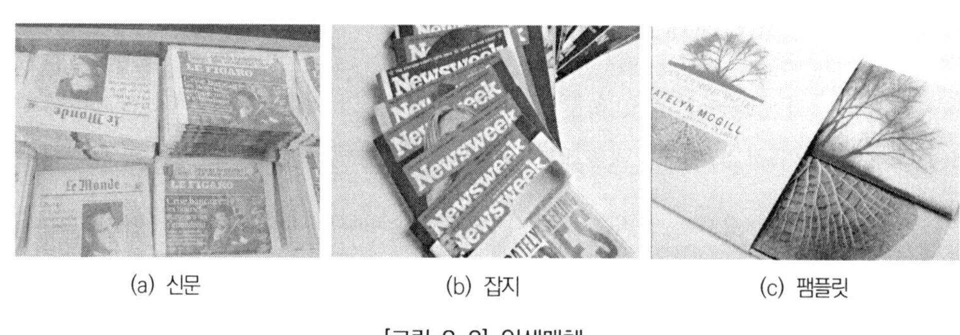

(a) 신문 (b) 잡지 (c) 팸플릿

[그림 8-3] 인쇄매체

4. 구인정보

여론 형성자(Opinion Leader)의 입으로부터 사람들에게 전달되는 형태를 구전이라고 하며[51] 관광정보에 가장 영향력이 있는 정보원의 하나가 구인정보이다(그림 8-4).

① 구전정보의 활용방법 : 친지나 지인을 통한 신뢰를 바탕으로 활용할 수가 있으며, 최근과 같이 정보의 홍수 속에서 선택의 어려움을 겪고 있는 현실에서 선택을 쉽게 할 수 있다. 여행사 등 정보의 변화가 많고 전문적 정보의 활용을 업무로 하는 곳에서는 시기적절하고 활용도가 높은 정보를 최종적으로 활용할 때에 유용하게 쓰일 수 있는 방법이며,

50) 인쇄매체 정보 : 관광정보론, 김천중, 대왕사, p.5, 2000.
51) 구인정보 : 관광정보, 홍보론, 최승이 · 한광종, 대왕사, p.533, 1993.

많은 단점에도 불구하고 미래에도 유용한 여행 정보의 취득 수단이 될 수가 있다.[52)]

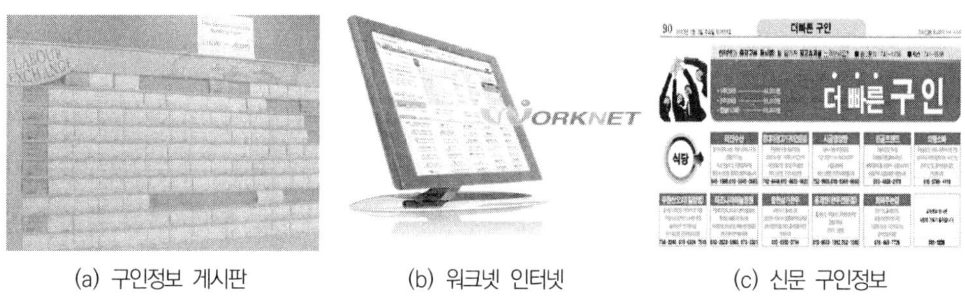

(a) 구인정보 게시판　　(b) 워크넷 인터넷　　(c) 신문 구인정보

[그림 8-4] 구인정보

5. 관광 관련 기관

관광 관련 기관에서 발행하는 여행안내소의 간행물은 관광객들에게 공신력을 제공하고, 공적인 기관이나 비영리 기관에서 발행하는 정보는 여행자들에게 최신의 전문적인 관광정보를 제공하는데, 이러한 관광정보에는 관광상품에 대한 정보와 목적지에 대한 설명이 포함되어 있다(그림 8-5).

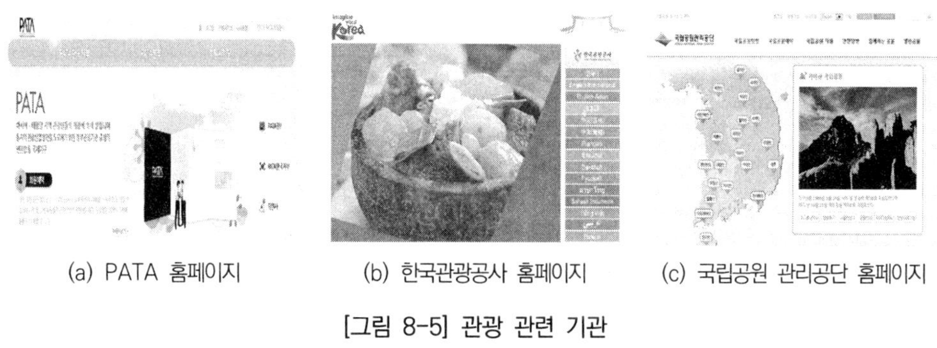

(a) PATA 홈페이지　　(b) 한국관광공사 홈페이지　　(c) 국립공원 관리공단 홈페이지

[그림 8-5] 관광 관련 기관

6. 개인의 과거 경험

미래의 관광지 선택에 중요한 역할을 하고, 과거 경험에 만족을 한다면 관광객은 관광지를 재방문할 것이며, 그렇지 못할 경우에는 반대의 결과가 나타날 것이다. 그러므로 관광지 선택에 명확한 대안이 없다면 일반적인 관광객들은 과거의 경험을 바탕으로 관광목적지를 선택한다.[53)]

52) 구인정보 : 관광정보론, 김천중, 대왕사, p.81, 2000.
53) 개인의 과거경험 : 방한 일본인 관광객의 정보원천이 관광목적지 선택에 미치는 영향, 김대환, 동아대학원, 석사학위논문, p.43, 2000.

04 관광지 안내와 예약 시스템

인터넷상에 얼마나 많은 여행관광 사이트가 있는지 정확히 파악할 수는 없으나, 관광 및 여행 사이트라고 정확히 정의할 방법이 없으며, 이것을 셀 수 있는 기술적인 장치가 아직 없어 우리 정부는 관광정보 시스템을 관광지식자원의 콘텐츠 확보, 관광정보의 통합관리체계 구축, 관광지식정보 유통체계 확립에 기본방향을 두고 추진하고 있다. 관광안내정보 시스템의 주요 콘텐츠는 3가지 분야로 구성되어 있는데 관광안내 DB, 예약정보 DB, 해외 관광안내 DB로 콘텐츠별는 다음과 같다.

1. 관광자원정보 시스템

전국 관광자원 데이터의 가공, 정리, 저장과 정보이용자별 활용 분야를 고려한 다양한 관광정보의 분류 및 구성을 통해 체계적인 관광자원정보 관리체계를 구축하고, 관광자원정보의 분석 처리기능을 도입하여 관광자원을 활용한 상품개발 및 자원관리를 위한 의사결정 지원목적이다(그림 8-6).

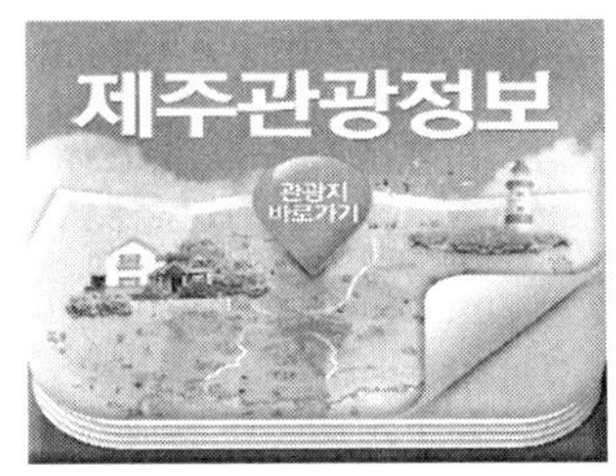

(a) 제주 관광정보 어플

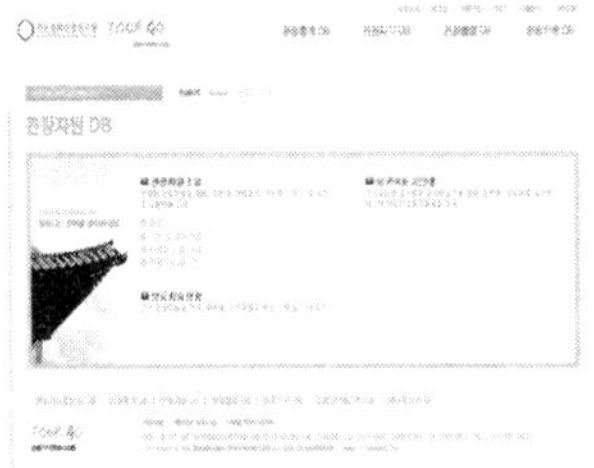

(b) 관광자원 DB 홈페이지

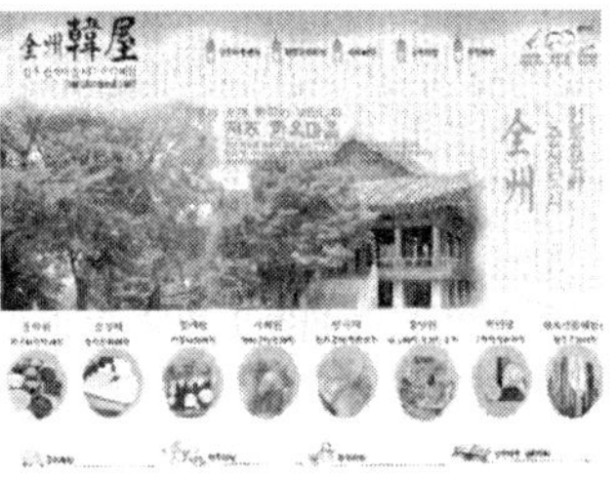
(c) 전주 관광정보 홈페이지

[그림 8-6] 관광자원정보 시스템

1) 관광정책 정보 시스템

관광과 관련된 지식정보 자원을 표준화된 분류에 따라 축적 제공함으로써 중앙정부 및 지자체의 관광정책 수립 및 추진을 전방위적으로 지원하고, 민간부문의 경영전략을 적극적으로 지원하는 것이 목적이다(그림 8-7).

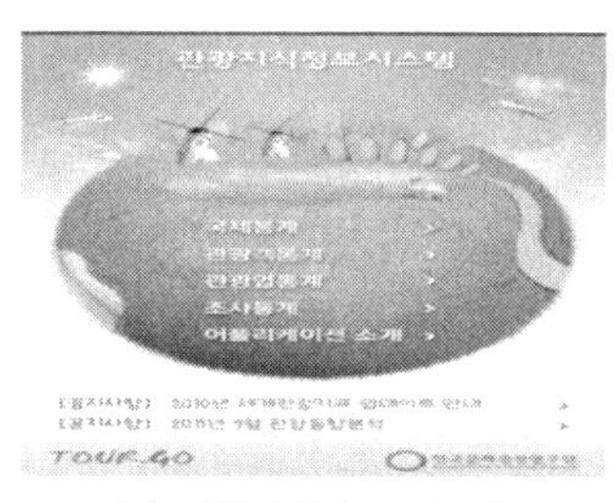

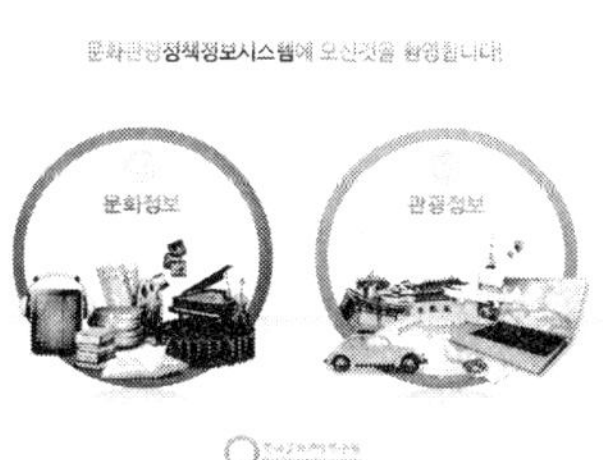

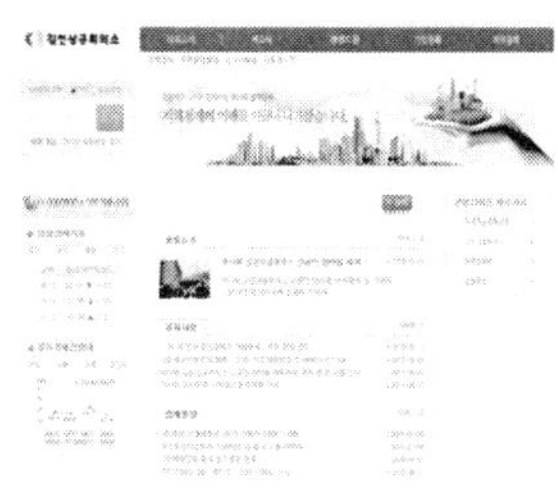

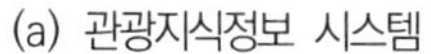

(a) 관광지식정보 시스템　(b) 한국문화관광 연구원 홈페이지　(c) 김천상공회의소 홈페이지

[그림 8-7] 관광정책정보 시스템

2) 관광산업정보 시스템

관광부문의 산업 동향, 투자, 상품 등의 정보를 관광 관련 이해관계자에게 제공하여 관광산업 정책과 업계의 경영전략 수립 및 추진을 지원하는 것이 목적이다(그림 8-8).

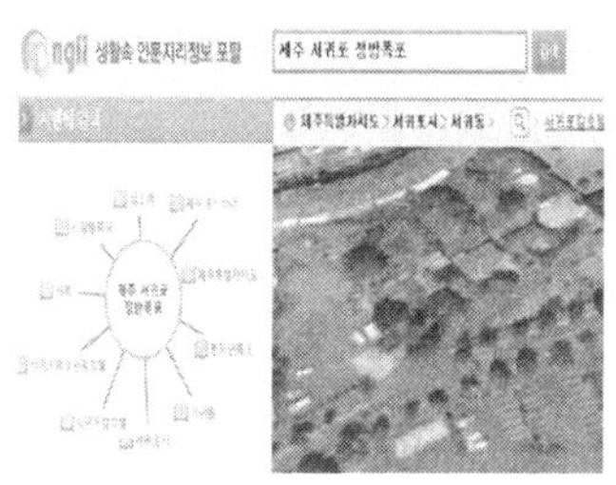

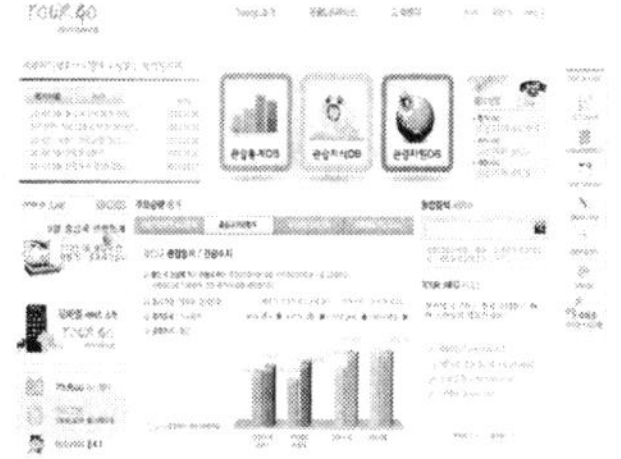

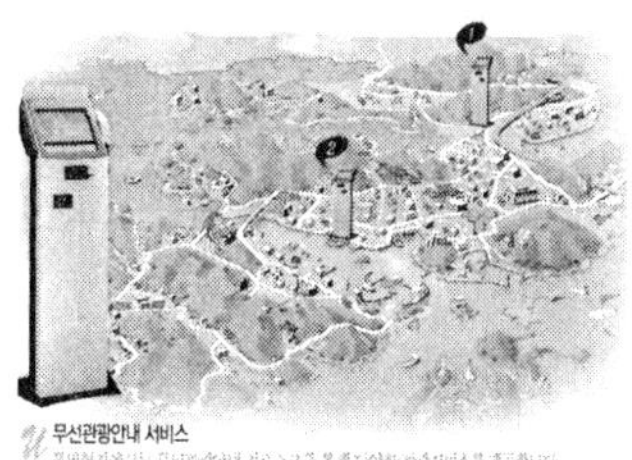

(a) 공간정보 시스템　(b) 관광지식정보 시스템 홈페이지　(c) 무선관광안내 시스템

[그림 8-8] 관광산업정보 시스템

3) 관광안내 정보지원 시스템

정부관광기구(National Tourism Organization : NTO)를 중심으로 각 정보화 주체들 간의 정보교류를 통한 관광안내 정보제공 서비스의 수준을 제고하고, 효율적인 정보체계 및 안내정보의 통합관리 방안이 목적이다.

① 관광안내정보를 바탕으로 멀티미디어, Web-GISM 유무선 통합 서비스, 관광 스케줄 시뮬레이션 등 다양한 제공방식을 통해 효과적으로 정보수요자에 필요한 정보를 공급할 수 있도록 한다. 또한 광역 및 기초자치단체, 민간부문 등의 관광 안내 정보제공자에 정보지원을 통해 국내 관광 안내 체계의 획기적 개선과 함께 인터넷을 통한 외래 관광객 유치 및 홍보를 강화할 수 있도록 계획하고 있다.

② 정보 시스템과 웹사이트 평가항목의 공통요인으로 시스템, 사용 만족도, 정보, 사용자 간 교류의 원활성, 시스템 편리성 등을 들 수 있다. 웹사이트 평가항목으로는 간단한

사용법, 검색 엔진 내에서의 쉬운 이동 등이 있다.

③ 검색 결과가 빠르게 출력되어야 하며 페이지 이동이 빨라야 하고, 검색 결과와 관련성이 높은 정보가 잘 정리되어야 함과 동시에 거래자 상호 간의 신용정보 및 신뢰성 등 검색 엔진 기능 측면의 다양성, 용이성, 신속성, 신뢰성, 안정성 등으로 세분화 할 수있다(그림 8-9).

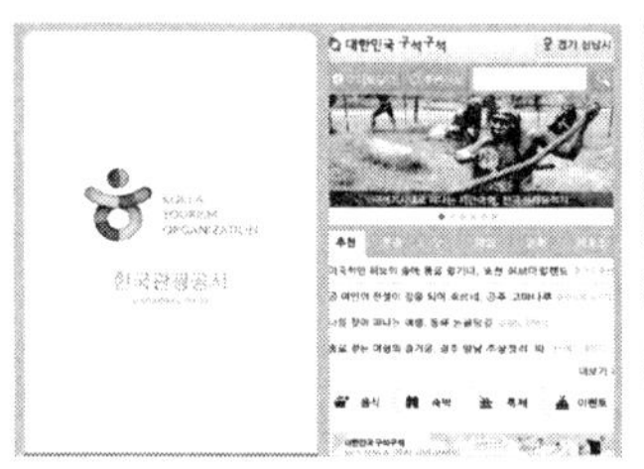

(a) 관광정보 스마트 앱

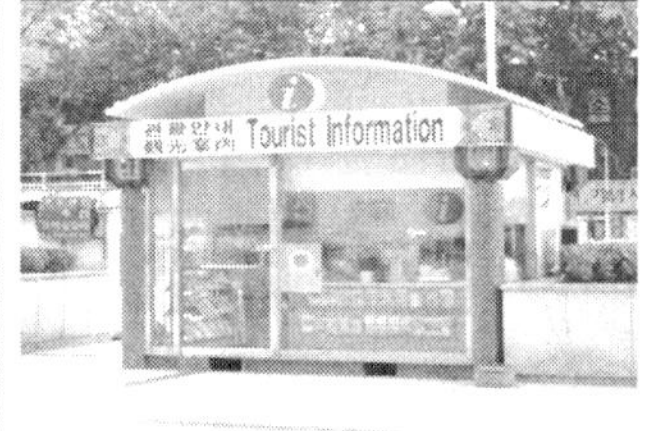

(b) 관광정보 안내소

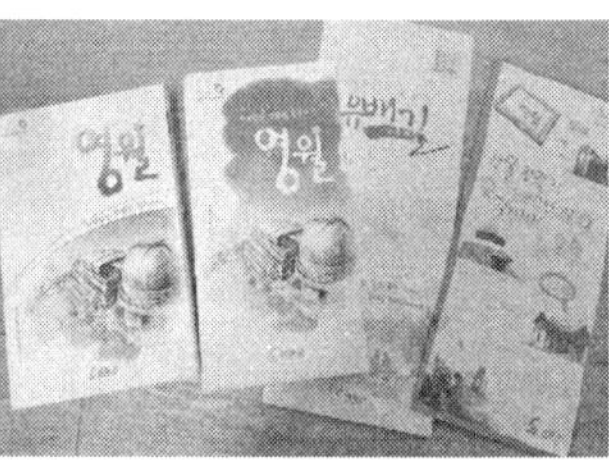

(c) 관광정보 안내지

[그림 8-9] 관광안내 정보지원

2. 관광지 안내유형

관광지 안내유형에는 표지, 지도, 전자매체, 홍보물은 다음과 같다.

1) 표 지

관광 지리, 자원, 시설 등과 관련된 정보는 다음과 같다.

① 교통표지 : 교통에 필요한 주의 · 규제 · 지시 등을 표시하는 표지판이나 도로의 바닥에 표시하는 기호 · 문자 또는 선 등이다(그림 8-10).

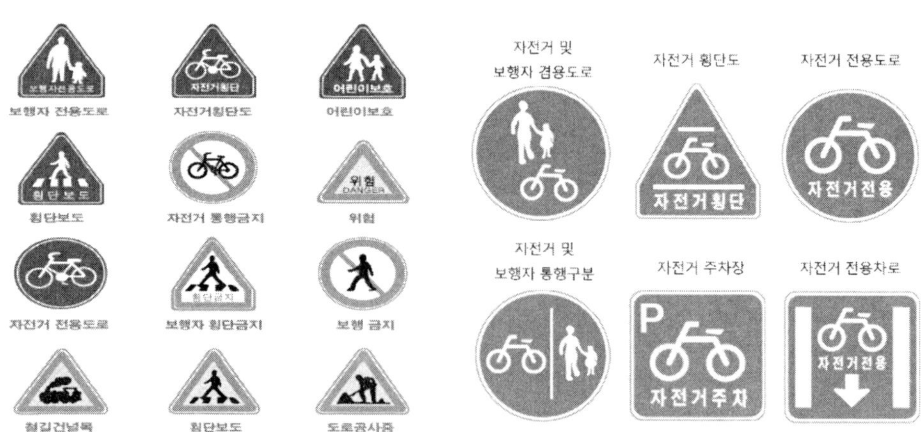

(a) 다양한 교통표지　　(b) 자전거 관련 교통표지판

[그림 8-10] 교통표지판

㉠ 주의표지 : 주로 도로 형태를 알려준다.

- 교차로의 형태, 도로의 굴곡과 구배의 정도, 도로의 폭과 안전도 상태 등을 안내한다.
- 황색 바탕에 적색 띠를 두르고, 가운데 도로의 형태를 표시하는 삼각 판이다.
- 교차로 표지는 누구나 쉽게 알 수 있도록 단순하게 되어 있다.
- 우합류도로 표지판은 자주 등장한다.
- 메인 도로를 지나는 차가 우선권을 갖지만 조금씩 양보하는 미덕이 필요한 곳이다.
- 외곽도로에서는 커브길에 대한 안내판에 주의를 기울여야 한다.
- 미리 커브의 굽은 정도를 파악하고 속도를 줄이며 안전하게 코너링할 준비를 해야 한다.
- 심하게 꺾인 도로는 방향을 따라 갈매기 화살표가 있으므로 참고하고, 반사경이 있으면 매우 심한 헤어핀 커브라는 것을 짐작할 수 있다.
- 공사 중인 도로에는 대체로 폭이 좁아지는 주의표지가 설치된다.
- '우측차로 없어짐' 표지판이 나오면 서서히 속도를 줄이면서 차선을 좌측으로 바꾸고, 주로 거리표지판과 함께 나온다.
- 주의 표지판 중에서 가장 중요한 것은 어린이 보호 표지판과 횡단보도 표지판으로, 즉시 정지할 수 있는 절대 행의 의무를 갖는다.

㉡ 규제표지 : 통행을 제한하는 강제사항을 알린다.

- 표지판의 지시를 따르지 않으면 적발 대상이 되고 벌금이 부과되므로 모든 표지판을 꼭 알아두어야 한다.
- 흰색 바탕에 적색 띠를 두르고 가운데 금지표지를 안내하며 주로 원판으로 되어 있다.
- 최근 시내 도로는 일방통행이 일반화되어 '진입 금지' 표지판을 잘 살펴야 한다.
- 일방통행로를 거꾸로 들어갔다가는 낭패를 당하게 된다.
- 차량 통행이 뜸한 야간에도 통행원칙은 꼭 지켜야 한다.
- 차량 통행이 많아지면서 좌회전 금지와 U턴 금지가 보편화되고 있다.
- 목적지를 가기 전에 미리 파악해 두어야 혼란을 피할 수 있다.
- 주, 정차 금지판 또한 꼭 알아두어야 한다.
- 각각의 도로는 최고 속도제한이 있지만 최저 속도제한도 있다.
- 최저 속도제한이 있는 도로에서는 수치보다 높은 속도로 주행해야 한다.
- 최고 제한속도 이상으로 달리는 것도 위험하지만 무조건 천천히 달린다고 안전한 것만은 아니기 때문이다.

② 교통 보조표지 : 표지의 내용(거리 · 시간 · 방향 · 차량의 종류 등)을 더욱 상세하게 표시하는 것이다(그림 8-11).

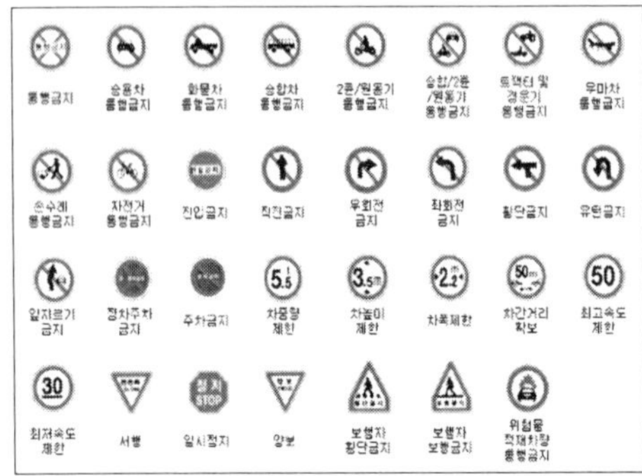

(a) 다양한 교통 규제표지

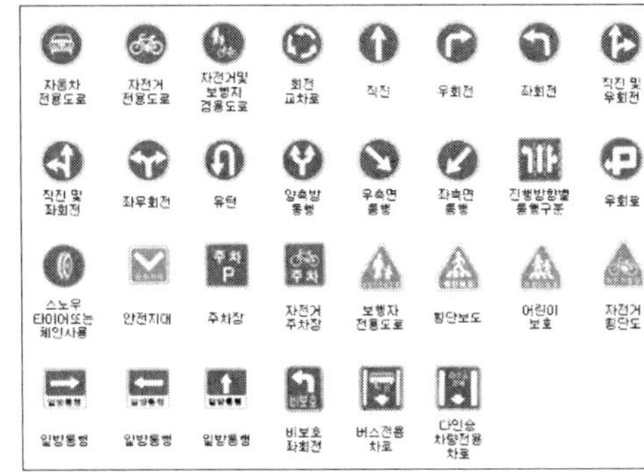

(b) 다양한 교통 지시표지

[그림 8-11] 교통규제, 지시표지판

㉠ 지시표지 : 도로의 사용범위를 주로 알려준다(그림 8-11).

- 파란 바탕에 흰색으로 되어 있으며, 교통상황을 알리고 편리하게 이용할 수 있도록 도와주는 표지판이다.
- 규제표지와는 반대되는 내용이다
- 표지판에서 주의해야 하는 것은 버스전용차로로, 승용차가 진입할 수 없는 곳이기 때문에 벌칙이 부과된다.
- 서울 시내는 도로의 색깔을 적색으로 구분하기 때문에 좀더 알기 쉬워졌고, 고속도로는 청색 실선을 함께 사용하기도 한다.
- 비보호 좌회전 표지판은 잘 활용하면 유익하지만 항상 주의를 해야 한다.
- 비보호는 직진신호가 녹색등일 때 좌회전이 가능하며, 적색등일 때는 좌회전이 금지되고, 이곳에서 일어나는 사고는 비보호 좌회전을 하는 차에 책임이 있다.
- 비보호 좌회전하는 차를 들이받고 책임을 물리는 황당한 일도 있으므로 주의를 요한다.

㉡ 보조표지 : 백색 바탕에 글씨로 적어 3가지 표지판과 함께 제시된다.

- 주로 구간, 구역의 거리, 방향 등을 표시하므로 많은 참고가 되는 표지판이다.
- 각종 규제표지판의 뒤에 안전함을 표시하는 해제표지판도 있다.

③ 관광지 표지 : 관광지를 표시하는 표지판이다(그림 8-12).

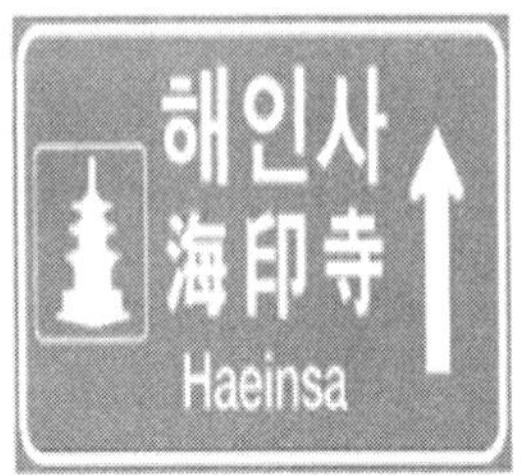

(a) 해인사 관광지표시

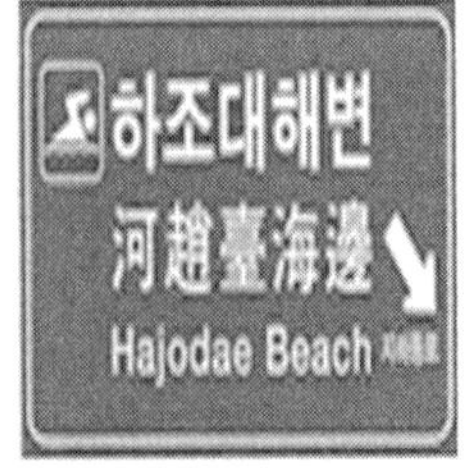

(b) 하조대 해변 관광지표시

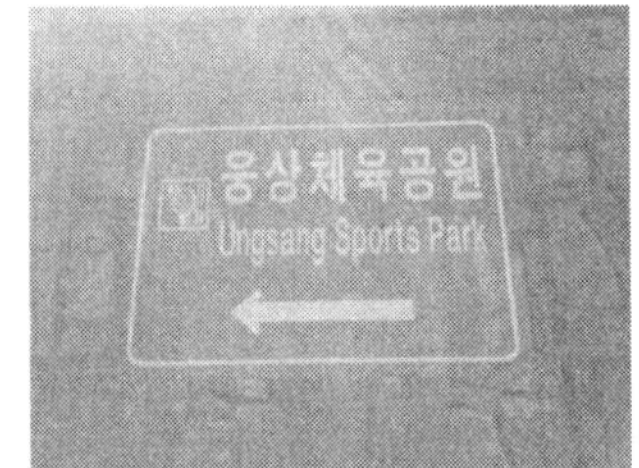

(c) 웅상체육공원 표시

[그림 8-12] 관광지표지

④ 관광시설 표지 : 관광시설을 안내하는 표지판이다(그림 8-13).

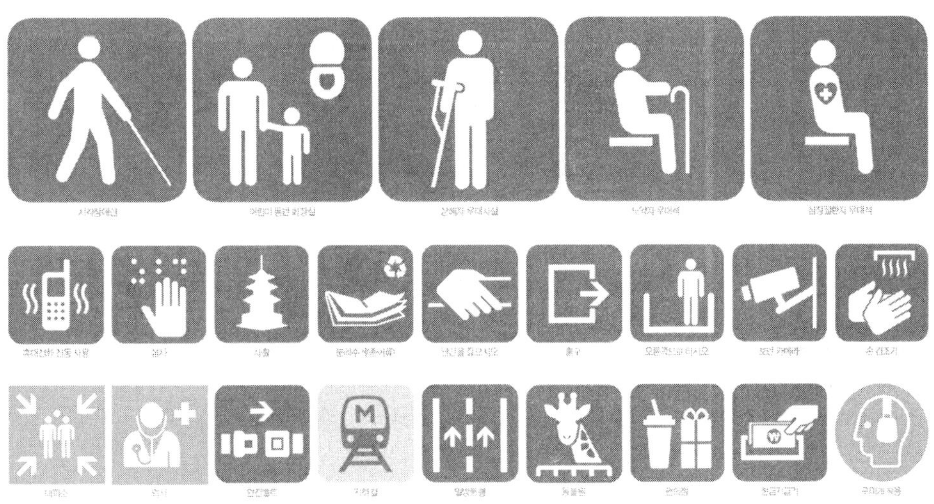

[그림 8-13] 관광시설표지

⑤ 관광자원 표지 : 관광자원을 표시하는 표지판이다(그림 8-14).

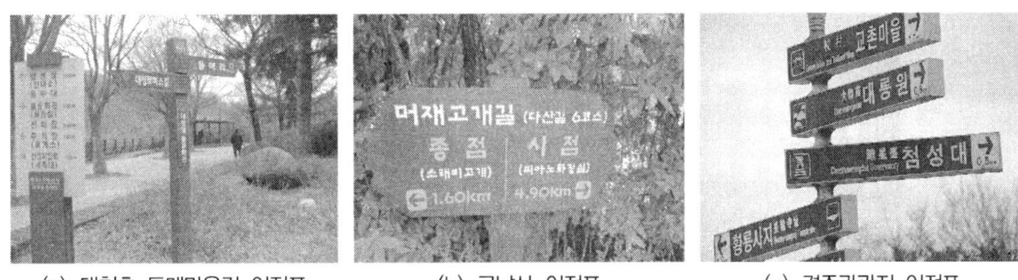

(a) 대청호 두메마을길 이정표 (b) 금남산 이정표 (c) 경주관광지 이정표

[그림 8-14] 관광자원표지

2) 지 도

관광 지리, 자원, 시설 등에 대한 길 안내 및 위치 등과 관련된 정보는 [그림 8-15]와 같다.

① 평면지도 : 평면에 관광 지리, 자원, 시설 등을 그린 지도이다.

② 입체지도 : 3차원을 사용한 지도로서 실제와 같이 볼 수 있는 지도이다.

③ 평면, 입체 혼합지도 : 평면지도와 입체지도를 혼합한 지도이다.

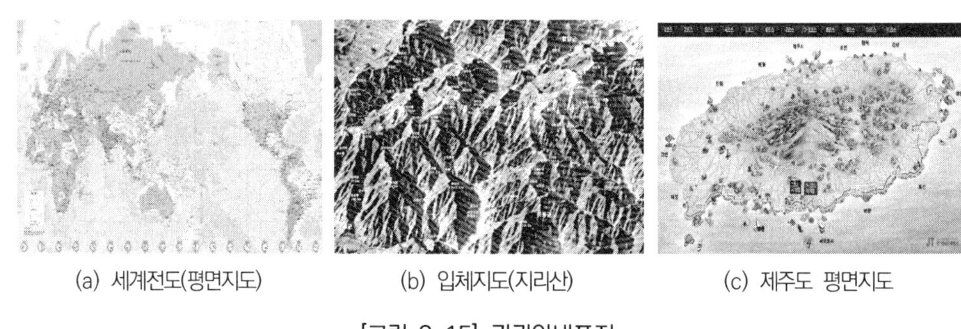

(a) 세계전도(평면지도) (b) 입체지도(지리산) (c) 제주도 평면지도

[그림 8-15] 관광안내표지

3) 전자정보

전자매체 등을 이용한 관광지도, 자원, 시설, 프로그램 등의 안내정보는 [그림 8-16]과 같다.

① 유선, 무선 전화 : 관광지도, 자원, 시설, 프로그램 등의 정보를 받는다.
② 이동전화 : 모바일은 휴대용 단말기로 휴대폰이 가장 대표적이다.
③ 키오스크 : 공공장소에 설치된 터치스크린 방식의 정보전달 시스템이다.

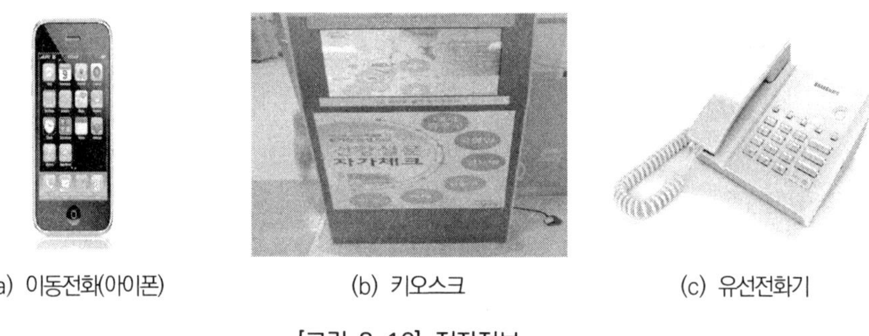

(a) 이동전화(아이폰) (b) 키오스크 (c) 유선전화기

[그림 8-16] 전자정보

4) 홍보물

관광지도, 자원, 시설, 교통, 식음, 행사 프로그램 등과 관련된 정보로서 다음과 같다(그림 8-17).

① 일반 종합 가이드북 : 관광지도, 자원, 시설, 교통, 식음, 행사 프로그램 등이 종합적으로 들어가 있는 가이드북이다.

② 주제별 종합 가이드북 : 관광지도, 자원, 시설, 교통, 식음, 행사 프로그램 등을 같은 주제별로 분류한 종합 가이드북이다.

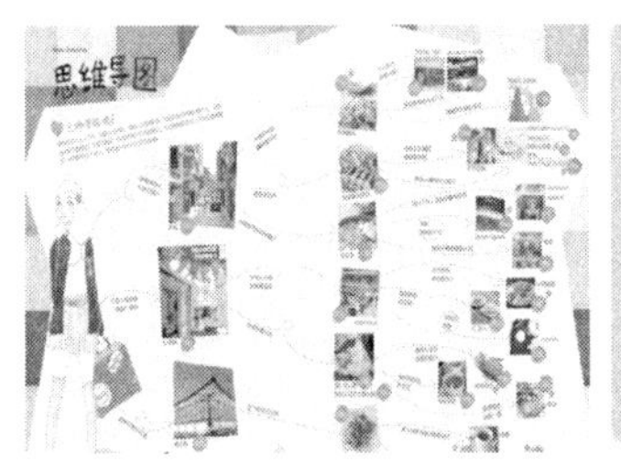
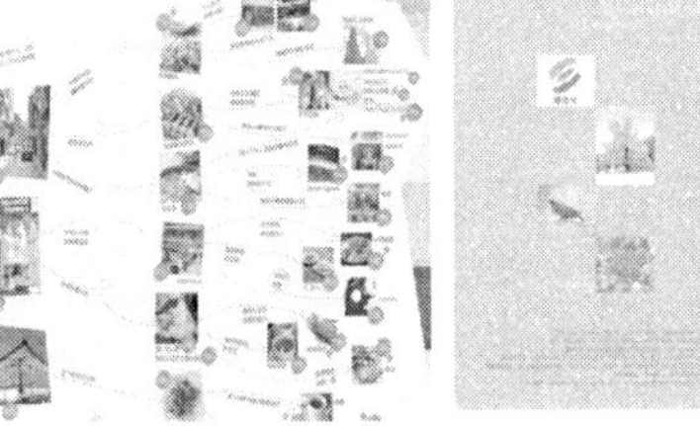
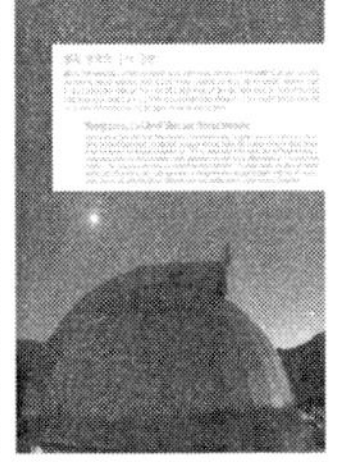
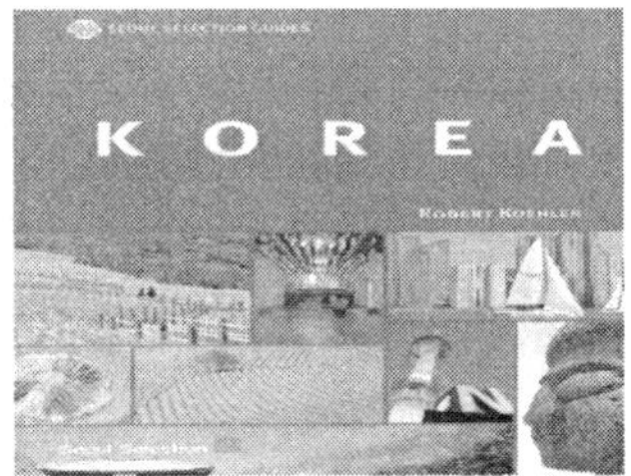

(a) 중국인 여행자에게 배포된 한국 가이드북　(b) 영천관광 가이드북　(c) 관광공사에서 발매한 한국 가이드북

[그림 8-17] 홍보물

3. 관광지 안내정보 서비스

현지정보 체계(Area Information System : ARS)와 지역정보 체계(Regional Information System : RIS)의 분류[54]가 있다.

1) 현지정보 체계

관광지측에 의해 관리되는 특정 지역의 정보체계이다.

① 관광안내소(Visitor Centers) : 정보센터, 안내센터는 [그림 8-18]과 같다.

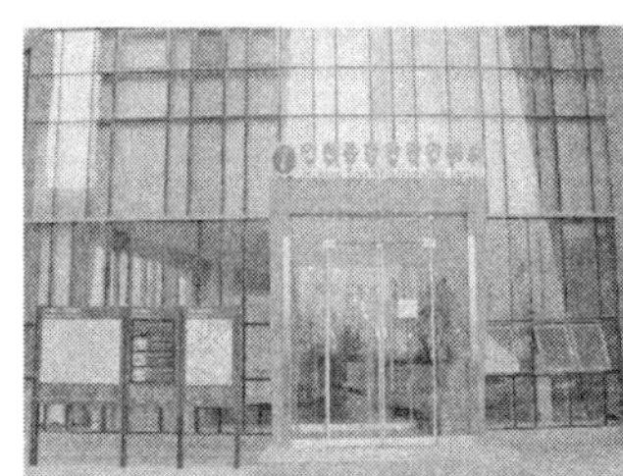
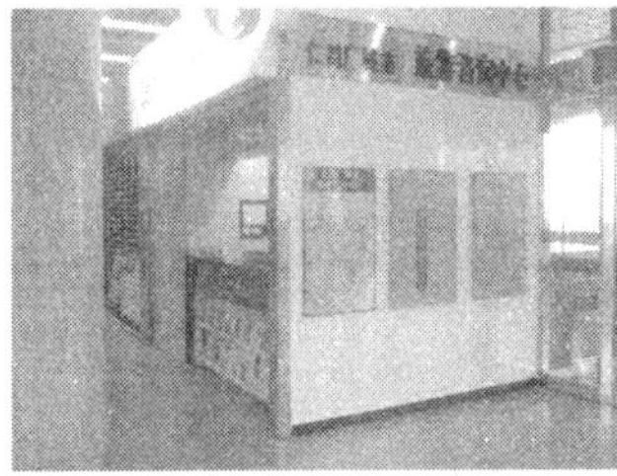
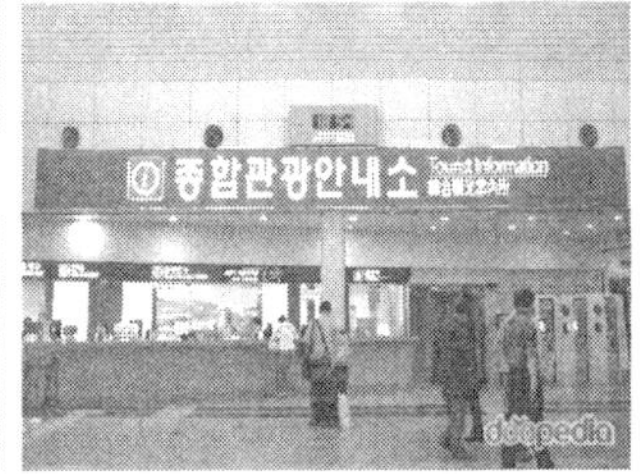

(a) 인천 종합관광안내소　(b) 국제1여객터미널 관광안내소　(c) 동대구 종합관광안내소

[그림 8-18] 관광안내소

54) 관광지 안내정보 서비스 : Alan Jubenville, Outdoor Recreation Management, W.B.Saunders co., p.174, 1978. 재인용/관광지내의 관광정보 서비스 체계에 관한 연구, 이명진, 관광레저연구 제6호

② 지역관광 안내소와 관광지 안내소 : 역, 공항, 항구 등에 위치에 있는 관광안내를 전문으로 하는 곳이다(그림 8-19).

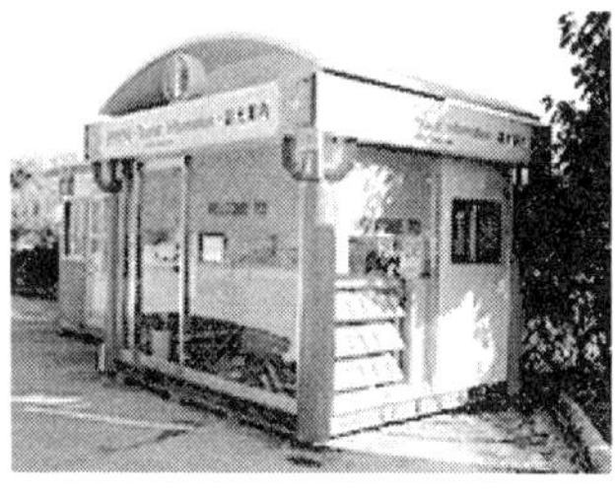

(a) 하회마을 관광안내소

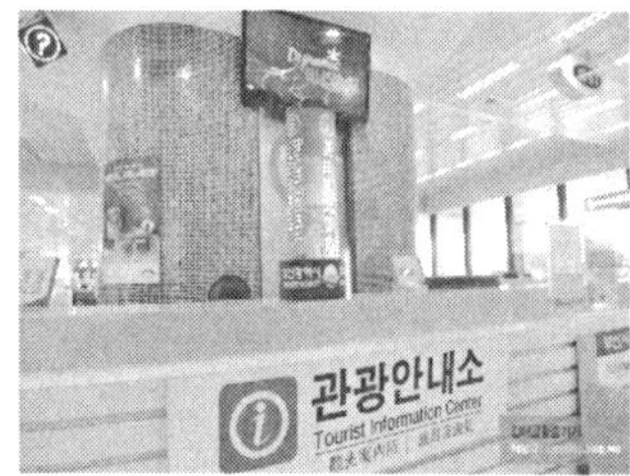

(b) 김해공항 관광안내소

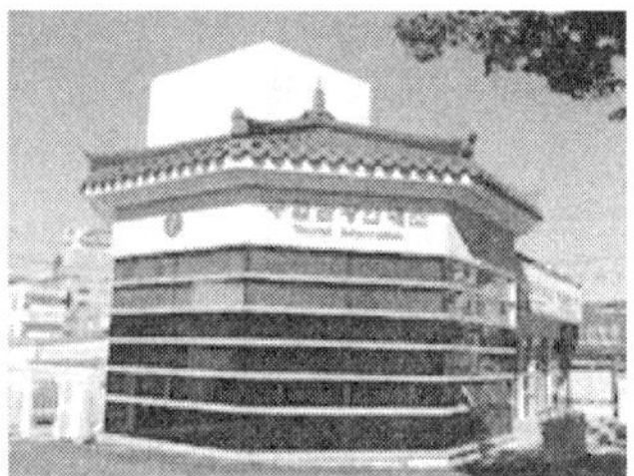

(c) 경상북도 종합관광안내소

[그림 8-19] 지역 관광안내소

③ 겸목적 안내소 : 관광 안내와 타 업무를 겸하고 있는 곳이다(그림 8-20).

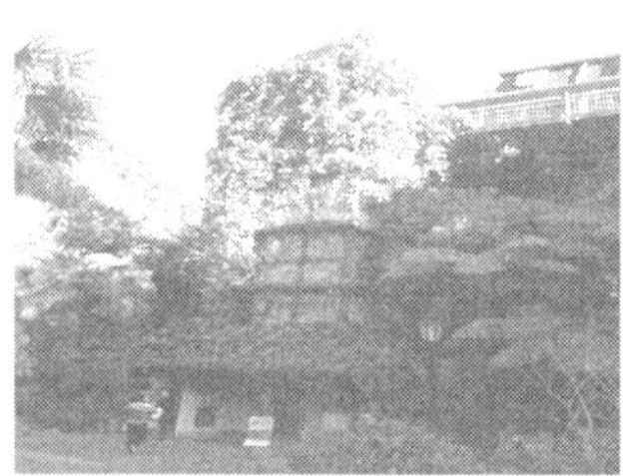

(a) 관광안내소 겸 자연환경보존지원 건물

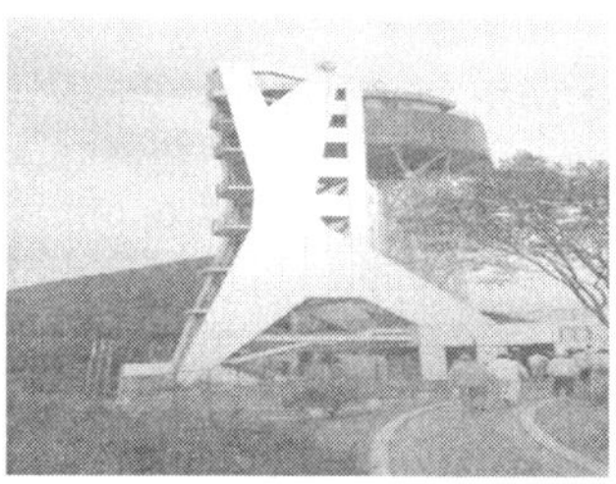

(b) 달성보 종합안내소 겸 전망대

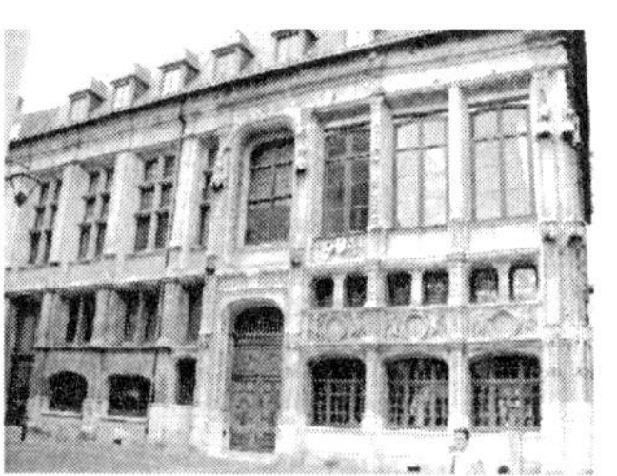

(c) 루앙 재무청 겸 관광안내소

[그림 8-20] 겸목적 안내소

④ 임시안내소 : 관광 성수기에만 한시적으로 운영하는 곳이다(그림 8-21).

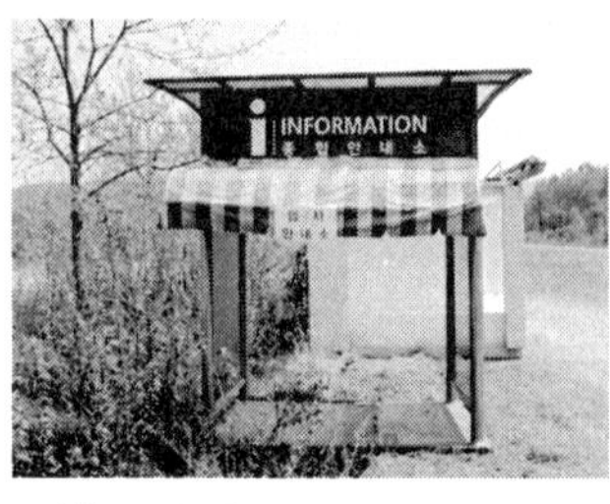

(a) 도자공원 캠핑장 임시안내소

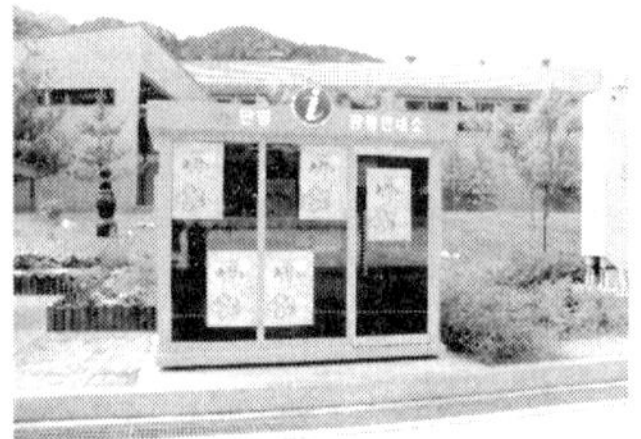

(b) 단양 관광 임시안내소

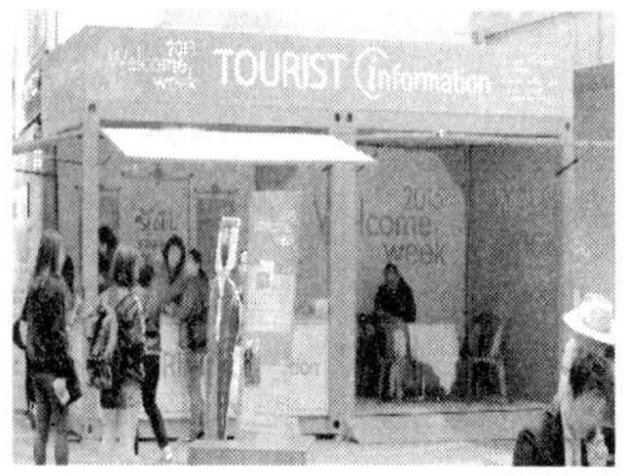

(c) 서울 관광 임시안내소

[그림 8-21] 임시안내소

⑤ 무인 안내소 : 첨단전자기술을 이용해 관광 안내하는 곳이다(그림 8-22).

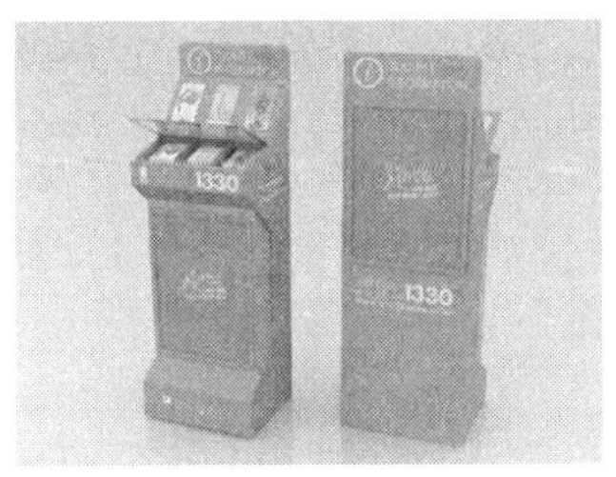
(a) 무인관광정보 안내부스

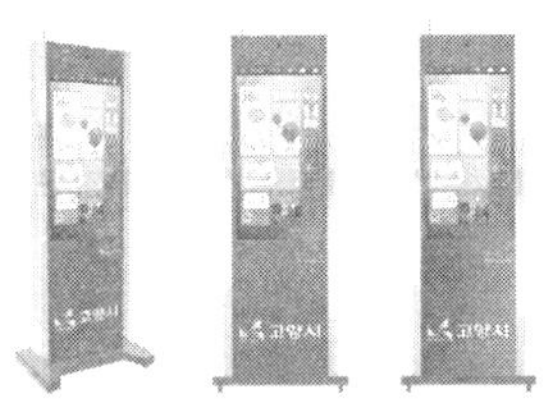
(b) 고양시 무인안내소

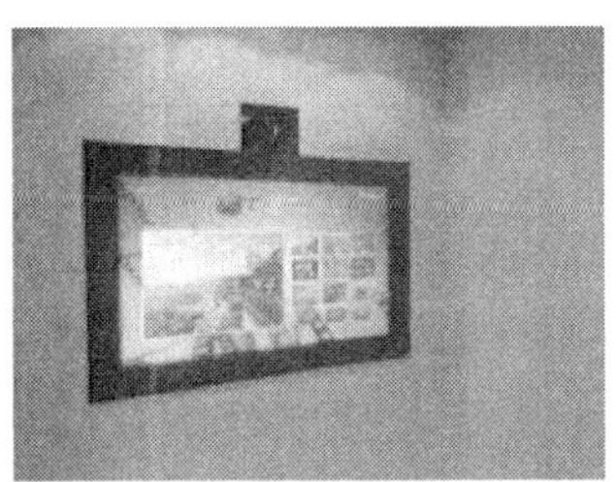
(c) 광안리 해수욕장 무인안내소

[그림 8-22] 무인안내소

2) 지역정보 체계

관광자들이 관광계획을 수립하는 중에 관광자들에게 제공하여야 한다.

- 정보관리(two-way street) : 기관의 업무수행을 지원하기 위해 효과적으로 정보를 수집 · 보관 · 열람 허용 · 활용 · 처리하는 관리업무로 기록관리보다는 증거성과 설명책임의 보장과 관리에 취약하다.
- 최소의 비용으로 최대한 정보를 활용하는 것을 목적으로 하며, 업무의 생산성과 효율성의 향상이 우선적인 목표이다.

4. 예약 시스템

1990년 이후로 인터넷의 급속한 증가로 인하여 인터넷을 활용한 정보 시스템들이 확산되고, 관광산업에도 막대한 영향을 미치게 되었다.

① 컴퓨터 예약 시스템(CRS : Computer Reservation System)은 전세계적으로 각 관광지의 정보 및 예약 등을 시시각각으로 처리해주고, 불편함을 없애주며 모든 것들을 컴퓨터를 통해 한눈에 보고 상담할 수 있게 해주는 시스템이다.[55]

② 현재 컴퓨터에 의한 CRS 예약 시스템은 항공사에 국한하지 않고 호텔과 렌터카 회사, 철도, 영화, 연극 등 각종 문화산업에도 사용되며 우리 생활 깊숙이 관여하고 있다.

③ GDS(Global Distribution System)의 등장배경으로, 항공예약 시스템은 1953년 미국의 American Airlines에서 중앙집중 예약 시스템인 세이버(SABRE)가 최초로 개발되었으며, 이러한 예약 시스템들이 관광산업 전반에 접목되어 모든 업무가 모두 전산화되어 있다.

④ 한국관광공사 및 각 지방자치단체 홈페이지 예약 시스템은 한국관광공사 및 각 지방자치단체들이 운영하는 홈페이지에서 관광지를 예약할 수 있고, 인터넷을 통해 관광지에 다

55) 컴퓨터 예약 시스템 : 항공사 예약 실무, 이용구, 학문사, pp.11~12, 1999.

양한 정보탐색이 가능하며, 관광지내 관광업체와 직접 · 간접으로 연결하는 예약문의 시스템을 운영하고 있다.

⑤ CRS의 주요 기능은 다음과 같다.

㉠ 부대서비스 예약기능이 있다.

㉡ 마케팅 활성화 기능이 있다.

㉢ 관광지에 대한 예약기능이 있다.

㉣ 성수기와 비수기별 요금에 대한 차별적 조정기능이 있다.

㉤ 관광지의 여행정보에 대한 세부적인 안내기능이 있다.

㉥ 고객의 다양한 요구사항 및 특수사항 배려가능이 있다.

제9장
관광자원과 이벤트

01 관광자원의 정의와 개념
02 관광자원의 유형과 특성
03 관광 이벤트의 개념과 정의
04 관광 이벤트의 특성과 유형

인간에게 관광동기는 인간의 본능으로 관광욕구가 활성화되어 일상생활의 번잡성과 단조로운 환경에서 벗어나려는 욕구가 작용하여 관광으로 유도되고, 관광욕구가 관광동기를 유발하게 된다. 관광동기는 실제로 복잡한 욕구가 결합되어 발생하나 일상 생활권을 떠나는 이동으로 관광욕구를 만족시켜주기도 하기에 세상에 있는 모든 것이 관광자원이 되고, 이벤트 개념은 마케팅 관점에서 특별촉진을 위한 특별 이벤트, 기업의 매출 증대를 기대하는 이벤트, 각종 콘서트, 전시박람회, 문화 및 스포츠 축제 등에 사용되어 왔다.

최근 들어 이벤트 산업의 비중이 지속적으로 확대하고 있으며, 세계 각국은 문화관광 이벤트를 통한 국가와 지역의 이미지를 향상하여 자국이 중요 관광목적지로 부상하고 자국의 문화관광상품이 외래관광객에게 좋은 이미지를 가질 수 있게 하기 위한 홍보를 통한 유치활동에 최선의 노력을 하고 있다.

01 관광자원의 정의와 개념

관광자원[56](Tourism Resources)의 어원은 라틴어 'Resurgere'와 영어의 'Resources'에서 유래되었고, 관광자원(Tourism Resources, Tourism Object)은 관광욕구를 해소하기 위한 대상이 되는 것으로, 관광지의 매력적인 자원, 프로그램, 서비스는 관광객의 방문 동기를 유발하며, 만족을 주며 관광객에게 매력성과 유인성을 가진 유형·무형의 자원이다.

① 관광의 주체인 관광객에게 관광 동기나 관광행동을 일으키게 하는 목적물은 관광 대상이다.

㉠ 관광자원 : 인간이 지금까지 가보지 못한 지방 또는 나라의 경관·기후·풍토 등의 자연환경과 사적 및 풍물 등의 역사적 환경, 문화시설 등이 관광 활동을 하는 가장 중요한 유인자라고 할 수 있다.

㉡ 관광객 : 관광지 선택에 있어서 관광지가 가지고 있는 가치에 많은 영향을 받기 때문에 관광시장에서 매력적인 관광자원상품을 다양하게 조화시켜야 한다.

② 관광지의 관광자원은 가장 본질적인 요소로 관광지의 정체성을 가장 잘 표현해주며, 매력 요인으로서 관광객의 욕구를 충족시켜 줄 수 있다.

㉠ 관광자원 : 자연 그대로의 관광자원은 매우 한정되어 있기에 관광객을 유치하기 위해

56) 관광자원의 개념 : Cre-Biz 시대의 관광학, 한승엽 외 3, pp.149~150

서는 인공적으로 손을 대지 않고서도 원래의 관광자원의 가치를 가지고 있는 관광자원과 인공적으로 개발한 관광자원이 있다.

㉡ 인공적으로 관광자원을 개발할 필요가 있다.

③ 관광자원은 관광의 목적물이 되는 요소를 지닌 것과 관광재로서의 가치를 가진다.

㉠ 관광자원 : 관광객의 욕구에 따라 대상물의 가치가 다를 수 있으며, 관광사업 측면에서 다양한 경제적 가치를 지닐 수 있다.

㉡ 관광자원 : 관광대상물로써 위락적 · 문화적 · 교육적 가치를 갖게 된다.

㉢ 관광자원 : 관광 수입 측면에서 수익을 창출 할 수 있는 것이어야 하며, 관광객에게 매력성과 호기심(curiosity)을 유발시킬 수 있는 목적물이 되어야 한다.

④ 최근에 관광자원을 포괄적으로 인식하려는 경향이 강해지고 있는데 여러학자 들의 주장을 통해 관광자원의 특징을 정리할 수 있다.

㉠ 관광객의 욕구나 동기를 일으키는 매력성을 지니고 있다.

㉡ 관광객의 행동을 끌어들이는 유인성을 지니고 있다.

㉢ 개발을 통해서 관광 대상이 된다.

㉣ 자연과 인간의 상호 작용의 결과이다.

㉤ 사회구조나 시대에 따라 그 가치가 변한다.

㉥ 보존 또는 보호 를 필요로 한다.

㉦ 관광자원의 범위 : 자연 자원과 인문 자원, 유형 자원과 무형 자원 등 아주 다양하고 넓다.

⑤ 선행연구에 의한 관광자원의 유형은 〈표 9-1〉과 같다.

〈표 9-1〉 관광자원의 유형

연구자	관광자원의 유형
Bernecker(1962년)	보양, 문화, 사교, 스포츠, 경제, 정치
일본교통공사(1971년)	유동형, 체재형
Wahab(1975년)	위락, 문화, 보양, 스포츠, 회의
Smith(1989년, 1992년)	위락, 문화, 역사, 환경
Przeclawski(1993년)	인지, 위락 및 여흥, 보양, 창조, 교육, 직업, 종교 순례, 가족관계
이장춘(1997년)	관광자원의 성격, 관광지역의 성격, 관광지의 규모, 관광지의 생명주기, 관광시장 거리, 체재 기간, 이용 시기, 기후와 계절, 개발주체 및 관광자의 관광목적
David and Laura(2002년)	자연요소, 명소, 역사요소, 자연문화요소, 스포츠 요소, 기능요소, 전통문화요소
Juan and Francisco(2008년)	관광형, 휴양목적형(모험, 관광, 탐구, 흥미, 휴식, 해변생활)

1. 협의의 개념

협의의 관광자원은 인간의 관광 동기를 충족시켜 줄 수 있는 생태계 내의 유형·무형의 모든 자원으로서 보존·보호하지 않으면 가치를 상실할 성질을 내포하고 있는 자원이라고 정의한다.

① 관광 욕구를 직접적으로 충족시켜 주는 요소인 자연 자원, 인문 자원 등 주 자원만을 관광자원으로 보는 관점이다.
② 전통적인 개념으로 사용된 기준들은 공통적으로 '매력성과 유인성, 욕구 충족 및 동기유발, 보전보호의 필요성, 가치의 변화성, 비소모성, 범위의 다양성, 비이동성' 등을 들 수 있다.

2. 광의의 개념

광의의 관광자원은 자연·문화·사회·산업·인문·역사·취락·인적 자원이고, 주 자원 외에 관광자원의 가치와 유인력을 높이기 위하여 수반되는 접대시설, 기반시설 등 제반요소를 포함하여 관광자원으로 보는 관점이다.

02 관광자원의 유형과 특성

관광자원은 관광의 대상이 되는 자원이며, 관광이 자기 집을 떠나서 진선미를 추구하는 체험과정의 총체이기에 이를 충족시켜 주는 지구상의 자원은 모두 관광자원이라고 규정할 수 있다.

1. 관광자원

인간의 관광욕구의 대상이 되고, 관광행동을 유발시키는 가치를 지닌 유형·무형의 모든 것이다.

1) 자 원

가장 중요한 자원인 태양에서부터 바다 위에 무수히 떠 있는 플랑크톤에 이르기까지 그 범위가 대단히 넓으나, 일반적으로 자연의 존재로 기술의 발달, 시간의 흐름, 소득의 증가 등에 따라 변화하여 양적 · 질적 · 기술적 측면에서 경제성이 있으면서 인간의 욕구 · 요구를 충족시킬 수 있는 것으로 환경을 파괴하지 않는 범위에서 이용되는 개념을 규정한다.

관광자원이 다른 자원과 달리 가지고 있는 특성에 대한 이해와 깊이를 이해하고 속성을 명확히 파악하기 위하여 종래의 주요 관광자원 개념, 법 제도상의 관광자원 개념, 경제적 생산요소로서의 관광자원개념 등 3가지로 구분하여 살펴본다.[57]

2. 관광자원의 종류

관광자원에는 자연적 관광자원, 문화적 관광자원, 문화재 관광자원, 사회적 관광자원, 산업적 관광자원, 위락적 관광자원이 있다.

1) 자연적 관광자원

산악, 구릉, 해양, 도서, 하천, 호수, 산림, 수목, 식물, 화초, 어류, 동물, 온천 등으로 대표적인 사례는 다음과 같다.

① 대한 팔경 : 한라산의 고봉, 석굴암의 아침경, 해운대의 저녁달, 지리산의 캠프, 백두산의 천지, 묘향산의 경치, 금강산의 1만2천 봉기암, 평양 대동강의 을밀대가 있다(그림 9-1).

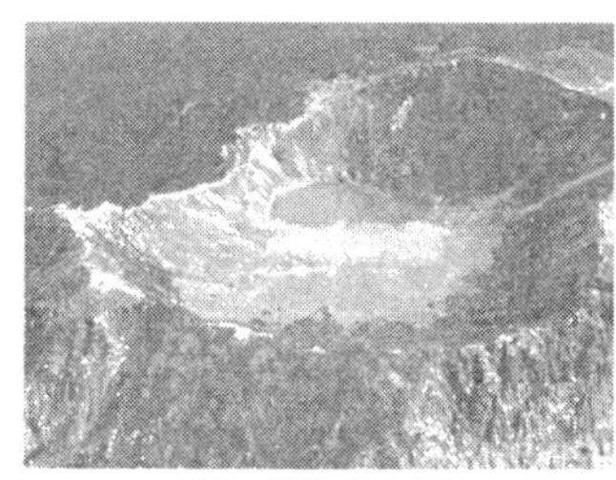
(a) 한라산 고봉

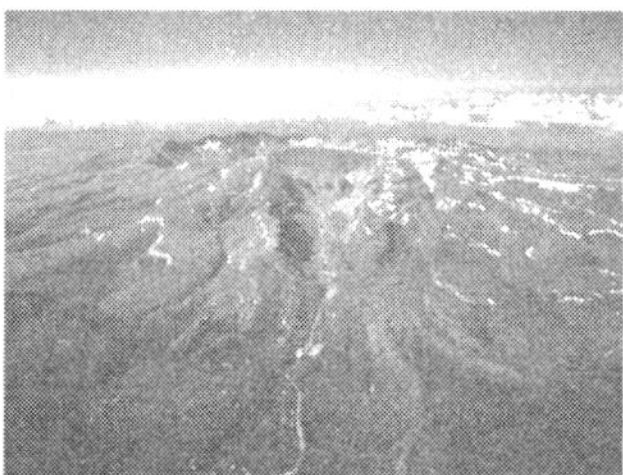
(b) 백두산 천지

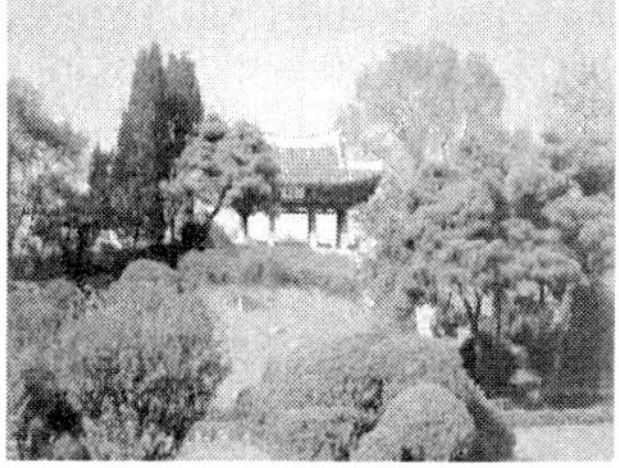
(c) 평양 대동강의 을밀대

[그림 9-1] 대한 팔경

② 관동팔경 : 관동지방, 강원도 동해안에 있는 여덟 군데의 명승지로 통천의 총석정, 고성의 삼일포, 간성의 청간정, 강릉의 경포대, 양양의 낙산사, 삼척의 죽서루, 울진의 망향정, 평해의 월송정이 있다(그림 9-2).

57) 관광학원론, 이정학, 대왕사, p.155, 2010.

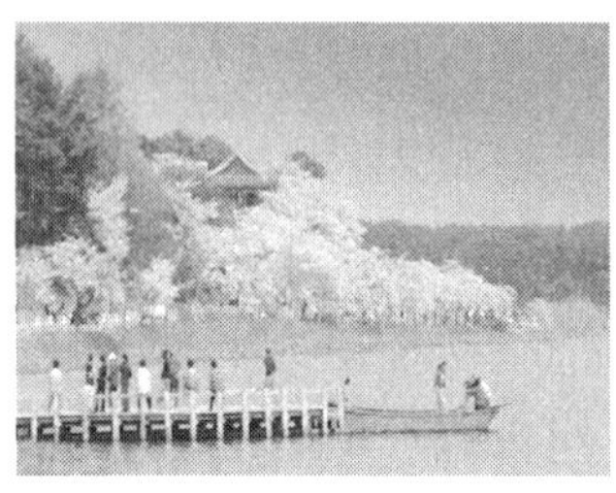
(a) 강릉 경포대

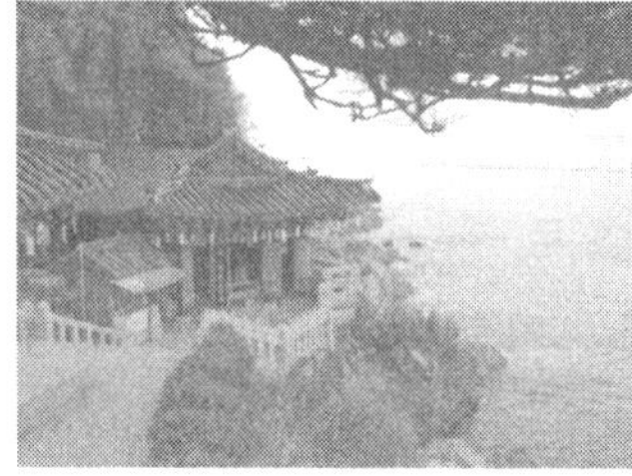
(b) 낙산사 홍련암

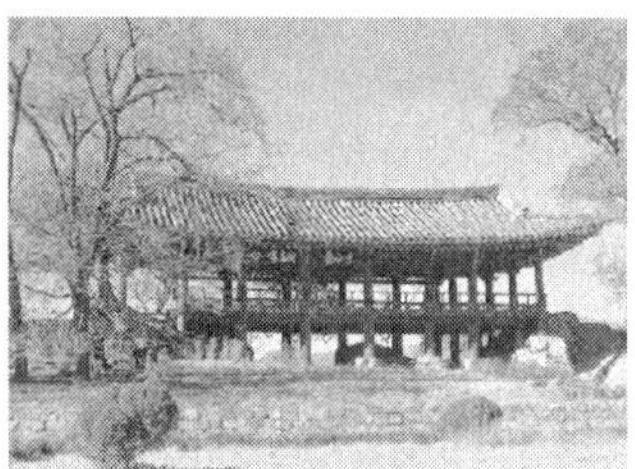
(c) 삼척 죽서루

[그림 9-2] 관동팔경

③ 단양팔경 : 충청북도 단양군 주위에 있는 여덟 곳의 명승지로, 아름다운 경치는 금강산에 비길 만하며 팔경은 남한강과 그 지류 계곡에 승경을 이루고 단양읍에서 8~12[km] 안팎에 있다(그림 9-3).

㉠ 단양 서쪽 9[km]지점, 한강 본류 남안에 자리 잡은 옥순봉(玉荀峯)은 행정상으로는 제천시 수산면 괴곡리에 있다.

- 옥순봉(玉荀峯) : 절벽에는 청송이 곁들여 있고 산봉우리는 죽순처럼 깎아 세운 듯하며 고목과 등 덩굴이 얽혀 있어 그림과 같고, 경치가 아름다워 예로부터 소금강(小金剛)이라고도 하였다.
- 구담봉(龜潭峯) : 단양읍 단성면 장회리에 있으며 절벽 위의 돌이 거북 모양이라 해서 이런 명칭이 붙었다. 봄의 꽃도 좋지만 가을의 단풍은 그 절경이 아름답다.

㉡ 단양 북쪽 13[km] 지점 한강 본류 매포읍 도담리에는 도담삼봉(島潭三峯)이 있다.

- 팔경 중에서 제일가는데 이는 한강 수중에 있으며, 둘레의 수심은 약 7[m], 강폭은 150[m]가량인데 강 가운데 괴암(怪巖)으로 된 봉우리 셋이 깎아 세운 듯한 절벽으로 되어 있으며, 절벽을 따라 200[m]쯤 되는 곳에 석문(石門)이 있고, 부근에는 천연기념물인 측백나무들이 절벽 위에 자생한다.
- 옥순봉, 구담봉과 함께 1984년에 충주댐이 완성되면서 일부가 수몰되었다.

㉢ 한강 지류 우화천을 따라 단양 남쪽 12[km] 지점 단양읍 단성면 벌천리에 하선암(下仙巖) · 중선암(中仙巖) · 상선암(上仙巖) 등이 차례로 있다.

- 상선암 : 일대에는 조그만 폭포가 많고 노송이 우거졌으며 좌우에는 1,000[m]를 바라보는 용두산 · 도락산에 이어진다.
- 중선암 : 가산리에서 벌천리로 가는 숲 왼쪽 송림과 계곡 사이에 있는 바위인데 여름철 휴양지로 최적지이다.
- 하선암 : 선유동 상류에 있으며 물속에 비친 바위가 무지개 같다 하여 홍암 이라고도 하고, 봄철의 진달래와 가을철의 단풍이 아름답다.

㉣ 대강면 사인암리에 있는 사인암(舍人巖)은 소백산맥에서 발원하는 운계천을 따라 굽이굽이 열리는 운선구곡의 일곱 번째 계곡에 있으며 단양에서 8[km]쯤 남으로 떨어져 있다.

ⓜ 고려 말기에 우탁(禹倬, 1263~1342년)이 사인 벼슬로 있을 때 이곳에 와 휴양하였기 때문에 이와 같이 불렸다.

- 기암괴석이 꽃 병풍을 두른 듯 하늘에 치솟고 계벽수 의 유유한 자태는 해금강(海金剛)을 연상하게 한다.
- 도담삼봉, 석문, 옥순봉, 구담봉, 사인암, 상성암, 중선암, 하선암이 있다.

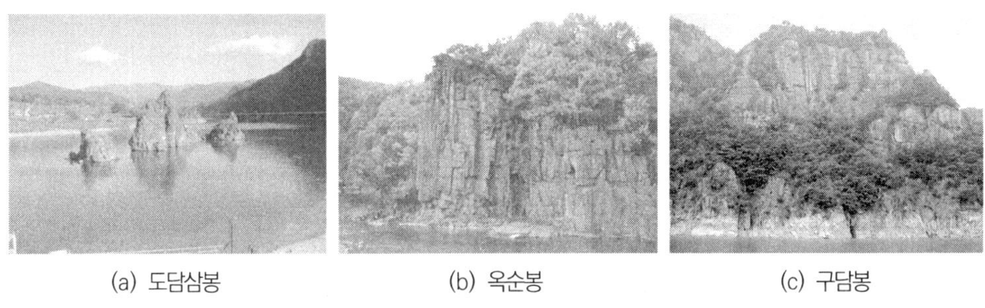

(a) 도담삼봉 (b) 옥순봉 (c) 구담봉

[그림 9-3] 단양팔경

④ 양산팔경 : 충청북도 영동군 양산면의 여덟 군데의 경승지이다(그림 9-4).

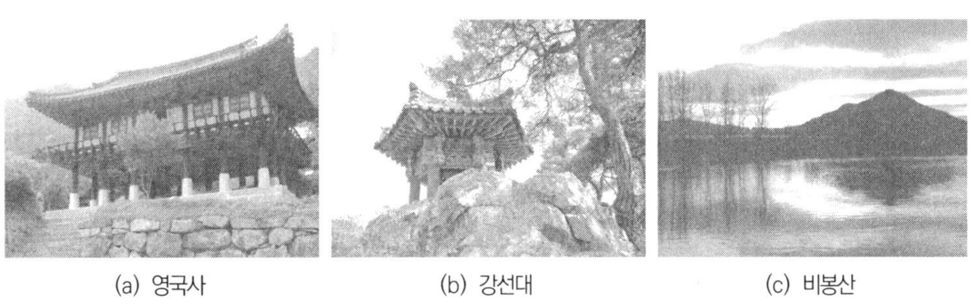

(a) 영국사 (b) 강선대 (c) 비봉산

[그림 9-4] 양산팔경

영국사(寧國寺) · 강선대(降仙臺) · 비봉산(飛鳳山) · 봉황대(鳳凰臺) · 함벽정(涵碧亭) · 여의정(如意亭) · 자풍당(資風堂) · 용암(龍巖) 등 8개의 경승지이다.

- 영국사 : 양산면 누교리의 지륵산(智勒山) 중턱에 있는 신라의 고찰로 660년(무열왕 7)에 원광법사가 창건하였으며, 경내에 원각국사비 · 부도 · 망탑봉 삼층석탑 · 삼층 석탑 등의 문화재가 있다.
- 강선대 : 양산면 봉곡리 양강(楊江)변에 있는 누대(樓臺)로 기암이 절벽을 이루고 울창한 노송이 뒤덮여 있다.
- 비봉산 : 양산면 가곡리에 있는 낙조가 아름다운 산이며, 봉황대는 수두리 양강 위에 있는 조망이 매우 아름다운 곳이다.
- 함벽정 : 봉곡리 서편 양강 위에 있으며, 옛 시인들이 시를 읊고 학문을 강론하던 강당이다.
- 여의정 : 송호리 양강 위에 있는 정자로 노송이 우거져 있으며 조석 정경이 아름답다.
- 자풍당 : 양강면 두평리 양강 변에 있는 서당으로 조선 초기에 창건되어 풍곡당(豊谷堂)이라 하였으며, 1614년(광해군 6년)에 정구(鄭逑)가 이곳에서 강학하였다.
- 용암 : 양산면 송호리 양강 가운데 우뚝 솟은 기암으로 이곳에서 용이 승천하였다고 하며, 풍치가 아름다워 옛날 선녀들이 하강하여 목욕하였다고 전하고 있다(그림 9-5).

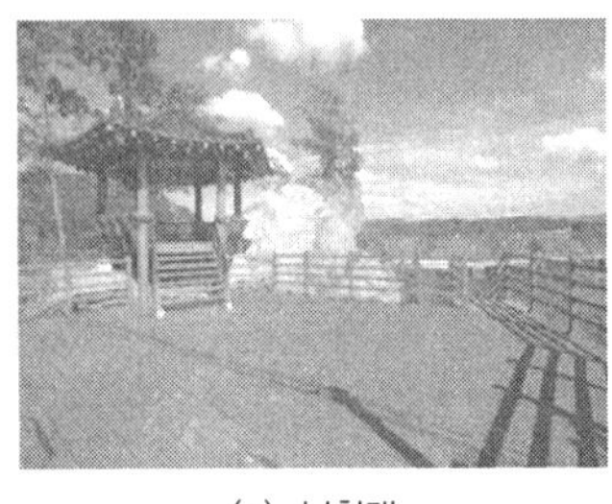
(a) 봉황대

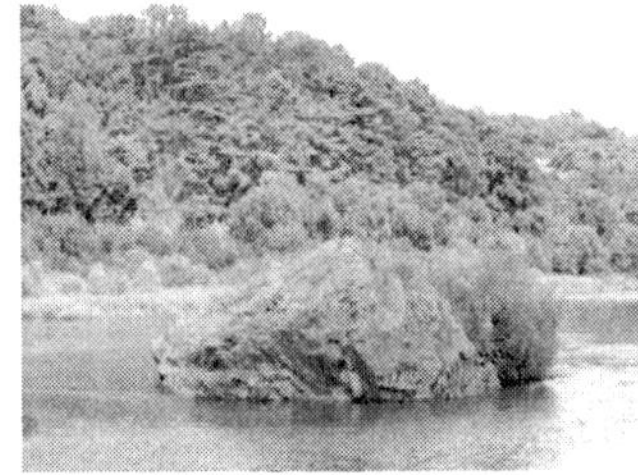
(b) 송호리 양강의 용암

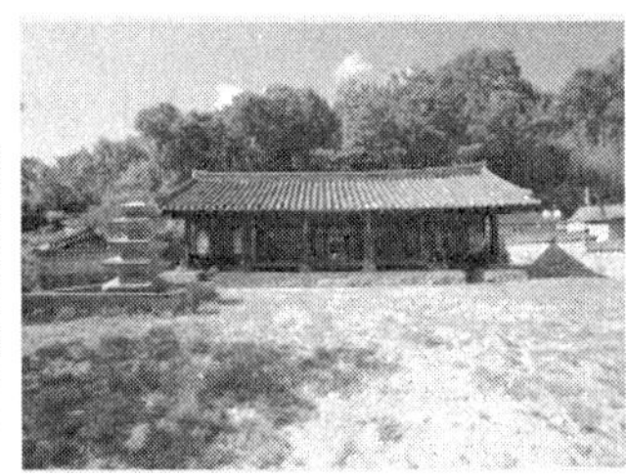
(c) 자풍서당

[그림 9-5] 양산팔경

⑤ 월악 팔경, 금산 팔경 등 : 주봉인 영봉의 높이는 1,092[m]로 달이 뜨면 영봉에 걸린다 하여 '월악'이라는 이름이 붙었다.

㉠ 월악산국립공원의 가장 남쪽에 있는 포암산 부근에서 북쪽으로 갈라져 나온 지맥의 끝부분에 솟아 있으며, 만수봉을 비롯해 많은 고봉들이 있다.

- 정상의 영봉은 암벽 높이만도 150[m]나 되며, 영봉을 중심으로 깎아지른 듯한 산줄기가 길게 뻗어 있다.

㉡ 청송과 기암괴석으로 이루어진 바위능선을 타고 영봉에 오르면 충주호의 잔잔한 물결과 산야가 한눈에 들어온다.

- 봄에는 다양한 봄꽃과 함께하는 산행, 여름에는 깊은 계곡과 울창한 수림을 즐기는 계곡 산행, 가을에는 충주호와 연계한 단풍 및 호반 산행, 겨울에는 설경산행으로 인기가 높다.
- 동서로 8[km]에 이르는 송계계곡의 월광폭포 · 자연대 · 청벽대 · 팔랑소 · 망폭대 · 수경대 · 학소대등 송계팔경과 16[km]에 달하는 용하구곡(用夏九曲)의 폭포 · 천연수림 등은 여름 피서지 가운데서도 명승으로 꼽힌다

㉢ 덕주사 · 산성지 · 신륵사와 중원미륵리사지 등 문화유적과 사적이 많고, 사자빈신사지석탑, 중원미륵리삼층석탑, 중원미륵리석등, 제천 신륵사 삼층석탑 등 문화재가 많다.

- 한국의 5대 악산(嶽山) 가운데 하나로 1984년 12월 31일 월악산과 주변 일대가 국립공원으로 지정되었다.

㉣ 충청남도의 경우 금산 팔경 중 한 곳으로 적벽이 병풍처럼 강을 감싸고 있는 금산 수통골마을, 서해 바닷물이 마을 어귀까지 들어왔다 돌아나간다는 서산 회포(回浦)마을, 중요민속자료 제236호로 지정된 예산 이씨 중심의 아산 외암마을, 친환경 농법을 자랑하는 홍성 문당마을 등이 있다(그림 9-6).

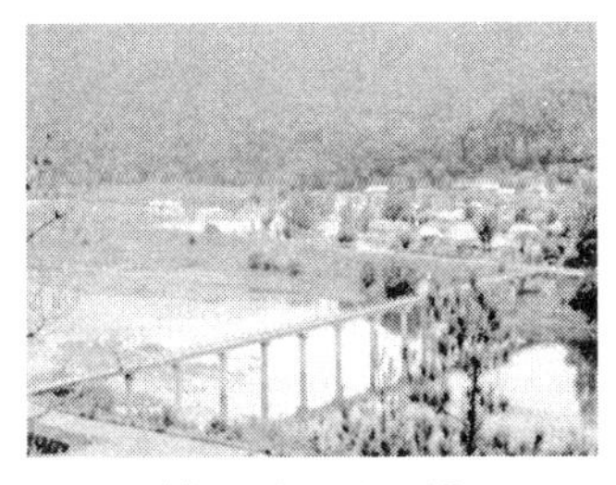
(a) 금산 수통골마을

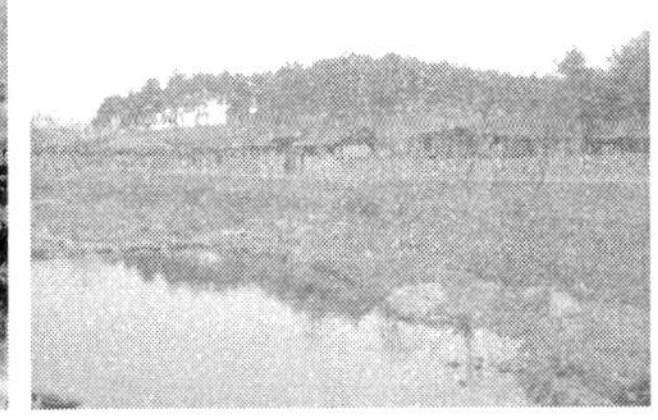
(b) 아산 외암마을

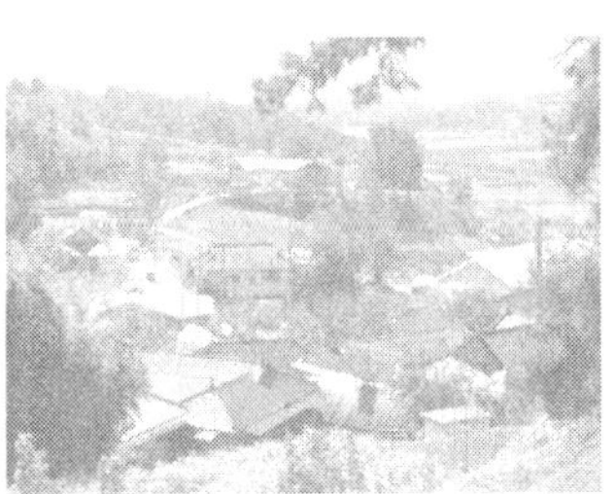
(c) 홍성 문당마을

[그림 9-6] 월악 팔경

2) 문화적 관광자원

역사적 가치가 있는 문화자원, 전통 민속관광자원이 있다.

① 역사적 가치가 있는 문화자원 : 서원, 서당, 박물관, 생활양식(김치, 신선로, 불고기 등), 각종 문화재, 유적 등을 문화적 관광자원이라 한다(그림 9-7).

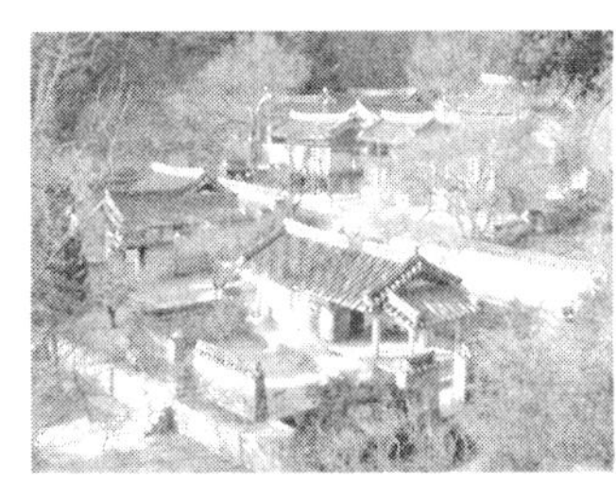
(a) 도산서원

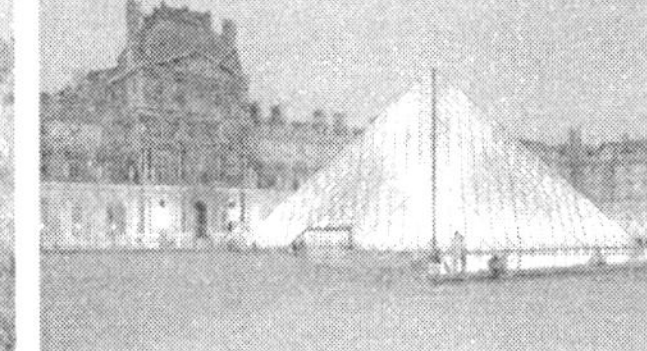
(b) 루브르 박물관

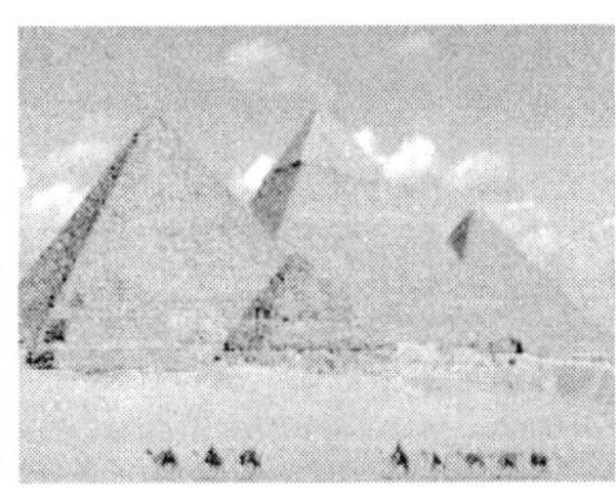
(c) 피라미드

[그림 9-7] 역사적 가치가 있는 문화자원

② 전통민속 관광자원 : 예의범절, 관혼상제, 효행, 선행, 덕, 장유유서, 전통 민속문화 등이며, 전통 민속자원의 사례로 남원 춘향제, 제주 한라문화제, 백제 문화제, 신라 문화재, 해남의 강강술래놀이, 안동의 놋다리 밟기, 전주 대사습놀이, 한라산 철쭉제 등이다(그림 9-8).

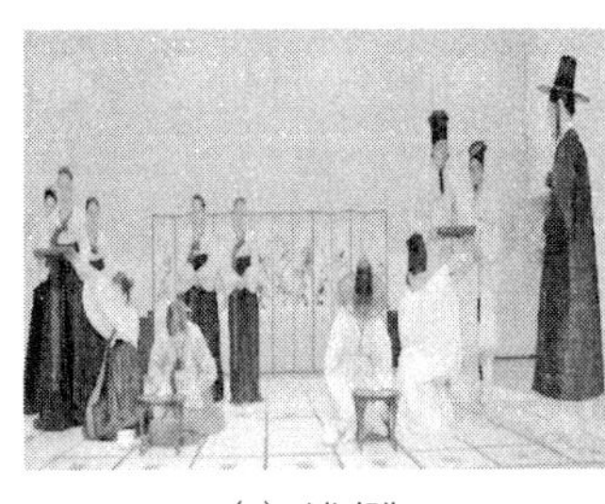
(a) 선녀례

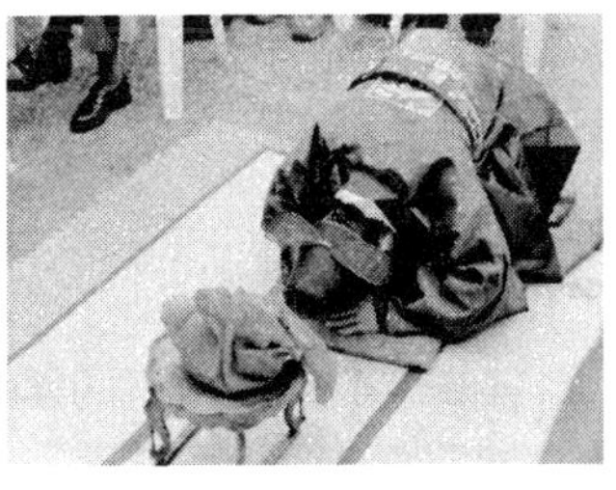
(b) 전통혼례

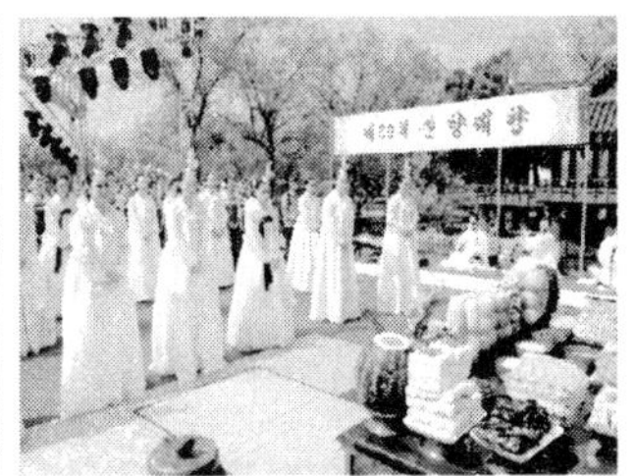
(c) 남원 춘향제

[그림 9-8] 전통민속 관광자원

3) 문화재 관광자원

민족문화의 유산으로서 보존할 만한 가치가 있는 것으로 민족의 유구한 자주적 · 문화적 정신과 지혜가 담겨 있는 역사적 소산으로 우리의 문화를 소개할 수 있는 관광원으로 문화재 보호법에 의해 지정된 문화재이다(그림 9-9).

- 구식 건축물(사찰, 교회, 궁전, 성당, 성곽 등), 사적 및 민속문화행사, 문화재 및 미술관, 관광시설 등으로 유무형 문화재, 기념물, 민속자료로 구분된다.

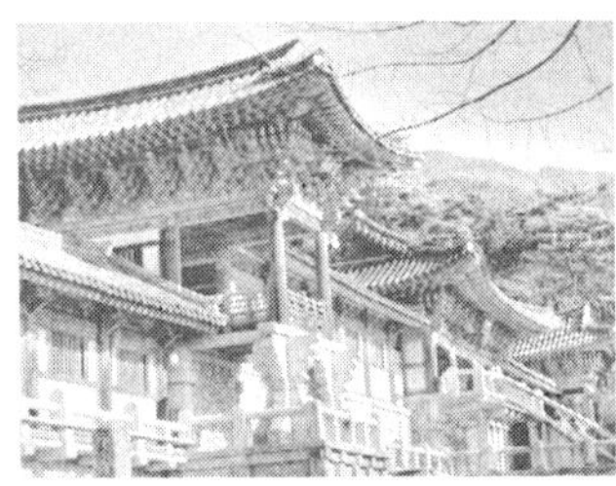
(a) 불국사

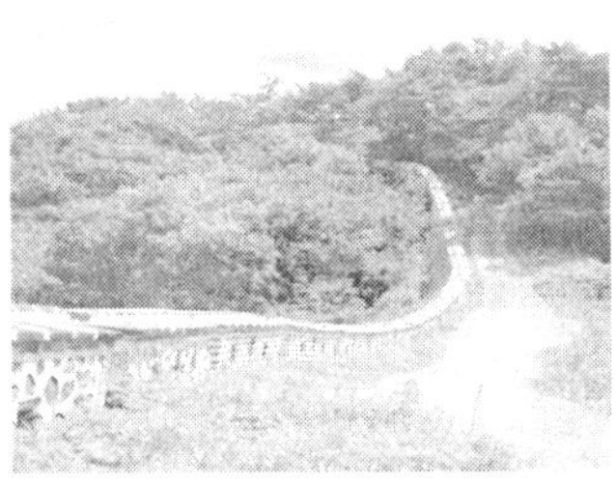
(b) 남한산성

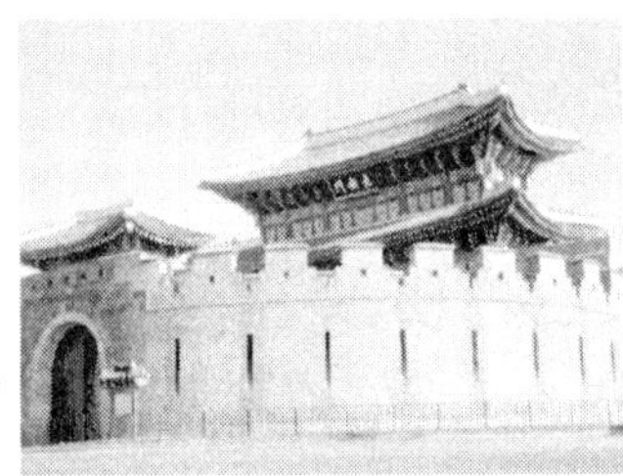
(c) 수원화성 성곽

[그림 9-9] 문화재 관광자원

4) 사회적 관광자원

각종 사회제도, 사회시설, 국민성, 민족성 등이며, 생활 형태에는 인장, 풍속, 생활양식, 식사, 의복, 습관 등이 있고 거주 형태는 취락과 도시구조이다(그림 9-10).

- 소박한 인정, 풍속, 특색 있는 국민성, 음식물, 예절과 제도, 생활 속에 전승되어 온 모든 생활자료와 행사 및 사회 공공시설 등이다.

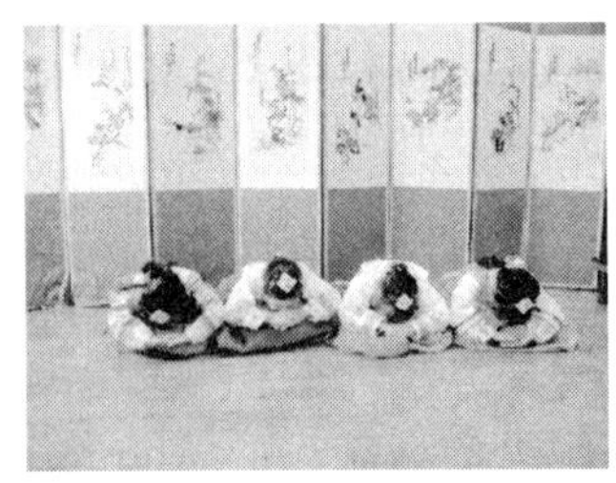
(a) 전통예절

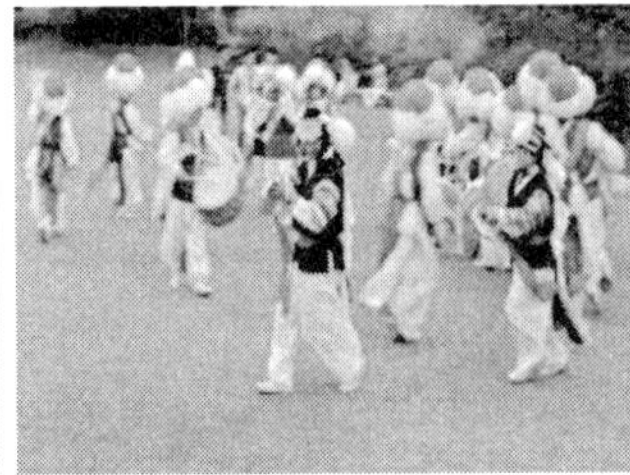
(b) 농악놀이

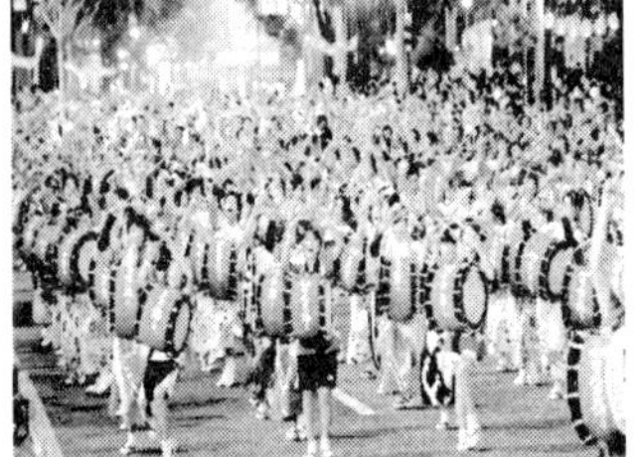
(c) 산사오도리 축제

[그림 9-10] 사회적 관광자원

5) 산업적 관광자원

한 나라의 공업발전상과 아울러 각종 농 · 축 · 어업 등의 산업 수준을 외래 관광자에게 소개하고 직접 경험을 하게 하고, 생산공정과 제품 및 기술정보를 평가할 수 있게 하여 교양 및 자아 확대의 욕구를 충족시키는 관광자원이다(그림 9-11).

- 산업관광 : 지식, 교육관광으로 환영받고 있으며, 국제무역과 국가 경제협력을 직간접적으로 증진 시키는 자극제가 되고 있다.
- 산업관광자원의 종류 : 공장시설, 목장, 농업, 어업, 각종 산업전시시설 등을 들 수 있으며, 엑스포 및 박람회 등은 산업적 관광자원으로 평가되고 있다.

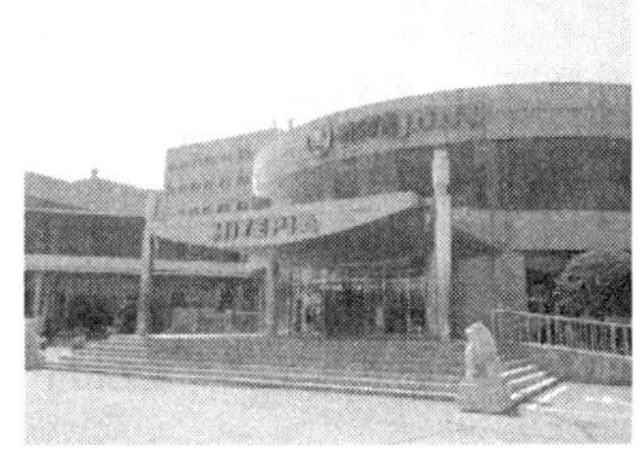

(a) 하이트 공장 견학

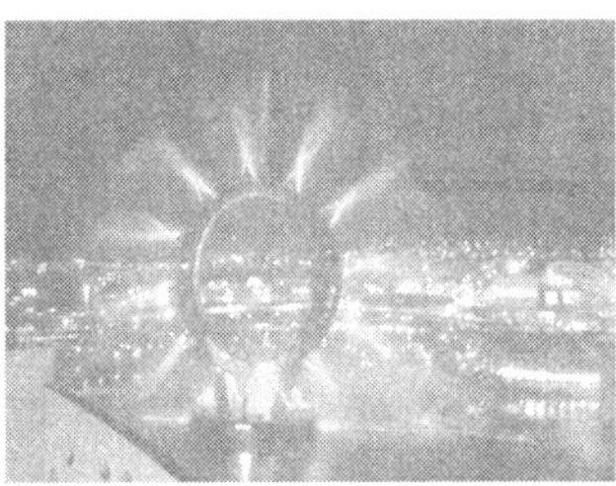

(b) 여수 엑스포 야경

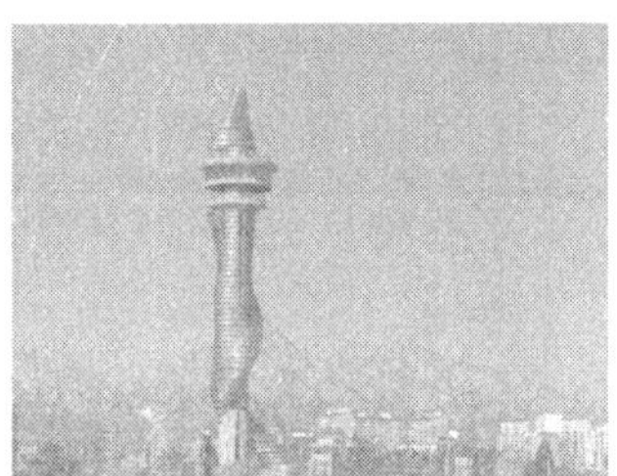

(c) 속초 엑스포타워

[그림 9-11] 산업적 관광자원

6) 위락적 관광자원

관광위락활동이 행해지는 장소와 활동의 성격에 따라 자원의 종류가 다르며, 즐기는 활동적 대상자원, 앉아서 쉬면서 즐기는 휴식 대상자원, 보고 음미하는 등 감상적 대상자원 등으로 구분된다(그림 9-12).

- 하이킹, 등산, 수영, 승마, 수렵, 골프, 캠핑, 동물원, 기타 위락시설 등이 있다.
- 미국과 일본의 디즈니랜드, 마카오와 미국 라스베가스의 카지노, 도시공원, 국립공원 야생동물 생식보호지구 등이 대표적이다.

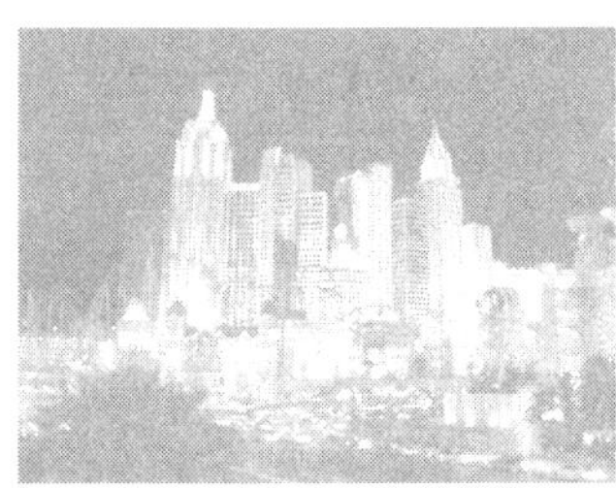

(a) 라스베가스

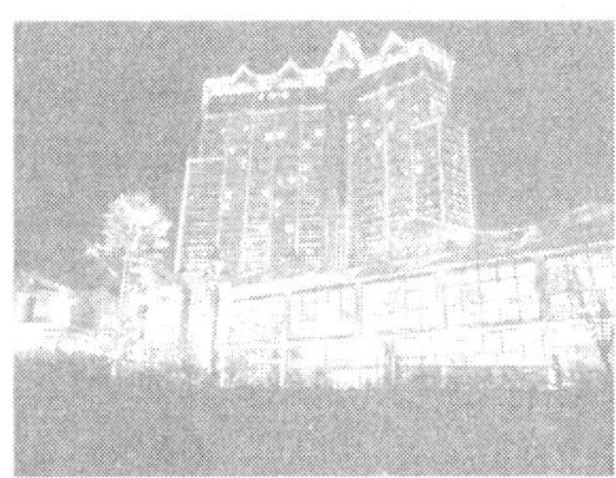

(b) 강원랜드

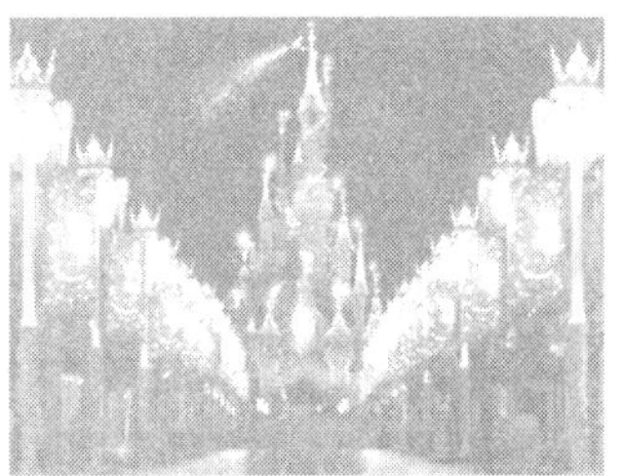

(c) 미국의 디즈니랜드

[그림 9-12] 위락적 관광자원

3. 관광자원의 유형

관광자원의 학자들의 분류는 다음과 같다.

1) 김진섭(1989)의 분류

자연적, 문화적, 사회적, 산업적 관광자원의 4분류로 규정하고 있다.

① 일본의 경우처럼 관광자원의 이원적 요소를 강조하여 양분하는 분류방식이 아니라, 관광대상을 포괄적인 측면에서 파악하거나 연속 체적 성격으로 파악한다.
② 관광개발 전제의 관광자원 범위를 상부구조, 하부구조가 결합된 포괄적 자원으로 인식하였다.
③ 자기의 자유시간 가운데서 생활의 변화를 추구하는 인간의 기본적 욕구를 충족하기 위한 행위 중 일상생활로부터 떠나 다른 자연, 문화 등의 환경에서 행하려고 하는 자연 관광자원, 문화 관광자원, 사회 관광자원, 산업 관광자원으로 분류한다.
㉠ 자연 관광자원 : 지형, 지질, 천문, 기상, 동물, 식물 등이 있다.
㉡ 문화 관광자원 : 유형문화재, 무형문화재, 민속문화재, 기념물 등이 있다.
㉢ 사회 관광자원 : 인정, 풍속, 행사, 국민성, 생활, 예술, 문화, 교육 등이 있다.
㉣ 산업 관광자원 : 공장시설, 농장, 목장 시설, 공항, 항만, 댐 등의 사회공공시설 등이 있다.

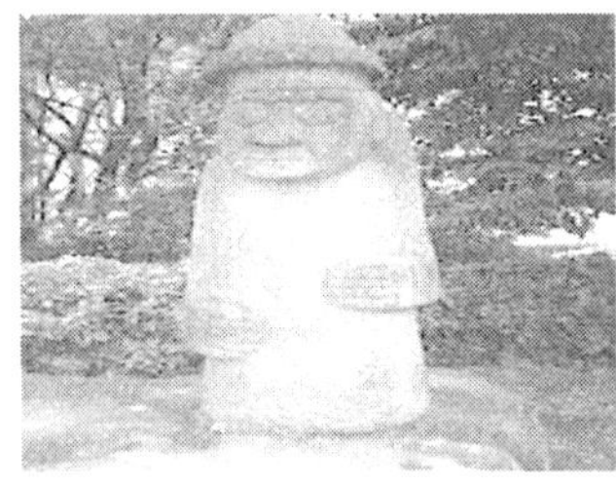
(a) 민속문화재 2호 돌하르방

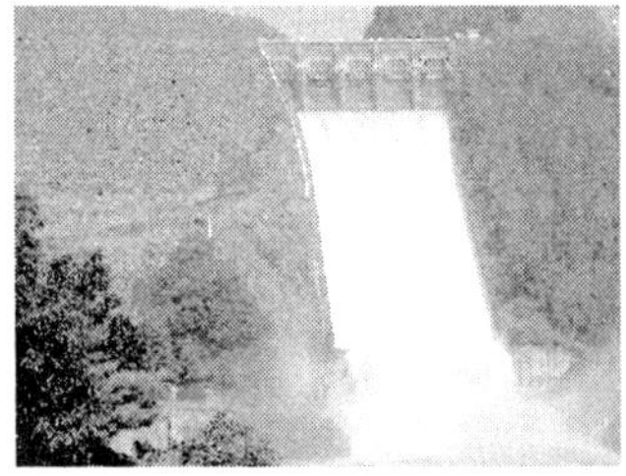
(b) 소양강 댐

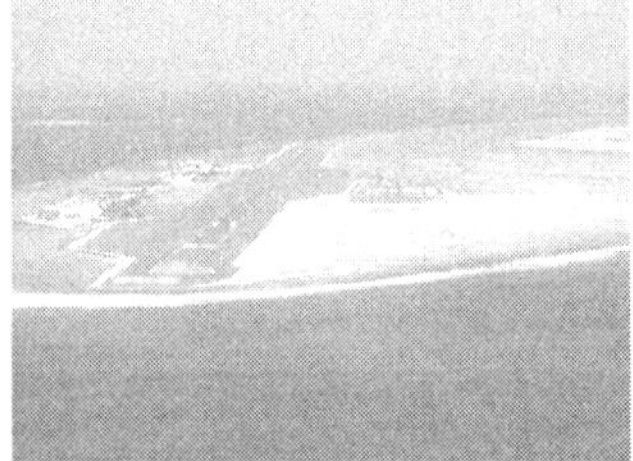
(c) 몰디브 몰 국제공항

[그림 9-13] 김진섭의 분류

2) 김홍운의 분류

관광자원은 매력성을 지니고 있고, 유인성을 지니고 있으면서 개발을 통하여 관광대상이 된다. 관광자원은 자연과 인간의 상호 작용의 결과이며, 범위가 자연 자원과 인문 자원, 유형 자원과 무형 자원 등 아주 다양하고 사회구조나 시대에 따라 가치가 다르며 보존, 보호가 필요하다(그림 9-14).

자연 관광자원, 문화 관광자원, 사회 관광자원, 위락 관광자원으로 분류한다.
- 자연 관광자원 : 산악, 화산, 고원, 폭포, 계곡, 산림, 동식물, 온촌, 지형, 천문, 기상 등이 있다.
- 문화 관광자원 : 고고학적 유적, 사석, 건축물, 유무형 문화재, 기념물, 민속자료, 천문, 기상 등이 있다.
- 사회 관광자원 : 인정, 풍속, 행사, 국민성, 생활, 예술, 문화, 교육, 종교 등이 있다.
- 위락 관광자원 : 캠프장, 수영장, 놀이시설, 레저타운, 수렵장, 쇼핑센터, 카지노, 나이트클럽, 경마장 등이 있다.

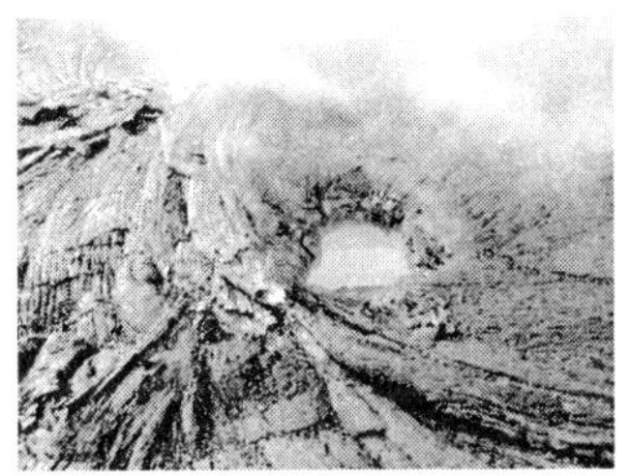
(a) 하와이 화산 관광

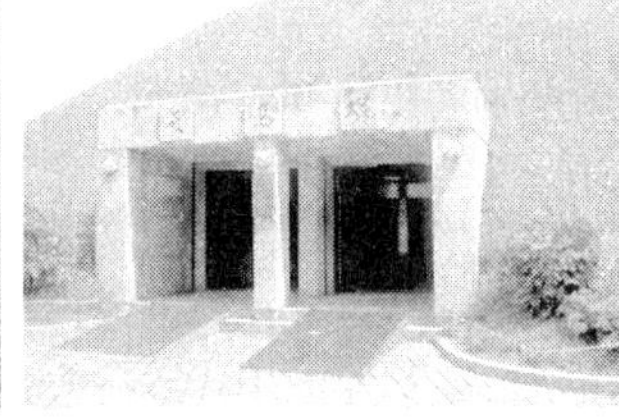
(b) 경주의 천마총

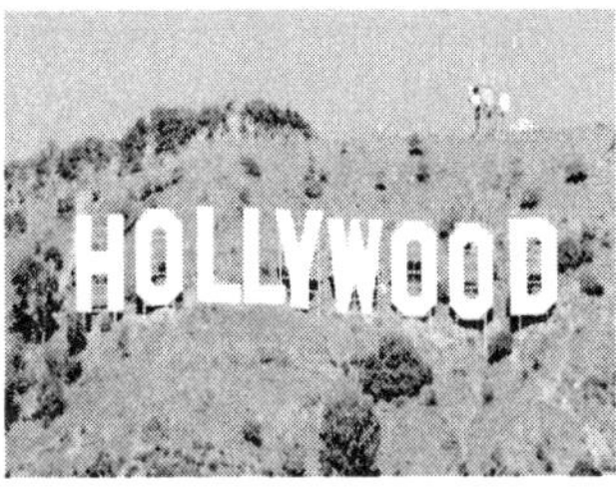

(c) 미국의 헐리우드

[그림 9-14] 김홍운의 분류

3) 안종윤의 분류

관광자원은 개발함으로써 관광의 대상이 될 수 있는 소재로서 보존, 보호하지 않으면 훼손되고 감소되며, 자연 관광자원, 문화 관광자원, 사회 관광자원, 산업 관광자원으로 분류한다(그림 9-15).

- 자연 관광자원 : 산악, 평원, 해안, 도서, 하천, 호수, 폭포, 계곡, 지질, 기상, 온천, 동식물 등이 있다.
- 문화 관광자원 : 미술 공예품, 건축물, 조각 등이 있다.
- 사회 관광자원 : 국민 생활, 풍속, 습관, 인정, 가정생활 등이 있다.
- 산업 관광자원 : 생산공장, 공원, 음식, 토산품 등이 있다.

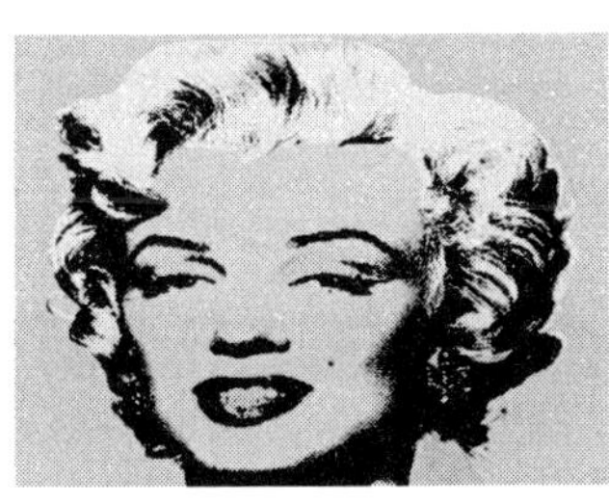
(a) 엔디워홀의 마릴린 먼로 그림

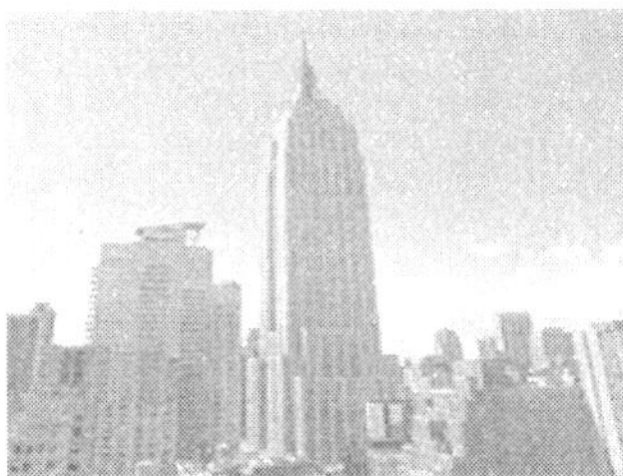
(b) 엠파이어 스테이트 빌딩

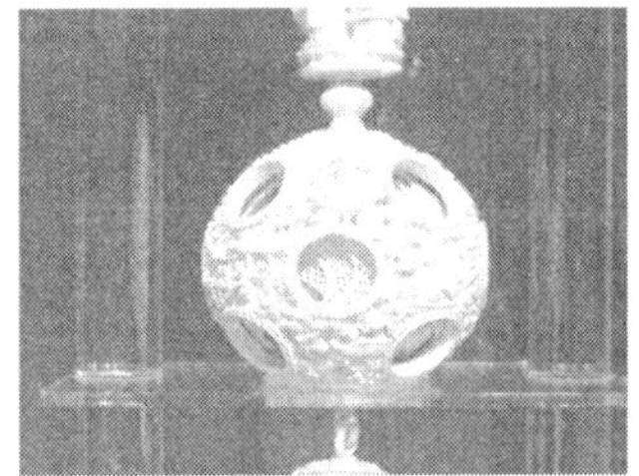
(c) 상아투화운룡문 투구

[그림 9-15] 안종윤의 분류

4) 김병문의 분류

관광은 여행자가 자기의 주거지를 출발하여 목적지를 경유하여 다시 돌아올 때까지의 공간 극복과정에서 나타나는 여러 현상이다(그림 9-16).

자연 관광자원, 문화 관광자원, 사회 관광자원, 산업 관광자원으로 분류한다.
- 자연 관광자원 : 산악, 구릉, 호수, 하천, 계곡, 폭포, 산림, 해안, 지질, 동식물, 온천 등이 있다.
- 문화 관광자원 : 유형·무형문화재, 기념물, 민속자료 등이 있다.
- 사회 관광자원 : 생황, 관습, 음식, 사회형태, 생활 형태 등이 있다.
- 산업 관광자원 : 농림업 관계, 어업 관계, 산업 관계 등이 있다.

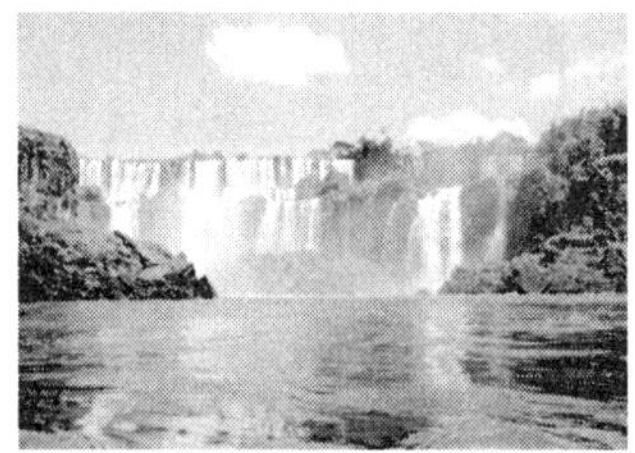

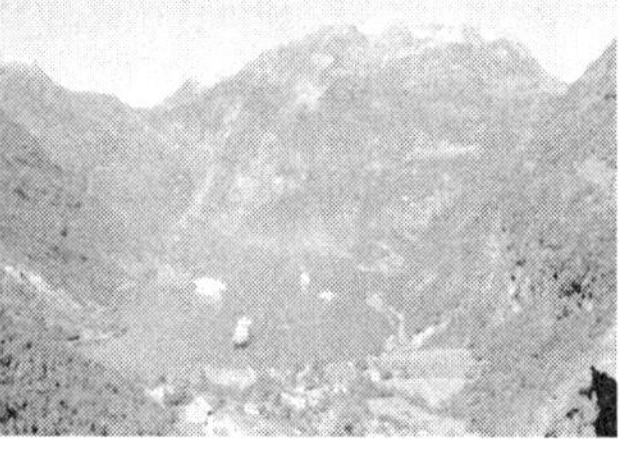

(a) 이과수 폭포 (b) 일본의 노보리베츠 온천 (c) 피오르 협곡

[그림 9-16] 김병문의 분류

5) 한국관광공사의 분류

자연 관광자원, 문화 관광자원, 사회 관광자원, 산업 관광자원, 관광·레크리에이션 자원으로 분류한다(그림 9-17).

자연 관광자원, 문화 관광자원, 사회 관광자원, 산업 관광자원, 관광·레크레이션 지원으로 분류한다.
- 자연 관광자원 : 천연자원, 천문자원, 동식물 등이 있다.
- 문화 관광자원 : 고고학적 유적, 사적, 사찰, 공원 등이 있다.
- 사회 관광자원 : 풍속, 행사, 생활, 예술, 교육, 스포츠 등이 있다.
- 산업 관광자원 : 공업단지, 유통단지, 농장, 백화점 등이 있다.
- 관광·레크리에이션 자원 : 캠프장, 수영장, 놀이시설, 어린이 공원 등이 있다.

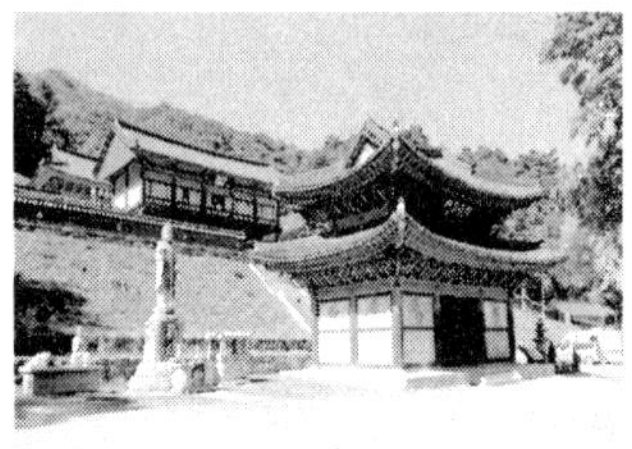

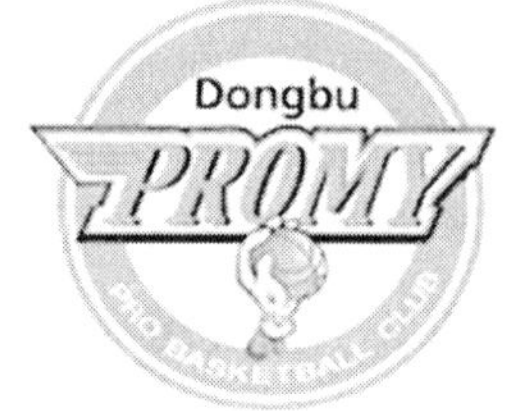

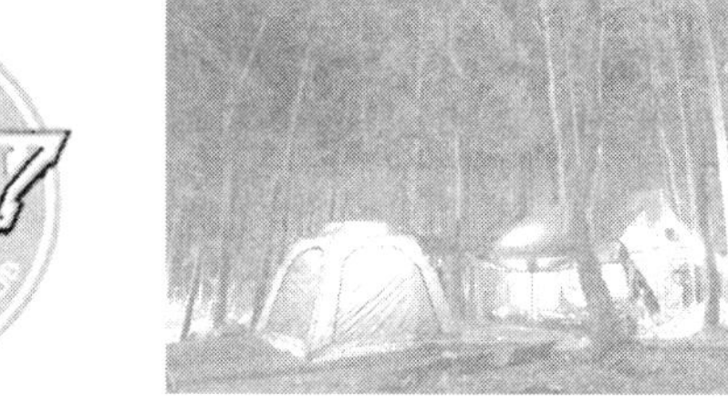

(a) 원주 치악산에 위치한 구룡사 (b) 원주 동부프로미 농구팀 엠블럼 (c) 무릉계곡 캠프장

[그림 9-17] 한국관광공사의 분류

6) 츠다 · 노부르(津田昇(日本)1969년)의 분류[58)]

"관광은 사람이 일상 생활권을 떠나서 다시 돌아올 예정 아래 다른 나라 또는 다른 지역의 문물, 제도 등을 시찰하거나 풍광(風光)을 관상(觀賞) · 유람(遊覽)할 목적으로 여행하는 것"이고 자연 관광자원, 문화 관광자원, 사회 관광자원, 산업 관광자원으로 분류한다(그림 9-18).

자연 관광자원, 문화 관광자원, 사회 관광자원, 산업 관광자원으로 분류한다.

- 자연 관광자원 : 기후, 풍토, 풍경, 온천, 천연자원, 동식물, 도시공원 등이 있다.
- 문화 관광자원 : 유형문화재, 무형문화재, 민속자원, 기념물 등이 있다.
- 사회 관광자원 : 인정, 풍속, 행사, 국민성, 생활, 예술, 문화, 교육 등이 있다.
- 산업 관광자원 : 공장시설, 농업시설, 사회공공시설, 견본 시 등이 있다.

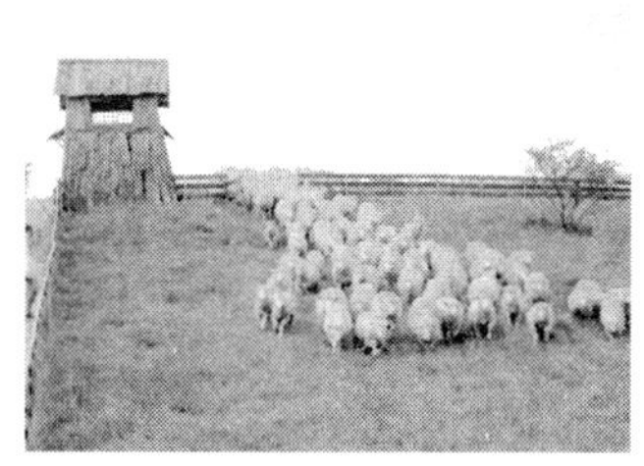

(a) 대관령 양떼농장 (b) 사물놀이

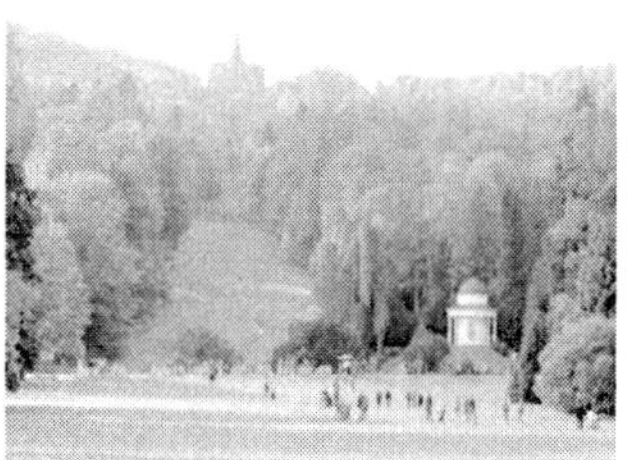

(c) 독일의 빌헬름회헤 산상공원

[그림 9-18] 츠다 · 노부르의 분류

7) 末武直義의 분류

자연 관광자원, 인문 관광자원(문화관광자원, 사회관광자원), 산업 관광자원으로 분류한다(그림 9-19).

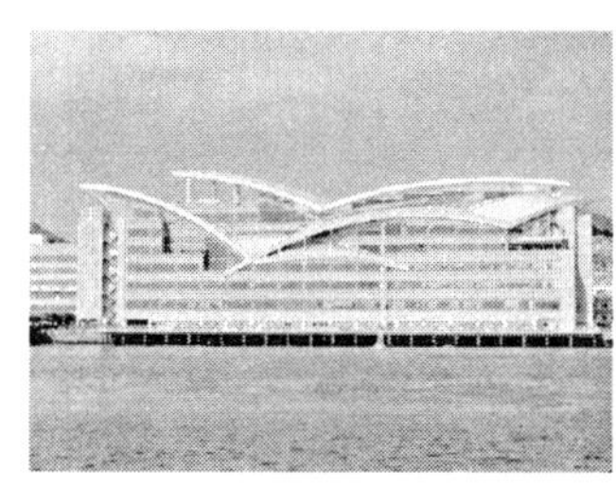

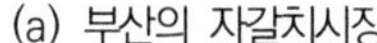

(a) 부산의 자갈치시장

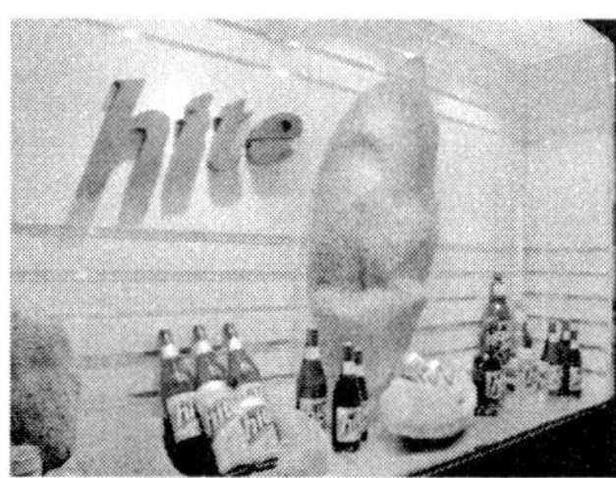

(b) 하이트맥주 공장견학

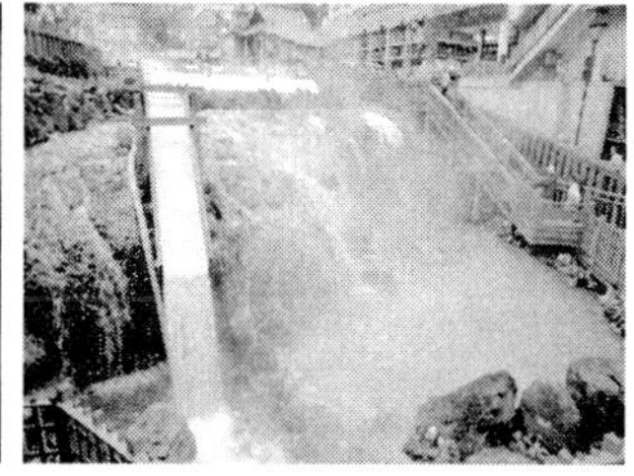

(c) 일본의 온천

[그림 9-19] 末武直義의 분류

58) 관광학 원론, 이정학, 대왕상, p.155, 2010.

8) 류(Lew)의 분류

자연 관광자원, 자연 · 인문 중간형 관광자원, 인문 관광자원으로 분류한다(그림 9-20).

- 자연 관광자원 : 풍관(산, 해변, 평야, 사막, 섬), 랜드마크(지리적, 생물학적), 생태학적(기후, 국립공원, 자연보호구역) 등이 있다.
- 자연 · 인문 중간형 관광자원 : 관찰형(농업시설, 동 식물원 등), 레저형(공원, 리조트), 참여형(산악, 수상, 야외활동을 할 수 있는 장소) 등이 있다.
- 인문 관광자원 : 거주지 인프라(교육, 과학, 종교, 삶의 방식, 민속 등), 관광 인프라(관광목적지 및 루트, 숙박, 음식점), 레저 상부구조(공연, 스포츠 활동, 위락시설, 박물관, 공연, 축제, 음식 등) 등이 있다.

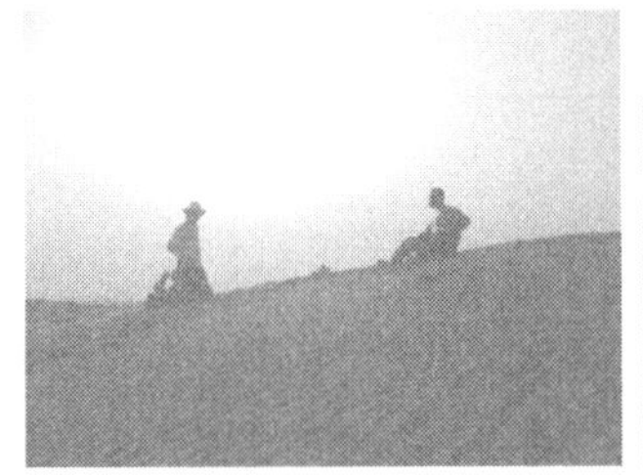
(a) 녕하 사막관광

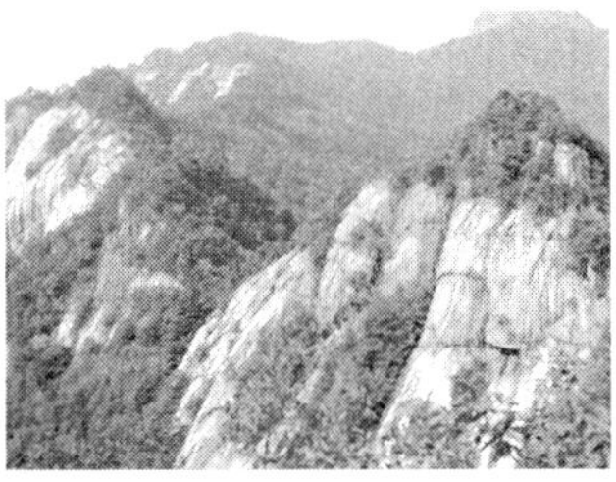
(b) 월악산 국립공원

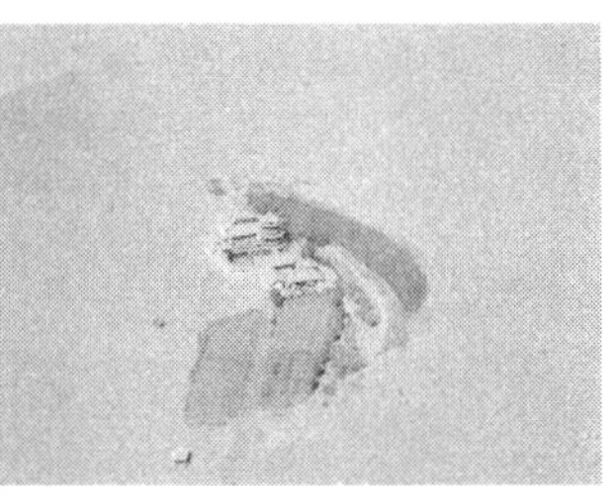
(c) 고비사막의 월아천

[그림 9-20] 류의 분류

9) 건(Gunn)의 분류

자연자원 의존형, 문화자원 의존형, 인공시설자원 의존형으로 분류한다(그림 9-21).

- 자연자원 의존형 : 해변, 피크닉 장소, 캠핑 장소, 일반경관지역, 특수 경관지역, 암석 채취장, 화석채취장소, 사냥지역, 낚시지역, 스키 · 동계 스포츠 지역, 스노우모빌 지역, 보트장, 카누장, 항해장, 동계휴양지, 하계휴양지, 자연경관 주요 지역 등이 있다.
- 문화자원 의존형 : 고고학적 유적 박물관, 역사 유적 및 복원지, 최초의 사건발생지, 특수 이종적문화, 과학적 불가사의, 제조공장, 장엄한 건물, 성지, 문화적 주요 관광지, 관광 목장, 전설 유래지 등이 있다.
- 인공시설자원 의존형 : 콘서트, 드라마, 연극장, 공예품 전시장, 도시캠핑 장소, 대형 운동경기장, 골프장, 테마공원, 쇼핑센터, 나이트클럽, 호텔, 모텔, 관광음식점, 정보센터, 휴식처, 놀이터, 친척, 친구집, 축제 퍼레이드와 경마장, 회의장, 운동경기장 등이 있다.

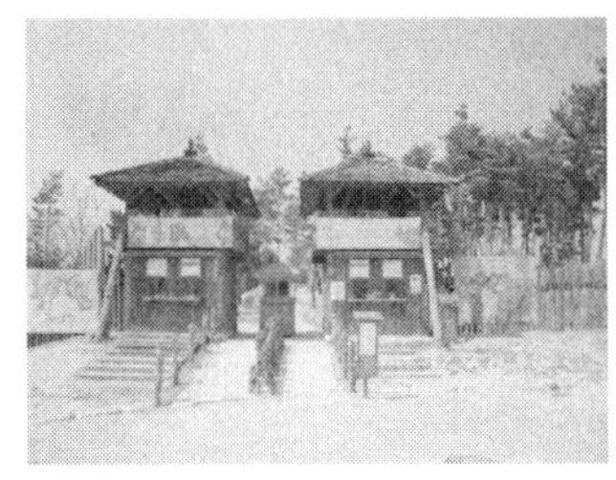
(a) 대조영 드라마 세트장

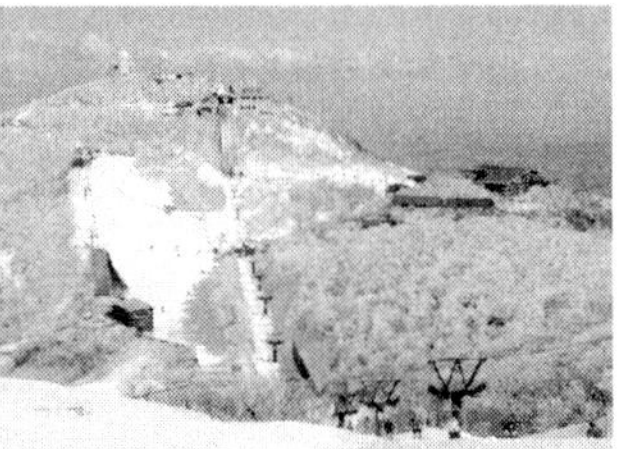
(b) 고자이쇼 스키장

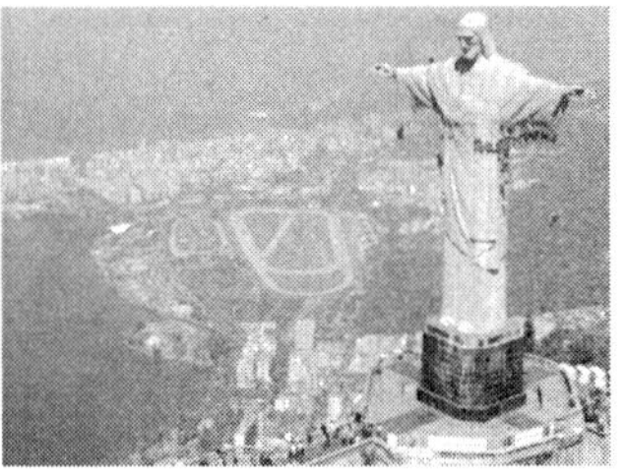
(c) 리우 그리스도상

[그림 9-21] 건의 분류

10) 바가트 & 배들릭의 분류

자연자원 중심형, 이용자 중심형으로 분류한다(그림 9-22).

- 자연자원 중심형 : 절경, 해안, 고대유적, 역사적 건축물, 산악, 강이 있다.
- 이용자 중심형 : 도시공원, 스포츠 광장이 있다.

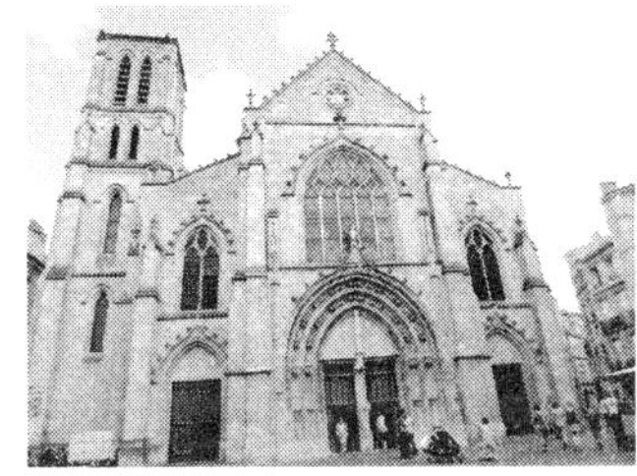
(a) 피에르 교회

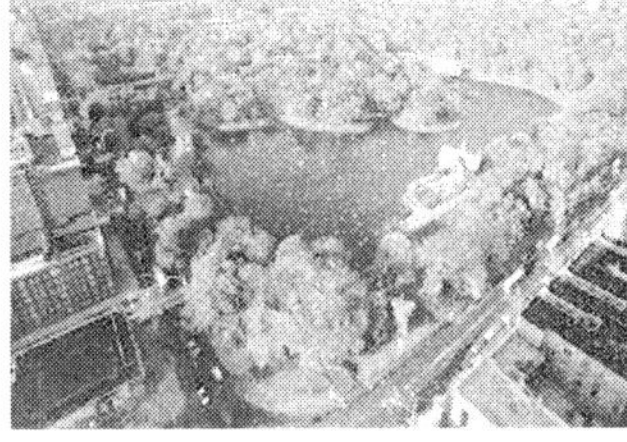
(b) 뉴욕의 센트럴파크

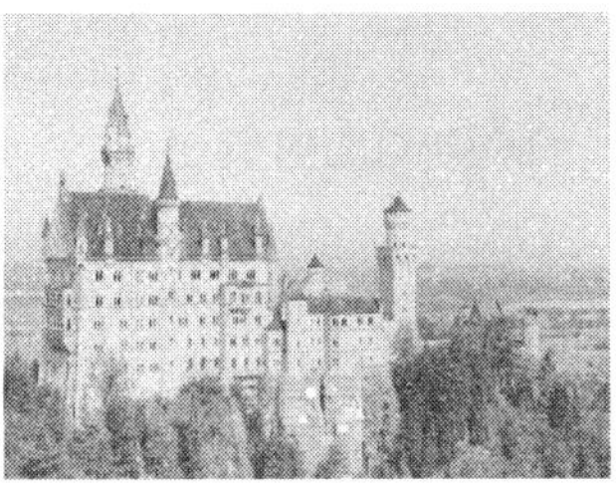
(c) 노인슈반스타인 성

[그림 9-22] 바가트 & 배들릭의 분류

11) 매킨토시(Macintosh)의 분류

자연 관광자원, 문화 관광자원, 사회 관광자원, 산업 관광자원, 위락적 관광시설로 분류한다(그림 9-23).

- 자연 관광자원 : 산악, 내수면, 해안, 온천, 동굴, 지형, 지질, 천문, 기상, 도서가 있다.
- 문화 관광자원 : 고고학적 유적, 사적, 무형문화재, 기념물, 민속자료, 미술관, 기타 문화시설 등이 있다.
- 사회 관광자원 : 풍속, 행사, 생활, 예술, 교육, 종교, 철학, 음악, 미술, 스포츠, 국민성, 음식, 사회형태, 인정, 예술 등이 있다.
- 산업 관광자원 : 공업단지, 유통단지, 관광 목장, 백화점, 견본시 공업시설 및 생산공정 등이 있다.
- 위락 관광시설 : 수영장, 코트장, 놀이시설, 레저 타운, 수렵장, 낚시터, 카지노, 승마장, 나이트클럽, 주제공원 등이 있다.

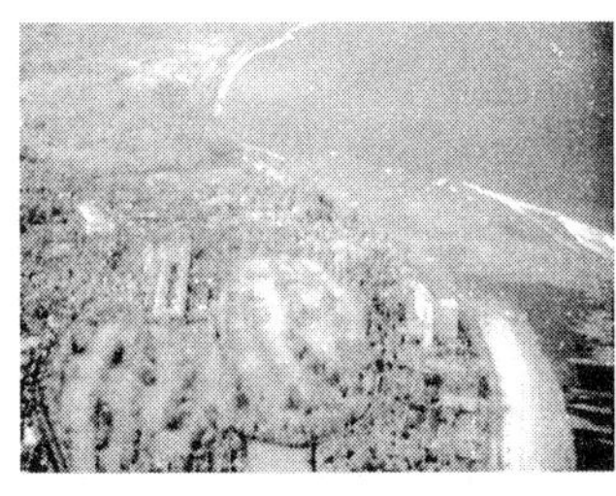
(a) 발리의 누사두아 해안

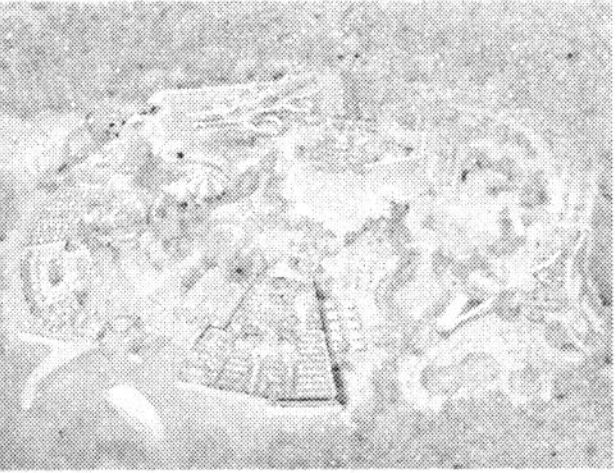
(b) 워터 파크

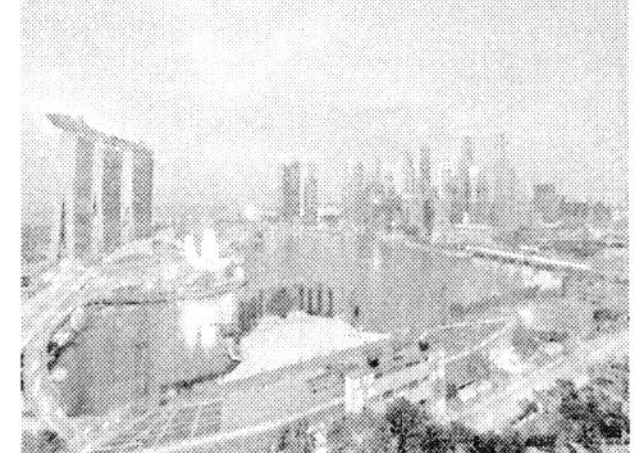
(c) 싱가포르의 해양관광도시

[그림 9-23] 매킨토시의 분류

4. 관광자원의 이해

"관광자원은 관광의 주체인 관광자에게 관광동기를 유발하고, 관광의욕을 충족시켜 관광자를 유인하여 관광활동을 촉진시킬 수 있는 관광매력물로서, 생태계 내의 유형(visible) · 무형(invisible)의 여러 자원을 포함하여 인문 관광자원과 인적 관광자원, 문화 관광자원 등을 포함한 매력 가치를 지닌 것"이라 정의한다.

1) 관광자원의 특성

우리의 역사와 문화의 산물은 다른 나라의 관광자원과 구별되어, 관광자원은 전문적인 보존과 관리가 필요한데 다음과 같다.

① 우리의 산은 유명한데 관광시설이 서구화되어 있어 무질서하게 개발되므로 우리 자연경관을 대부분 해치고 있어 휴양을 목적으로 장기체류할 수 있는 관광객에게는 맞지 않아, 문제를 해결하기 위해서는 괌이나 사이판 같은 휴양지로서의 조건을 갖추도록 해야 한다.

② 문화유적지는 목조유적지, 석물 유적지, 고분군, 박물관 등으로 구분할 수 있다.

㉠ 목조유적지 : 유적지는 대부분 고찰, 명찰들로서 불교 유적지로, 유적지가 유원지화되어 있어서 동양제국의 불교 유적지들과 비교했을 때 불교가 외래문화이므로 유적의 독창성에 문제가 있고, 역사가 뒤쳐지므로 타국의 유적보다 역사성에 있어서 우월적인 지위를 찾을 수 없는 단점이 있다(그림 9-24).

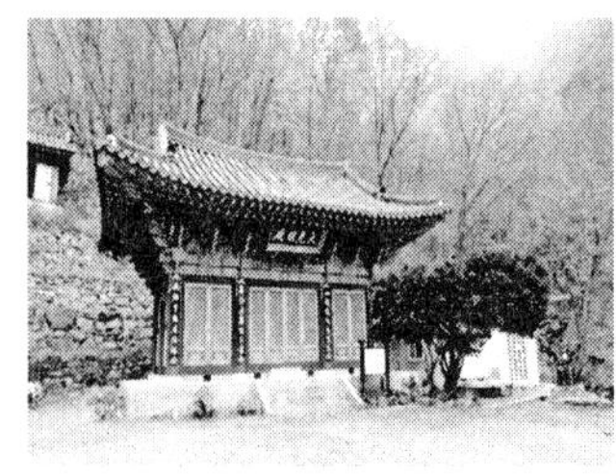
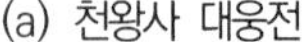
(a) 천왕사 대웅전

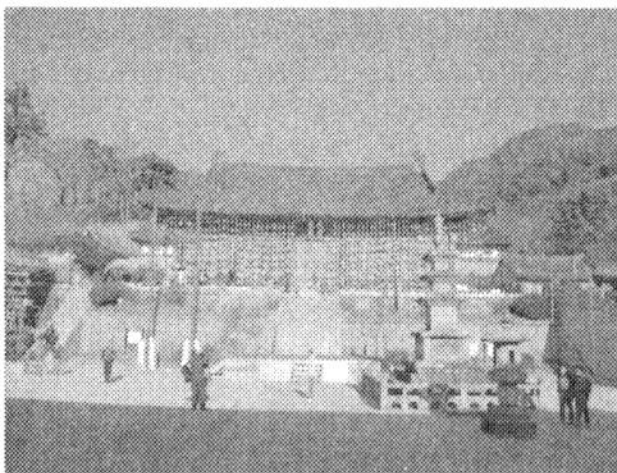
(b) 해인사

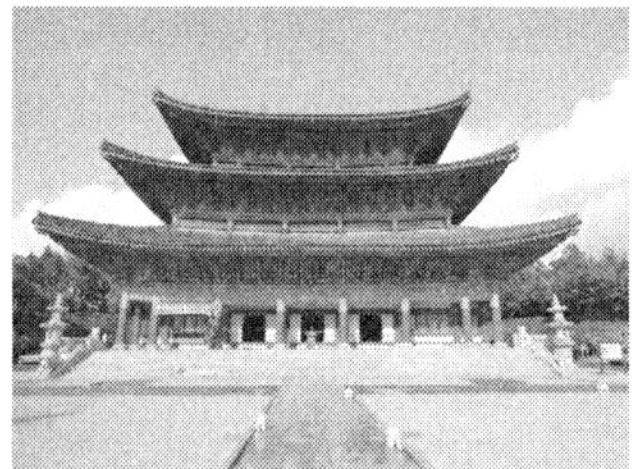
(c) 약천사

[그림 9-24] 목조유적지

㉡ 고분군 : 오래된 무덤들이 모여 있는 지역으로 대표적인 고분군은 공주 우금치고분군, 경주 고분군, 계성 고분군, 삼가 고분군 등이 있다. 이 고분들은 다음과 같다.

ⓐ 공주 우금치 고분군 : 1931년 9월경에 도굴하기 위해 천장이 파괴된 고분이 노출되면서 1932년 일본인 가루베지온(輕部慈恩)에 의해 처음으로 확인되었다.

- 당시 1기 : 굴식돌방무덤(橫穴式 石室墳)이 발굴 조사되었는데, 이후 지표조사를 통하여 주변 지역에 50여 기의 고분이 지표면에 노출되어 확인되었다.
- 1932년 조사 당시 : 굴식 돌방무덤과 구덩식 돌덧널무덤(竪穴式 石槨墓)이 혼재하였으며 일부 굴식 돌방무덤의 벽면에 점토를 바른 것이 확인되었다.
- 굴식 돌방무덤의 규모 : 길이 267[cm], 너비 156[cm]이며, 양쪽 단벽을 안쪽으로 내경시켜서 축조한 아치식으로 금학동 고분군과 비교된다.
- 출토 유물 : 금동제 귀걸이(金銅製耳飾) 2점, 곱은옥(勾玉) 1점, 작은옥(小玉) 다수가 있다.
- 우금치 고분군 : 1995년 공주대학교 박물관에서 지표조사를 진행하여 고분군의 존재를 재확인 하였으며, 2003년 충청문화재연구원에서 옥룡-태봉동 간 동부간선도로 부지 발굴조사 과정에서 고분군의 일부를 조사하였다.
- 조사범위 내 : 통일신라시대 이후의 고분만 확인되었으나, 주변 지역에 노출된 백제시대 굴식 돌방무덤 1기를 수습 조사하였다.
- 고분 : 평면 장방형에 우편재한 연도를 갖춘 굴식 돌방무덤으로, 규모는 길이 250[cm], 너비 105[cm]이다.
- 도굴로 인하여 다른 유물 : 전혀 출토되지 않았으나 관못이 확인되었다.
- 고분의 축조수법 : 공주 신기동 3호분과 유사하며, 축조 시기는 6세기 후반 이후에 조성된 것으로 편년된다.

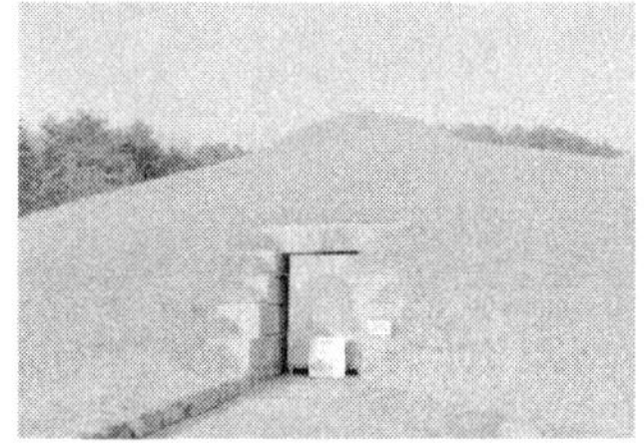
(a) 무령왕릉

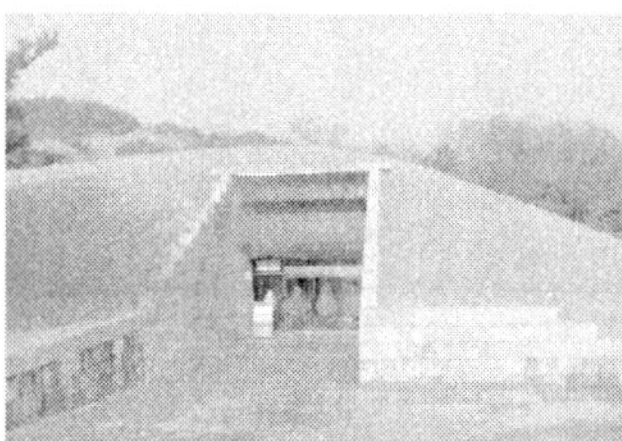
(b) 무령왕릉 모형분

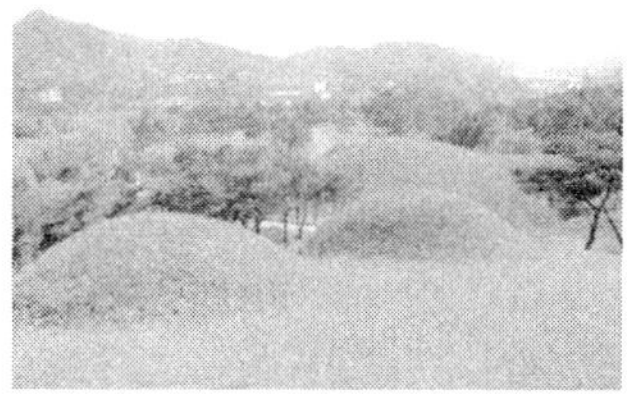
(c) 뒤에서 본 1, 2호분과 무령왕릉

[그림 9-25] 공주 송산리 고분군

ⓑ 경주 고분군(慶州古墳群): 경주에 소재한 고분들은 적게는 수 기(基)에서 부터 수십 기 혹은 수백 기씩 무리를 형성한다(그림 9-26).

- 고분군 : 피장자들의 혈연관계로 형성되었으며, 묘지의 선택은 혈연집단의 거주 구역과 깊은 관련이 있다.
- 고분군 : 가족·씨족·종족 등 혈연집단의 공동묘지로 형성되었고, 묘지는 경주분지의 평야지대·산록지대 또는 하천의 근거리 지대에 위치하는, 현상은 시대의 추이와도 밀접한 관련이 있다.
- 경주 고분군의 분포상 : 내부 매장시설의 형식과도 관계가 있는데, 움무덤군(土壙墓群)·움널무덤군(木棺土壙墓群)·움덧널무덤군(土壙木槨墓群)·돌무지덧널무덤군(積石木槨墓群)·돌방무덤군(石室墳群)으로 구분한다.

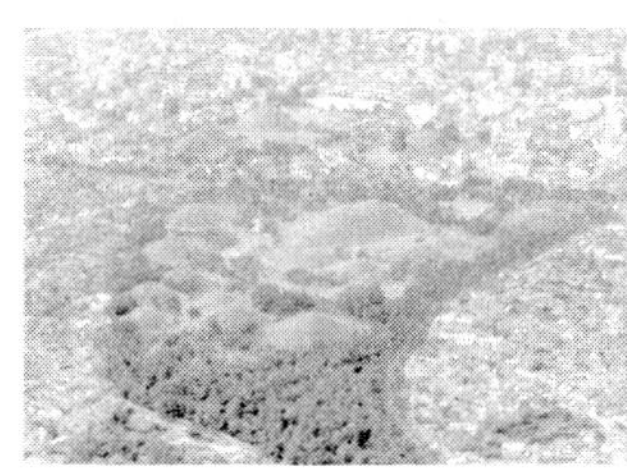
(a) 고분군 전경

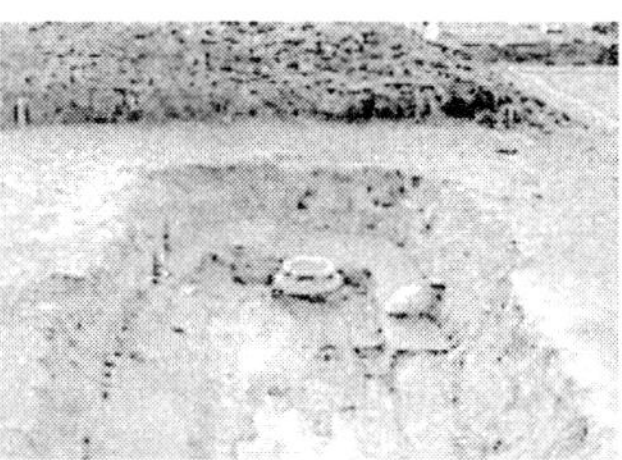
(b) 움덧널무덤군

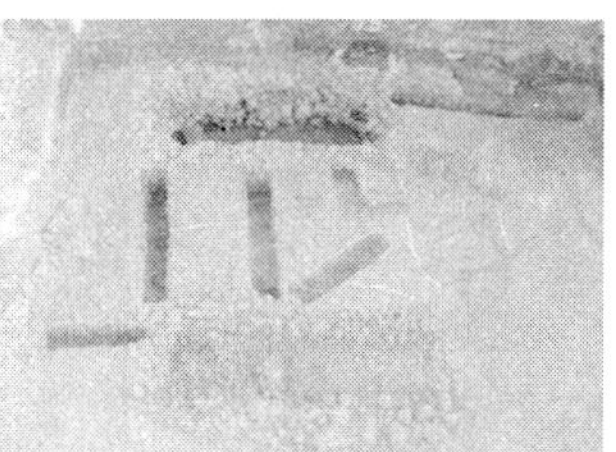
(c) 돌무지덧널무덤군

[그림 9-26] 경주 고분군

ⓒ 계성 고분군 : 1974년 2월 16일에 경상남도 기념물 제3호로 지정되었다(그림 9-27).

- 계성고분군 : 비화가야(非火伽耶), 비사벌(比斯伐)라 하던 소국의 중심 고분군으로 알려진 창녕읍의 교동 고분군에 버금가는 대고분군 으로 영취산에서 서북쪽으로 뻗어나간 지맥의 말단부 계성평야를 내려다보는 위치에 형성되었다.
- 고분군의 최초조사 : 일제시대 조선고적조사위원회에 의해 이루어졌는데 현상을 파악하면서 뚜렷한 봉분을 지닌 고분만 21호까지 호수를 부여하였다.
- 1967년 11월에 큰 무덤 1기가 문화재관리국 주관으로 발굴조사 되었고, 영남대학교 박물관이 1968년과 1969년에 걸쳐 계남리 1호분과 4호분을 발굴 조사하였다.
- 1976년 구마고속도로가 개설될 때 도로부지 내에 있던 무덤 49기가 경상남도 주관으로 발굴 조사되었고, 고속도로와 국도가 확장되면서 1994년과 1998년에 사리와 명리의 중 · 소형 봉토분과 소형분들에 대한 발굴조사가 이루어졌다.

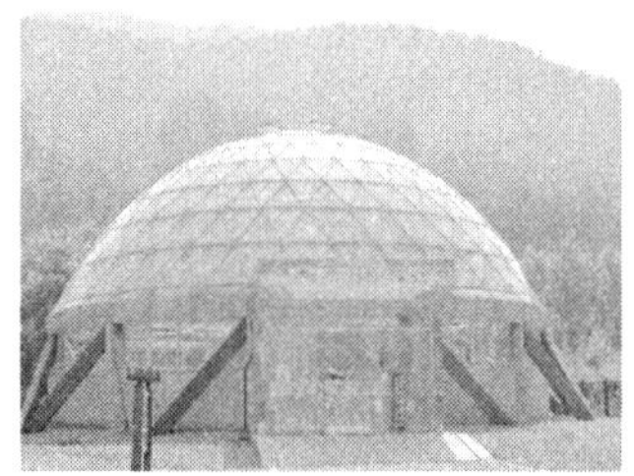
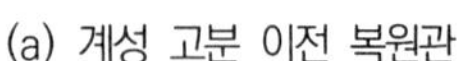
(a) 계성 고분 이전 복원관

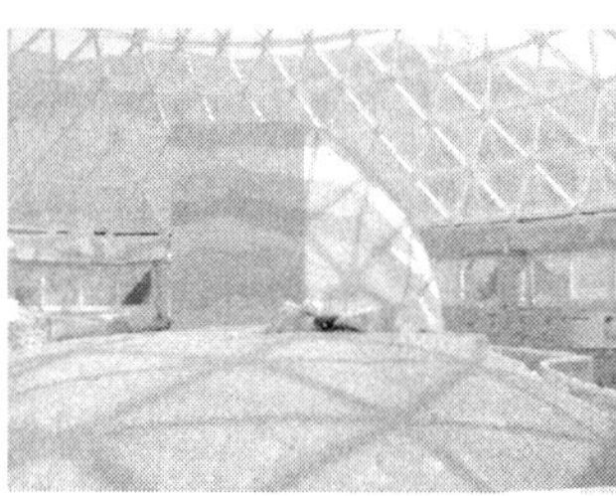
(b) 복원관 내부

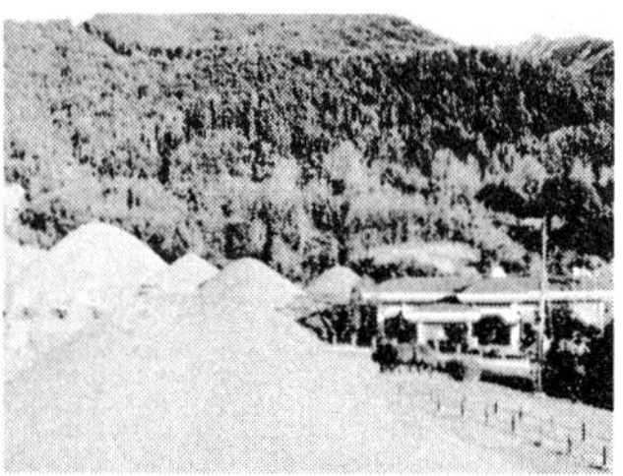
(c) 계성 고분 전경

[그림 9-27] 계성 고분군

ⓓ 삼가 고분군 : 1974년 2월 26일 경상남도 기념물 제8호로 지정되었다(그림 9-28).

- 고분군 : 자굴산(해발 897[m]) 서쪽 사면을 근원으로 하는 야산 정상부와 그 기슭에 위치하고 있고, 크고 작은 봉토(封土)를 가진 것이 수백여 기에 달하나 대부분 일제시대부터 도굴당해 현재 원모습을 유지하고 있는 것은 소수에 불과하다.
- 1981년 6월 고분군 주위에 도로가 확장되면서 동아대학교 박물관에서 일부 고분을 발굴 조사하였다.

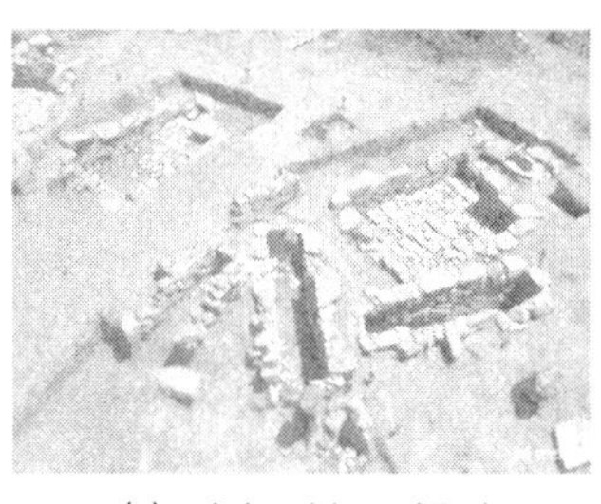
(a) 삼가 고분군 발굴터

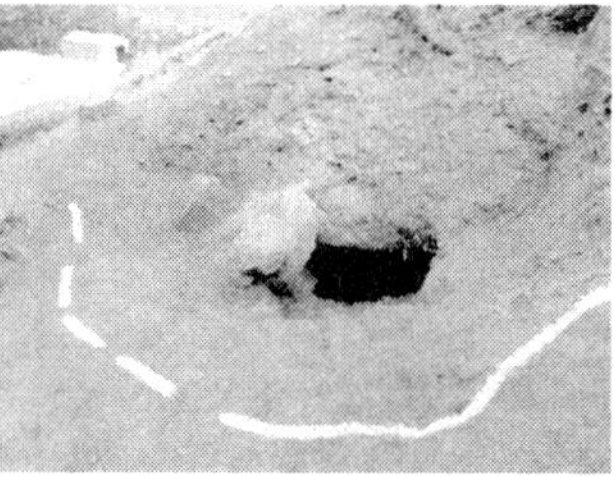
(b) 도굴 흔적

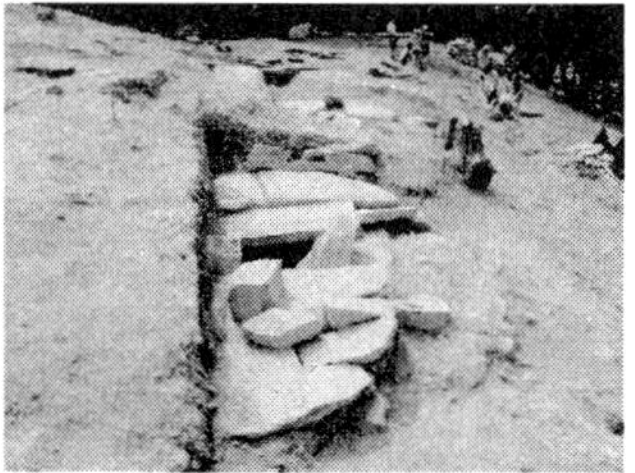
(c) 발굴전 석곽묘

[그림 9-28] 삼가 고분군

㉢ 박물관 : 교양 · 조사연구 · 레크리에이션 등에 자료를 제공하기 위하여 필요한 사업을 추진하고, 아울러 이들의 자료에 관한 조사연구를 목적으로 하는 기관이다(그림 9-29).

• 국제박물관협의회(International Council of Museums : ICOM)에서는 "문화적 또는 학술적 의의가 깊은 자료를 수집하여 그것들을 연구 · 교육 및 취락(趣樂)을 위하여 보관하고 전시하는 상설기관은 모두 박물관으로 간주한다."라고 정의하고 있다.

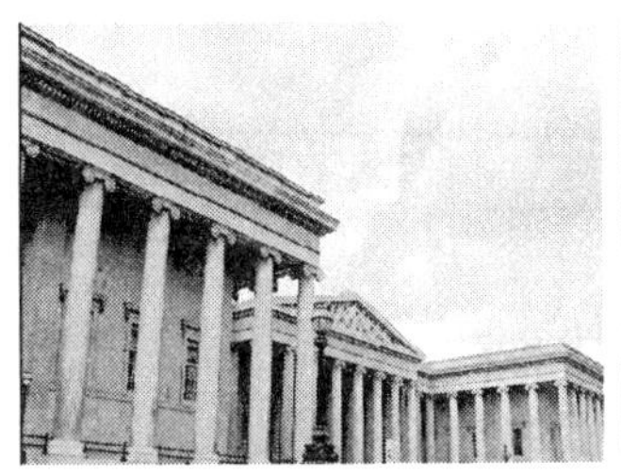
(a) 영국의 대영박물관

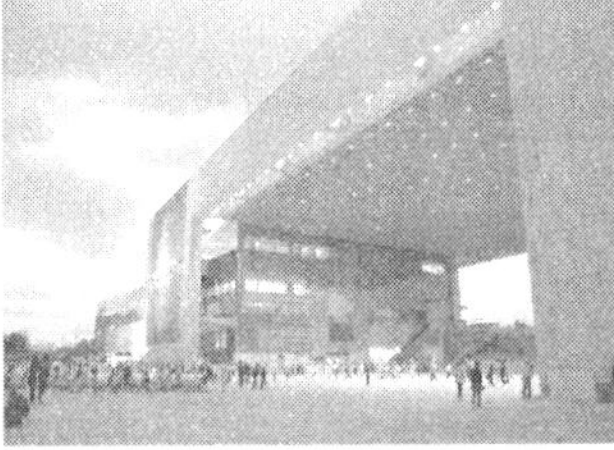
(b) 국립중앙박물관

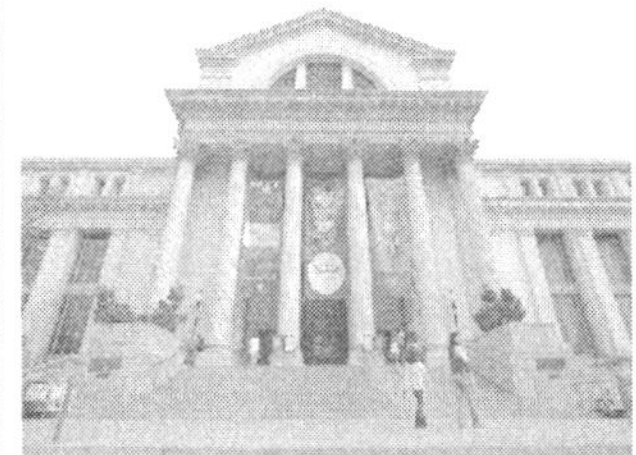
(c) 미국의 국립자연사박물관

[그림 9-29] 박물관

③ 하회마을과 같은 유서 깊은 마을들이 있으나 빈집으로 남아 있어서 쇠퇴해 가고 있는 점에 문제가 있는데, 보존대책이 필요하고, 비활성화되어 있어서 활성화 대책이 필요하다(그림 9-72).

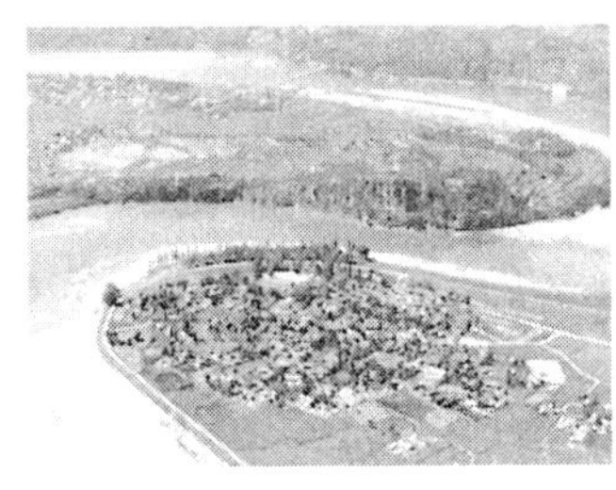
(a) 마을 전경

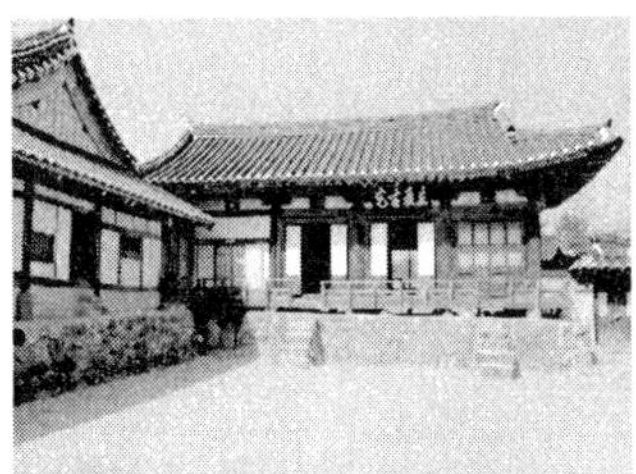
(b) 하회마을 양진당

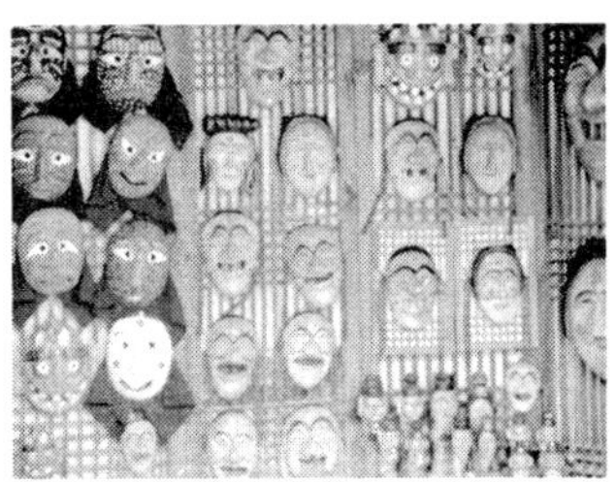
(c) 하회탈 모습

[그림 9-30] 하회마을

④ 관광을 목적으로 세운 민속촌이 있으나 역사의 상한선이 조선조 후기에 머물러 있어서 고려, 삼국시대, 단군 조선시대 등 시대 상한선을 확대하여 여기에 맞는 콘텐츠를 개발할 필요가 있다. 또한 우리의 역사 문화를 통상적인 시각에서 구현하였으나, 기품있는 전통문화 콘텐츠 개발에 미진하다는 단점이 있다(그림 9-31).

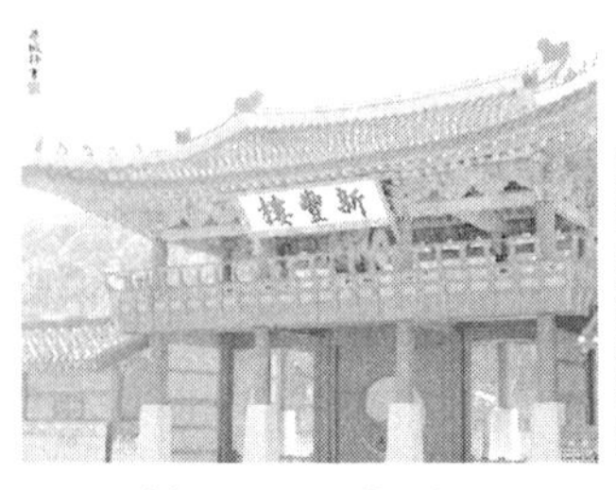
(a) 한국 민속촌 입구

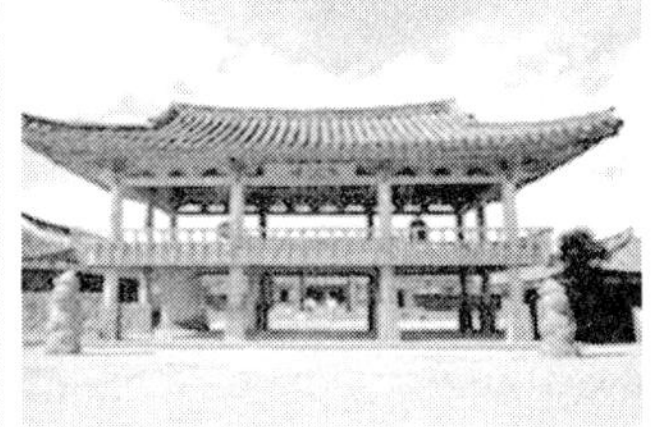
(b) 제주 민속촌

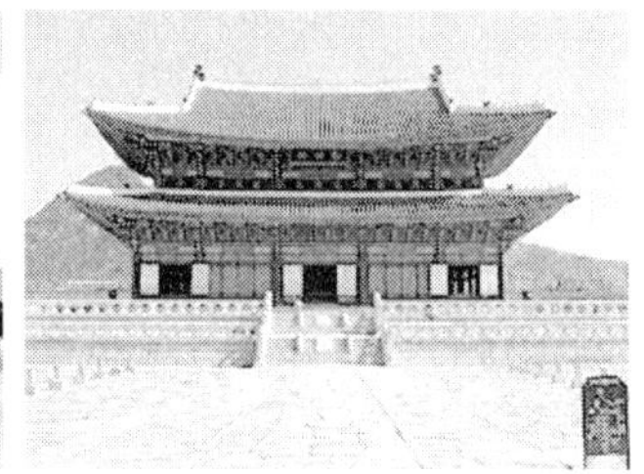
(c) 경복궁

[그림 9-31] 민속촌

⑤ 최근에 생긴 촬영장에 일본 관광객이 관광하고, 드라마에서 배용준 신드롬으로 문화의 국경이 허물어지고 있는 현실로, 관광자원은 오래가지 못한다는 한계가 있으나 각종 세트 장소를 문화 관광지로서의 활용방안이 강구되어야 할 것이다 (그림 9-32).

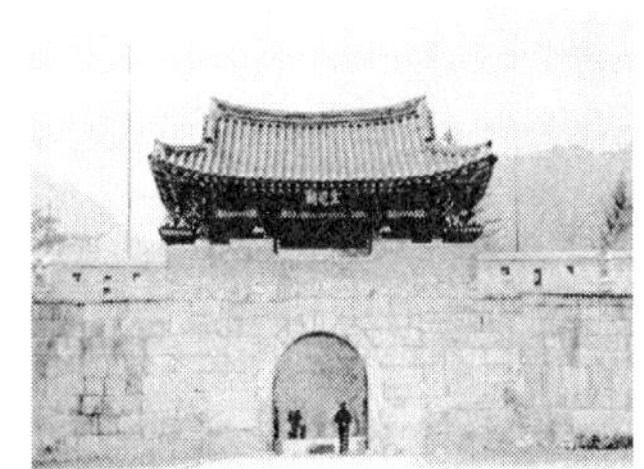
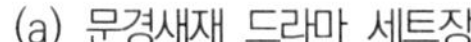
(a) 문경새재 드라마 세트장

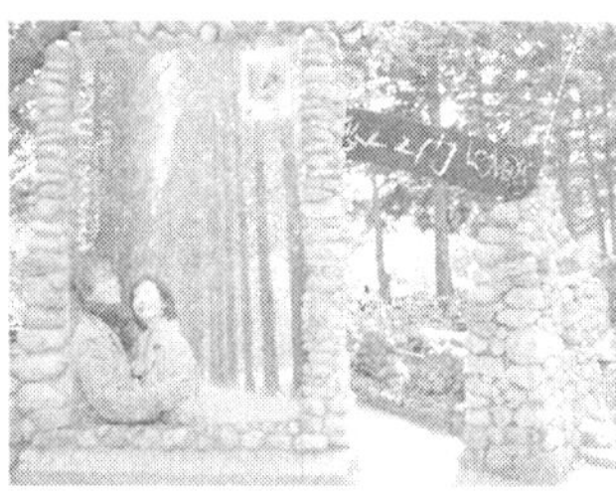
(b) 드라마 겨울연가 촬영지

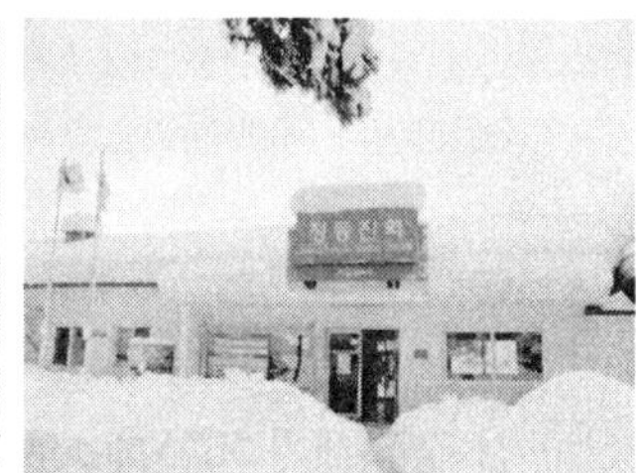
(c) 드라마 모래시계 촬영지

[그림 9-32] 영화, 드라마 세트장

⑥ 향토 문화축제는 몽골의 나담축제, 일본의 마쓰리축제가 있다(그림 9-33).

㉠ 전 세계적으로 벌어지는 카니발에서 보듯이 개발이 가능한 부분이라고 하겠다.

㉡ 나담이나 마쓰리 카니발은 동시다발적으로 전국적인 또는 세계적인 규모로 치러지는 문화행사라는 점에 특징이 있다.

㉢ 우리도 1~2가지를 선정하여 전국적인 축제로 확대할 필요가 있다.

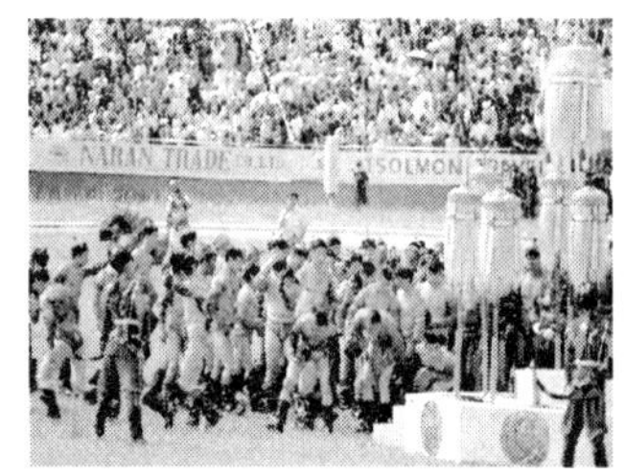
(a) 몽골의 나담축제

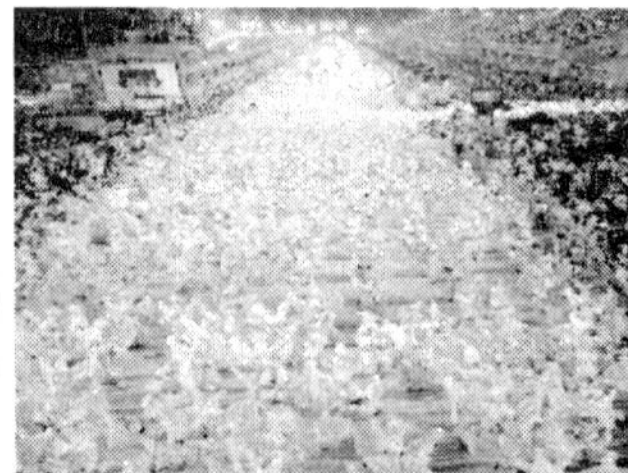
(b) 브라질 삼바축제

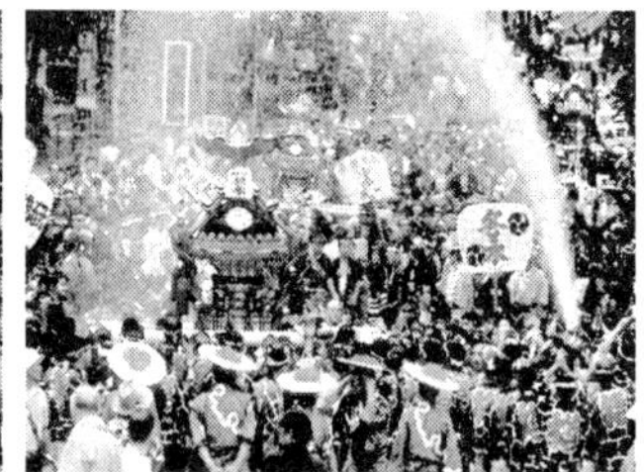
(c) 일본의 마쓰리축제

[그림 9-33] 향토문화축제

2) 관광자원의 개념적 특성

인간의 관광욕구의 대상이 되고, 관광행동을 유발시키는 가치를 지닌 유·무형의 7가지가 있다.

① 매력성 : 관광자원은 관광자의 욕구나 동기를 일으키는 매력을 지닌다.
② 유인성 : 관광자원은 관광자의 행동을 끌어들이는 유인성을 지닌다.
③ 개발 요구성 : 관광자원은 개발을 통해 관광 대상이 된다.
④ 자연과 인간의 상호작용 : 관광자원은 자연과 인간의 상호 작용의 결과이다.
⑤ 범위의 다양성 : 관광자원의 범위는 자연, 인문, 유형, 무형 자원 등 다양하고 넓다.
⑥ 가치의 변화 : 관광자원은 사회구조나 시대에 따라서 가치를 달리한다.
⑦ 보존·보호의 필요성 : 관광자원은 보존 또는 보호를 필요로한다.

3) 관광목적지 매력물에 대한 학자별 분류

관광목적지 매력물 연구에서 학자별 분류는 다음과 같다.

① Coltman(1981년) : 목적지가 지녀야 할 속성으로 매력물(attractions)과 문화적 설비(amenities)로 구분하였고, 자연환경적 매력물(natural environmental attraction)과 인위적 매력물(manufactured attractions)로 설명하였다.
② Inskeep(1991년)
  ㉠ 자연적 매력물 : 기후, 경관의 아름다움, 해변과 바다, 동·식물군 등의 자연적 환경이 있다.
  ㉡ 문화적 매력물 : 건축학적·역사적·문화적 장소, 독특한 문화적 전통과 관습, 예술과 수공예품, 흥미 있는 경제적 활동 및 도시지역 등의 인간 활동이 있다.
  ㉢ 독특한 매력물 : 주제공원, 위락공원, 쇼핑, 각종 회의, 특별한 이벤트, 카지노가 있다.
③ Ritchie(1993년)
  ㉠ 관광목적지 : 관광 이용시설과 관광 서비스의 패키지이고 특별한 개인에게 관광지의 매력을 결정하게 하는 다차원적 특성으로, 자연적 요소, 사회적 요소, 역사적 요소, 오락과 쇼핑 이용시설, 음식과 숙소 등의 제반 시설이다.
  ㉡ 관광지 매력도를 측정하기 위한 관광속성 : 기후, 숙박시설, 스포츠·레저활동, 경치, 음식, 유흥시설, 지역 특색, 유물과 유적, 지역문화, 지역축제, 교통의 편의성, 쇼핑의 편리성, 물가 등 13가지 항목이다.
④ Lindberg & Hawkins(1999년) : 생태관광유형을 생태적으로 민감한 자원의 보호, 지역사회개발, 방문자의 관광목적지에 대한 질 높은 경험 추구 형태라고 주장하며, Cohen(1988년)은 모험관광의 체험을 통해 인간의 지식과 경험의 폭을 넓히고 삶의

질의 향상을 도모하는 능동적인 활동이라고 설명한다.

⑤ Littell(1994년) : Graven & Smith의 행동유형(Behavioral Typologies)을 바탕으로 민족 체험형 관광, 역사형 관광, 도시환락형 관광, 야외스포츠 관광으로 4가지로 분류하였다.

㉠ 민족 체험형 관광(Ethnic Arts and People Tourism) : 관광객이 자신과 다른 민족의 풍습이나 음식, 문화 등을 알 수 있게 해주는 관광이다(그림 9-34).

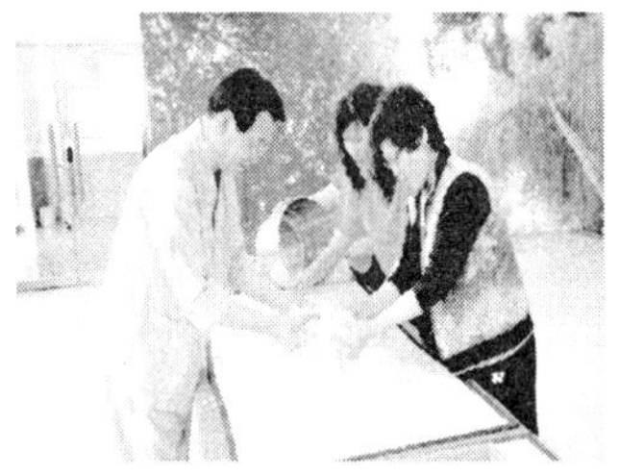
(a) 추성고을 전통주 체험

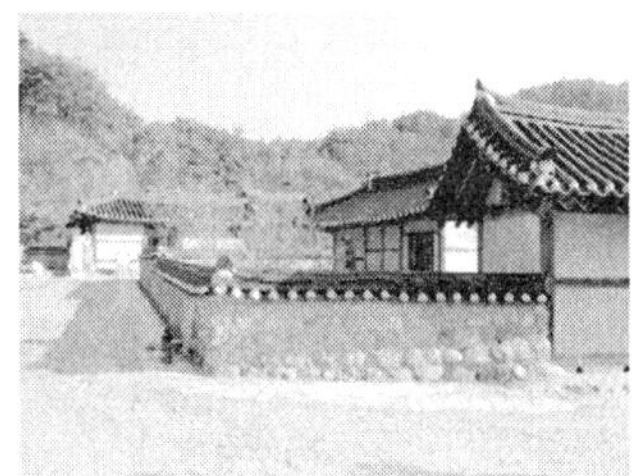
(b) 영주 선비촌 관광

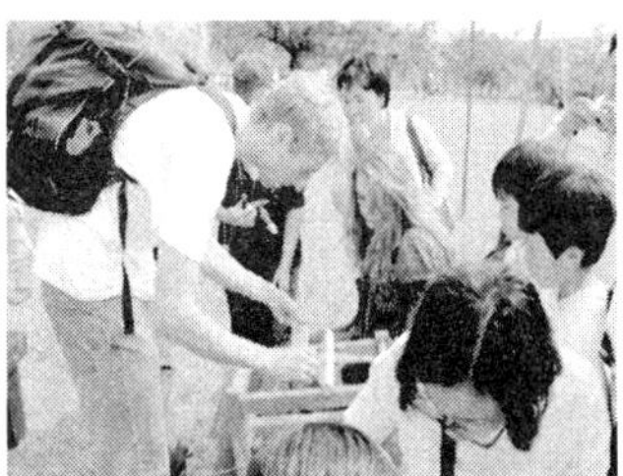
(c) 해미 읍성 역사체험행사

[그림 9-34] 민족체험형 관광

㉡ 역사형 관광(History Part Tourism) : 고대 유적지나 역사박물관 등을 관광하면서 역사를 배울 수 있는 관광이다(그림 9-35).

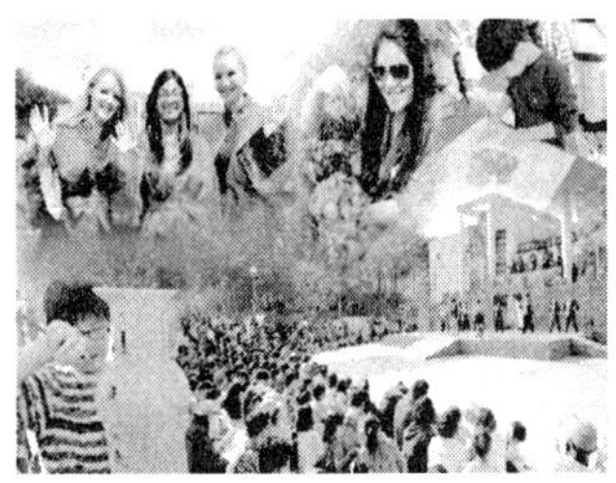
(a) 대가야로 가는 역사체험여행

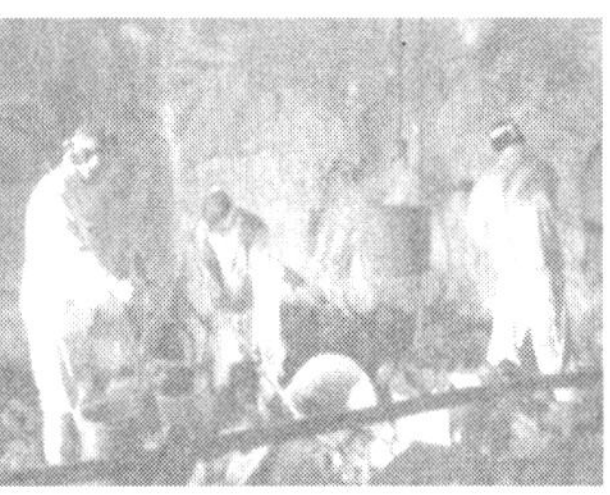
(b) 정선 화암관광지

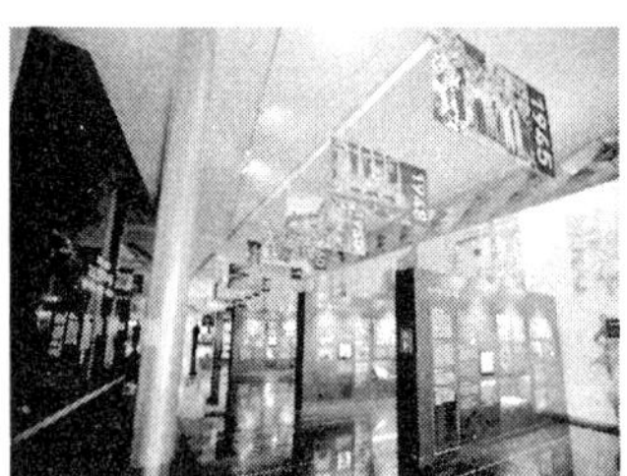
(c) 서울 역사박물관

[그림 9-35] 역사형 관광

㉢ 도시환락형 관광(Cith Entertainment Tourism) : 라스베가스나 마카오 같은 곳을 관광하면서 도박과 환락을 즐기는 여행이다(그림 9-36).

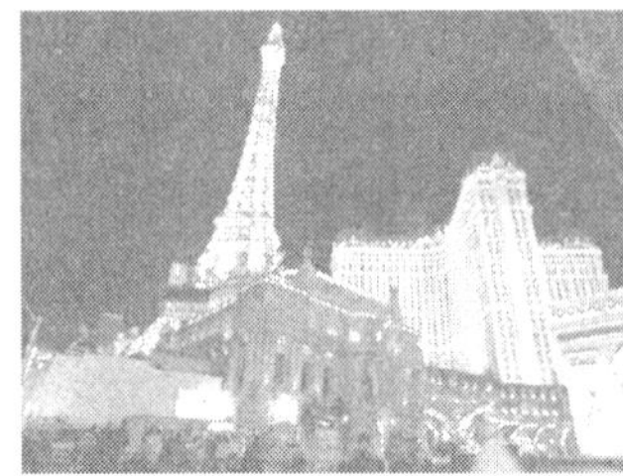
(a) 라스베가스의 야경

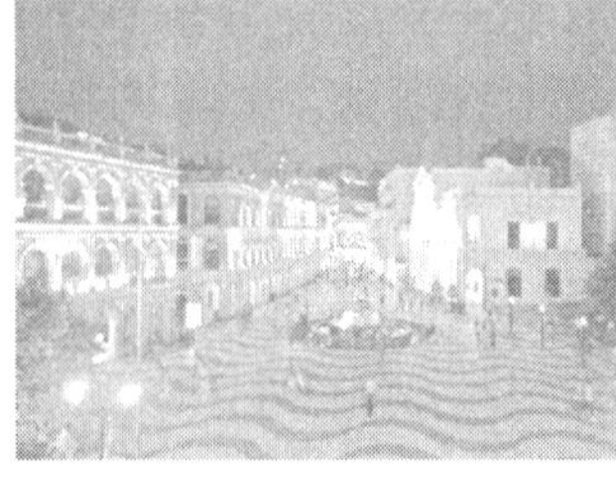
(b) 마카오 거리

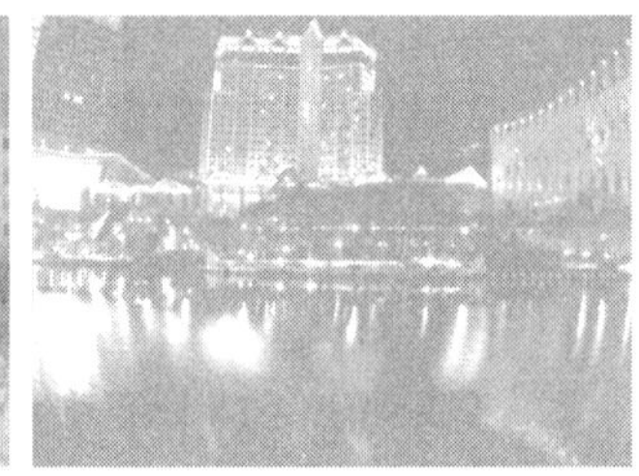
(c) 정선 카지노

[그림 9-36] 도시환락형 관광

㉣ 야외스포츠 관광(Active Outdoor Tourism) : 스포츠를 즐기기 위해 직접 스포츠 경기가 열리는 경기장을 찾아가서 스포츠를 관람하는 관광이다(그림 9-37).

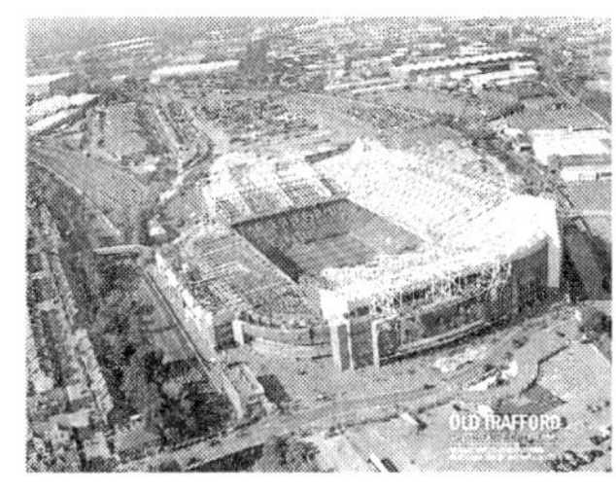

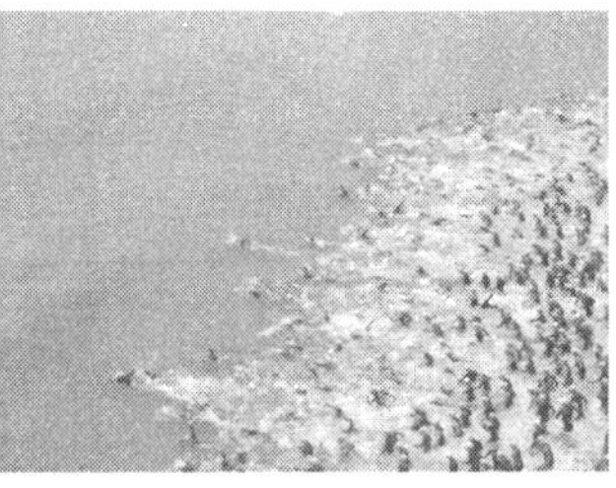

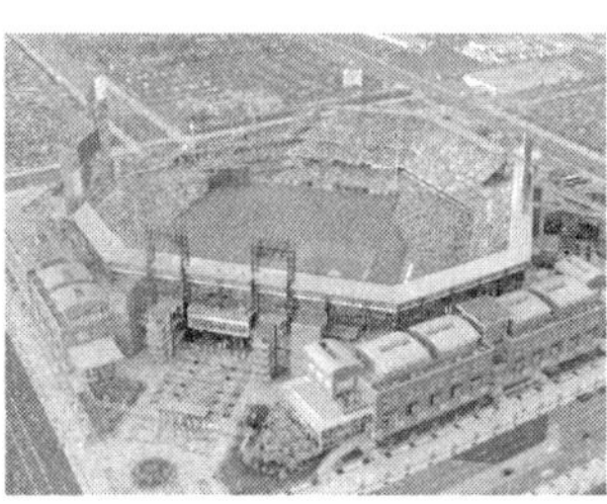

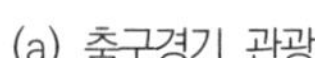
(a) 축구경기 관광 (b) 바다핀 수영대회 (c) 야구경기 관광

[그림 9-37] 야외스포츠 관광

⑥ Gold(1980년) : 관광지의 매력성, 관광지의 관리 수준, 관광지의 이용성, 관광지의 수용력, 관광지의 기후, 관광지의 자연적 · 물리적 특징이라고 분석하였다.

⑦ Smith(1983): 계절성, 여행 매체, 지출 비용, 체재 기간, 사회 · 경제적 특징, 여행자 수 등이다.

⑧ Aaker(1991년) : 브랜드에 대한 인지도, 충성도, 제품의 질, 제품에 연상된 이미지 등이 브랜드의 가치를 형성한다. 브랜드 가치를 결정짓는 요소로서 브랜드에 대한 인지도, 애호도, 소비자가 인식하는 제품의 질, 브랜드를 통해 연상되는 이미지 등이다.

⑨ Dobn & Zinkhen(1990년) : 관광지의 이미지도 브랜드의 이미지로서 관광지 결정에 중요한 역할을 하며, 경쟁 관광목적지의 브랜드이미지 또한 해당 관광지 브랜드의 이미지 형성에 영향을 미친다고 주장한다.

5. 관광자원의 특성에 의한 관광형태

관광자원의 특성에 의한 관광 형태는 다크투어리즘, 전통체험관광, 대중관광, 문화유산관광, 의료관광, 체험관광, 목장체험관광, 문화체험관광, 토론회 · 세미나 관광, 겸목적관광, 일촌일품운동, 원더러스트, 선더러스트 관광, 평화관광, 크루즈관광, 사이버 관광, 산업시찰, 지속가능한 관광, 봉사관광, 새 관찰 관광, 오지여행, 선진국 관광, 민족관광, 자연보호관광, 테마파크가 있는데, 관광 형태는 다음과 같다.

1) 다크 투어리즘(Dark Tourism)

휴양과 관광을 위한 일반 여행과 달리 재난과 참상지를 보면서 반성하고 교훈을 얻는 여행으로, 9.11 테러사건의 '그라운드 제로', 유대인 대학살 현장인 폴란드의 '아우슈비츠 수용소', 수백만 명이 학살된 캄보디아 '킬링필드' 등의 여행지이다(그림 9-38).

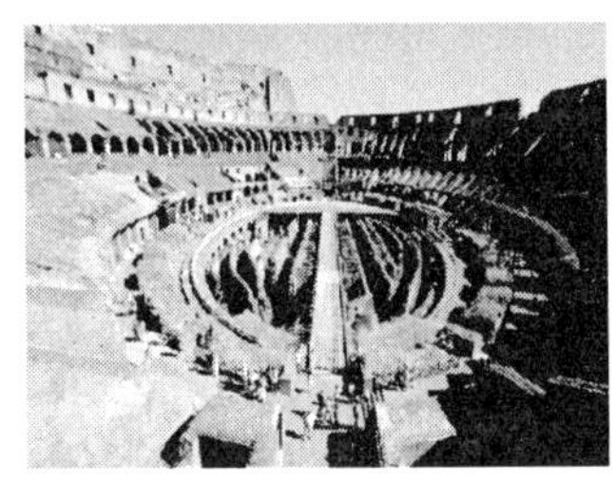
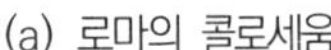
(a) 로마의 콜로세움

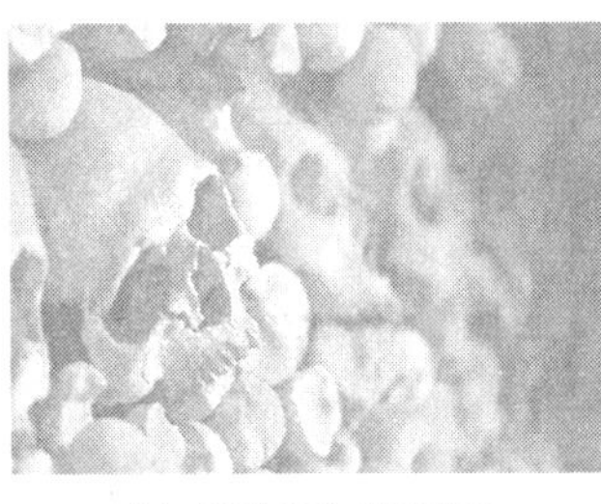
(b) 미얀마의 킬링필드

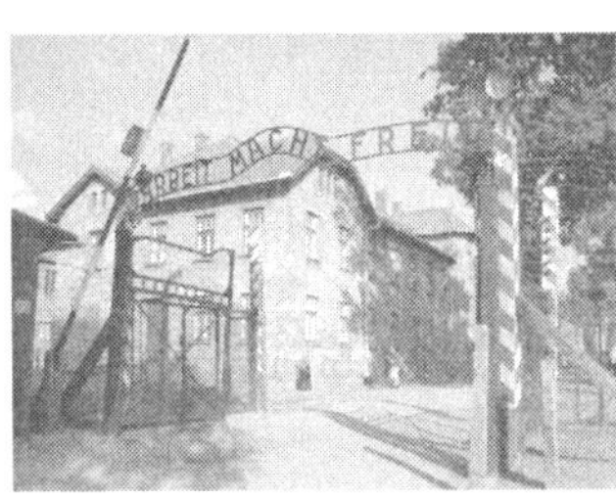
(c) 아우슈비츠 수용소

[그림 9-38] Dark Tourism

2) 전통체험(Model Culture)관광

관광용으로 복원·연출된 민속문화나 역사 문화, 또는 그것들을 체험학습할 수 있는 테마파크로, 민속문화를 체험하는 하와이의 폴리네시아 문화센터나 한국의 민속촌, 역사를 따라 체험하는 미국의 플리머스 플랜테이션의 여행지이다(그림 9-39).

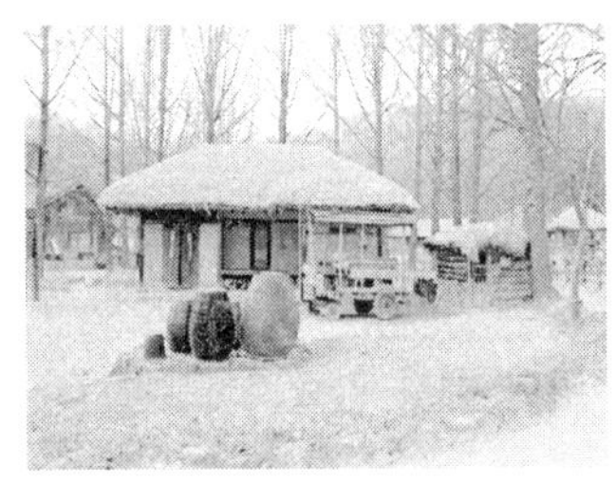
(a) 용인 민속촌

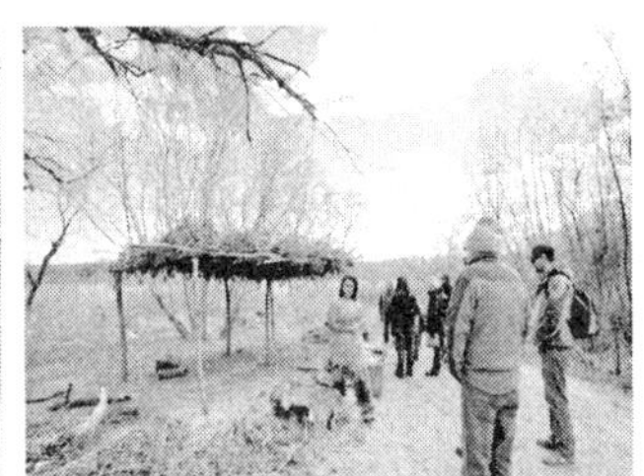
(b) 미국의 플리머스 플랜테이션

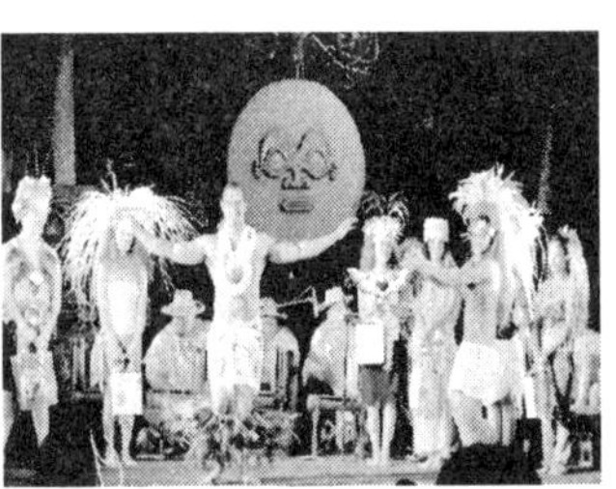
(c) 하와이 폴리네시아 전통무용

[그림 9-39] 전통체험관광

3) 대중관광(Mass Tourism)

관광의 대중화로 자신과 시간적 여유를 가진 특권계급만이 누릴 수 있던 여행이 상품화가 대중화되면서 대중에게 저렴한 관광상품이 보급화되어 관광의 대중화로 1일에 행락에서부터 숙박을 수반하는 여행, 남성 중심의 여행으로부터 여성이나 어린이도 참가할 수 있는 여행, 단체여행에서 가족이나 소그룹도 참가할 수 있는 여행, 국내 여행으로부터 해외여행, 아주 드물게 갈 수밖에 없었던 여행으로부터 일상적인 여행 등 여러 측면이다(그림 9-40).

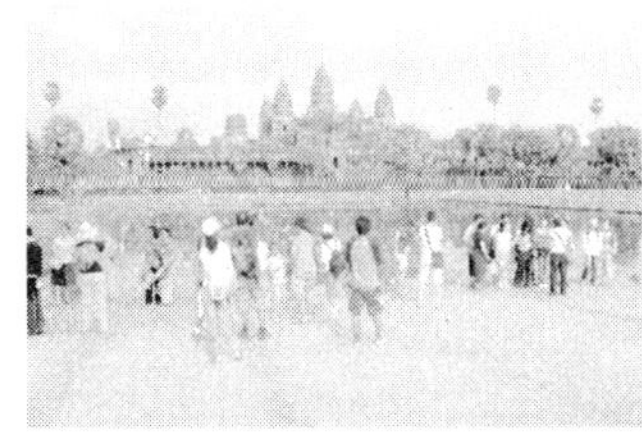
(a) 캄보디아 앙코르와트를 보는 관광객들

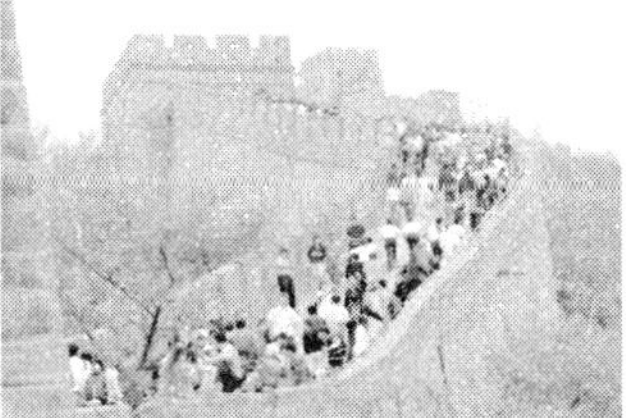
(b) 중국의 만리장성을 걷고 있는 관광객들

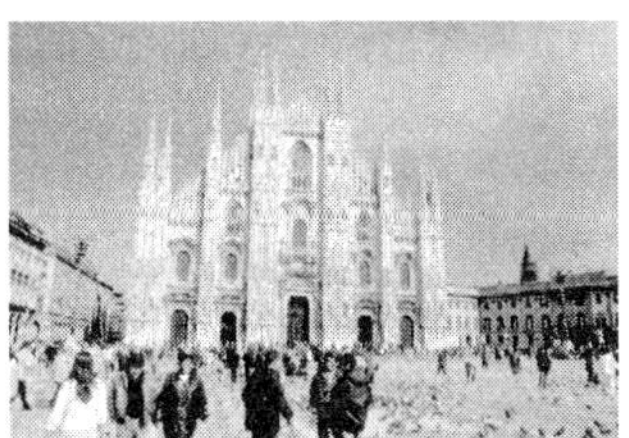
(c) 밀라노대성당을 보는 관광객들

[그림 9-40] 대중관광

4) 문화유산관광(Heritage Tourism)

역사적 유산을 지니고 있는 문화유산에 한하지 않고 자연유산까지 포함하여 인류의 유산을 답사하는 관광으로 유네스코의 세계유산, 각 국가의 천연기념물이나 국보, 각종 자치단체의 사적 등을 대상으로 한다(그림 9-41).

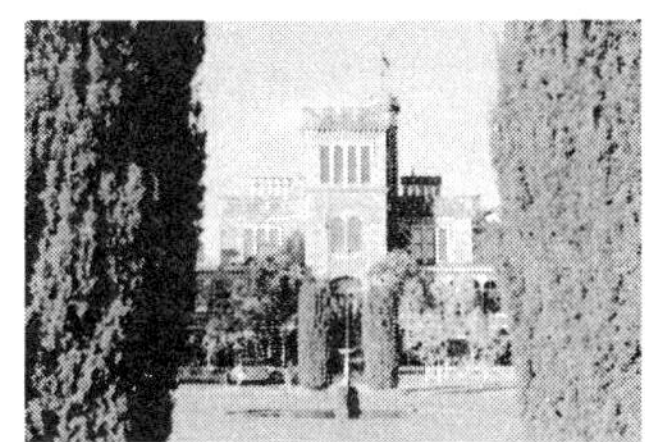
(a) 뉴질랜드의 라나크성

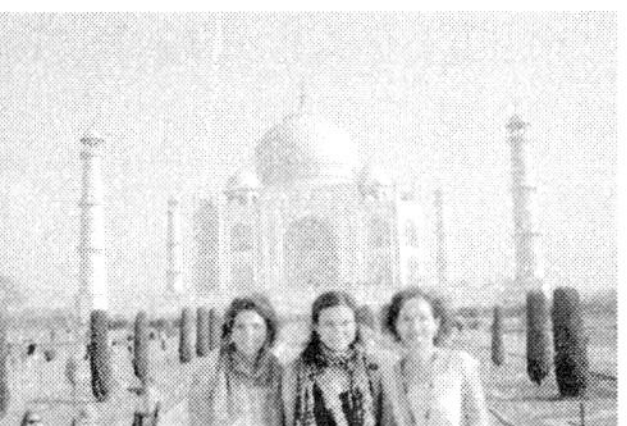
(b) 인도의 타지마할

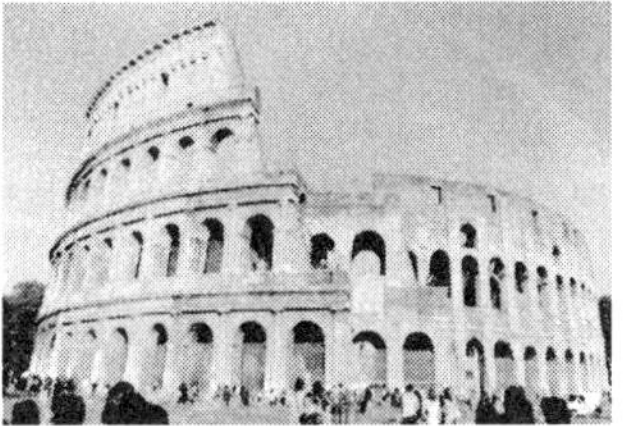
(c) 이탈리아의 콜로세움

[그림 9-41] 문화유산관광

5) 의료관광(Medical Tourism)

병의 회복이나 건강을 목적으로 하는 이동이었으나, 일반에 보급되면서 관광 형태로 자리잡았다. 최근 관광은 스포츠나 건강보양적인 요소가 포함되어 건강관광은 하나의 사회현상으로 크게 확대되고 있다(그림 9-42).

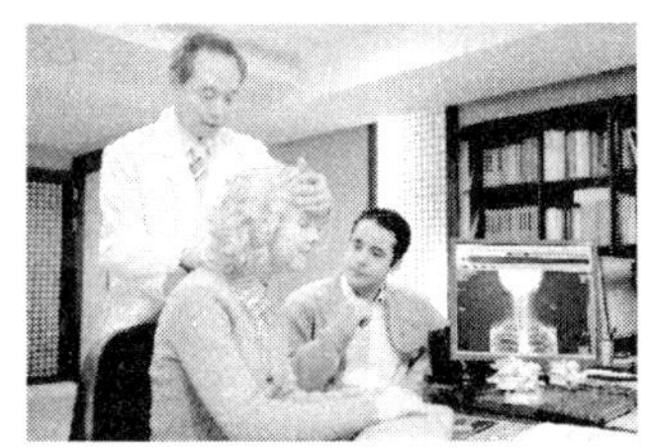
(a) 치료를 받고 있는 외국인 관광객

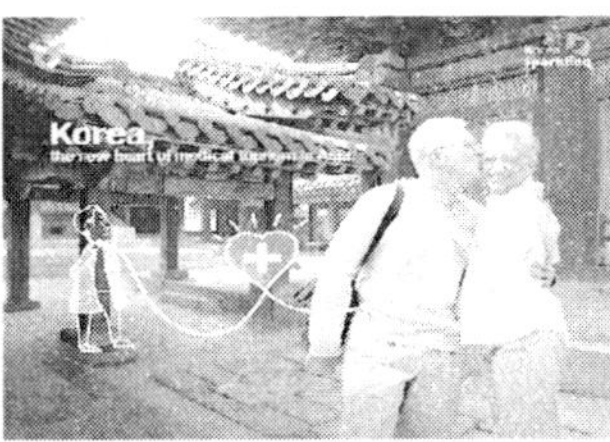

(b) 의료관광 포스터

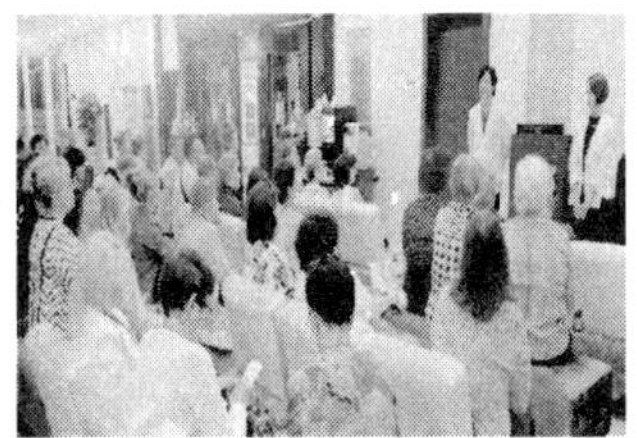
(c) 진료를 위해 찾아온 외국인 관광객

[그림 9-42] 의료관광

6) 체험관광(Experience Tourism)

체험이나 경험하는 것을 목적으로 하는 관광 형태로, 단순히 '보는 관광'에서 '직접 참여하는 관광'으로 변화하는 것이 일반적인 현상이다. 최근에는 도자기 제작, 종이 만들기, 농촌에서의 모심기와 벼베기, 낙농가에서 젖짜기, 산촌에서 숯굽기 등 지역특성을 반영한 비일상적인 체험을 많이 한다(그림 9-43).

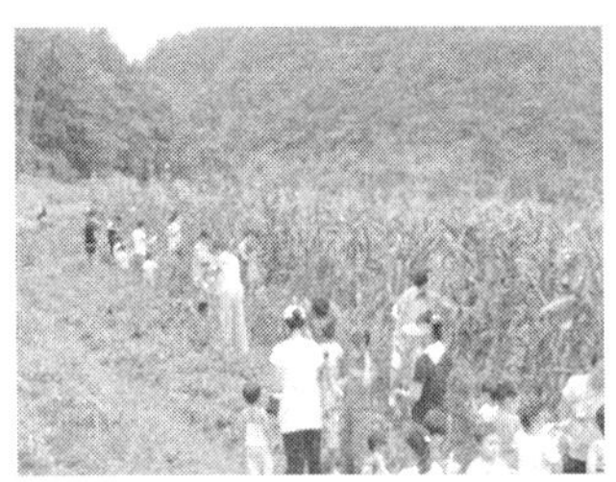
(a) 옥수수를 채집하고 있는 광경

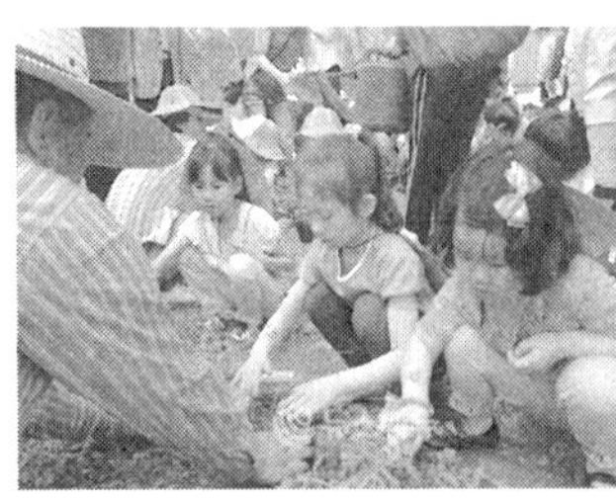
(b) 감자를 캐고 있는 아이들

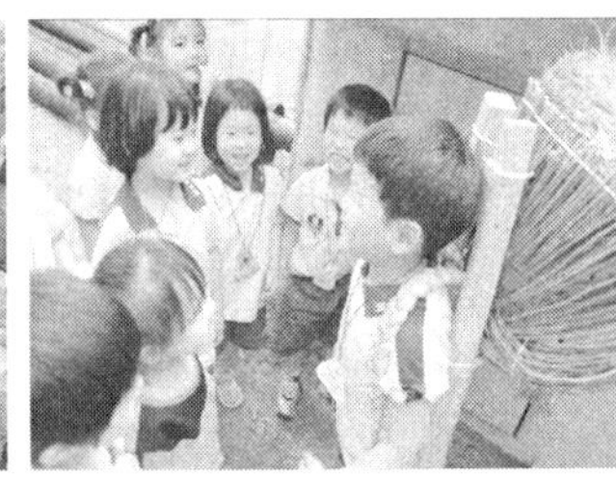
(c) 지게지기를 체험하는 아이들

[그림 9-43] 체험관광

7) 목장체험관광(Dude Ranch)

휴가를 즐기러 온 여행객들을 대상으로 직접 승마를 체험하기도 하고 목장작업 과정을 보여 주기도 하는 목장을 테마로 한 관광이다(그림 9-44).

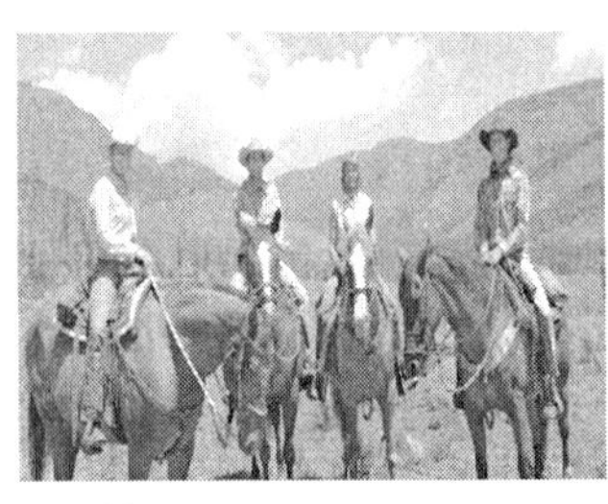
(a) 말을 타고 있는 사람들

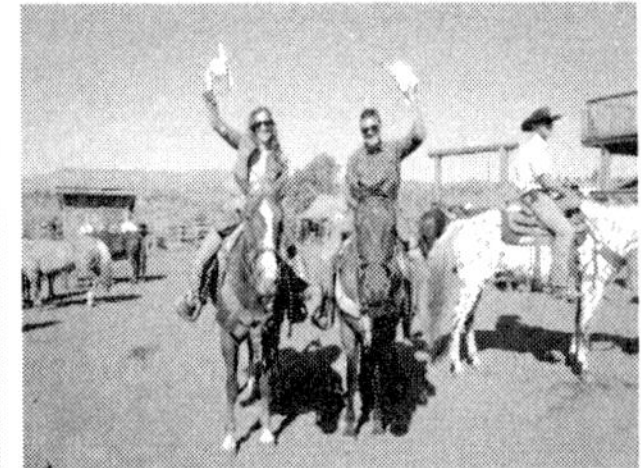
(b) 승마 농장에서 말을 타는 커플

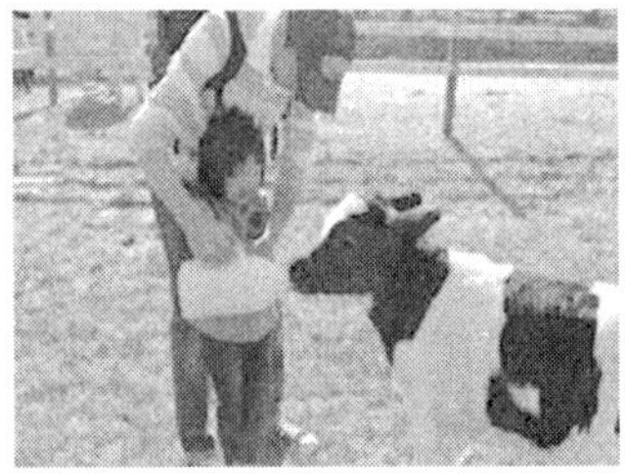
(c) 젖소에게 우유를 주는 아이

[그림 9-44] 승마농장

8) 문화체험관광(Cultural Tourism)

문화적 동기에 입각한 관광 활동에 의한 형태로 학습, 예술감상, 축제 및 문화 이벤트, 유적 방문, 자연, 민속, 예술의 연구 및 순례를 위한 여행 등의 광범위한 것이다(그림 9-45).

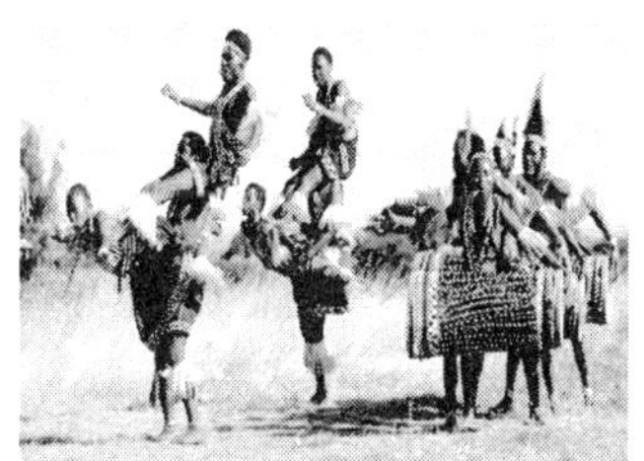

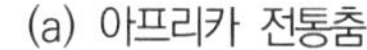
(a) 아프리카 전통춤

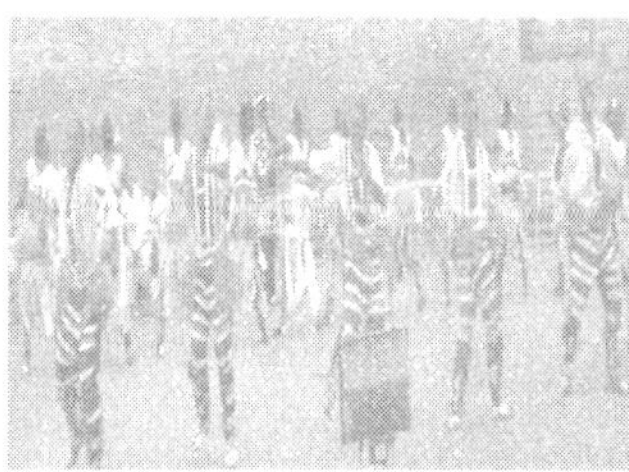
(b) 아프리카의 전통민요

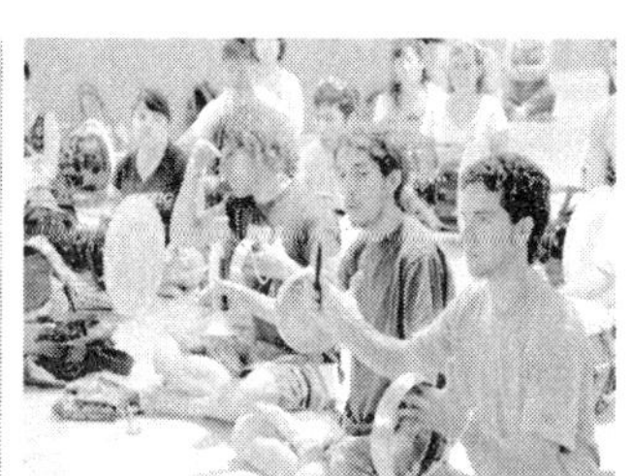
(c) 전통악기체험

[그림 9-45] 문화체험관광

9) 토론회 · 세미나 관광(Conference)

컨벤션과 비슷한 용어로, 컨벤션에 비해 회의의 진행상 토론회가 많이 열리고 회의참가자들에게 토론회 참여기회도 자주 주어지고, 다수의 주제를 다루는 업계의 정기회의에 자주 사용되는 반면, 컨퍼런스는 과학 · 기술 · 학문 분야의 새로운 지식습득 및 특정 주제의 연구를 위한 회의에 사용된다(그림 9-46).

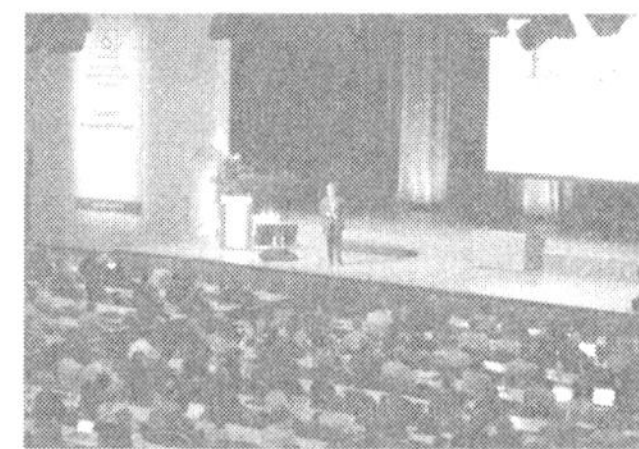
(a) 사회자가 회의를 진행하고 있는 모습

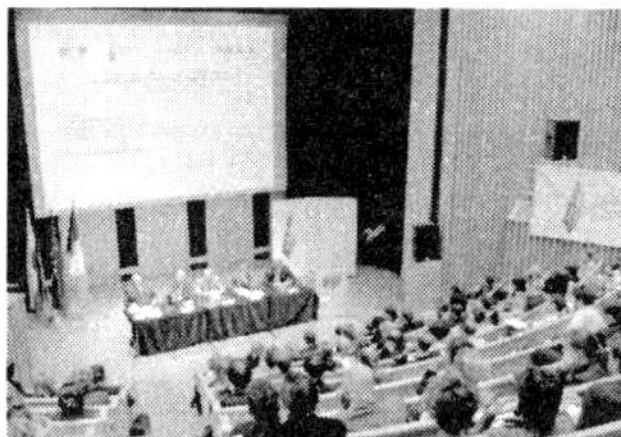
(b) 토론을 하고 있는 모습

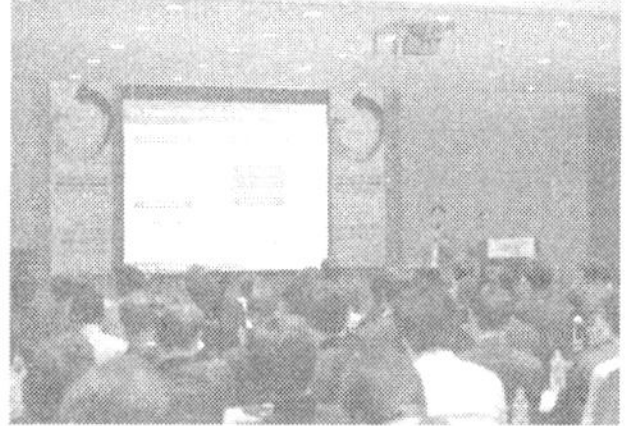
(c) 정보의 공유와 솔루션을 발표하는 모습

[그림 9-46] Conference

10) 겸목적 관광(Combined)

출장 · 업무 · 귀성 · 방문 · 기사 등과 같이 관광여행에서 관광에 참여하는 여행으로, 구미에서는 관광에 포함시키는 것이 일반적이다(그림 9-47).

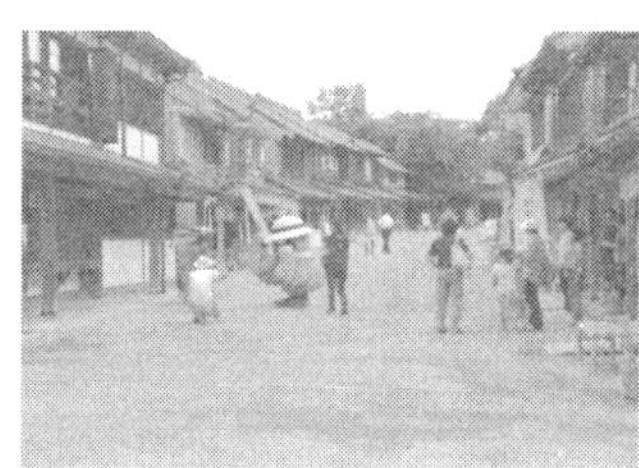
(a) 치바 보소우 무라

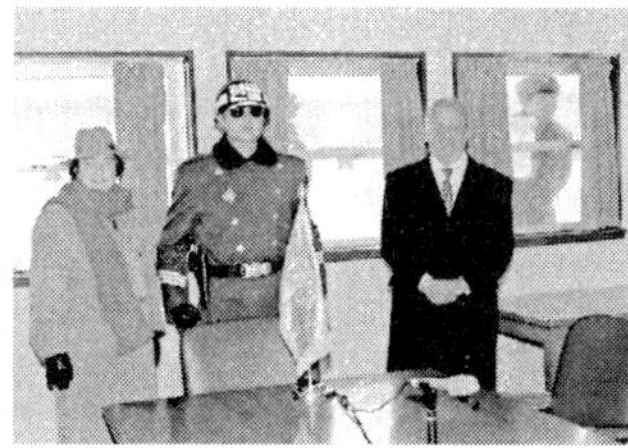
(b) 판문점 관광

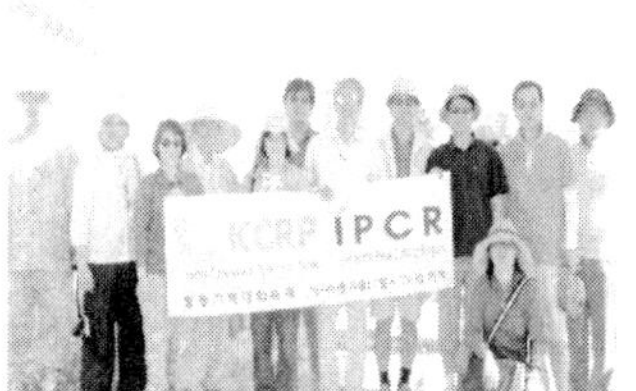

(c) 종교적 순례 여행

[그림 9-47] 겸목적 관광

11) 일촌일품운동(Promition of One Product)

지역특산품의 발굴을 통한 마을 재건 운동으로, 1979년 일본 오이타현은 지역 활성화의 일환으로 자신의 마을을 대표하는 특산품을 발굴하는 마을에 인센티브를 부여하였고, 그 후 "지역 고유의 자원을 살리고 시장성 있는 상품을 육성하여 지역의 활성화를 꾀하자"는 발상이 전국적으로 확산되어 활발하게 전개되었다.

일촌일품(一村一品)운동은 1차 산업에만 의존하던 농촌의 경제구조를 관광이나 서비스 산업에까지 그 범위를 확장 시키는 계기가 되었다(그림 9-48).

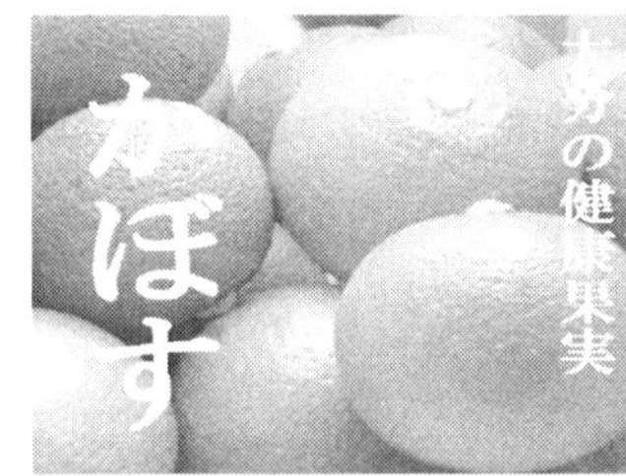

(a) 오이타현의 매론

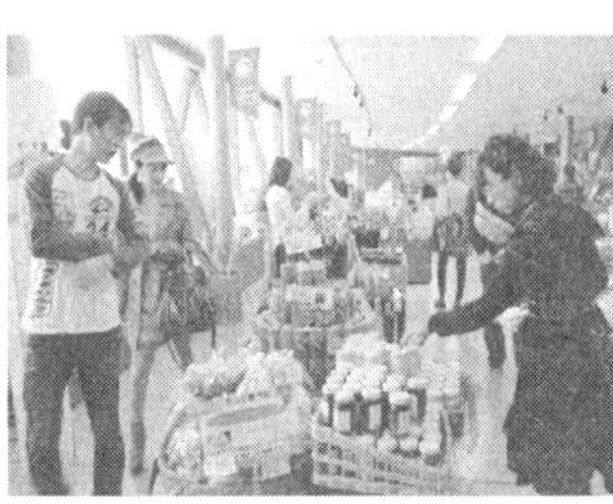
(b) 지역특산품을 구매하는 모습

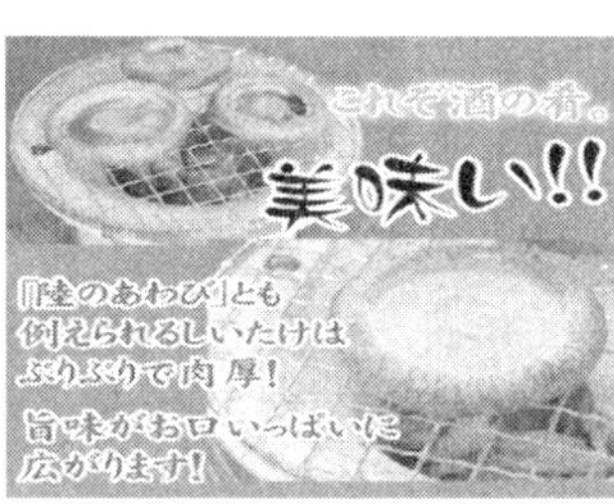

(c) 오이타현의 송이버섯

[그림 9-48] 일촌일품운동

12) 원더러스트(Wanderlust), 선러스트(Sunlust) 관광

인간은 관광행동 유형을 유럽의 관광실태를 토대로 원더러스트형과 선러스트형으로 분류할 수 있다(그림 9-49).

① 원더러스트: "지식과 견문을 넓히고 체험하는 것을 목적으로 하는 형태"이다.
② 선러스트형: "평온함과 편안함을 찾아 적당하다고 생각되는 장소에 일시적으로 이동하는 형태"이다.

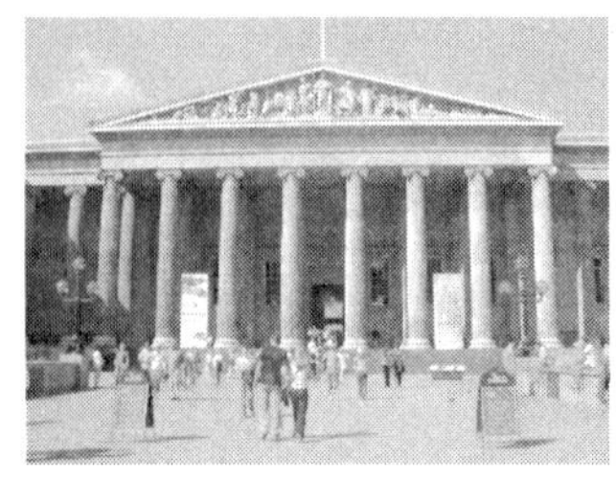
(a) 영국 대영박물관

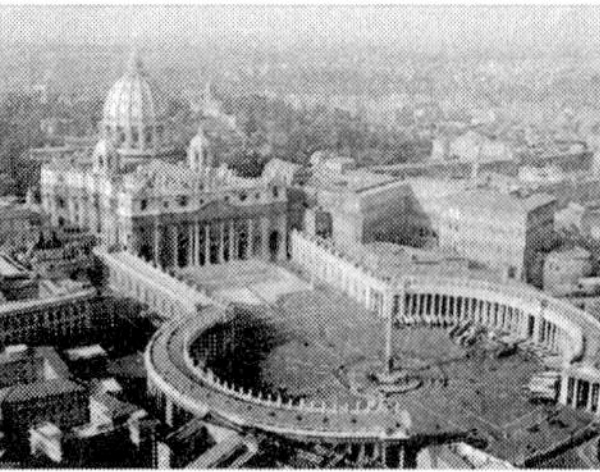
(b) 이탈리아의 바티칸

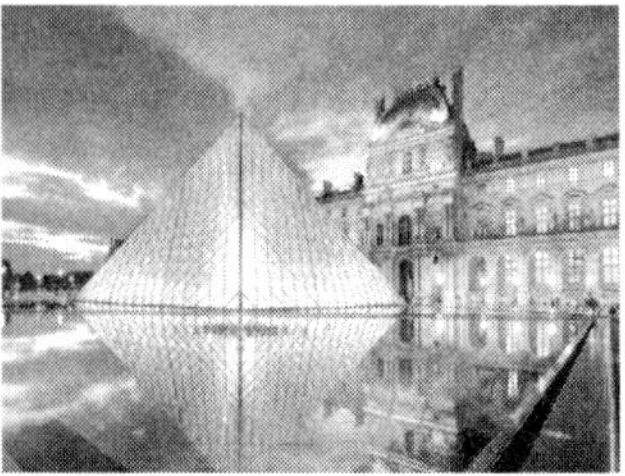
(c) 루브르박 물관

[그림 9-49] 원더리스트, 선러스트

13) 평화관광(Peace Tourism)

국가와 국가 사이에 분쟁이 없고 안전한 여행이 보장되는 것이 근대관광의 조건이며, 그것을 활성화하는 일이 상호 교류와 이해를 높이고 나아가서는 평화적 공존을 끌어내는 것을 관광의 평화 창출 효과라 한다(그림 9-50).

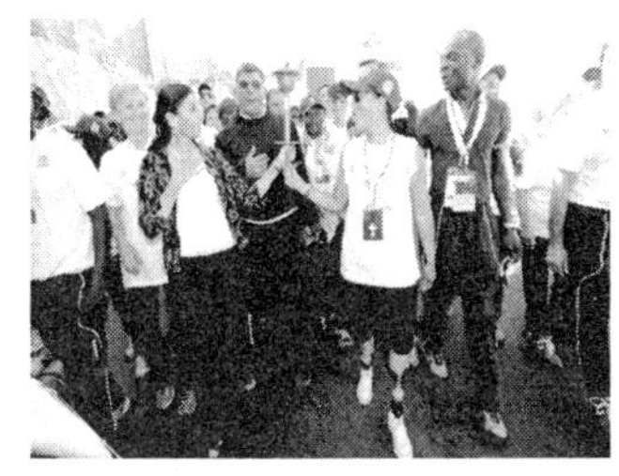
(a) 이스라엘을 관광

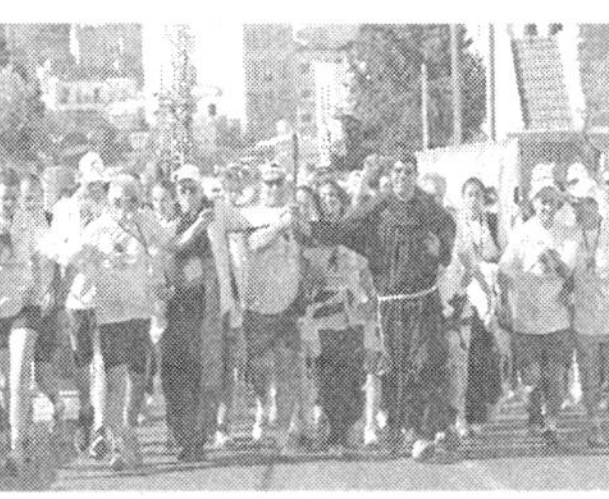
(b) 베들레헴 마라톤

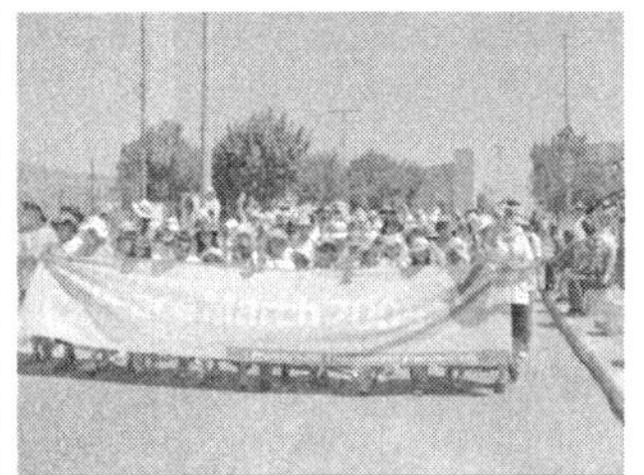
(c) 예루살렘 평화행진

[그림 9-50] 평화관광

14) 크루즈 관광(Island Hopping)

도서 지역에서 여러 섬을 방문하는 주유성이 높은 관광 형태로 '카리브해(Caribbean SeaL) 크루즈, 에게해(Aegean Sea)' 크루즈가 있다(그림 9-51).

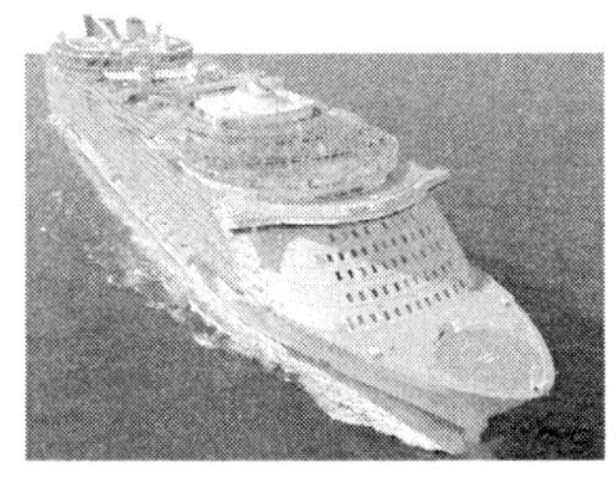
(a) 카리브해 크루즈

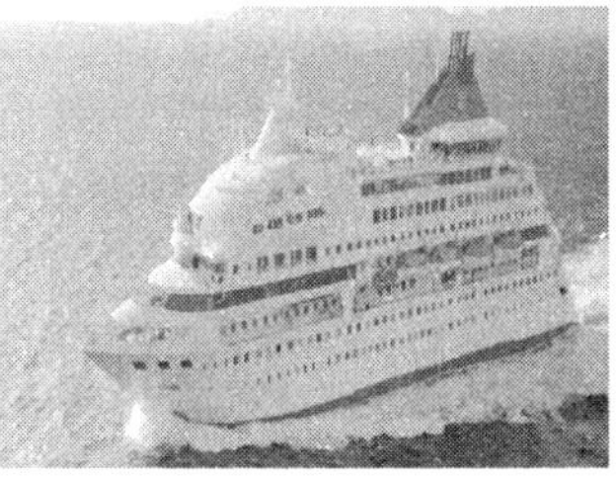
(b) 에게해 크루즈

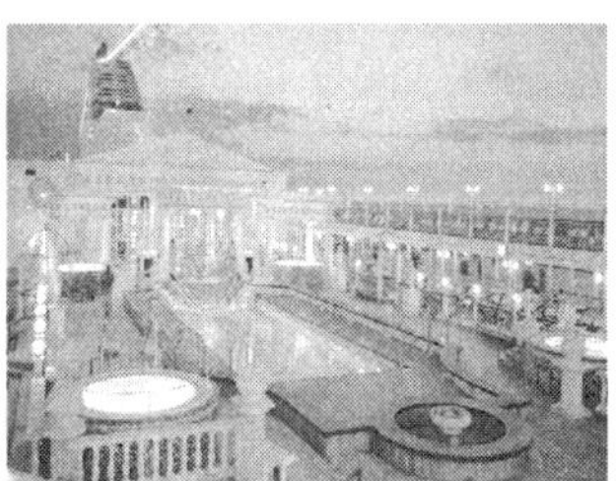
(c) 동남아 크루즈 여행

[그림 9-51] 크루즈 관광

15) 사이버 관광(Fictional Tourism)

인터넷 등의 사이버 공간 안에서나 종교적 의례, 샤머니즘이나 약물 사용 등을 통해 실제로 이동을 하지 않고 의사적인 상태에서의 이동을 통한 관광체험활동이다(그림 9-52).

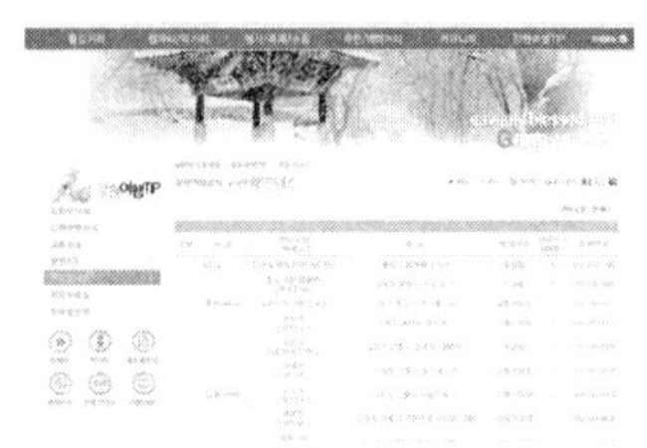

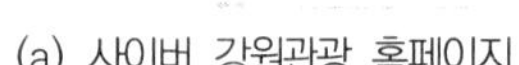

(a) 사이버 강원관광 홈페이지

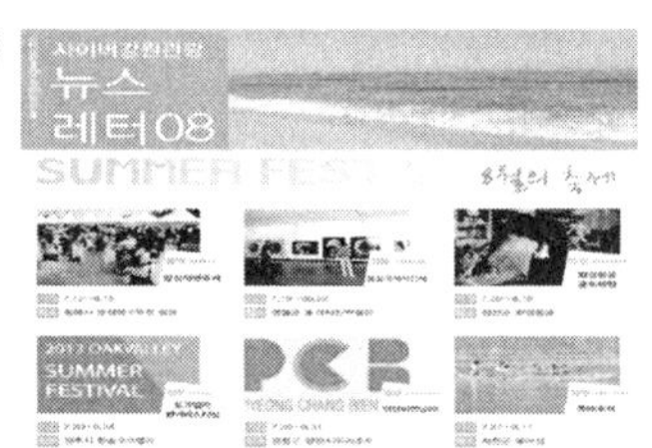

(b) 사이버 강원관 광 뉴스레터

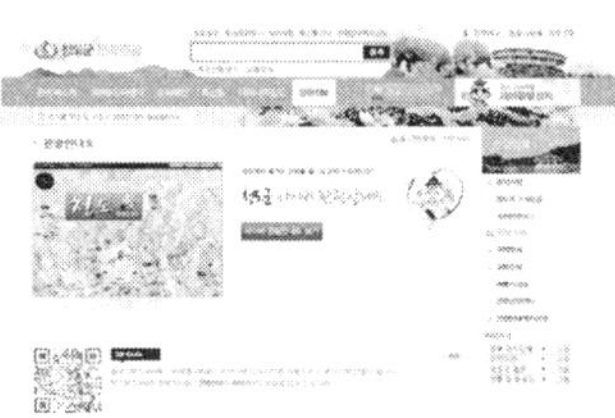

(c) 청도군 사이버 관광홈페이지

[그림 9-52] 사이버 관광

16) 산업시찰(Technical Visit)

첨단기술과 산업 시스템, 근대적 공업시설 등의 시찰을 목적으로 외국 또는 다른 지역을 방문하는 것으로, 기술 시찰의 여행계획을 작성하여 전문 분야에 정통한 안내자를 동행시켜 기술개발이나 생산성 향상을 기하고자 외국을 방문하는 여행 형태이며, 패션 · 의료 · 교육 등 보다 넓은 분야로 확대되고 있다(그림 9-53).

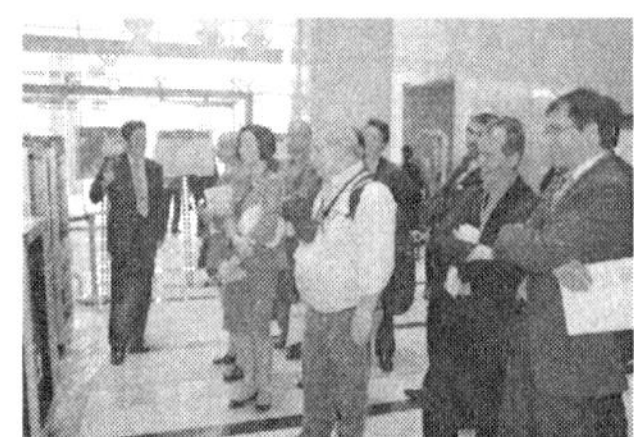

(a) NHK 과학 및 기술연구소 방문

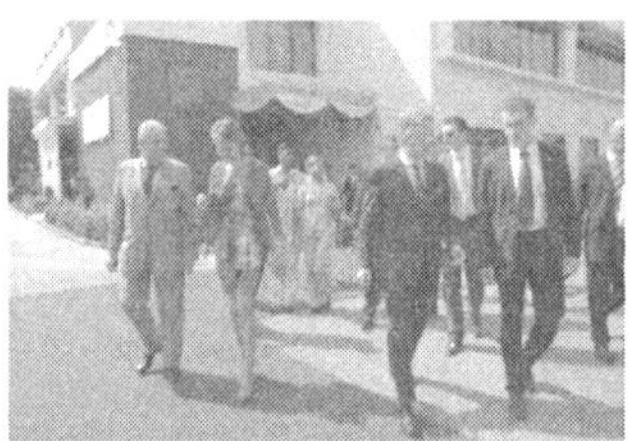

(b) 기술센터 인도에 방문

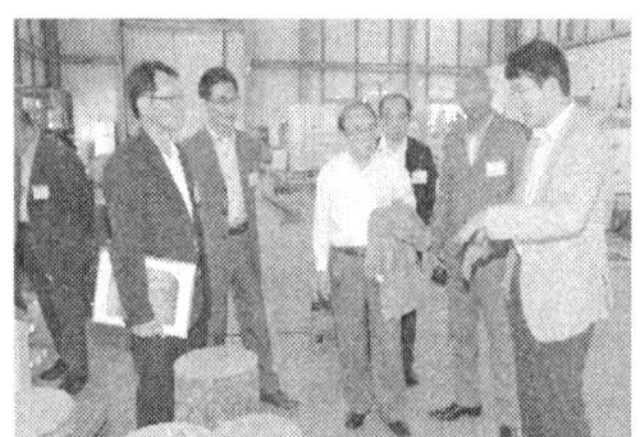

(c) GFEZ, 일본 잠재투자기업 대상 광양만권 산업시찰

[그림 9-53] 산업시찰

17) 지속가능한 관광(Sustainable Tourism)

지속 가능한 개발이라는 개념의 관광 형태이며, 환경과 관광개발을 서로 상반되는 것이 아니라 상호의존적인 것으로 파악하여 환경을 보전함으로써 먼 장래에까지 지속 가능한 관광 개발을 실현시킬 수 있다(그림 9-54).

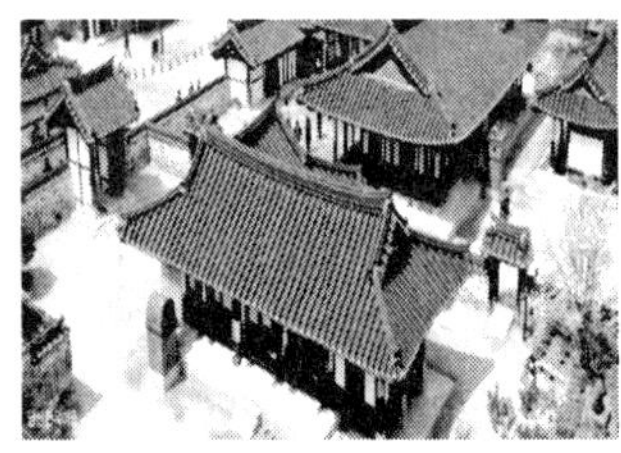

(a) 남산 한옥마을

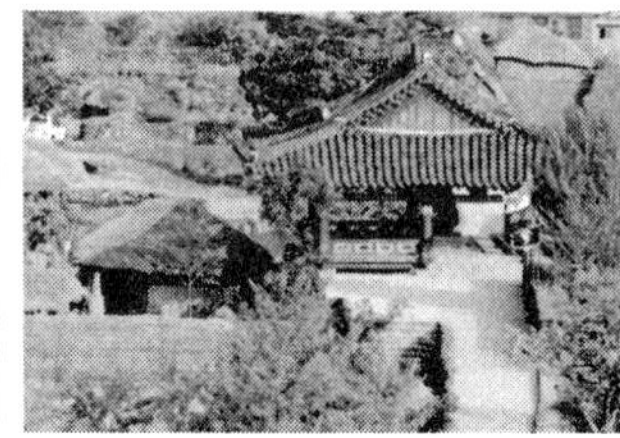

(b) 낙안 읍성 민속마을

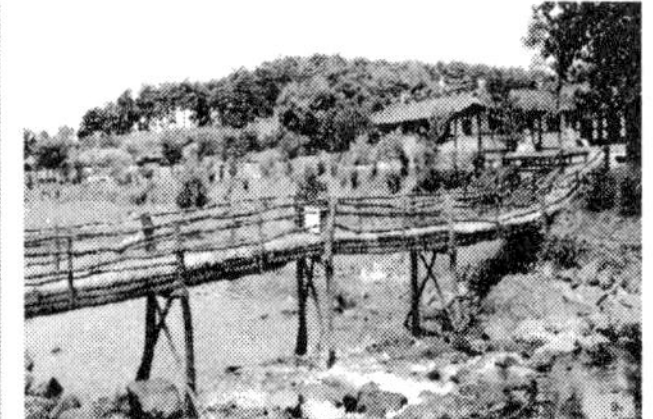

(c) 외암 민속마을

[그림 9-54] 지속가능한 관광

18) 봉사관광(Supporting Tourism)

빈곤과 기아, 환경파괴와 역사 유적의 퇴화 등을 견학만 하는 것이 아니라 개선과 보전을 목적으로 하는 관광으로, 사막녹화를 위한 식수작업이나 사적의 복구작업 등에 참여하는 투어, 작업에는 참여하지 않지만 여행비용의 일부가 여행지의 야생 생물의 보호나 사적 보전을 위한 기금으로 이용되는 투어 등이 있다(그림 9-55).

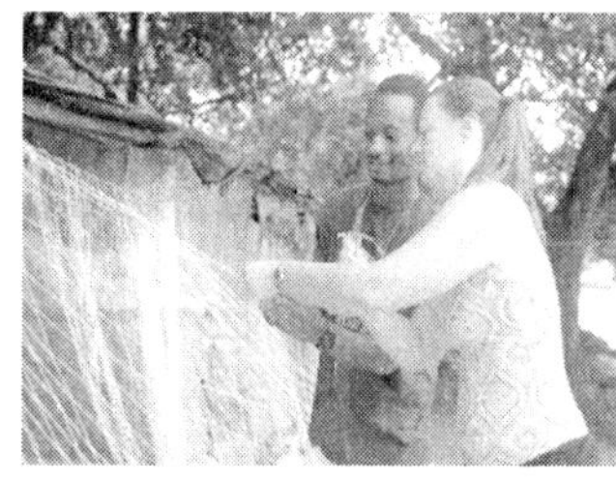
(a) 자원봉사를 하는 커플

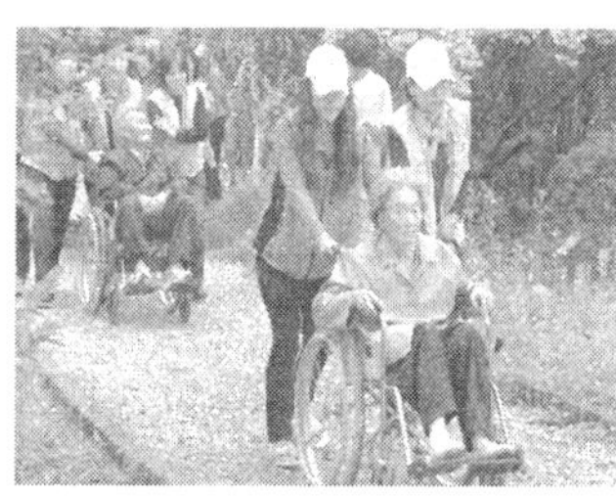
(b) 봉사관광

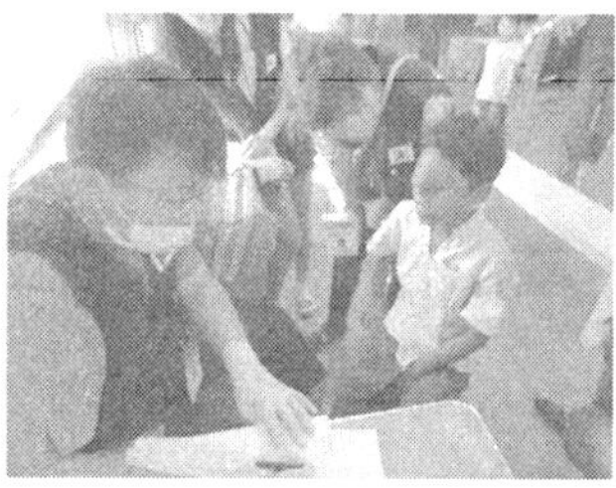
(c) 글로벌 의료관광협회 미얀마 의료봉사

[그림 9-55] 봉사관광

19) 새관찰관광(Bird Watching)

'새를 보러 간다, 본다, 관찰하다' 등 자연 속에서 있는 그대로의 야생조류와 관련을 맺는 것을 즐기는 레크리에이션 및 연구활동 전반을 가리킨다(그림 9-56).

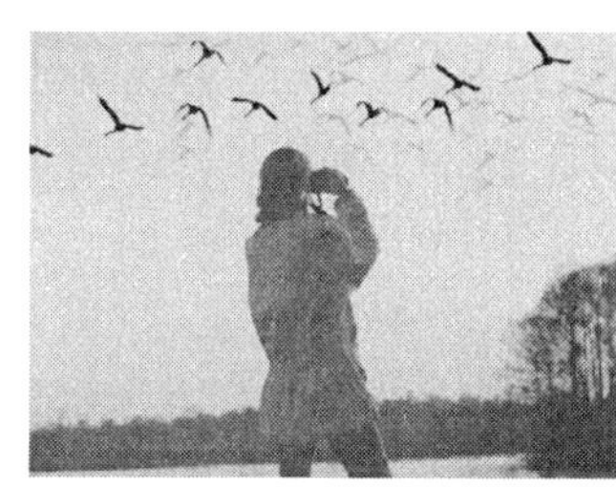
(a) 새를 관찰하고 있는 모습

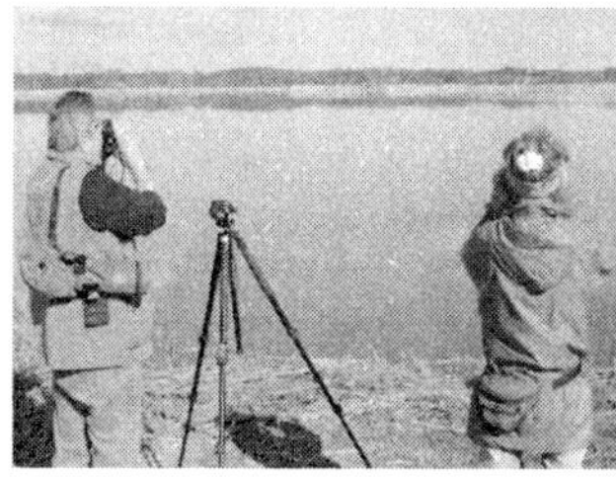
(b) 새를 관찰하기 위해 준비하고 있는 사람들

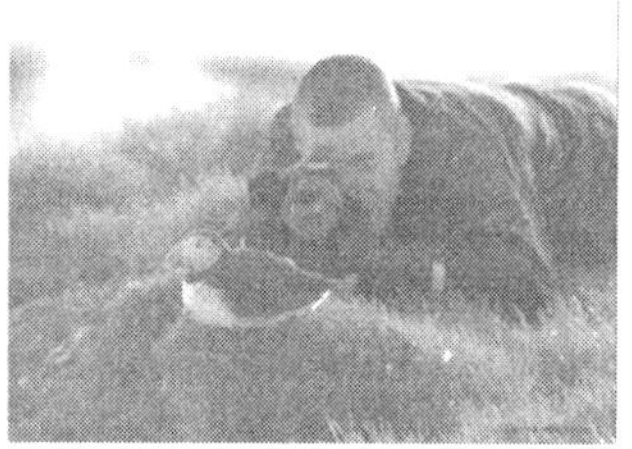
(c) 새를 가까이서 관찰하는 사람

[그림 9-56] 새관찰관광

20) 오지여행(Off the Beaten Type)

"밟아 다져진 길에서 벗어나라"하는 뜻으로, 남극 방문, 히말라야트레킹, 호주 내륙의 아웃백 탐방, 열대우림 탐방, 실크로드 순례 등 개발되지 않은 오지로의 여행이다(그림 9-57).

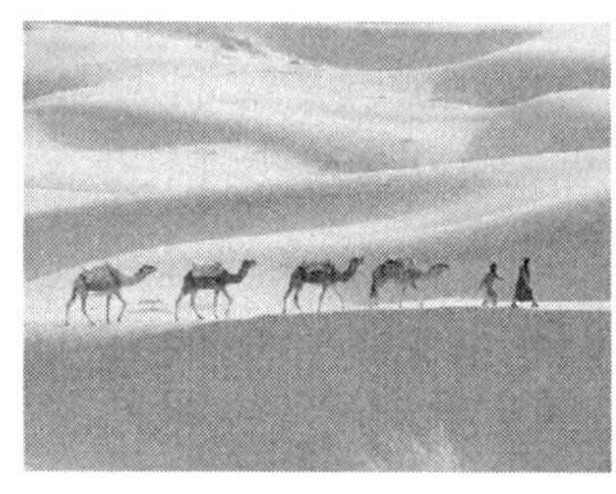
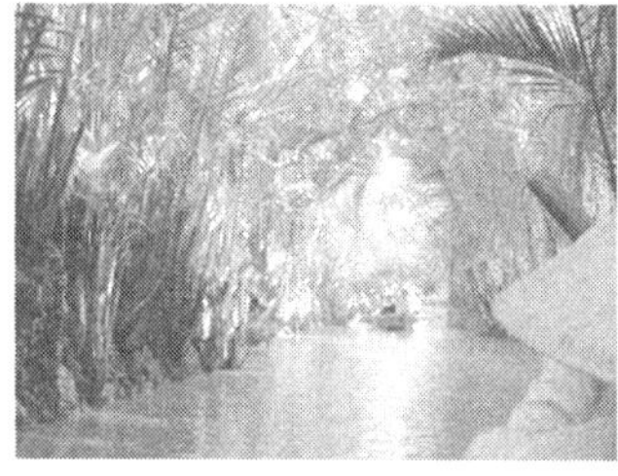
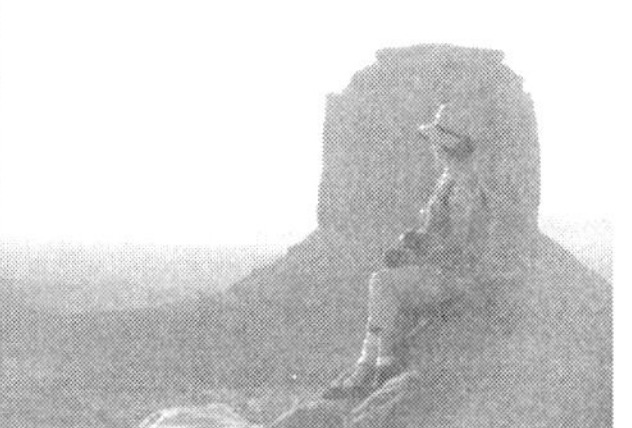

(a) 실크로드를 탐험하는 사람 (b) 열대우림을 탐험하고 있는 사람 (c) 모뉴먼트 밸리를 탐험하는 모습

[그림 9-57] 오지여행

21) 선진국 관광(Grand Tour)

18세기 후반부터 19세기 전반에 영국 귀족들은 자녀들을 국제적인 신사로 양성하기 위해 문화 선진국을 방문하게 하고, 자제들이 활발하게 유럽 여행을 하는 것이다(그림 9-58).

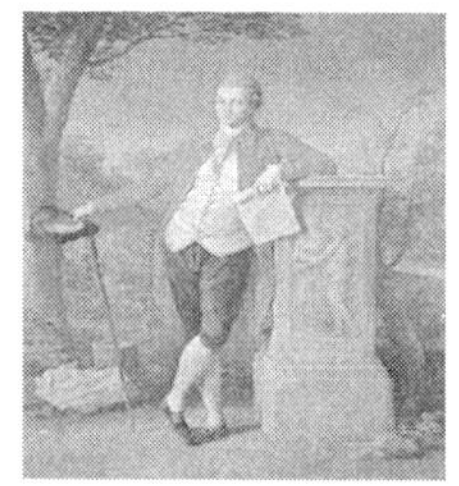
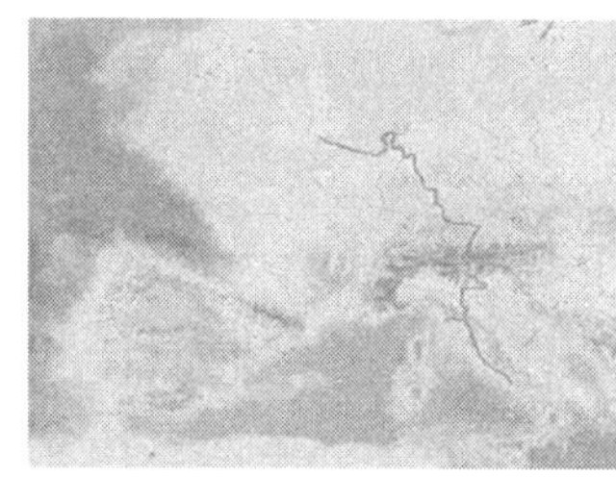
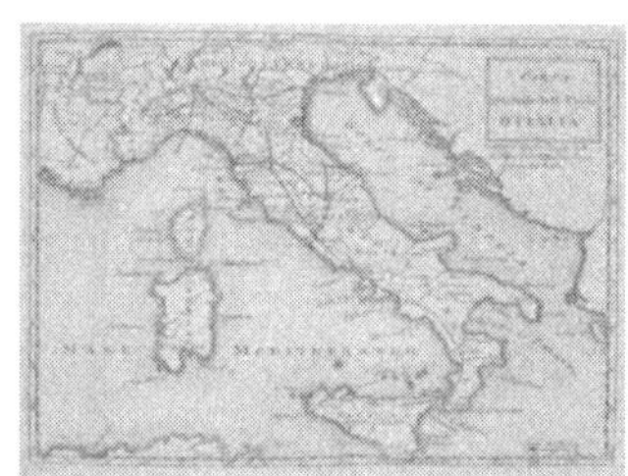

(a) Grand Tour의 창시자 프란시스 바셋 (b) 윌리엄 백 퍼드의 그랜드 투어 (c) 루이 벤자민 Fleuriau 드 벨뷰의 그랜드 투어

[그림 9-58] 선진국 관광

22) 민족관광(Ethnic Tourism)

원주민과 그들의 생활 습관 · 예능 · 건축 · 복식 · 공예품 문화적 이국정서를 느끼는 관광 활동의 주요한 형태이다(그림 9-59).

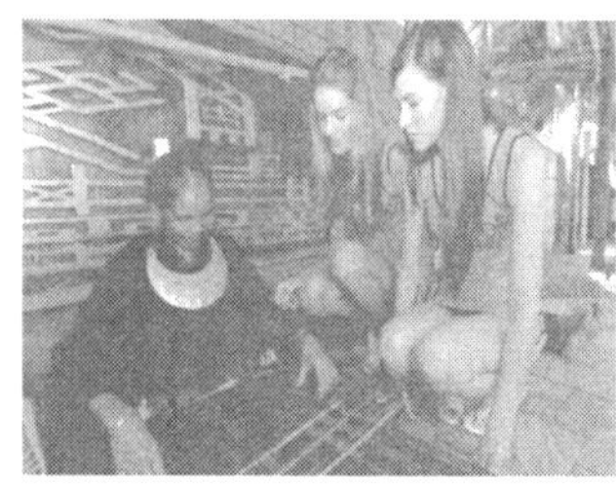
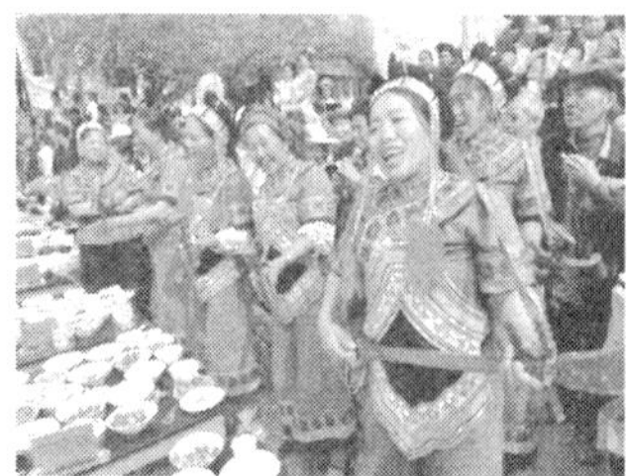
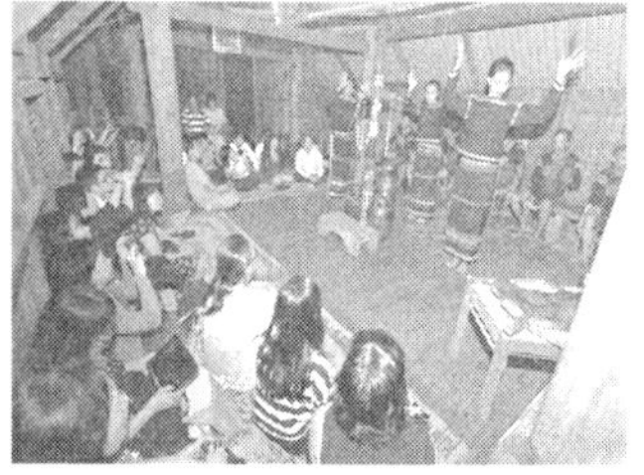

(a) 원주민의 베짜는 것을 보고있는 관광객 (b) 중국 흥어 테라스 문화관광 축제 (c) 에데 민족의 전통가옥의 손님 환영행사

[그림 9-59] 민족관광

23) 자연보호관광(Eco Tour)

일정 지역의 생태계를 보호할 목적으로 자연관찰과 문화체험을 한데 엮은 여행 형태로, 자연환경, 문화유산, 생활양식을 포함한다(그림 9-60).

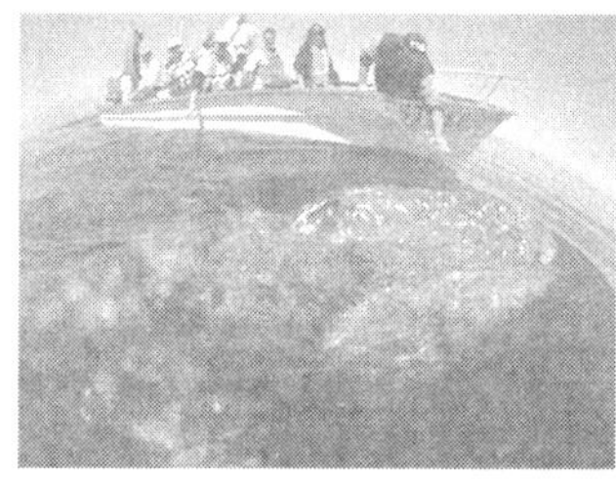
(a) 돌고래 보호를 위한 관광객

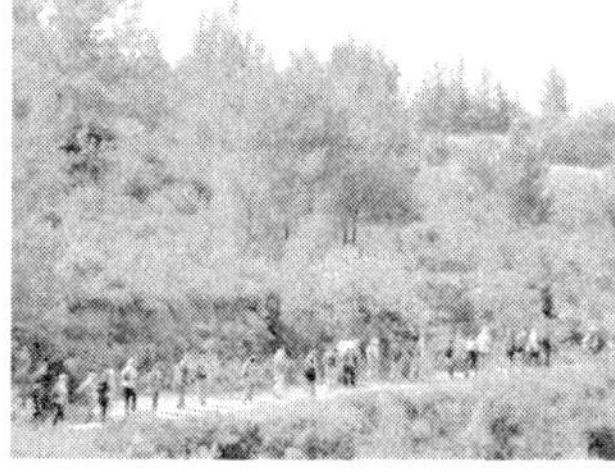
(b) 산림을 보호하기 위한 관광객

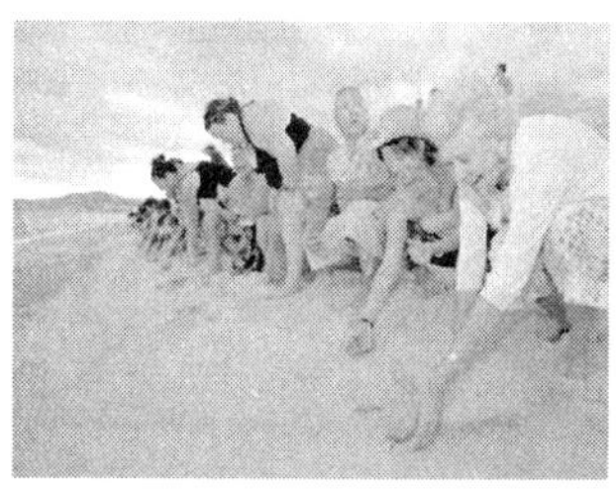
(c) 거북이 보호를 위한 관광객

[그림 9-60] 자연보호관광

24) 테마파크(Theme Park)

통일된 테마를 바탕으로 오락, 레크리에이션, 놀이 등의 목적을 갖는 시설들로 구성·연출된 유원지로, 오락적·환락적인 요소가 강해지면서 유원지와 차별화하기 위해 사용되기 시작했다(그림 9-61).

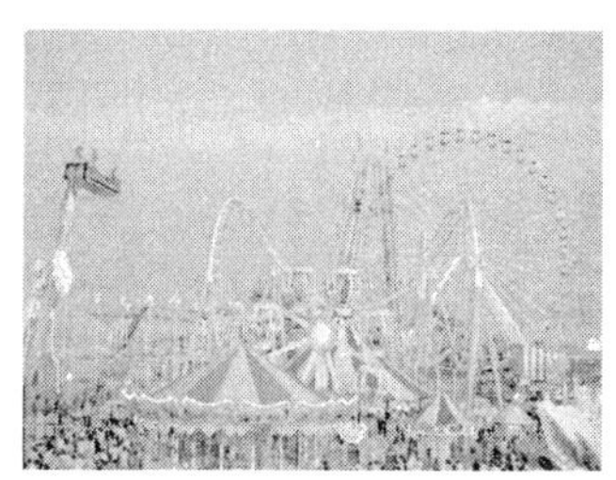
(a) 놀이공원

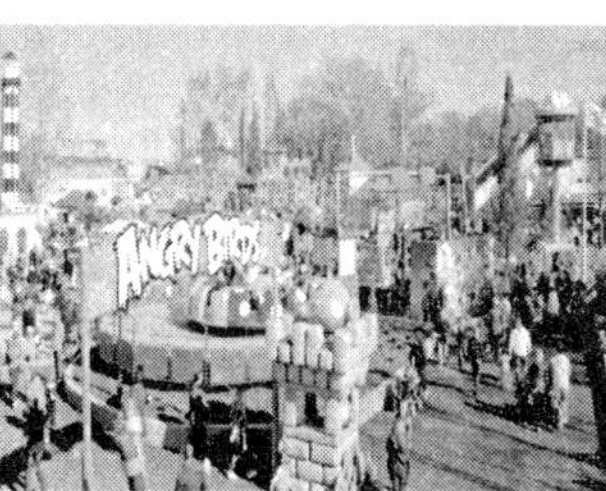
(b) 앵그리버드 놀이공원

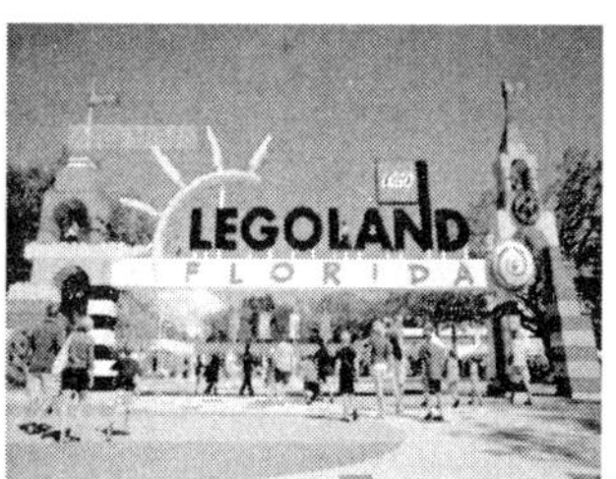

(c) 레고랜드 테마파크

[그림 9-61] 테마파크

03 관광 이벤트의 개념과 정의

관광 이벤트의 개념과 정의는 다음과 같다.

1. 이벤트의 개념

이벤트의 용어는 E(Out : 밖으로)와 Venite(to Come : 오다)의 뜻를 가진 Evenir의 파생어인 Eventus로 사용되고 있다가 Event로 사용되었다. 이벤트의 사전적 의미는 "사건, 소동, 행사, 중요 사건, 시합, 결과, 경과, 사람을 모으는 행사, 우발적인 행사"로 판매촉진을 위한 특별한 행사의 개념으로 사용되었다.

① 현대에서 이벤트는 국가나 지역단체뿐만 아니라 기업의 판촉 행사, 각종 공연, 문화행사 등을 모두 포함한다.
  ㉠ 특정한 목적을 가지고 특정한 장소에서 특정한 대상의 사람들에게 개별적, 직접적으로 자극을 체험하게 하는 미디어이고, 사람들이 모이도록 모임을 개최하여 정해진 목적을 실현 시키기 위해서 행해지는 행사로 많은 사람들을 인위적으로 모이게 하여 즐겁게 하는 것이다.
  ㉡ 새로운 커뮤니케이션 도구이자 마케팅 도구이고, 일상적이라기보다는 비일상적으로 행해지는 경제 · 사회 · 문화적 특별활동이며 잠재고객을 발굴할 수 있는 행사이다.
② 문화관광 엑스포 · 지역축제 등 이벤트성 행사의 중요성이 비약적으로 증가하고 있다.
  ㉠ 관광산업의 특징인 서비스 상품을 구매하는 참가자의 행동 의도에 대한 연구가 운영과 품질의 한 분야로써 연구의 대상이 되고 있다.
  ㉡ 최근에는 큰 그룹을 형성하여 국내 이벤트 분야의 판도를 이끌고 있다.[59]
③ 일반적으로 국내 이벤트 시장은 매우 다양한 분야의 그룹들이 접근하고 있지만 크게 세 분야의 전문가 그룹들이 주류를 이룬다.
  ㉠ 기업의 상품을 광고 · 판촉하는 기업 이벤트(SP) 분야의 전문가들 그룹이다.
  ㉡ 각종 장르를 망라하는 이벤트 연출에 중심을 둔 업계 및 전문가들 그룹이다.
  ㉢ 지역축제나 박람회를 포괄하는 지역 · 관광 분야에서 접근한 이벤트 전문가들 그룹이다.

---

59) 이벤트의 정의와 개념 : 한국관광학회, 앞의 교재에서 인용, p.440

2. 이벤트의 정의

사전 계획성을 강조한 정의, 기본계획 강조형 정의, 목적 실현 중심의 정의, 특별성 강조형 정의, 관광 이벤트의 정의로, 다음과 같다.

1) 사전 계획성을 강조한 정의

골드볼렛(Goldblatt, 1990년) : "이벤트는 항상 사전 계획적이고 기대감을 유발할 수 있어야 한다"고 주장하였다.

2) 기본계획(시간, 장소, 대상) 강조형 정의

일본 인터크로스 연구소(1989년) : "기간, 장소, 대상을 제한하고 공동의 목적으로 이끄는 의도를 가진 일체의 행사라는 정의를 통해 이벤트의 기본 계획적 요소"를 강조하였다.

3) 목적실현 중심의 정의

① 일본 통상 산업성 이벤트 연구회(1987년) : "특정 목적을 수단으로 실시하는 행사 내지는 기획된 모임으로 정의"하였다.

② 도비오카 겐(1994년) : "어떤 목적을 위해서 어떤 조직이 대중동원을 꾀하는 것으로 정의"하고 있다.

4) 특별성 강조형 정의

① 콕스(Cox, 1969년) : 억압된 인간의 감정과 행동표현의 기회 제공이라고 이벤트를 정의하였다.

② 이봉석 외(1998년) : 일과성 또는 정기적인 범주를 넘어선 레저, 사회문화적 경험의 기회라고 표현하여 이벤트의 특별성을 강조하였다.

5) 관광 이벤트의 정의

개최지의 대내 · 외적 이미지를 강화하고 지역개발 등의 관광 관련 목적을 이루기 위해 체계적으로 사전계획을 세우고, 계획적인 요소를 실행하며, 관광객들을 주 대상으로 특별하게 개최지 관광의 매력성을 수반한 것이 관광 이벤트이다. 〈표 9-2〉는 선행연구에 의한 이벤트의 정의이다.

〈표 9-2〉 이벤트의 정의

연구자	정 의
한국관광공사	사회적 · 시대적으로 의의를 부여하는 행사
한국 이벤트 연구회	공익 및 기업이익 등 뚜렷한 목적을 가지고 사전 기획되어 대상을 참여시키는 사건 또는 행사
일본 이벤트 프로듀서 협회	목적을 가지고 특정한 기간에 특정한 장소에서 대상으로 하는 모든 사람 들에게 개별적이고 직접적으로 자극을 체험시키는 미디어
Getz	일시적으로 발생하며 기간, 관리, 세팅 등 사람의 독특한 혼합
Golblatt	항상 계획에 따라 기대감을 유발시키며, 특정 동기와 함께 발생 되고 필요를 충족시키는 의식과 절차
Gahan & Martin, Uysal	방문객을 성공적으로 맞이할 수 있도록 하는 한 지역의 문화자원 행사

3. 관광 이벤트가 미치는 파급효과

인바운드 효과, 국가나 지역의 특산화 산업의 진흥도모, 관광개발 촉매의 역할, 국가나 지역의 이미지 강화의 역할, 문화 · 관광자원과 시설의 적극적 활용으로 비수기 극복, 다양한 예술 활동의 거점 형성이 있다.

1) 인바운드(Inbound) 효과의 강화

관광 이벤트 개최로 인하여 많은 관광객 유치 효과와 아울러 이벤트를 개최하는 국가나 지역 사람들의 역외로의 유출을 감소시키는 효과를 거둘 수 있다.

2) 국가나 지역의 특화 산업의 진흥도모

오늘날 지방화 시대를 맞이하여 지방자치단체 주도로 그 지역의 특화산업을 지역축제나 이벤트와 연계시킬 경우 특화산업의 이미지 부각과 활성화를 도모할 수 있고, 관광객 유치, 지역경제 활성화, 특화상품 재고정리 등 다양한 효과를 기대할 수 있다.

3) 관광개발 촉매의 역할

관광 이벤트 유치로 인해 각종 도로나 항만시설 등 사회간접자본 시설 및 이벤트 관련 시설의 건설 등으로 지역 관광개발의 촉매제가 되고, 지역의 고용 촉진 효과, 민간자본의 적극적 유치를 기대할 수 있다.

4) 국가나 지역의 이미지 강화의 역할

관광 이벤트는 지역의 기존 이미지 강화는 물론이며, 전혀 새로운 관광지로서의 이미지로 탈바꿈 하는데 매우 효과적이다.

5) 문화 · 관광자원과 시설의 적극적 활용으로 비수기 극복

관광 이벤트는 잠재고객의 유치로 인해 기존의 각종 문화 · 관광시설의 적극적인 활용으로 시설이용의 효율을 향상시킬 수 있으며, 계절성이 심한 자연 자원이 중심이 되는 관광지의 경우 비수기 대책으로 매우 유용하게 된다.

6) 다양한 예술활동의 거점형성

영화제나 연극제를 비롯하여 각종 문화, 예술행사를 개최함으로써 예술활동의 거점을 새롭게 형성하게 되어 기존의 이미지와는 전혀 다른 새로운 관광지로서의 기능을 개발하게 된다.

04 관광 이벤트의 특성과 유형

이벤트는 모든 사람의 독특한 아이디어 발상으로, 누구나 계획할 수 있는 일반적인 특성을 갖고 있으며, 비일상성, 계획성, 긍정성을 갖춘 즐거움과 미래 발전 지향적인 개념에 기초하여 발생하는 특성을 지니고 있고, 축제 이벤트의 평가 속성에 대한 연구는 다음과 같다.

① Getz(1997년) : 축제 평가요인을 경제적인 요인, 사회 · 문화적인 요인, 환경 문화적인 요인으로 나누어 평가하였는데, 정보 원천과 여행의 동기, 추구 편익, 만족도, 축제 참가 동기, 숙박, 식음료, 쇼핑, 관광요인 등과 공해 유발 등의 환경적 영향, 지역주민의 태도, 물가의 변화까지 포함시켜 축제에 대한 평가를 실시하고 있다.

② Crompton & Love(1997년) : 축제 품질 평가항목으로 공연자의 수준, 정치장식, 행사장의 안정성, 화장실의 청결, 앉아서 쉴 수 있는 장소의 수와 안내 부스, 안내도, 음식과 쇼핑 부분에서 식음료의 질과 쇼핑 종업원의 친절, 쇼핑상품의 다양성을 포함 하여 평가한다.

③ 문화관광체육부(2003년) : 문화관광 축제 평가항목은 홍보 및 안내, 행사 진행전반, 축제 프로그램과 쇼핑 및 음식, 운영 및 주민참여, 외국인 관광객 수용태도, 숙박 및 연계 관광 등 만족도 평가에 18개의 항목을 포함하여 측정하고 있다.

④ 이충기(2003년) : 축제의 환경 단서에 접근성, 주차장 시설, 기본 편의시설, 축제의 내용 및 일정, 행사 요원의 친절, 안내물 · 정보제공체계, 전시 · 공연 프로그램, 체험 프로그램, 음식의 맛, 음식 가격, 음식점 서비스, 축제상품의 다양성, 축제상품의 품질, 지역문화인지도 등 15개의 항목을 도출하고, 방문객 만족에 환경 단서 요인이 영향을 미치는 것으로 분석하였다.

⑤ 선행연구에 의한 축제평가의 속성을 〈표 9-3〉에 나타내었다.

㉠ 지역축제 : 공동체 생활 속에 형성된 지역민의 독특한 문화현상을 결집하여 지역의 정치, 경제, 문화, 사회, 교육 등의 발전과 함께 축제 방문자를 통해 지역경제의 활성화를 도모하고 있다.

㉡ 지역적 : 특화된 관광상품을 만듦으로써 관광목적지 이미지 향상은 물론 방문객의 관광 욕구 및 만족도를 제고 할 수 있는 특성을 가지고 있고, 지역축제는 개최지의 관광 매력물, 이미지 부각, 사회기반시설 및 경제성장의 촉진, 기존 매력물의 활력소, 전통문화 보존과 지역주민의 통합 등의 이유로 활발히 개최되고 있다.

㉢ 한정적인 지원 : 지방자치단체의 축제에 대한 예산 조달에 대한 부담의 증가가 내실 있는 축제의 질을 저하 시키고 있기도 한데, 재정적인 자립이 요구되는 상황에서 지역축제에 참가 하는 대상들의 소비지출 형태의 연구는 반드시 필요하며, 어떠한 요인이 지역축제의 경제적인 효과에 긍정적으로 기여하고 있는지를 파악하는 것은 매우 중요하다.

〈표 9-3〉 축제평가의 속성

요인 구분	속 성	요인 구분	속 성
행사공연	공연시간엄수, 공연의 재미, 행사 프로그램, 프로그램 진행, 공연관람 시설설비	음식	위생시설, 다양한 메뉴, 음식의 깨끗함, 음식 가격, 고객요구 응대, 음식의 맛, 종업원의 친절함
축제내용	득특한 재미, 주제의 다양성, 전체적인 짜임새, 매력거리, 체험 프로그램, 흥밋거리, 다양한 볼거리, 즐길거리	접근성	진입로의 정리, 연계교통, 교통혼잡, 주차시설, 기사친절도, 접근성, 주차요원 안내서비스
서비스	안내원의 서비스, 행사요원의 서비스, 종업원서비스, 정보제공 서비스, 전체적 서비스	쇼핑	쇼핑상품의 가격, 쇼핑종업원의 응대 서비스, 다양한 상품구성, 쇼핑 시설, 쇼핑상품의 질
편의시설	휴지통, 벤치, 공중전화, 화장실, 안내표지, 안정성		

1. 관광 이벤트의 특성

기본계획(시간, 장소, 대상) 강조성, 사전 계획성, 특별성, 목적 실현성 등으로 통합적인 차원에서 접근해 본다.

① 기본계획(시간, 장소, 대상) 강조성 : 이벤트 기본계획 수립 시 '누가, 언제, 어디서, 무엇

을, 어떻게, 왜'라는 육하원칙으로 시간, 장소, 대상에 대한 필수요소가 강조되어야 하는 특성을 가진다.

② 사전 계획성 : 치밀하게 계획된 이벤트를 강조한 것으로 이벤트의 목석이나 기간, 세팅, 관리 등을 미리 사전 계획한 순서대로 진행한다.

③ 특별성 : 이벤트의 공급자적 입장에서 일상적인 활동을 쉽게 느껴볼 수 없는 특별한 요소들로 구성하여 시간적으로도 1회성 또는 비정기적으로 개최하는 특성이 있고, 특정 목적을 갖고 사람들에게 특별한 자극을 체험하게 하는 비일상적인 특별한 활동이다.

④ 목적 실현성 : 예산을 투입하고, 치밀한 계획을 수립하여 특정한 목적을 이루기 위해 실시하며, 지역민 화합, 지역의 전통문화 보존, 지역경제 활성화, 지역 이미지 고양 등의 공익 목적을 가지고 개최된다.

2. 이벤트의 유형

관광 이벤트는 공익, 사회적 가치의 촉진 및 문화 욕구를 충족시키고, 공공관계를 통한 지역의 이미지 제고 등의 목적을 가지고 지역경제 활성화에 기여하고 있다.

1) 이벤트 축제

관람객이 유입하면 관람객의 지출 효과로 인한 지역의 소득 증가 효과, 축제 개최에 필요한 각종 지출을 통한 고용효과 등이 발생하고, 관광 이벤트 편익의 특성 측면에서 휴식[60], 교류요인[61], 경험요인[62]을 나타내고 있다.

2) 관광 이벤트

유형별로 주최자에 따라 공공 이벤트[63], 기업 이벤트[64], 개인 이벤트[65]로 구분할 수 있다. 또한 참가자 범위에 따라 개방형 이벤트, 폐쇄형 이벤트, 중립형 이벤트로 구분할 수 있으며, 참가자 목적에 따라 감상형 이벤트[66], 체험형 이벤트[67], 욕구만족형 이벤트[68], 정보취득형 이벤트[69] 등으로 구분된다.

---

60) 휴식 : 가족과 함께하기 위함, 여가와 휴식
61) 교류요인 : 이방인과 교류, 문화 및 민속행사 참여, 선호 장소 재방문
62) 경험요인 : 새로운 경험, 새로운 지식습득, 자아 발견, 흥미 요인, 신체적 활력 제공, 흥미로운 구경거리
63) 공공 이벤트 : 지역이미지 진흥 및 활성화, 산업 및 기술의 진흥, 문화 및 국제교류의 추진 등
64) 기업 이벤트 : PR 이벤트, 판매촉진 이벤트 등
65) 개인 이벤트 : 주최자와 참여자가 가족구성원인 경우
66) 감상형 이벤트 : 오락, 교양, 공연, 전시
67) 체험형 이벤트 : 스포츠, 축제, 콘테스트 등
68) 욕구만족형 이벤트 : 콘테스트 교육, 경연대회 등

3. 게츠에 의한 이벤트 유형

게츠(Getz)에 의한 이벤트 유형에는 비즈니스 이벤트, 문화 이벤트가 있다.

1) 비즈니스 이벤트

① 박람회 : 생산물의 개량, 발전 및 산업의 진흥을 위하여 농업, 상업, 공업 등에 관한 온갖 물품을 모아 놓고 판매, 선전, 우열 심사를 하는 전람회이다(그림 9-62).

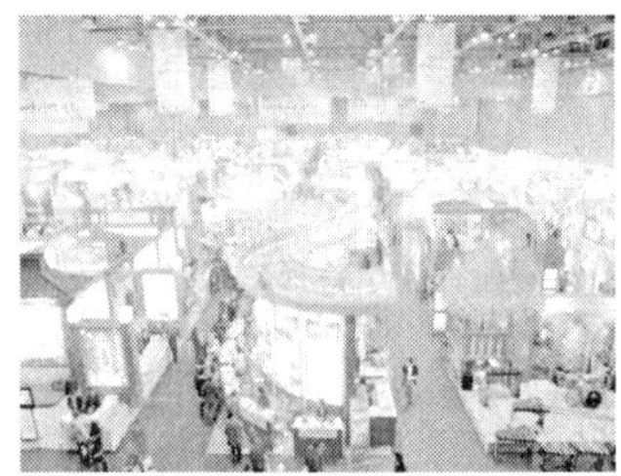
(a) 경기 국제관광박람회

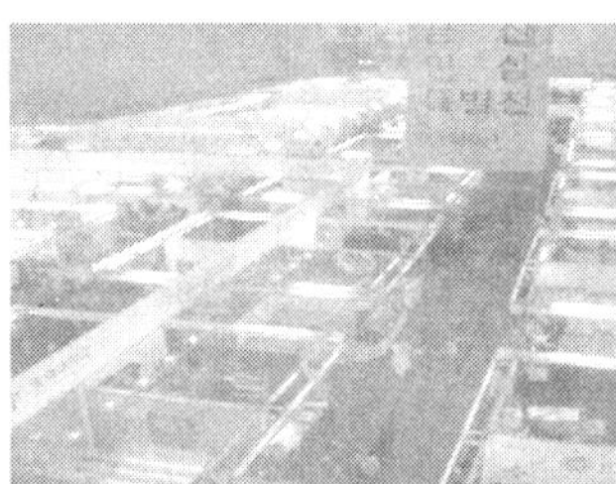
(b) 국제웰빙 의료박람회

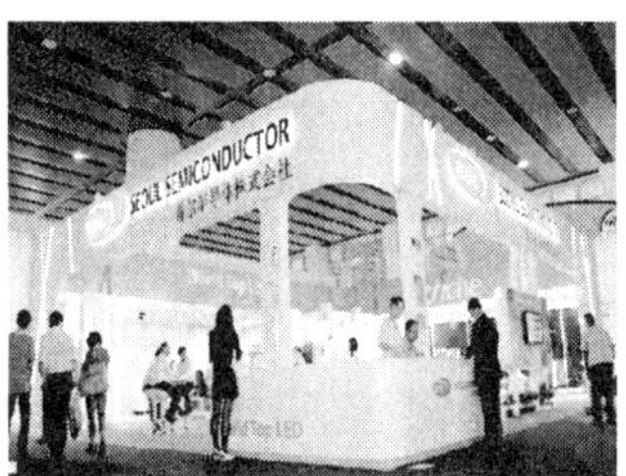

(c) 중국 광저우 국제조명기기박람회

[그림 9-62] 박람회

② 산업전시회 : 일반적으로 제품, 기술, 서비스 등의 상품을 특정한 장소에서 일정기간 동안 구매자와 판매자 간의 상품거래와 홍보 등이 이루어지는 마케팅 활동의 장(場)으로, 전시장에 출품된 상품 및 기술에 대한 최신 트렌드 파악과 정보조사, 구매 상담 등이 이루어지면서 제품에 대한 효율적인 구매 활동이 가능하다(그림 9-63).

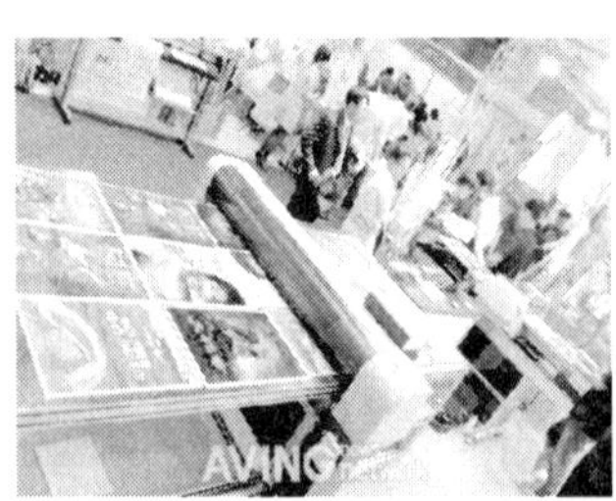

(a) 국제 인쇄산업전시회

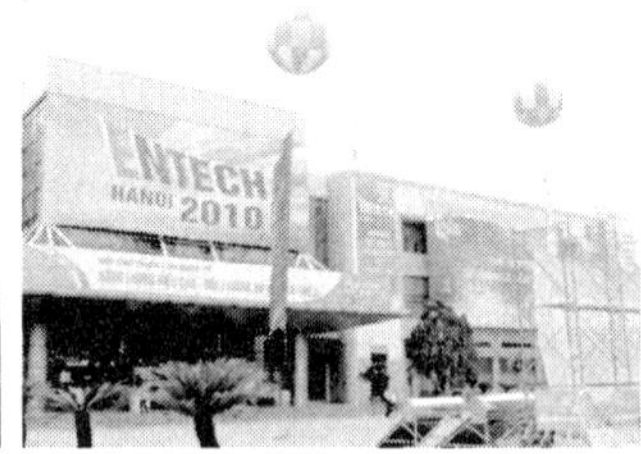

(b) 하노이 환경산업전시회

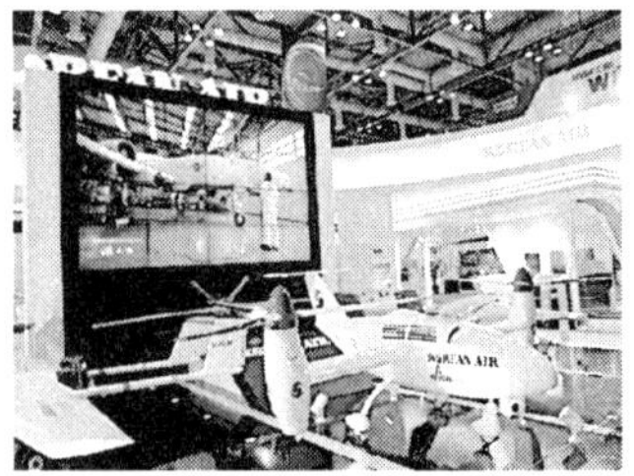
(c) 우주 및 방위산업전시회

[그림 9-63] 산업전시회

69) 정보취득형 이벤트 : 학술대회, 전시회, 회의

2) 문화 이벤트

축제, 카니발, 퍼레이드, 문화유산 관련 행사로, 다음과 같다.

① 축제 : 개인 또는 공동체에 특별한 행사가 있거나 결속력을 다지는 일이나 시기를 기념하여 행하는 행위이다(그림 9-64).

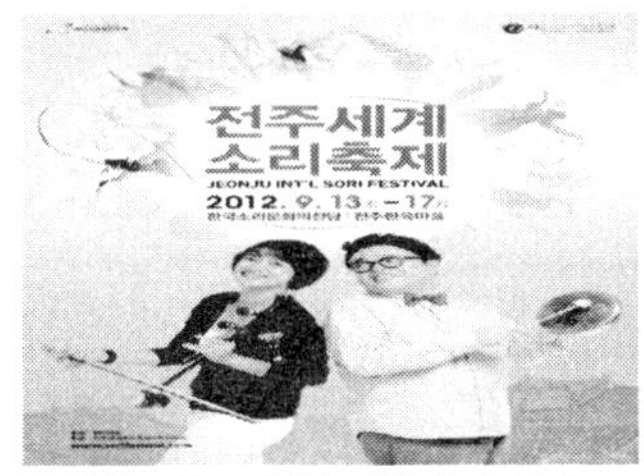

(a) 전주 세계소리축제 포스터

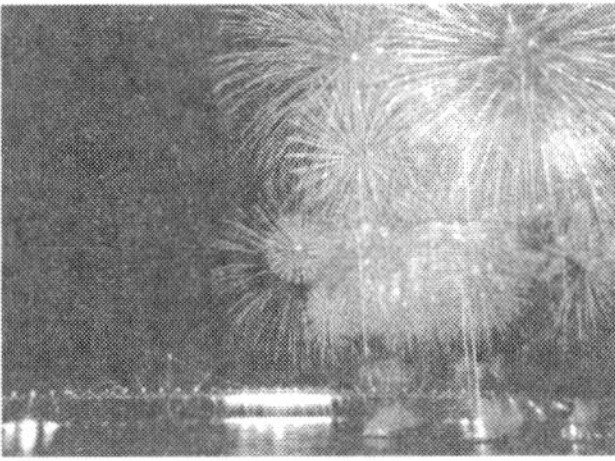
(b) 광안리 불꽃축제

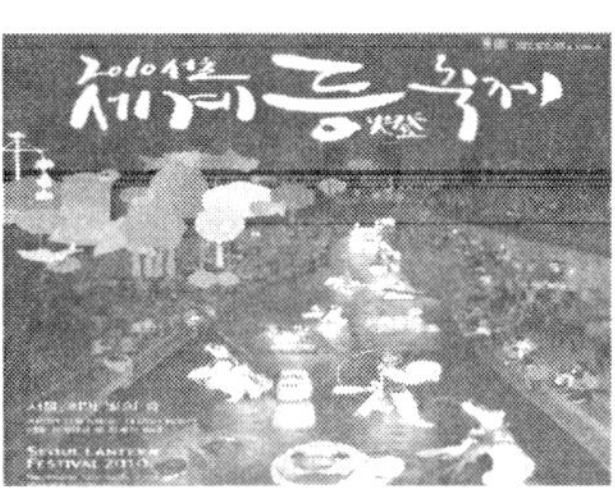

(c) 서울 세계등축제 포스터

[그림 9-64] 축 제

② 카니발 : 고대 로마와 그리스의 이교도들의 의식에서 시작된 것으로 19세기 이탈리아로부터 도입된 것이다(그림 9-65).

㉠ 리우 카니발이 시작되면 사람들이 거리로 몰려나와 삼바 리듬에 맞춰 춤추고 노래하고, 삼바는 북과 노랫소리와 춤으로 이루어지고, '봉고'라는 길쭉한 아프리카 북과 기름통으로 만든 '바투카다'라는 북을 치면서 그 리듬에 맞춰 신나게 춤을 추는데, 삼바는 원래 아프리카 흑인들의 리듬이었다.

㉡ 브라질의 리우데자네이루는 아프리카 흑인들이 노예로 팔려 와 배를 타고 죽음의 시간을 보낸 뒤 도착한 장소였다. 그들이 정착한 도시 한쪽 외곽의 언덕은 이내 슬럼이 되었고, 흑인들은 삼바 리듬에 맞춰 춤을 추며 고향 을 떠나온 슬픔을 달랬는데, 브라질 전체로 퍼져 세계적으로 유명한 브라질의 춤과 음악이 되었다.

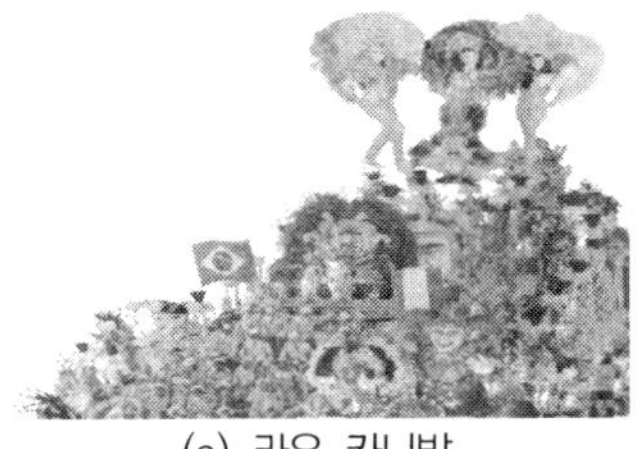
(a) 라우 카니발

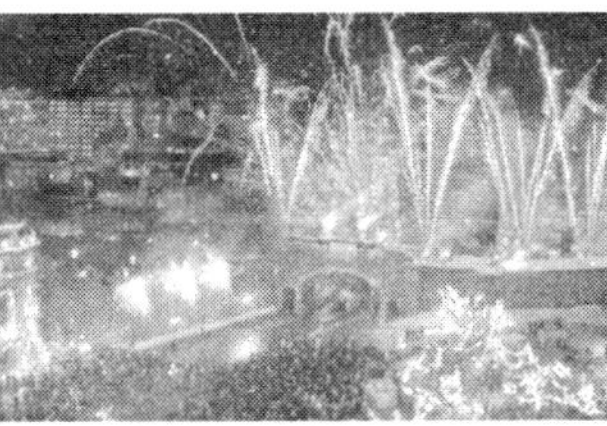
(b) 퀘백 윈터카니발

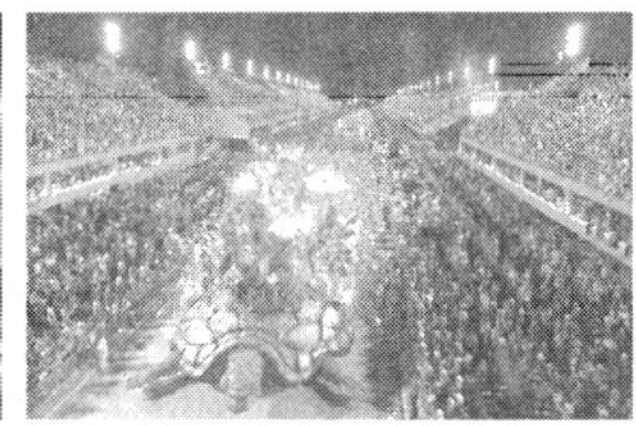
(c) 브라질 카니발 축제

[그림 9-65] 카니발

③ 퍼레이드 : 축제나 축하 또는 시위 행사일로 많은 사람이 시가를 화려하게 행진하는 것이다(그림 9-66).

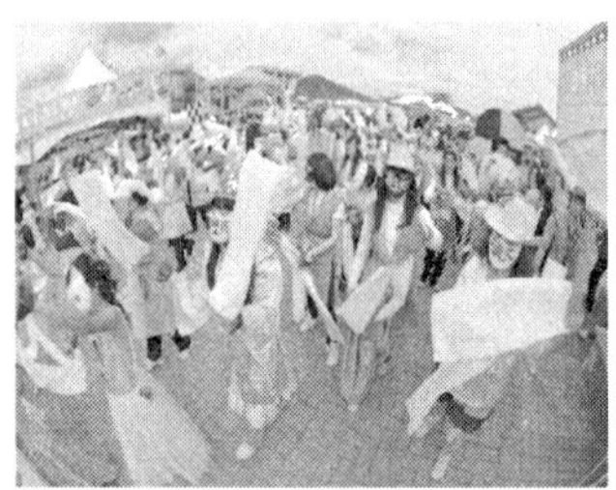

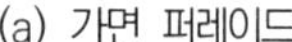
(a) 가면 퍼레이드

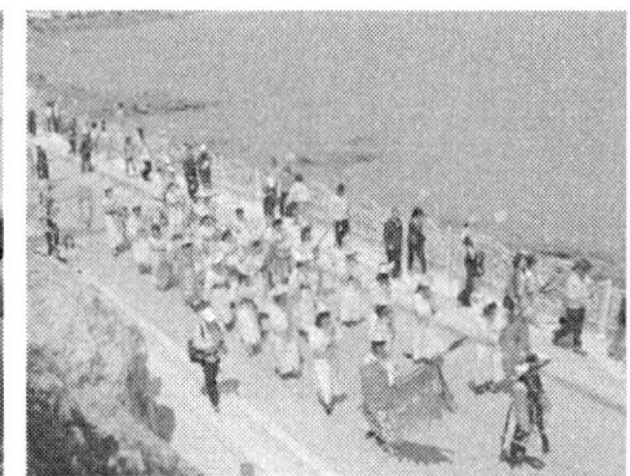
(b) 진도 신비의 거리 퍼레이드

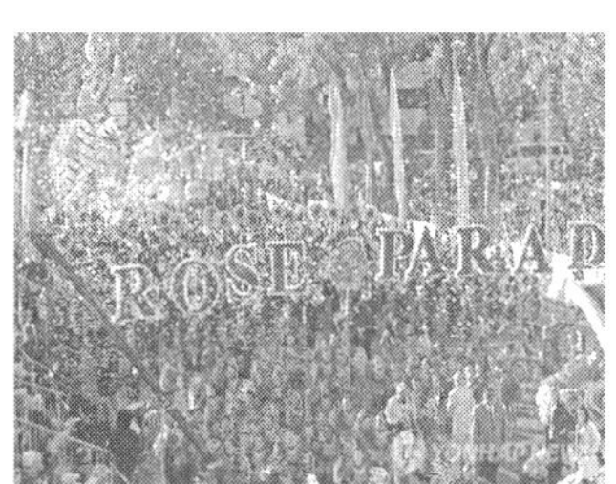

(c) 미국의 로즈퍼레이드

[그림 9-66] 퍼레이드

3) 스포츠 이벤트

월드컵, 올림픽 등으로, 다음과 같다.

① 월드컵 : 국제축구연맹(FIFA)이 올림픽 중간 연도로 4년마다 한 번씩 개최하는 세계선수권대회이다. 단일종목으로는 세계에서 가장 큰 스포츠 행사이자 제일 먼저 탄생한 세계선수권대회이며, 참가 자격은 프로나 아마추어를 불문하고, 선수는 소속 클럽이나 팀의 국적이 아니라 선수 개인의 국적에 따라서 출전한다(그림 9-67).

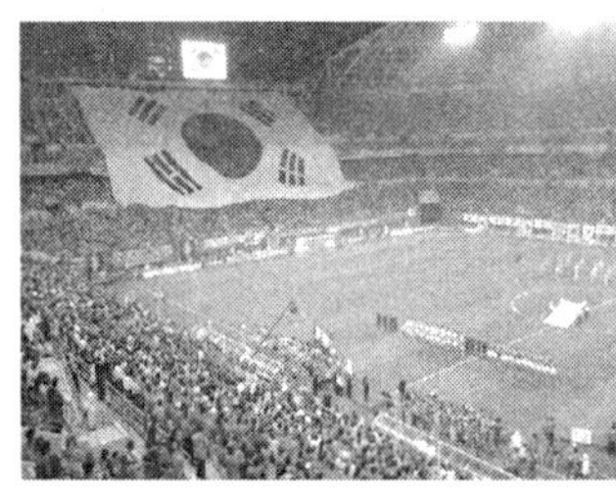
(a) 2002년 한일 월드컵

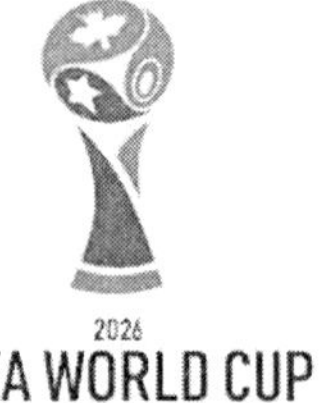

(b) 2026년 3개국주최 월드컵

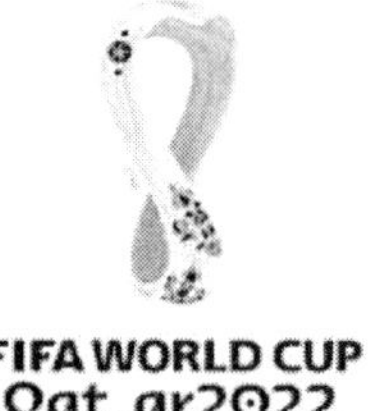

(c) 2022년 카타르 월드컵

[그림 9-67] 월드컵

② 올림픽 : 1894년 파리 회의에 의해 국제올림픽위원회(IOC)에서 대회를 맡게 되었다. 올림픽대회 참가를 원하는 나라는 IOC가 승인하는 올림픽위원회를 보유해야만 하고, 국가올림픽위원회는 올림픽경기에 참가할 자국의 대표단을 구성 및 수송하며, 대표단의 거처 등을 계획하고 준비한다(그림 9-68).

㉠ 경기종목은 태권도, 양궁, 육상, 농구, 복싱, 카누, 사이클, 다이빙, 승마, 펜싱, 필드하키, 축구, 체조, 핸드볼, 유도, 근대 5종 경기, 조정, 사격, 수영, 탁구, 테니스, 배구, 수구, 역도, 레슬링, 요트 등이 있다. 위의 종목에 포함되지 않은 특정 종목은

IOC와 국제 스포츠 연맹이 합의하여 올림픽 프로그램에 포함시킬 수도 있고, IOC가 4년마다 개최하는 국제 스포츠 대회이다.

(a) 1988년 서울 올림픽 표시

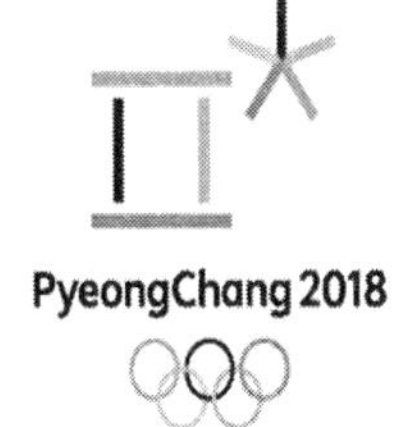

(b) 2018 평창 동계 올림픽

(c) 2024파리올림픽

[그림 9-68] 올림픽

4) 예술 · 연예 이벤트

콘서트, 전시회 등이 있다.

① 콘서트 : 연주목적 · 연주형태 · 흥행형태 등에 따라 여러 종류가 있는데, 독주와 독창 연주회를 리사이틀이라 한다. 이는 목적과 성격에 따라 데뷔리사이틀 · 고별 리사이틀, 두 사람 이상일 경우는 조인트리사이틀이라고 한다. 오케스트라 · 실내악단 · 합창단 등에 의한 연주회 가운데 가장 중요한 것이 정기연주회로, 정기적으로 개최되는 것이며, 독일에서는 예약 연주회라고도 하나, 정기적이 아닌 것은 임시(특별)연주회라고 한다(그림 9-69).

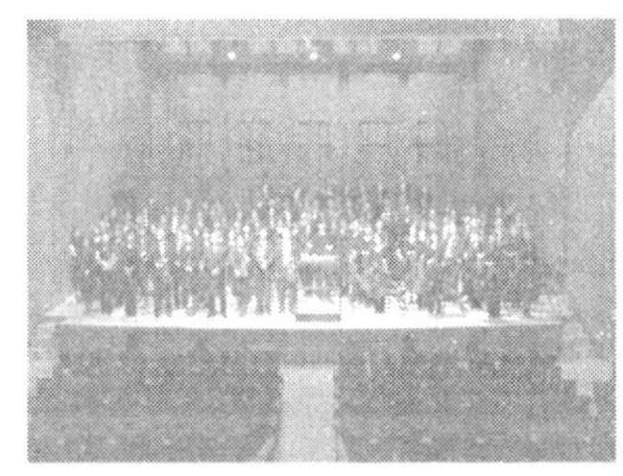

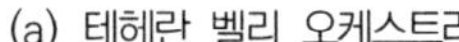
(a) 테헤란 벨리 오케스트라

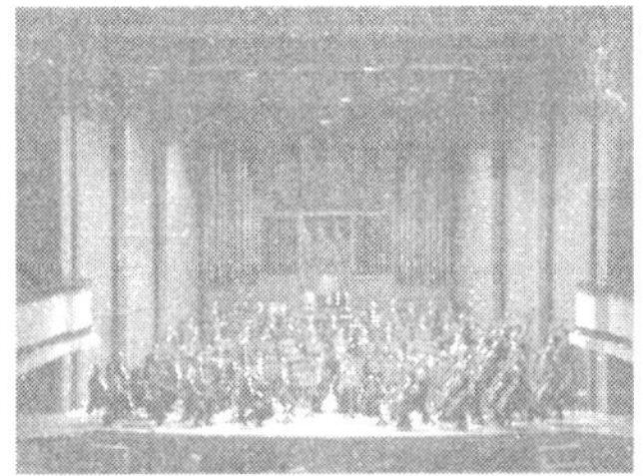

(b) 소피아 필하모닉 오케스트라

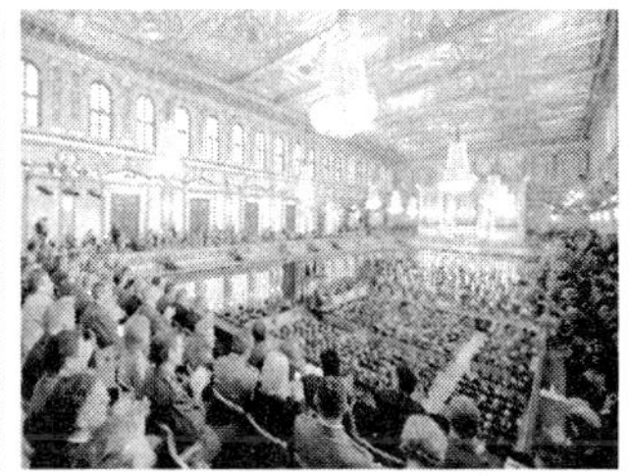

(c) 빈 필하모닉 오케스트라

[그림 9-69] 콘서트

② 전시회 : 무역, 산업, 교육 분야 혹은 상품 및 서비스 판매업자들의 대규모 상품을 진열하고, 회의를 하는 경우이다. 이는 전시회, Trade Show라고도 하며 유럽에서는 주로 Trade Fare라는 용어를 사용한다(그림 9-70).

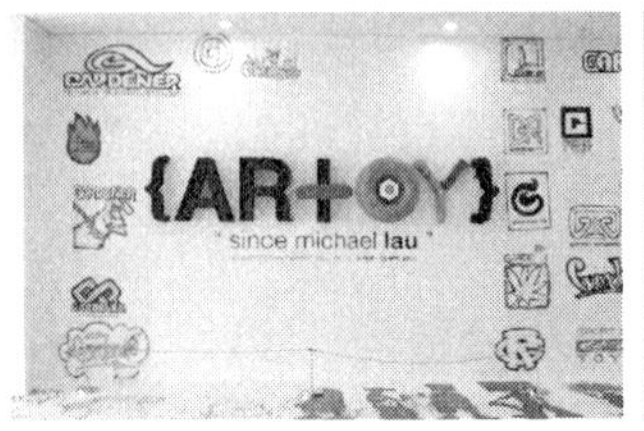

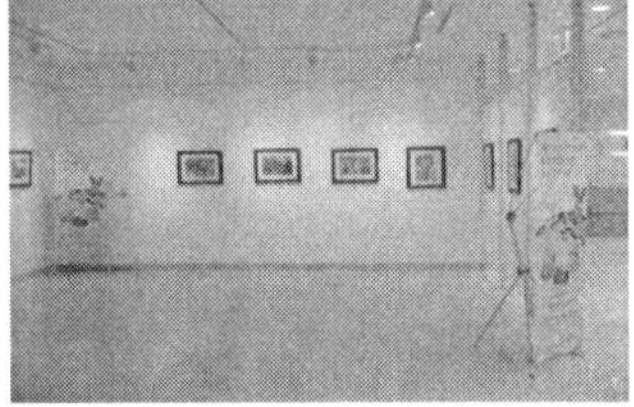

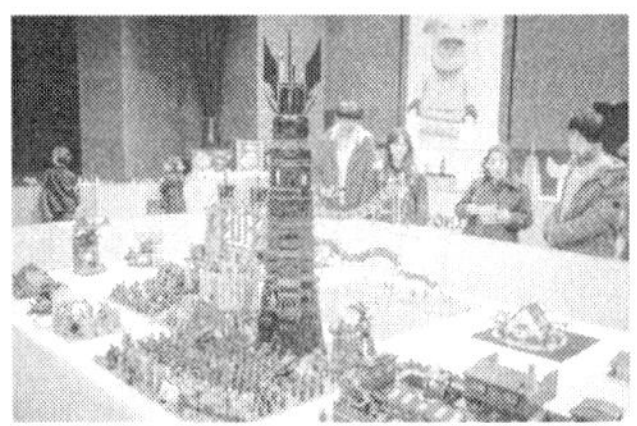

(a) 아트 토이 전시회 (b) 환경 그림공모전 전시회 (c) 레고 전시회

[그림 9-70] 전시회

5) 레크리에이션 이벤트

게임, 놀이, 오락 이벤트 등이 있다.

① 게임 : 정해진 규칙에 따라 경기를 하는 레저 활동, 재치와 기술, 행운이 요구된다(그림 9-71).

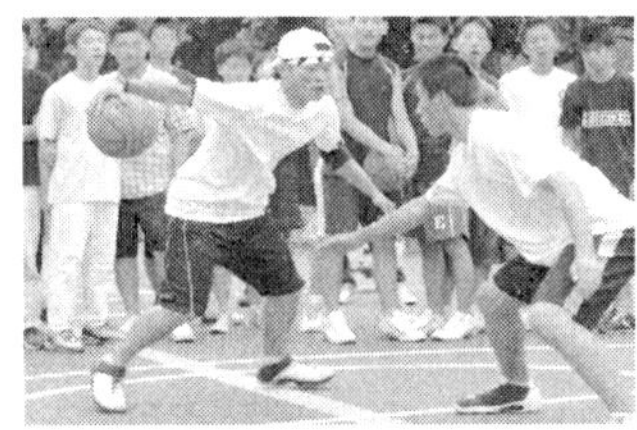

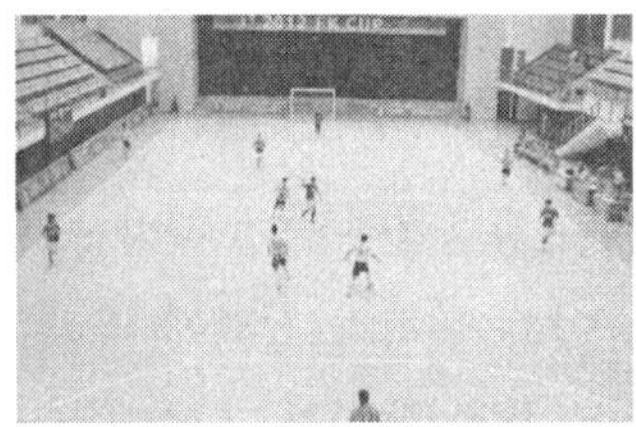

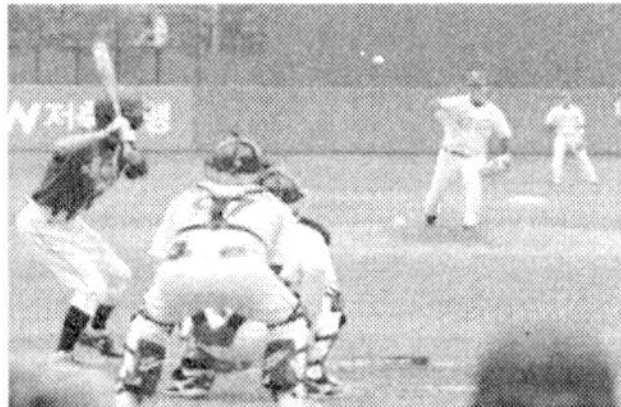

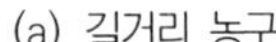

(a) 길거리 농구 (b) 풋 살 (c) 야 구

[그림 9-71] 게 임

② 놀이 : 인간의 생존과 관련이 있는 활동과 '일'에 해당하는 활동을 제외한 모든 신체적 · 정신적 활동, 자고 먹는 활동은 인간의 직접적인 생존 활동이다(그림 9-72).

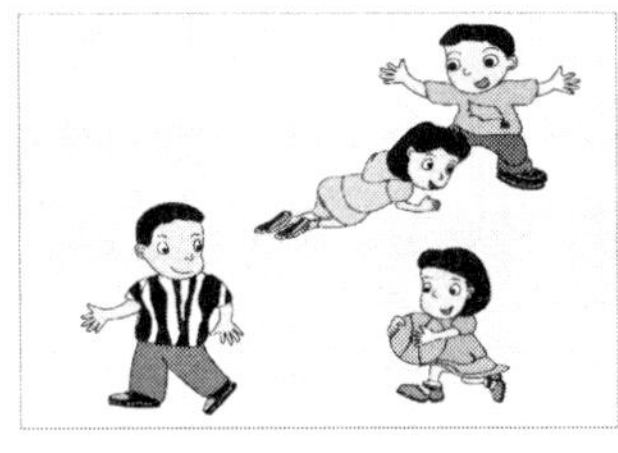

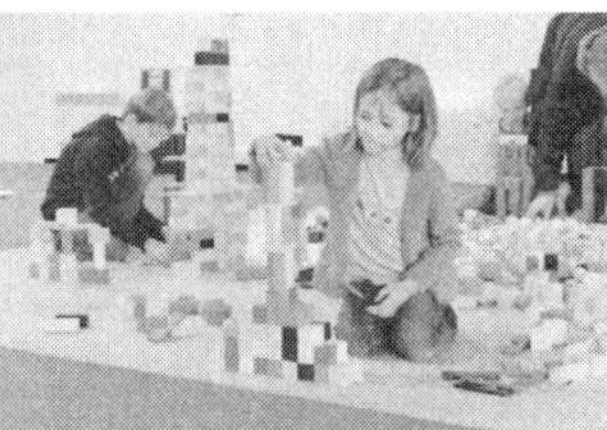

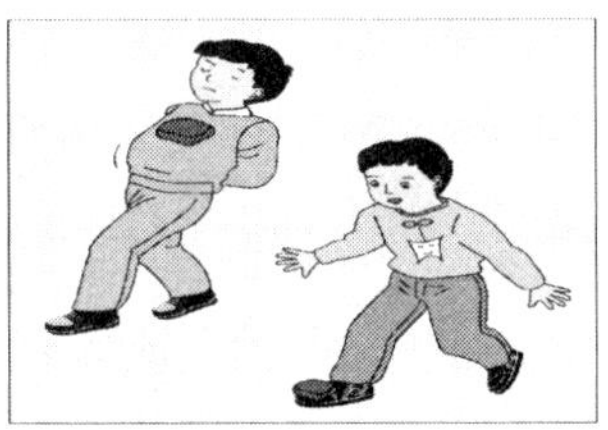

(a) 술레잡기 (b) 블럭쌓기 놀이 (c) 비석치기

[그림 9-72] 놀 이

③ 오락 이벤트 : 일이나 공부 등의 구속적인 활동에서 해방되어 자유시간을 이용하여 자주적으로 행하는 운동, 놀이, 취미, 여행 등의 활동이다. 이는 심신의 피로를 회복하고 건강을 증진해서 인생을 윤택하게 할 수 있고, 작업요법의 하나로서도 행하여진다. 환자

가 한정된 범위에서도 일상생활 또는 일이 가능하면 나아가서 하나의 중요한 요구로서 오락이 있다(그림 9-73).

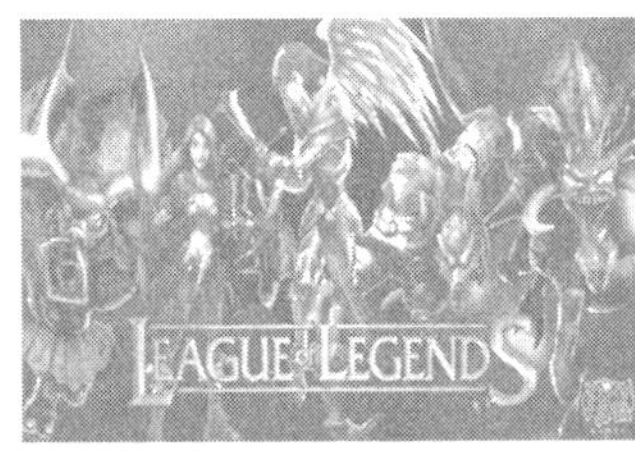

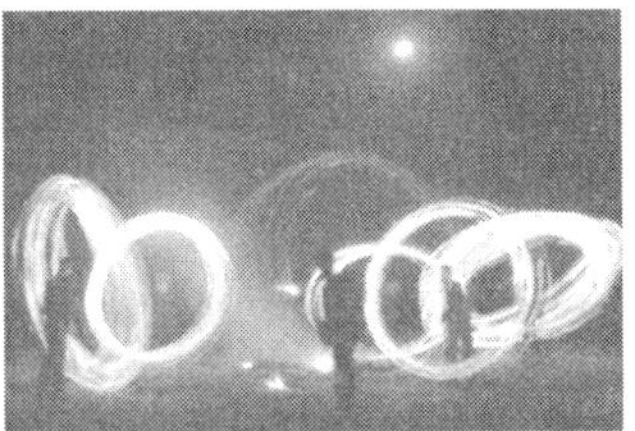

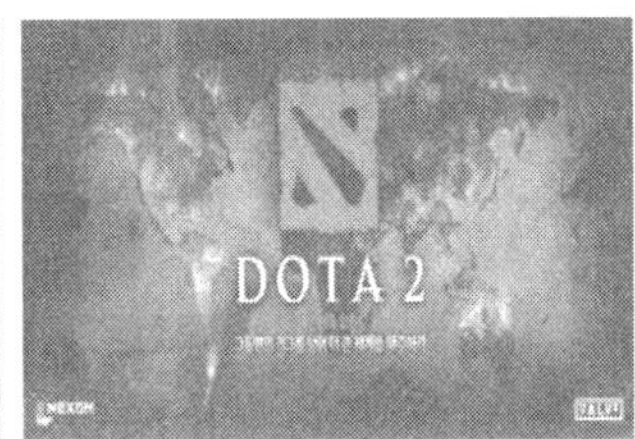

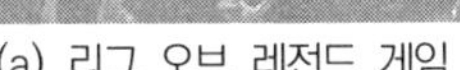

(a) 리그 오브 레전드 게임 (b) 쥐불놀이 (c) 도타 2 게임

[그림 9-73] 오락 이벤트

6) 교육 · 과학 이벤트

세미나, 워크숍, 학술대회 이벤트 등이 있는데 다음과 같다.

① 세미나 : 학회 등에서 지명된 몇 회원의 연구발표를 토대로 전 회원이 토론하는 연구 활동이다(그림 9-74).

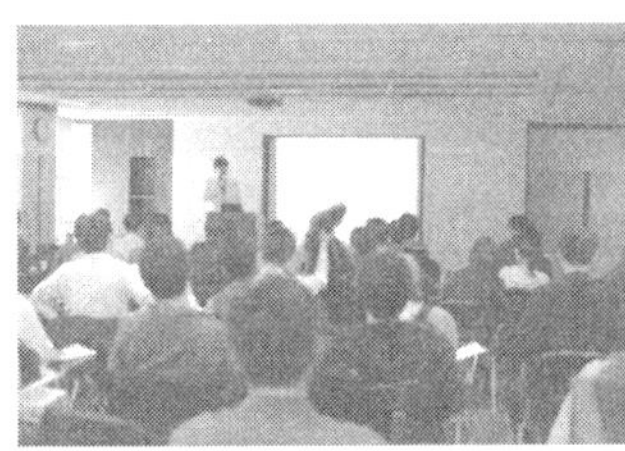

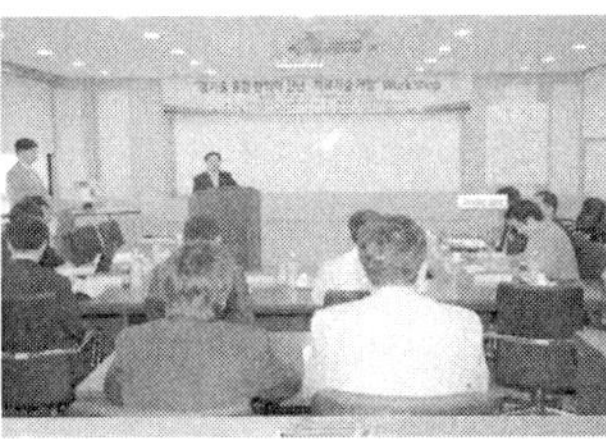

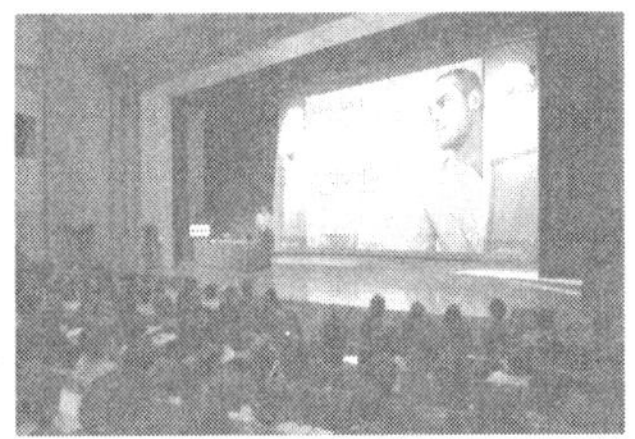

(a) KSUG/자바지기 공동 세미나 (b) 동신대서 광기술융합 한의학 진단치료기술 세미나 (c) 개발자가 주목할 Internet Explorer 8 세미나

[그림 9-74] 세미나

② 워크숍 : '일터'나 '작업장'으로 연구협의회라고도 한다. 교육용어로 사용되며, 집단사고 · 집단작업을 통하여 교육자의 전문적인 성장을 꾀한다(그림 9-75).

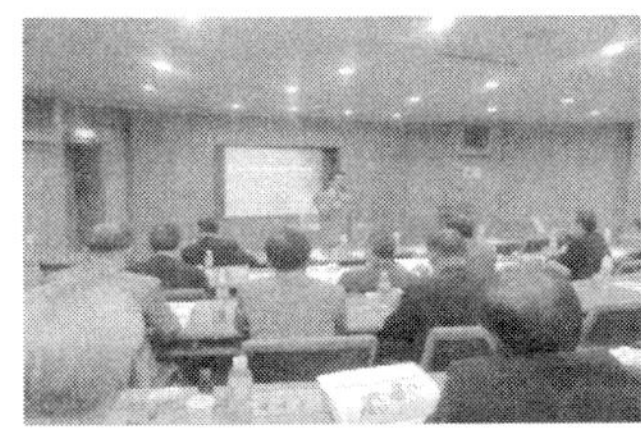

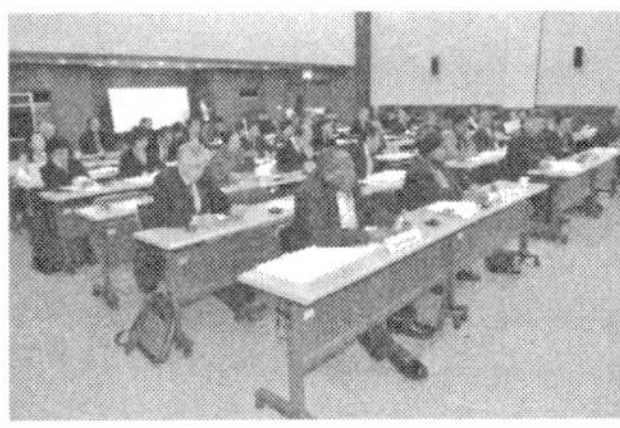

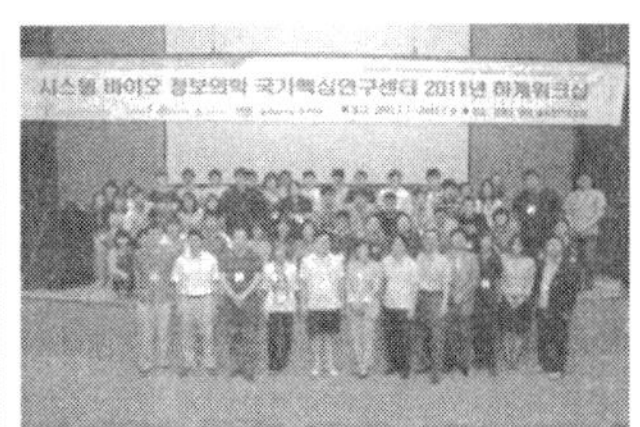

(a) 중소기업의 인사 · 조직관리 및 구조조정 전략 워크숍 (b) 유네스코 세계기록 유산 등재를 위한 아태지역 훈련 워크숍 (c) 시스템 바이오 정보의학 하계 워크숍

[그림 9-75] 워크숍

7) 개인 이벤트

기념일 행사, 동창회, 친목회 등이다.

① 기념일 행사 : 축하하거나 기억할 만한 일이 있을 때 해마다 그 일이 있었던 일정한 날을 기억하여 행사를 하는 것이다(그림 9-76).

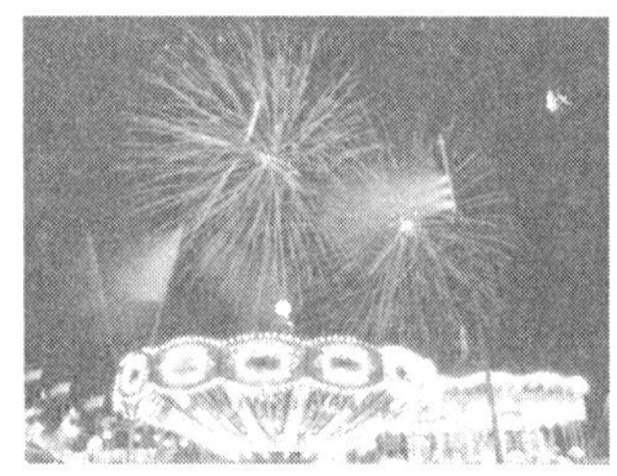

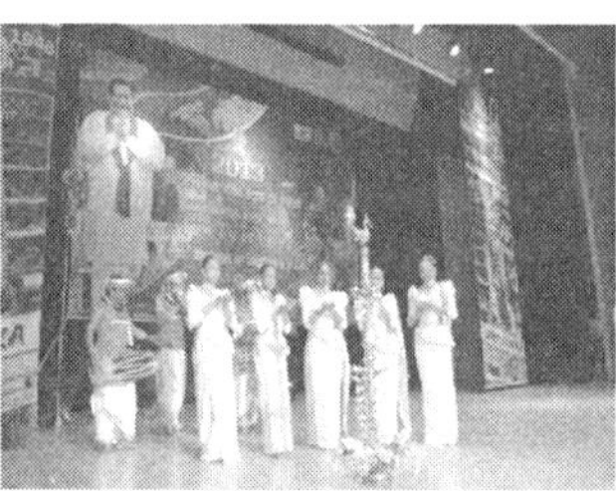

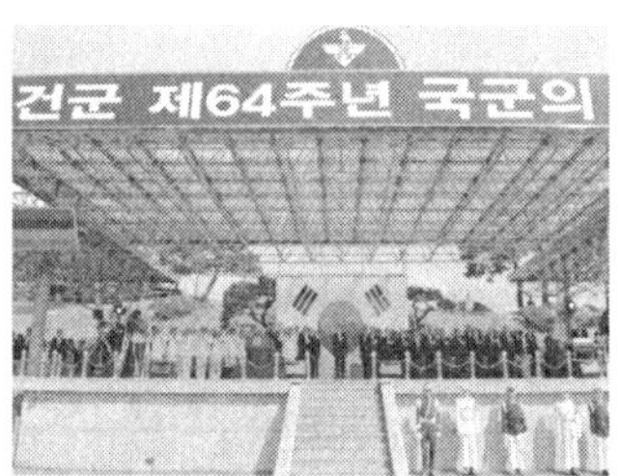

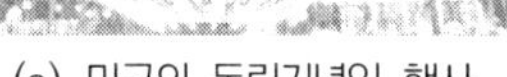

(a) 미국의 독립기념일 행사 (b) 스리랑카의 독립기념일 행사 (c) 국군의 날 기념행사

[그림 9-76] 기념일 행사

② 동창회 : 한 학교를 졸업한 사람들이 모여 서로 친목을 도모하고 모교와 연락을 하기 위하여 조직한 모임이다.

③ 친목회 : 친목을 도모하기 위한 모임이다.

8) 정치 이벤트

취임식, 수여식, 부임식, VIP 방문, 정치적 집회 등이다.

① 취임식 : 취임할 때 관계자를 모아 놓고 행하는 의식이다(그림 9-77).

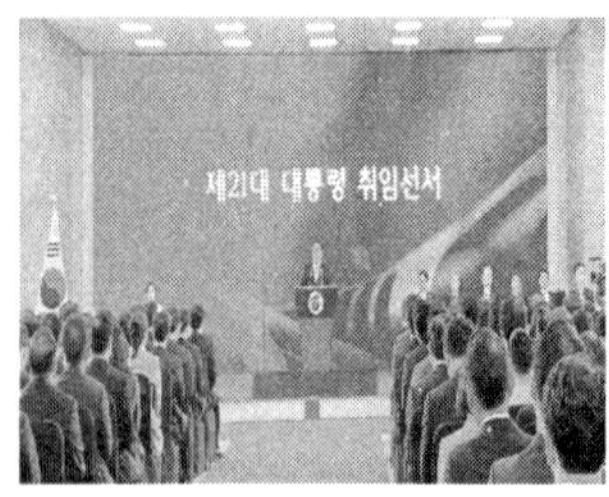

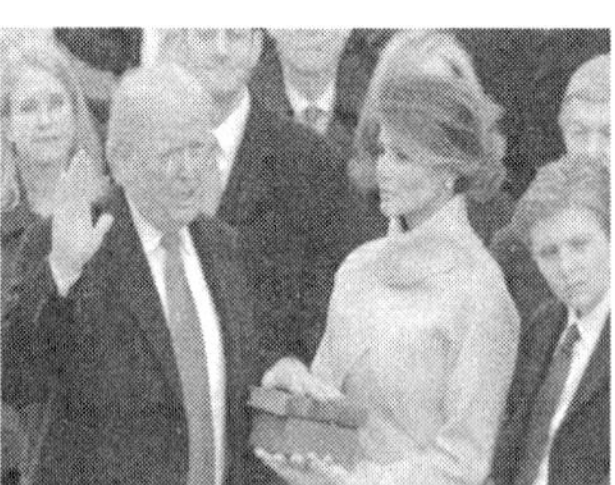

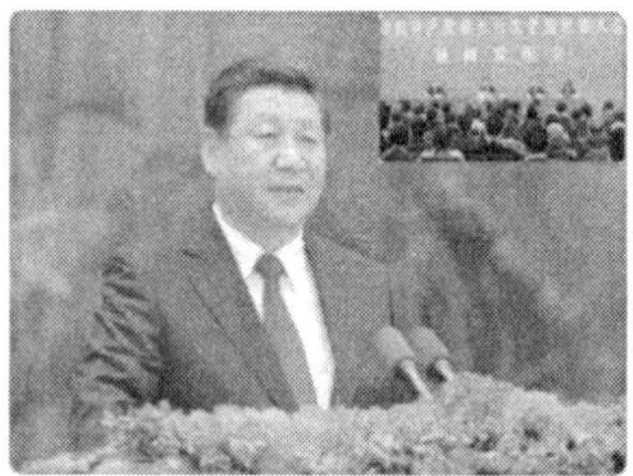

(a) 대한민국 대통령 취임식 (b) 미국 대통령 취임식 (c) 중국 주석 취임식

[그림 9-77] 취임식

② 수여식 : 증서나 상장, 훈장 따위를 주는 의식이다(그림 9-78).

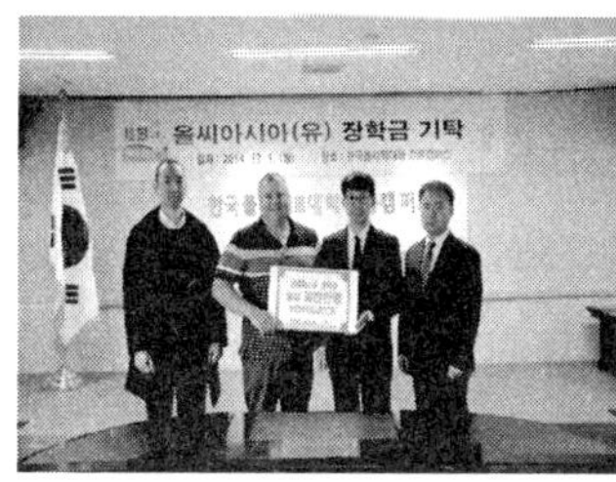

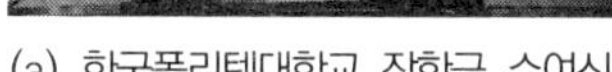

(a) 한국폴리텍대학교 장학금 수여식

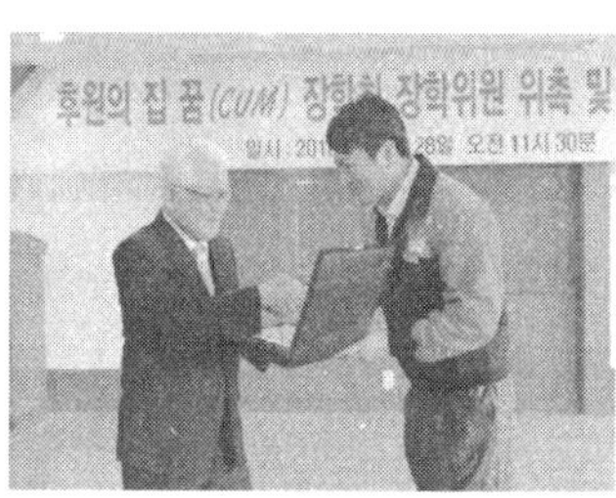

(b) 후원의 집 장학금 수여식

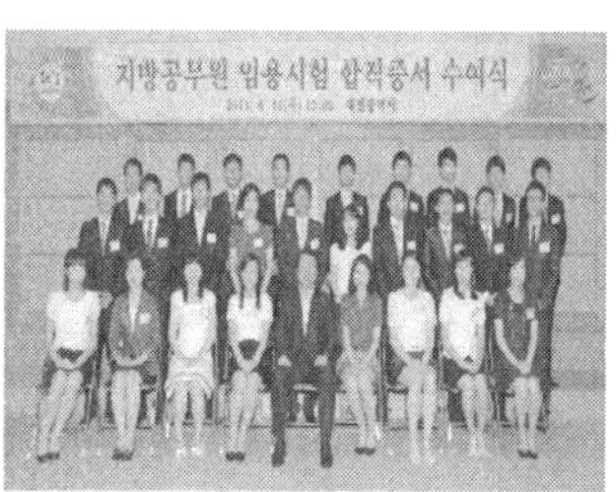

(c) 공무원 합격증서 수여식

[그림 9-78] 수여식

③ 부임식 : 임명이나 발령을 받아 근무할 곳으로 가는 것이다(그림 9-79).

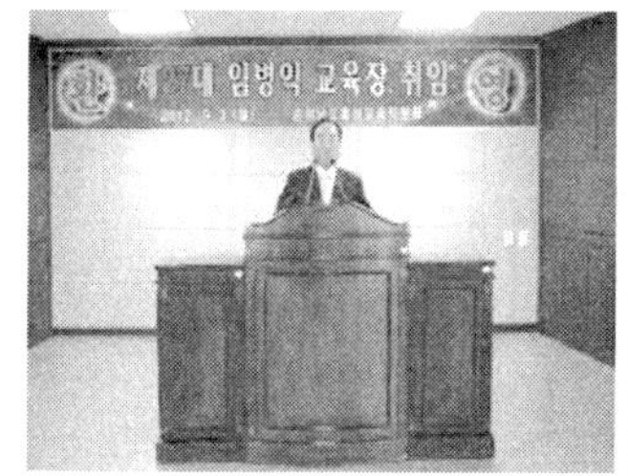

(a) 교육장 발령

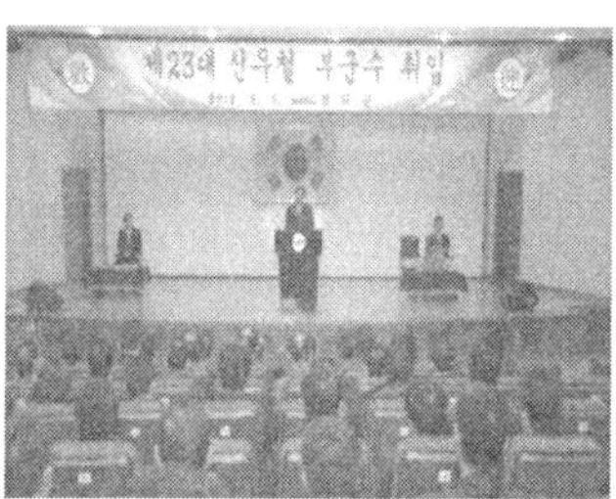

(b) 부군수 발령

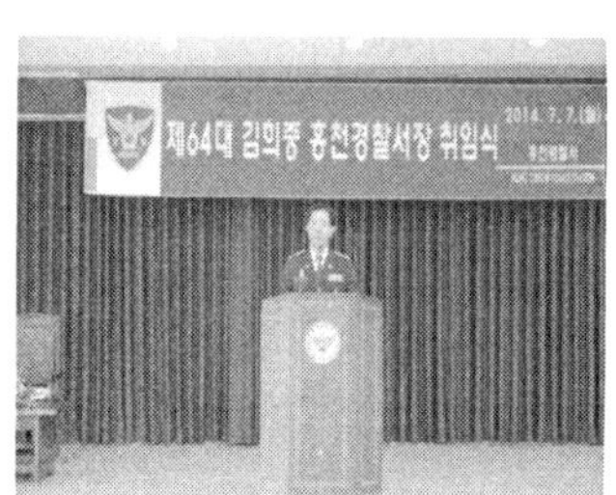

(c) 경찰서장 발령

[그림 9-79] 부임식

4. 분류에 따른 이벤트 유형

이벤트 유형에는 실시 형태와 개최목적, 고정 관광 시설물 유형, 주최자 관점이 있는데 다음과 같다.

① 실시 형태 : 이벤트를 실시하는 형태에 따라 이벤트의 이름이 바뀌는 것이다.

㉠ 축제 이벤트 : 지방자치단체가 주도하는 이벤트로 일정 지역의 주민을 대상으로 지역 활성화와 지역산업의 진흥, 지역문화의 육성 등의 목적을 실현하기 위해 개최되는 이벤트이다.

㉡ 회의 이벤트 : 회의가 원활하게 이루어지고 지루 하지 않는 회의가 되기 위해 볼거리를 제공하는 것이다.

㉢ 공연 이벤트 : 공연 관련 진행 또는 볼거리를 제공하는 것이다.

㉣ 전시 이벤트 : 기존 이벤트와 다른 특징을 나타내며 다양하고 차별화된 현장 매체의 전시기법이나 연출효과를 이용해 의도된 목적을 창출한다.

㉤ 시상 이벤트 : 시상을 할 때 다양한 볼거리를 제공하는 이벤트이다.

㉥ 스포츠 및 레포츠 이벤트 : 행사의 규모나 영향성에서 파급적인 효과가 매우 큰 메가 이벤트의 특징을 갖고 있으며, 스포츠 이벤트는 국제 차원에서 미디어와 경제에 막대한 영향력을 끼치는 초대형 행사부터 소규모 단체가 주관하는 체육대회까지 포함하고 있는데 다른 이벤트와 차별되는 특성을 나타낸다.

② 개최목적 : 이벤트를 실행하고 홍보하는 목적이다(그림 9-80).

㉠ 관광 이벤트의 개최목적 : 관광지에 대한 홍보와 관광객을 더 많이 유치하기 위해서 이벤트를 하는 것이다.

㉡ 비즈니스 이벤트의 개최목적 : 비즈니스를 원활하게 하고 지루하지 않기 위한 이벤트이다.

㉢ 스포츠 이벤트 : 많은 사람들이 스포츠를 관람 할수 있도록 스포츠를 알리는 이벤트이다.

㉣ 교육 이벤트 : 교육에 대한 이해를 돕기 위한 이벤트이다.

㉤ 종교 이벤트 : 많은 신자 들이 참여하기 위한 이벤트이다.

㉥ 정치 이벤트 : 선거같이 많은 사람 들에게 유권자를 알리기 위한 이벤트이다.

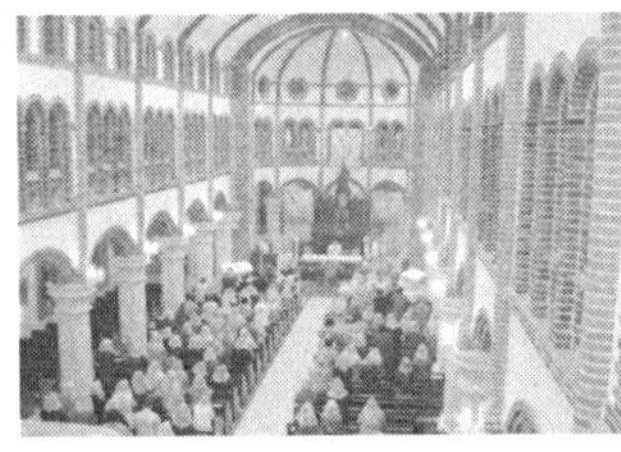

(a) 천주교 미사

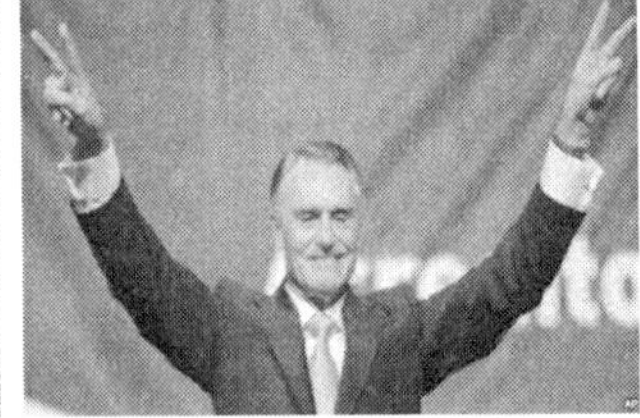

(b) 포르투갈 대통령이 유권자들에게 호소

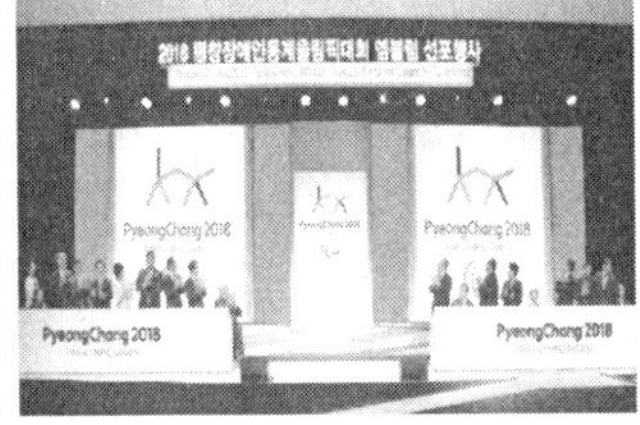

(c) 평창올림픽 엠블럼 선포행사

[그림 9-80] 개최목적 이벤트

③ 고정 관광시설물

㉠ 주제공원의 이벤트 : 공원의 주제에 맞는 것을 선보이는 이벤트이다.

㉡ 옥외공원의 이벤트 : 밖에서 여러 사람이 볼 수 있도록 하는 이벤트이다.

㉢ 전시회, 박람회장 이벤트 : 손님에게 예술작품을 보여 주는 이벤트이다.

㉣ 유적지 이벤트 : 많은 사람들에게 유적지를 설명하고 유적지에 대한 흥미를 갖기 위한 이벤트이다.

㉤ 시민광장, 거리, 기타 공공장소의 이벤트 : 많은 사람들 에게 홍보를 하기 위한 이벤트이다.

ⓑ 컨벤션센터의 이벤트 : 컨벤션센터에 많은 회의를 유치하기 위한 이벤트를 하는 것이다.

④ 주최자 관점

㉠ 공공기관에 의한 이벤트 : 공공기관에서 주체하는 이벤트이다(그림 9-81).

㉡ 자원봉사에 의한 지역사회 축제 : 자원봉사자들이나 지역사회에서 주최하는 이벤트이다.

㉢ 상업용 이벤트 : 여행사에서 홍보를 위해서 주최하는 이벤트이다.

㉣ 사기업 이벤트 : 회사의 홍보를 위해서 주최하는 이벤트이다.

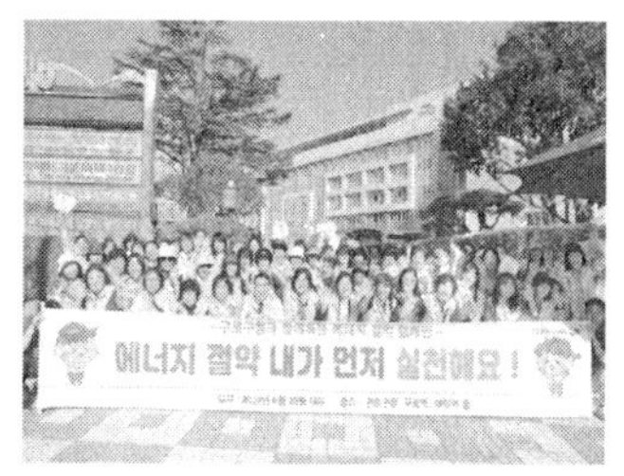

에너지 절약 내가 먼저 실천해요!

(a) 에너지 절약 캠페인

화상수화
통역서비스

(b) 화상수화 통화 서비스

모바일 홈페이지
오픈기념 홍보 이벤트
문화상품권
기프티콘 받자!

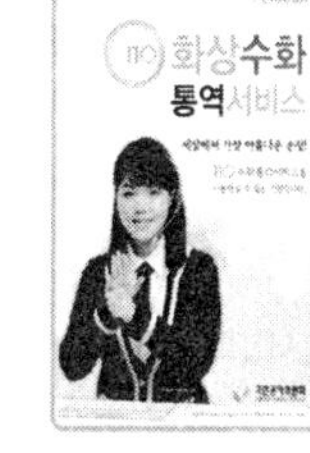

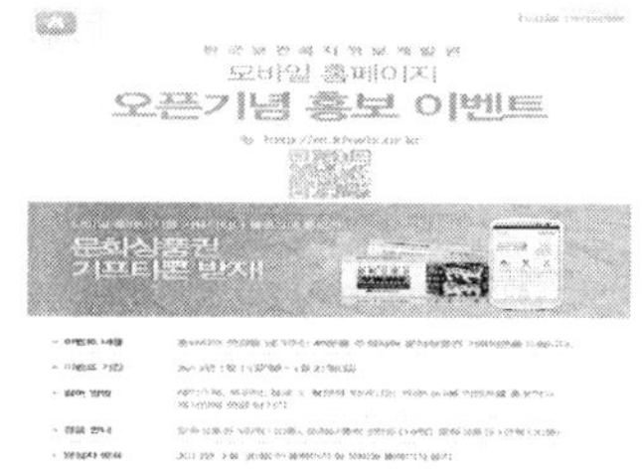

(c) 회사홍보 이벤트

[그림 9-81] 공공기관에 의한 이벤트

5. 관광 이벤트 구성요소

이벤트를 효율적이고 긍정적으로 이끌기 위한 관광 이벤트 구성요소에는 6W2H 요소가 필요하다. 6W2H는 이벤트 주최자(Who), 개최시기(When), 내용(What), 장소(Where), 목적(Why), 이벤트 대상(Whom), 구성과 연출(How), 행사예산(How Much)인데, 이러한 구성요소는 이벤트의 긍정적인 효과를 극대화시켜 주는데, 경제적 효과, 정치적 효과, 사회·문화적 효과, 관광산업 효과가 있다.

1) 관광 이벤트 구성요소의 특징

우리나라 관광 이벤트의 대표적 사례인 템플스테이는 외국인을 위한 한국불교 문화 체험 이벤트로 각 사찰은 역사적, 지리적, 문화적으로 각기 다른 특징을 갖고 있다.

① 자연경관과 전통 자원이 풍부한 사찰이 있는가 하면, 외국인 참가자를 위한 통역 인력과 편의시설이 장점인 사찰도 있다.

② 사찰에는 불교 무술인 선무도를 특화한 사찰, 명상이나 참선을 중심으로 운영하는 사찰,

다도 의식을 전통적으로 행하는 사찰, 죽음을 체험해 보는 죽음 명상을 운영하는 사찰, 계절에 따라 다양한 차를 만들어 보고 즐길 수 있는 사찰, 참회기도 등 신앙적 체험을 위주로 하고 있는 사찰 등 사찰 안팎의 자연 자원과 운영자의 진행기법 등을 활용한 다양한 이벤트 프로그램을 개발 진행하고 있다.

③ 사찰의 템플스테이 프로그램의 분류는 〈표 9-4〉와 같다.

〈표 9-4〉 템플스테이 이벤트 프로그램의 유형별 분류

분 류	설 명	기 간
기본형	가장 기본이 되는 예불, 울력, 참선, 108배, 다도 등으로 구성되고 사찰에 따라 체험 프로그램을 추가한다.	1박 2일~ 2박 3일
휴식형	사찰의 지연, 문화환경을 활용하여 마음의 휴식을 얻을 수 있는 프로그램(오리엔테이션, 예불, 공양[식사], 차담)을 진행한다.	1박 2일~1주일 이내
불교문화 체험형	한국불교의 유·무형의 문화를 체험하여 교육적인 효과를 거둠과 동시에 새로운 경험을 열어주는 프로그램 진행한다.	1박 2일~2박 3일
전통문화 체험형	사찰의 지역문화 연계한 지역사회의 행사나 세시풍속 등을 중심으로 이루어지는 한국전통 문화를 체험하는 프로그램이다.	1박 2일, 2박 3일
생태 체험형	사찰 주변의 자연환경을 체험하고 환경과 인간의 관계에 대한 인식을 변화시킬 수 있는 프로그램이다.	1박 2일, 2박 3일
수행형	참선, 명상을 중심으로 자아를 성찰하고 평화를 찾고자 하는 일반인들을 위한 프로그램이다.	1박 2일~2주일 이내
템플라이프	시간이 없는 외국인들이 짧은 시간에 한국의 불교문화를 체험할 수 있도록 구성된 프로그램, 사찰안내, 참선실습, 다도 및 만들기 체험을 선택하여 참가할 수 있다.	약 2시간~3시간

2) 관광 이벤트의 효과

이벤트의 효과를 경제적 효과, 정치적 효과, 사회·문화적 효과, 관광산업 효과 등이 있다.

① 경제적 효과 : 상품개발 촉진, 관광객 유치 및 수입증대 효과, 타업종과의 교류증진 등이 있다.

② 정치적 효과 : 국가 이미지 개선 및 국민의 자긍심 고취, 국제교류의 장 마련, 관광교류 및 인간관계 촉진 등이 있다.

③ 사회·문화적 효과 : 개최지 주민의 일체감 조성, 역동적 사회생활 조성, 문화 및 관광자원 보존 등이 있다.

④ 관광산업 효과 : 관광지 매력 향상, 브랜드 이미지 창출, 정체성 강화, 비·성수기 극복 및 양질의 관광객 유치 등이 있다.

제10장
관광종사원

01 관광종사원의 정의
02 관광사업의 종류 및 관광종사원의 범위
03 관광종사원의 역할

세계화와 개방화가 진행되면서 우리나라의 관광산업은 발전하였다. 발전한 이유는 고도의 전자통신 산업기술, 교통발달, 관광업체의 경영 방법개선, 관광업종의 변화, 여행자의 의식 구조의 변화 등으로 성장과 함께 많은 변화가 예상되어 질 높은 관광 인력을 수급하는 것은 큰 과제 중의 하나이고, 경제 · 사회 발전에 부응하는 관광 전문 인력의 자질을 향상시키고 우수한 관광 종사의 양성 확보를 위하여 많은 노력을 해왔다.

관광 분야 서비스의 국제화를 유도함으로써 날로 치열해지는 관광 서비스 경쟁에 대처해 왔으며, 향후 관광산업 발전에 따라 유능한 관광 인적자원을 양성하고 기존 종사원의 자질을 제고시키는 일은 매우 중요하다. 정부는 관광종사원이 관광산업에 종사할 수 있는 전문적인 자격을 취득할 수 있도록 교육과 자격제도를 운영하고 있고, 관광종사원에 대한 재교육을 지속적으로 실시하고 있다.

01 관광종사원의 정의

우리나라의 관광산업은 세계를 활동무대로 하는 21세기 주력산업으로 관광을 통한 세계의 평화에 기여하는 사명감과 실존 의식을 갖고 다가가야 하며, 업종별 관광 인력의 양성 확보가 요구되고 있어, 관광종사원은 직무의 특수성과 전문성에 비추어 일정한 자질과 능력이 요구된다.

1. 관광산업 발전

유능한 관광 인적자원을 양성하고 기존 종사원의 자질을 제고시키는 일은 매우 중요하다. 정부는 관광종사원이 관광종사원에 대한 재교육을 지속적으로 실시하고 외국인 환자 유치행위허용 및 기반 제도 마련과 의료관광 원스톱 서비스센터 운영, 전문인력양성 등 한국의료의 신뢰도를 구축하는 노력의 일환으로 전문인력 양성 체계 및 국가기술자격 도입을 추진하고 있고, 전문인력 양성 확대를 위해 외국인 환자 통역, 국제 의료관광 코디네이터, 마케터 등의 전문인력양성의 확대 및 상담센터의 역할 강화에 기여할 수 있는 종사원 및 관광 인력 수급에 나서고 있다.

2. 관광종사원 분류

국제 의료관광 코디네이터, 컨벤션 기획사(국제회의기획사), 관광통역 안내사, 국외여행 인솔자, 국내관광 안내사, 호텔 서비스사, 호텔 관리사, 호텔 경영사에 의한 자격은 다음과 같다.

1) 국제 의료관광 코디네이터

의료관광산업에서 의료관광 고객의 니즈에 따라 의료 서비스 체험과 관광문화 체험의 접점에서 의료진과 환자와의 사이에서 조정자 역할 및 행정적 서비스를 제공하여 외국인의 특성에 맞는 의료관광상품을 기획하는 상품기획가, 의료관광상품을 알리고 외국인 환자를 유치하는 의료관광 마케터, 입국한 환자를 안내하면서 통역 서비스를 제공하는 의료관광 통역사로서의 업무 등을 수행하는 전문직업인이다. 또한 의료관광 상담능력, 진료 서비스 지원능력, 리스크 관리능력, 관광서비스 능력, 통역능력, 의료관광 마케팅 능력, 의료행정절차 관리능력 등을 갖추고 있어야 한다(그림 10-1).

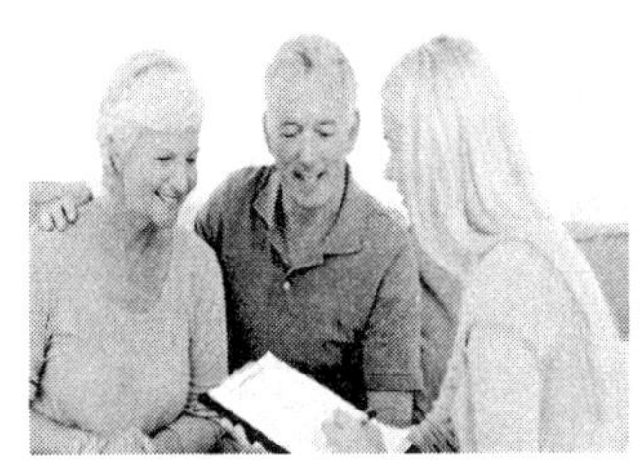

(a) 의료관광에 대해서 상담

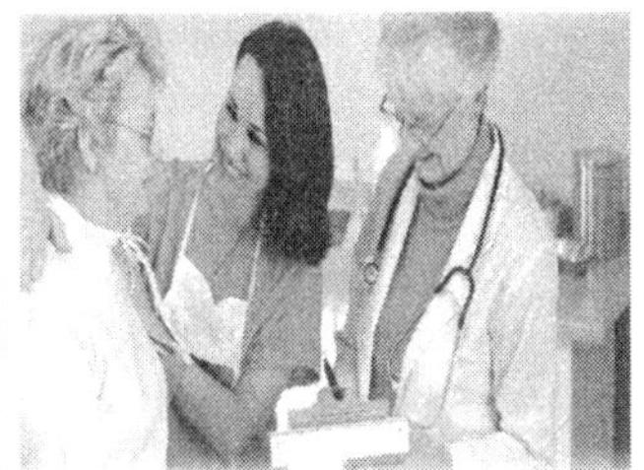

(b) 진료 서비스를 지원

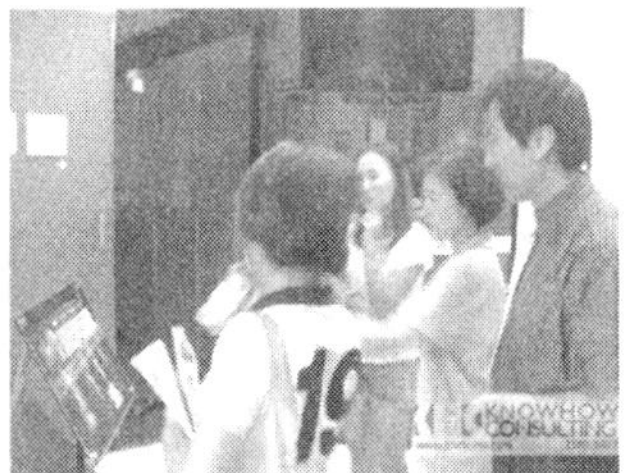

(c) 의료관광에 대해서 통역

[그림 10-1] 국제 의료관광 코디네이터

2) 컨벤션 기획사(국제회의 기획사)

국제회의 유치, 기획, 준비, 진행 등 제반 업무를 조정 · 운영하면서 회의 목표설정, 예산관리, 등록, 기획, 계약, 협상, 현장관리, 회의 평가 등의 업무를 수행하는 국제회의 전문기획가이다. 우리가 알고 있는 국제회의전문가, 국제회의기획자, Meeting Planner 모두 기존에 같은 개념으로 인식했지만 2002년 국가기술자격시험 전문사무분야 신설종목으로 채택되면서 국제회의, 호텔 & 관광, 전시까지 확장된 개념의 전문인력 컨벤션 기획사로 명칭 되었다(그림 10-2).

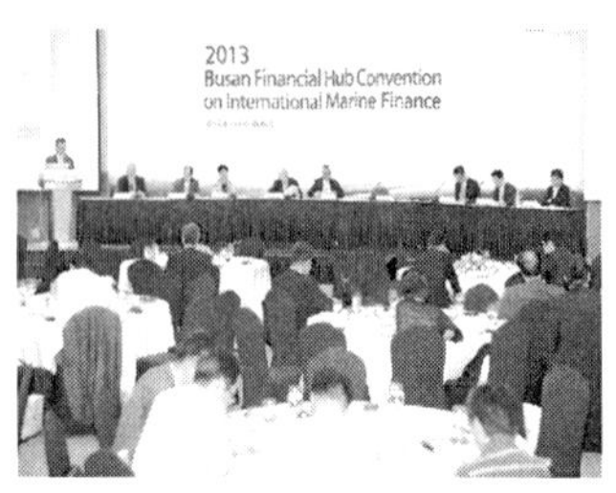

(a) Busan Financial Hub Convention On International Marine Finance

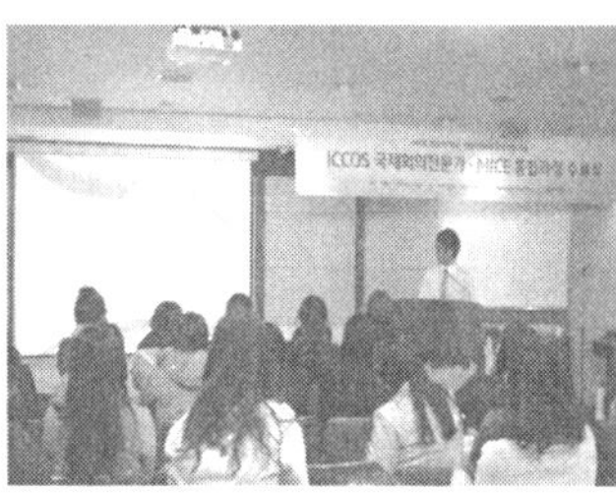

(b) ICCOS 국제회의 전문가 MICE 통합과정수료식

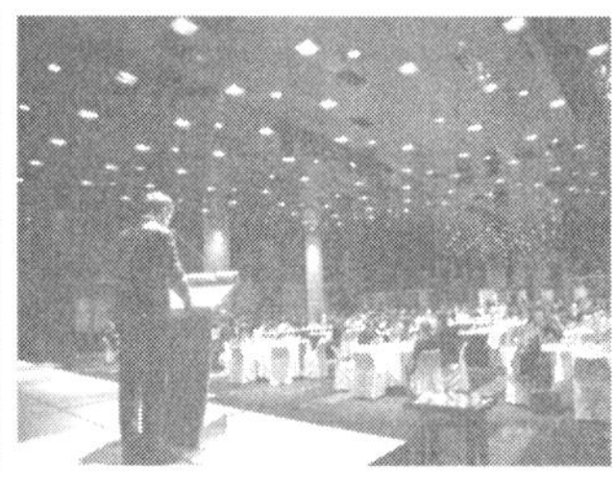

(c) 국제회의기획사 전문 비비커뮤니케이션

[그림 10-2] 컨벤션 기획사(국제회의 기획사)

3) 관광통역 안내사

문화체육관광부령으로 정하는 바에 따라 관광통역안내사 시험에 합격한 후 문화체육관광부장관에게 등록한 자이다. 문화체육관광부에서 실시하는 통역 분야의 유일한 국가공인자격증으로 외국인 관광객에게 국내 여행을 안내하고, 관광지 및 관광대상물을 설명하거나 여행을 안내하는 등 여행의 편의를 제공하는 업무를 수행한다(그림 10-3).

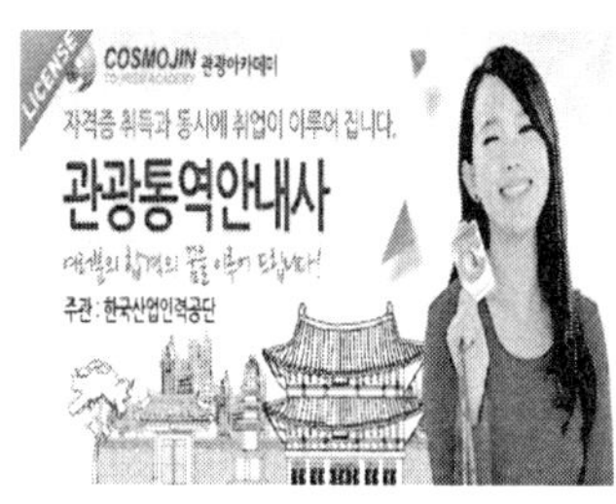

(a) 관광통역안내사

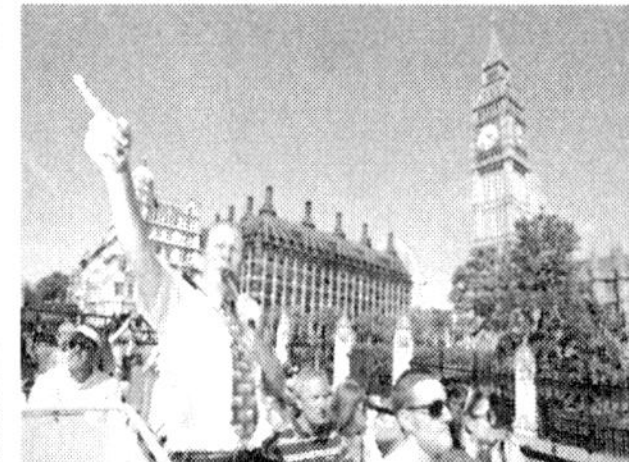

(b) 관광객들에게 영국유적을 소개하고 있는 모습

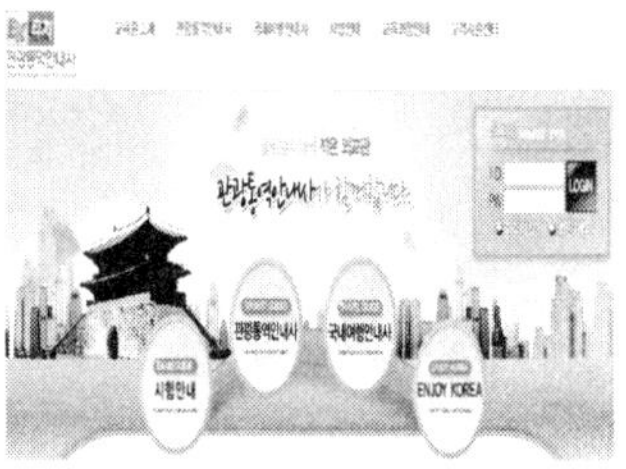

(c) 관광통역안내사 시험안내 홈페이지

[그림 10-3] 관광통역 안내사

4) 국외여행 인솔자

국외여행 인솔자는 여러 가지로 정의되고 있다. Robert T. Reilly(1991년)는 "단체와 동행하면서 돈을 지불한 고객과 현지 Tour Operator간의 연결고리(중간자) 역할을 하는 사람으로서 여행자의 개인적 문제에 대하여 도움을 주고, 정해진 여정이 계획대로 진행되는 것을 관리하는 사람"으로 정의하고 있다(그림 10-4).

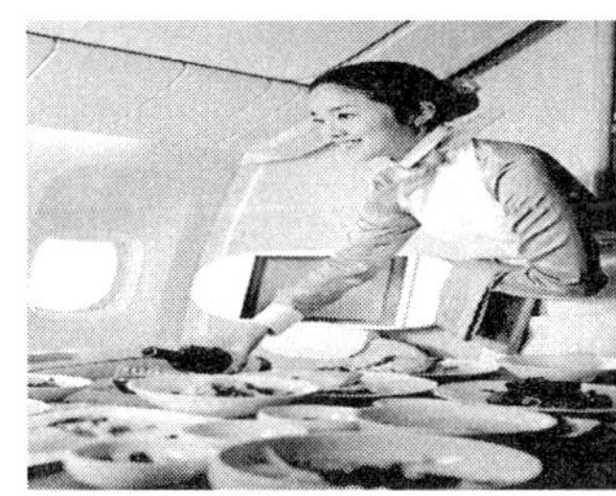
(a) 기내식을 준비하고 있는 승무원

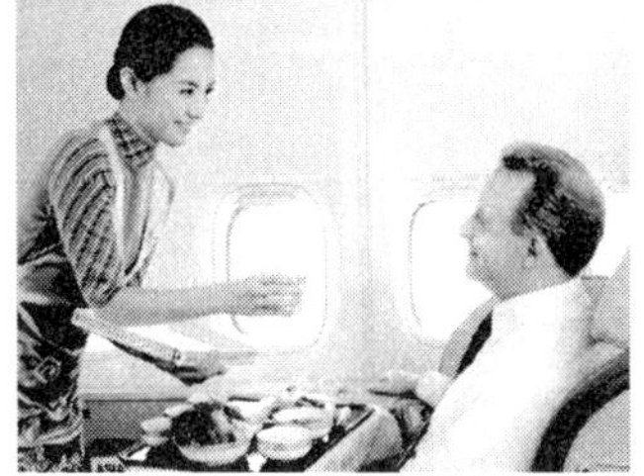
(b) 손님에게 기내서비스

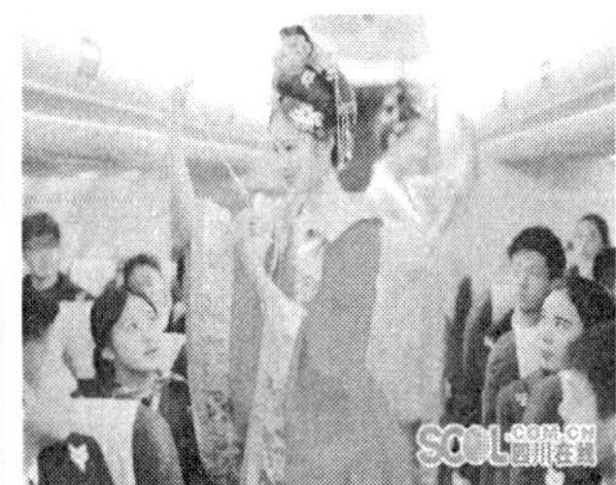
(c) 특별공연하는 승무원

[그림 10-4] 국외여행 인솔자

5) 국내관광 안내사

관광진흥법에 의하여 문화체육관광부장관이 실시하는 국내여행 안내사 자격시험에 합격한 후 문화체육관광부장관에게 등록한 자이다. 국내여행 안내사의 주요 업무는 국내를 여행하는 관광객을 대상으로 여행 일정계획, 여행비용 산출, 숙박시설 예약, 명승지나 고적지 안내 등 여행에 필요한 각종 서비스를 제공한다(그림 10-5).

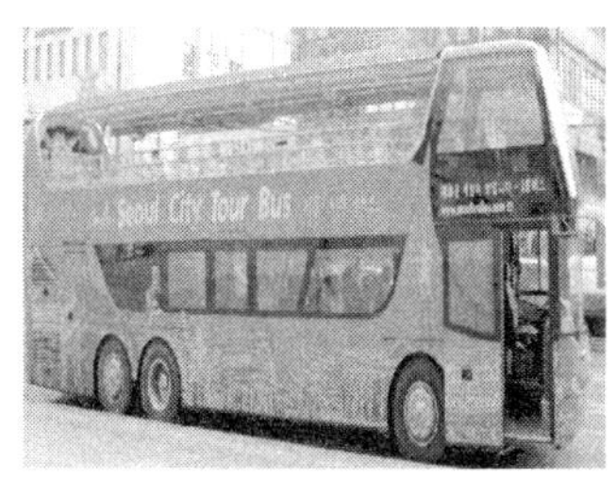

(a) 서울시티 투어버스

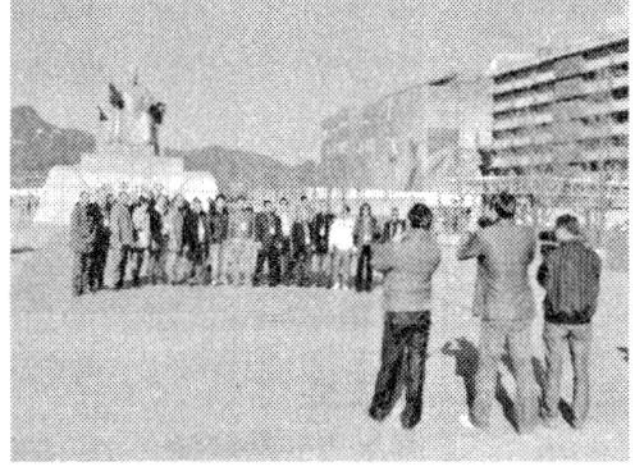
(b) 서울투어 중인 관광객

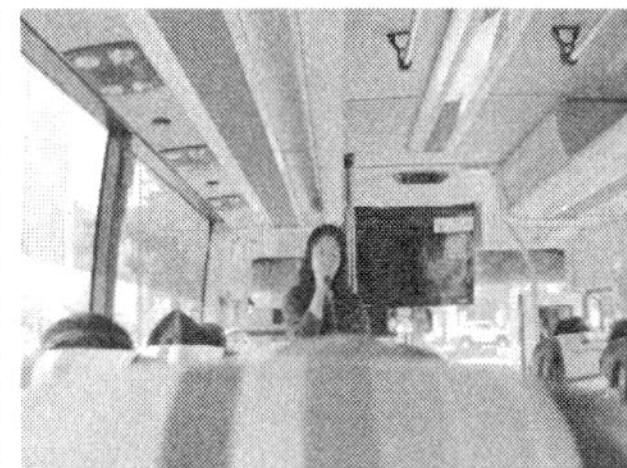
(c) 서울시티 투어버스 가이드

[그림 10-5] 국내관광 안내사(서울투어를 하고 있는 관광객)

6) 호텔 서비스사

관광진흥법에 의하여 문화체육관광부장관이 실시하는 호텔 서비스사 자격시험에 합격한 후 문화체육관광부장관에게 등록한 자이다. 호텔 서비스사의 주요 업무는 호텔에서 고객에게 각종 서비스를 제공하기 위하여 영접, 객실 안내, 짐운반, 객실 예약, 우편물의 접수와 배달, 객실 열쇠관리, 객실 정리, 세탁보급, 음식제공 등 각종 서비스를 제공하는 업무를 담당한다(그림 10-6).

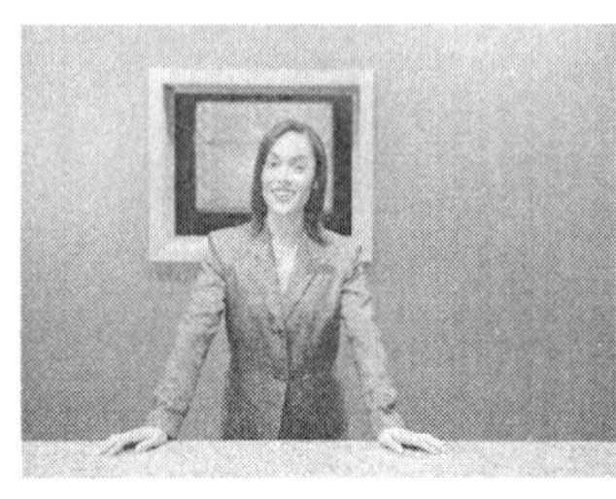
(a) 손님을 맞이하고 있는 호텔 서비스사

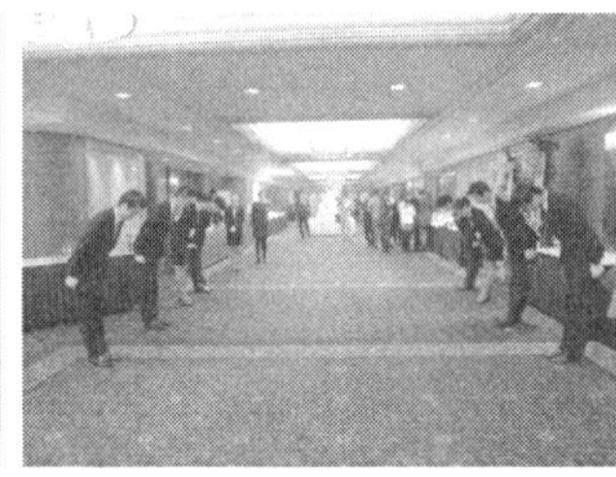
(b) 예절연습을 하고 있는 호텔 서비스사

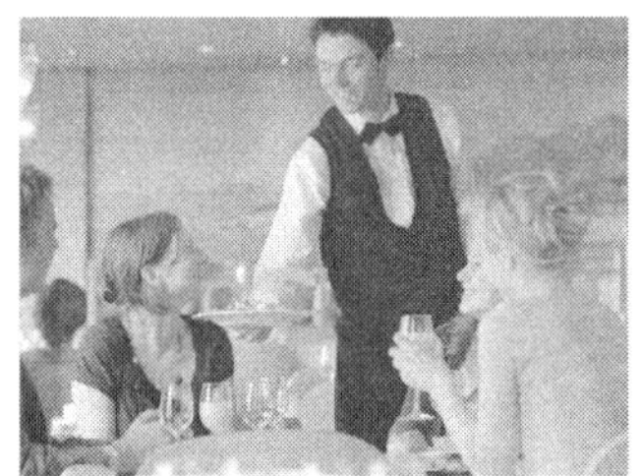
(c) 서빙을 하고 있는 호텔 서비스사

[그림 10-6] 호텔 서비스사

7) 호텔 관리사

관광진흥법에 의하여 문화체육관광부장관이 실시하는 호텔 관리사 자격시험에 합격한 후 문화체육관광부장관에게 등록한 자이다. 호텔 관리사의 주요 업무는 특2급 이상의 관광호텔업의 객실 관리업무와 1등급 이하의 관광호텔업과 한국 전통호텔업, 수상호텔업, 휴양 콘도미니엄업 및 가족 호텔업의 경영업무를 담당한다(그림 10-7).

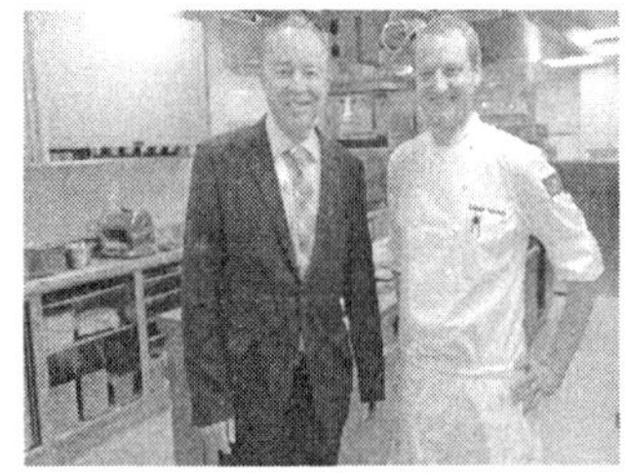
(a) 주방장과 함께 있는 호텔 관리사

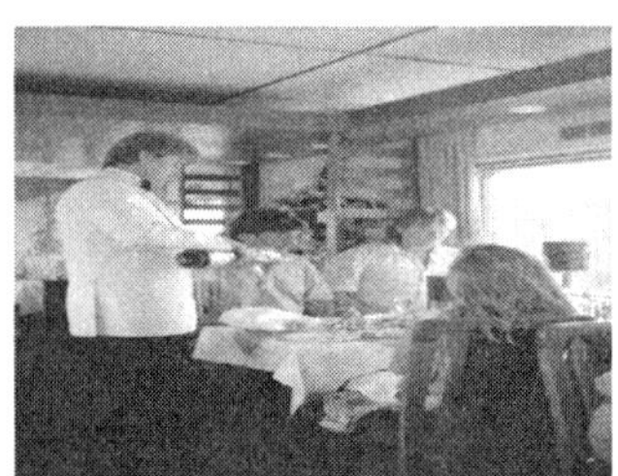
(b) 손님에게 접대를 하고 있는 호텔 관리사

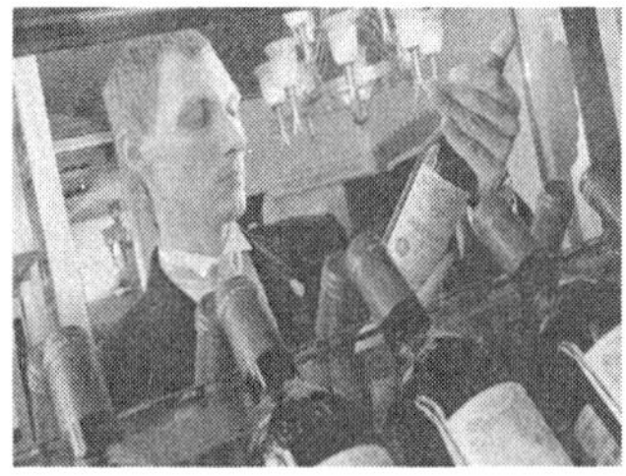
(c) 와인을 확인하는 호텔 관리사

[그림 10-7] 호텔관리사

8) 호텔 경영사

관광진흥법에 의하여 문화체육관광부장관이 실시하는 호텔 경영사 자격시험에 합격한 후 문화체육관광부장관에게 등록한 자이다. 호텔 경영사의 주요 업무는 관광사업소의 호텔에서 객실 예약업무, 객실 판매 및 정비업무, 접객업무, 회계업무, 식당 업무 등 제반 호텔관리 업무에 대한 계획을 수립, 조정하며 종사원의 근무상태를 지휘 감독하는 직무를 수행한다(그림 10-8).

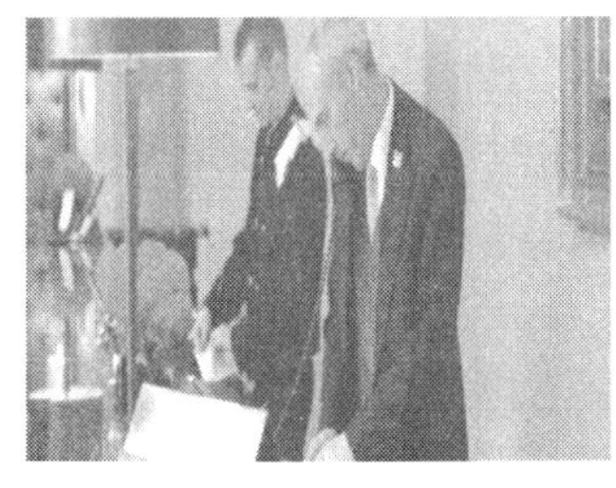
(a) 객실 예약업무

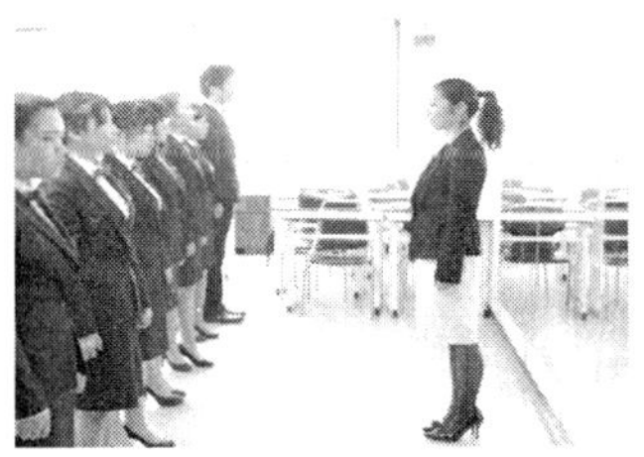
(b) 직원들에게 업무지시

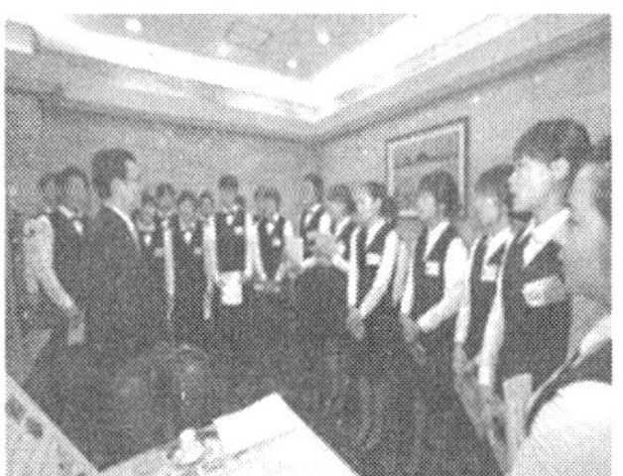
(c) 직원에게 교육

[그림 10-8] 호텔 경영사

02 관광사업의 종류 및 관광종사원의 범위

관광종사원의 범위를 관광진흥법 제3조에 규정된 사업체에 종사하는 자로 여행업에 종사하는 자, 호텔업에 종사하는 자, 관광객 이용시설업에 종사하는 자, 국제회의업에 종사하는 자, 유원시설업(遊園施設業)에 종사하는 자, 관광편의 시설업에 종사하는 자로 규정한다. 「관광진흥법」(이하 '법'이라 한다) 제3조 제2항에 따라 관광사업의 종류를 다음과 같이 세분한다.

1. 여행업의 종류와 종사하는 자

여행업에 종사하는 자를 크게 국내여행업, 일반여행업, 국외여행업으로 분류하고, 3가지 여행업은 다음과 같다.

① 국내여행업 : 국내를 여행하는 내국인을 대상으로 하는 여행업에 종사하는 자이다.
② 일반여행업 : 국내외를 여행하는 내국인및 외국인을 대상으로 하는 여행업에 종사하는 자이다(사증(査證)을 받는 절차를 대행하는 행위를 포함한다).
③ 국외여행업 : 국외를 여행하는 내국인을 대상으로 하는 여행업에 종사하는 자이다(사증을 받는 절차를 대행하는 행위를 포함한다).

2. 호텔업의 종류와 종사하는 자

호텔업에 종사하는 자를 크게 호스텔업, 한국전통호텔업, 관광호텔업, 가족호텔업, 수상관광호텔업으로 분류할 수 있으며, 다음과 같다.[70]

1) 관광호텔업

관광객의 숙박에 적합한 시설을 갖추어 관광객에게 이용하게 하고 숙박에 딸린 음식 · 운동 · 오락 · 휴양 · 공연 또는 연수에 적합한 시설 등(이하 '부대시설'이라 한다)을 갖추어 관광객이 이용하게 하는 업(業)에 종사하는 자이다(그림 10-9).

> 관광호텔이 되기 위해선 다음의 시설기준을 충족해야 한다.
> - 욕실이나 샤워 시설을 갖춘 객실을 30실 이상 갖추고 있어야 한다.
> - 외국인에게 서비스를 제공할 수 있는 체제를 갖추고 있어야 한다.
> - 대지 및 건물의 소유권 또는 사용권을 확보하고 있어야 한다.

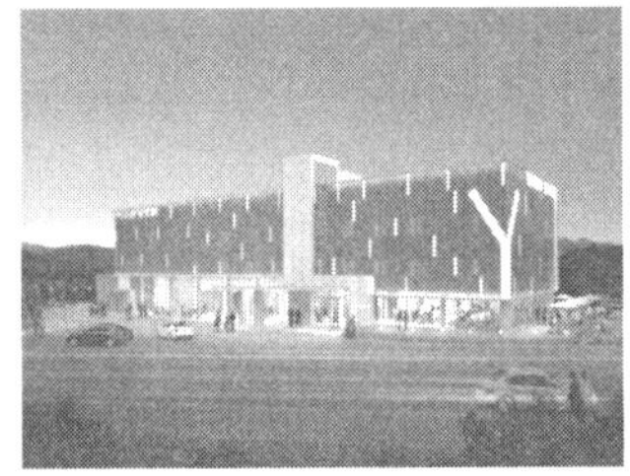

(a) 여수 관광호텔

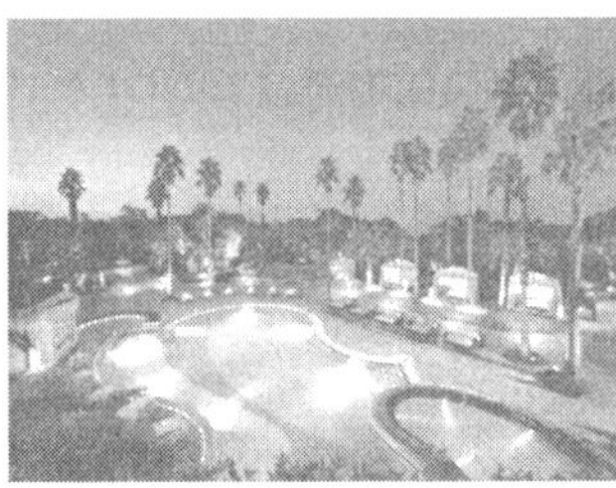

(b) 제주 신라호텔

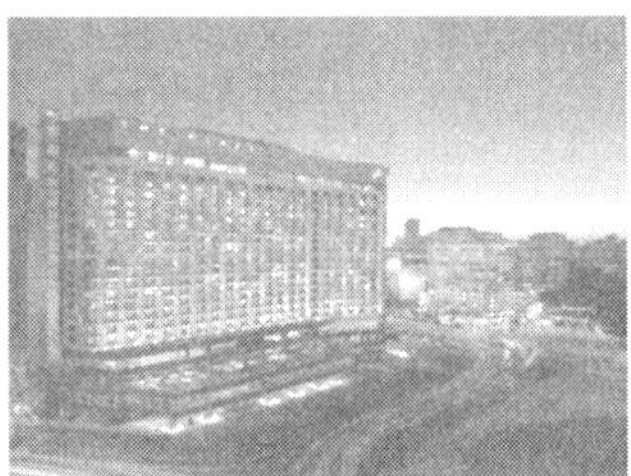

(c) 서울 플라자호텔

[그림 10-9] 관광호텔업

2) 수상관광호텔업

수상에 구조물 또는 선박을 고정하거나 매어 놓고 관광객의 숙박에 적합한 시설을 갖추거나 부대시설을 함께 갖추어 관광객이 이용하게 하는 업에 종사하는 자이다(그림 10-10).

> 수상관광호텔이 되기 위해선 다음의 시설기준을 충족해야 한다.
> - 수상관광호텔이 위치하는 수면은 관리청으로부터 점용허가를 받아야 한다.
> - 욕실이나 샤워 시설을 갖춘 객실이 30실 이상이어야 한다.
> - 외국인에게 서비스를 제공할 수 있는 체제를 갖추고 있어야 한다.
> - 수상 오염을 방지하기 위한 오수 저장 · 처리시설과 폐기물처리시설을 갖추고 있어야 한다.
> - 구조물 및 선박의 소유권 또는 사용권을 확보하고 있어야 한다.

70) 호텔업에 종사하는 자 : 네이버 지식백과(부동산용어사전, 부동산 전문출판 부연사, 2011.5.24.)

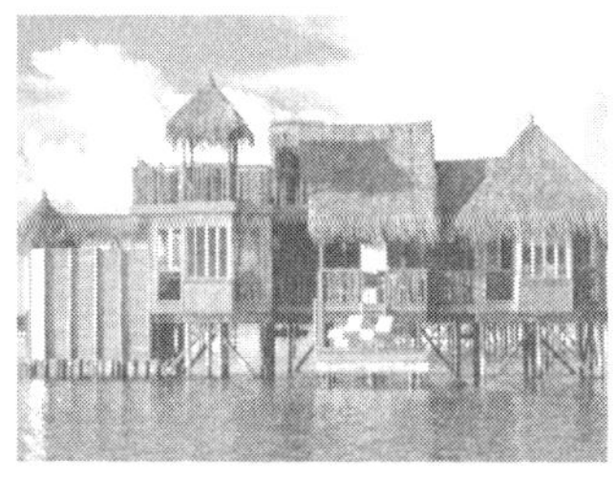
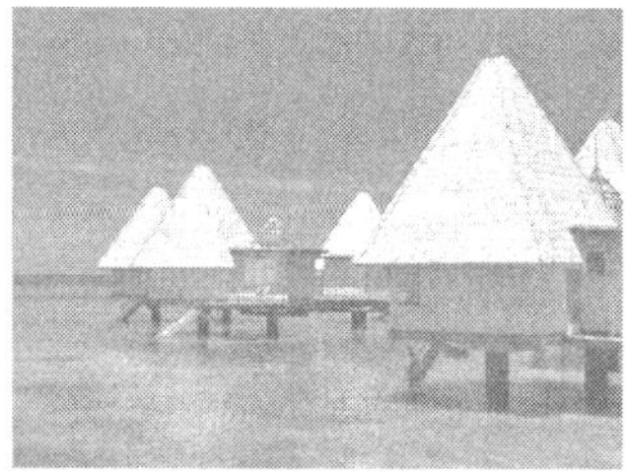
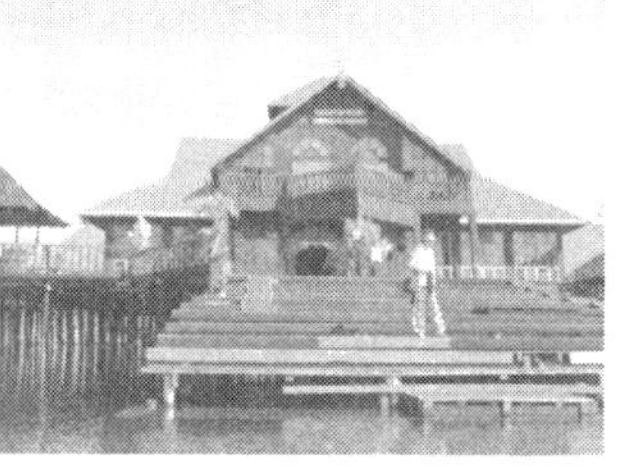

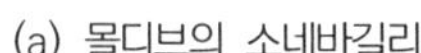
(a) 몰디브의 소네바길리 (b) 에스카 파드 리조트 (c) 미얀마 인레호수 수상호텔

[그림 10-10] 수상관광호텔업

3) 한국전통호텔업

한국전통의 건축물에 관광객의 숙박에 적합한 시설을 갖추거나 부대시설을 함께 갖추어 관광객이 이용하게 하는 업에 종사하는 자이다(그림 10-11).

> 한국전통호텔이 되기 위해선 다음의 시설기준을 충족해야 한다.
> - 건축물의 외관은 전통가옥의 형태를 갖추고 있어야 한다.
> - 이용자의 불편이 없도록 욕실이나 샤워시설을 갖추고 있어야 한다.
> - 외국인에게 서비스를 제공할 수 있는 체제를 갖추고 있어야 한다.
> - 대지 및 건물의 소유권 또는 사용권을 확보하고 있어야 한다.

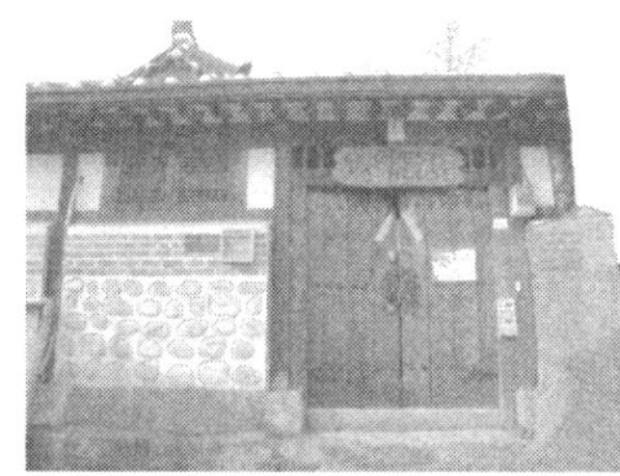
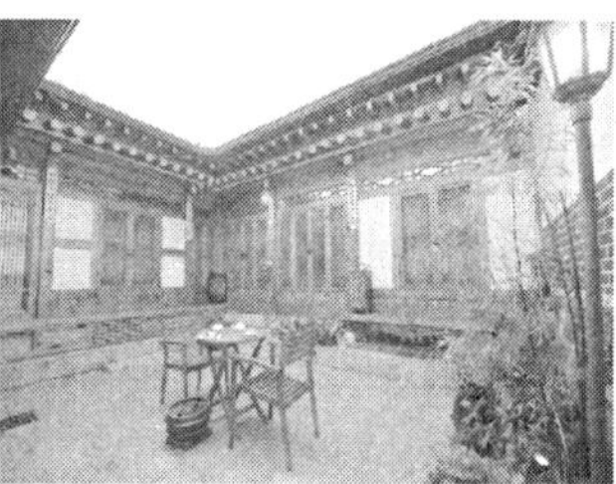
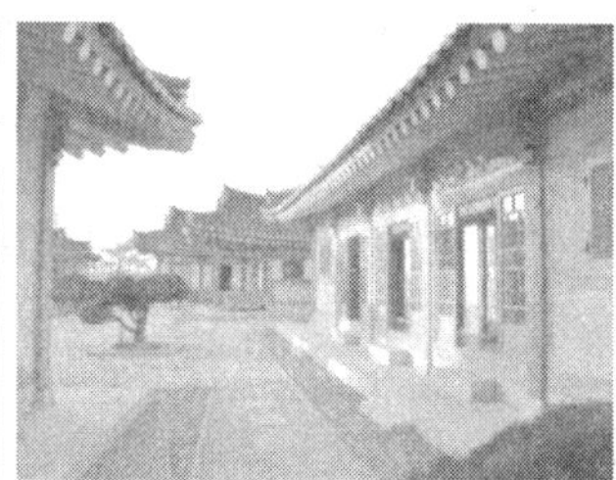

(a) 서울시 북촌 게스트하우스 (b) 안국 게스트하우스 (c) 경주 게스트하우스

[그림 10-11] 한국전통호텔업

4) 가족호텔업

가족 단위 관광객에게 숙박에 적합한 시설 및 취사도구를 갖추어 관광객에게 이용하게 하거나, 숙박에 딸린 음식·운동·휴양 또는 연수에 적합한 시설을 갖추어 관광객이 이용하게 하는 업에 종사하는 자이다(그림 10-12).

가족호텔이 되기 위해선 다음의 시설기준을 충족해야 한다.
- 가족단위 관광객이 이용할 수 있는 취사시설이 객실별로 설치되어 있거나 층별로 공동취사장이 설치되어 있어야 한다.
- 욕실이나 샤워시설을 갖춘 객실이 30실 이상이어야 한다.
- 객실별 면적이 19[m^2] 이상이어야 한다.
- 외국인에게 서비스를 제공할 수 있는 체제를 갖추고 있어야 한다.
- 대지 및 건물의 소유권 또는 사용권을 확보하고 있어야 한다.

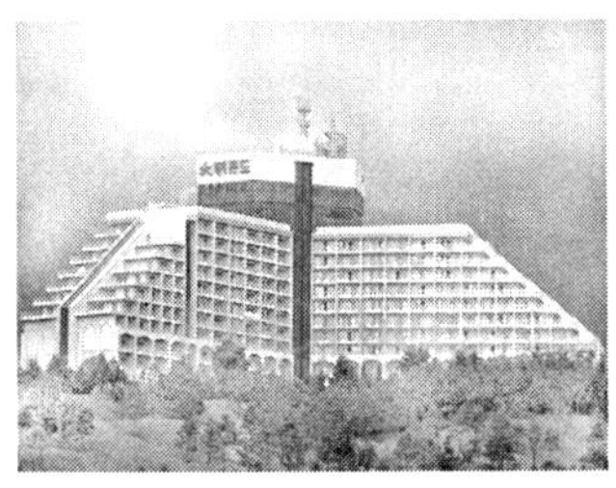
(a) 설악 대명 리조트

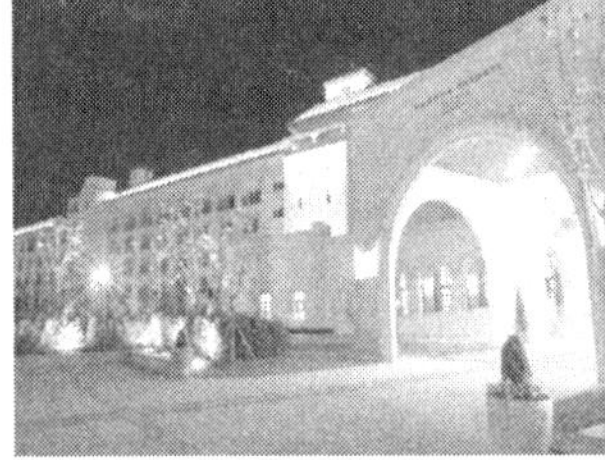
(b) 한화 콘도

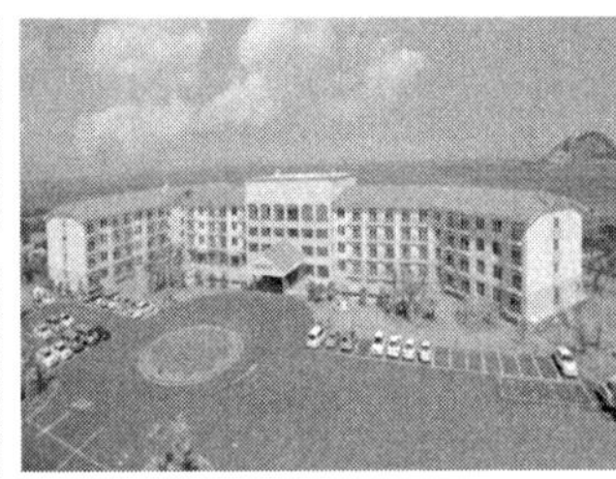
(c) 제주 일성 콘도

[그림 10-12] 가족호텔업

5) 호스텔업

배낭 여행객 등 개별 관광객의 숙박에 적합한 시설로서 샤워장, 취사장 등의 편의시설과 외국인 및 내국인 관광객을 위한 문화·정보 교류시설 등을 함께 갖추어 이용하게 하는 업에 종사하는 자이다(그림 10-13).

호스텔이 되기 위해선 다음의 시설기준을 충족해야 한다.
- 배낭여행객 등 개별 관광객의 숙박에 적합한 객실을 갖추고 있어야 한다.
- 이용자의 불편이 없도록 화장실, 샤워장, 취사장 등의 편의시설을 갖추고 있어야 한다.
- 외국인 및 내국인 관광객에게 서비스를 제공할 수 있는 문화·정보 교류시설을 갖추고 있어야 한다.
- 대지 및 건물의 소유권 또는 사용권을 확보하고 있어야 한다.
- 숙박시설의 하나로 이용자에게 저렴한 가격으로 숙소를 제공한다.
- 대부분 커다란 공동침실에서 여러 명이 투숙하며, 샤워실과 주방은 호스텔 이용객 전원이 공동으로 사용한다.

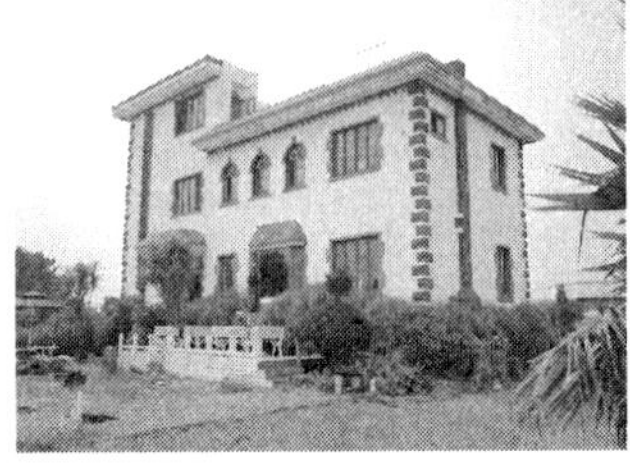
(a) 제주도 마레 게스트하우스

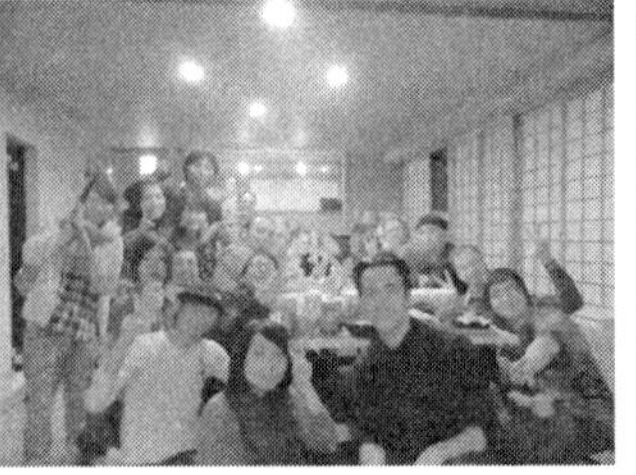
(b) 도쿄 게스트하우스 호스텔

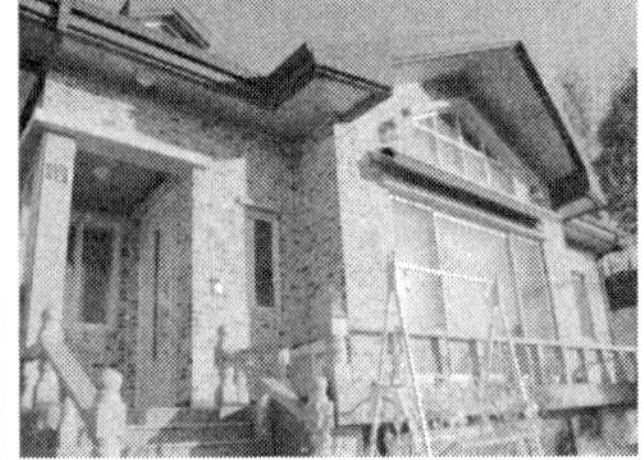
(c) 강릉 숲 게스트하우스

[그림 10-13] 호스텔업

6) 소형호텔업

관광객의 숙박에 적합한 시설을 소규모로 갖추고 숙박에 딸린 음식·운동·휴양 또는 연수에 적합한 시설을 함께 갖추어 관광객이 이용하게 하는 업에 종사하는 자이다(그림 10-14).

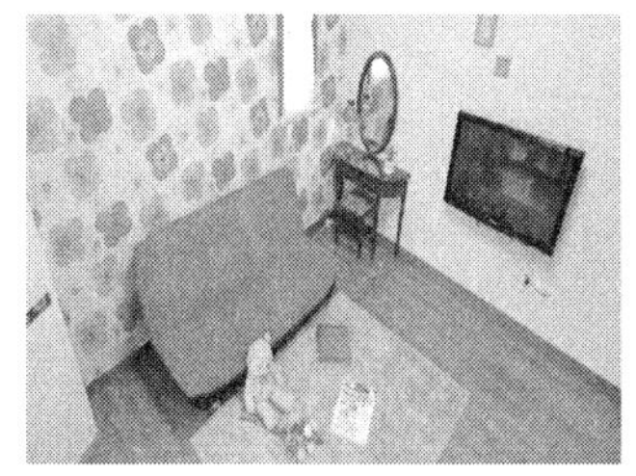
(a) 가평 아이비 펜션

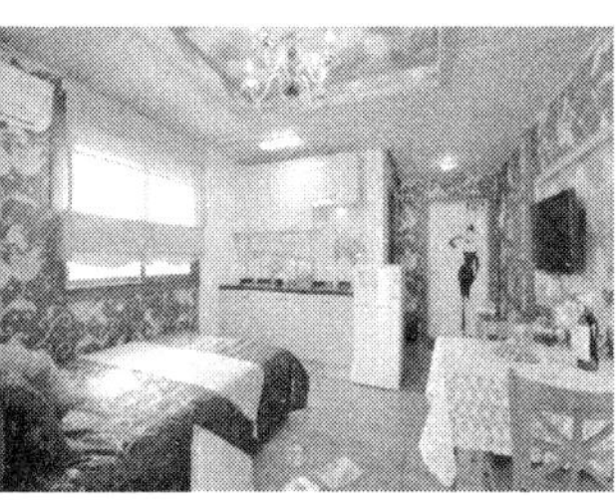
(b) 경주 초콜렛 펜션

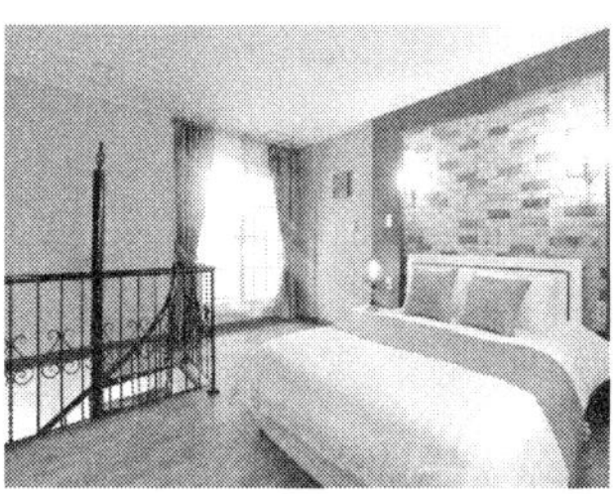
(c) 강촌 노이슈반 펜션

[그림 10-14] 소형호텔업

7) 의료관광호텔업

의료관광객의 숙박에 적합한 시설 및 취사 도구를 갖추거나 숙박에 딸린 음식·운동 또는 휴양에 적합한 시설을 함께 갖추어 주로 외국인 관광객이 이용하게 하는 업에 종사하는 자이다(그림 10-15).

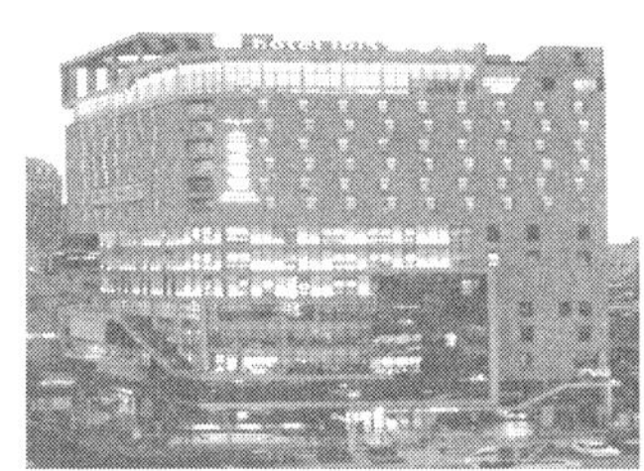
(a) 부산 이비스 앰배서더 메디텔

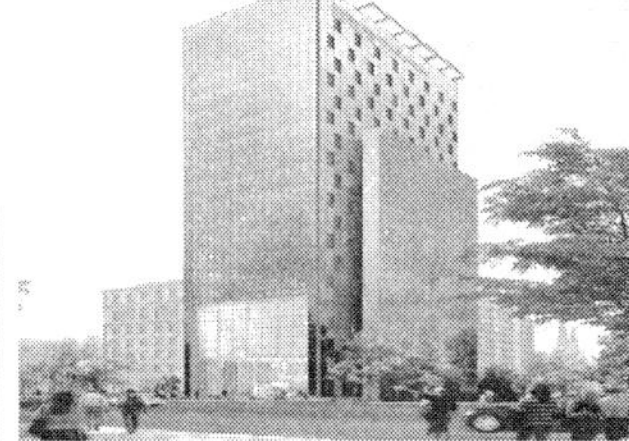
(b) 대구 엘디스리젠트 메디텔

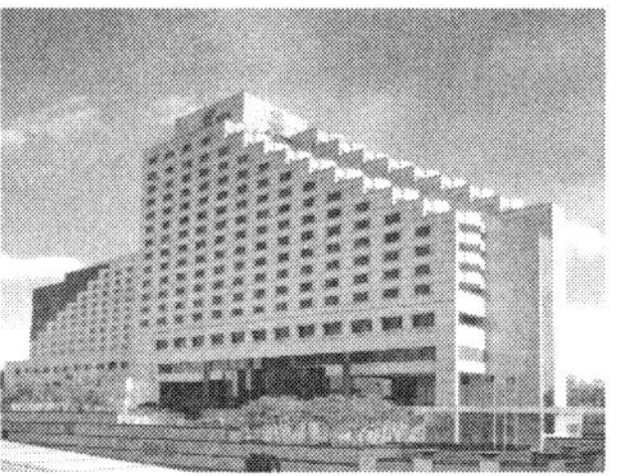
(c) 미국 리츠칼튼 메디텔

[그림 10-15] 의료관광호텔업

3. 관광객 이용시설업의 종류와 종사하는 자

관광객 이용시설업에 종사하는 자는 외국인전용 관광기념품 판매업, 종합휴양업, 전문휴양업, 관광유람선업, 자동차야영장업, 관광공연자업, 크루즈업 등이 있다.

1) 외국인 전용 관광기념품 판매업

외국인 관광객(출국 예정 사실이 확인되는 내국인 포함한다)에게 물품을 판매하기에 적합한 시설을 갖추어 국내에서 생산되는 주원료를 이용하여 제조하거나 가공된 물품을 판매하는 업에 종사하는 자이다(그림 10-16).

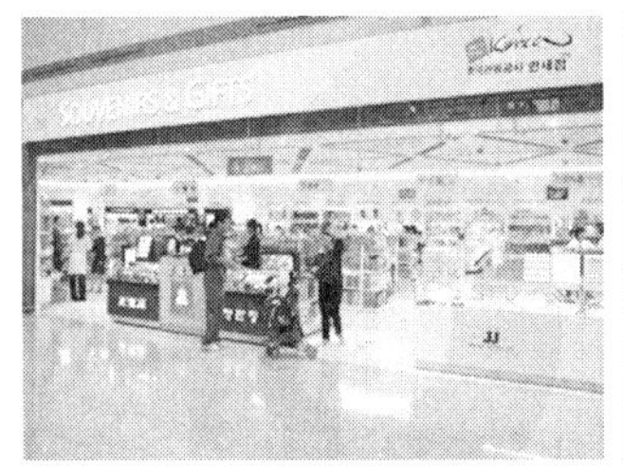

(a) Souvenirs & Gifts

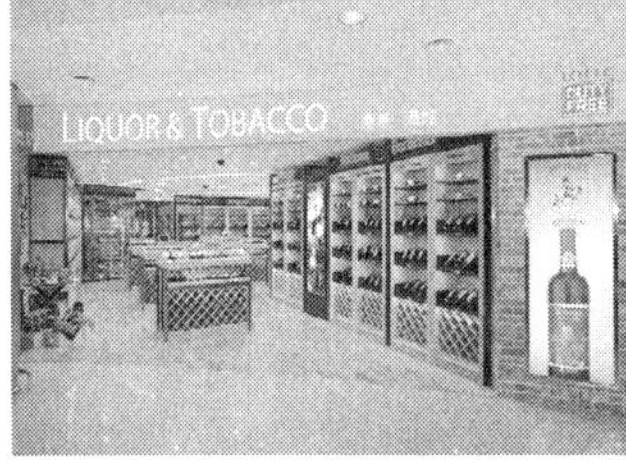

(b) Liquor & Tobacco

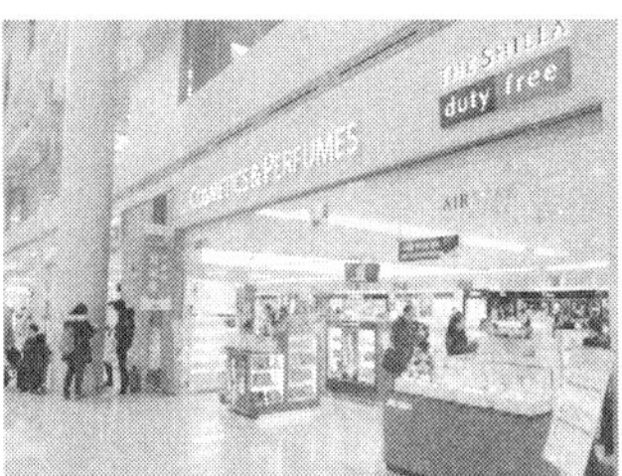

(c) Cosmetics & Perfumes

[그림 10-16] 외국인 전용 관광기념품 판매업(인천공항 면세점)

2) 전문휴양업

관광객의 휴양이나 여가선용을 위하여 숙박업시설(공중위생관리법 시행령 제2조 제1항 제1호 및 제2호의 시설을 포함하며, 이하 '숙박시설'이라 한다)이나 식품위생법 시행령 제21조, 제8호 가목·나목 또는 바목에 따른 휴게 음식점영업, 일반음식점영업 또는 제과점영업의 신고에 필요한 시설(이하 '음식점시설'이라 한다)을 갖추고 규정에 따른 시설(이하 '전문 휴양시설'이라 한다) 중 한 종류의 시설을 갖추어 관광객이 이용하게 하는 업에 종사하는 자이다(그림 10-17).

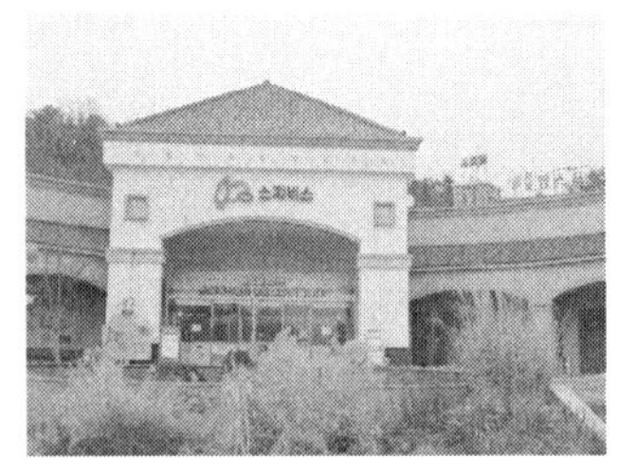

(a) 아산 스파비스

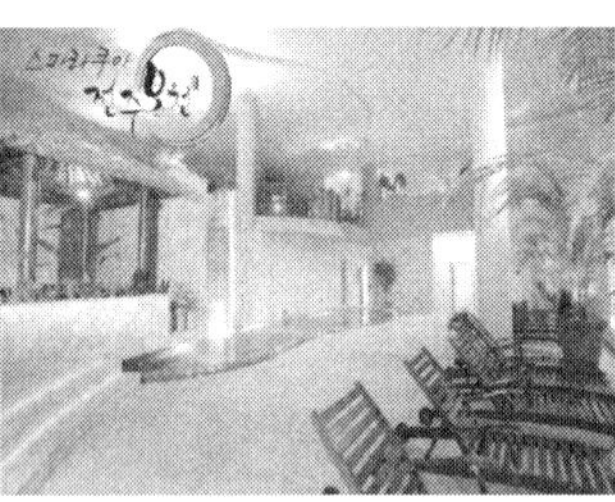

(b) 전주 스파라쿠아 온천

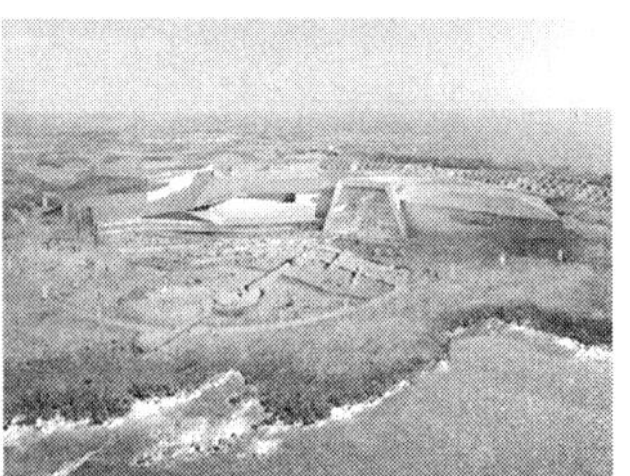

(c) 제주 해양과학관 조감도

[그림 10-17] 전문휴양업

3) 종합휴양업

종합휴양업에는 제1종 종합휴양업과 제2종 종합휴양업이 있다.

(1) 제1종 종합휴양업

또는 음식 시설을 갖춘 전문 휴양시설이다(그림 10-18). 두 종류 이상의 시설을 갖추어 관광객에게 이용하게 하는 업이나 숙박시설 또는 음식점시설을 갖춘 전문 휴양시설 중 한 종류 이상의 시설과 종합 유원시설업의 시설을 갖추어 관광객에게 이용하게 하는 업에 종사하는 자이다.

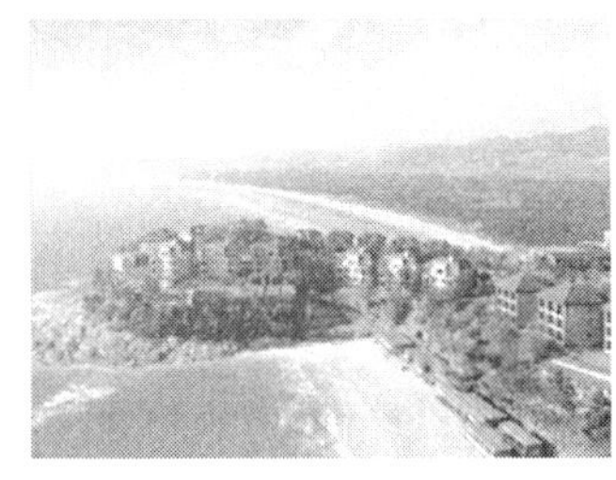
(a) 엘도라도 리조트

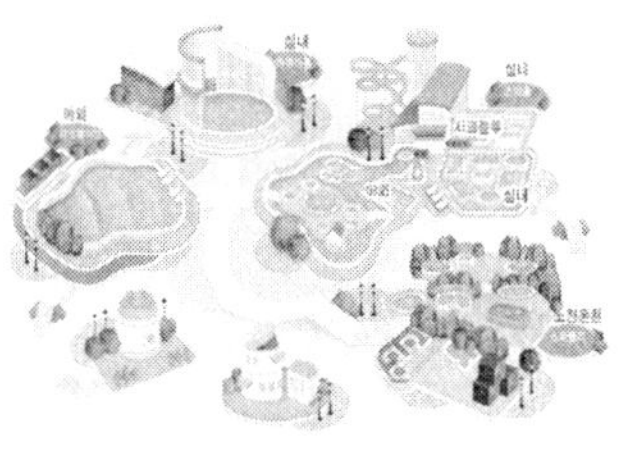
(b) 설악 한화 리조트 안내도

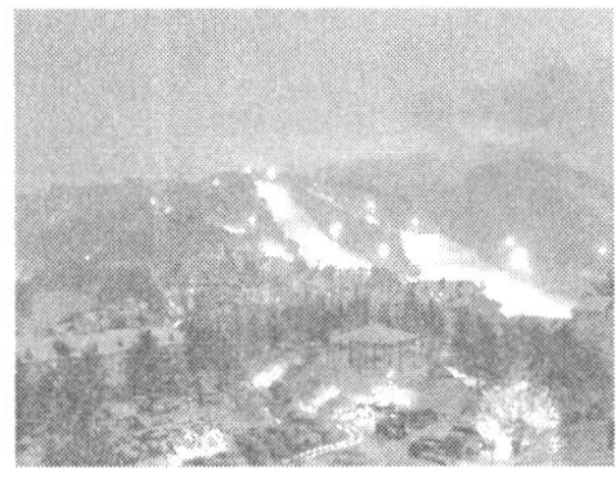
(c) 용평 리조트

[그림 10-18] 제1종 종합휴양업

(2) 제2종 종합휴양업

관광객의 휴양이나 여가선용을 위하여 관광숙박업의 등록에 필요한 시설과 제1종 종합휴양업의 등록에 필요한 전문 휴양시설 중 두 종류 이상의 시설 또는 전문 휴양시설 중 한 종류 이상의 시설 및 종합 유원시설업의 시설을 함께 갖추어 관광객이 이용하게 하는 업에 종사하는 자이다(그림 10-19).

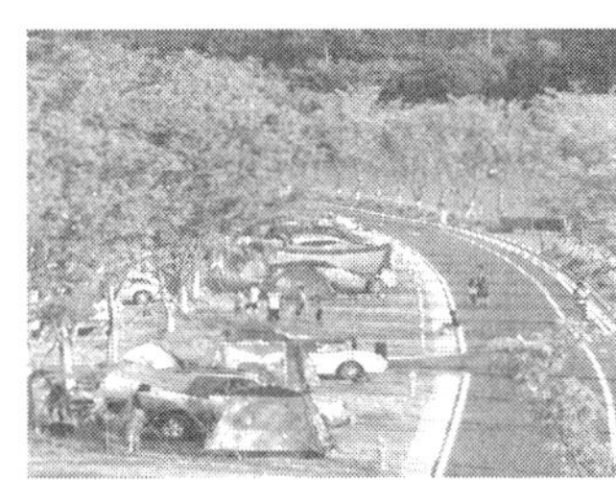
(a) 한탄강 유원지 오토 캠핑장

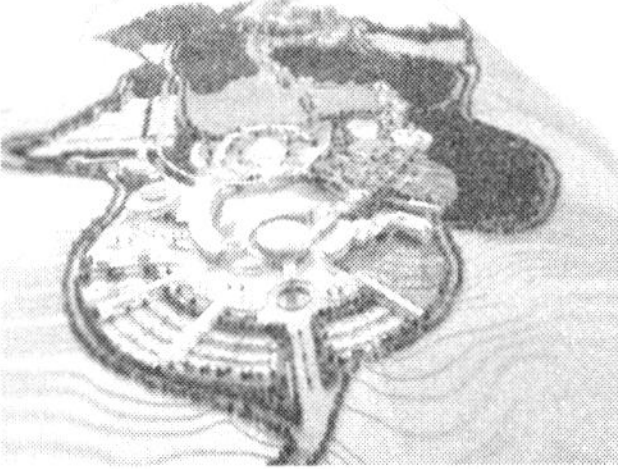
(b) 제주 동물 테마파크 조성사업

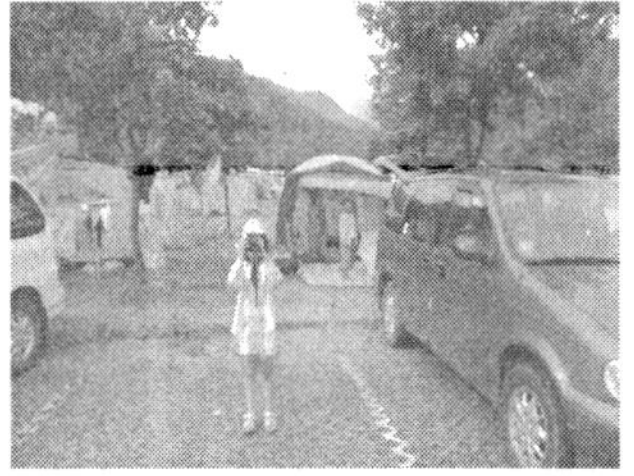
(c) 소금강 오토 캠핑장

[그림 10-19] 제2종 종합휴양업

4) 일반관광 유람산업

해운법에 따른 해상여객운송사업의 면허를 받은 자나 유선 및 도선 사업법에 따른 유선사업의 면허를 받거나 소지한 자가 선박을 이용하여 관광객에게 관광을 할 수 있도록 하는 업에 종사하는 자이다(그림 10-20).

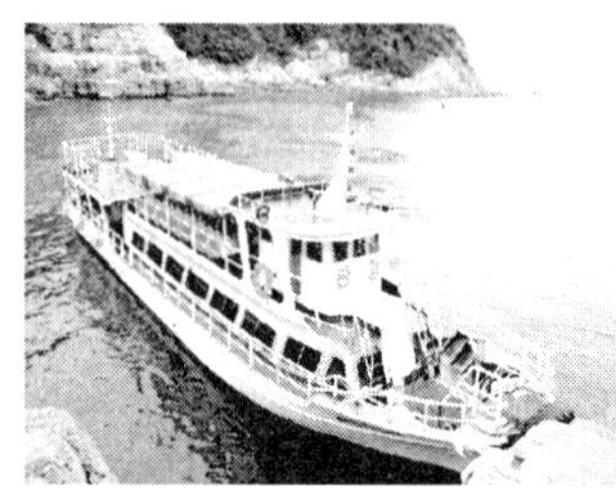
(a) 태종대 관광유람선

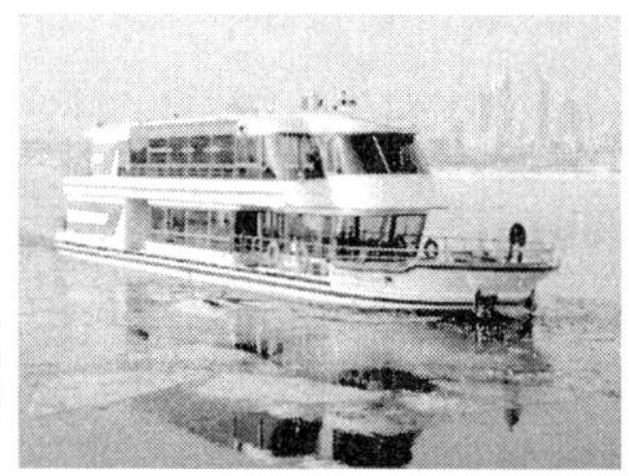
(b) 한강유람선

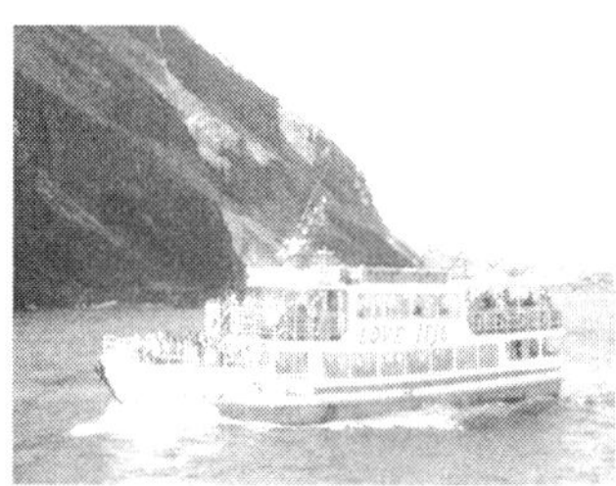
(c) 우도 성산유람선

[그림 10-20] 일반관광 유람산업

5) 일반 야영장업

야영장비 등을 설치할 수 있는 공간을 갖추고 야영에 적합한 시설을 갖추어 관광객이 이용하게 하는 업이다(그림 10-21).

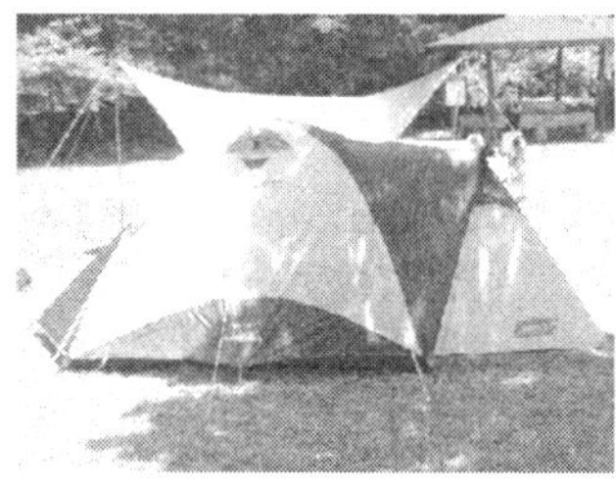
(a) 백양 사가인 야영장

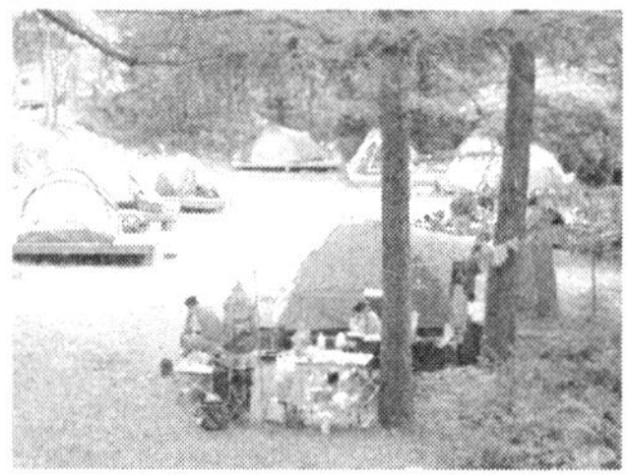
(b) 양평 중미산 자연휴양림

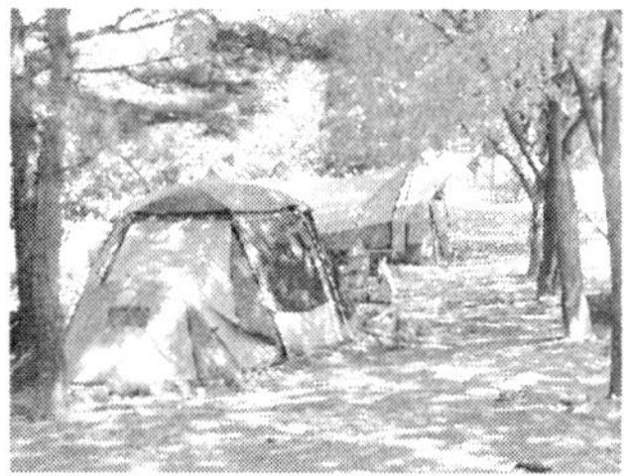
(c) 가평 산장관광지 야영장

[그림 10-21] 일반 야영장업

6) 자동차 야영장업

자동차를 주차하고 그 옆에 야영 장비 등을 설치할 수 있는 공간을 갖추고 취사 등에 적합한 시설을 함께 갖추어 자동차를 이용하는 관광객에게 이용하게 하는 업이며, 자동차를 이용하는 여행자의 야영 · 취사 및 주차에 적합한 시설을 갖추어 관광객에게 이용하게 하는 업이다(그림 10-22).

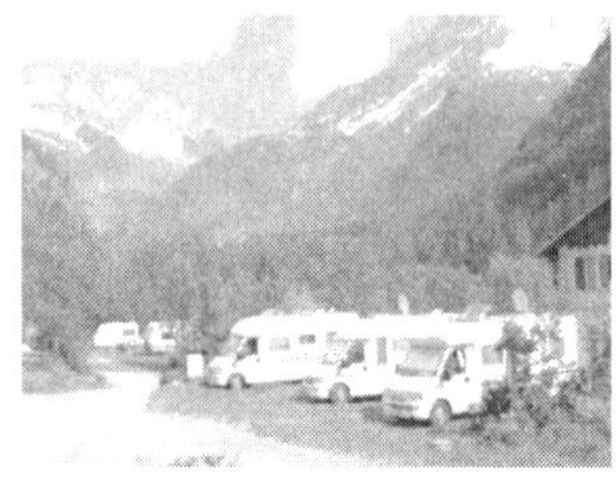
(a) 오토 캠핑카

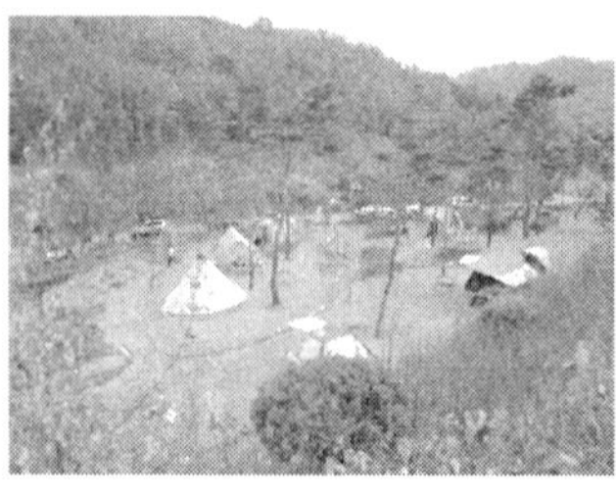
(b) 망상 오토 캠핑장

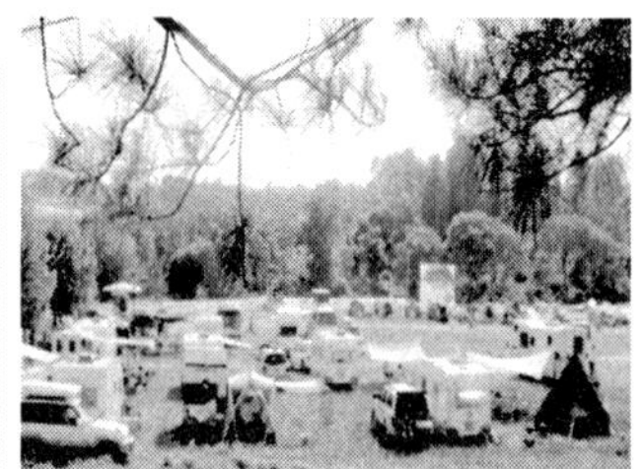
(c) 천안 서곡 오토 캠핑장

[그림 10-22] 자동차 야영업장

7) 관광공연장업

관광객을 위하여 적합한 공연시설을 갖추고, 공연물을 공연하면서 관광객에게 식사와 주류를 판매하는 업이다(그림 10-23).

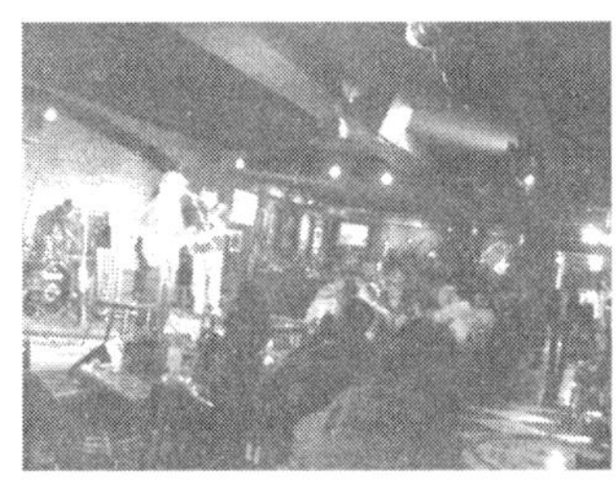

(a) 시카고의 째즈카페

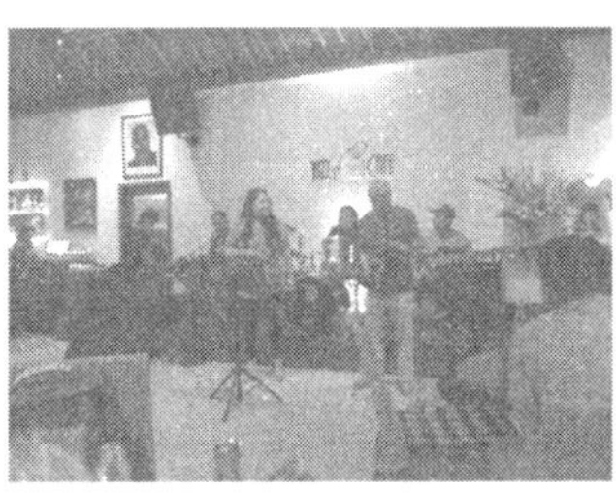

(b) 발리의 째즈카페

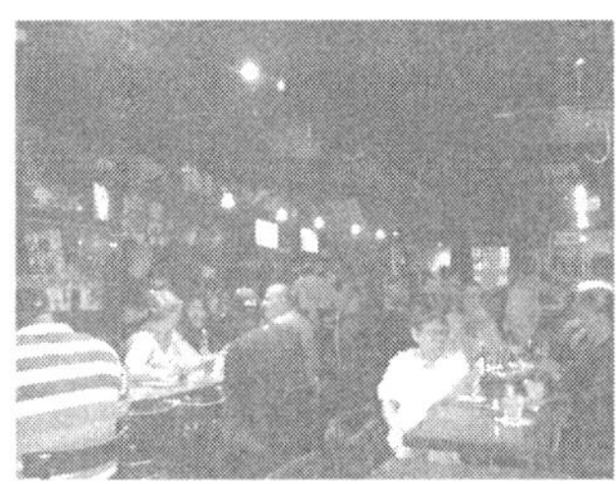

(c) 뉴욕 째즈 바

[그림 10-23] 관광공연장업

8) 크루즈업

해운법에 따른 순항(順航) 여객 운송사업이나 복합 해상여객 운송사업의 면허를 받은 자가 해당 선박 안에 숙박시설, 위락시설 등 편의시설을 갖춘 선박을 이용하여 관광객이 관광할 수 있도록 하는 업에 종사하는 자이다(그림 10-24).

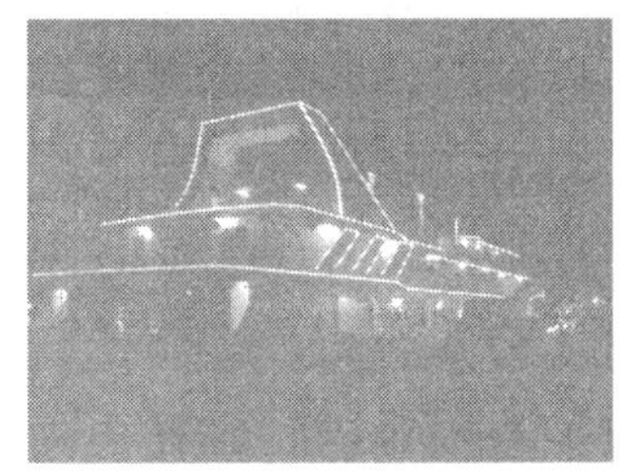

(a) 이사부크루즈

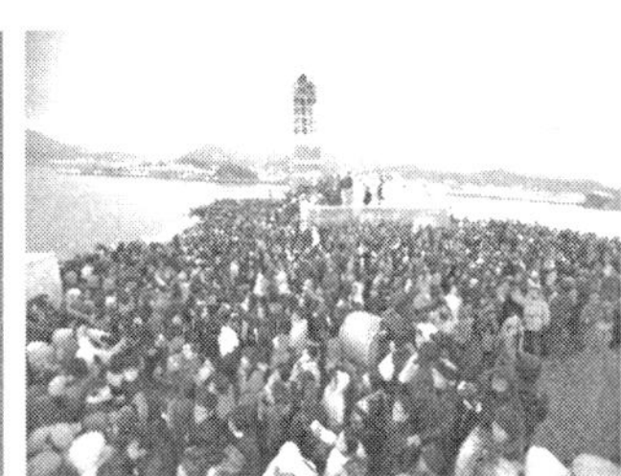

(b) 크루즈 선상의 해맞이

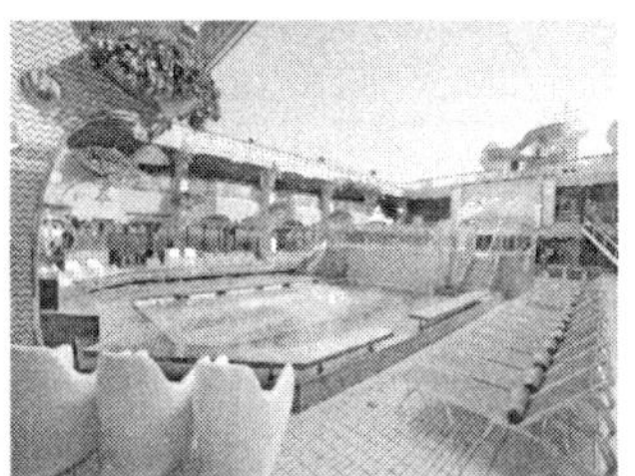

(c) 크루즈 선상의 수영장

[그림 10-24] 크루즈업

4. 국제회의업의 종류와 종사하는 자

국제회의업에 종사하는 자는 국제회의 시설업, 국제회의 기획업이 있다.

1) 국제회의 시설업

대규모 관광수요를 유발하는 국제회의를 개최할 수 있는 시설을 설치하여 운영하는 업에 종사하는 자이다(그림 10-25).

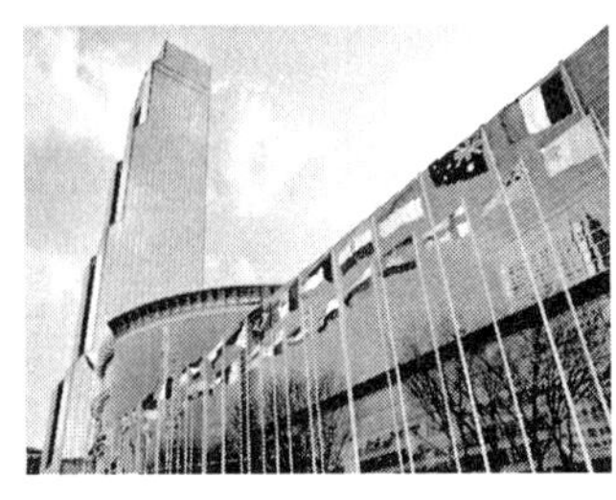
(a) 코엑스 동문

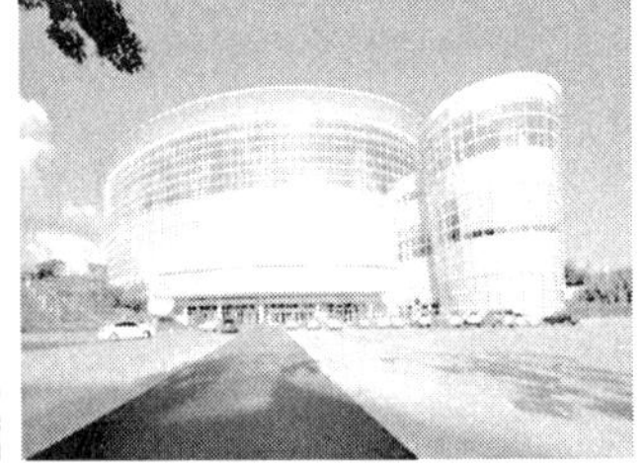
(b) 제주 국제 컨벤션센터

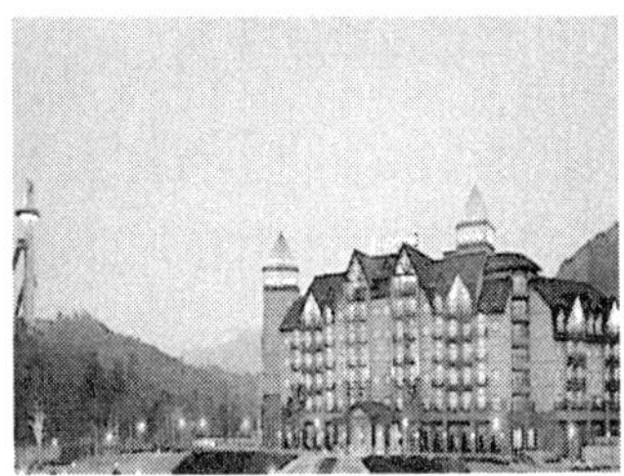
(c) 평창 알펜시아

[그림 10-25] 국제회의 시설업

2) 국제회의 기획업

대규모 관광수요를 유발하는 국제회의와 계획 · 준비 · 진행 등의 업무를 위탁받아 대행하는 업에 종사하는 자이다(그림 10-26).

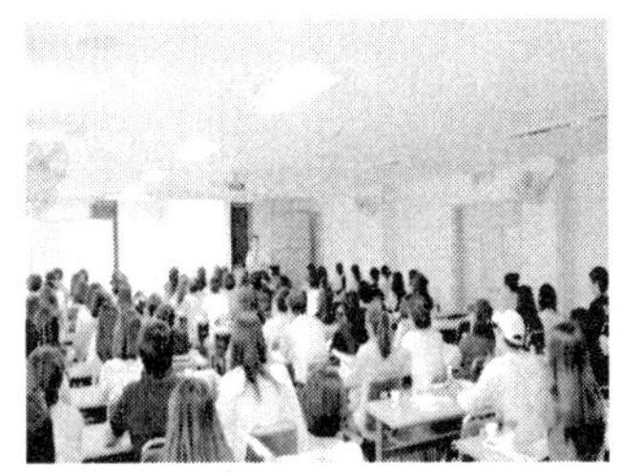
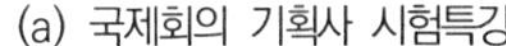
(a) 국제회의 기획사 시험특강

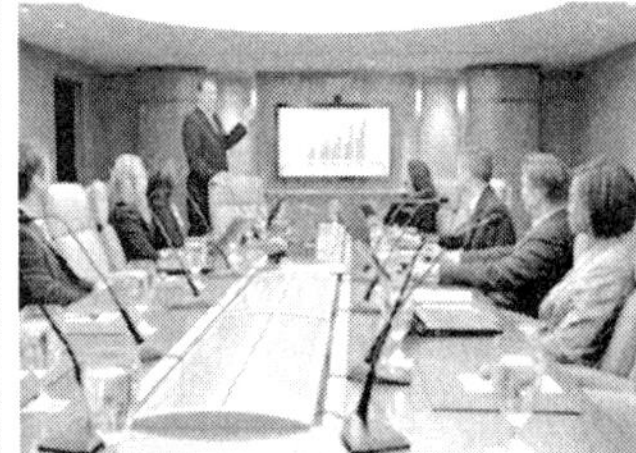
(b) 회의를 진행하고 있는 모습

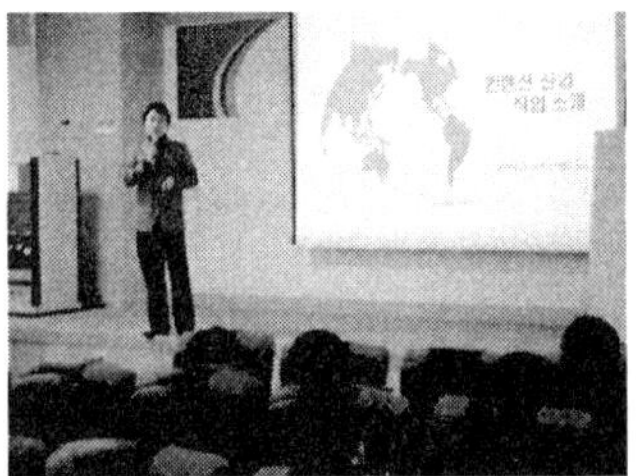
(c) 컨벤션 산업 직업소개

[그림 10-26] 국제회의업에 종사하는 자

5. 유원시설업의 종류와 종사하는 자

유원시설업(遊園施說業)에 종사하는 자는 종합 유원시설업, 일반 유원시설업이 있다.

1) 종합 유원시설업

유기시설이나 유기기구를 갖추어 관광객이 이용하게 하는 업으로서 대규모의 대지 또는 실내에서 법 제33조에 따른 안전성 검사대상 유기기구 10종 이상을 설치 · 운영하는 업이다. 대지 1만[m^2] 이상의 면적을 확보하고 있어야 하고 주행식, 고정식, 스포츠 관람형의 기구를 갖추어서 운영하는 업에 종사하는 자이다(그림 10-27).

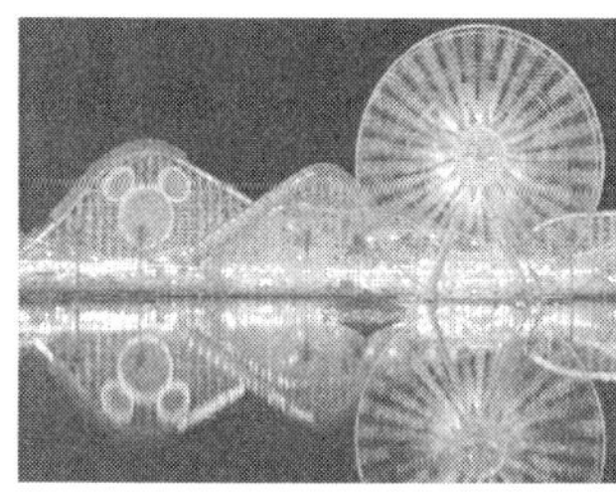
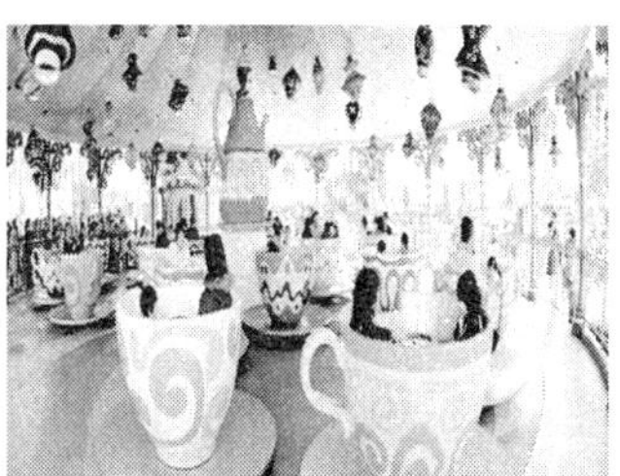
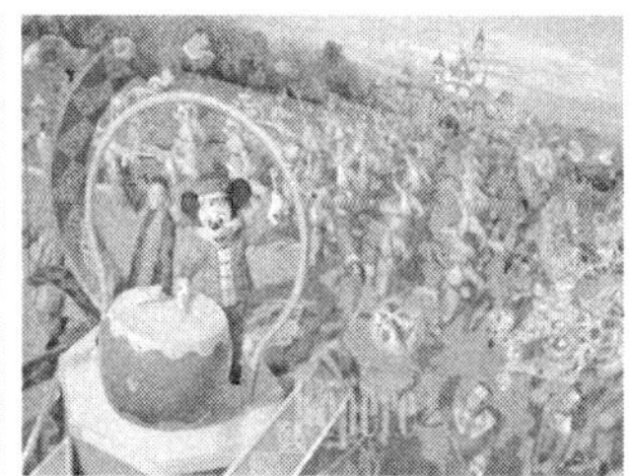

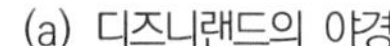
(a) 디즈니랜드의 야경 (b) 일본 디즈니랜드의 놀이기구 (c) 홍콩 디즈니랜드 퍼레이드

[그림 10-27] 종합 유원시설업

2) 일반 유원시설업

유기시설이나 유기기구를 갖추어 관광객이 이용하게 하는 업으로서 법 제33조에 따른 안전성검사 대상 유기시설 또는 유기기구 한 종류 이상을 설치하여 운영하는 업에 종사하는 자이다(그림 10-28).

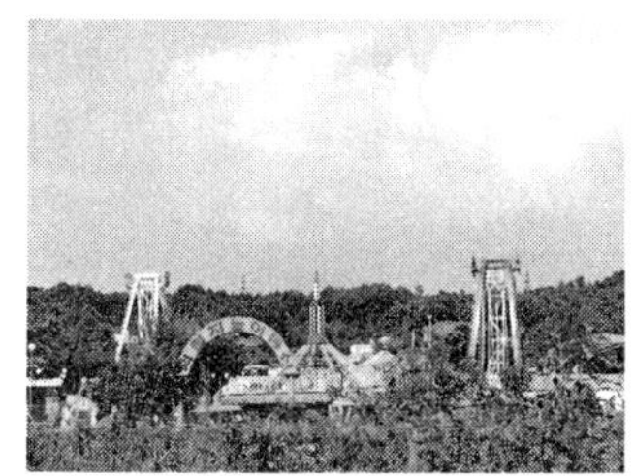
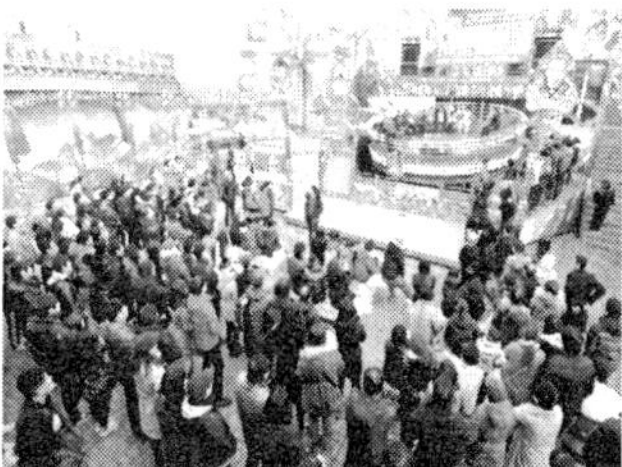
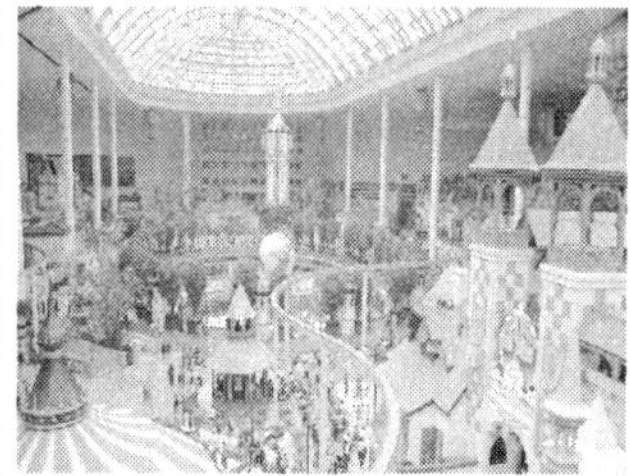

(a) 제천 의림지 놀이동산 (b) 인천 월미도의 디스코 팡팡 (c) 잠실 롯데월드

[그림 10-28] 일반 유원시설업

3) 기타 유원시설업

유기시설이나 유기기구를 갖추어 관광객이 이용하게 하는 업으로서 법 제33조에 따른 안전성검사 대상이 아닌 유기시설 또는 유기기구를 설치하여 운영하는 업에 종사하는 자이다(그림 10-29).

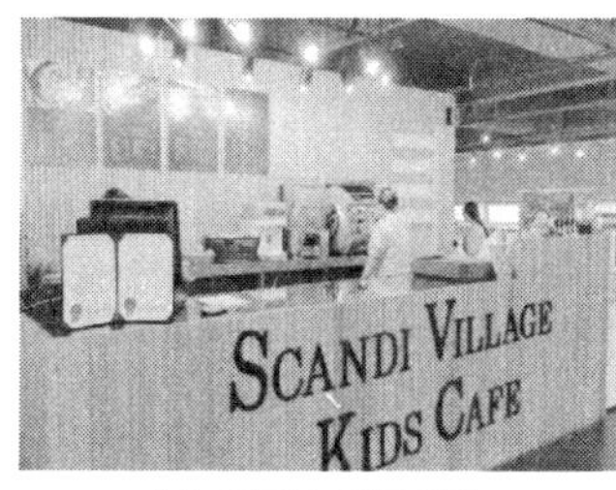

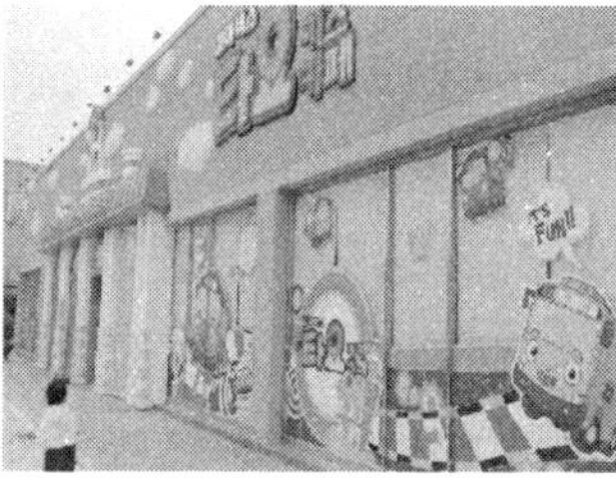
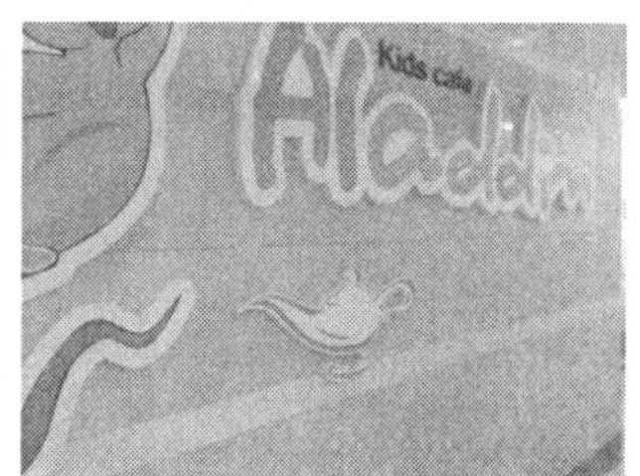

(a) 의정부 키즈까페 (b) 타요버스 키즈까페 (c) 키즈까페 알라딘

[그림 10-29] 기타 유원시설업

6. 관광편의 시설업의 종류와 종사하는 자

관광편의 시설업에는 관광극장 유흥점, 외국인 전용 유흥 음식점, 관광유흥 음식점, 시내순환 관광업, 관광식당업, 관광펜션업, 여객 자동차 터미널 시설업, 문화관광 해설사, 한옥체험업, 외국인 관광 도시민박업, 한국궤도업, 카지노업 등이 있다.

1) 관광유흥 음식점업

식품 위생법령에 따른 유흥주점 영업의 허가를 받은 자가 관광객이 이용하기 적합한 한국전통 분위기의 시설을 갖추어 시설을 이용하는 자에게 음식을 제공하고 노래와 춤을 감상하게 하거나 춤을 추게 하는 업에 종사하는 자이다(그림 10-30).

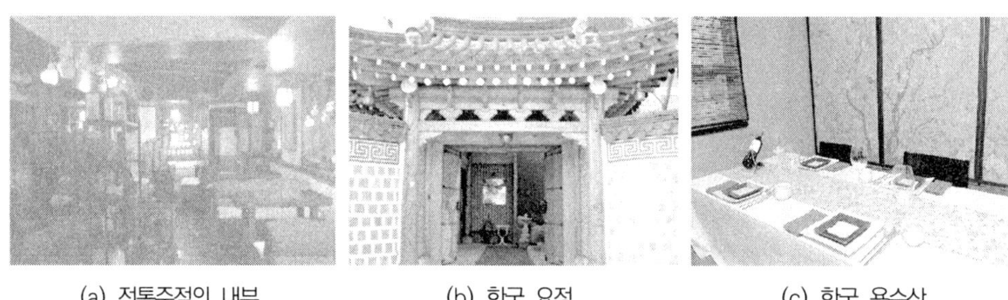

(a) 전통주점의 내부　(b) 한국 요정　(c) 한국 용수산

[그림 10-30] 관광유흥 음식점업

2) 관광극장 유흥점

식품 위생법령에 따른 유흥주점 영업의 허가를 받은 자가 관광객이 이용하기 적합한 무도[71]시설을 갖추어 그 시설을 이용하는 자에게 음식을 제공하고, 노래와 춤을 감상하게 하거나 춤을 추게 하는 업에 종사하는 자이다(그림 10-31).

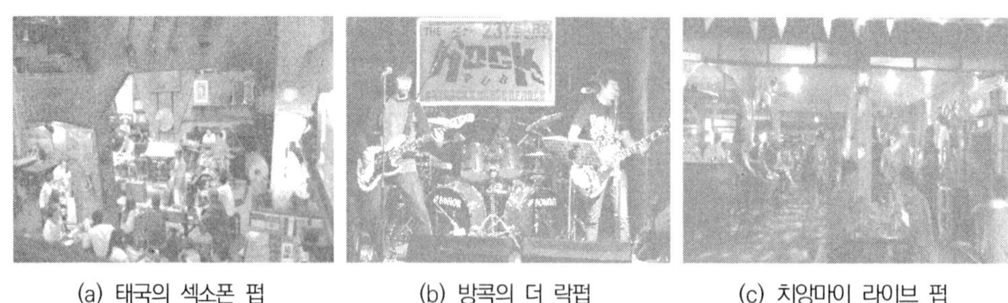

(a) 태국의 섹소폰 펍　(b) 방콕의 더 락펍　(c) 치앙마이 라이브 펍

[그림 10-31] 관광극장 유흥점

71) 무도(舞蹈) : 일반 유흥음식점의 일종으로 유흥업 종사자를 두고 주류와 음식물을 판매하며 가무(歌舞)를 행할 수 있는 접객업소이다.

3) 외국인 전용 유흥 음식점업

식품 위생법령에 따른 유흥 주점영업의 허가를 받은 자가 외국인이 이용하기 적합한 시설을 갖추어 이용하는 자에게 주류나 그 밖의 음식을 제공하고 노래와 춤을 감상하게 하거나 춤을 추게 하는 업에 종사하는 자이다(그림 10-32).

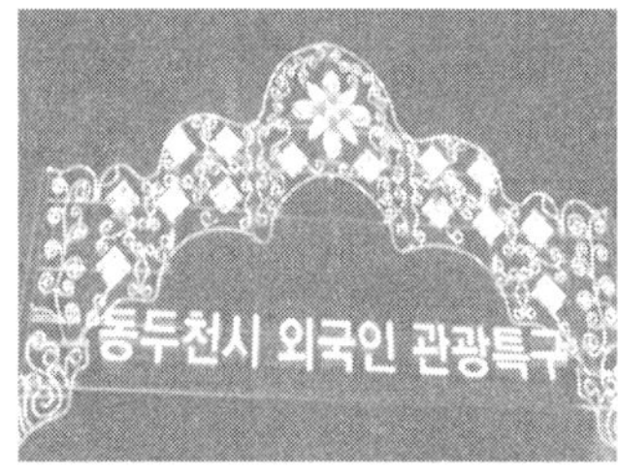

(a) 동두천시 외국인 관광특구

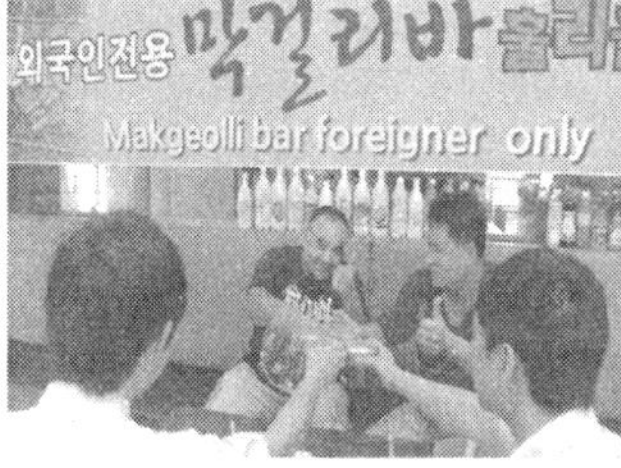

(b) 외국인 전용 막걸리바

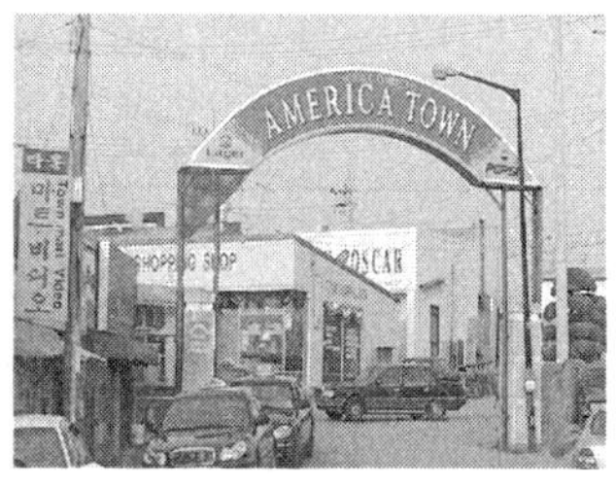

(c) 군산 아메리카 타운

[그림 10-32] 외국인 전용 유흥 음식점업

4) 관광식당업

식품위생법령에 따른 일반 음식점 영업의 허가를 받은 자가 관광객이 이용하기 적합한 음식 제공시설을 갖추고 관광객에게 특정 국가의 음식을 전문적으로 제공하는 업에 종사하는 자이다(그림 10-33).

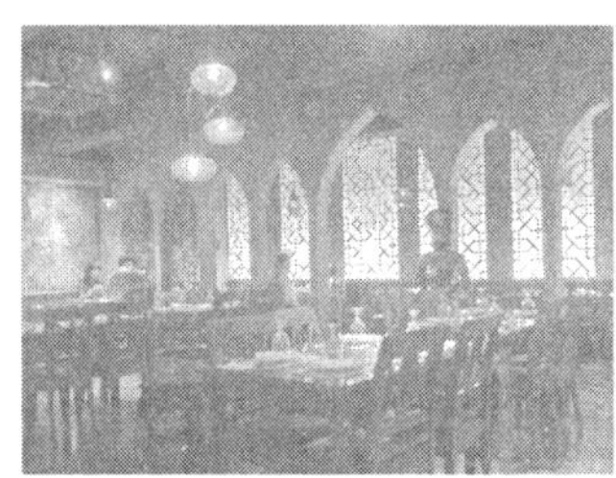
(a) 인도요리 전문점 나마스테

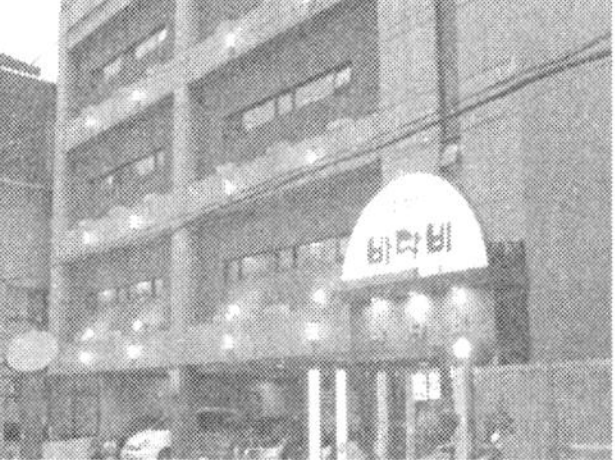
(b) 전문 한식점 바달비

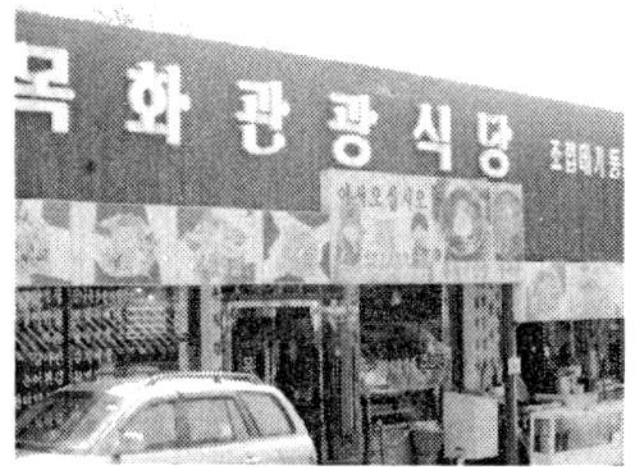

(c) 하동 목화 관광식당

[그림 10-33] 관광식당업

5) 시내순환관광업

여객자동차 운수사업에 따른 여객 자동차 운송사업의 면허를 받거나 등록한 자가 버스를 이용하여 관광객에게 시내와 그 주변 관광지를 정기적으로 순회하면서 관광할 수 있도록 하는 업에 종사하는 자이다(그림 10-34).

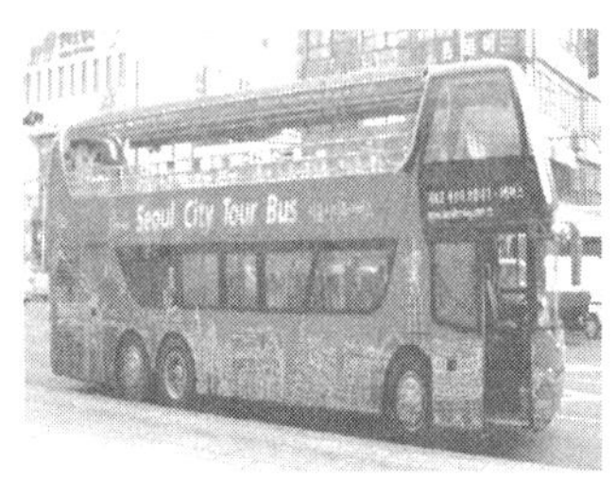

(a) 서울 시티투어버스

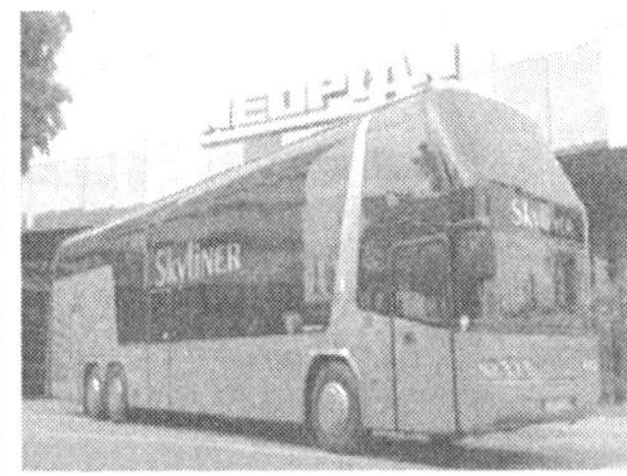

(b) 서울 청계천 순환 2층버스

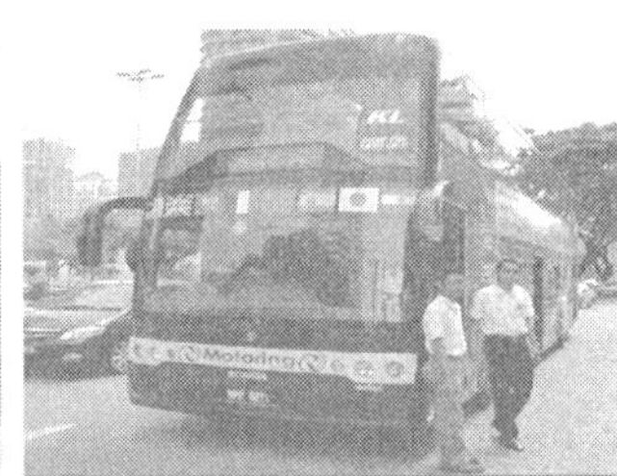
(c) 말레이시아 시티버스

[그림 10-34] 시내순환관광업

6) 관광사진업

외국인 관광객과 동행하며 기념사진을 촬영하여 판매하는 업에 종사하는 자이다(그림 10-35).

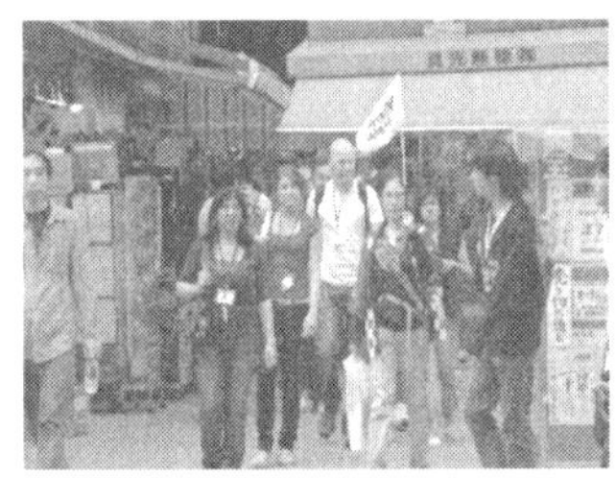
(a) 아키하바라 신발견 투어

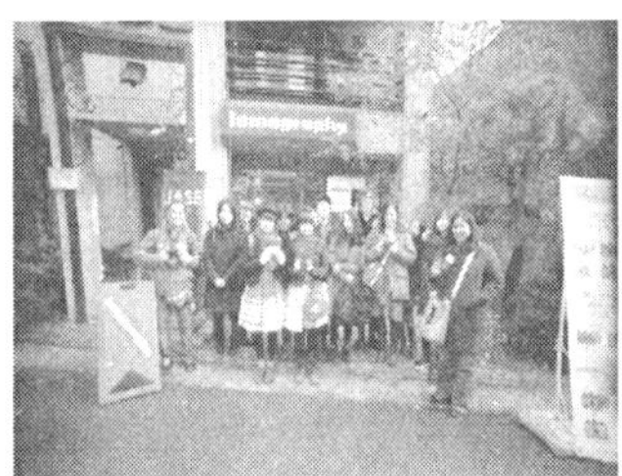
(b) 서울 시티투어

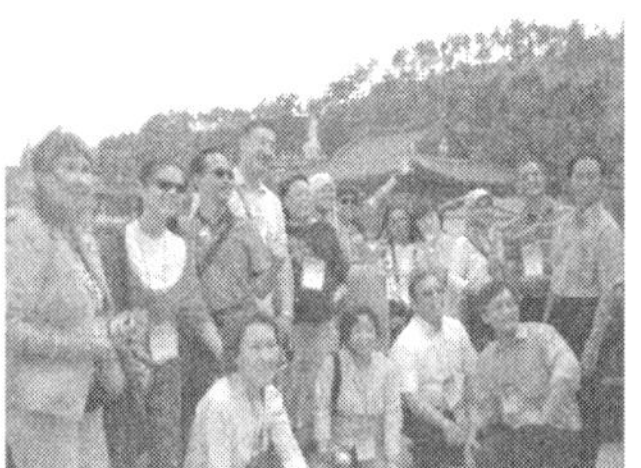
(c) 부산 시티투어

[그림 10-35] 관광사진업

7) 여객 자동차 터미널 시설업

「여객자동차운수사업법」에 따른 여객 자동차 터미널 사업의 면허를 받은 자가 관광객이 이용하기 적합한 여객 자동차 터미널 시설을 갖추고 휴게시설·안내시설 등 편익 시설을 제공하는 업에 종사하는 자이다(그림 10-36).

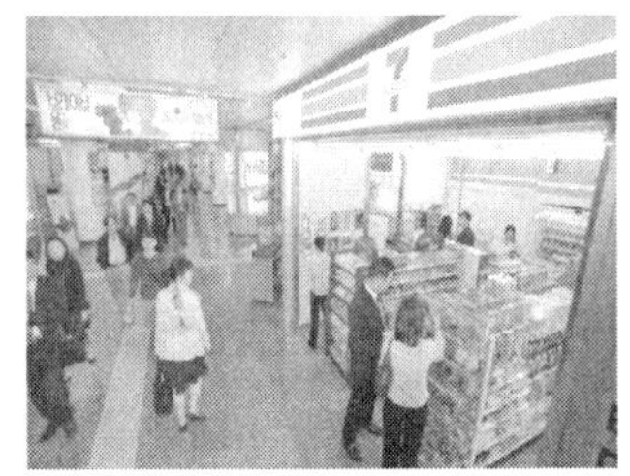
(a) 지하철 편의점

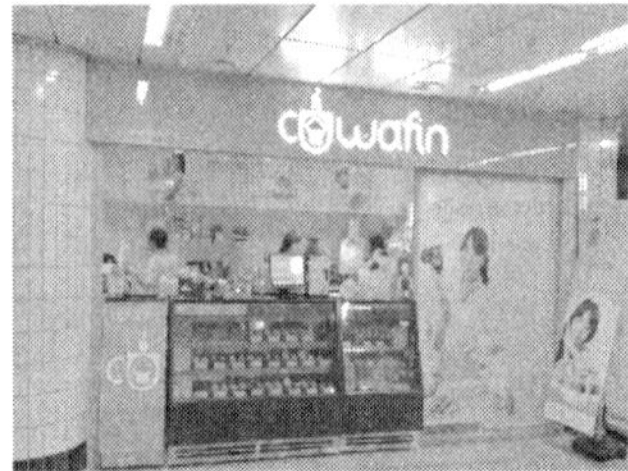
(b) 지하철 카페 코와핀

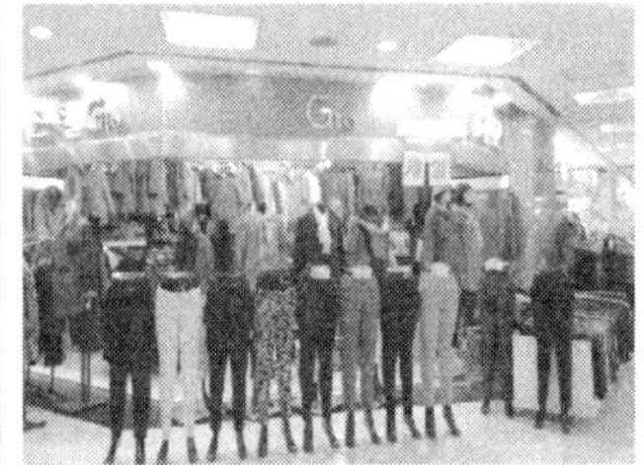
(c) 지하철 옷가게

[그림 10-36] 여객 자동차 터미널 시설업

8) 관광펜션업

숙박시설을 운영하고 있는 자가 자연·문화 체험관광에 적합한 시설을 갖추어 관광객이 이용하게 하는 업에 종사하는 자이다(그림 10-37).

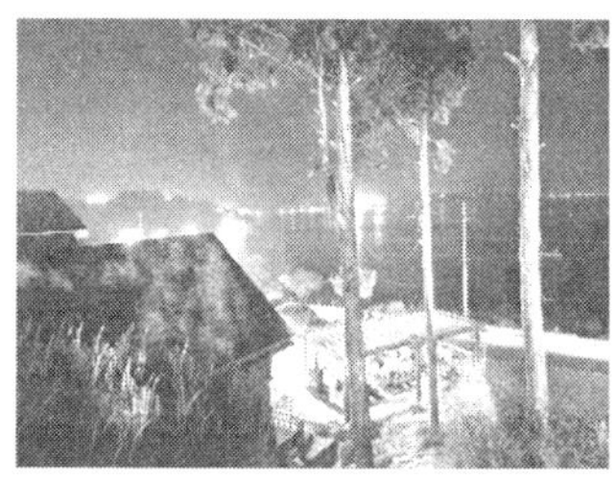
(a) 남해 펜션(바비큐 파티)

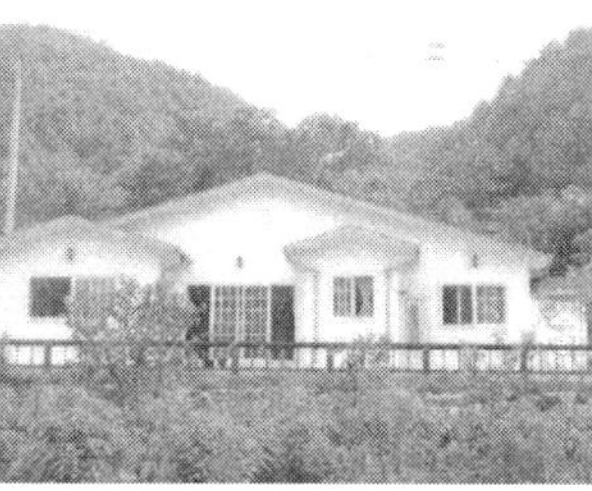
(b) 홍천 뉴황토방 펜션

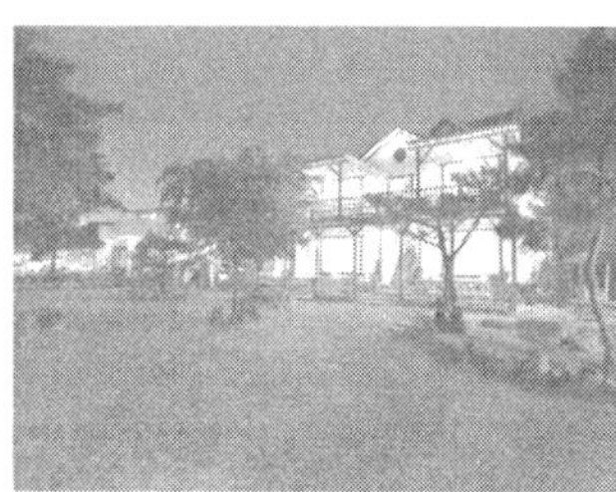
(c) 경주 펜션

[그림 10-37] 관광펜션업

9) 관광궤도업

궤도운송법에 따른 궤도사업의 허가를 받은 자가 주변 관람과 운송에 적합한 시설을 갖추어 관광객이 이용하게 하는 업에 종사하는 자이다(그림 10-38).

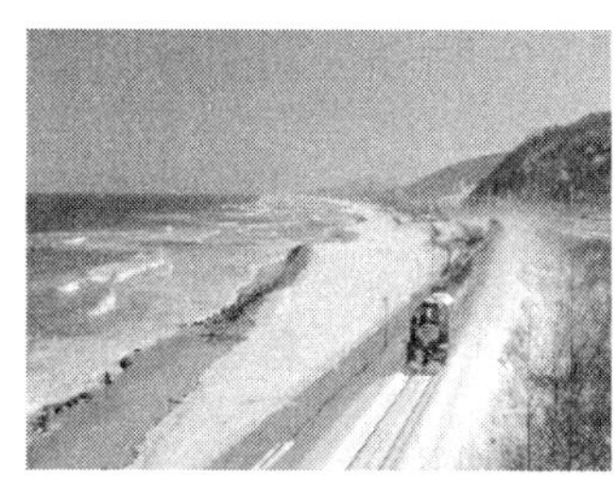
(a) 해돋이 관광열차

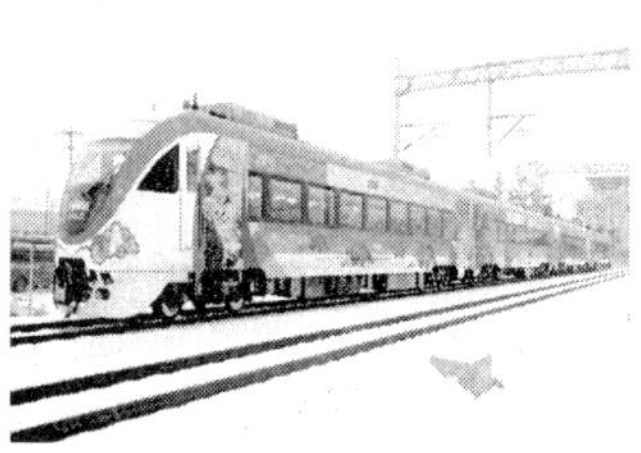
(b) 한류 관광열차

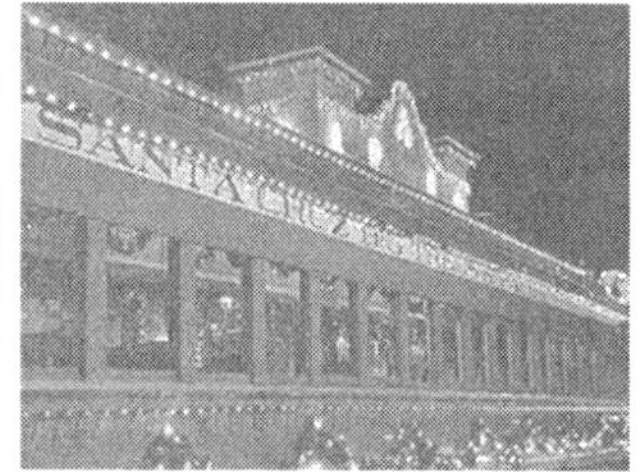
(c) 산타크루즈 시내 관광열차

[그림 10-38] 관광궤도업

10) 한옥체험업

한옥[72]에 숙박체험에 적합한 시설을 갖추어 관광객에게 이용하게 하거나, 숙박체험에 딸린 식사체험 등 그 밖의 전통문화체험에 적합한 시설을 갖추어 관광객이 이용하게 하는 업에 종사하는 자이다(그림 10-39).

72) 한옥 : 주요 구조부가 목조구조로서 한식 기와 등을 사용한 건축물 중 고유의 전통미를 간직하고 있는 건축물과 그 부속시설이다.

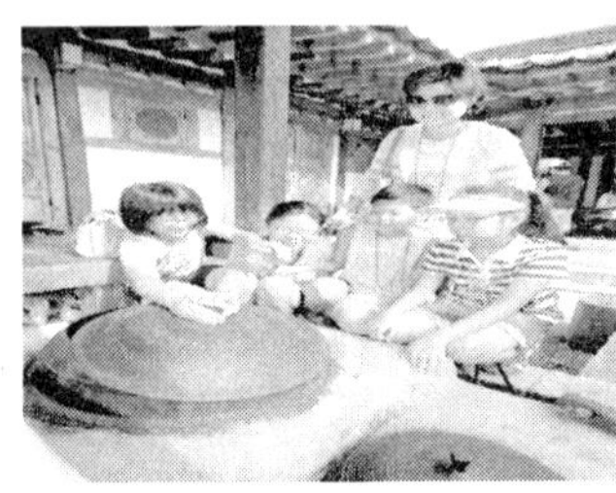
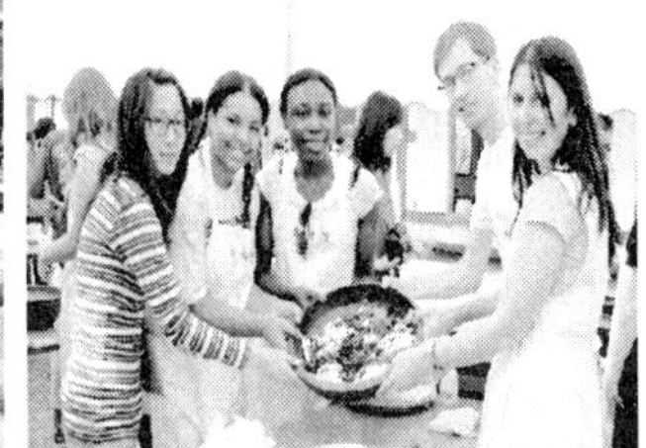
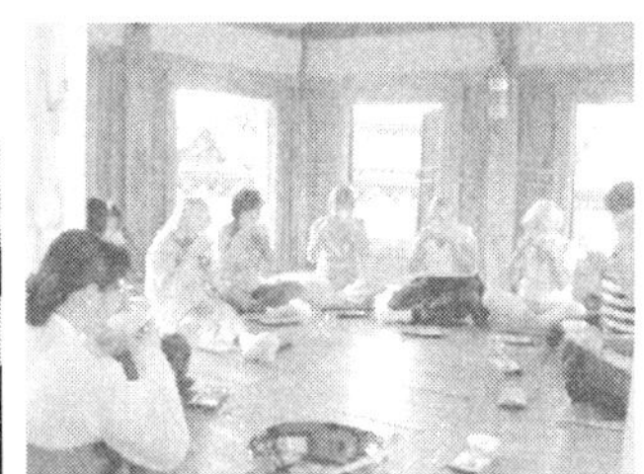

(a) 한옥 체험을 하는 아이들 (b) 한옥 체험을 하는 외국인 관광객

[그림 10-39] 한옥체험업

11) 외국인 관광 도시민박업

「국토의 계획 및 이용에 관한 법률」 제6조 제1호에 따른 도시지역[73)]의 주민이 거주하고 있는 다음의 어느 하나에 해당하는 주택을 이용하여 외국인 관광객에게 한국의 가정문화를 체험할 수 있도록 숙식 등을 제공[74)]하는 업에 종사하는 자이다.

- 「건축법 시행령」 별표 1 제1호 가목 또는 다목에 따른 단독주택 또는 다가구주택
- 「건축법 시행령」 별표 1 제2호 가목, 나목 또는 다목에 따른 아파트, 연립주택 또는 다세대주택
- 제1항 제6호 아목은 「제주특별자치도 설치 및 국제자유도시 조성을 위한 특별법」을 적용받는 지역에 대하여는 적용하지 아니한다.

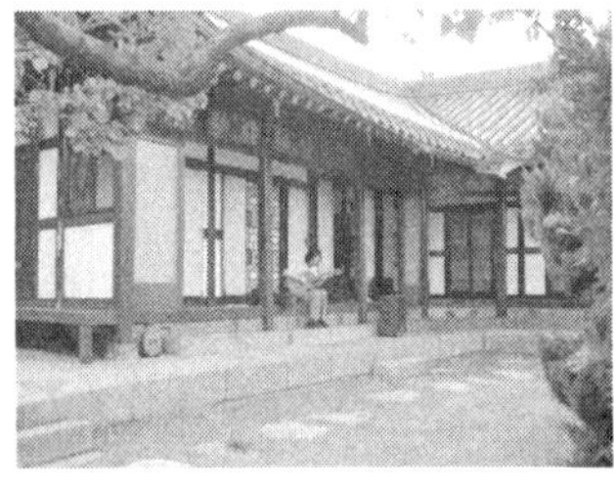
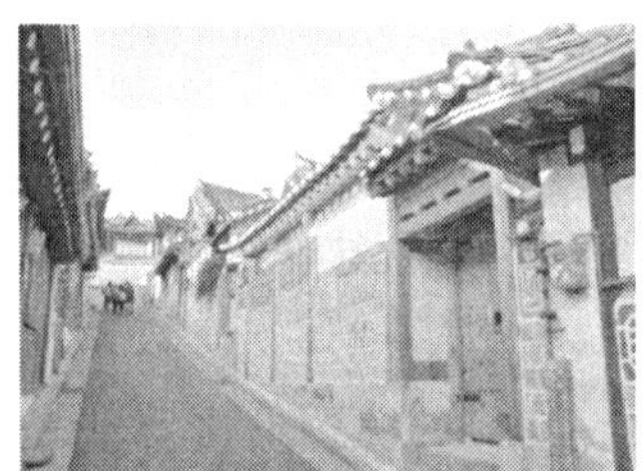
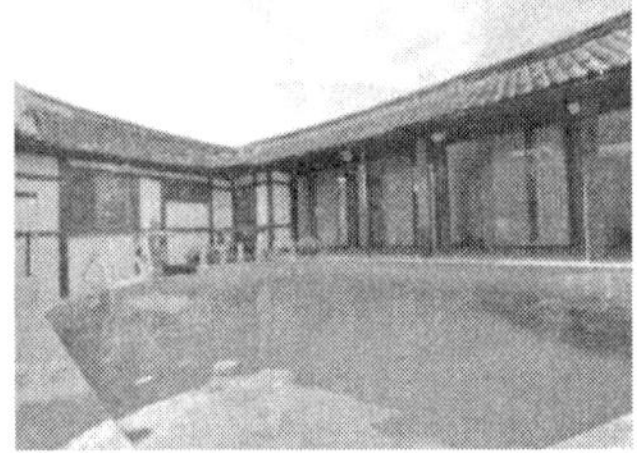

(a) 도시민박집에서 기타를 치는 관광객 (b) 도시민박집을 찾고 있는 외국인들의 모습 (c) 외국인을 위한 수영장이 있는 도시민박

[그림 10-40] 외국인 관광 도시민박업

12) 카지노업

전문영업장을 갖추고 주사위 · 트럼프 · 슬롯머신 등 특정한 기구 등을 이용하여 우연의 결

73) 「농어촌정비법」에 따른 농어촌지역 및 준농어촌지역은 제외한다. 이하 6조와 같다

74) 도시지역에서 「도시재생 활성화 및 지원에 관한 특별법」 제2조 제6호에 따른 도시재생활성화계획에 따라 같은 제2조 제9호에 따른 마을기업이 외국인 관광객에게 우선하여 숙식 등을 제공하면서, 외국인 관광객의 이용에 지장을 주지 아니하는 범위에서 해당 지역을 방문하는 내국인 관광객에게 그 지역의 특성화된 문화를 체험할 수 있도록 숙식 등을 제공하는 것을 포함한다

과에 따라 특정인에게 재산상의 이익을 주고 다른 참가자에게 손실을 주는 행위 등을 하는 업에 종사하는 자이다(그림 10-41).

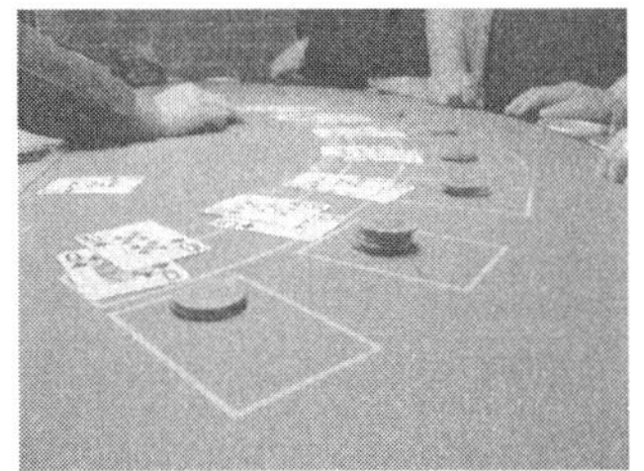
(a) 카지노 게임(블랙잭)

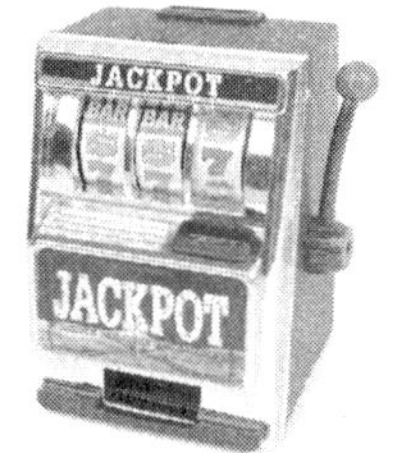

(b) 카지노 슬롯머신

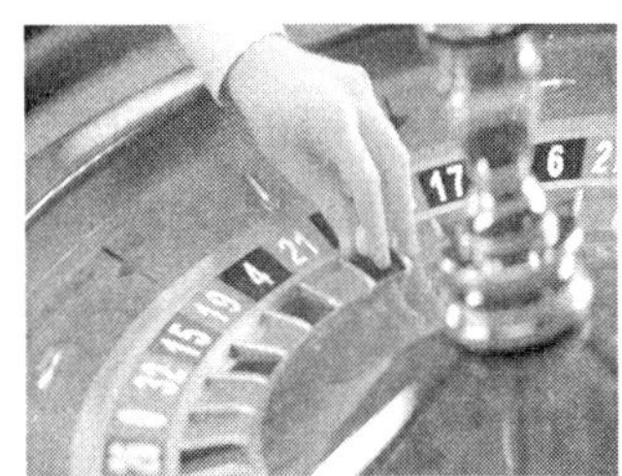
(c) 카지노 게임(룰렛)

[그림 10-41] 카지노업

13) 문화관광 해설사

문화체육관광부장관 또는 지방자치단체의 장은 국민을 대상으로 역사 · 문화 · 예술 · 자연 등 관광자원에 대한 지식을 체계적으로 전달하고, 지역문화에 대한 올바른 이해를 돕기 위하여 제48조의6 제2항에 따른 인증을 받은 문화관광해설사 교육과정을 이수한 자를 문화관광해설사로 선발되어 활동하고 있는 자이다(그림 10-42).

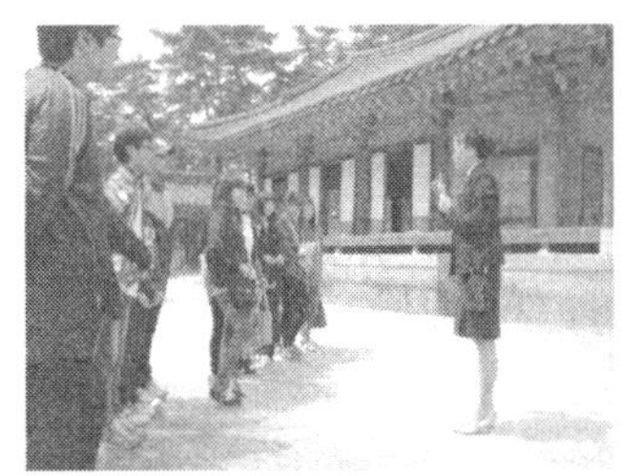
(a) 전통 한옥에 대한 설명을 하고 있는 모습

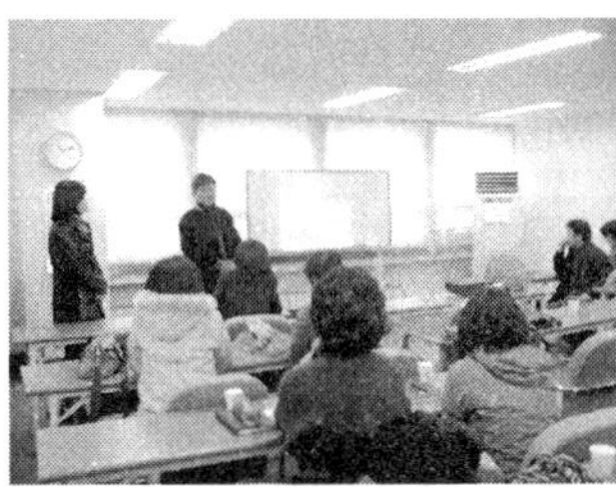
(b) 문화관광 해설사 교육

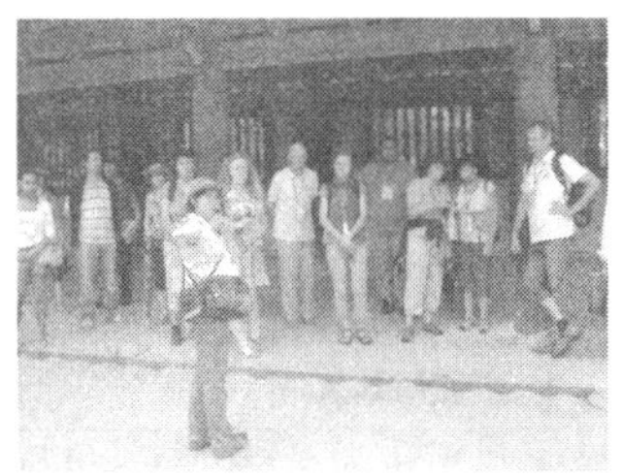
(c) 외국인들에게 설명

[그림 10-42] 문화관광 해설사

03 관광종사원의 역할

우리 정부는 국민소득 및 여가 시간의 증대에 따른 국내관광이 급속히 늘어남에 따라 관광종사자들에게 건전한 국내 여행안내사가 되도록 계도하고, 관광안내사로서의 우리의 고유한 관광자원을 올바르게 인식시키는 등의 역할을 감안하여 관광진흥법에 의한 자격시험 제도를 마련하고 있다. 우수한 자격을 겸비한 관광통역 안내사의 확보를 위하여 1962년부터 매년 관광통역 안내사 자격시험을 실시하고 있다.75)

1. 관광숙박업과 관련된 국가전문자격증 제도

호텔경영의 총괄 업무와 종사원의 지원·감독을 담당하는 호텔 경영사, 호텔의 각 분야 업장별 관리와 종사원의 감독업무를 담당하는 호텔 관리사, 관광호텔의 현관, 객실, 식당의 접객업무를 담당하는 호텔 서비스사 등이 있다. 이들은 일정 수준 이상의 관광에 관한 전문지식과 기술을 갖춘 자로서, 관광산업의 서비스질과 신뢰도를 증진 시키는 역할을 담당하고 있다.

1) 관광통역 안내사의 인적 서비스 구성요인

관광 서비스 산업에서 관광종사원의 인적 서비스가 강조되면서 이에 따른 관광종사원의 인적 서비스 자세의 측정 요인에 대한 연구가 이루어지고 있다. 〈표 10-1〉은 PZB와 Sheriff의 선행연구를 통해 입증된 SERVQUAL 모형을 이용한 것으로 일반 관광객을 대상으로 한 관광 프로그램 관광통역안내사의 인적 서비스 품질 구성요인이다.

〈표 10-1〉 관광통역안내사의 인적 서비스 구성요인

구성요인	서비스 자세
전문성	외국어 구사 능력, 관광지 안내와 정보제공, 풍부한 지식과 상식, 회의 또는 산업시찰 관련 정보의 사전 습득
신뢰성	일정 수준, 성실한 자세, 일정과 상황에 대한 충분한 사전 설명
반응성	상황 대처 능력(순발력), 고객의 질문에 대한 성실한 태도, 영어를 모국어로 하지 않는 고객에 대한 세심한 배려와 인내심
확신성	친절성, 인솔 능력, 책임감
공감성	한국문화의 해설 능력, 한국에 대한 긍정적 이미지 부여, 다국적 참가자의 문화와 특성에 대한 사전지식과 참가자에 대한 배려

2) 한국의 외래 방문객

한국관광공사의 조사통계로 연도별 관광 서비스 만족도를 나타낸다(표 10-2).

75) 관광종사원의 역할 : 현대관광의 이해, 이선희 외, 대왕사, 2002.

〈표 10-2〉 한국 외래 방문객에 대한 연도별 관광 서비스 만족도

구 분	매우 훌륭 (5점)	훌륭 (4점)	보통 (3점)	미흡 (2점)	매우 미흡 (1점)	2010년 평균 (점)	2009년 전체평균 (점)	2008년 전체평균 (점)	2007년 전체평균 (점)
	(만족도에 대한 5점 척도 비율)								
공항시설	37.1	44.9	16.6	1.2	0.2	4.18	4.02	4.04	4.09
공항 서비스	31.0	43.7	22.9	1.9	0.4	4.03			
출입국절차	27.1	38.8	26.7	5.6	1.7	3.84			
대중교통 시설	20.3	43.6	32.3	3.3	0.5	3.80	3.79	3.85	3.86
대중교통 서비스	19.8	40.5	32.9	5.6	1.3	3.72			
대중교통 요금	25.1	39.8	30.7	3.7	0.7	3.85			
숙박시설	25.8	43.5	25.9	3.9	0.9	3.90	3.83	3.86	3.80
숙박 서비스	26.0	42.5	27.0	3.8	0.6	3.89			
숙박요금	19.2	39.6	34.1	5.5	1.5	3.70			
식당시설	18.3	44.1	33.4	3.7	0.5	3.76	3.79	3.79	3.76
식당 서비스	22.3	44.4	29.0	3.7	0.6	3.84			
식당 음식점의 질	24.1	45.4	25.7	4.1	0.8	3.88			
식당가격	17.8	40.6	34.7	5.7	1.2	3.68			
쇼핑시설	19.3	45.8	31.8	2.8	0.4	3.81	3.72	3.74	3.76
쇼핑 서비스	19.6	42.9	32.7	4.0	0.8	3.77			
상품의 질	17.3	45.0	34.1	3.1	0.5	3.75			
상품가격	14.3	37.2	40.0	7.1	1.5	3.56			
관광정보입수	18.6	38.7	35.0	6.2	1.5	3.67	3.89	3.88	3.83
관광안내원	25.9	40.4	27.4	5.3	1.0	3.85			
관광안정성	28.2	46.1	22.8	2.5	0.4	3.99			
관광매력도	24.2	44.7	27.8	2.9	0.4	3.90			
사람들의 친절성	33.7	40.9	21.2	3.1	1.1	4.03			

3) 한국을 방문한 외국인

관광객들은 관광을 하면서 한국에 대한 이미지가 나빠지는 경우도 있는데, 한국여행 후 이미지가 나빠진 세부적인 이유는 〈표 10-3〉과 같다.

〈표 10-3〉 한국여행 후 이미지가 나빠진 세부적인 내용

이 유	비 율	이 유	비 율
여행의 불편 및 서비스			**23.0**
서비스가 나쁘다	9.2	출입국 절차가 까다롭다	0.7
음식이 맛이 없다	6.1	공항 안내방송이 즉각적이지 않다	0.7
여행이 즐겁지 못하다	3.1	관광안내 지도가 미흡하다	0.5
공항 서비스가 나쁘다	1.2	안전하지 않다	0.3
환전이 불편하다	1.0	가이드의 경험이 부족하다	0.2
한국인의 부정적 성격			**21.3**
친절하지 않다	17.4	표정이 딱딱하다	1.4
예의가 바르지 않다	2.4	사람들이 너무 바쁘다	0.1
비싼 물가 및 불편한 쇼핑			**20.0**
가격이 비싸다	15.1	가격이 일정하지 않다	0.6
쇼핑하기 불편하다	2.6	상품의 질이 떨어진다	0.2
쇼핑시 상품강매가 심하다	1.5		
언어소통의 어려움			**18.2**
의사소통이 안된다	16.7	표지판이 잘 되어 있지 않다	1.5
지저분한 환경 및 불편한 진실			**12.2**
환경이 나쁘다	3.8	화장실이 지저분하다	0.7
깨끗하지 않다	2.3	거리가 예쁘지 않다	0.6
도시가 예쁘지 않다	0.9	대기오염이 심하다	0.6
음식점이 청결하지 않다	0.9	편의시설이 잘 되어 있지 않다	0.4
숙박시설이 지저분하다	0.7	경치가 좋지 않다	0.3
밤거리가 무섭다	0.7	호텔이 좋지 않다	0.3
불편한 교통 및 체증			**9.9**
교통이 복잡하다	3.1	교통매너가 나쁘다	2.5
도로가 불편하다	2.8	거리가 복잡하다	1.5
기타	4.1		**13.5**
국가 간 적대감이 느껴진다	2.7	데모를 많이 한다	1.0
TV속과 차이가 많다	1.7	신뢰감이 안 든다	1.0
사회가 어렵다	1.5	사업협상이 안된다	0.1
문화가 뒤떨어진다	1.3	전통적이지 않다	0.1

2. 서비스 제공자 역할의 중요성 인식

환한 미소를 지으며 인사하는 것이 서비스의 전부가 아니다. 이것을 고급스러운 서비스라고 느끼게 하기 위해서는 그 서비스 질에 달려 있다(예 호텔 및 음식점에서 판매하는 맥주는 소매업에서 파는 맥주 가격과는 다른 새로운 가격이 형성된다. 이처럼 소매업과 가격이 다른

이유는 관광종사원의 서비스료가 포함되어 있기 때문이다).

① 여행시 안내원 및 인솔자의 역할을 보면 아무리 좋은 세일즈를 해서 많은 고객을 모으고, 수배를 훌륭하게 하더라도 여행지에서 최종 업무를 맡는 인솔자나 안내원이 나쁘면 여행이 실패하게 된다. 반대로 수배가 다소 나쁘더라도 안내원 및 인솔자의 개성 및 수완에 의해 마이너스를 충분히 보완할 수 있어, 그만큼 고객과 접촉하는 서비스 종사원의 역할은 중요하다.

② 새로운 숙박시설로 주목받고 있는 민박의 관리인도 마찬가지로, 관리인 자신이 기타를 칠 줄 알고 도기를 제작하거나 그림을 그리고, 취미로 수집한 레코드를 들려주는 음악실을 한구석에 설치한다.

㉠ 외국인 숙박객 가운데는 이러한 특징을 듣고서 숙박하려는 사람이 많다고 한다.

㉡ 전제로서 서비스 제공자의 역할 완수 및 전문적인 지식이 중요한 문제가 되고 있다.

㉢ 현대에는 제조업및 도매업에서 소매점에 보내는 상품을 고객의 요구에 따라 판매만 하면 되는 시대는 지나갔다.

(예 어느 외국기업은 스포츠 레저 코너에는 스포츠 선수를 지낸 사람을 모집하고, 자동차 부문에는 기계에 자신 있는 사람을 채용하고 있다.)

③ 대규모의 점포가 아니라도 일요목수(Do it Yourself : DIY)의 체인점에서는 점원을 전원 일요목수, 아마추어 달인으로 만들고 고객의 어려운 요망 및 질문에 대응할 수 있는 체제를 만들고 있다.

㉠ 어느 가전제품의 소매점에서는 젊은이들에게 인기 있는 오디오 제품을 판매 하는데 있어서 전문적이고 세심한 서비스를 제공할 수 있도록 고교의 음악부 출신자를 채용하고 있다.

3. 업무의 어려움에 대한 자각

서비스 업무는 어렵고 힘든 것이 사실이나. 업무의 어려움에 대한 자각이 필요한데 이 점에 대해서는 몇 가지 문제가 있다.

① 서비스를 제공 받는 측과 제공하는 측에서 주종관계와 유사하게 느끼는 점이다.

㉠ 소비자의 동향을 파악하는 것은 중요하지만 소비자는 왕이라고 하여 비굴하게 하지 말고 대등하면서 존중하는 관계에서 상대하지 않으면 안된다.

② 서비스업에 종사하는 시간의 문제이다.

㉠ 서비스 종사원은 반대로 시간을 사용하지 않으면 안된다.

㉡ 식사를 하고 싶을 때 식사를 하지 못하고 모두 같이 쉬는 일요일에 쉬거나 놀지 못하는 것이 숙명이다.

㉢ 서비스업에는 여러 가지 문제가 존재하고 있다.

㉣ 다른 산업의 측면에서 보면 서비스업은 개인의 능력을 발휘할 수 있는 직장이다.

㉤ 여행업및 숙박업은 개인의 취미를 살릴 수 있는 곳으로 평가되고 서비스업은 점차로 대학생이 선호하는 직장이 되고 있다.

㉥ 사람 대 사람의 관계는 어려울 때도 있지만 상대방에게 감사하다는 인사를 받을 경우 기쁨은 한층 크다.

㉦ 희로애락의 세계에서 근로 소외가 일어나기 어렵다.

㉧ 넓은 장소에서 겨우 2~3인이 하루 종일 계기판만을 바라보는 직장, 기계의 속도에 맞추어 육체를 혹사시키고 생리적 욕구도 시간에 구속되는 타 직장과 비교해 보면 차이는 명확할 것이다.

㉨ 의 · 식 · 주라고 하는 기본적인 인간 욕구 이외에 삶의 보람이라는 인간다운 욕구를 충족시켜 나가는 것이 서비스업이라고 하는 자각을 지니는 것이 중요하다.

③ 서비스라는 언어가 갖는 애매함이다.

㉠ 기능 또는 기술이 무시되고 "서비스가 좋은 사람이 있다" 등의 정신적, 도덕적 서비스 또는 위스키를 사면 라면을 받거나 저축을 하면 필기구를 경품으로 받는 등 희생적 서비스를 칭하여 '서비스가 좋다'고 하기 때문이다.

④ 서비스업, 특히 숙박업은 보이지 않는 상품을 팔고 있기에 때때로 이용자가 과분한 요구를 한다.

㉠ 숙박업 중에서도 여관업(장급 호텔)은 호텔 및 공공 숙박시설에 비해 시설 수준 및 서비스 수준이 애매하다.

㉡ 1박 2식에 3만원의 여관과 5만원의 여관에서 요금 차이는 불명확하다.

㉢ 여행자측이 제멋대로 요금에 대응한 여관의 수준을 상정하고 차이가 날 때에 만나는 종업원에게 따지게 된다.

4. 서비스 주체성 인식

서비스 종사원은 자신이 '기업의 대표자' 또는 '지역의 대표자, 국가의 대표자'라고 인식하며, 여행자가 관광지에 가서 사람과 접촉하는 것은 실제로 택시, 숙박시설, 음식점, 기념품점 등에서 종사하는 극히 한정된 사람들로 대부분은 서비스 종사원들이다.

1) 접객 태도

"어느 관광지는 형편없어, 관광지는 어느 정도 괜찮지만 어느곳 사람은 싫다"라고 하는 악평을 조성하게 되는 경우, 서비스 종사원은 이에 대한 중요한 임무와 책임이 있다. 그러므로 근로조건이 가혹하고 급료가 낮아서는 일에 대한 프라이드를 갖지 못하고 기분 좋게 사람을 접대할 수 없기에, 관광업체 경영자는 밝은 직장 만들기를 추구하고 종업원의 업무를 보람 있는 일, 자신 있는 일로 느낄 때 고객들에게 기뻐하는 서비스가 제공된다.

2) 관광객

장기간 휴가를 받고 가족들과 낚시, 물놀이, 하이킹, 식물채집, 천체관측 등 수많은 레크리에이션 활동을 하고 싶어 하기에 관광지에서 숙박시설 이외에도 지역 전체가 여행자를 즐겁게 만드는 일이 필요하다.

3) 지역관광 개발자

지역 내에서 이러한 유형의 활동에 뛰어난 집단(지역의 전문가 집단, 엔터테이너)에게 협력을 부탁하면 좋고, 집단의 리스트를 작성하는 것부터 시작하여 1인 1역은 물론 모두가 코치가 되어 방문객들을 즐겁게 만들어야 한다[㉕ 미국과 프랑스의 관광 활동은 미국의 국립공원에서는 공원 경비원(레인저)이 자연 관찰 소규모 여행의 안내 및 슬라이드 촬영으로 내방자를 안내하고 있다. 프랑스를 비롯하여 바캉스촌을 세계 각지에 100개소 이상 건설하고 있는 유명한 지중해 클럽에서는 G.O로 하는 엔터테이너가 윈드서핑 등 촌내의 여러 가지 놀이를 담당하고 있다].

5. 관광종사원의 역할과 자세

① 전문지식 습득으로 실력을 향상시키고 고객 만족 향상에 기여한다.

② 조직 목표에 부합하는 노력을 해야 하고 서비스 정신의 적극적 실천을 해야 한다.

③ 국가 및 지역의 이미지를 높여야 한다.
④ 바른 자세와 위생관리의 근무태도를 유지해야 한다.
⑤ 재방문할 수 있는 진정성 있는 근무 자세를 가져야 한다.
⑥ 친절·미소로 진정한 환대 정신을 유지하고 정확한 정보를 제공해야 한다.

6. 관광종사원의 직업의식

관광종사원이 가져야 하는 직업의식은 계속 혁신하는 마음 자세, 일에 임하는 마음 자세, 최선을 다하는 마음 자세, 신념과 패기의 마음 자세, 자기 분야에 최고가 되겠다는 마음 자세이며 다음과 같다.

1) 계속 혁신하는 마음 자세

서비스 요원은 고정관념을 깨고 계속 혁신화하는 마음 자세를 가져야 하고, 발상의 전환을 위해 나부터, 지금부터, 실천 가능한 일부터 시작한다.

2) 일에 임하는 마음 자세

현대는 세계적으로 무한경쟁의 시대로, 현대의 기업은 국내 경쟁을 넘어 세계의 일류기업 및 다국적 기업과 아무런 보호막도 없이 경쟁을 해야 한다.

① 오늘날 서비스업도 서비스 요원들에게 변화를 요구하고 있다.
② 변화의 요구는 오늘날의 치열한 국제경쟁에서 이겨나갈 수 있는 능력과 자질을 갖춘 사람으로 다시 태어나는 것이다.
③ 환경에서 서비스 요원은 최선을 다하는 마음 자세, 자기 분야에서 최고가 되겠다는 마음 자세, 창조와 개척의 마음 자세, 혁신하는 마음 자세, 신념과 패기의 마음 자세를 가져야 한다.

3) 최선을 다하는 마음 자세

"평범한 서비스 요원이 뭐 그리 대단한 일을 할 거라고 그럭저럭, 대충대충 하면 되겠지'하고 생각할지도 모르지만 그것은 잘못된 생각이다.

① 사람이 이루는 성과는 하루아침에 이루어지는 법이 없고, 갑자기 거창한 업적이 쌓이는 것도 아니다.
② 조그마한 일을 하나하나 해가다 보면 성과도 축적이 되고, 그것을 바탕으로 큰 일도

해낼 수 있다.

③ 일을 하는데 왕도는 없으니, 자신의 능력을 최대한으로 발휘할 수 있도록 성실히 노력하는 것이 바로 왕도로, 처음부터 뛰어난 사람은 없다.

④ 우리가 직장생활에서 능력을 평가하는 상사나 동료는 모두 남모르는 노력을 기울인 사람들이다.

⑤ 99[%]의 노력과 1[%]의 영감이 성공을 보장하는 비결이다.

⑥ 최선을 다한 사람에게 최선의 결과가 있게 마련이다.

4) 신념과 패기의 마음자세

서비스 요원은 "하면 된다. 할 수 있다"는 신념을 가져야 하고, 어려워도 해보자는 패기를 가져야 한다.

① 아무리 어려운 일도 노력하고 고민하면 해결의 실마리가 보이기 마련이다.

② 무슨 일이든 할 수 있어 하는 사람과 조금만 어려워도 할 수 없어 하는 사람은 일의 성취에서 많은 차이가 난다. '미래는 도전하는 사람의 것'이라고 한다.

③ 신념과 패기를 가지고 있으면 쓰러지는 것을 두려워하지 않으며, 쓰러지면 다시 일어서면 되기 때문이다.

④ 쓰라린 실패가 있더라도 다시 시작하면 실패는 노하우로 쌓이고 성공의 밑바탕이 되지만 쓰러진다고 주저앉으면 그것은 영원한 실패로 끝나고 만다.

⑤ 좌절감을 딛고 일어서는 패기가 없으면 안 된다.

⑥ 절망을 딛고 일어설 때, 이루고 말겠다는 각오와 신념이 있을 때 새로운 성의도 있다.

⑦ 신념과 패기가 없으면 성취감도 희열도 기쁨도 맛볼 수 없다.

5) 자기 분야에 최고가 되겠다는 마음 자세

우리의 사회는 프로가 각광 받고 존중받는 사회로, 프로는 자기가 맡은 분야의 일을 솜씨 있게 하는 사람, 전문가이다.

① 사회가 발전함에 따라 직업이나 업무가 세분화되고 고도화되었다.

② 세분화 되고 고도화한 일을 처리하자면 매우 전문적인 지식과 감각이 필요하여, 전문적인 지식과 감각을 가진 사람이 프로이다.

③ 프로는 프로 근성이 있어야 하고, 프로 근성은 일에 대한 승부 의욕, 승부 근성과도 통한다.

④ 자신에게 주어진 일은 어떤 어려움과 난관이 있더라도 반드시 멋지게 처리하고야 말하겠다는 마음이며, 집착이다. 그리고 해내는 것이다.

7. 지양해야 할 서비스 종사원의 자세

① 모든 일에 이기적이어서 상사·동료 직원 사이에 애정과 신뢰를 주지 못하는 사람이다.
② 적극성이나 활력이 부족하고 주어진 일이나 하겠다는 자세를 보이는 사람이다.
③ 시대적 흐름을 읽지 못하고 자기 변화에 인색하며 학습을 게을리 하는 사람이다.
④ 책임감이 부족하며 매사에 책임회피, 자기변명에 급급한 사람이다.
⑤ 지나친 자기과시로 팀워크를 해치는 사람이다.
⑥ 조직의 힘을 결집하는 방식보다는 개인의 능력에만 의존하려는 개인주의적 행동을 하는 사람이다.
⑦ 직장생활을 억지로 하며 시간 때우기에 급급한 사람이다.
⑧ 인내와 끈기가 부족하고 조그마한 일에도 쉽게 좌절하며 다시 일어서는 투지가 없는 사람이다.
⑨ 일을 소신껏 하기 보다는 윗사람 눈치나 보면서 비위를 맞추려는 사람이다.
⑩ 힘든 일은 남에게 미루고 공은 자기가 차지하려는 사람이다.

▪ 참고문헌 ▪

01. 관광법규론, 임주환 · 조찬호, 현학사, 2008년
02. 광광상품론, 신도길 · 박성규 · 노윤구, 남두도서, 2012년
03. 국제 의료관광 코디네이터, 박문각, 2013년
04. 의료관광 구조와 실제, 범문에듀케이션, 2013년
05. 호텔관광서비스 마케팅실무, 신형섭, 남두도서, 2013년
06. 의료관광구조와실제, 진기남, 범문에듀케이션, 2013년
07. 호텔실무경영론, 이호길 · 김미경 · 김형섭, 남두도서, 2011년
08. 현대 기초의학 및 의공학, 나승권, 도서출판 상학당, 2009년
09. 현대 의용전자공학, 나승권, 도서출판 상학당, 2009년
10. 현대 의료기기, 나승권, 도서출판 상학당, 2009년
11. 현대 의용기계공학, 나승권, 도서출판 상학당, 2009년
12. 현대 의료안전 · 법규및정보, 나승권, 도서출판 상학당, 2009년
13. U Health 및 전자의료기기 나승권, 최병철 메디저널, 2011년
14. 생리해부학 및 생체물성학, 나승권, 도서출판 상학당, 2013년
15. 재활 · 피부의료기기, 나승권, 도서출판 상학당, 2014년
16. 진찰 · 진단의료기기, 나승권, 도서출판 상학당, 2014년
17. 치료의료기기, 나승권, 도서출판 상학당, 2014년
18. 영상 · 응급의료기기, 나승권, 도서출판 상학당, 2015년
19. 수술 · 임상 · 검사 의료기기, 나승권, 도서출판 상학당, 2015년
20. 병원의료설비 · 의료용품 · 안과 · 치과 · 한방 의료기기 나승권, 도서출판 상학당, 2018년
21. 의료기기 기술 분석 및 의료정보, 나승권, 도서출판 상학당, 2018년
22. 국제 의료관광 코디네이터, 의학용어 및 질환의이해, 나승권, 도서출판 상학당, 2013년
23. 국제 의료관광 코디네이터, 보건의료 관광행정, 나승권, 도서출판 상학당, 2016년
24. 국제 의료관광 코디네이터,보건의료 서비스 지원관리, 나승권, 도서출판 상학당,2016년
25. 국제 의료관광 코디네이터, 관광 서비스 지원관리, 나승권, 도서출판 상학당, 2017년
26. 국제 의료관광 코디네이터, 보건의료 관광마케팅, 나승권, 도서출판 상학당, 2017년
27. 국제 의료관광 코디네이터, 보건의료 관광실무, 나승권, 도서출판 상학당, 2020년
28. 병원진료과 임상분류 및 의료기기, 나승권, 도서출판 상학당, 2021년
29. 의료기기 개론, 나승권, 도서출판 상학당, 2021년
30. 의료리스크관리 및 의료 · 관광법규, 나승권, 도서출판 상학당, 2023년
31. 의료커뮤니케이션과 고객관리, 나승권, 도서출판 상학당, 2023년
32. 의료관광 마케팅 및 시장분석, 나승권, 도서출판 상학당, 2023년
33. 건강질병관리및 및 병원행정관리, 나승권, 도서출판 상학당, 2025년
34. 의료관광마케팅 및 기획실무, 나승권, 도서출판 상학당, 2025년
35. 관광산업과, 의료관광 나승권, 도서출판 상학당, 2025년
36. 의료기기 안전 및 법과제도, 나승권, 도서출판 상학당, 2024년

■ 찾아보기 ■

‖‖‖ 저자약력 ‖‖‖

▩ 나 승 권

- 한국폴리텍대학교 원주캠퍼스 의료공학과 교수(현)
- 서울청량초교, 경희중, 한양공업고등학교 졸업
- 한국폴리텍대학 동부산캠퍼스 전기, 전자과 2년 수료, 인천캠퍼스 전기과기능장 과정 졸업
- 세명대학교 대학원 전기전자학과 졸업(의공학 및 전력전자응용전공, 공학박사)
- 삼육부산병원 의공기사, 한국수자원공사 전기기사근무
- 의공기사, 의공산업기사, 병원코디네이터(Hospital Coordinator)사, 의료정보관리사
- ISO13485:2016심사원, ISO9001:2015국제심사원, 의료기기상품기획사
- 전기·전자기술지도사, 전기기기기능장, 전기공사기능장, 산업안전기사
- 한국전력기술인특급기술자, 한국전력기술인특급감리사, 전기공사특급기술자
- 한국전력기술인설계사면허, 전자산업기사 외 20개의 자격증과 면허취득
- 한국산업인력공단 의공(산업)기사, 의료전자기능사 이론, 실기(출제, 검토, 채점)위원(현)
- 강원특별자치도 교육청 인정도서심의회 심의위원장(현)
- 강원특별자치도 인적자원개발위원회 자문위원 및 평가위원(현)
- 식품의약품안전처 의료기기자문위원 및 평가위원(현)
- (재)원주의료기기산업진흥원, (사)강원의료기기산업협회 의료기기 자문위원 및 평가위원(현)
- 한국산업단지공단 원주단지혁신클러스터추진단 기술과제 평가위원(현)
- 국가직무능력표준(NCS)훈련과정편성 주강사, 직업능력심사평가원 개발훈련사업심사, 평가의원(현)
- 강원특별자치도 경제진흥원 강원지식재산 전문위원 및 평가위원(현)
- 강원테크노파크 기술개발사업선정(의료기기) 및 입주위원회 평가위원(현)
- 한국방송통신전파진흥원 강원본부 ICT산학동반성장협의회 자문위원(현)
- 강원일보, 원주투데이, 메디저널, 매월 의료기기기술 및 포럼 기고 (현)
- ㈜메디아나, ㈜씨유메디칼시스템, ㈜리스템, ㈜태연메디칼, ㈜미라클헬스케어, ㈜네오닥터 ㈜조양디엠, ㈜메디코넷, 엔트리인증원, 의료기술 자문위원(현)
- 대한의용생체공학회, 한국모바일학회 총무부회장, 한국통신학회 학술이사, 대한의공협회, 한국항행학회 회원

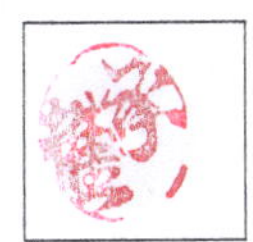

의료관광 서비스 및 관광여건

2026년 2월 10일 1판 1쇄 발행

저 자 나 승 권
발행인 남 승 우

발행처 도서출판 상尙 학學 당堂

서울특별시 동작구 사당로9가길 6
TEL : 02) 595-1692~4
FAX : 02) 595-1394
E-mail : shdbooks@naver.com
신고 : 2-155호 (1968. 11. 29)

정가 36,000원

ISBN 978-89-6587-278-8 93510

〈디자인〉 편집 엄해숙 / 표지 토틀컴